Méga-guide pratique des urgences

Chez le même éditeur

Imagerie des urgences, P. Taourel, 2019, 664 pages.

Imagerie des urgences en pédiatrie, E. Blondiaux, 2022, 352 pages.

Urgences en gynécologie, A. Bourret, 2022, 160 pages.

Ophtalmologie en urgence, 4e édition, E. Tuil, R. de Nicola, F. Mann, D. Miléa, P.-O. Barale, 2018, 480 pages.

Lecture radiologique aux urgences, 2e édition, N. Raby, L. Berman, S. Morley, traduit par A. Feydy, 2017, 392 pages.

Manuel pratique d'anesthésie locorégionale échoguidée, 2e édition, E. Albrecht, S. Bloc, H. Cadas, V. Moret, 2019, 320 pages.

Urgences de la main et du poignet chez l'adulte et l'enfant, G. Chick, M. Papaloïzos, 2014, 344 pages.

Échographie en urgence pour le radiologue, M. Bléry, M.-F. Bellin, 2014, 160 pages.

Guide pratique du monitorage en anesthésie-réanimation et aux urgences, O. Lucidarme, 2012, 344 pages.

Urgences et soins intensifs pédiatriques - Approche clinique multidisciplinaire, 2e édition, J. Lacroix, P. Gaudreault, M. Gauthier, P. Hubert, 2012, 1450 pages.

Urgences cardio-vasculaires et situations critiques en cardiologie, A. Cohen, E. Berthelot-Garcias, F. Douna, 2010, 344 pages.

Prise en charge des fractures - Manuel pratique, R. McRae, M. Esser, F. Duparc, 2010, 454 pages.

TDM des urgences abdominales, 3e édition, par E. Delabrousse, P. Calame, 2020, 368 pages.

À paraître

Urgences pédiatriques, G. Chéron et M. Verdan, 2023.

Urgences et Soins Intensifs de Cardiologie, M. Tubaro, P. Vranckx, S. Price, C. Vrints, E. Bonnefoy-Cudraz, G. Vanzetto, 2023.

Méga-guide pratique des urgences

Dominique Pateron
Maurice Raphaël
Albert Trinh-Duc

3e édition

Elsevier Masson

ELSEVIER

Elsevier Masson SAS, 65, rue Camille-Desmoulins, 92442 Issy-les-Moulineaux cedex, France

Méga guide pratique des urgences, 3e édition, de Dominique Pateron, Maurice Raphaël et Albert Trinh-Duc.

ISBN : 978-2-294-78036-3
e-ISBN : 978-2-294-78103-2

Table des matières

Liste des auteurs XV
Remerciements XVI
Préface XVII
Avant-propos XIX
Abréviations XXI

Partie I
Introduction

Fiche 1 Organisation des structures d'urgence en France 3
Fiche 2 Traitement de la douleur aux urgences 9

Partie II
Motifs de recours

Section 1 Arrêt cardiaque, insuffisance circulatoire aiguë 23
Fiche 3 Arrêt cardio-circulatoire 24
Fiche 4 Choc, insuffisance circulatoire aiguë 29

Section 2 Syndromes thoraciques 41
Fiche 5 Diagnostic d'une douleur thoracique non traumatique 42
Fiche 6 Syndromes coronaires aigus 53
Fiche 7 Dissection aortique 65
Fiche 8 Péricardite 72
Fiche 9 Dyspnée aiguë 79
Fiche 10 Embolie pulmonaire 87
Fiche 11 Crise d'asthme 97
Fiche 12 Œdème aigu du poumon cardiogénique 106
Fiche 13 Exacerbation/décompensation d'une BPCO 116
Fiche 14 Pneumopathies infectieuses communautaires 125
Fiche 15 Pneumothorax 137
Fiche 16 Pleurésie 143
Fiche 17 Hémoptysie 150

Section 3 Malaise 157
Fiche 18 Syncope 158
Fiche 19 Troubles du rythme supraventriculaire et ventriculaire 168

Fiche 20 Troubles de la conduction cardiaque 179
Fiche 21 Crise convulsive 187

Section 4 Syndromes vasculaires 195
Fiche 22 Hypertension artérielle 196
Fiche 23 Thrombose veineuse profonde 201
Fiche 24 Ischémie aiguë de membre 208
Fiche 25 Rupture anévrysme aorte abdominale 213

Section 5 Syndromes neurologiques 219
Fiche 26 Coma 220
Fiche 27 Accidents vasculaires cérébraux 227
Fiche 28 Thrombophlébite cérébrale 243
Fiche 29 Compression médullaire non traumatique 246
Fiche 30 Céphalées aiguës 252
Fiche 31 Hémorragie méningée 258
Fiche 32 Méningites aiguës infectieuses 264
Fiche 33 Agitation psychomotrice et sédation médicamenteuse 272
Fiche 34 Intoxication éthylique aiguë 278
Fiche 35 Bouffée délirante aiguë 286

Section 6 Syndromes abdominaux aigus 293
Fiche 36 Diagnostic des douleurs abdominales aiguës non traumatiques 294
Fiche 37 Péritonites aiguës 302
Fiche 38 Infections des voies biliaires 307
Fiche 39 Appendicite aiguë 311
Fiche 40 Diverticulite aiguë 318
Fiche 41 Algies pelviennes aiguës de la femme 324
Fiche 42 Syndrome occlusif 332
Fiche 43 Pancréatite aiguë 340
Fiche 44 Hémorragies digestives 347
Fiche 45 Diarrhée aiguë 359
Fiche 46 Anomalies hépatiques aiguës 367
Fiche 47 Urgences proctologiques 375
Fiche 48 Hoquet 379
Fiche 49 Complications de la chirurgie bariatrique 383

Section 7 Syndromes génito-urinaires 387
Fiche 50 Hématurie 388
Fiche 51 Colique néphrétique 394
Fiche 52 Cystite simple 400
Fiche 53 Pyélonéphrite 405
Fiche 54 Prostatite aiguë 412
Fiche 55 Rétention aiguë d'urine 418
Fiche 56 Diagnostic d'une douleur scrotale aiguë 425
Fiche 57 Priapisme 431

Section 8 Urgences infectieuses 437
Fiche 58 Fièvre au retour d'un pays tropical 438
Fiche 59 Accident d'exposition aux liquides biologiques 443
Fiche 60 Dermohypodermites aiguës bactériennes 447
Fiche 61 Infections sexuellement transmissibles 450
Fiche 62 Neutropénie fébrile 457
Fiche 63 Grippe 461
Fiche 64 Zona 465
Fiche 65 Piqûres de tique et maladie de Lyme 468
Fiche 66 COVID-19 (*Coronavirus Disease 2019*) 472

Section 9 Urgences métaboliques 481
Fiche 67 Hyperglycémie 482
Fiche 68 Hyperosmolarité 485
Fiche 69 Acidocétose diabétique 489
Fiche 70 Hypoglycémie 494
Fiche 71 Insuffisance rénale aiguë 498
Fiche 72 Déshydratation 506
Fiche 73 Hyperkaliémie 509
Fiche 74 Hypokaliémie 512
Fiche 75 Hypercalcémie 514
Fiche 76 Hypocalcémie 516
Fiche 77 Hyponatrémie 518
Fiche 78 Urgences thyroïdiennes 522
Fiche 79 Insuffisance surrénale aiguë 526

Section 10 Intoxications 531
Fiche 80 Intoxications médicamenteuses 532
Fiche 81 Intoxications spécifiques 538
Fiche 82 Intoxications par produits illicites 547
Fiche 83 Intoxication au monoxyde de carbone et aux fumées 552

Section 11 Syndromes rhumatologiques 557
Fiche 84 Lombosciatique 558
Fiche 85 Névralgie cervicobrachiale 563
Fiche 86 Épanchement articulaire aigu du genou 566
Fiche 87 Fibromyalgie 571

Section 12 Urgences dermatologiques 575
Fiche 88 Allergie 576
Fiche 89 Dermatoses vésiculeuses et bulleuses 582

Section 13 Tête et cou 587
Fiche 90 Diagnostic d'une douleur de la face 588
Fiche 91 Paralysie faciale périphérique 594
Fiche 92 Œil rouge et/ou douloureux 598
Fiche 93 Traumatisme de l'œil 607
Fiche 94 Otalgie 613

Fiche 95 Vertiges 617
Fiche 96 Épiglottite 626
Fiche 97 Pharyngites et angines 632
Fiche 98 Épistaxis 637
Fiche 99 Surdité brusque 641

Partie III

Traumatologie

Section 14 Traumatologie 647
Fiche 100 Dix règles d'or en traumatologie 648
Fiche 101 Polytraumatisme 650
Fiche 102 Traumatismes thoraciques 659
Fiche 103 Traumatismes des organes génitaux externes 664
Fiche 104 Prise en charge des plaies 667
Fiche 105 Tétanos 672
Fiche 106 Traumatisme crânien léger 674
Fiche 107 Traumatismes maxillofaciaux 681
Fiche 108 Traumatismes du rachis cervical 686
Fiche 109 Analyse radiologique du rachis cervical 691
Fiche 110 Traumatismes du rachis dorsolombaire 693
Fiche 111 Analyse radiologique du rachis dorsolombaire 696
Fiche 112 Traumatismes de l'épaule 698
Fiche 113 Analyse radiologique de l'épaule 706
Fiche 114 Traumatismes du coude 712
Fiche 115 Analyse radiologique du coude 719
Fiche 116 Traumatismes du poignet 722
Fiche 117 Analyse radiologique du poignet 726
Fiche 118 Traumatismes de la main 731
Fiche 119 Traumatismes du bassin et de la hanche 736
Fiche 120 Analyse radiologique de la hanche 740
Fiche 121 Traumatismes du genou 743
Fiche 122 Analyse radiologique du genou 750
Fiche 123 Traumatismes de la cheville et de l'arrière du pied 754
Fiche 124 Analyse radiologique de la cheville 762
Fiche 125 Traumatismes de l'avant-pied 767
Fiche 126 Analyse radiologique du pied 772
Fiche 127 Fractures de l'enfant 775

Partie IV
Terrains spécifiques

Section 15 Urgences de la femme enceinte 781
Fiche 128 Médicaments d'urgence chez la femme enceinte 782
Fiche 129 Accouchement inopiné 786
Fiche 130 Éclampsie et pré-éclampsie sévère 792
Fiche 131 Hémorragies de la grossesse 798
Fiche 132 Menace d'accouchement prématuré (MAP) 806
Fiche 133 Fièvre et grossesse 810
Section 16 Urgences du cirrhotique 815
Fiche 134 Complications de la cirrhose 816
Section 17 Urgences hématologiques 823
Fiche 135 Accidents hémorragiques sous anticoagulants 824
Fiche 136 Drépanocytose 833
Fiche 137 Hémophilie 837
Fiche 138 Troubles de l'hémostase 841

Partie V
Urgences circonstancielles

Section 18 Urgences circonstancielles 849
Fiche 139 Hypothermie 850
Fiche 140 Hyperthermie 853
Fiche 141 Explosion 857
Fiche 142 Brûlures 861
Fiche 143 Électrisation 868
Fiche 144 Pendaison 872
Fiche 145 Ingestions de caustiques 875
Fiche 146 Corps étrangers digestifs 879
Fiche 147 Morsures et griffures 885
Fiche 148 Noyade 888
Fiche 149 Accident transfusionnel 891
Fiche 150 Contraception d'urgence et IVG 895
Fiche 151 Risque épidémique et biologique 898
Fiche 152 Exposition nucléaire radiologique et chimique 902
Fiche 153 Agressions collectives par armes de guerre 906

Partie VI

Annexes

Section 19 Techniques 917
Fiche 154 Voies d'abord 918
Fiche 155 L'ECG et ses pièges 924
Fiche 156 Défibrillateur 934
Fiche 157 Intubation 937
Fiche 158 Techniques d'assistance ventilatoire non invasives 941
Fiche 159 Échographie clinique en médecine d'urgence 946
Fiche 160 Anesthésie locorégionale aux urgences 951
Fiche 161 Techniques d'immobilisation des membres 956
Fiche 162 Drainages aux urgences 959
Fiche 163 Ponctions aux urgences 962
Fiche 164 Transfusion de globules rouges 968

Section 20 Aspects médicolégaux 971
Fiche 165 Certificats 972
Fiche 166 Éthique et fin de vie 979
Fiche 167 Agression sexuelle 986

Index 993

Table des arbres décisionnels

Arbre décisionnel thérapeutique

Arbre décisionnel diagnostique

Figure 2.1	Algorithme de prise en charge thérapeutique de la douleur de l'adulte en fonction de son intensité.	12
Figure 3.1	Algorithme universel de prise en charge de l'arrêt cardiocirculatoire.	25
Figure 4.1	Conduite à tenir devant un état de choc.	30
Figure 6.1	Prise en charge d'un SCA ST.	62
Figure 6.2	Conduite à tenir devant une suspicion de NSTEMI.	63
Figure 7.1	Prise en charge d'une dissection aortique.	70
Figure 8.3	Prise en charge thérapeutique d'une péricardite.	77
Figure 9.2	Blue Protocol.	82
Figure 9.3	Algorithme décisionnel de la prise en charge d'une dyspnée aiguë.	85
Figure 10.1	Algorithme diagnostique d'une suspicion d'EP grave.	92
Figure 10.2	Algorithme diagnostic d'une suspicion d'EP stable.	93
Figure 10.3	Évaluation de la gravité d'une EP.	94
Figure 11.1	Stratégie de prise en charge d'une exacerbation d'asthme.	103
Figure 12.1	Évaluation clinique initiale d'une insuffisance cardiaque aiguë.	107
Figure 12.2	Prise en charge initiale de l'insuffisance cardiaque aiguë.	112
Figure 12.3	Insuffisance cardiaque aiguë aux urgences.	114
Figure 14.2	Algorithme de prise en charge d'une pneumopathie aiguë communautaire.	135
Figure 15.2	Prise en charge thérapeutique d'un pneumothorax spontané primaire.	140
Figure 15.3	Prise en charge thérapeutique d'un pneumothorax spontané secondaire.	141

	Figure 16.3	Prise en charge diagnostique d'une pleurésie.	148
	Figure 17.1	Stratégie de prise en charge d'une hémoptysie.	155
	Figure 18.1	Prise en charge d'un patient ayant subi une perte de connaissance brève.	166
	Figure 19.3	Traitement en urgence des fibrillations atriales.	171
	Figure 21.1	Critères d'orientation devant une crise convulsive généralisée.	193
	Figure 22.1	Arbre décisionnel de prise en charge d'une poussée hypertensive.	198
	Figure 23.2	Diagnostic des TVP.	205
	Figure 25.2	Algorithme décisionnel devant une douleur abdominalefaisant évoquer une rupture AAA.	216
	Figure 26.1	Diagnostic des comas.	222
	Figure 27.1	Prise en charge de l'AVC en urgence par régulation du 15 ou à l'arrivée aux urgences.	237
	Figure 27.2	Algorithme de prise en charge précoce des patients ayant un AVC.	239
	Figure 30.1	Céphalées vues en urgence.	253
	Figure 32.1	Prophylaxie de la méningite aiguë infectieuse.	270
	Figure 33.1	Prise en charge d'un patient agité aux urgences.	273
	Figure 35.1	Arbre décisionnel pour la prise en charge d'un syndrome délirant.	289
	Figure 36.1	Prise en charge initiale d'une douleur abdominale.	295
	Figure 40.1	Prise en charge thérapeutique des diverticulites aiguës.	321
	Figure 41.1	Algies pelviennes aiguës de la femme : orientations diagnostiques.	327
	Figure 41.2	Prise en charge thérapeutique dans le cas d'une suspicion de GEU.	329
	Figure 42.1	Occlusion intestinale aiguë mécanique.	333
	Figure 44.1	Prise en charge d'une hémorragie digestive basse.	358
	Figure 46.1	Prise en charge d'un malade ayant des anomalies du bilan biologique hépatique.	369

Figure 47.1 Diagnostic d'une douleur anale aiguë. 377

Figure 48.1 Traitement du hoquet. 382

Figure 50.1 Algorithme de prise en charge d'une hématurie aux urgences. 392

Figure 51.1 Indications radiologiques dans la prise en charge de la colique néphrétique (CN). 396

Figure 53.1 Stratégie générale devant une pyélonéphrite aiguë. 408

Figure 53.2 Prise en charge d'une PNA sans signe de gravité. 409

Figure 53.3 Prise en charge d'une PNA grave. 410

Figure 54.1 Prise en charge thérapeutique de l'infection urinaire masculine. 415

Figure 56.1 Conduite à tenir devant une douleur scrotale aiguë. 426

Figure 62.1 Neutropénie fébrile : prise en charge thérapeutique. 459

Figure 71.1 Orientation thérapeutique devant une insuffisance rénale aiguë. 499

Figure 77.1 Algorithme diagnostique d'une hyponatrémie. 520

Figure 84.1 Algorithme de la lombosciatique aiguë. 561

Figure 86.1 Conduite à tenir devant un épanchement articulaire du genou. 569

Figure 88.1 Algorithme de prise en charge d'une anaphylaxie. 579

Figure 89.1 Dermatoses vésiculeuses et bulleuses. 584

Figure 92.1 Algorithme : oeil rouge et/ou douloureux. 599

Figure 95.1 Stratégie diagnostique devant un vertige de l'adulte. 618

Figure 97.1 Conduite à tenir devant une pharyngite. 635

Figure 101.3 Algorithme de prise en charge d'un traumatisme de l'abdomen. 656

Figure 105.1 Prise en charge de la prévention du tétanos en cas de plaie. 673

Figure 108.1 Critères des *Canadian C-spine rules*. 688

Figure 129.1 Score de Malinas A. 787

Figure 129.2 Score de Malinas B. 788

Figure 135.1 Prise en charge hospitalière d'une hémorragie grave sous AVK. 827
Figure 135.2 Hémorragie sous anti-Xa oral en l'absence de dosage spécifique. 829
Figure 135.3 Hémorragie sous anti-Xa oral à partir de dosage spécifique. 830
Figure 135.4 Chirurgie urgente (< 48 h) à risque hémorragique sous anti-Xa oral sans dosage spécifique. 830
Figure 135.5 Chirurgie urgente (< 48 h) à risque hémorragique sous anti-Xa oral avec dosage spécifique. 831
Figure 141.1 Prise en charge et orientation de la victime d'une explosion. 860
Figure 142.1 Prise en charge thérapeutique d'un brûlé grave. 865
Figure 143.1 Orientation d'une électrisation en fonction de la gravité. 871
Figure 145.1 Critères pronostiques de l'ingestion de caustiques. 878
Figure 148.1 Algorithme de l'évaluation de la gravité d'un noyé selon Szpilman. 890
Figure 152.1 Organisation de la prise en charge d'une exposition chimique. 904

Liste des auteurs[1]

Dominique Pateron
PU-PH, Sorbonne-Université, chef de pôle médecine intensive, Urgences-gériatrie du Groupe hospitalier Sorbonne-Université, Service des urgences, Hôpital Saint-Antoine, APHP, ancien président de la SFMU, président du collège national professionnel de Médecine d'Urgence (CFMU), membre du bureau du collège national universitaire de médecine d'Urgence (CNUMU), et directeur scientifique du traité EMC Médecine d'Urgence

Maurice Raphaël
Médecin urgentiste au centre Hirslanden de Lausanne, trésorier, du collège national professionnel de Médecine d'Urgence (CFMU), cogérant urgences DPC, membre du comité scientifique du traité EMC Médecine d'Urgence, conseiller éditorial des collections urgences Elsevier, référent Urgentiste au DIU d'urgences traumatologiques (Paris XIII, Paris XI, Rennes, Besançon, Strasbourg)

Albert Trinh-Duc
PH, chef de service médecine post-urgence CH Agen-Nérac, membre de la commission de la transparence HAS, membre du comité scientifique permanente « thérapie et risque cardio-vasculaire » à l'ANSM, évaluateur externe de l'Unité des Essais Cliniques à l'ANSM, ex-Vice-Président de la Sous-Commission des référentiels de la SFMU, membre du réseau INNOVTE (Thrombose), membre du comité scientifique du traité EMC médecine d'urgence

[1] Les auteurs se sont efforcés de donner les informations conformes aux connaissances médicales actuelles. Mais le lecteur doit garder à l'esprit que la recherche clinique les fait évoluer constamment au bénéfice du patient et que chaque patient est unique ce qui l'amènera à personnaliser sa prise en charge.

Remerciements

L'éditeur et les auteurs souhaitent remercier :

- Le Dr Clément Babin qui nous a généreusement confié de nombreuses illustrations dont il est l'auteur
- Le Dr Béatrice Charriton-Dadone pour son aide pour les chapitres consacrés à l'urologie
- Le Dr Pierre Arnaud Fort pour son aide pour les chapitres consacrés à la rythmologie
- Le Dr Valérie Raphaël pour son aide pour les chapitres consacrés aux urgences de la femme enceinte
- Le Dr Pierre Taboulet qui nous a généreusement confié une iconographie très riche d'ECG
- Le Pr Sandrine Charpentier et le Dr Nathalie Nars pour leur aide pour les chapitres consacrés au neuro-vasculaire
- Le Dr Thibault Viard pour son aide concernant le chapitre « Agressions collectives par armes de guerre »
- Les Drs Patrick Miroux et Christophe Perrier pour leur aide concernant l'iconographie échographique
- Madame Laetitia Delmas pour son aide au secrétariat de l'ouvrage

Préface

La troisième édition du *Méga-guide pratique des urgences* vient de paraître avec une nouvelle mise à jour.
Pour les urgentistes qui ne le connaîtraient pas encore, tout l'intérêt de ce guide est résumé dans le titre :

- « méga » car il traite plus de 150 situations cliniques d'urgences des plus simples aux plus complexes, des plus banales aux plus graves. Certes, les urgentistes pourront retrouver toutes les situations médicales, mais la traumatologie, premier motif d'admission des patients aux urgences, est vraiment traitée de façon exhaustive avec une iconographie de grande qualité;
- « guide » car la structuration des fiches permet de guider la prise en charge des urgentistes à partir des fameuses situations de départ (ou motifs de recours) si chères à nos étudiants jusqu'aux pathologies rencontrées dans l'exercice de la médecine d'urgence. Chaque fiche permet de mettre en place une démarche diagnostique et un raisonnement clinique à partir des données issues de l'*Evidence Based-Medicine* et des recommandations actualisées;
- « pratique » car ce guide allie la facilité d'avoir un support papier facilement utilisable et des compléments en ligne pour approfondir les connaissances. Chaque fiche débute par les points importants qui vont permettre à l'urgentiste d'avoir une vue synthétique du motif de recours ou de la pathologie et d'éviter les pièges pouvant conduire à des erreurs diagnostiques ou de prise en charge;
- « des urgences » car c'est bien le sujet : prendre en charge des patients qui viennent aux urgences pour un motif de recours évocateurs de pathologies pouvant potentiellement mettre en jeu leur pronostic vital ou fonctionnel et qu'il va falloir trier, traiter et orienter dans un délai court. À l'heure où les urgences sont de plus en plus sollicitées pour des motifs qui ne sont pas toujours en rapport avec l'urgence, ce guide permet de dresser un inventaire assez exhaustif de toutes les situations que peut être amené à prendre en charge un urgentiste dans l'exercice de son métier.

Pour les nombreux urgentistes qui connaissent déjà le *Méga-guide pratique des urgences*, ils apprécieront les actualisations nécessaires à la pratique de leur exercice ainsi que l'ajout d'une iconographie renforcée en traumatologie. Mais surtout, ils découvriront des chapitres sur l'échographie clinique qui est maintenant un outil indispensable dans la démarche diagnostique de nombreuses situations d'urgences. Enfin, des fiches ont également été ajoutées sur le SARS-CoV-2 qui nous occupe tellement depuis ces dernières années.

Ces infections vont maintenant faire partie, comme la grippe ou le VRS, des pathologies courantes que les urgentistes vont continuer à diagnostiquer et à prendre en charge en dehors parfois de toute situation épidémique.
Les auteurs Dominique Pateron, Maurice Raphael et Albert Trinh-Duc continuent à apporter une contribution précieuse à la médecine d'urgence avec cette troisième édition.

Sandrine Charpentier
Professeure de médecine d'urgence,
cheffe de service des urgences adultes, CHU Toulouse

Avant-propos

La médecine d'urgence, médecine des premières heures, s'est construite progressivement ces trente dernières années et a acquis ses lettres de noblesse en devenant désormais une spécialité à part entière. Il s'agit par essence d'une médecine polyvalente qui aborde toutes les situations soit par motifs de recours soit par pathologies identifiées. Leur prise en charge intègre un processus où chaque patient vu aux urgences doit être soigné dans les meilleurs délais.
Dans cet espace de temps initial, il convient de :
- *Trier* les urgences en fonction de la gravité;
- *Maîtriser* la démarche diagnostique, étiologique, clinique et para-clinique, en choisissant les examens complémentaires disponibles les plus pertinents;
- *Hiérarchiser* du cas le plus simple au plus complexe, du probable au possible, dans une logique de gestion du flux;
- *Agir* en mettant en œuvre des moyens thérapeutiques adaptés à chaque situation en les hiérarchisant chronologiquement et par niveau d'efficacité;
- *Orienter* le patient dans la filière de soin la plus adaptée après avoir assuré sa mise en condition dans la phase initiale pour la prise en charge en aval la plus appropriée.

Il s'agit de l'étape initiale du parcours de soin.
Plusieurs ouvrages, des guides de poche aux textes encyclopédiques ont été écrits pour aider le médecin exerçant aux urgences dans sa démarche diagnostique et thérapeutique. L'expérience clinique des auteurs et la lecture de ces ouvrages les ont convaincus de la nécessité d'un guide original qui ait trois qualités essentielles : il devait être assez étoffé pour constituer une base de données suffisante dans l'action quotidienne et suffisamment pratique pour ne pas la retarder. Chaque chapitre devait être étayé par une analyse systématique des données de la science et du niveau de preuve de ces données (EBM). Lorsque ces données manquaient, les auteurs se sont basés sur l'avis d'experts de ces sujets. Le concept d'un Méga-guide pratique d'urgence est ainsi devenu réalité.
Cet ouvrage a l'ambition d'aborder la grande majorité des situations d'urgence. Chaque chapitre est structuré par un plan mettant en évidence les points importants puis la démarche diagnostique, les facteurs pronostiques et la prise en charge thérapeutique. Il consacre une partie importante à la traumatologie courante qui n'a rien de « petite » ni de « bobologie » si l'on en juge par la fréquence des plaintes qu'elle entraîne. Cette troisième édition en propose un développement conséquent avec des fiches radiologiques indiquant les critères de qualité et une grille de lecture. Une partie spécifique concerne les terrains particuliers, dès lors qu'ils constituent

une situation singulière de recours aux urgences, comme la femme enceinte et impliquent des règles de prise en charge propres. Les aspects organisationnels et médico-légaux essentiels dans le quotidien des urgences sont également traités.
Enfin, deux aspects ont été développés. D'une part, la place de l'échographie par et pour l'urgentiste a été ajoutée dans chaque chapitre concerné, selon les RFE 1er niveau de la SFMU, d'autre part, des arbres décisionnels ont été mis en valeur par des encadrés spécifiques pour être facilement repérés dans l'ouvrage. L'expérience d'enseignants des auteurs les ont amenés à proposer d'associer le texte à une iconographie et une documentation riche qui permet d'illustrer le propos et d'approfondir les sujets voire de servir de support pédagogique. Nous remercions chaleureusement Pierre Taboulet pour les ECG qu'il a mis à notre disposition et Clément Babin pour les schémas qui enrichissent la partie traumatologique.
Nous espérons que ce Méga-guide pratique d'urgence répondra à l'attente de tous les médecins qui travaillent aux urgences et qu'il constituera une base solide pour ceux qui s'orientent vers ce métier. Les auteurs souhaitent que l'enthousiasme et le plaisir qu'ils ont eus à réaliser cet ouvrage transparaissent lors de sa lecture et épaulent efficacement le médecin des urgences dans son exercice quotidien.

Dominique Pateron
Centre des urgences de l'hôpital Saint-Antoine, Paris
Maurice Raphaël
Service des urgences Hirslanden, Lausanne
Albert Trinh-Duc
Service de médecine post-urgences de l'hôpital d'Agen-Nérac

Abréviations

AAA	Anévrisme de l'aorte abdominale
AAG	Asthme aigu grave
AC	Anticoagulants
ACC	Arrêt cardio-circulatoire
ACFA	Arythmie cardiaque par fibrillation auriculaire
ACSOS	Agressions cérébrales secondaires d'origine systémique
AIC	Accident ischémique constitué
AIT	Accident ischémique transitoire
ALAT	Alanine aminotransférase
AMM	Autorisation de mise sur le marché
AOD	Anticoagulants oraux directs
AOMI	Artériopathie oblitérante des membres inférieurs
ARA	Anti-rénine angiotensine
ARM	Angiographie par résonnance magnétique
ARS	Agence régionale de santé
ASIA score	*American Spinal Injury Association* (score)
ATCD	Antécédents
AVC	Accident vasculaire cérébral
AV	Acuité visuelle
AVF	Algie vasculaire de la face
AVK	Antivitamine K
AVP	Accident de la voie publique
BABP	Plâtre brachio-antébrachio-palmaire
BAV	Baisse de l'acuité visuelle *ou* Bloc auriculoventriculaire
BBD	Bloc de branche droit
BBG	Bloc de branche gauche
BDA	Bouffée délirante aiguë
BIV	Bloc intraventriculaire
BMI	*Body mass index*
BMR	Bactéries multirésistantes
BSA	Bloc sino-auriculaire
BU	Bandelette urinaire
CAE	Conduit auditif externe
CDA	Consommation déclarée d'alcool
CE	Corps étranger
CEE	Choc électrique externe
CESU	Centre d'enseignement de soins d'urgence
CIVD	Coagulation intravasculaire disséminée
CMV	Cytomégalovirus
CN	Colique néphrétique
CNA	Certificat de non-admission
CNEP	Crise non épileptique psychogène
CNGOF	Collège national des gynécologues et obstétriciens français
CO	Monoxyde de carbone
COVID-19	*Coronavirus disease 2019*
CPAP	*Continuous positive airway pressure*
CPRE	Cholangiopancréatographie rétrograde endoscopique
CRRA	Centre de réception et de régulation médicalisée des appels
CVF	Capacité vitale fonctionnelle
CVP	Cathéter veineux périphérique
DAE	Défibrillateur automatisé externe

DDB Dilatation des bronches
DEA Défibrillateur entièrement automatique
DEP Débit expiratoire de pointe
DISI *Dorsal intercaleted segmental instability*
DIU Dispositif intra-utérin
DSA Défibrillateur semi-automatique
EBLSE Entérobactérie productrice de ß-lactamase à spectre élargi
ECMO Extracorporelle membrane oxygénation
ECMU Échographie clinique en médecine d'urgence
EES Entraînement électro-systolique
EIC Espace intercostal
EICD Espace intercostal droit
ELSA Équipe de liaison et de soins en addictologie
EN Echelle numérique
EP Embolie pulmonaire
EPP Électrophorèse des protides
ERCF Enregistrement du rythme cardiaque fœtal
ESA Extrasystole auriculaire
ESV Extrasystole ventriculaire
ETO Échographie trans-œsophagienne
ETT Échographie trans-thoracique
EVA Échelle visuelle analogique
EVS Échelle visuelle simple
FAST *Focused assessment with sonography for traumas*
FC Fréquence cardiaque
FEVG Fraction d'éjection du ventricule gauche
FQ Fluoroquinolone
FR Fréquence respiratoire
FRAMES *Feedback, responsability, advice, menu of strategies, empathy, self-efficacy*
FV Fibrillation ventriculaire
GBS Glasgow Blatchford (score) *ou* Syndrome de Guillain-Barré
GDS Gaz du sang
GHB Acide gamma-hydroxybutyrate
GSC Glasgow (score)
HAS Haute Autorité de santé
HBAG Hémi bloc antérieur gauche
HBP Hypertrophie bénigne de prostate
HBPM Héparine de bas poids moléculaire
HBPG Hémi bloc postérieur gauche
HD Hémorragie digestive
HDB Hémorragie digestive basse
HELLP *Hémolysis elevated liver enzymes low platelets*
HI-MAP *Heart, Inferior vena cava, Morison, Aorta, Pulmonary*
HNF Héparine non fractionnée
HRP Hématome rétro-placentaire
HSA Hémorragie sous-arachnoïdienne
HSD Hématome sous-dural
HSHC Hémisuccinate d'hydrocortisone
HSV Virus herpes simplex
HTIC Hypertension intracrânienne
HV Hémorragie ventriculaire
IAM Ischémie aiguë de membre
IAS Infections associées aux soins
IDM Infarctus du myocarde

IEA	Intoxication éthylique aiguë
IGH	Infections génitales hautes
IHS	*International Headache Society*
IM	Intramusculaire
IOA	Infirmière organisatrice de l'accueil
IOT	Intubation orotrachéale
IPD	Inter phalangienne distale
IPP	Inter phalangienne proximale
IRA	Insuffisance rénale aiguë
IST	Infection sexuellement transmissible
ITT	Incapacité temporaire de travail
IU	Infection urinaire
IV	Intraveineux
IVD	Intraveineux direct
IVSE	Intraveineux par seringue électrique
KPS	Kératite ponctuée superficielle
KT	Cathéter
KTIO	Cathéter intra-osseux
LCA	Ligament croisé antérieur
LCS	Liquide cérébro-spinal
LCT	Ligament collatéral tibial
LTFAI	Ligament tibio-fibulaire antéro-inférieur
LTFPI	Ligament tibio-fibulaire postéro-inférieur
MAP	Menace d'accouchement prématuré
MCE	Massage cardiaque externe
MCP	Métacarpo-phalangienne
MDMA	3,4-méthylène-dioxyméthamphétamine
MELD	*Model for end-stage liver disease*
MEOPA	Mélange équimolaire oxygène-protoxyde d'azote
MSC	Massage sinocarotidien
NAC	N-acétylcystéine
NCB	Névralgie cervico-brachiale
NIHSS	*National Institute of Health Stroke Score*
NOR	*New Orleans rules*
NPS	Nouvelles drogues de synthèse
NYHA	*New York Heart Association*
OAP	Œdème aigu pulmonaire
OHD	Oxygénothérapie à haut débit
OPN	Os propre du nez
ONU	Organisation des Nations unies
PA	Pression artérielle
PAC	Pneumopathie aiguë communautaire
$PaCO_2$ ou PCO_2	Pression partielle en gaz carbonique dans le sang artériel
PAD	Pression artérielle diastolique
PAM	Pression artérielle moyenne
PaO_2 ou PO_2	Pression partielle en oxygène dans le sang artériel
PAS	Pression artérielle systolique
PC	Probabilité clinique
PCT	Procalcitonine
PCU	Pilule contraceptive d'urgence
PDC	Perte de connaissance
PEEP	*Positive end-expiratory pressure*
PFC	Plasma frais congelé
PMA	Poste médical avancé
PNA	Pyélonéphrite aiguë

PNT	Pneumothorax
PO	Per os
POCUS	*Point of Care Ultrasonography*
PSA	Antigène prostatique spécifique
PSE	Pousse seringue électrique
PSI	*Pneumonia severity index* (Fine)
PTH	Parathormone
PTU	Propylthiouracile
RAU	Rétention aiguë d'urine
RBPC	Recommandation de bonne pratique clinique
RCC	Ressuscitation cardio-circulatoire
RCP	Réanimation cardio-pulmonaire
RCV	Résistances vasculaires périphériques
RHJ	Reflux hépato-jugulaire
RIFFLE	*Risk, injury, failure, loss of kidney function*
RM	Rétrécissement mitral
ROT	Réflexe ostéo-tendineux
RUSH	*Rapid Ultrasound for Shock and Hypotension*
RV	Rapport de vraisemblance
SA	Semaine d'aménorrhée
SAMU	Service d'aide médicale urgente
SARS-COVID	*Severe Acute Respiratory Syndrome Coronavirus*
SAU	Service d'accueil des urgences
SAUV	Salle d'accueil des urgences vitales
SCA	Syndrome coronarien aigu
SCB	Surface cutanée brûlée
SCM	Sterno-cléido-mastoïdien
SDRA	Syndrome de détresse respiratoire aiguë
SDS	Score de sédation
SFAR	Société française d'anesthésie et de réanimation
SFMU	Société française de médecine d'urgence
SFU	Signe fonctionnel urinaire
SGRS	Score de Genève révisé simplifié
SIADH	Sécrétion inappropriée d'hormone antidiurétique
SIRS	Syndrome de réponse inflammatoire systémique
SLI	Stimulation lumineuse intermittente
SMUR	Service mobile d'urgences et de réanimation
SPA	Spondylarthrite ankylosante
SPDT	Soins psychiatriques à la demande d'un tiers
sPESI	*Pulmonary embolism severity index simplified*
SPI	Soins psychiatriques en cas de péril imminent
SPIA	Score prédictif de l'imminence d'un accouchement
SPPI	Soins psychiatriques pour péril imminent
SPRE	Soins psychiatriques sur décision d'un représentant de l'état
SPS	Pneumothorax spontané primaire
SSP	Pneumothorax spontané secondaire
SU	Service d'urgences
SVO_2	Saturation en oxygène du sang veineux mêlé
TA	Tension artérielle
TACO	*Transfusion associated circulatory overload*
TAS	Tension artérielle systolique
TC	Traumatisme crânien
TCL	Traumatisme crânien léger
TDM	Tomodensitométrie
TIH	Thrombopénie induite à l'héparine

TIU	Transferts *in utero*
T-LOC	Perte de connaissance transitoire
TM	Thoracoscopie médicale
TMP-SMX	Sulfaméthoxazole triméthoprime
TOF	*Time of flight*
TPE	Traitement post-exposition
TPHA	*Treponema pallidum hæmagglutination test*
TPPA	*Treponema pallidum particle agglutination*
TTT	Traitement
TV	Tachycardie ventriculaire
TVP	Thrombose veineuse profonde
UGD	Ulcère gastro-duodénal
UHCD	Unité d'hospitalisation de courte durée
UI	Unités internationales
UIA	Unité d'alcool international
UMH	Unité mobile hospitalière
USIC	Urgences et soins intensifs
USINV	Unité de soins continus neurovasculaire
VAS	Voies aériennes supérieures
VAT	Vaccin anti-tétanique
VCI	Veine cave inférieure
VCS	Veine cave supérieure
VD	Ventricule droit
VDRL	*Venereal disease research laboratory*
VEMS	Volume expiratoire maximum seconde
VI	Ventilation invasive
VISI	*Volar intercalated segmental instability*
VNI	Ventilation non invasive
VPN	Valeur prédictive négative
VPP	Valeur prédictive positive
VPPB	Vertige paroxystique positionnel bénin
VRS	Virus respiratoire syncytial
VS	Ventilation spontanée
VS-AI	Ventilation spontanée-aide inspiratoire
VSAV	Véhicule de secours et d'assistance aux victimes
VVC	Voie veineuse centrale
VVP	Voie veineuse périphérique
WFNS	*World federation of neurological surgeons*
WPW	*Wolff-Parkinson-White*
ZSTCD	Zone de surveillance de très courte durée

Partie I

Introduction

Organisation des structures d'urgence en France

Points importants

- Patient urgent : « patient dont les symptômes sont apparus subitement et sont assez graves pour qu'une personne prudente, possédant un niveau courant de connaissance en santé, soit amenée à croire qu'une visite médicale urgente et/ou non prévue soit nécessaire ».
- La médecine d'urgence est une activité hospitalière, et universitaire, qui s'est structurée ces trente dernières années.
- Les structures de médecine d'urgence françaises assurent la prise en charge médicalisée des patients depuis le lieu où la détresse se manifeste jusqu'à la sortie du service des urgences.
- Les acteurs agissent en préhospitalier, avec le service d'aide médicale urgente, centre 15 (SAMU) et les services mobiles d'urgences et de réanimation (SMUR) et en milieu hospitalier, avec les services des urgences (SU).
- La régulation médicale est la clé de voûte pour le déclenchement du soin adapté à chaque patient et permet l'évolution des centres 15 vers le service d'accès aux soins.

Activité

En 2015, 655 SU français ont vu près de 20 millions de patients. Les 102 SAMU (93 en métropole et 9 en outre-mer) ont reçu 24 millions d'appels et ouvert 12,5 millions dossiers de régulation médicale [1].

Organisation préhospitalière

L'organisation de la prise en charge pré-hospitalière des soins non programmée par les SAMU est décrite dans la figure 1.1.

Service d'aide médicale urgente (SAMU)

Missions du SAMU

- Assure une écoute médicale permanente 24 h/24, 7 j/7.
- Détermine et déclenche la réponse la plus adaptée à l'appel dans les délais les plus brefs.
- S'assure de la disponibilité des moyens d'hospitalisation adaptés au patient.
- Organise, le cas échéant, le transport du patient et son accueil hospitalier.

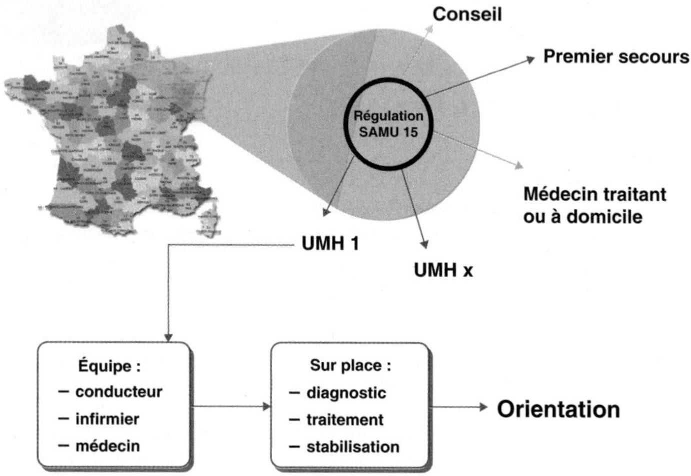

Figure 1.1 Organisation médicalisée des urgences préhospitalières.

- Assure la régulation de la permanence des soins des médecins libéraux, (20 h–8 h), dimanches et jours fériés, qui doit être régulée par des médecins généralistes.
- Veille à l'admission du patient.
- Par ailleurs, le SAMU voit ses missions élargies aux domaines suivants :
  - participe à l'élaboration des plans de secours et à la prise en charge des situations sanitaires exceptionnelles dans le cadre de la médecine de catastrophe;
  - assure la couverture préventive médicale lors de grands rassemblements de population;
  - assure l'enseignement et la formation des professionnels de santé aux gestes et soins d'urgence au sein de son centre d'enseignement de soins d'urgence (CESU).

Organisation des SAMU

- Centre de réception et de régulation médicalisée des appels (CRRA), dont le numéro national gratuit est le 15 depuis 1978.
- Appel initialement pris en charge par une aide à la régulation médicale (ARM) : identifier le lieu de la détresse, la personne qui appelle et la nature de l'appel et transmettre ensuite l'appel au médecin régulateur en les hiérarchisant.
- Le médecin régulateur doit apporter une réponse adaptée en évaluant le degré de gravité; détermine le besoin de soins à engager en tenant compte de la disponibilité des moyens, des

délais d'intervention, du contexte de l'intervention et du niveau technique des effecteurs nécessaires :
  - unité d'urgence et de réanimation appelée unité mobile hospitalière (UMH) et dépendant d'un SMUR;
  - ambulance ou d'un véhicule de secours et d'assistance aux victimes (VSAV) pour orienter le patient vers un SU;
  - médecin libéral sur place ou à la permanence des soins ou vers une maison médicale;
  - prodiguer un conseil;
  - assurer le suivi de la prise en charge du patient jusqu'à l'établissement de soins adapté à sa pathologie.
- Saisie de la cellule d'urgence médicopsychologique (CUMP) en cas d'événement collectif à fort impact psychologique.
- Peut demander le soutien des forces de l'ordre, déclencher la cellule de crise, effectuer les alertes sanitaires (en lien avec l'agence régionale de santé [ARS]) et appliquer les procédures des plans sanitaires.
- L'évolution vers le service d'accès aux soins (SAS) se fait progressivement; elle permet :
  - un accès par un numéro unique « urgence santé »;
  - un premier décroché par les assistants de régulation médicale;
  - des filières de « médecine générale » et « d'aide médicale urgente » parallèles, indépendantes, connectées;
  - une interconnexion avec les services de secours (police, pompiers, gendarmes);
  - une intégration progressive d'autres filières : périnatalité, toxicologie, psychiatrie et médico-sociale.

Systèmes téléphoniques, radiophoniques et informatiques

Systèmes téléphoniques, radiophoniques et informatiques des SAMU sont sécurisés et permettent la création de dossier de régulation médicale mémorisé, l'identification et le suivi des différents intervenants en temps réel, l'horodatage des prises de décision, des départs et arrivées des équipes, l'enregistrement des appels régulés en respectant la confidentialité (fait partie du dossier médical et peut être saisi par la justice). Déploiement du programme national du système d'information des SAMU (SI-SAMU).

Indicateurs

Nombre d'appels, de régulations médicalisées et typologie des réponses; le temps de décroché, critère majeur de qualité.

Service mobile d'urgence et de réanimation (SMUR)

- Déclenché et coordonné par le SAMU.
- Assure la prise en charge médicale et de réanimation de tout patient dont l'état engage son pronostic vital et/ou fonctionnel en extrahospitalier par une UMH.

- Décision d'orientation adaptée est prise en lien avec le régulateur du SAMU : réanimation, filière spécifique (salle de coronarographie, unité de soins intensifs neurovasculaires, centre de traumatologie, etc.), vers un SU ou, dans certains cas, le malade peut être laissé sur place.
- Assure les transferts dits secondaires entre deux établissements si le patient nécessite des soins médicaux pendant le transport.
- Participe à la mise en œuvre des plans de secours et à la couverture médicale préventive des grands rassemblements de population.
- Équipements : vecteurs terrestres (véhicule de liaison et/ou ambulance de réanimation, etc.), aériens (héliSMUR, avion SMUR, etc.) ou maritimes en fonction des contraintes locales. Réglementation du matériel médical des SMUR.
- Indicateurs : nombre de sorties, primaires et secondaires.

Organisation intrahospitalière

Service des urgences appelé « Structure des urgences »

- Autorisation délivrée par l'agence régionale de santé (ARS); l'établissement de santé doit satisfaire aux conditions suivantes :
  - disposer de lits d'hospitalisation complète en médecine;
  - disposer d'un plateau technique de chirurgie, d'imagerie médicale et d'analyses de biologie médicale soit en son sein soit par convention avec un autre établissement de santé.
- Les missions des SU sont :
  - d'accueillir en permanence toute personne qui se présente en situation d'urgence ou qui est adressée notamment par le médecin traitant ou le SAMU;
  - d'assurer la prise en charge diagnostique et thérapeutique du patient;
  - d'assurer le suivi, la surveillance jusqu'à l'orientation;
  - d'organiser les éventuels transferts ou le retour au domicile;
  - de coordonner la prise en charge entre le SU et les autres structures de soins et transmettre les informations utiles à la continuité des soins.
- Organisation des SU.

La prise en charge des malades est décrite dans la figure 1.2.

Locaux : une salle d'accueil préservant la confidentialité, un espace d'examen et de soins, une salle d'accueil des urgences vitales (SAUV) et une unité d'hospitalisation de courte durée (UHCD) d'au moins deux lits.

Infirmière organisatrice de l'accueil (IOA)

- Présence d'une IOA 24 h/24 : recommandation professionnelle, mais ne fait pas partie des obligations légales.

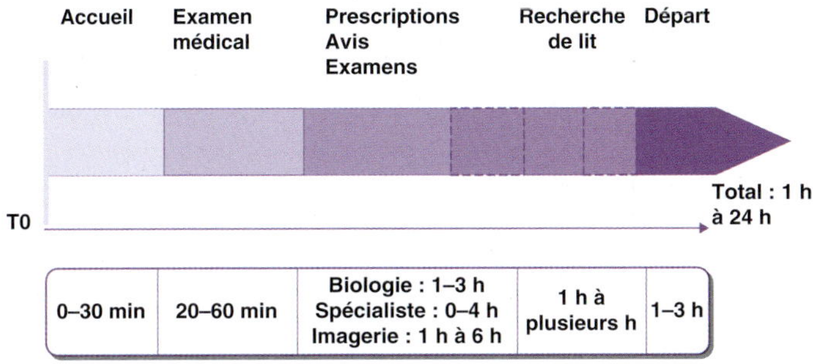

Figure 1.2 **Étape de la prise en charge dans un service des urgences.**

- Effectue le tri des patients par niveaux de gravité et hiérarchise l'accès à l'évaluation médicale selon des échelles validées [2]. L'échelle FRENCH est l'échelle la plus récente validée par la SFMU [3].
- Initie la prise en charge thérapeutique de certains symptômes fréquents, comme la douleur, l'immobilisation des traumatisés et l'éventuelle prescription anticipée de radiographie dans le cadre de protocoles de service infirmiers validés avec le recours possible permanent au médecin.

Personnels soignants médical et paramédical

Recommandations professionnelles sur les effectifs [1].

Filière rapide de prise en charge (circuit court)

- Validée et efficace pour améliorer le flux aux urgences.
- Cette zone de soins doit être adaptée pour les malades ne présentant pas de risque vital immédiat et n'ayant besoin qu'à un faible niveau de soins (radiographie standard).

SAUV

- Lieu spécifique d'accueil des patients en situation de détresse vitale existante ou potentielle au sein des urgences.
- L'équipement de la SAUV doit comporter tout le matériel nécessaire à une réanimation cardiopulmonaire.

Examens complémentaires

- Les délais d'obtention des examens complémentaires pour les malades des urgences influent fortement sur le délai de passages aux urgences.
- Le SU doit posséder un laboratoire d'analyse soit localement soit délégué par convention.
- L'installation d'un poste de radiologie standard dédié au SU est recommandée ainsi qu'un scanner « dédié principalement aux passages aux urgences » pour les SU accueillant 40 000 patients et plus.
- Développement de l'échographie en médecine d'urgence.

Unité d'hospitalisation de courte durée (UHCD)

Unité de surveillance pour patients dont le séjour est <24 h. À partir de l'UHCD : retour au domicile, orientation en hospitalisation vers le service le plus adapté soit de l'établissement ou par transfert.

Malades psychiatriques

La prise en charge doit être coordonnée entre le médecin urgentiste et le psychiatre disponible 24 h/24 h. Après avoir éliminé une pathologie somatique, la prise en charge diagnostique, thérapeutique et l'orientation s'effectue par les équipes de psychiatrie dans des locaux adaptés.

Aval des urgences

- Les difficultés d'aval : source la plus importante de surcharge des SU.
- Directement lié au taux d'occupation des lits de l'hôpital concerné.
- La gestion des lits au sein de l'établissement (bed management des Anglo-Saxons), a montré son efficacité. Concertation, implication des spécialistes, rédaction de procédures entre les urgentistes et les services d'aval sont essentielles.

Informatisation

Permet de répondre aux exigences de sécurisation, de traçabilité de la prise en charge, d'aide à la veille sanitaire et de sentinelles informatiques.

Indicateurs

- Critères d'activité : nombre de passages, le nombre d'hospitalisations, le nombre d'hospitalisations dans l'UHCD, les transferts et leur cause.
- Critères de fluidité : temps de passage total, du temps d'attente avant le premier contact médical, le taux d'occupation du service, le taux d'occupation de l'UHCD.

RÉFÉRENCES

[1] Livre blanc de SAMU urgences de France. Organisation de la médecine d'urgence en France : un défi pour l'avenir; 2015. Disponible en ligne.
[2] Le triage en structure des urgences. Recommandations formalisées d'experts. Société française de médecine d'urgence; 2013. Disponible en ligne.
[3] Échelle FRENCH de triage de la SFMU, www.sfmu.org/fr/vie-professionnelle/outils-professionnels/referentiels-sfmu/referentiel-grille-french-2018-de-triage-ioa-version-1-1/ref_id/39

Traitement de la douleur aux urgences

Points important

- Deux patients sur trois se présentent aux urgences pour un motif douloureux.
- La prise en charge doit être entreprise dès l'accueil par l'IOA, sans oublier la prescription de sortie.
- Malgré des douleurs souvent d'intensité sévère (EN > 6), l'utilisation des antalgiques de niveau III reste minoritaire.
- Les opioïdes doivent être initiés selon un mode de titration avec des conditions de surveillance strictes.
- La multimodalité, par l'interaction positive, des antalgiques permet de diminuer les doses de chacun et donc de limiter les effets secondaires.
- Les risques d'effets secondaires et leur intensité augmentent avec la dose et surtout la vitesse d'injection.
- La mise en place de protocoles douleurs autorise l'IOA à administrer pour des douleurs intenses des antalgiques de niveau III sans prescription médicale préalable[1] sous couvert de l'intervention possible permanente d'un médecin.
- Ne pas oublier les thérapeutiques non médicamenteuses : immobilisation, froid…
- L'usage des morphiniques, compte tenu de son mésusage potentiel, d'un certain nombre de recommandations récentes [1, 2].

Définitions

- Douleur : une sensation désagréable et une expérience émotionnelle en réponse à une atteinte tissulaire réelle ou potentielle, ou décrite dans des termes évoquant une telle lésion.
- Douleur aiguë : symptôme en général associé à une maladie ou un traumatisme. Le traitement le plus efficace sera toujours celui de la cause.
- Ne pas attendre la confirmation du diagnostic pour traiter spécifiquement la douleur.

---

1 Circulaire n° 99-84 du 11 février 1999 relative à la mise en place de protocoles de prise en charge de la douleur aiguë par les équipes pluridisciplinaires médicales et soignantes des établissements de santé et institutions médico-sociales. Décret infirmier n° 2004-802 du 29 juillet 2004 relatif aux actes professionnels et à l'exercice de la profession infirmière.

Démarche diagnostique

Anamnèse

Intensité

Son évaluation est primordiale afin d'adapter le traitement basé principalement sur son niveau, mais également pour assurer le suivi de l'efficacité thérapeutique.

Auto-évaluation ou hétéro-évaluation

- Auto-évaluation, 3 échelles validées en médecine d'urgence :
  - échelle numérique (EN) : en 11 (0–10) ou 101 points (0–100), le zéro correspondant à l'absence de douleur;
  - échelle de Keele ou échelle verbale simple (EVS) en 5 catégories :
    - 0 : pas de douleur,
    - 1 : douleur faible,
    - 2 : douleur modérée,
    - 3 : douleur intense,
    - 4 : douleur atroce;
  - échelle visuelle analogique (EVA) : échelle de référence.
- Hétéro-évaluation : pour les personnes âgées non communicantes. L'échelle des visages pour évaluer la douleur chez l'enfant a montré son intérêt également [3] en gériatrie : utilisée dans un usage hétéro-évaluatif inversement à l'usage auto-évaluatif chez l'enfant. L'échelle Algoplus validée en hospitalisation gériatrique [4] (tableau 2.1) avec un seuil thérapeutique à 2/5 est d'utilisation simple.

Tableau 2.1 Échelle d'hétéro-évaluation Algoplus [4].

		Oui	Non
Expression faciale	Froncement des sourcils, grimaces, crispation, mâchoires serrées, visage figé		
Regard	Inattentif, fixe, lointain ou suppliant, pleurs, yeux fermés		
Plainte	« aïe/ouille », « j'ai mal », gémissements, cris		
Corps	Retrait ou protection d'une zone, refus de mobilisation, attitudes figées		
Comportement	Agitation, agressivité, agrippement		
	Total		

Objectif thérapeutique

L'intensité permet de définir l'objectif thérapeutique :

- douleur faible : EN $\leq$30 ou EVA $\leq$3 ou EVS = 1;
- douleur modérée : EN $>$30 ou EVA $>$3 ou EVS = 2;
- douleur intense : EN $\geq$60 ou EVA $\geq$6 ou EVS = 3–4.

Autres paramètres

- Circonstances d'apparition : spontané, traumatisme.
- Localisation précise et point douloureux maximal.
- Type de douleur (brûlure, piqûre, lancement, etc.).
- Rythme de la douleur : mécanique ou inflammatoire.
- Évolution et efficacité des antalgiques déjà pris (dans les 4 dernières heures).
- Facteurs déclenchants ou calmants (efforts, positions ou causes exogènes).
- Signes d'accompagnement : T°, FC, PA, FR, SpO_2, dyspnée, etc.
- Antécédents médicaux et allergies connues éventuelles.

Examen clinique

Orienté en fonction de l'anamnèse afin de définir et traiter l'étiologie de la douleur.

Prise en charge thérapeutique

Elle doit associer les moyens non médicamenteux et médicamenteux.

Prise en charge non médicamenteuse

- Repos et immobilisation +++ dès l'arrivée, compression et élévation du membre lésé, froid (douleur traumatique), chaleur (douleur par contractures musculaires).
- Attitude empathique et explicative des actions entreprises (écouter, rassurer, réconforter, informer, faire assoir ou allonger).

Prise en charge médicamenteuse (figure 2.1)

L'OMS a défini 3 paliers d'intensité douloureuse croissante (faible, modérée, intense) auxquels correspondent des antalgiques de plus en plus puissants :

- palier 1 : paracétamol, AINS, néfopam;
- palier 2 : tramadol, codéine, opium;
- palier 3 : agonistes morphiniques forts et agonistes antagonistes (morphine, oxycodone, fentanyl, hydromorphone et nalbuphine).

> - Si EN $\leq$ 3 = douleur faible = paracétamol $\pm$ AINS.
> - Si EN 3–6 = douleur modérée = paracétamol + palier 2 $\pm$ AINS.
> - Si EN $\geq$ 6 = douleur intense = paracétamol + palier 3 $\pm$ AINS.

Introduction

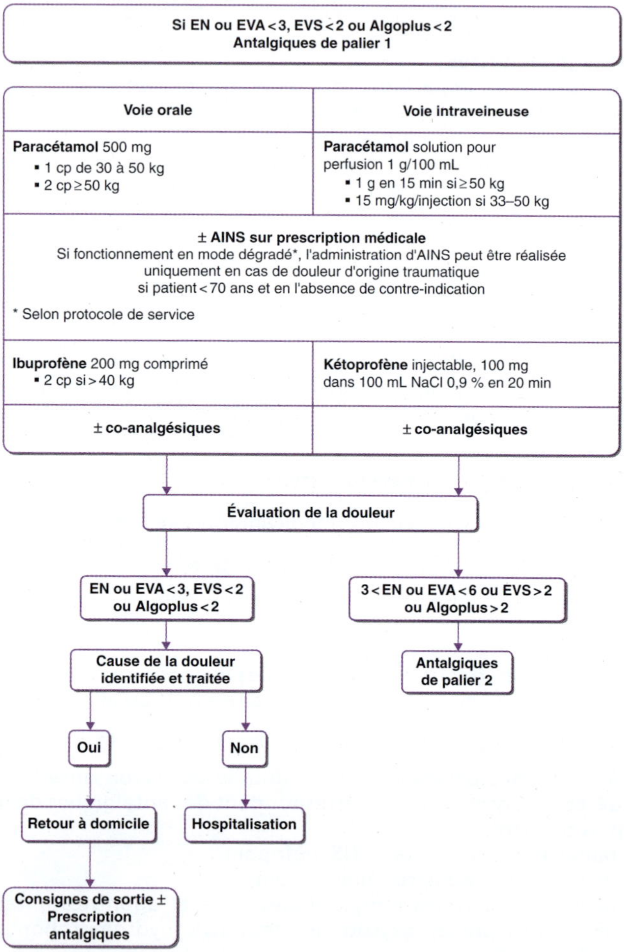

Figure 2.1 Algorithme de prise en charge thérapeutique de la douleur de l'adulte en fonction de son intensité.

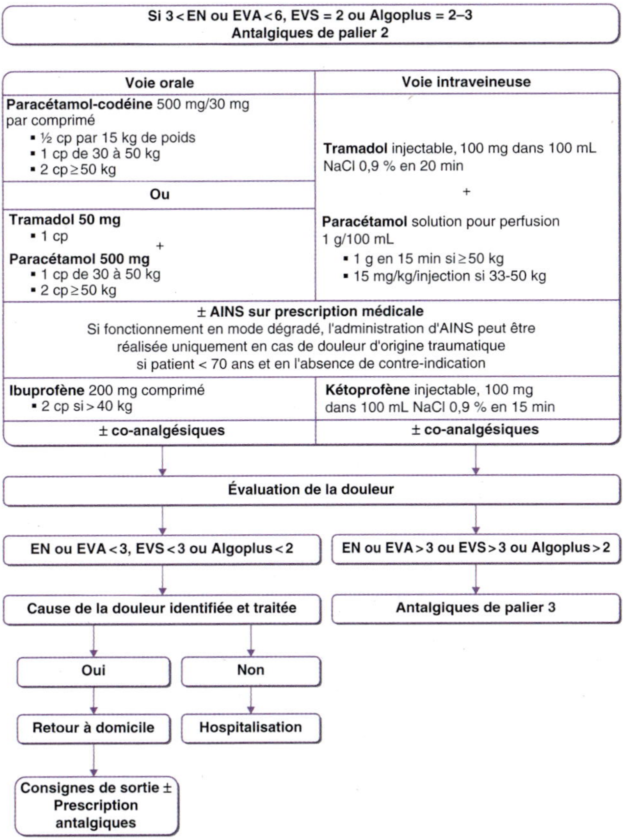

Figure 2.1 Suite.

EN > 6, EVS ≥ 3 OU Algoplus = 4–5 Antalgiques de palier 3

Voie orale	Voie intraveineuse
Sulfate de morphine à libération immédiate : → Actiskénan® gélule de 10 mg → Oramorph® solution buvable, flacon compte-gouttes (1 goutte : 1,25 mg) ▪ Posologie : 0,2 mg/kg* ▪ 2,5 à 5mg de morphine orale LI si personne fragile ou sujet âgé (> 85ans)	**En présence d'un senior** Titration morphinique IV : ▪ monitorage du patient ▪ évaluation du score de sédation (SDS) ▪ bolus initial de 0,05 à 0,1mg/kg en IVDL [5] ▪ réévaluation de la douleur, du SDS, de la FR après 5 à 7 min
Après 60 minutes, réévaluation si EN ≥ 3 (ou EVS ≥ 2 ou ALGOPLUS ≥ 2), SDS < 2 et FR ≥ 10/mn : redonner 1/6e de la dose journalière (interdose) en respectant un intervalle d'1 heure entre 2 prises jusqu'à efficacité sans dépasser 4 prises successives en 4 h. ▪ La somme de la dose initiale et des interdoses sur les 4 premières heures ayant entraîné une EN < 3, une EVS < 2 ou ALGOPLUS < 2 sera répétée toutes les 4 à 6 h. Si EN < 3, EVS < 2 ou ALGOPLUS < 2 dose initiale renouvelée toutes les 4 h ou, si personne fragile (insuffisance rénale, altération de l'état général, hypoprotidémie), espacer les prises toutes les 6 à 8 h.	Poursuite titration : ▪ si EN > 3 (ou Algoplus ≥ 2) ▪ si SDS < 2 ▪ si R ≤ 1 (FR ≥ 10/min) ▪ si TA > 100 mmHg = réinjection toutes les 5 à 7 min, jusqu'à l'obtention d'une EN < 3 (ou Algoplus < 2) : ▪ 3 mg si ≥ 60 kg et si ≤ 65 ans ▪ 2 mg si < 60 kg et si ≤ 65 ans **ou** ▪ 2 mg si ≥ 60 kg et si > 65 ans ▪ 1 mg si < 60 kg et si > 65 ans

Y associer antalgiques de palier 1

Voie orale	Voie intraveineuse
Paracétamol 500 mg ▪ 1 cp de 30 à 50 kg ▪ 2 cp ≥ 50 kg	**Paracétamol** soluté pour perfusion 1 g/100 mL ▪ 1 g en 15 min si ≥ 50 kg ▪ 15 mg/kg/injection si 33–50 kg

± AINS sur prescription médicale
Si fonctionnement en mode dégradé, l'administration d'AINS peut être réalisée uniquement en cas de douleur d'origine traumatique si patient < 70 ans et en l'absence de contre-indication

Ibuprofène 200 mg comprimé ▪ 2 cp si > 40 kg	**Kétoprofène** injectable, 100 mg dans 100 mL NaCl 0,9 ‰ en 15 min
± co-analgésiques	**± co-analgésiques**

Évaluation de la douleur

Cause de la douleur identifiée et traitée

Oui → **Retour à domicile****

Non → **Hospitalisation*****

* si < 65 ans ou calculer et donner la dose initiale correspondant à 1/6e de la dose journalière selon les bases suivantes :
- 1 mg/kg/j pour un patient < 65 ans
- 0.5 mg/kg/j chez la personne > 65 ans
- 0.25 mg/kg/j si grand âge (> 85 ans) ou personne fragile (insuffisance rénale, état hémodynamique instable, dénutrition, etc.).

** **Retour à domicile :** autorisé au moins **2 h après la dernière injection de morphinique IV** si EN < 3, FR > 10/min, SDS ≤ 1 et si le patient est accompagné + consignes de surveillance de sortie :
- inaptitude prolongée à la conduite automobile ou à des actions équivalentes
- nécessité d'une surveillance par les proches dans les heures qui suivent
- possibilité d'effets secondaires liés aux morphiniques (nausées, vomissement, rétention d'urine, prurit)
- possibilité de consulter en urgence devant un effet secondaire et/ou douleur majeure

*** **Transfert vers un service** où le patient ne sera pas monitoré : **1 h après la dernière injection de morphine IV** seulement si EN < 3, FR > 10 et SDS ≤ 1.
ou si PO : La somme de la dose initiale et des interdoses sur les 4 premières heures ayant entraîné une EN < 3, une EVS < 2 ou ALGOPLUS < 2 sera répétée toutes les 4 à 6 h.

Figure 2.1 Suite.

Certaines douleurs très intenses (colique néphrétique ou migraine) répondent mieux aux AINS (antalgiques de palier 1).

Codéine

- Agoniste opioïde naturel métabolisé en morphine, disponible en association avec du paracétamol.
- Dose maximale 2,4 g de paracétamol et 200 mg de codéine. PO (cp 500/30 mg).
- Possible chez la femme enceinte.

Tramadol

- Agoniste opioïde synthétique et inhibiteur de la recapture de noradrénaline et sérotonine.
- Dose maximale 400 mg/L PO (50 mg LI) ou IV (amp 50 mg/mL) 100 mg pour les douleurs intenses. IV lente (2-3 min) ou dilué dans 100 ml de sérum physiologique au cours de la première heure puis toutes les 10-20 min si besoin sans dépasser 250 mg puis 50 à 100 mg toutes les 4 à 6 h sans dépasser 600 mg/j.
- Possible chez la femme enceinte, pas d'adaptation posologique chez la personne âgée en l'absence d'insuffisance hépatique ou rénale.
- Nombreuses interactions.

Néfopam

- Délai d'action IV de 15 à 20 min et sa durée de 4 à 6 h.
- Épargneur morphinique en particulier lors de la titration, synergie avec AINS mais non recommandé avec tramadol.
- Ampoule de 20 mg/2 mL à diluer dans 100 mL de sérum physiologique et à perfuser sur 20 min. Peut être renouveler toutes les 4 à 6 h.
- Parfois utilisé par voie orale, sans réel niveau de preuve, à la posologie de 20 mg 3 à 4 fois par jour.

Kétamine

- Utilisée à faible dose en IV lente (0,25 mg/kg), ampoule 50 mg/5 mL. Délai d'action : 1 min et durée de 10 à 15 min.
- Épargneur de morphine, lors d'utilisation concomitante.
- Intérêt pour les douleurs de surface (décapage de surface cutanée, pansements de brûlures).
- Réalignement de membre (analgésie-sédation procédurale) possibilité jusqu'à 0,50 mg/kg.

Nalbuphine

- Agoniste-antagoniste de la morphine, ampoule 20 mg/2 mL.
- 20 mg IV, IM ou sous-cutané peut être renouvelée toutes les 3 à 6 h.
- Seule ou en associations avec les antalgiques de niveau 1, relais par morphine si échec.

Morphiniques

- La morphine est l'opioïde de référence en médecine d'urgence.
- Ampoule de 10 mg/mL à diluer dans 9 mL de sérum physiologique (1 mg = 1 mL).
- Titration : 0,05 mg (personne âgée) à 0,1 mg/kg en bolus (10 mg maximum) puis réinjection de 2 à 3 mg toutes les 5 à 7 min jusqu'à une EN <3.
- L'alfentanil, fentanyl et sufentanil sont plus puissants et plus rapides d'action. Pas de bénéfice réel en médecine d'urgence.
- De même avec hydromorphone, oxycodone et hydrocodone [6].
- Tableau des équivalences : doses équianalgésiques à 10 mg de morphine orale [1].

Molécules	Équivalences	Rapport
Morphine orale	10	1
Morphine IV	3,3	3
Morphine Sc	5	2
Codéine	60	1/6
Tramadol	50	1/5
Oxycodone	5	2
Hydromorphone	1,33	7,5
Méthadone	1	10
Buprénorphine	0,33	30
Fentanyl transdermique	25 µg/60 mg	160

- La titration et une vitesse d'injection lente diminuent considérablement les effets indésirables.
- La voie orale doit être privilégiée, notamment à l'admission. 10 mg d'équivalent morphine + 10 mg au maximum toutes les heures jusqu'à EVA < 3 [1].
- La PCA *(Patient Controlled Analgesia)* est malheureusement sous-utilisée.
- Son utilisation aux urgences doit faire l'objet de protocoles.

Propofol

- Uniquement pour analgésie-sédation procédurale
- Ampoule 10 mg/mL en seringue préremplie de 20 mL.
- Délai d'action de 45 s et durée de 5 min.
- Attention aux effets hémodynamiques (hypotension) et respiratoires (hypopnée).

- A fait l'objet d'une recommandation formalisée d'experts [6] avec une posologie de 1 à 1,5 mg/kg en IVL précédée d'une pré-oxygénation en ventilation spontanée.
- Dans le cadre de protocoles hospitaliers (afin d'avoir recours à un anesthésiste réanimateur) et de formations.

Anesthésie locale ou locorégionale

Voir « Anesthésie locale ».

Mélange équimolaire d'oxygène et de protoxyde d'azote (MEOPA)

- Délai et durée d'action rapides : 5 min.
- Intérêt pour la réalisation de gestes douloureux.
- Ses limites résident dans ses contre-indications en lien avec sa grande diffusion dans les cavités closes (voir encadré) mais également si refus du patient ou si T° < 0° (car dissociation des gaz).

Contre-indications au MEOPA [5]

- Emphysème.
- Syndrome occlusif.
- Sinus et oreille moyenne inflammatoires.
- Pneumothorax non drainé.
- Traumatisme thoracique sévère.
- Altération de la conscience.
- Hypertension intracrânienne.
- TC grave.
- Suspicion d'embolie gazeuse.
- Accident de plongée.
- Traumatisme facial sévère.
- Anomalies neurochirurgicales récentes non expliquées.
- Déficit en vitamine B12 non compensé.
- Température < –5 °C.

Méthoxyflurane

- Indiqué dans le soulagement d'urgence des douleurs modérées à sévères associées à un traumatisme chez des patients adultes conscients. Sa supériorité analgésique par rapport au placebo a été démontrée dans une étude chez des patients ayant majoritairement une douleur d'intensité modérée (ASMR V). Son efficacité en cas de douleurs très sévères (EN > 7 ou EVA > 70) n'a pas été évaluée.
- Aucune comparaison de qualité méthodologique satisfaisante par rapport aux autres antalgiques n'est disponible. Son mode d'autoadministration peut présenter un avantage.

Éléments de surveillance

Fréquence de la surveillance

- Toutes les 5 min après chaque réinjection de morphinique (titration IV).
- Tous les 1/4 h pendant la première heure.
- Toutes les heures pendant 4 h, puis toutes les 4 à 6 h en entretien.

Surveillance clinique

Signes généraux

FC, PA, FR.

Comportement

Position antalgique, agressivité, prostration, agitation, somnolence, etc.

Évaluation de la douleur

Réévaluation régulière en fonction de la durée d'action de l'antalgique administré, évaluation du soulagement.

Surveillance et gestion des effets secondaires des morphiniques [7]

Évaluation du score de sédation (SDS)

- SDS = 0 : patient éveillé.
- SDS = 1 : patient somnolent parfois mais facile à réveiller (réponses aux stimulations verbales).
- SDS = 2 : patient somnolent souvent mais facile à réveiller (réponses aux stimulations tactiles).
- SDS = 3 : patient somnolent souvent, difficile à réveiller.
- Pas d'administration de morphine en cas d'échelle SDS > 1.

Évaluation de la fréquence respiratoire

- R0 : respiration régulière, normale > 10/min.
- R1 : ronflement, > 10/min.
- R2 : respiration irrégulière, obstruction tirage, < 10/min.
- R3 : pauses respiratoires, < 8/min.

Morphiniques

- Arrêt de l'administration si SDS ≥ 2 et/ou FR < 10 et si R > 1.
  - Stimuler le patient et le mettre sous oxygène masque haute concentration (5 L/min).
  - Naloxone 0,4 mg/mL à diluer dans 9 mL de sérum physiologique (10 µg/mL).
  - Titration de 2 mL toutes les 2 à 3 min jusqu'à une restauration de la FR > 10/min.

   - Sa durée de vie (30 min en IV) nécessite un entretien à la même concentration au PSE (débit : 5 mL/h). Poursuivre en fonction de la nature de l'opioïde.
   - Existe sous d'autres formes (services de secours ou entourage) Nalscue© en spray nasal 1 dose dans chaque narine ou Prenoxad© en IM (kit prêt à l'emploi).
- Nausées sévères ou vomissements : dropéridol (amp. de 2,5 mg/1 mL) 1,25 mg en IVL puis/ou ondansétron (amp. de 4 mg/2 mL) 4 à 8 mg IVL.
- Rétention aiguë d'urine : titration naloxone 0,5 à 1 µg/kg toutes les 5 min jusqu'à la miction.

Relais à la titration

La titration ne permet pas de prédire les besoins ultérieurs en morphine.

- Par voie IV en PSE : 4 h après la fin de la titration (dose charge + total des doses de titration) × 2 sur 24 h.
- Par voie orale à la 24e heure. En fin de période de titration, la dose totale de morphine reçue sur 24 h sera convertie en dose de MORPHINE à Libération Prolongée (LP) donnée toutes les 12 h.
- Des interdoses de MORPHINE à Libération Immédiate (LI) doivent être prescrites parallèlement pour la prévention et le contrôle des accès douloureux prévisibles ou non prévisibles (interdoses correspondants à 1/6e à 1/10e de la dose journalière).

Consignes et surveillances

- À la sortie des urgences ou d'un séjour court à l'hôpital, seuls les opioïdes à libération immédiate sont recommandés, à la dose la plus faible possible et pour la durée la plus courte (2 à 3 jours) [2].
- Objectif la dose la plus faible.
- Réévaluation médicale systématique (soulagement, tolérance, étiologie).
- Durée de prescription maximale autorisée morphine : 7 jours pour voie par entérale et 28 jours pour les autres formes.

RÉFÉRENCES

[1] RESPADD. Livrets Opioïdes : ce qu'il faut savoir ce qu'il faut faire SFETD 2018. Disponible sur www.respadd.org/blog/2018/10/10/medicaments-antalgiques-opioides/ (consulté le 27 novembre 2022).

[2] Haute Autorité de santé. Bon usage des médicaments opioïdes : antalgie, prévention et prise en charge du trouble de l'usage et des surdoses 03/2022. Disponible sur www.has-sante.fr/jcms/p_3215131/fr/bon-usage-des-medicaments-opioides-antalgie-prevention-et-prise-en-charge-du-trouble-de-l-usage-et-des-surdoses (consulté le 27 novembre 2022).

[3] Miró J, Huguet A, Nieto R, et al. Evaluation of reliability, validity, and preference for a pain intensity scale for use with the elderly. J Pain 2005 ; 6 : 727–35.

[4] Rat P, Jouve E, Pickering G, et al. Validation of an acute pain-behavior scale for older persons with inability to communicate verbally : Algoplus. Eur J Pain 2012 ; 13 : 198 e1. 198.e10.

[5] Trinh-Duc A, Santin A, Sureau C, et al. Actualisation 2007 de la IIIe conférence de consensus en médecine d'urgence (Créteil, avril 1993) : le traitement médicamenteux de la douleur de l'adulte dans le cadre de l'urgence. Douleurs Éval - Diagn - Trait 2008 ; 9 : 248–78.

[6] Galinski M, Beaune S, Lapostolle F, et al. Prise en charge de la douleur aiguë en urgence. Encycl Méd Chir 2015 ; 10 : 1–12.

[7] Vivien B, Adnet F, Bounes V, et al. Recommandations formalisées d'experts 2010 : sédation et analgésie en structure d'urgence (réactualisation de la conférence d'experts de la SFAR de 1999. Ann Fr Médecine Urgence 2011 ; 1 : 57–71.

Partie II

Motifs de recours

Arrêt cardiaque, insuffisance circulatoire aiguë

Arrêt cardio-circulatoire

Points importants

- Recommandations 2020–2025.
- La reconnaissance de l'arrêt repose sur une procédure simple et standardisée qui doit être répétée. Elle ne doit prendre que quelques secondes.
- Le massage cardiaque ne doit pas être interrompu plus de 10 s.
- L'accès à la défibrillation précoce améliore significativement la survie.
- Chaque minute perdue dans la mise en œuvre de la défibrillation diminue les chances de survie de 10 %.
- Le retour à une circulation spontanée est de 33 % en Europe, la survie hospitalière est de 8 %.

Définitions

- L'arrêt cardiocirculatoire (ACC) résulte d'une interruption brutale de l'activité mécanique du myocarde.
- La traduction électrique de cette situation est de deux types :
  - fibrillation ou tachycardie ventriculaire sans pouls imposant une défibrillation;
  - asystolie ou activité électrique sans pouls pour laquelle la défibrillation est inefficace.

La chaîne de survie (figure 3.1)

Reconnaître l'arrêt cardiaque en quelques secondes

- Le patient ne bouge pas.
- Ne répond pas aux sollicitations.
- Ne respire pas :
  - pas de souffle perceptible ni audible;
  - pas d'ampliation thoracique.
- Le pouls ne doit plus être recherché, sauf par un professionnel de santé, mais pas au-delà de 10 sec.

Alerter les secours

- Pour le public : le 15 (SAMU), le 18 (pompiers) et le 112 (numéro européen d'urgence). Donner les informations utiles : localisation précise, contexte, rester en ligne.
- Aux urgences : demander au personnel présent d'apporter le défibrillateur.

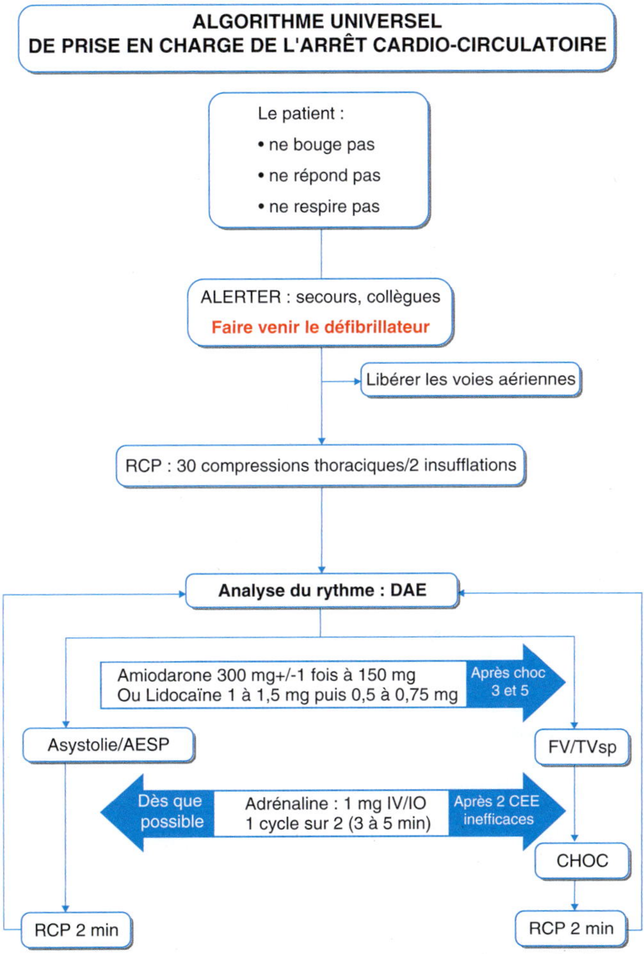

Figure 3.1 Algorithme universel de prise en charge de l'arrêt cardiocirculatoire.

Débuter la ressuscitation cardiopulmonaire (RCP) de base [1]

Libérer les voies aériennes (seulement pour les personnes formées)

Commencer le massage cardiaque en attendant le défibrillateur

- Patient à plat dos sur un plan dur.
- 100 à 120 compressions par min.
- 5 cm de dépression thoracique.
- Ne doit pas être interrompu plus de 10 s.

Ventiler

- Pour le public non formé, la ventilation n'est plus recommandée.
- Aux urgences, ventilation au ballon avec 15 L/min d'oxygène : 2 insufflations de 1 seconde pour 30 compressions.
- Pas plus de 5 secondes pour 2 insufflations.
- L'élévation du thorax doit être visible.

Défibriller

- L'activité électrique cardiaque doit être analysée le plus rapidement possible.
- La pose d'électrodes de défibrillateur automatisé externe (DAE) ou de palettes de défibrillateur manuel permet une lecture instantanée de l'activité électrique.
- La chance de récupérer une activité cardio-circulatoire est plus grande en cas de rythme choquable. Elle est inversement proportionnelle au temps écoulé.
- Le DAE peut être utilisé par toute personne témoin d'un ACC.
- L'algorithme universel est le suivant après analyse du rythme :
  - choc conseillé :
    - délivrance du choc : 200 joules en biphasique, (360 joules en monophasique),
    - reprise du MCE pendant 2 min, sans contrôler le pouls,
    - analyse du rythme : retour au début de l'algorithme;
  - choc non conseillé :
    - MCE 30/2 pendant 2 min,
    - analyse du rythme : retour au début de l'algorithme.
- Les interruptions de MCE doivent être réduites au minimum.

Réanimation médicalisée [2]

Intubation orotrachéale ou dispositif supraglottique

Mise en place du monitorage de l'$EtCO_2$

Ventilation

- 10 insufflations/min.
- Compressions thoraciques continues concomitantes.
- Objectifs : saturation entre 94 et 98 %, normocapnie, $EtCO_2$ entre 30 et 40 mmHg.

Abord vasculaire :
- périphérique;
- à défaut après 30 s de tentative infructueuse, voie intra-osseuse humérale;
- voie intratrachéale non recommandée.

Traitements médicamenteux

Adrénaline
- Indiqué d'emblée lors de rythme non choquable.
- 1 mg tous les 2 cycles de RCC (3 à 5 min).
- Après 2 chocs inefficaces et avant l'amiodarone : 1 mg à renouveler toutes les 3 à 5 min.

Amiodarone
- En cas de FV ou de TV sans pouls.
- 300 mg IV ou IO après le troisième choc.
- Refaire 150 mg, une fois, en cas d'inefficacité (après le cinquième choc).
- Relais : 900 mg IVSE sur 24 h.

Lidocaïne
- En cas de FV ou de TV sans pouls. Même efficacité que l'amiodarone.
- 1 à 1,5 mg/kg IV ou IO après le troisième choc.
- Refaire 0,5 à 0,75 mg/kg, une fois, en cas d'inefficacité (après le cinquième choc).

Reprise d'une activité cardiaque spontanée

- Maintenir une hémodynamique efficace :
  - PAM à 65 et/ou PAS à 90 mmHg;
  - remplissage avec solutés cristalloïdes;
  - noradrénaline : débuter à 0,5 à 1 mg/h (voir Fiche 4) si le remplissage ne suffit pas.
- Maintenir une saturation en oxygène au-dessus de 94 %. Éviter l'hyperoxie délétère. Adapter la ventilation pour un $EtCO_2$ entre 30 et 40 mmHg.
- Sédation pour les patients intubés :
  - Midazolam (Hypnovel®) : 5 à 10 mg/h;
  - sufentanil : 15 à 20 µg/h.
- Maintenir une température entre 32 et 36.

Place de l'échographie dans la prise en charge [3]

- Le massage cardiaque ne doit pas être interrompu plus de 10 s. L'échographie doit être pratiquée après le conditionnement du patient en ACR et ne doit en aucun cas interrompre la MCE.
- Elle est réalisée en sous-xiphoïdien soit avec une sonde à basse fréquence : soit la sonde convexe (abdominale), soit avec la sonde cardio. Elle peut répondre aux étiologies non choquables du 5H, 5T : tamponnade, pneumothorax, embolie pulmonaire, hypovolémie. Seuls les opérateurs qualifiés doivent utiliser l'échographie au point d'intervention (POCUS).

- La dilatation ventriculaire droite isolée lors d'un arrêt cardiaque ne doit pas être utilisée pour diagnostiquer une embolie pulmonaire massive.
- Ne pas utiliser la POCUS pour évaluer la contractilité du myocarde comme seul indicateur d'arrêt de la RCP.
- Aucune étude de grande ampleur n'a permis de décrire la sémiologie échographique des causes curables.

Quand arrêter la réanimation ?

- Envisager la possibilité de prélèvement sur cœur arrêté si patient éligible : no-flow <30 min, âge <55 ans, indemne de pathologie vasculaire, diabète, insuffisance rénale, néoplasie et non-victime d'un polytraumatisme. Utiliser dès que possible la planche à masser automatisée.
- Un arrêt cardio-respiratoire hypoxémique est de très mauvais pronostic.
- La décision d'arrêt de la réanimation cardio-circulatoire doit s'envisager après 30 min de manœuvres bien conduites et conformes aux recommandations internationales.
- Il s'agit d'une décision médicale prise en concertation avec l'équipe soignante présente et fonction :
  - de la durée estimée du no-flow : péjoratif au-delà de 5 min;
  - du contexte de survenu de l'ACC (hypothermie, intoxication médicamenteuse, traumatisme);
  - du terrain et des antécédents du patient.

RÉFÉRENCES

[1] Merchant RM, Topjian AA, Panchal AR, et al. Part 1 : Executive Summary : 2020 American Heart Association Guidelines for Cardiopulmonary Resuscitation and Emergency Cardiovascular Care. Circulation 2020; 142 : S337-57.
[2] Guelat Q, Maudet L, Carron PN, Beysard N. Réanimation cardiopulmonaire de l'adulte : recommandations 2020. Rev Med Suisse 2021 ; 17 : 1127-31.
[3] Pommet S, Claret PG, de La Coussaye JE, Bobbia X. Échographie et prise en charge de l'arrêt cardiaque. Ann Fr Médecine D'urgence. avr 2018; 8(2) : 113-9.

Choc, insuffisance circulatoire aiguë

Points importants

- **Le diagnostic d'état de choc est clinique.**
- **L'origine probabiliste du choc repose sur des données cliniques et anamnestiques.**
- **L'antibiothérapie dans le choc septique doit être débutée dans l'heure.**
- **L'hémostase doit être la priorité dans le choc hémorragique.**
- **L'adrénaline est le seul traitement du choc anaphylactique.**

Définitions

- La fonction circulatoire assure l'approvisionnement en oxygène des tissus.
- L'état de choc résulte d'une insuffisance circulatoire aiguë conséquence soit :
  - d'une diminution du débit cardiaque :
    - par défaut de remplissage (hémorragie, déshydratation) : choc hypovolémique,
    - par atteinte de la pompe cardiaque (IDM, arythmie, cardiomyopathies) ou obstacle (tamponnade, EP, sténose aortique) : choc cardiogénique ;
  - d'un effondrement locorégional de la perfusion tissulaire :
    - par réaction inflammatoire et diminution de l'extraction d'oxygène : choc septique,
    - par vasoplégie et augmentation de la perméabilité capillaire : choc anaphylactique.
- La carence d'apport en oxygène des tissus provoque :
  - l'activation du métabolisme anaérobie : transformation du pyruvate en lactate (marqueur de l'hypoxie) ;
  - le relargage cellulaire dans le sang de proton H^+ responsable de l'acidose.

Démarche diagnostique (figure 4.1)

Anamnèse

- Antécédents : cardiologiques, allergiques, immunodépression.
- Traitement en cours : antibiotique, anticoagulant, anti-inflammatoire.
- Notion d'acte invasif récent.
- Notion de traumatisme à haute énergie cinétique.
- Infection présumée ou identifiée.
- Retard de règles.
- Coup de chaleur.

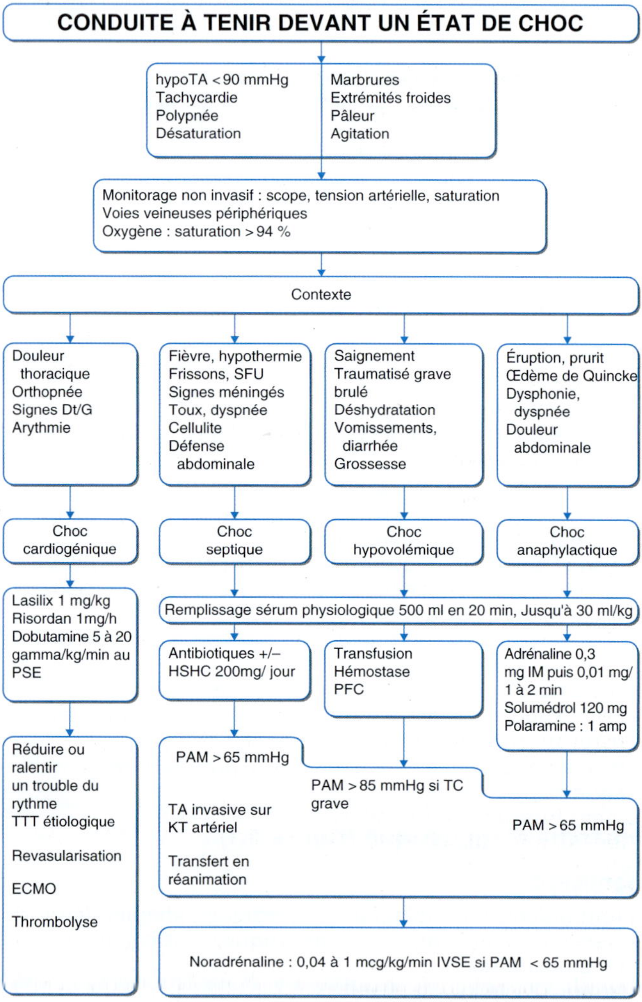

Figure 4.1 Conduite à tenir devant un état de choc.

Examen clinique

Signes de choc

- Hypotension artérielle (PAS <90 mmHg) :
  - pincement différentiel : élévation des résistances vasculaires périphériques (RVS); choc cardiogénique ou hémorragique;
  - élargissement différentiel : baisse des RVS; choc septique ou anaphylactique.
- Tachycardie, pouls filants.
- Polypnée.
- Désaturation.
- Marbrures, extrémités froides, sueurs.
- Pâleur.
- Agitation.
- Oligo-anurie.

Éléments cliniques d'orientation

Choc cardiogénique

- Douleur thoracique.
- Arythmie.
- Orthopnée.
- Râles crépitants, OMI.
- Turgescence jugulaire, reflux hépatojugulaire.

Choc hypovolémique

- Saignement extériorisé.
- Traumatisé grave.
- Déshydratation.
- Grossesse extra-utérine.
- Douleur abdominale.
- Brûlé.

Choc septique

- Fièvre, hypothermie.
- Frissons.
- Toux, dyspnée.
- Odynophagie.
- Signes fonctionnels urinaires.
- Douleur abdominale, défense.
- Signes méningés.
- Cellulite.
- Éruption.
- Contexte particulier des infections associées aux soins (IAS) orientant vers des bactéries multirésistantes (BMR) devant être évoqué devant : une hospitalisation de plus de 48 h dans les trois derniers mois, une prise d'antibiotiques durant les trois derniers mois, patients institutionalisés, immunodéprimés, dialysés, sondés.

Anaphylaxie

- Installation rapide d'une éruption urticarienne (prurigineuse).
- Atteinte respiratoire :
  - dysphonie ;
  - dyspnée, bronchospasme ;
  - œdème de Quincke.
- Hypotension.
- Douleur abdominale.

Examens biologiques

Apprécier le retentissement du choc

- NFS, hémostase (perte sanguine, CIVD, leucocytose).
- Ionogramme sanguin, urée, créatinine, bilan hépatique (défaillance hépatorénale).
- Glycémie (hyperglycémie de stress).
- Lactatémie (hypoxie tissulaire).
- Gaz du sang (acidose).
- Troponine (atteinte cardiaque).

Bilan infectieux

- Hémocultures, ECBU.
- CRP, PCT.
- Ponction lombaire (en fonction de la clinique).

Bilan transfusionnel

- Groupe, Rhésus.
- RAI.

Bilan d'anaphylaxie

- Cinétique de la Tryptase : l'augmentation signe l'anaphylaxie (voir « Anaphylaxie »). Premier dosage entre 30 et 120 minutes après le début des symptômes, le second 24 heures après la résolution des signes.
- Histamine : prouve l'histaminolibération.

Imagerie

ECG

- IDM.
- Trouble du rythme.

Radiographie de thorax

- Signe d'œdème aigu du poumon.
- Recherche de foyer pulmonaire.

Échocardiographie

Bilan étiologique devant un choc cardiogénique.

Échographie par l'urgentiste

- L'échographie thoracique (pulmonaire et cardiaque) permet d'apprécier la volémie du patient (présence de ligne B, épanchement pleural, estimation visuelle de la fraction éjection, collapsibilité de la VCI). Par ailleurs elle peut aider au diagnostic du choc cardiogénique (tamponnade, taille du VD, FEVG).
- Les recommandations estiment que la maîtrise de différentes cibles est nécessaire : 3P (Plèvre, Péricarde, Péritoine), échographies ciblées cardiaque, pulmonaire, rénale et veineuse.
- RUSH (*Rapid Ultrasound for Shock and Hypotension*) protocole[1] [1]. L'examen doit être réalisé en moins de 2 min en trois étapes (tableau 4.1) :
  - la pompe (figure 4.2);
  - les « réservoirs » (figure 4.3);
  - les « tuyaux » (figure 4.4).

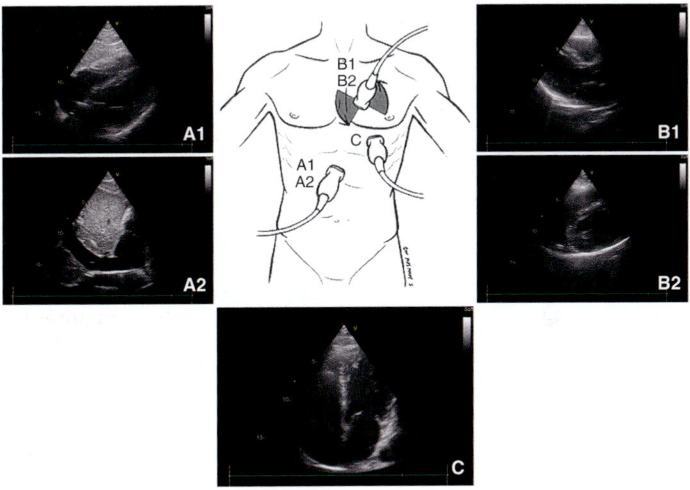

Figure 4.2 La pompe (voir fiche 8).
A1 : Coupe sous-xiphoïdienne, A2 : Coupe sous-xiphoïdienne VCI, B1 : Coupe grand axe, B2 : Coupe petit axe, C : Coupe 4 cavités.
Source : D'après Perera P, Mailhot T, Riley D, et al. The RUSH exam : Rapid ultrasound in shock in the evaluation of the critically ill. Emerg Med Clin North Am 2010 Feb;28(1):29-56.

[1] The RUSH exam : rapid ultrasound for shock and hypotension. Disponible à l'adresse https://emcrit.org/rush-exam. Avec la permission du projet EMCrit.

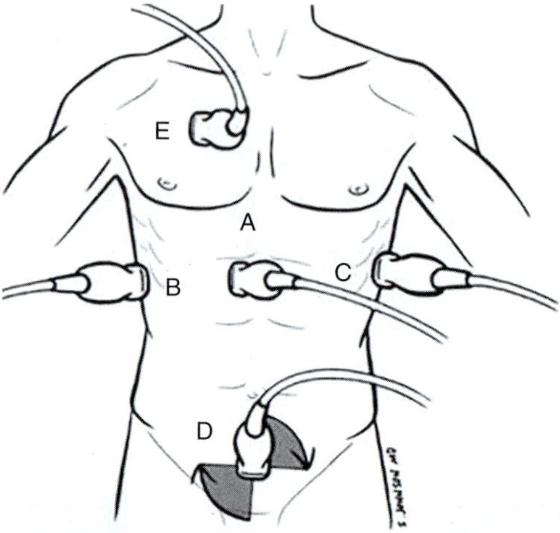

Figure 4.3 **Les « réservoirs » (voir fiche 101).**
A : Veine cave inférieure longitudinale. B : FAST (*Focused Assessment by Sonography for Trauma Patient*)/quadrant supérieur droit et vue pleurale. C : FAST/quadrant supérieur gauche et vue pleurale. D : FAST pelvis. E : Pneumothorax et œdème pulmonaire.
Source : D'après Perera P, Mailhot T, Riley D, et al. The RUSH exam : Rapid ultrasound in shock in the evaluation of the critically ill. Emerg Med Clin North Am 2010 Feb;28(1):29-56.

Diagnostics différentiels

Collapsus : baisse importante et brève de la pression artérielle sans hypoxie tissulaire.

Éléments de gravité et pronostic

- Troubles de conscience.
- Troubles du rythme ventriculaire.
- Arrêt cardiorespiratoire.
- Score Quick SOFA : un score ≥2 identifie un risque de mortalité par sepsis ≥10 % et doit faire rechercher des dysfonctions d'organe. Chaque item vaut 1 point :
  - fréquence respiratoire ≥ 22 ;
  - confusion ;
  - TA ≤100 mmHg.
- La gravité est confirmée par le calcul de score SOFA.

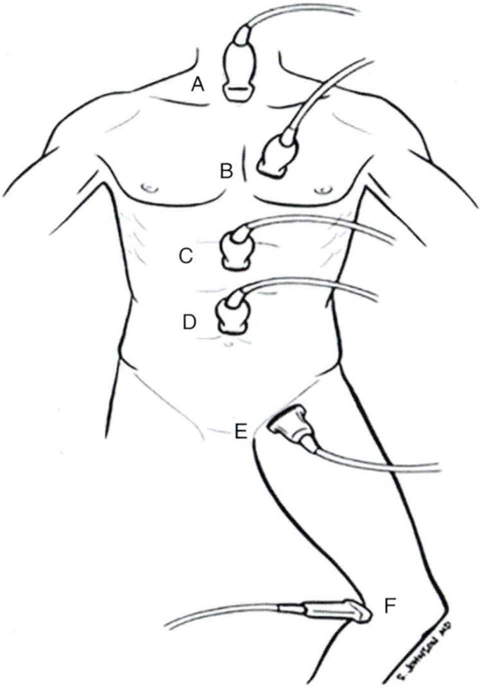

Figure 4.4 Les « tuyaux » (voir fiches 23 et 25).
A : Suprasternal aorte. B : Parasternal aorte. C : Épigastrique aorte. D : Supra ombilical aorte. E : Veine fémorale. F : Veine poplité AAA : anévrisme de l'aorte abdominale; TVP : thrombose veineuse profonde ; VCI : veine cave inférieure ; VD : ventricule droite.
Source : D'après Perera P, Mailhot T, Riley D, et al. The RUSH exam : Rapid ultrasound in shock in the evaluation of the critically ill. Emerg Med Clin North Am 2010 Feb;28(1):29-56.

Prise en charge thérapeutique

Mise en condition

- Monitorage non invasif : fréquences cardiaque et respiratoire, SpO_2 et pression artérielle.
- Cathéter artériel pour monitorage de pression artérielle dès que possible.
- Voies veineuses périphériques avec NaCl 0,9 % ou Ringer lactate.
- Voie veineuse centrale dès que possible.
- Oxygénothérapie pour un objectif $SpO_2 > 94$ %.
- Position demi-assise.

Tableau 4.1

	Choc hypovolémique	Choc cardiogénique	Choc obstructif	Choc distributif
Pompe	• Hypercontractilité cardiaque • Petites cavités cardiaques	• Hypercontractilité cardiaque • Dilatation des cavités cardiaques	• Hypercontractilité cardiaque • Épanchement péricardique • Tamponnade • Dilatation du VD • Thrombus intracardiaque	• Hypercontractilité (phase précoce du sepsis) • Hypercontractilité (phase tardive du sepsis)
Réservoir	• VCI collabée • Veines jugulaires collabées • Liquide libre intrapéritonéal (hémopéritoine) • Épanchement pleural (hémothorax)	• VCI distendue • Veines jugulaires distendues • « Fusées pleurales » ou « lignes B pulmonaires » (œdème pulmonaire) • Liquide libre intrapéritonéal (ascite) • Épanchement pleural	• VCI distendue (Seuil à 15 mm) • Veines jugulaires distendues • Absence de glissement ou scintillement pleural (pneumothorax)	• VCI normale ou collabée (phase précoce du sepsis) • Liquide libre intrapéritonéal (péritonite) • Épanchement pleural (empyème)
Tuyaux	• AAA • Dissection aortique	• Normal	• TVP	• Normal

D'après Perera P, Mailhot T, Riley D, et al. The RUSH exam : Rapid ultrasound in shock in the evaluation of the critically ill. Emerg Med Clin North Am 2010 Feb;28(1):29-56.

Traitement symptomatique

Remplissage

Cristalloïdes :

- NaCl 0,9 % ou Ringer lactate : 500 mL en 20 min, à renouveler jusqu'à 30 mL/kg. Limiter à 500 mL en cas de choc cardiogénique;
- les solutés balancés (type ringer lactate) auraient l'avantage de ne pas engendrer d'acidose métabolique hyperchlorémique du fait de leur moindre teneur en sel et en chlore;
- guidé par les pressions de remplissage et la pression artérielle (PAM $\geq$ 65 mmHg);
- jusqu'à disparition des marbrures et normalisation du lactate.

Vasopresseurs

En l'absence de réponse au remplissage, noradrénaline (amp. de 8 mg dans 4 mL) : 0,04 à 1 µg/kg/min en débit continu au PSE; préparer 2 amp. (8 mL), ajouter 24 mL de G5 % pour obtenir 16 mg dans 32 mL, soit 0,5 mg/mL. Débuter à 0,5 mg/h (1 mL/h de la dilution précédente), augmenter de 1 mL/h toutes les 5 min jusqu'à 10 mL/h. Pour 60 kg, 0,3 µg/kg/min font approximativement 1 mg/h.

Intubation

- Indispensable en urgence si détresse respiratoire.
- Permet de sédater et de diminuer la consommation d'oxygène.

Traitement spécifique

Choc cardiogénique

- L'objectif est de rétablir un débit cardiaque efficace :
  - baisser la précharge :
    - furosémide (Lasilix®) 1 mg/kg,
    - dérivé nitré : 1 mg/h au PSE;
  - réduire ou ralentir un trouble du rythme;
  - augmenter la vasopression et l'inotropisme :
    - noradrénaline : 0,1 à 0,3 µg/kg/min si PAS toujours <90 mmHg (voir préparation ci-dessus),
    - dobutamine (Dobutrex® amp. 250 mg/20 mL) : 5 à 20 µg/kg/min au PSE. Préparation : prélever «poids du patient × 3» en mg, compléter avec du G5 % jusqu'à 50 mL pour obtenir 1 mL/h = 1 µg/kg/min. Exemple : pour 70 kg, prendre 210 mg (ajouter 5 mL au flacon de dobutamine pour avoir 250 mg dans 25 mL et vider 4 mL pour garder 21 mL = 210 mg que l'on dilue dans 50 mL),
    - VNI en cas d'OAP;
  - en cas d'échec :
    - ballon de contre pulsion,
    - ECMO.

- Traitements étiologiques :
  - IDM;
  - tamponnade;
  - dissection aortique;
  - embolie pulmonaire;
  - pneumothorax compressif.

Choc hémorragique [2]

Remplissage

- Objectif tensionnel :
  - PAS 90 mmHg en l'absence de traumatisme crânien;
  - PAS 120 mmHg en cas de traumatisme crânien.
- En l'absence de réponse au-delà de 1 500 mL, le recours aux catécholamines s'impose.

Vasopresseurs

Noradrénaline : 0,1 à 0,3 µg/kg/min si PAS toujours <90 mmHg (voir préparation ci-dessus).

Hémostase

- Chirurgicale dès que possible, si besoin.
- Acide tranexamique : 1 g bolus puis 1 g en 8 h. Antifibrinolytique permettant de limiter les pertes sanguines lors d'une coagulopathie avec hyperfibrinolyse dans le choc traumatique. Intérêt que si mis le plus précocément possible.
- Plasma frais congelé pour maintenir le TP >40 %.
- Transfusion plaquettaire en dessous de 50 000 plaquettes.
- Réversion du traitement anticoagulant.

Transfusion

Restaurer une hémoglobine entre 7 et 9 g.

Choc septique [3]

Il se définit par l'association d'un sepsis, d'une dépendance aux drogues vasopressives et un taux de lactates >2 mmol/L après remplissage.

- Antibiothérapie sans délai : la prescription dépend de l'écologie bactérienne locale et des protocoles de service ; à titre indicatif.
- Antibiothérapie probabiliste en l'absence de porte d'entrée évidente (germe communautaire) :
  - céftriaxone 2 g IV + aminoside (gentamicine 5 mg/kg IV),
  - si allergie documentée aux céphalosporines : vancomycine 15 mg/kg/12 h + Gentamycine 5 mg/kg + Ciprofloxacine 400 mg/12 h.
- Antibiothérapie pour suspicion d'infection nosocomiale (IAS) :
  - méropénème 2 g/8 h IV ou Pipéracilline/Tazobactam 4 g/8 h IV + Gentamicine 5 mg/kg ;
  - si allergie aux bétalactamines : Ciprofloxacine + Amikacine + Vancomycine.

- Drainage chirurgical dès que possible, si besoin.
- Noradrénaline citée en début de traitement symptomatique.
- Hémisuccinate d'hydrocortisone : 200 mg/j uniquement en cas de résistance au remplissage et aux catécholamines (TAS <90 mmHg plus d'une heure).
- Contrôle glycémique : insulinothérapie si glycémie >10 mmol/l.
- Prophylaxie thromboembolique : héparine non fractionnée plutôt qu'HBPM (contre indiquée si défaillance rénale).

Anaphylaxie [4]

- L'adrénaline est le seul traitement de l'anaphylaxie grave :
  - en urgence : 0,01 mg/kg en intramusculaire (cuisse) à renouveler si besoin toutes les 5 à 15 min tant que le patient n'est pas perfusé (maximum 0,5 mg);
  - auto-injecteur 300 µg face latéro-externe du tiers moyen de la cuisse;
  - adrénaline IV, bolus de 0,01 mg toutes les 1 à 2 min :
    - diluer 1 mL = 1 mg d'adrénaline avec 9 mL de NaCl 0,9 %, puis redilué 1 mL de cette solution avec 9 mL de NaCl 0,9 % pour obtenir une solution 1 mL = 0,01 mg;
  - en cas de menace vitale immédiate ou d'inefficacité du protocole précédent, faire des bolus de 0,1 mg d'adrénaline IV :
    - diluer 1 mL = 1 mg d'adrénaline avec 9 mL de NaCl 0,9 % pour obtenir une solution de 1 mL = 0,1 mg;
  - relai adrénaline au pousse-seringue : 0,05 à 1 µg/kg/min tant que la PAM <60 mmHg.
- Bronchospasme : salbutamol en aérosol.
- Traitements adjuvants à effet retardé :
  - méthylprednisolone hémisuccinate (Solumédrol®) : 120 mg IVL;
  - dexchlorphéniramine maléate (Polaramine®) : 1 ampoule IVL.

RÉFÉRENCES

[1] Perera P, Mailhot T, Riley D, et al. The RUSH exam : Rapid ultrasound in shock in the evaluation of the critically ill. Emerg Med Clin North Am 2010 Feb;28(1):29-56.
[2] Duranteau J, Asehnouneb K, Pierrec S. et al. Recommandations sur la réanimation du choc hémorragique. Recommandations formalisées d'experts SFAR; 2014.
[3] Evans A, Alhazzani W, et al. Surviving Sepsis Campaign: International Guidelines for Management of Sepsis and Septic Shock 2021. Critical Care Medicine: November 2021; volume 49; 11: 1063–1143.
[4] Gloaguen A, Cesareo E, Vaux J, et al. Prise en charge de l'anaphylaxie en médecine d'urgence. Recommandations de la Société française de médecine d'urgence (SFMU) en partenariat avec la Société française d'allergologie (SFA) et le Groupe francophone de réanimation et d'urgences pédiatriques (GFRUP), et le soutien de la Société pédiatrique de pneumologie et d'allergologie (SP2A). Ann Fr Med Urgence 2016; 6 : 342–364.

Syndromes thoraciques

Diagnostic d'une douleur thoracique non traumatique

Points importants

- Parmi les nombreuses étiologies, certaines mettent en jeu le pronostic vital. La logique veut que ces causes soient prioritairement éliminées au prix de la réalisation d'examens complémentaires souvent normaux.
- L'élimination quasi automatique d'une étiologie coronarienne s'explique par la sévérité du pronostic, mais surtout par la nécessité d'engager des protocoles thérapeutiques de revascularisation au plus vite.
- Prouver ou éliminer l'origine cardiaque d'une douleur thoracique relève fréquemment du défi, en l'absence de symptôme ou de tableaux suffisamment sensibles ou spécifiques.
- Localiser la provenance exacte de la douleur lorsqu'elle est viscérale est le plus souvent inextricable compte tenu de l'organisation anatomique des fibres afférentes.
- L'épidémiologie est variable selon que l'on intègre ou non le préhospitalier : 11 à 30 % de pathologies coronaires dont 1,5 % d'angor instable, 13 à 42 % d'origine œsogastrique, 28 à 36 % de causes pariétales, 5 à 20 % de pathologies pulmonaires, 20 à 60 % d'origine non organique.

Définition

- La douleur thoracique peut être la traduction symptomatique d'une multitude de pathologies, viscérales ou pariétales, graves ou non, nécessitant un traitement urgent ou non et de diagnostic plus ou moins difficile.
- Sa cause peut être d'emblée identifiée si elle s'intègre dans une histoire et un tableau clinique suffisamment caractéristique. A contrario, les situations d'incertitude diagnostique deviennent rapidement problématiques pour le praticien.
- Les fibres afférentes conduisant les stimuli nociceptifs d'un même organe thoracique convergent vers des niveaux métamériques différents. Il n'existe pas de somatotopie topographique viscérale au niveau du cortex. La localisation du viscère à l'origine d'une douleur sera donc imprécise.
- La douleur viscérale est en général diffuse, profonde, mal localisée pouvant irradier dans des territoires cutanés souvent éloignés. Son intensité n'est pas toujours proportionnelle à celle du processus pathologique.

- La projection métamérique du cœur située entre C8 et D5, explique qu'une douleur coronarienne puisse être ressentie au cou, à la mâchoire ou vers les membres supérieurs.
- Les fibres somatiques de la paroi thoracique (peau, côtes, plèvre pariétale) convergent vers le métamère correspondant qui se projette au niveau du cortex sur une aire miroir. La douleur est précisément localisée par le cortex lors d'une stimulation.

Démarche diagnostique

ECG 17 dérivations

L'ECG 17 dérivations doit être réalisé dans les 10 minutes qui suivent l'arrivée du patient et doit être répété s'il est normal ou non diagnostique [1].

Il existe un risque vital immédiat

- Paramètres vitaux altérés; présence de signes de mauvaise tolérance hémodynamique, respiratoire ou de la vigilance : hypotension, tachycardie, marbrures, cyanose, tachypnée, agitation, confusion.
- Existence de modifications électriques suggérant un syndrome coronaire aigu.
- Installation du patient en salle d'accueil des urgences vitales (SAUV).
- Évaluation rapide au moyen de questions ciblées pour reconstituer l'histoire de la maladie, le contexte de survenue, les caractéristiques de la douleur.
- Examen clinique d'orientation ciblé sur l'auscultation cardiopulmonaire, la palpation thoracique et abdominale, et la mesure de la PA aux 2 bras.
- Débuter la réanimation d'urgence.
- Objectif majeur : débuter la prise en charge thérapeutique spécifique le plus rapidement possible.
- Situations nécessitant une prise en charge accélérée :
  - syndrome coronaire aigu (SCA) :
    - modifications électriques évocatrices, ou probabilité clinique élevée : antécédents de sténose coronaire douleur typique ou identique à un précédent épisode, irradiation dans les deux bras, sueurs, hypotension,
    - évaluation du risque pronostique par le score GRACE (voir « Syndromes coronaires aigus »),
    - prescription des antithrombotiques et anticoagulants selon les recommandations en cours,
    - évaluation du risque hémorragique par le score CRUSADE (voir « Syndromes coronaires aigus »),

  - transfert en milieu spécialisé pour engager les protocoles thérapeutiques de revascularisation adaptés à la situation au plus vite;
- dissection aortique :
  - douleur de survenue brutale d'emblée maximale,
  - absence d'un pouls et déficit neurologique ont une forte valeur prédictive positive,
  - échographie transthoracique de première intention. Ne permet pas d'exclure le diagnostic en cas de résultat négatif,
  - confirmation diagnostique par échographie transœsophagienne, TDM ou IRM;
- tamponnade cardiaque :
  - dyspnée et hypotension accompagnent la douleur et des signes d'insuffisance cardiaque droite,
  - diagnostic échocardiographique possible par l'urgentiste,
  - ponction péricardique salvatrice; geste simple qu'il faut connaître;
- embolie pulmonaire (EP) :
  - défaillance hémodynamique des formes graves,
  - dilatation des cavités droites à l'échographie et forte probabilité clinique rendent le diagnostic probable;
- rupture œsophagienne (syndrome de Boerhaave) :
  - rare, le plus souvent consécutive à un examen endoscopique,
  - douleur thoracique basse rétrosternale, intense, brutale, en coup de poignard avec emphysème sous-cutané de la base du cou,
  - survient après un effort violent de vomissement (dans 95 % des cas),
  - signes de choc et hématémèse (36 %) modérée,
  - recherche de pneumomédiastin sur la radiographie. La TDM est plus sensible pour le diagnostic;
- pneumothorax compressif :
  - asymétrie auscultatoire dans un contexte de chute tensionnelle et de dyspnée,
  - exsufflation urgente avant même la radiographie si celle-ci n'est pas immédiatement accessible.

Évaluation diagnostique en l'absence de signe de gravité

Anamnèse

Terrain

La notion de sténose coronaire rend le diagnostic de SCA plus probable en présence d'une douleur thoracique; RV+ : 2,3 (probabilité post-test 62 %) [2].

Notion de facteurs de risque de maladie coronaire

- Tabac, hypercholestérolémie, diabète, HTA.
- Prédictifs de maladie coronarienne, mais pas d'ischémie aiguë aux urgences.
- Un syndrome coronaire aigu peut se déclarer en leur absence.

Notion de facteurs de risque de maladie thromboembolique (voir encadré)

- Au moins un facteur de risque dans 80 à 96 % des EP.
- Leur absence ne permet néanmoins pas d'écarter le diagnostic.

Principaux facteurs de risque de maladie thromboembolique

- Antécédents de maladie thromboembolique (risque × 2 à 3).
- Âge > 70 ans (risque × 2 à 3).
- Obésité (risque × 2 à 3 pour un BMI > 25).
- Œstrogènes de synthèse (risque × 3 à 4).
- Chirurgie récente, peripartum.
- Cancer, maladies inflammatoires.
- Alitement, immobilisation prolongée.
- Anomalies génétiques de l'hémostase.
- Insuffisance cardiaque (risque × 2 à 3).
- Syndrome des antiphospholipides.
- Voyages aériens (proportionnel à la distance).

Âge

- Relation exponentielle entre l'âge et le risque de SCA (7 % entre 25 et 30 ans, 71 % après 80 ans).
- Un patient sur deux atteint d'embolie pulmonaire a plus de 70 ans.

Sexe

- Quels que soient la tranche d'âge et le type de douleur, risque de maladie coronaire plus important chez l'homme.
- Femmes et hommes ne décrivent pas la douleur angineuse avec les mêmes termes.

Description de la douleur

Installation

- Début brutal et intensité d'emblée maximale : dissection aortique ou pneumothorax.
- Installation brutale allant rapidement crescendo : origine ischémique.

- Douleur progressivement croissante et prolongée : plutôt œsophagienne.
- Les causes non organiques : installation plus vague.

Type

- Constrictive : douleur de l'ischémie, mais non spécifique.
- Pleurétique : latéralisée, inhibant la respiration.
- Pariétale : reproduite exactement par la palpation.
- Atypique : les autres peuvent exprimer toutes les origines.
- 40 % des patients ayant un infarctus du myocarde (IDM) auraient une douleur atypique et 35 % des patients sans IDM auraient une douleur typique.
- Un IDM sur deux vu aux urgences n'aurait pas de douleur thoracique.
- L'apparition d'une douleur identique à celle déjà rencontrée au cours d'un SCA antérieur, plaide fortement en faveur d'une récidive.

Localisation

- Rétrosternale : coronaire (98 %) et œsophagienne (100 %).
- Précordiale : toute cause sauf œsophagienne.
- Latérale : origine pleuropulmonaire ou pariétale.
- Dorsale : origine vasculaire, pulmonaire ou pariétale.

Irradiation

- Bras gauche : douleur cardiaque (38 %), œsophagienne (33 %).
- Bras droit ou deux bras. plus fréquent dans l'infarctus du myocarde.
- Cervicale : œsophage ou péricardite.
- Épaules : douleurs pleuropulmonaires et péricardite.

Durée

- Une douleur fugace (quelques secondes) ou continue (plusieurs jours) n'est *a priori* pas coronaire.
- Une douleur lancinante plusieurs heures sans modification électrique est plutôt œsophagienne.
- La douleur angineuse dure quelques minutes.

Facteurs déclenchant ou soulageant

- Caractère positionnel en faveur d'une péricardite ou d'un reflux gastro-œsophagien.
- Lien à l'effort en faveur d'une origine coronaire.
- Soulagement par le repos non spécifique de la douleur ischémique.
- La trinitrine soulage autant de douleurs cardiaques que non cardiaques [3].
- La prise d'antiacide ou d'IPP soulage autant de douleurs gastro-œsophagiennes que cardiaques.

Symptômes associés

Dyspnée

- Accompagne les causes pulmonaires et cardiaques.
- Aggrave le pronostic d'une cause ischémique.

Syncope

- Révèle une EP dans 35 % des cas.
- Dans l'infarctus compliqué de trouble du rythme ou de la conduction.
- En cas de dissection aortique.

Fièvre

- Oriente vers une pneumopathie.
- Fébricule fréquent dans la péricardite, l'infarctus et l'EP.

Pyrosis

Spécificité élevée pour un reflux gastro-œsophagien.

Anxiété

- Présente chez 30 % des patients ayant une douleur thoracique.
- Cause ou conséquence de la douleur.

Examen clinique

Cardiaque

Recherche de signes d'insuffisance cardiaque, auscultation.

Pulmonaire

Auscultation, fréquence respiratoire, inspection (tirage, cyanose, sueurs).

Abdominal

Palpation épigastrique, signe de Murphy.

Ostéo-articulaire

Palpation des côtes et de leurs articulations sternales et vertébrales.

Cutané

Recherche d'éruption zostérienne.

Électrocardiogramme

- Qualifie le SCA et lui attribue une valeur pronostique.
- Sa sensibilité reste faible pour le diagnostic de SCA; un tracé normal n'élimine pas le diagnostic.
- L'extension du tracé aux dérivations droites et postérieures augmente la sensibilité pour la détection d'infarctus du myocarde.
- Il doit être répété toutes les 15 à 30 minutes si le patient reste symptomatique.
- Le monitorage continu du segment ST est une alternative.
- 40 à 50 % des IDM auraient un ECG initial non diagnostique.

Biomarqueurs

Troponines

- Troponines ultrasensibles : dépistage plus précoce et plus sensible (mais aussi plus de faux positifs) des patients présentant un infarctus du myocarde (raccourci le délai du cycle enzymatique) H0/H1 ou H3). Un doublement de la valeur est très en faveur d'un SCA.
- L'élévation de la troponine doit s'interpréter en fonction du tableau clinique et de la probabilité de SCA. L'obstruction coronaire n'est pas la seule cause d'augmentation (voir encadré ci-après).

- Une valeur initiale de la troponine HS inférieure au niveau de détection (< 6 ng/L), chez des patients présentant des symptômes depuis plus de 2 h, exclut en toute sécurité un SCA. Si le dosage initial se situe au-dessus du seuil de détection, un second dosage s'impose à 1, 2 ou 3 h selon le test utilisé.
- Les recommandations internationales pour la définition de l'IDM sont basées sur le dosage de la troponine ultrasensible.
- Dosage des autres marqueurs cardiaques : non recommandé pour le diagnostic de SCA.

Principales situations responsables d'une élévation des troponines en l'absence d'obstruction coronaire

- Insuffisance rénale aiguë et chronique.
- États de choc.
- Défaillance cardiaque.
- Embolie pulmonaire.
- Tachycardies soutenues.
- Bradycardies symptomatiques.
- AVC.
- Rhabdomyolyse.

D-dimères

- Ne s'interprètent qu'en fonction de la probabilité clinique d'EP.
- Un résultat négatif n'exclut une EP qu'en cas de probabilité clinique faible.
- Après 50 ans, une valeur inférieure à âge × 10 permet d'exclure une EP (technique ELISA).

Peptide cérébral natriurétique (BNP)

Il permet, conjugué à la clinique de mettre en évidence une défaillance cardiaque quelle qu'en soit son origine.

Biologie standard

- N'est ni systématique, ni spécifique.
- Prescrite en fonction du tableau clinique.
- GDS : valeurs prédictives positives et négatives nulles pour le diagnostic d'EP.

Imagerie

Radiographie de thorax

- Recherche des signes spécifiques de pathologie pleuropulmonaire (épanchements, foyer, atélectasie).
- Ne serait normale que dans 10 % des dissections aortiques.

Angio-TDM thoracique

- Examen de référence pour faire le diagnostic d'EP.
- Permet de poser un diagnostic alternatif par la visualisation du parenchyme pulmonaire.

Scintigraphie pulmonaire

- En seconde intention pour faire le diagnostic d'EP.
- Réservée aux femmes enceintes, aux insuffisants rénaux et aux patients allergiques.

Échographie veineuse des membres inférieurs

- Bonne spécificité mais faible sensibilité pour le diagnostic d'EP.
- Intérêt principal : possibilité d'être faite par l'urgentiste.
- La découverte d'une thrombose proximale en cas de suspicion clinique d'EP permet de débuter le traitement anticoagulant.

Échographie cardiaque et pulmonaire

- Examen de choix pour poser les diagnostics de péricardite, de pneumopathie, de pneumothorax, et de pleurésie (voir fiches 8, 14, 15 et 16).
- N'exclut pas une dissection aortique en cas d'examen négatif.

Règles prédictives

Syndrome coronaire aigu

Aucun symptôme ni association de symptômes ne sont spécifiques de SCA.

Vancouver chest pain rule [4]

- Identifie les patients de moins de 50 ans à faible risque de SCA.
- Troponine ultrasensible unique négative à 2 h et ECG normal.
- Une douleur d'allure pariétale et l'absence d'antécédent de SCA effondrent la probabilité clinique.
- Les risques non faibles doivent bénéficier d'une évaluation classique avec cycle de troponine.

ADAPT protocol [5]

- Identifie les douleurs thoraciques à faible risque de SCA et de complications cardiaques.
- Tient compte de l'âge, des antécédents, de la prise d'aspirine.
- Troponine ultrasensible négative à l'admission et à 2 h avec ECG normaux.
- Inclus le TIMI score pour STEMI et NSTEMI.
- Les risques non faibles doivent bénéficier d'une évaluation classique avec cycle de troponine.

HEART score [6]
- Évalue le risque de complication cardiaque d'une douleur thoracique.
- Permet une stratification pour l'orientation du patient.

Score GRACE 2 [7]
- Concerne des patients ayant un SCA confirmé.
- Score recommandé pour stratifier le risque.
- Permet de moduler l'agressivité thérapeutique.

Embolie pulmonaire
- L'évaluation de la probabilité clinique : préalable incontournable pour le diagnostic d'embolie pulmonaire.
- Score de Genève révisé [8] (voir « Embolie pulmonaire ») :
  - permet de calculer une probabilité clinique d'embolie pulmonaire;
  - une probabilité forte justifie un traitement anticoagulant d'attente.
- Score PERC [9] : chez les patients à faible probabilité d'EP (≤ 15 %), un score de zéro (tous les item négatifs), élimine l'EP; la prescription de D-dimères est alors inutile.
- Score YEARS : considéré fiable pour exclure une embolie pulmonaire chez une femme enceinte.
- Score PESI (voir « Embolie pulmonaire ») :
  - évalue le pronostic des patients atteint d'embolie pulmonaire;
  - permet de décider de l'orientation.

Diagnostics principaux

Douleurs cardiovasculaires

- SCA : les patients décrivent plutôt une gêne qu'une douleur.
- Péricardite, myocardite.
- Dissection aortique.
- EP.

Douleurs pleuropulmonaires

- Pneumopathies.
- Pleurésie.
- Pneumothorax.
- Tumeur pulmonaire.
- Asthme.

Douleurs gastro-œsophagiennes

- Douleurs « pseudo-angineuse » prolongées, nocturnes, positionnelles, déclenchées pour des seuils variables d'efforts et cédant lentement à l'arrêt.

- Localisation rétrosternales (100 %), irradiant dans le bras gauche (35 à 53 %), déclenchées par l'effort (55 %) calmées par la TNT (56 %) et le repos (50 %).
- Reflux gastro-œsophagien (RGO) : 25 à 65 % des douleurs thoraciques non cardiaques seraient dues à un RGO.
- Ulcères gastroduodénaux.
- Troubles moteurs : achalasie, syndrome du péristaltisme douloureux, maladie des spasmes diffus.

Douleurs pariétales

- Contusions et fractures costales.
- Entorse costale.
- Syndrome de Tietze :
  - inflammation du cartilage costosternal des 2e et 3e côtes;
  - irradie vers le cou, l'épaule ou le bras;
  - atteint plutôt une femme jeune;
  - tuméfaction ovoïde locale parfois.
- Névralgie intercostale :
  - lésions vertébrales;
  - zona;
  - maladie de Lyme;
  - grossesse.
- Syndrome de Cyriax :
  - subluxation de l'extrémité antérieure des 8e à 10e côtes responsable d'une compression du nerf intercostal;
  - douleur déclenchée par les mouvements du tronc;
  - le crochetage du rebord costal vers le haut déclenche la douleur;
  - pathologie du guitariste.

RÉFÉRENCES

[1] Graff L, Palmer AC, Lamonica P, et al. Triage of patients for a rapid (5-minute) electrocardiogram : a rule based on presenting chief complaints. Ann Emerg Med 2000; 36 : 554–60.

[2] Goldman L, Cook EF, Brand DA, et al. A computer protocol to predict myocardial infarction in emergency department patients with chest pain. N Engl J Med 1988; 318 : 797–803.

[3] Grailey K, Glasziou PP. Diagnostic accuracy of nitroglycerine as a 'test of treatment' for cardiac chest pain : a systematic review. Emerg Med J 2012; 29 : 173.

[4] Cullen L, Greenslade JH, Than M, et al. The new Vancouver Chest Pain Rule using troponin as the only biomarker : an external validation study. Am J Emerg Med 2014; 32 : 129–34.

[5] Cullen L, Mueller C, Parsonage WA, et al. Validation of high-sensitivity troponin I in a 2-hour diagnostic strategy to assess 30-day outcomes in emergency department patients with possible acute coronary syndrome. J Am Coll Cardiol 2013; 62 : 1242–9.

[6] Backus BE, Six AJ, Kelder JC, et al. A prospective validation of the HEART score for chest pain patients at the emergency department. Int J Cardiol 2013; 168 : 2153–8.

[7] Elbarouni B, Goodman SG, Yan RT, et al. Validation of the Global Registry of Acute Coronary Event (GRACE) risk score for in-hospital mortality in patients with acute coronary syndrome in Canada. Am Heart J 2009; 158 : 392–9.
[8] Le Gal G, Righini M, Roy PM, et al. Prediction of pulmonary embolism in the emergency department : the revised Geneva score. Ann Intern Med 2006; 144 : 165–71.
[9] Kline JA, Courtney DM, Kabrhel C. Prospective multicenter evaluation of the pulmonary embolism rule-out criteria. J Thromb Haemost 2008; 6(5) : 772–80.

Syndromes coronaires aigus

Points importants

- Les syndromes coronaires aigus (SCA) sont les conséquences de lésions athéromateuses instables.
- Le pronostic immédiat est lié au risque de mort subite par trouble du rythme
- L'ECG doit être réalisé dans les 10 minutes après l'arrivée du patient et répété en cas de doute persistant.
- L'enjeu majeur des SCA ST+ est d'engager des protocoles thérapeutiques de revascularisation au plus vite (figure 6.1).
- Le traitement des SCA non ST+ vise à prévenir l'occlusion coronaire aiguë.

Définitions

Continuum de situations physiopathologiques provoquées par la réduction du flux sanguin coronaire, allant de l'ischémie transitoire à la nécrose myocardique.

Deux grandes entités cliniques sont définies :

- SCA non ST+ [1] :
  - regroupe deux situations de présentation cliniques comparables :
    - l'angor instable (AI),
    - l'infarctus du myocarde (IDM) sans sus-décalage du ST; se distingue de l'AI par l'élévation des troponines au décours de la crise angineuse;
  - symptomatologie douloureuse spontanée et transitoire,
  - thrombose coronaire sur rupture de plaque d'athérome, réversible ou très distale n'affectant pas la fonction ventriculaire,
  - séquelles myocardiques limitées;
- SCA ST+ [2] :
  - élévation du segment ST en l'absence de bloc de branche gauche (BBG) ou d'hypertrophie ventriculaire gauche :
    - ≥2 mm chez l'homme ou ≥1,5 mm chez la femme en V2 V3,
    - ≥1 mm dans deux autres dérivations contiguës;
  - on parle d'infarctus du myocarde lorsqu'une nécrose est avérée par l'élévation des troponines et au moins un des critères suivant :
    - symptômes d'ischémie,
    - modifications aiguës du ST, de l'onde T ou apparition d'un BBG,
    - apparition d'onde Q pathologique,

Tableau 6.1 Localisation du ST+ et territoire infarci.

Infarctus antérieur	• ST+ en V1 (> 2,5 mm) et/ou BBDt avec Q : lésion IVA proximale (sensibilité 12 %, spécificité 100 %, VPP 100 %, VPN 61 %) • ST- (> 1 mm) en D2, D3, VF : lésion IVA proximale (sensibilité 34 %, spécificité 98 %, VPP 93 %, VPN 68 %) • ST- (< 1 mm) ou ST+ en D2, D3, VF : lésion IVA distale (sensibilité 66 %, spécificité 73 %, VPP 78 %, VPN 62 %)
Infarctus inférieur	• ST+ en D3 > D2 et ST- en D1et/ou VL : lésion coronaire droite (sensibilité 90 %, spécificité 71 %, VPP 94 %, VPN 70 %) • ST+ en D3 > D2 et ST- en D1 et/ou VL et ST+ en V1 et/ou V4R : lésion coronaire droite proximale responsable d'un infarctus du ventricule droit (sensibilité 79 %, spécificité 100 %, VPP 100 %, VPN 88 %) • ST+ en D1, VL, V5, V6 et ST- en V1, V2, V3 : lésion de la circonflexe (sensibilité 83 %, spécificité 96 %, VPP 91 %, VPN 93 %)

- à l'imagerie, zone de myocarde nécrosée ou perte de contractilité localisée d'apparition récente,
- visualisation d'un thrombus en angiographie;

– l'IDM résulte soit d'une occlusion coronaire soit d'un bas débit en oxygène.

Démarche diagnostique

Anamnèse

Antécédents

- La notion de sténose coronaire rend le diagnostic de SCA plus probable en présence d'une douleur thoracique.
- Pathologies cardiovasculaires connues.

Facteurs de risque

- Tabac, hypercholestérolémie, diabète, HTA, ATCD familiaux coronariens, obésité.
- Prédictifs de maladie coronarienne, mais pas d'ischémie aiguë.
- Un syndrome coronaire aigu peut se déclarer en leur absence.
- Quels que soient la tranche d'âge et le type de douleur, les hommes ont un risque de maladie coronaire plus important que les femmes.

Douleur thoracique

- Typique :
  – rétrosternale;
  – constrictive;
  – irradiant dans les bras, droit, gauche (+++) ou les deux;
  – liée à l'effort;
  – durée >20 min dans l'IDM, quelques minutes dans la crise d'angor;

- 35 % des patients sans IDM auraient une douleur typique.
- Atypique :
  - révèlent 22 % des SCA dont 8 % des IDM;
  - un IDM sur deux n'aurait pas de douleur thoracique;
  - 40 % des patients ayant un IDM auraient une douleur atypique;
  - pariétale dans 7 % des cas.
- Une douleur identique à celle déjà rencontrée au cours d'un SCA antérieur plaide fortement en faveur d'une récidive.
- Une douleur fugace (quelques secondes) ou prolongée plusieurs jours sans modification électrique n'est *a priori* pas coronarienne.
- Dans le cas d'une douleur exactement reproduite par la palpation : SCA peu probable.

Symptômes associés

- Nausées, vomissements.
- Sueurs.
- Syncope.
- Dyspnée.
- Fatigue inhabituelle.

Examen clinique

Paramètres vitaux

- Pression artérielle aux deux bras.
- Fréquence cardiaque.
- Fréquence respiratoire.
- Saturation en oxygène.
- EVA.

Recherche de complication

- Choc cardiogénique.
- Insuffisance cardiaque : crépitants, reflux hépatojugulaire, œdèmes des membres inférieurs (OMI).

Éléments en faveur d'un diagnostic différentiel

- Auscultation : frottement, asymétrie pulmonaire, foyer pulmonaire.
- Pouls périphériques : abolition.
- Palpation thoracique : reproduction de la douleur.
- Examen abdominal.

ECG

- Qualifie le SCA.
- Normal rend peu probable le diagnostic d'IDM (< 10 %) mais pas de SCA.
- Examen initial peu sensible : 50 % pour la détection d'AI (anomalies transitoires et dynamiques).
- 40 à 50 % des IDM auraient un ECG initial non diagnostique et 8 % normal.
- Le tracé 17 dérivations augmente la sensibilité de l'examen.

- Doit être répété environ toutes les 20 min tant que les signes persistent.
- Le monitorage continu du segment ST augmente la sensibilité de détection.

Les anomalies électriques :

- sus-décalage du ST :
  - en faveur d'un IDM si présent dans au moins deux dérivations contiguës (un territoire vasculaire),
  - surélévation convexe et accompagnée d'une inversion ou d'un effacement de l'onde T,
  - la localisation du sus-décalage dans le SCA est prédictive de l'artère occluse (tableau 6.1);
- sous-décalage du ST :
  - suspect d'ischémie si horizontal ou descendant raide et transitoire,
  - significatif à partir de 0,5 mm,
  - plus le ST est profond, plus l'origine coronaire est probable,
  - mortalité à 30 jours proportionnelle à l'importance du ST- dans au moins deux dérivations (10 à 35 % si supérieur ou inférieur à 2 mm),
  - ST- en (V1, V2, V3), en l'absence de bloc intraventriculaire, est toujours suspect d'ischémie,
  - confusion fréquente avec l'HVG, mais :
    - ST- descendant à convexité supérieure peu profond,
    - T asymétrique, biphasique ou inversée,
    - ondes R prédominantes en D1, VL, V5, V6,
    - aspect QS en V1, V2;
  - les éléments suivants rendent moins probable l'origine ischémique (tableau 6.2) :
    - dépression du point J,
    - asymétrie de T avec retour rapide à la ligne de base,
    - T inversée en V6 > 3 mm et plus profonde qu'en V4;
  - onde T négative :

Tableau 6.2 Principales anomalies du segment ST en dehors du SCA.

ST+	ST–
Hypertrophie ventriculaire gauche Bloc de branche gauche Repolarisation précoce Syndrome de Brugada Hémorragies intracrâniennes Anévrisme du ventricule gauche Péricardite Hypothermie Hyperkaliémie Pacemaker	Hypertrophie ventriculaire gauche Bloc de branche Dyskaliémies Tachycardies Imprégnation digitalique Embolie pulmonaire

- une inversion supérieure à 1 mm ou présente dans au moins deux dérivations augmente la probabilité de SCA,
- d'origine ischémique, l'inversion de T est profonde et symétrique dans les dérivations précordiales,
- syndrome de Wellens, présentation particulière de l'angor instable : aspect biphasique (type 1) ou inversion symétrique et profonde (type 2) des ondes T de V2 à V4 avec conservation des ondes R, sans onde Q et sans changement significatif du ST, incidence 10 à 15 % au cours de l'angor instable, modifications survenant lorsque la douleur disparaît, révèlent une obstruction proximale de l'IVA;

– onde Q :
  - apparaît dans les 8 à 12 heures après l'occlusion artérielle,
  - 90 % des patients présentant une douleur thoracique avec apparition d'une onde Q à l'admission évoluent vers un IDM;
– bloc de branche gauche :
  - l'apparition récente d'un BBG doit faire suspecter un SCA ST+,
  - critères prédictifs d'infarctus (critères de Sgarbossa) : sus-décalage de ST ≥1 mm avec QRS concordant (score : 5), sous-décalage de ST ≥1 mm en V1, V2 ou V3 (score : 3), sus-décalage de ST ≥5 mm avec QRS discordant (score : 2), un score ≥3 est en faveur d'un infarctus en constitution (voir « ECG et ses pièges »),
  - la coexistence d'un bloc de branche gauche ou droit et de symptômes ischémiques doit être considérée comme un SCA ST+.

Examens biologiques

Troponines

- L'utilisation des troponines ultra sensibles est recommandée.
- Si heure de début des symptômes imprécise, considérer l'heure d'arrivée comme référence.
- Plusieurs algorithmes diagnostiques incluant le dosage troponine ultrasensible à H0 puis à H1, H2 ou H3 (selon le test utilisé) sont validés pour une exclusion rapide du NSTEMI (figure 6.2).
- Recommandations européennes (ESC) pour une douleur > 3 h :
  – tropo H0 haute (× 5 limite supérieure) > SCA probable;
  – tropo H0 haute (< 5 × limite supérieure) > tropo H1;
  – tropo H0 basse et douleur > 3 h : exclusion SCA possible;
  – tropo H1 reste basse et n'augmente pas > exclusion SCA possible ;
  – tropo H1 basse mais légère augmentation > tropo H3 ;
  – tropo H1 haute ou augmentation significative > SCA probable.
- L'élévation de la troponine doit s'interpréter en fonction du tableau clinique et de la probabilité de SCA. L'obstruction coronaire n'est pas la seule cause d'augmentation (tableau 6.3).

Tableau 6.3 Principales situations responsables d'une élévation des troponines en l'absence d'obstruction coronaire.

Infarctus de type 2	Autres causes
Défaillances cardiaques Tachycardies soutenues Bradycardies symptomatiques Choc Urgences hypertensives Dissection aortique Cardiomyopathies	Embolie pulmonaire Insuffisance rénale AVC Sepsis Rhabdomyolyse Insuffisance respiratoire grave Effort intense

- Des recommandations américaines couplent les dosages H0 et H3 avec le score HEART.
- Dosage des autres marqueurs cardiaques : non recommandé pour le diagnostic de SCA.

BNP
- Témoigne de la dysfonction myocardique dans les IDM étendus.
- Marqueur pronostique à court et moyen terme.

Glycémie
- Hyperglycémie de stress délétère : majore la mortalité des SCA.
- Suivi glycémique régulier recommandé.

Autres prélèvements
- Non pour le diagnostic, mais pour le dépistage des complications.
- NFS, hémostase, ionogramme sanguin.

Imagerie

Radiographie de thorax
- Recherche de signes d'insuffisance cardiaque.
- Éléments en faveur d'un diagnostic différentiel.
- Échographie cardiaque :
  - ne doit pas retarder la réalisation de l'angiographie;
  - peut être réalisée rapidement en cas de doute et redresser le diagnostic;
  - l'absence d'anomalie majeure de la contractilité élimine un IDM étendu.
- Angiographie coronaire :
  - imagerie anatomique de choix pour le diagnostic de SCA;
  - permet la recanalisation coronaire en cas d'occlusion confirmée.

Diagnostics différentiels

- De la douleur thoracique (voir « Diagnostic d'une douleur thoracique non traumatique »).
- Des anomalies du ST (tableau 6.2).
- De l'élévation des troponines (tableau 6.3).

Éléments de gravité et pronostic

Complications immédiates

- Troubles du rythme ventriculaire.
- ACFA.
- Troubles de conduction.
- Insuffisance cardiaque aiguë.
- Choc cardiogénique.
- Rupture de pilier.
- Rupture de paroi ventriculaire.

Scores prédictifs de mortalité à court et moyen termes

Score HEART

- Évalue le risque de complication cardiaque d'une douleur thoracique.
- Permet une stratification pour l'orientation du patient.

Tableau 6.4 Score de Grace *(global registry of acute coronary events).*

Âge	Fréquence cardiaque	Tension systolique (mmHg)	Créatinine (µmol/L)	Classe Killip	
< 40 = 0	< 70 = 0	< 80 = 63	< 35 = 2	Classe I = 0	Arrêt cardiaque à l'admission +43
40–49 = 8	170–89 = 7	180–99 = 58	35–70 = 5	Classe II = 21	Élévation marqueur cardiaque : O/N +15
50–59 = 36	190–109 = 13	190–119 = 47	71–105 = 8	Classe III = 43	Modification du ST : O/N +30
60–69 = 55	110–149 = 23	120–139 = 37	106–141 = 11	Classe IV = 64	
70–79 = 73	150–199 = 36 > 290 = 46	140–159 = 26 160–199 = 11	142–176 = 14 177–353 = 23		**Mortalité intrahospitalière selon le risque calculé** **Haut > 140 : > 3 %** **Intermédiaire 109–140 : 1 à 3 %** **Bas < 108 : < 1 %**
			> 354 = 31		

Score GRACE 2 (tableau 6.4) [3]

- Concerne des patients ayant un SCA confirmé ST+ ou non ST+.
- Score recommandé pour stratifier le risque.
- Permet de moduler l'agressivité thérapeutique.

Scores TIMI [4]

- Les plus anciens et plus utilisés.
- Stratifient le risque des SCA ST+ et non ST+ par des scores distincts.
- Permettent de moduler l'agressivité thérapeutique.

Évaluation du risque hémorragique

Score CRUSADE [5]

- S'applique aux SCA ST+ et non ST+.
- Stratifie le risque de saignement majeur de très faible à très élevé.
- Permet d'adapter le traitement antithrombotique.

Prise en charge thérapeutique

Mise en condition

- Monitorage non invasif : fréquence cardiaque et respiratoire, SpO_2 et pression artérielle.
- Voie veineuse périphérique avec NaCl 0,9 %.
- Oxygénothérapie pour un objectif $SpO_2 > 94$ %.
- Antalgie adaptée à l'EVA (titration morphine).
- Position demi-assise.

Prise en charge spécifique du SCA ST+ (recommandations 2017) [6]

Traitement médical

Anti-agrégants

- Aspirine : 250 mg IVL ou 150 à 300 mg *per os*, systématique.
- Inhibiteurs des P2Y2, au choix :
  - ticagrelor cp 90 mg : 180 mg si angioplastie primaire ;
  - prasugrel cp 10 mg : 60 mg si angioplastie primaire. Contre-indiqué si antécédents d'AVC, âge > 75 ans ou poids < 60 kg ;
  - clopidogrel cp 75 et 300 mg : 300 mg ou 75 mg (si > 75 ans) si fibrinolyse.

Anticoagulants

- Héparine non fractionnée 70 à 100 UI/kg en bolus (maximum 7 000 UI) en cas d'angioplastie.
- Énoxaparine : 30 mg IVD + 1 mg/kg S/C si < 75 ans (0,75 mg/kg SC si > 75 ans) si thrombolyse.
- Insuline rapide si dextro > 11 mmol/l ; début 2 UI/h.
- Dérivés nitrés si OAP haut et TA haute ; 1 à 4 mg/h.

Stratégie de reperfusion coronaire

Concerne les SCA ST+ à moins de 12 h du début de la douleur.

Angioplastie primaire

- Si délai entre diagnostic clinique (ECG qualifiant) et reperfusion <120 min.
- Méthode de référence.
- Réalisée au mieux dans les 90 min si transfert nécessaire.
- Au mieux dans les 60 min si angioplastie sur place.
- Délai à 90 min si IDM antérieur étendu vu dans les 2 h.

Fibrinolyse

- Si délai entre diagnostic clinique (ECG qualifiant) et reperfusion >120 min.
- À débuter dans les 10 min.
- Ténectéplase : 100 U/kg entre 60 et 100 kg.
- En l'absence de contre-indications (patients sous AVK ou AOD).
- Coronarographie de contrôle dans les 24 h.
- Angioplastie de sauvetage en cas d'échec.

Prise en charge spécifique du SCA non ST+ (recommandations 2020) [7]

Traitement médical

- Aspirine 250 mg IV ou 150 à 300 mg *per os*.
- Inhibiteurs des P2Y2, au choix, selon contre-indications et le délai de prise en charge invasive :
  - prasugrel 60 mg si décision d'angioplastie (patients à très haut risque);
  - si la coronarographie peut être réalisée dans les 24 h, il est recommandé de ne débuter l'inhibiteur des P2Y2 que si une angioplastie est décidée après résultats de l'angiographie ;
  - si coronarographie au-delà de 24 h, prescription possible selon risque hémorragique :
    - ticagrelor : 180 mg dose de charge puis 90 mg/12 h;
    - clopidogrel : 600 mg dose de charge puis 75 mg/j.
- Inhibiteur de la pompe à proton : oméprazole 20 mg.
- Anticoagulants, au choix :
  - fondaparinux 2,5 mg SC/j; choix de première intention dans les recommandations;
  - énoxaparine 1 mg/kg SC toutes les 12 h;
  - héparine non fractionnée 60 UI/kg (max. : 4000 UI) en bolus puis 12 UI/kg/j (max. : 1000 UI/h), en cas d'insuffisance rénale (clairance <30 mL/min) si angioplastie en cas de risque très élevé.

Stratégie de reperfusion coronaire

Après stratification du risque (score GRACE, tableau 6.4).

- Très haut risque : coronarographie dans les 2 h.
- Haut risque : coronarographie dans les 24 h.
- Risque intermédiaire : coronarographie dans les 72 h.

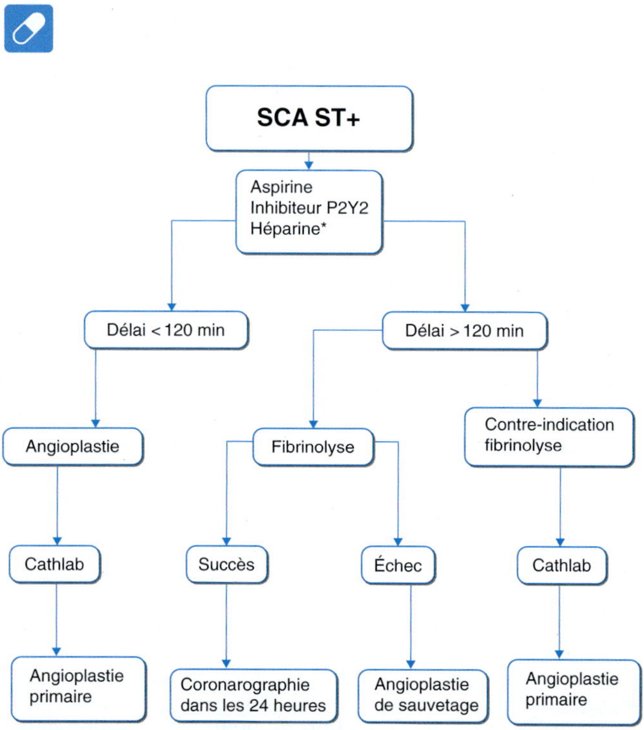

Figure 6.1 Prise en charge d'un SCA ST.

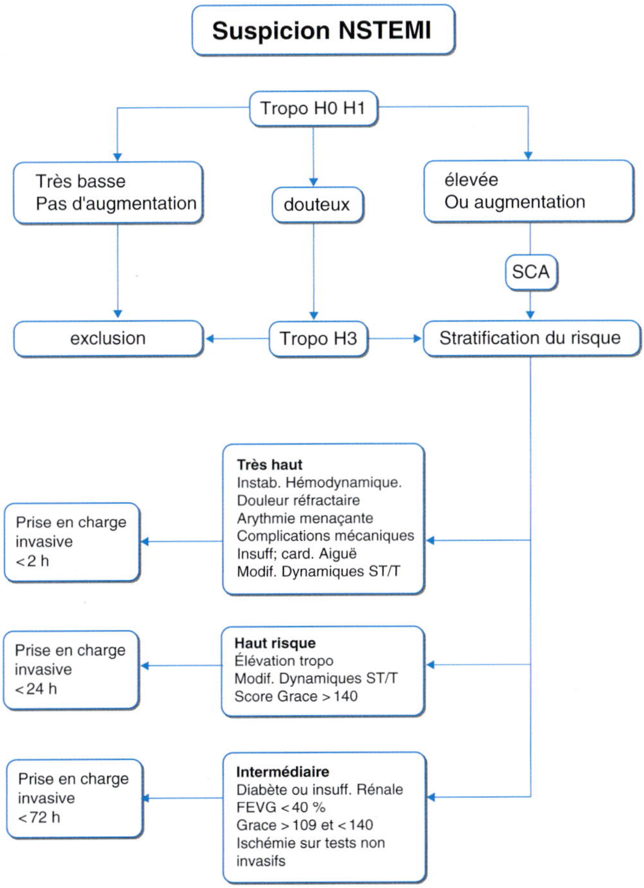

Figure 6.2 **Conduite à tenir devant une suspicion de NSTEMI.**

RÉFÉRENCES

[1] Amsterdam EA, Wenger NK, Brindis RG, et al. 2014 AHA/ACC guideline for the management of patients with non-ST-elevation acute coronary syndromes : a report of the American College of Cardiology/American Heart Association Task Force on Practice Guidelines. Circulation 2014; 130 : 344–426.

[2] Thygesen K, Alpert JS, Jaffe AS, et al. Third universal definition of myocardial infarction. Circulation 2012; 126 : 2020–35.

[3] Elbarouni B, Goodman SG, Yan RT, et al. Validation of the Global Registry of Acute Coronary Event (GRACE) risk score for in-hospital mortality in patients with acute coronary syndrome in Canada. Am Heart J 2009; 158 : 392–9.

[4] Morrow DA, Antman EM, Charlesworth A, et al. TIMI risk score for ST-elevation myocardial infarction : a convenient, bedside, clinical score for risk assessment at presentation : An intravenous nPA for treatment of infarcting myocardium early II trial substudy. Circulation 2000; 102 : 2031–7.

[5] Abu-Assi E, Gracía-Acuña JM, Ferreira-González I, et al. Evaluating the performance of the can rapid risk stratification of unstable angina patients suppress adverse outcomes with early implementation of the ACC/AHA guidelines (CRUSADE) bleeding score in a contemporary Spanish cohort of patients with non-ST-segment elevation acute myocardial infarction. Circulation 2010; 121 : 2419–26.

[6] Ibanez B, James S, Agewall S, et al. 2017 ESC Guidelines for the management of acute myocardial infarction in patients presenting with ST-segment elevation. The Task Force for the management of acute myocardial infarction in patients presenting with ST-segment elevation of the European Society of Cardiology (ESC). Eur Heart J 2017; 39(2) : 119–77.

[7] Collet JP, Thiele H, Barbato E, et al. 2020 ESC Guidelines for the management of acute coronary syndromes in patients presenting without persistent ST-segment elevation : The Task Force for the management of acute coronary syndromes in patients presenting without persistent ST-segment elevation of the European Society of Cardiology (ESC). European Heart Journal, Volume 42, Issue 14, 7 April 2021, Pages 1289-1367.

Dissection aortique

Points importants

- Le pronostic est avant tout lié à la précocité du diagnostic.
- Une probabilité clinique peut être obtenue rapidement grâce aux éléments anamnestiques et cliniques.
- Même peu sensible, l'échocardiographie reste l'examen de première intention en raison de son accessibilité.
- Échographie transœsophagienne, TDM et IRM ont des performances diagnostiques équivalentes.
- La mise en route du traitement médical pour baisser la tension et la fréquence cardiaque est urgente.

Définition

- Déchirure de la média aortique provoquée par un saignement, la formation d'un thrombus intra mural ou une ulcération athéromateuse intimale.
- Le clivage de la paroi aortique créé un faux chenal vasculaire séparé de la lumière aortique par le voile intima ou flap.
- Les dissections sont classées en deux types selon Stanford :
  - type A : touche l'aorte ascendante ;
  - type B : ne touche que l'aorte descendante.

Diagnostic

Démarche diagnostique

Anamnèse

Douleur thoracique

- Survenue brutale.
- D'emblée maximale.
- À type de déchirure ou d'arrachement.
- Antérieure (60 %) plutôt dans les types A, ou postérieure (53 %) plutôt dans les types B.
- Volontiers migratrice.
- Irradiant dans le dos.

Douleur abdominale

- Plus souvent dans les types B.
- Peut résulter d'une ischémie mésentérique.

Symptômes associés
- Dyspnée.
- Syncope.
- Déficit neurologique.
- Ischémie d'un membre.

Terrain
- Homme (66 %).
- Fréquemment autour de 65 ans.
- Hypertendu connu (72 %).
- Maladies génétiques : syndromes de Marfan, d'Ehlers-Danlos, de Turner, de Noonan.
- Vascularites : maladie de Takayasu, maladie de Behçet, artérite temporale, polyarthrite rhumatoïde.
- Grossesse : 3e trimestre.
- Antécédent de pathologie aortique.

Examen clinique
- HTA : plus fréquent dans le type B et chez le patient de plus de 70 ans.
- Hypotension en cas de choc (tamponnade, hémorragie, cardiogénique).
- Souffle d'insuffisance aortique.
- Abolition d'un pouls.
- Frottement péricardique.
- Examen neurologique (syndrome déficitaire sur ischémie cérébrale).

Règles prédictives
- Abolition d'un pouls et déficit neurologique localisé ont des rapports de vraisemblance positifs élevés pour le diagnostic de dissection aortique [1].
- Probabilité de dissection [2] :
  - 92 % : douleur typique avec abolition d'un pouls ou asymétrie tensionnelle;
  - 83 % : douleur typique avec élargissement du médiastin ou de l'aorte;
  - 39 % : élargissement isolé du médiastin.

Électrocardiogramme
- Élimine d'abord un SCA.
- Normal : 31 % des cas.
- Signes d'HVG : 26 % des cas.
- Signes d'ischémie : 15 % des cas.

Examens biologiques
- Bilan retentissement et étiologie : NFS, ionogramme, urée créatinine, glycémie, lactates.
- Bilan pré-opératoire : coagulation, groupe Rhésus.

- D-dimères :
  - leur élévation majore la probabilité de dissection;
  - sensibilité 97 %, spécificité 56 % pour la détection de dissection aortique [3].

Imagerie

Radiographie de thorax

- Élimine un diagnostic différentiel.
- Rarement normale (4 à 20 %).
- Modification de la silhouette aortique (80 %).
- Déplacement de la calcification intimale du bouton aortique (due à l'athérosclérose) à plus de 5 mm du bord latéral de l'aorte (spécifique mais rare).
- Refoulement de la trachée ou de l'œsophage.

Échographie cardiaque

- Examen de 1re intention pour une évaluation initiale.
- Sa normalité n'écarte pas le diagnostic.
- Échographie transœsophagienne plus sensible et spécifique : recommandée chez les patients instables.

TDM

Sensibilité 100 %, spécificité 98 %. Permet de bien visualiser la dissection, son origine, son extension, les vaisseaux menacés.

IRM

Sensibilité 98 %, spécificité 98 %. Identifie mieux la lésion anatomique responsable, en cas de contre-indication à l'injection de produit de contraste iodé.

Algorithme de prise en charge (figure 7.1)

- ECG pour éliminer un SCA.
- Évaluation préalable de la probabilité prétest au travers de critères clinico-anamnestiques (tableau 7.1).
- Recommandations européennes (ESC) [4] :

Tableau 7.1 Critères de risque pour une dissection aortique.

Terrain	Symptômes	Clinique
Marfan Connectivite Antécédent familial de maladie aortique Valvulopathie aortique Intervention récente sur l'aorte Anévrisme aortique connu	Douleur thoracique, dorsale ou abdominale décrite comme : • d'installation brutale • d'emblée maximale • à type de déchirure, de coup de poignard	Abolition d'un pouls Asymétrie tensionnelle Déficit neurologique localisé associé à la douleur Souffle d'insuffisance aortique associé à la douleur Hypotension, choc

– risque fort (2 critères ou plus) :
  - imagerie aortique urgente : ETT ± ETO ou TDM si patient instable,
  - TDM ou IRM si patient stable,
  - pas de D-dimères;
– risque intermédiaire à faible (0 à 1 critère) :
  - D-dimères : si négatifs, dissection éliminée,
  Sinon :
  - radiographie de thorax : recherche diagnostic différentiel,
  - ETO ou TDM si patient instable,
  - TDM ou IRM si patient stable.
- Les recommandations américaines (ACC/AHA) sont superposables mais n'intègrent pas les D-dimères.

Diagnostic différentiel

- SCA.
- Rupture œsophagienne.
- Embolie pulmonaire.
- Pneumothorax compressif.
- Pathologies abdominales aiguës chirurgicales.

Éléments de gravité et pronostic

Complications

- Rupture anévrismale.
- Choc hémorragique.
- Décompensation cardiaque aiguë sur insuffisance aortique.
- Tamponnade.
- Infarctus du myocarde.
- AVC.
- Ischémie mésentérique.
- Ischémie de membre.
- Insuffisance rénale aiguë.

Pronostic

- Mortalité initiale tous types confondus : 40 %, puis 1 à 2 % par heure.
- À 1 mois, mortalité : 73 % type A, 13 % type B.
- Mortalité féminine > masculine.
- La survenue d'un SCA majore la mortalité hospitalière.

Prise en charge thérapeutique

Mise en condition

- Monitorage non invasif : fréquence cardiaque et respiratoire, SpO_2 et pression artérielle.
- Voies veineuses périphériques avec sérum salé isotonique.
- Oxygénothérapie pour un objectif SpO_2 > 90 %.
- Laisser le patient en position demi-assise.

Traitement de première intention (A et B)

Contrôle de la tension artérielle (PAS < 120 mmHg) et de la fréquence cardiaque (55–65/min)

- Bétabloquant : esmolol 0,1 à 0 ,3 mg/kg/min. Bolus de 0,5 mg/kg en 5 min.
- Diltiazem si contre-indication bêtabloquant : 5 à 15 mg/h.
- Si TAS toujours > 120 mmHg :
  - nitroprussiate 1 à 8 γ/kg/mn, une fois la fréquence cardiaque contrôlée (pour éviter une tachycardie réflexe délétère).

Contrôle de la douleur

- Morphine titrée.
- Paracétamol 1 g, IVL.

En cas de choc

- Remplissage sérum salé isotonique.
- Maintenir la TA > 70 mmHg.
- Vasopresseur en l'absence de réponse au remplissage :
  - noradrénaline : 0,5 à 1 mg/h.

Indications thérapeutiques

Type A

Indication chirurgicale urgente.

Type B

- Stent endovasculaire pour les conditions suivantes :
  - douleur résistante;
  - tension non contrôlée;
  - défaut de perfusion (mésentérique, rénal, membre inférieur);
  - signes de rupture.
- Traitement médical dans les autres cas.

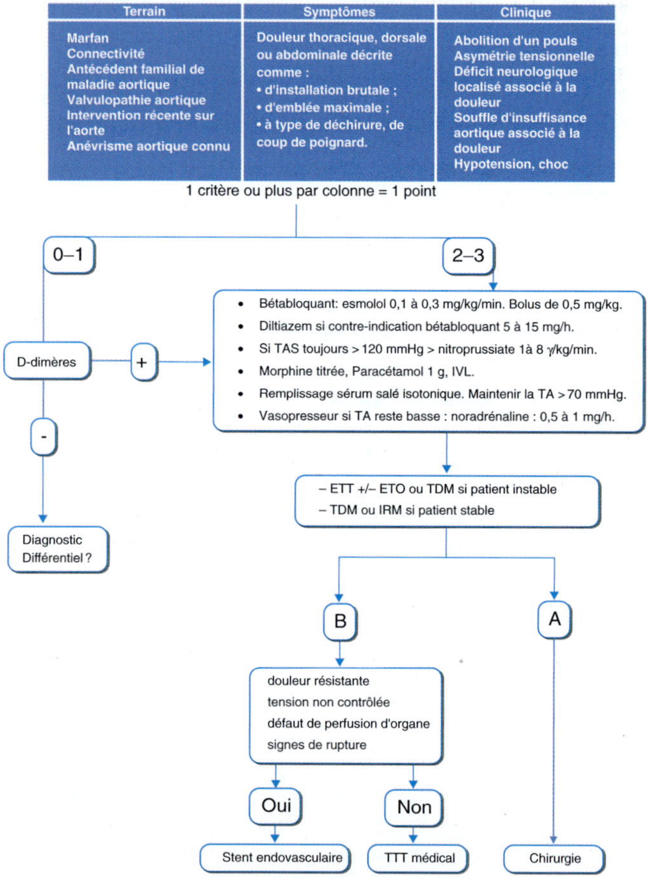

Figure 7.1 Prise en charge d'une dissection aortique.

RÉFÉRENCES

[1] Klompas M. Does this patient have an acute thoracic aortic dissection? JAMA 2002; 287 : 2262–72.
[2] von Kodolitsch Y, Schwartz AG, Nienaber CA. Clinical prediction of acute aortic dissection. Arch Intern Med 2000; 160 : 2977–82.
[3] Brow MD, Newman DH. Evidence-based emergency medicine. Can a negative D-dimer result rule out acute aortic dissection? Ann Emerg Med 2011; 58 : 375–6.
[4] Erbel R, Aboyans V, Boileau C et al. 2014 ESC Guidelines on the diagnosis and treatment of aortic diseases: Document covering acute and chronic aortic diseases of the thoracic and abdominal aorta of the adult. The Task Force for the Diagnosis and Treatment of Aortic Diseases of the European Society of Cardiology (ESC). Eur Heart J 2014; 35:2873.

Fiche
8

Péricardite

Points importants

- La péricardite idiopathique, virale, représente 60 à 83 % des causes. Les autres étiologies ne doivent pas être ignorées dans la démarche diagnostique.
- L'épanchement ne serait retrouvé que dans 60 à 75 % des cas.
- La tamponnade compliquerait 4,4 % des péricardites.
- Une péricardite est dite « sèche » lorsque l'échographie est négative, mais que la clinique et l'électrocardiogramme sont compatibles avec le diagnostic.

Diagnostic

Démarche diagnostique

Anamnèse

Douleur thoracique

- Précordiale ou rétrosternale.
- Irradiant dans le cou, l'épaule et le bras gauche.
- Oppression, constriction, brûlure.
- Début brutal.
- Pleurétique ; majorée par l'inspiration profonde.
- Positionnelle ; majorée par le décubitus.

Terrain

- Notion d'infection ORL ou gastro-intestinale les jours précédents.
- Infarctus du myocarde récent.
- Tuberculose.
- Cancers.
- Hypothyroïdie.
- Insuffisance rénale.
- Maladie auto-immune.
- Traitement en cours : péricardites iatrogènes.
- Traumatisme thoracique récent.
- Altération de l'état général, perte de poids.

Symptômes associés

- Dyspnée soulagée par la position penchée en avant.
- Fièvre.
- Myalgies.
- Hoquet en cas d'épanchement abondant.

Examen clinique

- Frottement péricardique : pathognomonique; n'est présent qu'une fois sur deux.
- Examen pulmonaire classiquement normal.
- Signes droits si tamponnade.

ECG

- Rarement normal (4 à 33 %).
- Anomalies électriques dynamiques : répéter les tracés.
- Anomalies diffuses évoluant en quatre phases :
  - 24 premières heures : sus-décalage concave du ST avec sous décalage du PQ (pathognomonique);
  - 24 à 48 h : retour à la ligne isoélectrique du ST;
  - aplatissement des ondes T;
  - première semaine : négativation de l'onde T;
  - normalisation en plusieurs semaines.
- Le ratio ST/T en V6 $\geq$ 0,25 aurait une valeur prédictive positive de 100 % pour la péricardite [1].
- Un microvoltage témoigne d'un épanchement abondant.
- Un tracé normal n'élimine pas le diagnostic.

Examens biologiques

Marqueurs de l'inflammation

- NFS, ionogramme.
- CRP.
- Hémoculture.

Marqueurs cardiaques

- Troponine (myopéricardite).
- BNP.

Imagerie

Radiographie de thorax

- Élimine un diagnostic différentiel.
- Normale dans 2/3 des cas.
- Élargissent de la silhouette cardiaque si épanchement > 200 mL.

Échographie cardiaque

- Gold standard pour le diagnostic et quantifier l'épanchement.
- Sa normalité n'écarte pas le diagnostic.
- Analyse la structure myocardique.
- L'urgentiste peut visualiser un épanchement péricardique par une coupe simple, *a fortiori* en cas de signes de gravité (figure 8.1) [2].

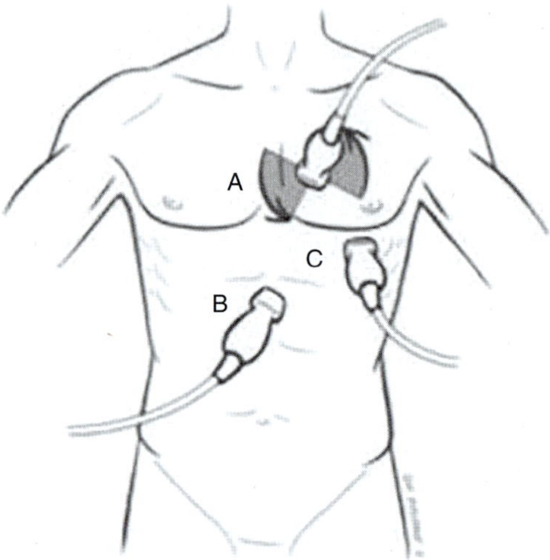

Figure 8.1. **Les 4 coupes principales.**
A : Parasternal grand axe : 3e ou 4e EICG repère sonde orientée vers épaule droite[1] (estimation fonction VG, épanchement péricardique). A : Parasternal petit axe : rotation horaire de 90° vers l'épaule gauche[2] (estimation fonction VG et cinétique segmentaire, épanchement péricardique). C : 4 cavités : à partir de la parasternale petit axe glisser la sonde en sous mammaire, repère vers le creux axillaire gauche[3] (estimation empirique de la fonction VG effondrée, intermédiaire ou normale, rapport VG/VD[4]). B : Sous-xiphoïdienne : genoux fléchis, repère à droite, 3 cm sous le sternum, sonde horizontalisée, orientée médioclaviculaire gauche[5].
Source : Goodman A, et al. The role of bedside ultrasound in the diagnosis of pericardial effusion and cardiac tamponade. J Emerg Trauma Shock 2012;5(1):72–5.

---

1 Si les valves mitrale et aortique ne sont pas centrées, orientez la sonde latéralement au sternum. Si l'image est oblique, essayez de placer la sonde un EIC (espace intercostal) plus haut (https://echo.interniste.com/).

2 Si le VG n'apparaît pas sphérique, placez la sonde un EIC plus haut.

3 Patient en décubitus latéral gauche avec son bras gauche derrière la tête. Si l'apex est à droite de l'écran au lieu du centre, la sonde doit être placée plus latéralement.
Si les oreillettes ne sont pas visibles, orientez la sonde vers le haut.
Si le ventricule droit n'est pas visible intégralement, essayez de placer la sonde un EIC plus haut (https://echo.interniste.com/).

4 Hypertrophie VD si au niveau tricuspide en fin de diastole diamètre VD >41 mm ou rapport VD/VG >0,6.

5 La rotation antihoraire de 90° permet de visualiser et mesurer (à quelques cm) la VCI à l'entrée de l'oreillette droite : variabilité interindividuelle mesure en mode TM VCI élargie si >25 mm, en respiration spontanée collapsibilité >40 %.

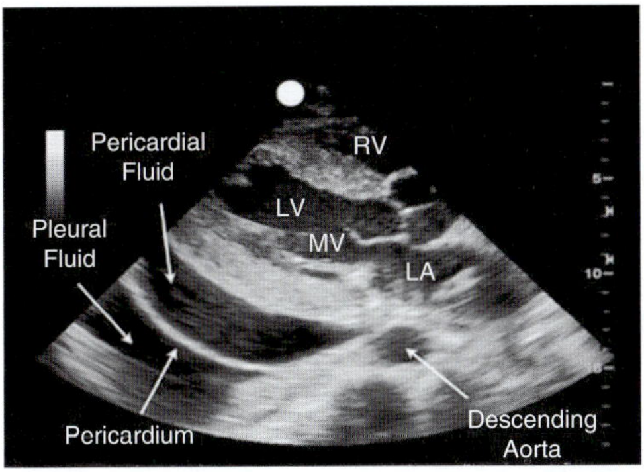

Figure 8.2. Coupe sous-xiphoïdienne : épanchement péricardique et pleural.
Source : Goodman A, et al. The role of bedside ultrasound in the diagnosis of pericardial effusion and cardiac tamponade. J Emerg Trauma Shock 2012;5(1):72–5.

- Patient en décubitus dorsal, épanchement circonférenciel, il est préférablement visible en coupe xiphoïdienne : paroi antérieure VD (attention, bien visualiser le péricarde hyperéchogène pour différencier avec un épanchement pleural associé) et paroi postérieure du VG.
- L'épanchement péricardique est parfois physiologique : en mode TM, il disparaît en diastole.
- Pour les épanchements de faible abondance, la mesure se fait en mode TM en diastole au niveau de la paroi postérieure du VD (Faible : <10 mm 50 à 100 ml, modéré 10–20 mm 100 à 500 ml, abondant au-delà) (figure 8.2).

TDM
Visualise bien l'épaississement du péricarde en cas d'échographie cardiaque non disponible.

IRM
Dans le cadre du bilan étiologique.

Critères diagnostiques de l'*European Society of Cardiology* [2]
Présence d'au moins deux des éléments suivant :
- douleur thoracique évocatrice ;
- frottement péricardique ;
- signes ECG compatibles ;
- épanchement nouveau ou s'aggravant.

Diagnostic différentiel

- SCA.
- Pathologie œsophagienne.
- Médiastinite.
- Embolie pulmonaire.
- Pleuropneumopathie.
- Dissection aortique.

Éléments de gravité et pronostic

- Tamponnade :
  - hypotension ;
  - polypnée ;
  - oppression thoracique ;
  - présence de signes droits ;
  - diminution des bruits du cœur ;
  - tachycardie ;
  - pouls paradoxal : diminue en inspiration avec chute de la TA systolique supérieure à 10 cmHg en inspiration.
- Épanchement abondant.
- Fièvre > 38 °C.
- Non-réponse à l'aspirine ou aux AINS après une semaine.
- Péricardites idiopathiques : évolution favorable en une à deux semaines.
- 22 % de récidive pour les péricardites virales.

Prise en charge thérapeutique (figure 8.3)

Mise en condition

- Monitorage non invasif : fréquence cardiaque et respiratoire, SpO_2 et pression artérielle.
- Voie veineuse périphérique avec sérum salé isotonique.
- Oxygénothérapie pour un objectif $SpO_2 > 90$ %.
- Laisser le patient en position demi-assise.

Traitement de la péricardite virale ou idiopathique

- Aspirine : 1 g toutes les 6 à 8 h pendant 1 à 2 semaines.
- Ou AINS : ibuprofène 600 mg, 3 fois par jour 1 à 2 semaines.
- Inhibiteurs de la pompe à proton en association : oméprazole 20 mg/j.
- Colchicine : traitement adjuvant, prévient des récurrences :
  - 0,5 mg une fois par jour si poids < 70 kg ;
  - 0,5 mg deux fois par jour au-dessus de 70 kg ;
  - pendant 3 mois.

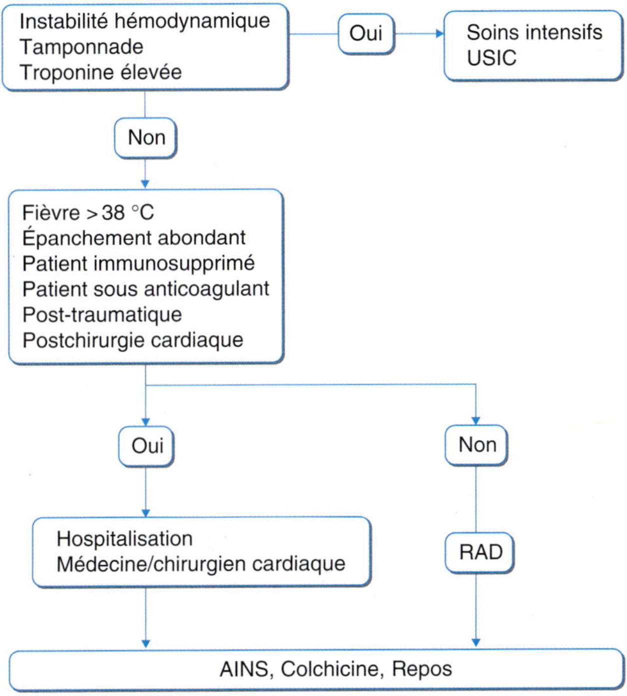

Figure 8.3. Prise en charge thérapeutique d'une péricardite.

Traitements spécifiques

- Selon les causes : bactériennes, auto-immunes, néoplasiques.
- Ponction péricardique :
  - en urgence en cas de tamponnade;
  - épanchement abondant ne répondant pas au traitement médical.

RÉFÉRENCES

[1] Ginzton LE, Laks MM. The differential diagnosis of acute pericarditis from the normal variant : new electrocardiographic criteria. Circulation 1982 ; 65 : 1004–9.
[2] Adler Y, Charron P, Imazio M, et al. 2015 ESC Guidelines for the diagnosis and management of pericardial diseases : The Task Force for the Diagnosis and Management of Pericardial Diseases of the European Society of Cardiology (ESC) Endorsed by : The European Association for Cardio-Thoracic Surgery (EACTS). Eur Heart J 2015 ; 36 : 2921–64.

Dyspnée aiguë

Points importants

- Identification initiale par l'IOA des signes de gravité : clinique, fréquence respiratoire, pression artérielle et SpO_2.
- D'étiologies variées essentiellement cardiovasculaires, orientation diagnostique facilitée par la présentation clinique.
- Démarche basée sur le triptyque : clinique – gazométrique – radiologique.
- Examen clé : radiographie du thorax.
- Ne pas oublier l'embolie pulmonaire devant un examen clinique pauvre et une radiographie du thorax normale.
- Outre le traitement étiologique, indication d'une oxygénothérapie contrôlée.

Définition

Perception désagréable et anormale de la respiration. Manifestation respiratoire subjective au départ puis objectivée par le médecin lors d'anomalies ventilatoires.

Diagnostic

Démarche diagnostique

Anamnèse

Antécédents, comorbidités en particulier cardiorespiratoires, traitements en cours.

- Caractéristiques de la dyspnée :
  - rapidité d'installation : aiguë ou chronique;
  - circonstances de survenue : repos ou effort, position (couchée : orthopnée), facteurs favorisants (environnementaux, climatiques, toxiques);
  - horaire.
- Évaluation de l'intensité :
  - échelle NYHA pour les cardiologues (tableau 9.1);
  - échelle de Sadoul pour les pneumologues (tableau 9.2);
  - nombre d'oreillers la nuit lors d'orthopnée.
- Recherche de signes fonctionnels associés : généraux, respiratoires, cardiologiques, ORL, neurologiques.

Tableau 9.1 Échelle NYHA.

Stade I	Dyspnée pour des efforts importants inhabituels : aucune gêne ressentie dans la vie courante
Stade II	Dyspnée pour des efforts importants habituels, tels que la marche rapide ou en côte ou la montée des escaliers (> 2 étages)
Stade III	Dyspnée pour des efforts peu intenses de la vie courante, tels que la marche en terrain plat ou la montée des escaliers (≤ 2 étages)
Stade IV	Dyspnée permanente de repos ou pour des efforts minimes (habillage)

Tableau 9.2 Échelle de Sadoul.

Stade I	Dyspnée pour des efforts importants
Stade II	Dyspnée lors de la marche rapide ou en pente légère
Stade III	Dyspnée lors de la marche à plat à allure normale
Stade IV	Dyspnée lors de la marche lente
Stade V	Dyspnée au moindre effort

Tableau 9.3 Signes cliniques de gravité d'une dyspnée.

Signes respiratoires	Polypnée, bradypnée – Mise en jeu des muscles respiratoires accessoires : tirage sus-sternal ou sus-claviculaire, creusement intercostal, balancement thoraco-abdominal – Contracture active expiratoire abdominale – Cyanose, sueurs – Difficulté d'élocution – Pause respiratoire
Signes hémodynamiques	Tachycardie > 120/min – Collapsus tensionnel – Signes de choc (marbrures, extrémités froides)
Signes neurologiques	Confusion – Angoisse – Astérixis – Somnolence – Coma

Examen clinique

- Recherche des signes de gravité (tableau 9.3).
- Caractéristiques de la dyspnée :
  - phase respiratoire concernée : inspiratoire, expiratoire ou mixte ;
  - fréquence respiratoire : bradypnée (< 12 cycles/min) ;
  - rythme respiratoire : régulier ou non (respirations de Kussmaul[1] ou de Cheyne-Stokes[2]) ;
  - intensité : polypnée (superficielle et rapide), oligopnée

1 Respiration de Kussmaul : 4 temps inspiration profonde, pause, expiration profonde pause (acidose métabolique).

2 Respiration de Cheyne-Stokes : anarchique, mouvements de plus en plus amples suivis d'une pause respiratoire prolongée (neurologique).

- Recherche des éléments d'orientation étiologique :
  - signes généraux : fièvre, frissons, etc.;
  - cardiovasculaire : signes d'insuffisance cardiaque ou de maladie thromboembolique;
  - ORL.

Examens biologiques

- GDS : évaluation de la gravité.
- BNP : <100 pg/mL exclusion d'une décompensation cardiaque, >400 pg/mL diagnostic possible [1].
- NT-ProBNP : plus grande sensibilité pour exclure une insuffisance ventriculaire gauche <50 pg/mL chez <50 ans, <75 pg/mL chez 50–75 ans et <250 pg/mL pour >75 ans [1].
- Intérêt troponine associée au BNP ou NT-ProBNP pour évaluer le pronostic des décompensations cardiaques [1].
- NFS (anémie, hyperleucocytose), ionogramme et fonction rénale.
- D-dimères par la méthode Elisa (maladie thromboembolique).

Imagerie

Radiographie du thorax systématique : apprécie la sévérité et orientation étiologique.

Échographie clinique

- Algorithme diagnostique de la dyspnée : BLUE Protocol (*Bedside Lung Ultrasound in Emergency Protocol*) permet de poser rapidement un bon diagnostic dans 90 % des cas lors d'une détresse respiratoire aiguë (figure 9.1) [2].
- Le RV+ varie entre 14,8 et l'infini et le RV– entre 0,03 et 0,12 sur les six pathologies principales (OAP, bronchopneumopathie chronique obstructive, asthme, pneumothorax, embolie pulmonaire, pneumopathie) [3].

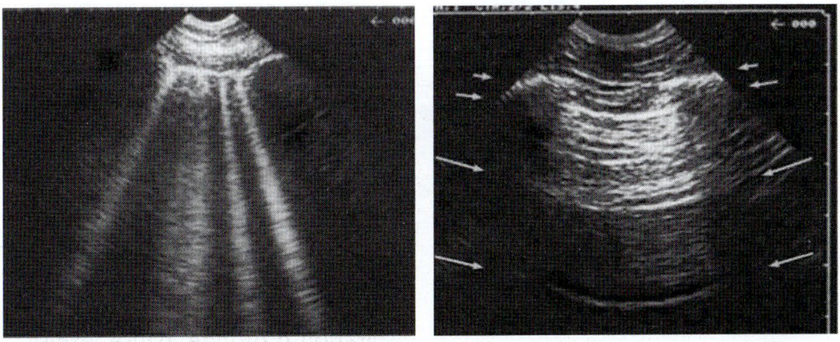

Figure 9.1 Lignes B (image de gauche) et lignes A (image de droite).
Source : Lichtenstein D. Échographie pleuro-pulmonaire. Lung ultrasound. Réanimation. 1 janv 2003;12(1):19-29.

- Classiquement utilisé : sonde convexe abdominale posée en cranio caudal, bien perpendiculaire au plan de la peau. Exploration : 2 zones antérieures (supérieure et inférieure), latérales et 3 zones postérieures pour chaque poumon.
- Éléments de base :
  - ligne pleurale ou glissement pleural : image linéaire hyperéchogène à déplacement horizontal parallèlement à la sonde en fonction des mouvements respiratoires. Entre chaque cône d'ombre costal. Ensuite passage en mode TM : ligne pleurale bien visible et au-dessous aspect granité immobile dit de « bord de mer »,
  - lignes A : lignes horizontales statiques correspondant à la répétition des lignes pleurales. Images physiologiques,
  - lignes B : physiologique jusqu'au nombre de 2, rayon « échogène » vertical dit « queue de comète » partant de la plèvre vers le bas de l'image. Au-delà de ce nombre, elles sont considérées comme pathologiques (figure 9.2).

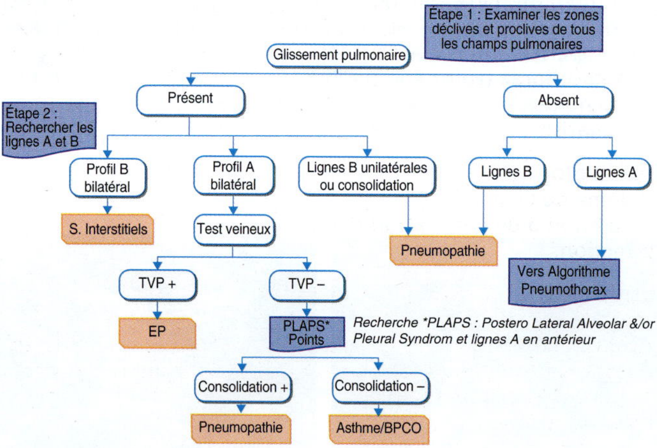

Figure 9.2 Blue Protocol
Source : Traduit de : Lichtenstein DA, Mezière GA. Relevance of Lung Ultrasound in the Diagnosis of Acute Respiratory Failure : The BLUE protocol. Chest 2008; 134;117-125.

ECG

Signes d'ischémie, troubles du rythme, hypertrophie ventriculaire.

Étiologies

Causes d'origine cardiaque

- Œdème aigu du poumon (voir « Œdème aigu pulmonaire cardiogénique ») (cause cardiaque la plus fréquente).
- Pseudo-asthme cardiaque (équivalent œdème aigu pulmonaire [OAP] avec râles sibilants).
- Tamponnade (orthopnée, tachycardie, assourdissement des bruits du cœur, turgescence des jugulaires, hypotension artérielle, et auscultation pulmonaire normale).
- Troubles du rythme cardiaque mal tolérés.
- Choc cardiogénique (collapsus, hypoperfusion périphérique, dyspnée pas au premier plan).

Embolie pulmonaire

Dyspnée d'intensité variable, auscultation cardiopulmonaire normale (voir « Embolie pulmonaire »).

Causes d'origine pulmonaires ou pleurales

- Crise d'asthme (voir « Crise d'asthme »).
- Exacerbation de BPCO (voir « Exacerbation/décompensation d'une BPCO »).
- Pneumopathie (voir « Pneumopathie infectieuse communautaire »).
- Syndrome de détresse respiratoire aiguë (SDRA).
- Décompensation d'une insuffisance respiratoire chronique.
- Pneumothorax (voir « Pneumothorax »).
- Épanchement pleural (voir « Pleurésie »).
- Traumatisme thoracique.

Causes d'origine laryngotrachéale

- Œdème de Quincke.
- Inhalation d'un corps étranger.
- Infection.

Autres causes

- États de choc.
- Acidose métabolique.
- Causes neurologiques (atteinte bulbaire, neuromusculaire, etc.).
- Anémie d'installation rapide.
- Hyperthermie.
- Psychogène.

Éléments de gravité et pronostic

- Gravité basée sur des critères cliniques et gazométriques (acidose respiratoire).

- Indication de la ventilation mécanique assistée rare si étiologie cardiaque, VNI précoce (OAP) apporte souvent une réponse rapide.
- SDRA soit par cause pulmonaire directe (pneumonie, inhalation, traumatique) soit par causes extrapulmonaires (surtout sepsis sévère et polytraumatisme) :
  – insuffisance respiratoire aiguë (< 1 semaine) – opacités bilatérales sur la RxP – OAP non cardiogénique ;
  – hypoxémie ; hypoxémie définie par le rapport PaO_2/FiO_2 ;
  – évaluation des stades modéré et sévère uniquement chez des patients intubés avec une PEP > 5 cmH_2O :
    - SDRA léger : 200 < $PaO_2/FIO_2 \leq 300$ mmHg,
    - SDRA modéré : 100 < $PaO_2/FIO_2 \leq 200$ mmHg,
    - SDRA sévère : $PaO_2/FIO_2 \leq 100$ mmHg ;
  – orientation systématique dans un service de réanimation.

Pronostic

- Corrélation directe entre le taux de NT-ProBNP et la mortalité à 1 an [5, 6].
- Dépend de son étiologie et du contrôle de cette dernière.

Prise en charge thérapeutique : arbre décisionnel (figure 9.3)

Mise en condition :

- Monitorage non invasif : fréquence cardiaque et respiratoire, SpO_2 et pression artérielle ;
- Voie veineuse périphérique avec cristalloïde ;
- Laisser le patient en position demi-assise.

Assistance ventilatoire

- Oxygénothérapie pour un objectif SpO_2 > 90 %.
- Support adapté à la sévérité (voir « Oxygénothérapie et supports ventilatoires »)
- Indications lors d'épuisement respiratoire, troubles de la conscience, acidose respiratoire (pH < 7,30) ou état de choc associé.

Traitement étiologique

Voir chapitres correspondants.

Consignes et surveillance

- Orientation au déchocage pour les dyspnées sévères puis en réanimation.
- Hospitalisation en service de soins pour la majorité des dyspnées, après stabilisation.
- Mise au point au décours de la pathologie sous-jacente et adaptation du traitement de fond.

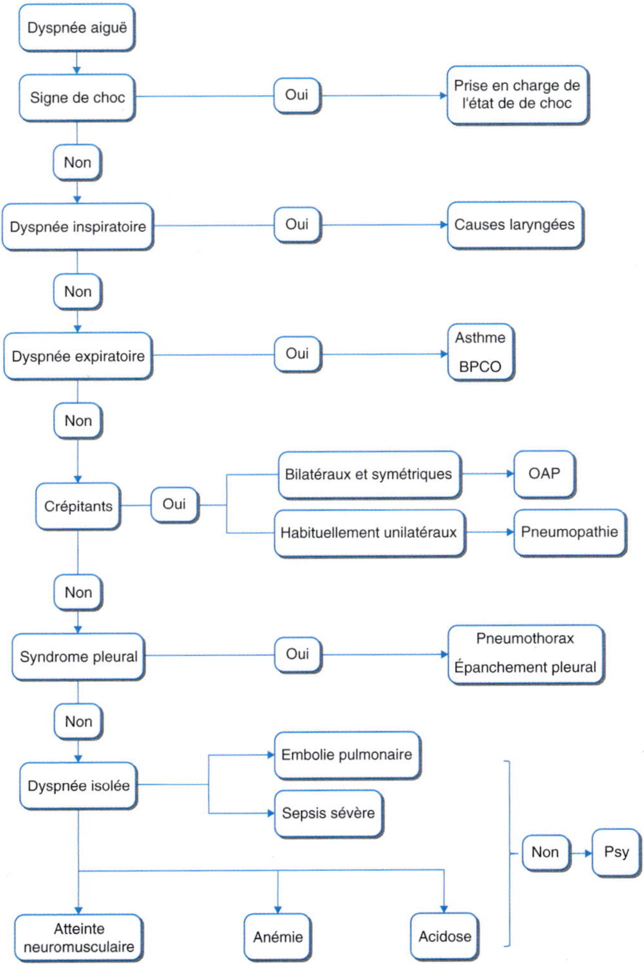

Figure 9.3 **Algorithme décisionnel de la prise en charge d'une dyspnée aiguë [7].**

RÉFÉRENCES

[1] Yancy CW, Jessup M, Bozkurt B, et al. 2013 ACCF/AHA guideline for the management of heart failure : executive summary : a report of the American College of Cardiology Foundation/American Heart Association Task Force on practice guidelines. Circulation 2017 ; 136 : 628–51.
[2] Lichtenstein DA, Mezière GA (2008) Relevance of lung ultrasound in the diagnosis of acute respiratory failure: the BLUE protocol. Chest 134:117–25.
[3] Lichtenstein DA (2014) Lung ultrasound in the critically ill. Ann Intensive Care 4:1.
[4] Lichtenstein D. Échographie pleuro-pulmonaire. Lung ultrasound. Réanimation. 1 janv 2003;12(1):19-29.
[5] Baggish AL, van Kimmenade RRJ, Januzzi JL. Amino-terminal pro-B-type natriuretic peptide testing and prognosis in patients with acute dyspnea, including those with acute heart failure. Am J Cardiol 2008 ; 101 : 49–55.
[6] Baggish AL, Lloyd-Jones DM, Blatt J, et al. A clinical and biochemical score for mortality prediction in patients with acute dyspnoea : derivation, validation and incorporation into a bedside programme. Heart Br Card Soc 2008 ; 94 : 1032–7.
[7] Collège national des enseignants de cardiologie : référentiel des collèges. 2e édition. Issy-les-Moulineaux : Elsevier Masson ; 2015.

Embolie pulmonaire

Points important

- Malgré un triptyque bien établi (probabilité clinique, dosage des D-dimères et angioTDM thoracique), démarche diagnostique complexe.
- Clinique variée, les D-dimères présentent une bonne VPN mais une faible spécificité et l'angioscanner thoracique ne peut être d'une utilisation systématique.
- De multiples signes cliniques ou circonstances peuvent ou doivent faire évoquer une embolie pulmonaire (EP).
- Traitement ambulatoire possible grâce à la validité du score PESI simplifié.
- Anticoagulants oraux directs (AOD) facilitent un retour à domicile précoce.
- Bilan étiologique réalisé à distance.

Définition

Manifestation potentiellement grave de la maladie thromboembolique (MTE). Variabilité clinique, souvent peu spécifique de l'EP nécessite de la part du clinicien, soit grâce à son jugement implicite soit grâce à l'utilisation de scores de probabilité clinique, de savoir optimiser les examens complémentaires indispensables à son diagnostic.

Diagnostic

Démarche diagnostique

Anamnèse

- Antécédents personnels :
  - thrombose veineuse profonde (TVP) ou EP;
  - chirurgie dans les 4 semaines qui précèdent en particulier des membres inférieurs;
  - traumatisme avec immobilisation d'un membre;
  - cancer actif;
  - contraception orale, grossesse ou post-partum;
  - alitement > 3 j;
  - immobilisation assise > 6 h (avion);
  - insuffisance cardiaque ou respiratoire aiguë;
  - sepsis;
  - pathologie inflammatoire aiguë ou chronique.
- Antécédents familiaux de maladie thromboembolique ou de thrombophilie.

Devant tout symptôme thoracique associé à un facteur de risque ci-dessus ou devant tout signe clinique différentiel sans autre explication évidente, évoquer une EP.

Examen clinique

- Fébricule parfois présent, mesure des paramètres hémodynamiques primordiale pour apprécier la gravité :
  - FC;
  - SpO_2;
  - PA.
- Recherche de thrombose veineuse profonde (voir « Thrombophlébite ») systématique.
- Reste de l'examen clinique en particulier cardiopulmonaire généralement normal sauf si EP grave avec insuffisance cardiaque droite (voir « Insuffisance cardiaque aiguë »).
- Indispensable à ce stade d'apprécier le niveau de probabilité clinique (PC) d'EP.
- Pas de différence de performance entre l'évaluation implicite du clinicien et l'utilisation d'un score de probabilité clinique. Plusieurs existent, mais en raison de sa bonne reproductibilité et sa facilité d'utilisation, le score révisé simplifié de Genève (SRSG) est retenu (tableau 10.1).
- Prévalence de l'EP (probabilité pré-test) de l'ordre de 5 à 10 % pour les PC faibles, de 20 à 30 % pour les PC modérées et de 60 à 80 % pour les PC fortes.

Tableau 10.1 Score révisé simplifié de Genève.

Âge > 65 ans	+ 1
ATCD de TVP et/ou EP	+ 1
Immobilisation ou chirurgie < 4 semaines	+ 1
Cancer actif (actif ou résolu < 1an)	+ 1
Douleur jambe unilatérale	+ 1
Hémoptysies	+ 1
FC : 75–94 bpm	+ 1
FC ≥ 95 bpm	+ 2
Douleur à la palpation et œdème unilatéral de la jambe	+ 1
Résultats 3 niveaux	**< 2 : probabilité clinique faible** **2–4 : probabilité clinique modérée** **≥ 5 : probabilité clinique forte**
2 niveaux	< ou égal à 2 : improbable > ou égal à 3 : probable

- *Pulmonary Embolism Rule-out Criteria* (PERC) : vise à identifier les patients chez qui une EP peut être exclue sans dosage de D-dimères. Ce score n'a été validé en médecine d'urgence que chez les patients à faible risque (tableau 10.2) (l'ensemble des critères doit être présent) [1].
- Score de YEARS (Signes de TVP, EP probable ou hémoptysie) : permet de diminuer en toute sécurité le nombre d'Angio-TDM chez les patients PERC positif. Taux de D-dimères ajustés à l'âge positif et YEARS >0 ou YEARS négatif (absence des 3 signes) et seuil de D-dimères >1000 : indication d'imagerie. À noter que l'évaluation initiale de la probabilité a été faite avec le score de Wells.

Examens biologiques

La nature des examens prescrits dépend des diagnostics évoqués.

GDS

L'hypoxie-hypocapnie inconstantes; peuvent traduire d'autres affections.

D-dimères

Produits de dégradation de la fibrine reflètent activité de la coagulation et de la fibrinolyse.

- Prescrit qu'après une évaluation de PC (PC faible ou intermédiaire).
- Élevés dans de nombreuses situations; intérêt que pour éliminer le diagnostic d'EP par son excellente valeur prédictive négative.
- Test quantitatif Elisa : référence. <500 µg/L avant 50 ans : seuil retenu pour éliminer un diagnostic d'EP. Puis adapté à l'âge au-delà (10 × âge) [3].
- Ne pas prescrire si PC forte ou si patient sous anticoagulant.

Imagerie

ECG

Souvent normal. Les signes S1Q3, bloc incomplet de branche droit ni sensibles ni spécifiques de l'EP (formes graves). La tachycardie, signe le plus sensible, présente dans 90 % des EP.

Tableau 10.2 Score PERC *(Pulmonary Embolism Rule-out Criteria)*.

- Âge <50 ans
- FC <100 battements/minute
- Saturation O_2 >94 %
- Pas de gonflement unilatéral du membre inférieur
- Pas d'hémoptysie
- Pas de chirurgie ou de traumatisme <4 semaines
- Pas d'antécédent de maladie thromboembolique
- Pas de traitement œstrogénique *per os*

Radiographie du thorax

Peu ou pas d'anomalie en rapport avec l'intensité des symptômes.

AngioTDM thoracique multibarettes

- Examen de référence. Permet de faire le diagnostic positif ou négatif, le diagnostic de gravité (retentissement sur le ventricule droit) et le diagnostic différentiel.
- Contre-indiqué en cas d'insuffisance rénale sévère (clairance à la créatinine <30 mL/min) ou d'allergie avérée aux produits iodés.
- Un résultat négatif élimine le diagnostic d'EP sauf en cas de PC forte où la qualité en sous-segmentaire doit être vérifiée. Échographie veineuse afin de s'assurer de l'absence de TVP.
- Compte rendu standardisé avec la qualité d'opacification artérielle pulmonaire, le niveau le plus proximal de l'EP et le rapport VD/VG.

Scintigraphie pulmonaire ventilation/perfusion

- Examen utile en l'absence d'antécédents pulmonaires ou en cas de radiographie pulmonaire subnormale et/ou chez les patients jeunes ainsi qu'en cas de contre-indication à la TDM.
- Scintigraphie normale élimine le diagnostic d'EP, haute probabilité scintigraphique affirme le diagnostic (en dehors de faible PC).
- Le développement du SPECT *(Single Photon Emission Tomography)* devrait supplanter la scintigraphie planaire. En cours d'évaluation en comparaison avec Angio-TDM.

Écho-Doppler veineux

- Examen non invasif sans contre-indication, a toute sa place au lit du malade car de plus en plus accessible dans les SAU par les urgentistes. L'absence d'écrasement des veines fémorales et/ou poplitées par la sonde témoigne de la présence d'un thrombus.
- Utile lorsque souhait de limitation des examens (femme enceinte, contre-indication à la TDM ou en complément de scintigraphie).
- Dans ce contexte clinique de suspicion d'EP, échographie positive au niveau proximal confirme le diagnostic.
- Inversement, si PC faible, scintigraphie non contributive et échographie normale : diagnostic d'EP éliminé.
- D'autant plus d'intérêt qu'il existe des signes de TVP et que le patient est âgé.
- Si diagnostic positif et suspicion d'EP, pas d'indication de poursuivre les investigations [4].

Échographie cardiaque

- Chez le patient hémodynamiquement stable, l'échographie cardiaque n'a pas sa place pour le diagnostic d'EP.
- Chez le patient hémodynamiquement instable non transportable, une échographie cardiaque au lit du patient aide au diagnostic d'EP.

Diagnostic différentiel ou d'exclusion

Étiologies des symptômes aussi variées qu'une dyspnée, une douleur thoracique d'allure pleurale, une toux, une fébricule, une hémoptysie, une syncope, pour ne citer que les principaux.

Éléments de gravité et pronostic

- Mortalité à 3 mois reste élevée, entre 6 et 11 % chez les patients hémodynamiquement stables et de 25 à 30 % chez les patients en état de choc.
- Diagnostic par excès pas moins anodin car anticoagulants : risque de 1 à 3 % d'hémorragies majeurs dont 13 % mortelles.
- En présence d'état de choc, de collapsus ou d'instabilité hémodynamique avec engagement du pronostic vital, confirmation du diagnostic rapide et mise en place de thérapeutiques adaptées :
  - PC souvent forte, pas de place pour les D-dimères; un angio-TDM doit être réalisé rapidement (figure 10.1) [5];
  - si indisponibilité immédiate, confirmation du diagnostic au lit du malade avec échographie cardiaque et/ou veineuse;
  - patient stabilisé et dysfonction du ventricule droit : confirmation diagnostique si angio-TDM disponible, avant traitement de reperfusion (figure 10.2).
- Embolie pulmonaire stable : évaluation de la gravité grâce au score de PESI simplifié (tableau 10.3) [6].

Prise en charge thérapeutique

Initiale

- Pour optimiser le traitement et l'orientation (figure 10.3) : stratification de la gravité en fonction de l'état de choc, de la taille du VD et des biomarqueurs.
- EP grave :
  - association fibrinolyse (tableau 10.4) et HNF suivi secondairement des AVK;
  - prise en charge de l'insuffisance cardiaque droite (voir « Insuffisance cardiaque »).
- EP de gravité intermédiaire élevé : les 3 héparines possibles. Là encore, le relai par AVK différé. AOD pas incompatibles mais utilisation prudente.
- EP de gravité intermédiaire faible ou non grave :
  - HBPM ou fondaparinux au moins 5 jours avec début du relais avec AVK dès le premier jour. Le traitement héparinique arrêté lorsque 2 INR successifs à 24 h d'intervalle sont supérieurs à 2 (INR cible 2,5 : entre 2 et 3);
  - AOD possibles.

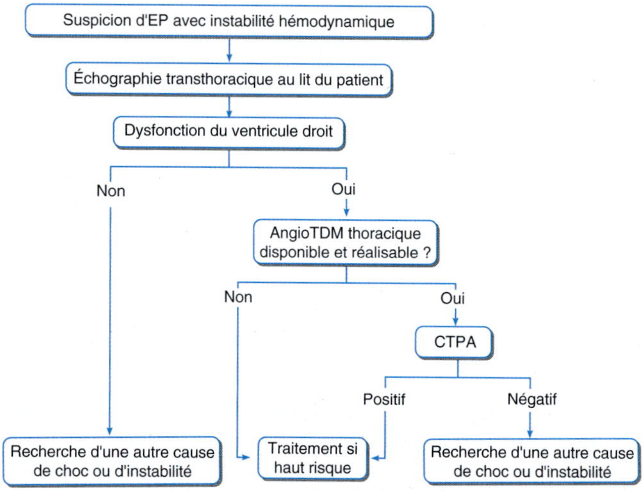

Figure 10.1 Algorithme diagnostique d'une suspicion d'EP grave [5].
Source : 2019 ESC Guidelines. European Heart Journal 2020;41:543-60.

- Seule l'HNF indiquée en cas d'insuffisance rénale sévère (clairance de la créatinine < 30 mL/min).
- Pas d'indication de suivi biologique pour les HBPM, le fondaparinux et les AOD.

Durée du traitement

Dépend du contexte de survenue de l'EP :
- 3 mois, si contexte de risque majeur transitoire : chirurgie, immobilisation prolongée (médicale ou voyage), fracture des membres inférieurs, grossesse, contraception orale;
- 6 mois, si contexte de risque non identifié avec une réévaluation à son terme lors d'une consultation spécialisée;
- Permanent : si contexte de risque majeur persistant comme cancer actif.

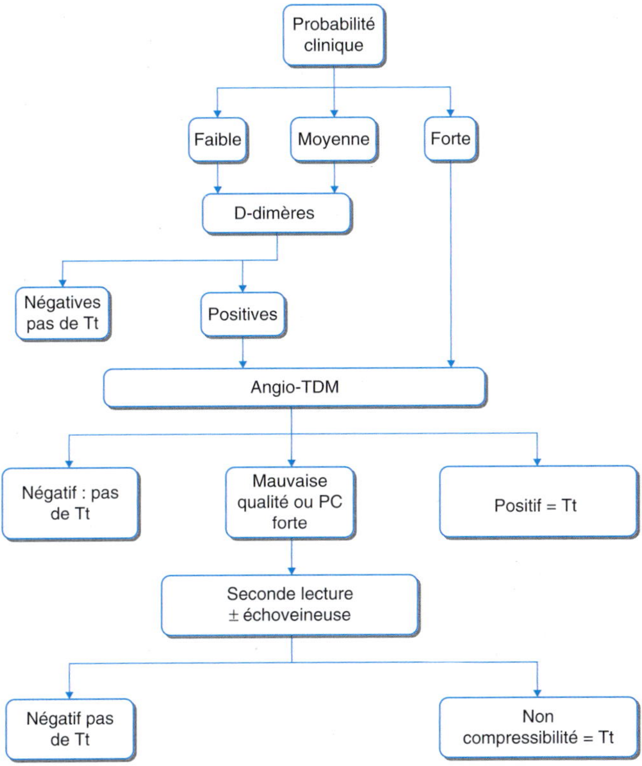

Tt : traitement.

Figure 10.2 Algorithme diagnostic d'une suspicion d'EP stable [5].
Source : 2019 ESC Guidelines. European Heart Journal 2020;41:543-60.

Tableau 10.3 Score de PESI simplifié (sPESI).

Cancer	+ 1
Insuffisance cardiaque/respiratoire	+ 1
Âge > **80** ans	+ 1
SpO_2 < **90** %	+ 1
PA < **100** mmHg	+ 1
FC > **110** bpm	+ 1
Mortalité à 30 jours **PESI = 0 : 1,0 % (0,0–2,1), EP non grave** **PESI ≥ 1 : 10,9 % (8,5–13,2), EP gravité intermédiaire**	

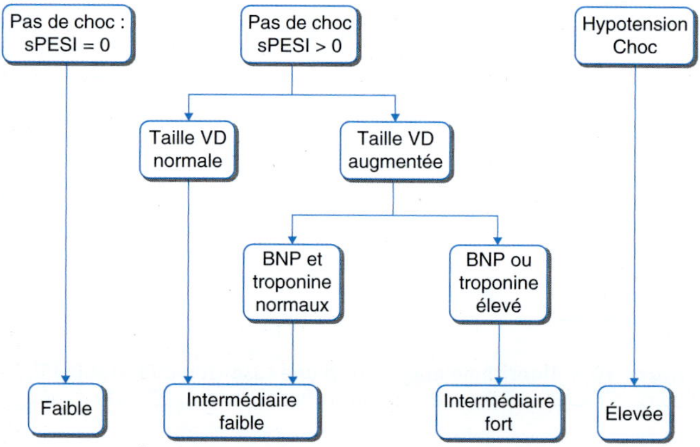

Figure 10.3 Évaluation de la gravité d'une EP « D'après [6] ».

Tableau 10.4 Traitements de l'EP, d'après [6].

rtPA (altéplase)	– 100 mg sur 2 h ou 0,6 mg/kg en bolus sur 15 min (sans dépasser 50 mg)
HNF IV	– 18 UI/kg/h à adapter au TCA (1,5 à 2,5)
HBPM SC	– Daltéparine 100 UI/kg/12 h
	– Énoxaparine 100 UI/kg/12 h
	– Tinzaparine 170 UI/kg/24 h
Fondaparinux SC	– 7,5 mg/24 h (5 mg si $<$50 kg, 10 mg si $>$100 kg)
AOD *per os*	– Rivaroxaban : 15 mg × 2/j, 15 j, puis 20 mg/j (ou 15 mg/j si risques hémorragiques et clairance créatinine entre 49 et 30 mL/min)
	– Apixaban : 10 mg × 2/j, 7 j, puis 5 mg/× 2/j
AVK	Warfarine : 5 mg puis adaptation en fonction de l'INR avec objectif entre 2 et 3

HNF : héparine non fractionnée; HBPM : héparine de bas poids moléculaire; AOD : anticoagulant oral; AVK : antivitamine K.

Surveillance et conseils

- Le repos couché pour les EP non grave ou de gravité intermédiaire faible n'est plus recommandé après une anticoagulation efficace.
- Dépend de la gravité de l'EP (tableau 10.5). Lors d'EP non grave, si le choix d'un traitement ambulatoire est retenu, programmation d'une consultation de contrôle à 72 h.
- Bilan étiologique :
  - recherche d'un facteur de risque influençant la durée du traitement (voir ci-dessus);
  - recherche d'un cancer occulte :
    - interrogatoire et examen clinique complet suivi d'examens de dépistage recommandés (mammographie, PSA, etc.),
    - pas d'indication à réaliser un examen radiologique (TDM thorax abdomen pelvis injecté) en première intention, car pas rare que le cancer se révèle à distance de l'épisode thromboembolique.
- Bilan de thrombophilie :
  - pas d'indication lors du premier épisode de MTE après 50 ans;
  - réalisé à distance (en dehors des mutations génétiques) après l'arrêt des anticoagulants;
  - si recommandé, rechercher : protéine S et C et antithrombines, mutation facteur V de Leiden et II et anticorps antiphospholipides.

Tableau 10.5 Orientation du patient en fonction de la gravité.

EP non grave	EP de gravité intermédiaire faible	EP de gravité intermédiaire élevée	EP grave
– Ambulatoire – Hôpital de jour – Hospitalisation de courte durée	Hospitalisation complète	– Soins continus – Hospitalisation complète spécialisée	– Soins continus – Réanimation

RÉFÉRENCES

[1] Freund Y, Cachanado M, Aubry A, et al. Effect of the Pulmonary Embolism Rule-Out Criteria on subsequent thromboembolic events among Low-risk emergency department patients : The PROPER Randomized Clinical Trial. JAMA 2018; 319(6) : 559–66.

[2] Freund Y, Chauvin A, Jimenez S, Philippon AL, Curac S, Fémy F, et al. Effect of a Diagnostic Strategy Using an Elevated and Age-Adjusted D-Dimer Threshold on Thromboembolic Events in Emergency Department Patients With Suspected Pulmonary Embolism: A Randomized Clinical Trial. JAMA 2021 ; 326(21) : 2141.

[3] Righini M, Van Es J, Den Exter PL, et al. Age-adjusted D-dimer cutoff levels to rule out pulmonary embolism : the ADJUST-PE study. JAMA 2014; 311(11) : 1117–24.

[4] Sanchez O, Benhamou Y, Bertoletti L, Constant J, Couturaud F, Delluc A, et al. Recommandations de bonne pratique pour la prise en charge de la maladie veineuse thromboembolique chez l'adulte. Version courte. Rev Mal Respir. févr 2019; 36(2) : 249–83.

[5] Konstantinides SV, Meyer G, Becattini C, Bueno H, Geersing GJ, Harjola VP, et al. 2019 ESC Guidelines for the diagnosis and management of acute pulmonary embolism developed in collaboration with the European Respiratory Society (ERS). Eur Heart J 2020; 41(4) : 543–603.

[6] Jiménez D, Aujesky D, Moores L, et al. Simplification of the pulmonary embolism severity index for prognostication in patients with acute symptomatic pulmonary embolism. Arch Intern Med 2010; 170(15) : 1383–9.

Crise d'asthme

Points importants

- Formes graves encore très fréquentes.
- Asthme non contrôlé = facteur de risque d'exacerbation.
- Diagnostic et évaluation de la sévérité avant tout clinique.
- Débit expiratoire de pointe permet de suivre l'état fonctionnel respiratoire.
- β_2-mimétiques d'action rapide par voie inhalée lors d'une crise.
- Détérioration clinique parfois brutale ; ne négliger aucun épisode et évaluation du risque systématiquement réalisée.
- Corticoïdes par voie générale dès la forme modérée (1 mg/kg) avec action retardée mais utile.
- Si sortie au décours des urgences possible, consultation spécialisée dans la semaine obligatoire.

Définition

Obstruction diffuse des voies aériennes dont l'intensité peut être légère à sévère. Engagement possible du pronostic vital à court terme lors d'obstruction majeure. Reflet d'un défaut de prise en charge de la maladie asthmatique et/ou d'une exposition à un facteur déclenchant.

Diagnostic

Démarche diagnostique

Basée sur l'histoire de la maladie, l'examen clinique et l'état fonctionnel (débit expiratoire de pointe [DEP] sauf en cas de gravité majeure).

Anamnèse

Évaluation du niveau de contrôle de la maladie

- Fréquence des symptômes diurnes par semaine.
- Symptômes et réveils nocturnes.
- Limitation des activités.
- Consommation des β_2-mimétiques d'action rapide.
- DEP (www.sfmu.org/calculateurs/DEP.htm).
- Nombres d'exacerbations.

Patients à risques de décès par asthme : un seul item suffit [1]

- Hospitalisation en réanimation pour asthme aigu grave dans sa vie.
- Hospitalisation dans l'année pour une exacerbation d'asthme.
- Prise récente (dans les 30 jours) de corticoïdes oraux.

- Consommation de flacons bronchodilatateurs de courte durée supérieure à 1 flacon par mois.
- Absence ou inobservance d'un traitement de fond.

Histoire clinique

- Horaire du début des symptômes.
- Sévérité des symptômes et niveau de gêne occasionnée.
- Signes d'anaphylaxie.
- Traitements débutés et conditions de prise.

Examen clinique

- Inspection souvent suffisante pour apprécier la sévérité de la crise.
- Le tableau 11.1 stratifie la gravité en fonction de paramètres cliniques gazométriques et fonctionnels.

Tableau 11.1 Sévérité des exacerbations d'asthme.

Paramètres	Léger	Modéré	Sévère : AAG	Arrêt respiratoire imminent
Dyspnée	À la marche	En parlant	Au repos	
Élocution	Phrases	Segments de phrases	Mots	Somnolent ou confus
Vigilance	Normale	Anxiété	Généralement agité	Paradoxal
Fréquence respiratoire	Augmentée	Augmentée	Souvent > 30 cycles/min	Pauses respiratoires Gasp
Muscles accessoires	Non utilisés	Utilisés régulièrement	Utilisation permanente	Mouvements thoraco-abdominaux
Sibilants	Modérés souvent en fin d'expiration	Forts expiratoires	Très forts	Absents
Fréquence cardiaque (battements/min)	< 100	100–200	> 120	Bradycardie
DEP après un β2-mimétiques initial % des valeurs théoriques ou % des meilleurs résultats personnels	Plus de 70 %	Entre 30–69 %	< 30 % (ou 100 L/min) ou réponse durant < 2 h	Impossible à réaliser

Tableau 11.2 Suite.

Paramètres	Léger	Modéré	Sévère : AAG	Arrêt respiratoire imminent
PaO_2 en air ambiant et/ou $PaCO_2$	Normal mais en général inutile < 45 mmHg	> 60 mmHg < 45 mmHg	< 60 mmHg > 45 mmHg	
SpO_2 en air ambiant	> 95 %	91–94 %	< 90 %	

Examens biologiques

En dehors d'un contexte infectieux, seule la gazométrie a une utilité dans les AAG, en particulier si SpO_2 < 90 %. Surveillance de la kaliémie (β_2-mimétiques entraînent une hypokaliémie et une augmentation des lactates).

Imagerie

La radiographie du thorax pas systématique et toujours au lit du malade en cas d'AAG ou uniquement pour :
- éliminer un diagnostic différentiel;
- détecter une pathologie infectieuse sous-jacente;
- dépister un barotraumatisme (pneumothorax, pneumomédiastin).

Diagnostic différentiel

Ou d'exclusion en fonction du contexte (les plus fréquents) et de la clinique :
- bronchopneumopathie obstructive;
- insuffisance cardiaque;
- embolie pulmonaire;
- corps étrangers.

Éléments de gravité et pronostic

Facteurs de risque de l'asthme aigu grave (tableau 11.2)

La RFE 2018 [2] de la SRLF et de la SFMU a retenu les critères suivants :
- ATCD d'hospitalisation et de recours à la ventilation mécanique pour asthme;
- prise récente de corticoïdes;
- consommations importante et croissante de β_2-mimétiques;
- âge > 70 ans;
- difficultées à parler;
- troubles de la conscience;

Tableau 11.2 Facteurs de risque de l'asthme aigu grave.

Facteurs sociodémographiques
– Conditions socioéconomiques défavorisées – Difficultés d'accès aux soins
Histoire de l'asthme
– Intubation précédente pour AAG – ≥ 2 hospitalisations ou consultations aux urgences dans l'année précédente – Hospitalisation ou consultation aux urgences dans le mois – PNT ou PNM lors d'un AAG – Maladie cardiaque ou respiratoire associée
Consommation de β_2-mimétiques et corticothérapie orale
– Surconsommation de β_2-mimétiques (≥ 2 flacons/mois) – CO au long cours ou sevrage récent – Intolérance à l'aspirine ou aux AINS
Facteurs sociopsychologiques
– Maladies psychiatriques ou problèmes psychologiques graves – Non–compliance aux rendez–vous ou au traitement – Poursuite du tabagisme, déni de la maladie – Mauvaise perception de l'obstruction bronchique/émoussement de la sensation de dyspnée

- état de choc;
- fréquence respiratoire > 30 cycles par minute;
- existence de signes en faveur d'une PNP.

Pronostic

- Pas de réponse au traitement dans environ 5 à 10 % des crises d'asthme sévères.
- En France, problème de santé publique avec 60 à 100 000 hospitalisations par an. Alors que les décès baissent régulièrement depuis 20 ans (< 1 000/an) [3], prévalence de la maladie en augmentation constante (6,7 %) [4]. Formes graves dans 1/4 des asthmes aigus vus aux urgences.

Prise en charge thérapeutique

Mise en condition

- Monitorage non invasif : fréquence cardiaque et respiratoire, SpO_2 et pression artérielle.
- Voie veineuse périphérique si AAG avec NaCl 0,9 %.
- Oxygénothérapie pour un objectif SpO_2 entre 94 et 98 %.
- Laisser le patient en position demi-assise.

Traitement de première intention

β_2-mimétiques

C'est le traitement de référence.

- Administrés par voie nébulisée avec masque facial avec un débit de 6 à 8 L/min. Oxygène comme gaz vecteur si SpO_2 <90 %. Si besoin, lunettes O_2 en complément plutôt que l'augmentation du débit (qui modifie la granulométrie du médicament).
- Salbutamol 5 mg/2,5 mL ou terbutaline 5 mg/2 mL.
- Pas de supériorité de la voie veineuse par rapport à la voie inhalée [5].
- GINA 2018 propose de débuter les aérosols en continue au début (1re heure) puis de manière intermitente [6].

Anticholinergiques

- Moins efficaces que les β_2-mimétiques, mais effet additif dans AAG. DEP <50 % de la valeur attendue.
- Bromure d'ipratropium 0,5 mg/2 mL. 1 aérosol toutes les 8 h [2].
- L'association avec un β_2-mimétiques semble diminuer le taux d'hospitalisation [7].

Corticoïdes

- Action retardée (3–4 h) avec effet potentialisateur des β_2-mimétiques; donc administration précoce.
- Posologie de 1 mg/kg par voie orale ou IV de prednisolone.
- Pas de supériorité d'une voie d'administration sur l'autre.
- Pour une durée de 15 jours (pas de nécessité d'arrêt progressif).
- Indications si :
  - le traitement initial de β_2-mimétiques n'a pas amélioré les symptômes;
  - l'exacerbation s'est développée chez un patient sous corticoïdes oraux;
  - ATCD d'exacerbations nécessitant des corticoïdes oraux [6].
  - Les formes inhalées, jusqu'à présent non indiquées, peuvent être prescrites d'emblée, diminuant le taux d'hospitalisation des patients non cortico-dépendants. Sa durée et sa posologie ne sont pas encore établies.

Traitement de deuxième intention

Sulfate de magnésium

- Efficacité bronchodilatatrice chez les patients les plus graves résistant au traitement initial [8].
- Ampoule 15 % 10 mL. Entre 1,5 à 3 g dans 100 mL de sérum salé isotonique à passer sur 20 à 30 min.

Adrénaline

- Dans l'AAG uniquement si choc anaphylactique associé (voir « Choc anaphylactique »).
- Voie nébulisée pas d'avantages démontrés par rapport aux β_2-mimétiques.

Aminophylline

Plus de place lors d'une exacerbation asthmatique [9].

Hélium-oxygène

Intérêt possible chez les patients les plus graves [10].

Antibiotiques

Sans signes infectieux (notamment pneumopathie) patents (clinique, biologique et radiologique), ils ne sont pas indiqués.

Stratégie de prise en charge d'une exacerbation d'asthme [6] (figure 11.1)

Signes d'alarme d'arrêt respiratoire imminent (épuisement des muscles respiratoires et asphyxie par hypoxie)

Appel réanimateur et intubation orotrachéale : particularité dans l'asthme.

- En décubitus dorsal précédée d'une préoxygénation et d'une induction à séquence rapide en position assise (voir « Intubation »), tout en poursuivant les nébulisations de β_2-mimétiques jusqu'au dernier moment.
- Dans cette situation clinique, l'intubation orotrachéale (IOT) nécessite au mieux de l'expérience.
- Utilisation possible de la kétamine comme hypnotique pour son action bronchodilatatrice. En remplacement de l'étomidate à la posologie de 2 à 3 mg/kg.
- Sonde trachéale à ballonnet du plus grand diamètre possible.
- Réglages de base du respirateur (afin d'éviter la sur-distension thoracique) : fréquence respiratoire conservée (14 cycles/min); volume courant restreint (6 à 8 mL/kg); débit d'insufflation à 60–80 L/min. Ces objectifs sont plus simplement atteints par un mode en volume contrôlé avec un débit d'insufflation carré. PEEP > 5 cmH_2O et maintien d'une pression plateau < 30 cmH_2O. Tout ceci génère une hypercapnie qui doit être tolérée en dehors d'un œdème cérébral [2].
- L'hypoventilation contrôlée nécessite une sédation profonde.
- Sédation profonde bien conduite, pour permettre une bonne adaptation au respirateur; sinon, curares en bolus intermittents et non en continue.
- β_2-mimétiques : aucune étude comparant les voies d'administration, même s'il semble logique de poursuivre la voie nébulisée via une pièce en T.

Asthme aigu grave

- Déchocage : intubation-ventilation mécanique potentielle.
- En fonction des facteurs de risques d'asthme aigu grave, la situation peut très rapidement et brutalement se dégrader.

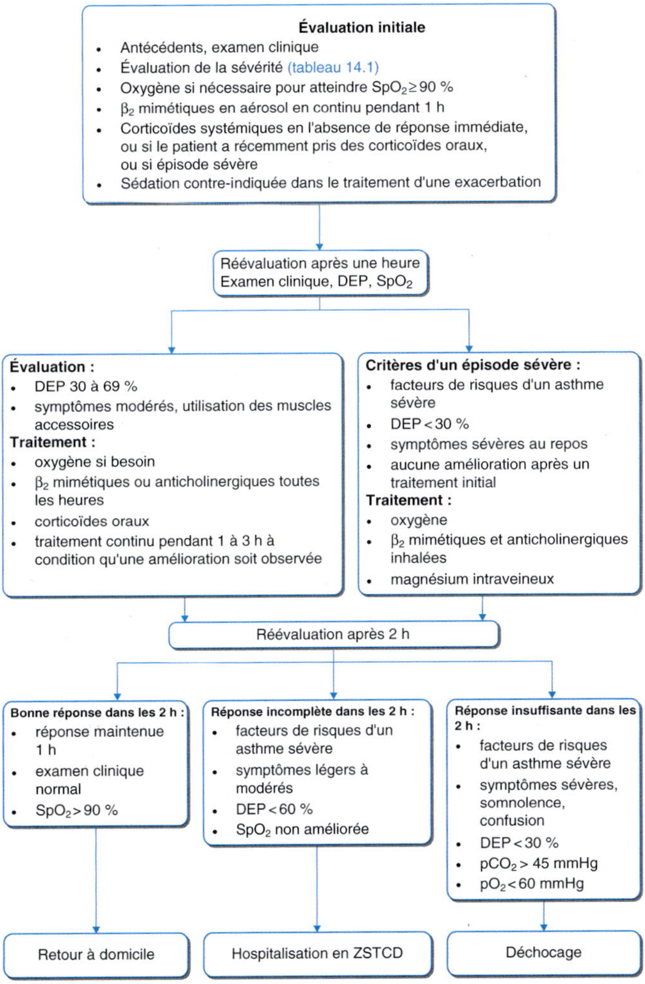

Figure 11.1 Stratégie de prise en charge d'une exacerbation d'asthme [6].

Surveillance et conseils

En l'absence de score validé, l'évolution de la maladie étant imprévisible, l'hospitalisation est obligatoire à partir d'une crise de sévérité modérée.

Retour à domicile

- Après au moins 2 h de traitement et un DEP ≥70 %.
- Renforcement du traitement de fond avec poursuite de la corticothérapie à dose fixe pendant 5 jours, si elle a été nécessaire, ou de la corticothérapie inhalée (en insistant sur l'observance et la qualité de prise).
- Consultation spécialisée dans la semaine afin de rechercher la cause déclenchante, d'adapter le traitement de fond et de revoir son plan d'autogestion.
- Rappel des signes cliniques et fonctionnels nécessitant une consultation médicale en urgence.
- Vérification des conditions sociales assurant la poursuite des soins.

Zone d'hospitalisation de très courte durée (ZHTCD)

- Poursuite des aérosols de β_2-mimétiques toutes les 4 h avec surveillance clinique et fonctionnelle (DEP). Adaptation thérapeutique si besoin.
- Poursuite de la corticothérapie orale.

Réanimation

Réanimation pour les AAG suivie d'une hospitalisation en service de pneumologie.

RÉFÉRENCES

[1] Raherison-Semjen C, Guilleminault L, Billiart I, Chenivesse C, De Oliveira A, Izadifar A, et al. Mise à jour des recommandations (2021) pour la prise en charge et le suivi des patients asthmatiques adultes sous l'égide de la Société de pneumologie de langue française (SPLF) et de la Société pédiatrique de pneumologie et allergologie (SP2A). Version courte. Rev Mal Respir. déc 2021;38(10):e1-13.

[2] SFMU, SRLF. Recommandations Formalisés d'Experts : Prise en charge de l'exacerbation sévère d'asthme. 2018. www.srlf.org/wp-content/uploads/2018/06/20181213_RFE_Exacerbation_Severe_d_asthme.pdf

[3] Institut national de veille sanitaire. Mortalité/Surveillance épidémiologique de l'asthme en France/Asthme/Maladies chroniques et traumatismes/Dossiers thématiques/Accueil. www.invs.sante.fr/Dossiers-thematiques/Maladies-chroniques-et-traumatismes/Asthme/Surveillance-epidemiologique-de-l-asthme-en-France/Mortalite

[4] Institut national de veille sanitaire. Surveillance épidémiologique de l'asthme en France/Asthme/Maladies chroniques et traumatismes/Dossiers thématiques/Accueil www.invs.sante.fr/fr/Dossiers-thematiques/Maladies-chroniques-et-traumatismes/Asthme/Surveillance-epidemiologique-de-l-asthme-en-France

[5] Travers A, Jones AP, Kelly K, et al. Intravenous beta2-agonists for acute asthma in the emergency department. Cochrane Database Syst Rev 2001 ; 2. CD002988.

[6] GINA 2022 https://ginasthma.org/wp-content/uploads/2022/07/GINA-Main-Report-2022-FINAL-22-07-01-WMS.pdf
[7] Kirkland SW, Vandenberghe C, Voaklander B, Nikel T, Campbell S, Rowe BH. Combined inhaled beta-agonist and anticholinergic agents for emergency management in adults with asthma. Cochrane Database Syst Rev 2017 ; 1. 11. CD001284.
[8] Kew KM, Kirtchuk L. Michell CI. Intravenous magnesium sulfate for treating adults with acute asthma in the emergency department. Cochrane Database Syst Rev 2014 ; 5. CD010909.
[9] Nair P, Milan SJ, Rowe BH. Addition of intravenous aminophylline to inhaled beta(2)-agonists in adults with acute asthma. Cochrane Database Syst Rev 2012 ; 12. CD002742.
[10] Rodrigo G, Pollack C, Rodrigo C, et al. Heliox for nonintubated acute asthma patients. Cochrane Database Syst Rev 2006 ; 4. CD002884.

Fiche 12

Œdème aigu du poumon cardiogénique

Points important

- Dyspnée symptôme cardinal mais peu spécifique.
- Diagnostic rapide et efficient indispensable sinon augmentation de la mortalité, de la durée d'hospitalisation et des coûts.
  - Évaluation initiale (figure 12.1) : insuffisance cardiaque ou diagnostic alternatif suspecté ;
  - si insuffisance cardiaque, traitements immédiats à mettre en place parallèlement ;
  - pronostic vital engagé par hypotension ou hypoxémie ?
- BNP < 100 pg/mL ou NT-proBNP < 300 pg/mL : exclut l'OAP cardiogénique.
- Radiographie du thorax élément clé du diagnostic.
- La ventilation non invasive diminue la mortalité.

Définition

Situation fréquemment rencontrée et cause potentiellement fatale d'une détresse respiratoire aiguë. Symptomatologie clinique généralement caractérisée par une dyspnée d'apparition brutale, non fébrile avec expectoration mousseuse. Secondaire à une surcharge hydrique alvéolaire en lien avec une augmentation de la pression capillaire pulmonaire. Forme à fraction d'éjection systolique préservée ou insuffisance cardiaque diastolique la plus fréquente avec l'avancée en âge de la population, sous forme d'OAP flash. Sur le plan diagnostique et thérapeutique, se différencie peu de la systolique.

Diagnostic

Démarche diagnostique

Basée sur l'histoire de la maladie, l'examen clinique, la radiographie du thorax et l'ECG. Le plus souvent patient (sex-ratio : 1) d'environ 70 ans, qui présente dans les 2/3 des cas une insuffisance cardiaque chronique et/ou une HTA et/ou une coronaropathie.
Elle amène à distinguer quatre profils de patients fondés sur la présence de congestion et/ou d'hypoperfusion [1] essentiel pour les choix thérapeutiques (tableau 12.1).

Anamnèse

Antécédents

Insuffisance cardiaque, coronaropathie, HTA, valvulopathie (mitrale en particulier).

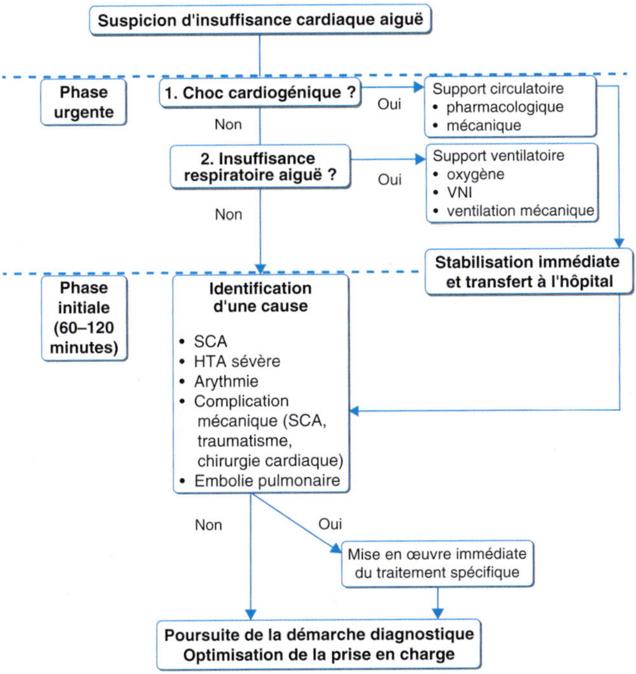

HTA : hypertension artérielle ; SCA : syndrome coronarien aigu ; VNI : ventilation non invasive.

Figure 12.1 **Évaluation clinique initiale d'une insuffisance cardiaque aiguë.**
Source : avec l'autorisation d'Oxford Univeristy Press (UK). © European Society of Cardiology, www.escardio.org/. Les Guidelines 2016 sont disponibles sur eurheartj.oxfordjournals.org.

Mode d'installation

De la dyspnée d'effort subaiguë à l'OAP flash.

Examen clinique

Dyspnée aiguë avec orthopnée d'apparition brutale souvent nocturne

- Dyspnée angoissante, intense s'accompagnant de toux incessante avec rapidement une expectoration mousseuse classiquement saumonée.

Tableau 12.1 Profil des patients en insuffisance cardiaque aiguë.

« Chaud-sec »	Congestion (–) hypoperfusion (–)	
« Chaud-humide »	Congestion (+) hypoperfusion (–)	Orthopnée, dyspnée nocturne, œdème des membres inférieurs, RHJ, hépatalgie, ascite
« Froid-sec »	Congestion (–) hypoperfusion (+)	Extrémités froides, oligurie, confusion, pincement de la différentielle de pression artérielle
« Froid-humide »	Congestion (+) hypoperfusion (+)	Orthopnée, dyspnée nocturne, œdème des membres inférieurs, RHJ, hépatalgie, ascite Extrémités froides, oligurie, confusion, pincement de la différentielle de pression artérielle

Examens biologiques

Permettent de compléter le diagnostic et de préciser le terrain du patient.

NFS

À la recherche d'une anémie.

Peptides natriurétiques de type B

- Intérêt lorsque le diagnostic est incertain, en particulier pour exclure le diagnostic d'insuffisance cardiaque aiguë;
- Des taux inférieurs de BNP à 100 pg/mL ou de NT-proBNP (précurseur du BNP) à 300 pg/mL excluent le diagnostic d'œdème aigu du poumon cardiogénique avec un faible risque d'erreur si les autres signes sont peu évocateurs. Lorsque le taux de BNP est > 500 pg/mL le diagnostic peut être suspecté;
- Pas d'argument pour préférer l'un ou l'autre des peptides.
- Causes non cardiaques de taux élevé BNP [1] :
  - âge avancé;
  - AVC;
  - HSA;
  - Insuffisance rénale;
  - insuffisance hépato-cellulaire;
  - syndrome para-néoplasique;
  - BPCO sévère;
  - sepsis sévère;
  - anémie;
  - brûlures graves;
  - pathologies métaboliques sévères (thyréotoxicose, acido-cétose diabétique).

Bilan électrolytique et rénal

GDS

Apprécient la gravité de l'œdème pulmonaire. L'acidose respiratoire signe de gravité.

Troponine

- Élevée dans près de 50 % des cas d'insuffisance cardiaque aiguë, sans qu'elle soit associée, pour autant, à une pathologie coronarienne;
- Intérêt étiologique en cas de suspicion de syndrome coronarien aigu (clinique et électrocardiographique).

Examens paracliniques

La radiographie du thorax : ressource diagnostique importante

- Une cardiomégalie, un épanchement mais surtout une surcharge vasculaire périhilaire sont des éléments en faveur d'un OAP.
- Présence de signes d'insuffisance respiratoire chronique (distension thoracique, syndrome bronchique avec opacités en rails ou de pneumopathie) ne permet pas d'éliminer le diagnostic d'OAP.

ECG

À la recherche d'un syndrome coronarien aigu potentiellement responsable ou d'une pathologie ryhtmique.

Échographie pulmonaire [2]

- Lignes B : images de cônes d'ombre remplaçant les lignes A physiologiques qui sont une réplication multiple à égale distance de la ligne A.
- Probabilité prétest modérée à forte, l'échographie au lit du malade permet de confirmer le diagnostic
- Probabilité prétest faible, élimine le diagnostic.

Échographie cardiaque

L'échographie cardiaque rarement possible en situation aiguë et pas le meilleur moment pour évaluer la fonction ventriculaire, recommandée en cas de choc cardiogénique.

Diagnostic différentiel

OAP lésionnel

Contexte évocateur (inhalations liquidiennes ou gazeuses, infections graves) et l'orthopnée absente.

Insuffisance respiratoire bronchospastique du BPCO

Diagnostic difficile car parfois intriqué.

Étiologie

Responsables d'une détérioration brutale

- Troubles du rythme (fibrillation auriculaire, tachycardie ventriculaire...).
- Syndrome coronarien aigu, avec ou sans complications mécaniques.
- Embolie pulmonaire aiguë.
- Poussée hypertensive.
- Tamponnade cardiaque ou dissection aortique.
- Chirurgie cardiaque.

Responsables d'une détérioration progressive

- Infection (pneumonie, endocardite, sepsis...).
- Exacerbation BPCO ou asthme.
- Anémie ou insuffisance rénale aiguë.
- Mauvaise observance thérapeutique (régime trop salé).
- HTA mal contrôlée.
- Iatrogène (AINS, corticoïdes ou chimiothérapie), alcool, drogues.
- Dysfonction métabolique (thyroïdienne, diabétique, complications de la grossesse et du péripartum).

Éléments de gravité et pronostic

Score EHMRG

- Apprécie la mortalité à 7 jours des patients admis aux urgences pour insuffisance cardiaque aiguë [3].
- Fondée sur l'âge, la PAS, la fréquence cardiaque et la SpO_2 à l'admission, la créatininémie, la kaliémie, le taux de troponine et de BNP, la prise en charge par le SMUR, la présence d'un cancer actif et la prise de diurétiques au domicile.

OAP flash

- Terme classiquement utilisé lors de forme dramatique d'OAP. Facteurs de risques : la poussée d'HTA, l'ischémie coronaire, la pathologie valvulaire et l'insuffisance cardiaque diastolique.
- Souvent associé à une sténose des artères rénales.
- Résultat d'une hyperactivité du système rénine angiotensine et du système adrénergique.
- Malgré sa brutalité d'apparition, pour éliminer une cause cardiaque lors d'une dyspnée aiguë, le BNP garde toute sa valeur (avec un seuil < 100 pg/mL).
- Taux de mortalité reste élevé à 1 an (> 40 %).

Pronostic

- Mortalité à 1 an de 25 à 30 % chez les patients âgés hospitalisés pour une décompensation cardiaque.
- Taux de réadmission après un premier épisode est 67 % à 1 an chez les patients âgés.

Prise en charge thérapeutique

Objectif d'améliorer l'oxygénation tissulaire, diminuer la précharge ventriculaire diminuant ainsi la pression capillaire pulmonaire. Associé aux traitements étiologiques et des facteurs aggravants.

Mise en condition

- Monitorage non invasif : fréquences cardiaque et respiratoire, SpO_2 et PA.
- Voie veineuse périphérique avec sérum glucosé à 5 % préféré au NaCl 0,9 %. comme garde veine.
- Oxygénothérapie pour un objectif $SpO_2 > 90$ %.
- Laisser le patient en position demi-assise avec si possible les jambes pendantes.

Traitement médicamenteux (fig. 12.2)

Diurétiques de l'anse

- En première ligne si rétention hydrosodée.
- Utilisée par voie intraveineuse, soit furosémide soit bumétanide.
- Posologie égale à la dose quotidienne habituellement prescrite. La forte dose n'apporte pas de bénéfice supplémentaire en termes de mortalité [4].
- Aucune des 2 voies d'administration (continue ou bolus) ne fait la preuve de sa supériorité [4].
- Si le patient n'a pas de diurétiques antérieurement, débuter à la posologie de 20–40 mg.

Dérivés nitrés

- En 1re ligne si pas de rétention hydrosodée et si PAS > 90 mmHg.
- Comme les diurétiques, action sur la précharge.
- Provoquent une vasodilatation et une amélioration du débit coronaire.
- D'autant plus indiqués que l'origine de l'OAP est coronarienne. En dehors, le niveau de preuve de son intérêt reste faible [5].
- Seule la voie intraveineuse a été évaluée dans cette indication.
- Surveillance de la pression artérielle systolique et traitement suspendu si < 110 mmHg.
- Bolus de 3 mg avec adaptation répétition toutes les 5 min de dinitrate d'isosorbide (amp. de 10 mg/10 mL) avec un objectif de baisse de 30 % de la PAM.

Oxygénothérapie

- Indispensable avec un objectif de $SpO_2 \geq 90$ %.
- Afin d'obtenir une FiO_2 qui permet d'atteindre l'objectif, souvent nécessaire d'utiliser un masque à haute concentration.

Inotropes

- Chocs cardiogéniques rares dans cette situation (2 %) et souvent secondaires d'un syndrome coronarien aigu.
- Seule thérapeutique médicamenteuse alors possible.
- Voir « Choc cardiogénique ».

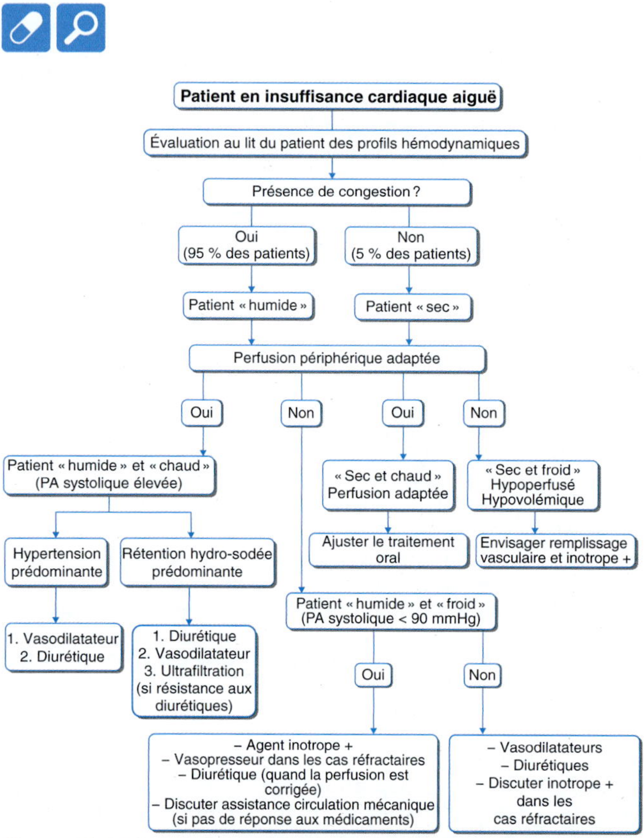

Figure 12.2 Prise en charge initiale de l'insuffisance cardiaque aiguë, d'après [1].

Source : D'après Ponikowski P, Voors AA, Anker SD, et al. 2016 ESC Guidelines for the diagnosis and treatment of acute and chronic heart failure : The Task Force for the diagnosis and treatment of acute and chronic heart failure of the European Society of Cardiology (ESC) Developed with the special contribution of the Heart Failure Association (HFA) of the ESC. Eur Heart J 2016; 37(27) : 2129–2200.

Thérapeutiques annexes

- Anticoagulation préventive par HBPM si pas de CI ni d'anticoagulation préalable.
- Ultrafiltration : lorsque l'efficacité des diurétiques s'émousse par tachyphylaxie.
- Nicardipine (amp. de 10 mg/10 mL) : en complément des dérivés nitrés et des diurétiques lors d'OAP hypertensif.
  - Pousse-seringue électrique en débutant à la posologie de 1 à 5 mg/h en fonction de l'âge. La vitesse peut être augmentée de 0,5 à 1 mg/h toutes les 15 à 30 min.
  - Disparition de l'usage de la saignée dans les différentes recommandations, de même que les garrots tournants.

Support ventilatoire

Ventilation non invasive

- Diminue la pré- et post-charge, le travail respiratoire et l'œdème pulmonaire.
- Intérêt démontré, y compris en préhospitalier, pour améliorer les paramètres physiologiques (fréquence cardiaque, fréquence respiratoire, PAS et SpO_2) mais également sur la mortalité [6].
- Mettre en place en première intention, diminuant ainsi de 50 % le recours à une intubation orotrachéale.
- Deux modes sont possibles :
  - CPAP (ventilation spontanée-pression expiratoire positive [VS-PEP]) (voir « Modes ventilatoires »). La PEP au moins de 7 cmH_2O. La FiO_2 à adapter à la SpO_2;
  - ventilation spontanée-aide inspiratoire-pression expiratoire positive (VS-AI-PEP). Les réglages de base communément acceptés :
    - PEP : 7 cmH_2O,
    - AI : 8 cmH_2O à adapter pour un objectif de volume courant expiratoire de 6 à 8 mL/kg (pour un patient de poids moyen),
    - FiO_2 à adapter à la SpO_2. À privilégier si le patient est par ailleurs insuffisant respiratoire chronique.
- Surveillance clinique permanente.

Indications de la ventilation invasive

- En cas d'inefficacité ou d'intolérance de la VNI.
- Arrêt cardiaque ou respiratoire.
- Troubles de la conscience, agitation.
- Instabilité hémodynamique avec bradycardie ne réagissant pas aux drogues vasoactives.
- Troubles du rythme cardiaque sévère.

Traitement étiologique spécifique

Voir fiches *ad hoc*.

Surveillance et conseils (figure 12.3)

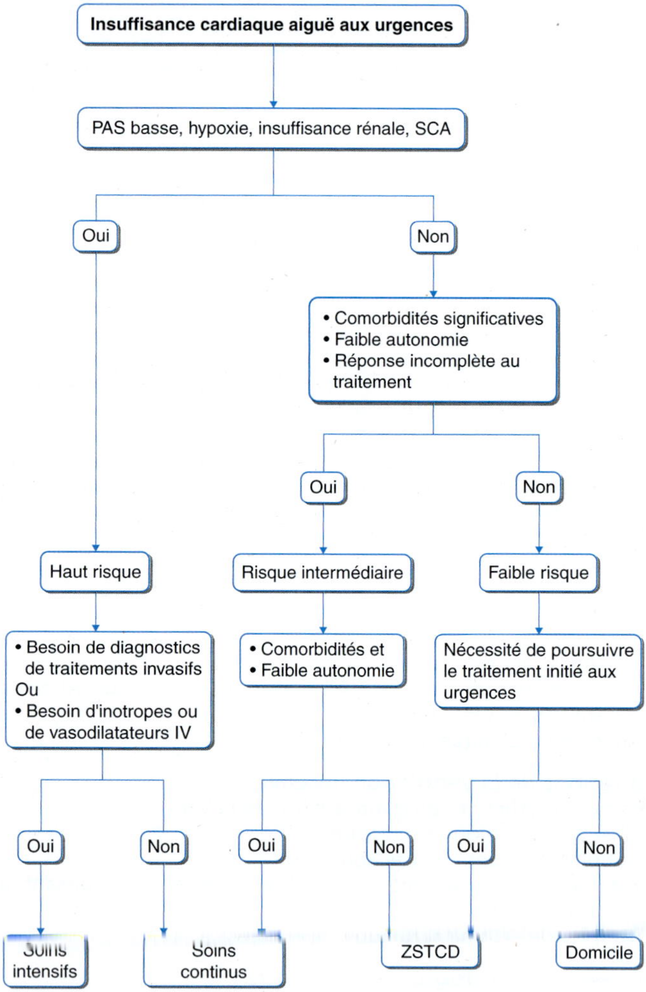

Figure 12.3 Insuffisance cardiaque aiguë aux urgences [7].

Retour à domicile [7]

- Rarement possible depuis le service d'accueil des urgences.
- Une consultation cardiologique à court terme doit être programmée.

Hospitalisation en ZSTCD ou aux soins intensifs

Nécessite au décours un séjour en cardiologie afin de réévaluer la cardiopathie sous-jacente et sa prise en charge.

RÉFÉRENCES

[1] McDonagh TA, Metra M, Adamo M, Gardner RS, Baumbach A, Böhm M, et al. 2021 ESC Guidelines for the diagnosis and treatment of acute and chronic heart failure. Eur Heart J. 21 sept 2021 ; 42(36) : 3599–726.
[2] Al Deeb M, Barbic S, Featherstone R, et al. Point-of-care ultrasonography for the diagnosis of acute cardiogenic pulmonary edema in patients presenting with acute dyspnea : a systematic review and meta-analysis. Acad Emerg Med Off J Soc Acad Emerg Med 2014 ; 21(8) : 843–52.
[3] Lee DS, Stitt A, Austin PC, et al. Prediction of heart failure mortality in emergent care : a cohort study. Ann Intern Med 2012 ; 156(11) : 767–75. W–261, W–262.
[4] Wu M-Y, Chang N-C, Su C-L, et al. Loop diuretic strategies in patients with acute decompensated heart failure : a meta-analysis of randomized controlled trials. J Crit Care 2014 ; 29(1) : 2–9.
[5] Wakai A, McCabe A, Kidney R, et al. Nitrates for acute heart failure syndromes. Cochrane Database Syst Rev 2013 ; 8. CD005151.
[6] Cabrini L, Landoni G, Oriani A, et al. Noninvasive ventilation and survival in acute care settings : a comprehensive systematic review and metaanalysis of randomized controlled trials. Crit Care Med 2015 ; 43(4) : 880–8.
[7] Collins S, Storrow AB, Albert NM, et al. Early management of patients with acute heart failure : state of the art and future directions. A consensus document from the society for academic emergency medicine/heart failure society of America acute heart failure working group. J Card Fail 2015 ; 21(1) : 27–43.

Fiche 13

Exacerbation/décompensation d'une BPCO

Points importants

- Prévalence difficile à quantifier car définition de la décompensation non consensuelle.
- Appréciation de la sévérité de l'exacerbation sur des critères cliniques et gazométriques.
- Bronchodilatateurs systématiques.
- Malgré une origine infectieuse majoritaire, antibiothérapie non systématique.
- Début précoce de la ventilation non invasive car diminution du recours à l'intubation et de la mortalité.
- Une surveillance permanente obligatoire.

Définition

Événement aigu avec une majoration des symptômes respiratoires au-delà des variations quotidiennes d'une durée généralement supérieure à 24 h et qui nécessite soit une intensification thérapeutique (notamment bronchodilatateurs) [1], soit l'ajout d'un traitement supplémentaire (antibiotiques, corticoïdes) [2]. Les critères cliniques de l'exacerbation couramment utilisés sont l'augmentation de la dyspnée, de la toux, du volume ou la purulence de l'expectoration. La décompensation se définit comme une exacerbation avec signes de gravité (tableau 13.1) mettant en jeu le pronostic vital.

Diagnostic

Démarche diagnostique

Basée sur l'histoire de la maladie, l'examen clinique et gazométrique.

Anamnèse

- Sévérité de la bronchopneumopathie obstructive (BPCO) (tableau 13.2).
- Début des nouveaux symptômes ou de l'aggravation.
- Nombre des précédentes exacerbations (total/hospitalisation) :
  - comorbidités ;
  - traitement de fond actuellement suivi ;
  - antécédents de ventilation mécanique.

Méga-guide pratique des urgences

Tableau 13.1 Signes de gravité immédiate d'une exacerbation.

Anamnestiques	Cliniques	Gazométriques
– VEMS < 30 % – PaO_2 < 60 mmHg (basale) – Exacerbations fréquentes (> 3/an) – Corticothérapie au long cours – Comorbidités significatives – Antécédents de pneumonie	**Respiratoires** – Dyspnée de repos – Cyanose – SpO_2 < 90 % – Usage muscles respiratoires accessoires – Respiration abdominale paradoxale – FR > 25/min – Toux inefficace **Cardiovasculaires** – Tachycardie > 110/min – Trouble du rythme – Hypotension – Marbrures – Œdèmes des membres inférieurs **Neurologiques** – Agitation – Confusion – Obnubilation – Coma – Astérixis	– Hypoxémie < 55 mmHg – Hypercapnie > 45 mmHg – Acidose ventilatoire (< 7,35)

Tableau 13.2 Classification de la BPCO par stade de sévérité.

	Caractéristiques
	VEMS/CVF < 0,7 après administration d'un broncho-dilatateur
Stade I : BPCO peu sévère	VEMS > 80 % de la valeur prédite avec ou sans symptômes chroniques (toux, expectorations) Habituellement non dyspnéique
Stade II : BPCO modérée	VEMS entre 50 et 80 % de la valeur prédite avec parfois dyspnée d'effort, toux Dyspnée d'effort habituellement méconnue
Stade III **BPCO sévère**	VEMS entre 30 et 50 % de la valeur prédite avec dyspnée, réduction des activités, asthénie et exacerbations répétées
Stade IV **BPCO très sévère**	VEMS < 30 % de la valeur prédite ou < 50 % associé à une insuffisance respiratoire ou une décompensation cardiaque droite Qualité de vie très altérée avec dyspnée au moindre effort ou de repos et insuffisance cardiaque droite

Examen clinique

- Inspection souvent suffisante pour apprécier la sévérité de la crise.
- Le tableau 13.2 stratifie la gravité en fonction de paramètres cliniques gazométriques et fonctionnels.

Examens biologiques

Pour préciser la cause, le retentissement et/ou les critères de gravité de l'exacerbation.

- NFS.
- CRP : Son intérêt en routine n'est pas clairement défini dans la littérature, contrairement à la PCT qui, elle, pourrait permettre de diminuer la durée d'utilisation des antibiotiques [1].
- Bilan électrolytique et fonction rénale.
- GDS en précisant les conditions de prélèvement.
- Examen bactériologique des crachats :
  - non recommandé en première intention; uniquement chez les BPCO sévères avec crachats purulents, exacerbations répétées, immunodépression, ATCD de colonisation ou infection à *Pseudomonas*, *Stenotrophomonas*, *Achromobacter* ou en situation d'échec d'une antibiothérapie préalable;
  - faible spécificité;
  - intéressant s'il met en évidence un germe inhabituel de la sphère oropharyngée ou en cas de culture pure à fortes concentrations ($> 10^6$/mL);
  - BNP ou NT-ProBNP : pour déterminer l'origine cardiaque de la dyspnée ou pas (excellente VPN).

Examen paraclinique

- La radiographie du thorax, recommandée si :
  - fièvre associée à une douleur thoracique ou foyers crépitants;
  - présence de signes de gravité;
  - suspicion de complication (pneumopathie, pneumothorax, insuffisance cardiaque).
- ECG : recherche une arythmie, une souffrance ischémique, des signes d'hypertension artérielle pulmonaire ou une cardiopathie gauche associée.
- L'exploration fonctionnelle respiratoire n'est pas recommandée à la phase aiguë de l'exacerbation.

Diagnostic différentiel

Ou d'exclusion en fonction du contexte (les plus fréquents) et de la clinique :

- pneumonie;
- pneumothorax;
- pleurésie abondante;
- œdème aigu du poumon cardiogénique;
- embolie pulmonaire qui peut être favorisée par l'exacerbation;
- arythmie cardiaque (FA ou flutter).

Étiologie

- Infectieuse :
  - majoritaire (70 %), répartie à parts égales entre bactérienne, virale et bactérienne associée à virale ;
  - surtout présente chez les patients nécessitant une hospitalisation ;
  - *Hæmophilus influenzae*, *Streptococcus pneumoniæ* et *Moraxella catarrhalis* : bactéries les plus fréquemment rencontrées et incluses dans le spectre de toute antibiothérapie probabiliste ;
  - augmentation du risque de retrouver du *Pseudomonas ærugi-nosa* avec la sévérité de la maladie, une hospitalisation récente en particulier ayant nécessité une ventilation mécanique, et ou l'administration fréquente d'antibiotiques (> 4/an).
- Les causes non infectieuses sont liées aux facteurs environnementaux.

Éléments de gravité et pronostic

- Signes de gravité prédisposant aux risques de décompensation (tableau 13.3).

Tableau 13.3 Modalités et lieux de prise en charge en fonction du risque de décompensation grave [3].

Risque faible	Risque important
– Maladie de fond peu sévère (< IIa) – Absence de signes de gravité immédiate – Probabilité élevée d'une infection trachéobronchique à la source de l'exacerbation : • expectoration purulente • pas d'autre étiologie patente • pas de T° > 38,5 (suggérant une infection d'une autre nature ou depuis > 3 j) – Absence d'épisode récent d'évolution défavorable (hospitalisation) – Environnement familial, médical, paramédical favorable	– Maladie de fond sévère : • IIb-III • > 70 ans • comorbidités significatives (cardiaque, obésité morbide) • dénutrition (poids < 85 % du poids idéal) • > 3 exacerbations/an • confinement à domicile • colonisation par germes résistants • corticothérapie systémique au long cours • pO_2 < 55 mmHg • pCO_2 > 45 mmHg – Présence de signes de gravité immédiate – Possibilité de pneumonie ou pneumothorax, d'insuffisance cardiaque gauche ou d'embolie pulmonaire – Existence d'un épisode récent d'évolution défavorable – Absence d'amélioration avec un traitement mené en ambulatoire
Prise en charge ambulatoire	**Hospitalisation**

- Pronostic :
  - ventilation non invasive (VNI) : méthode ventilatoire de choix chez ces patients dont l'efficacité est > 80 %. Évite une ventilation assistée dont le sevrage est souvent difficile dans cette pathologie;
  - variation du pronostic vital des exacerbations en fonction de la gravité de la maladie respiratoire sous-jacente, des comorbidités en particulier cardiovasculaire et de la gravité de l'épisode en cours;
  - mortalité hospitalière de l'ordre de 10 à 15 % peut monter de 25 à 30 % si une hospitalisation en soins intensifs est nécessaire.

Prise en charge thérapeutique

Mise en condition

- Monitorage non invasif : fréquence cardiaque et respiratoire, SpO_2 et PA.
- Voie veineuse périphérique avec NaCl 0,9 %.
- Oxygénothérapie pour un objectif $SpO_2 > 90$ %.
- Laisser le patient en position demi-assise.

Traitement médicamenteux

Bronchodilatateurs

- Pierre angulaire du traitement médicamenteux. Amélioration des signes respiratoires même si effet modeste sur le VEMS.
- β_2-mimétiques à courte durée d'action à privilégier [4].
- Administration par voie nébulisée avec masque facial avec un débit de 6 à 8 L/min. Oxygène comme gaz vecteur si $SpO_2 < 90$ % (surveillance clinique rapprochée). Si besoin, rajout de lunettes O_2 plutôt qu'une augmentation du débit (qui modifie la granulométrie du médicament).
- Salbutamol 5 mg/2,5 mL ou terbutaline 5 mg/2 mL pour les β_2-mimétiques et possiblement associé à de l'ipratropium 0,5 mg/2 mL comme anticholinergiques.
- Posologies optimales et rythme d'administration inconnus. Répétés jusqu'à amélioration clinique.
- Bronchodilatateurs longue durée d'action et corticoïdes inhalés non recommandés en cas d'exacerbation.

Oxygénothérapie

- Indispensable lors d'exacerbation avec un objectif de $SpO_2 \geq 90$ %.
- Majoration de l'hypercapnie et donc acidose ventilatoire, souvent associée à une respiration de petits volumes et une fréquence élevée.
- Surveillance clinique étroite indispensable.
- Contrôle gazométrique nécessaire entre la 20e et la 60e min.

Corticoïdes

- Diminuent la durée d'hospitalisation des patients ne nécessitant pas de ventilation mécanique, les rechutes à 1 mois et la probabilité d'échec aux traitements [5].
- Utilisation très controversée car preuve d'un bénéfice modéré, peu pertinent et à mettre en balance avec les effets secondaires, notamment le déséquilibre glycémique.
- 5 à 7 jours semblent suffisants sans consensus sur la posologie ou la molécule. GOLD propose 40 mg/j de prednisolone (PO) [1].

Antibiothérapie (tableau 13.4)

- Même si majoritairement d'origine infectieuse, difficile de différencier les exacerbations d'origine virales des bactériennes.
- Éléments en faveur d'une prescription d'antibiotiques : présence d'un foyer parenchymateux et/ou d'une purulence marquée.

Tableau 13.4 Indications d'antibiotiques [7].

Stade clinique de gravité de la BPCO évalué en dehors de toute exacerbation		Indications d'antibiothérapie	Choix de l'antibiothérapie
Absence d'EFR connus	**Résultats EFR connus**		
Absence de dyspnée	VEMS > 50 %	Pas d'antibiotique	
Dyspnée d'effort	VEMS < 50 %	Antibiotique seulement si expectoration franchement purulente verdâtre	Amoxicilline (1 g × 3/j) en première intention Ou céfuroxime-axétil (250 mg × 2/j), cefpodoxime-proxétil (200 mg × 2/j), céfotiam-axétil (400 mg × 2/j), macrolides (ex : clarithromycine (LP 1 g × 1/j 5 j), pristinamycine (1 g × 3/j), télithromycine (800 mg × 1/j 5 j)
Dyspnée au moindre effort ou dyspnée de repos	VEMS < 30 %	Antibiothérapie systématique + recherche d'autres causes d'exacerbations ou de dyspnée	Amoxicilline/acide clavulanique (1 g × 3/j) en première intention Ou C3G injectable (céfotaxime [1 g × 3/j]) Ou ceftriaxone (1 g × 1/j), lévofloxacine (500 mg × 1/j)
La durée habituelle sauf exceptions (voir ci-dessus) est en moyenne de 10 jours, 5 à 7 jours pour la SPLF.			

- Intérêt pour les formes les plus graves admis aux soins intensifs [6].
- La SPLF la propose en 2017 si : expectoration purulente; signes de gravité; terrain à risque, c'est-à-dire BPCO avec très sévère obstruction bronchique (VEMS > 30 %) ou comorbidités susceptibles de menacer le pronostic vital [2].
- Pas de modification ni la durée d'hospitalisation, ni la mortalité dans les autres formes.
- Place du stade de la BPCO et de l'importance de la dyspnée en dehors de toute exacerbation [7].
- Gravité de la maladie et terrain impactent le choix de l'antibiotique et sa voie d'administration. Voie orale privilégiée.
- Fluoroquinolones non indiqués en cas de prescription de la même famille dans les 3 mois qui précèdent.
- Réévaluation systématique à 48 h et si antibiothérapie indiquée, adaptation thérapeutique en fonction des résultats de l'ECBC.

Théophylline

Effet modeste et inconsistant au regard de ses effets secondaires. N'a plus sa place dans cette indication [8].

Prévention de maladie thromboembolique

Lors de toute exacerbation nécessitant une hospitalisation.

Support ventilatoire

VNI

- Objet d'un consensus fort notamment pour l'amélioration des paramètres gazométriques, des signes de détresse respiratoire, du raccourcissement de la durée d'hospitalisation mais surtout la diminution de la mortalité et de la nécessité à une intubation.
- Indication [1] basée sur au moins un des 2 critères :
  - gazométrique : pH < 7,35 et/ou $PaCO_2 \geq 45$ mmHg;
  - respiratoires : signes de lutte (augmentation de la fréquence respiratoire, balancement thoraco-abdominal, muscles respiratoires accessoires, etc.).
- Contre-indications détaillées dans la recommandation de la SFAR, SPLF et SRLF de 2006 [9].
- Mode à utiliser : VS-AI-PEP (voir « Modes ventilatoires »). Réglages de base communément acceptés :
  - AI 8 cmH_2O à augmenter par palier de 2 cmH_2O pour un objectif de volume courant expiratoire 6 mL/kg et/ou FR < 25 cycles/min;
  - PEP 5 cmH_2O à augmenter par palier de 2 cmH_2O jusqu'à disparition des efforts inefficaces;
  - FiO_2 selon SpO_2 cible.
- Surveillance clinique permanente. Évaluation précoce du bénéfice clinique et gazométrique de la VNI (1 à 2 h).

Indications de la ventilation invasive [2]

- En cas d'inefficacité, d'intolérance ou de contre-indication de la VNI.
- Arrêt cardiaque ou respiratoire.
- Pauses respiratoires ou gasp traduisant un épuisement respiratoire.
- Troubles de la conscience, agitation.
- Toux inefficace avec encombrement majeur.
- Inhalation bronchique.
- Instabilité hémodynamique avec bradycardie ne réagissant pas aux drogues vasoactives.
- Troubles du rythme cardiaque sévère.

Surveillance et conseils (tableau 13.3)

Retour à domicile [1]

Après une période de surveillance minimale de 12 à 24 h et une stabilité clinique et gazométrique.

Besoin en β_2-mimétiques ou anticholinergiques inhalés >4 h permettant un relai possible par les formes longue durée d'action.

Patient valide qui s'alimente normalement et dort sans réveils fréquents.

Vérification des conditions médicales, sociales et familiales garantissant la poursuite des soins.

Prévoir une consultation spécialisée entre 4 et 12 semaines [4].

Service de pneumologie

Point sur la pathologie : vérification du bon usage des aérosols de bronchodilatateurs avec si besoin adaptation thérapeutique, épreuve fonctionnelle respiratoire, évaluation d'une indication d'oxygénothérapie aux longs cours.

Prise en charge des comorbidités.

Organisation d'une visite de suivi entre 4 et 6 semaines après l'hospitalisation.

Réanimation

Pour les décompensations de BPCO suivie d'une hospitalisation en service de pneumologie.

RÉFÉRENCES

[1] Verduri A, Luppi F, D'Amico R, et al. Antibiotic treatment of severe exacerbations of chronic obstructive pulmonary disease with procalcitonin : a randomized noninferiority trial. PLoS One 2015 ; 10(3). e0118241.

[2] Jouneau S, Dres M, Guerder A, et al. Management of acute exacerbations of chronic obstructive pulmonary disease (COPD). Guidelines from the Société de pneumologie de langue française (summary). Rev Mal Respir 2017 ; 34(4) : 282–322.

[3] Société française de pneumologie française. Exacerbations/décompensations : diagnostic, niveaux de gravité et prise en charge hors antibiothérapie. Rev Mal Respir 2003 ; 20. 4S56. 4S684.
[4] GOLD – the Global initiative for chronic Obstructive Lung Disease. Pocket guide to COPD diagnosis, management, and prevention A Guide for health care professionals. 2018 report. https://goldcopd.org/wp-content/uploads/2020/03/GOLD-2020-POCKET-GUIDE-ver1.0_FINAL-WMV.pdf
[5] Walters JAE, Tan DJ, White CJ, et al. Systemic corticosteroids for acute exacerbations of chronic obstructive pulmonary disease. Cochrane Database Syst Rev 2014 ; 9. CD001288.
[6] Vollenweider DJ, Jarrett H, Steurer-Stey CA, et al. Antibiotics for exacerbations of chronic obstructive pulmonary disease. Cochrane Database Syst Rev 2012 ; 12. CD010257.
[7] AFSSAPS, SPILF, SPLF. Mise au point : antibiothérapie par voie générale dans les infections respiratoires basses de l'adulte. 2010. ansm.sante.fr/var/ansm_site/storage/original/application/b33b6936699f3fefdd075316c40a0734.pdf
[8] Barr RG, Rowe BH, Camargo CA. Methylxanthines for exacerbations of chronic obstructive pulmonary disease. Cochrane Database Syst Rev 2003 ; 2. CD002168.
[9] Ventilation non invasive au cours de l'insuffisance respiratoire aiguë. sfar.org/ventilation-non-invasive%e2%80%a8au-cours-de-linsuffisance-respiratoire-aigue-nouveau-ne-exclu/

Pneumopathies infectieuses communautaires

Points importants

- Pour la plupart, prise en charge à domicile ; vues aux urgences, identifier celles qui potentiellement peuvent évoluer de façon péjorative.
- Évaluation de la sévérité initiale à partir de critères simples : cliniques, biologiques et radiologiques.
- Pas de score ou de signes cliniques ayant une valeur prédictive négative suffisante pour éliminer une pneumopathie aiguë communautaire (PAC).
- Radiographie du thorax systématique.
- Si pneumopathie bactérienne suspectée, débuter antibiothérapie le plus précocement.
- Réévaluation clinique à 48 h obligatoire.

Définition

Infection aiguë du parenchyme pulmonaire survenue en ambulatoire ou dans les 48 h du début de l'hospitalisation.

Diagnostic

Démarche diagnostique

PAC à pneumocoque classiquement à :

- début brutal, avec frissons et douleur thoracique de type pleurale (inhibant la respiration et irradiant dans l'épaule);
- associé à des signes de syndrome inflammatoire de réponse systémique (SIRS) : fièvre > 38 °C ou < 36 °C, tachycardie > 90 cycles/min, fréquence respiratoire > 20 cycles/min et une hyperleucocytose > 12 000/mm^3;
- signes auscultatoires ou radiologiques.

Anamnèse : défaillance immunitaire ou exposition

Antécédents

Insuffisance respiratoire chronique, néoplasie, tabagisme ou alcoolisme chronique.

Exposition

Métiers, animaux, corticothérapie, voyages récents.

Tableau 14.1 Valeurs diagnostiques des différents éléments cliniques, biologiques, radiologiques pour le diagnostic de PNPC [1].

Signes	RVP	RVN
Histoire de la maladie		
Fièvre	1,7–2,1	0,6–0,7
Frissons	1,3–1,7	0,7–0,9
Signes vitaux		
Tachypnée > 25 cycles/min	1,5–3,4	0,8
Tachycardie > 100 battements/min	1,6–2,3	0,5–0,7
Hyperthermie > 37,8 °C	1,4–4,4	0,6–0,8
Examen clinique		
Râles crépitants	1,6–2,7	0,6–0,9
Diminution du murmure vésiculaire	2,3–2,5	0,6–0,8
Matité à la percussion	2,2–4,3	0,8–0,9
Ronchi	1,4–1,5	0,8–0,9
Transmission vibrations vocales	2,0–8,6	0,8–1,0
Biologie		
Hyperleucocytose*	1,9–3,7	0,3–0,6

* Entre 11 000 et 13 000/mm³. RVP : rapport de vraisemblance positive ; RVN : rapport de vraisemblance négative.

Examen clinique

Tableau 14.1, performance des différents éléments cliniques [1].

Examens biologiques

Complément du diagnostic et précision du terrain.

NFS

- Polynucléose ou inversement leucopénie (associée à une surmortalité et un risque de syndrome de défaillance respiratoire aiguë [SDRA]).
- Thrombopénie : facteur de mauvais pronostic.

Hémocultures

- Identification du germe que dans 6 % des cas.
- Prédisposition de bactériémie positive lors de suspicion d'endocardite, de T° > 39,4 °C ou chez les patients porteurs de cathéters veineux ainsi qu'en présence de facteurs considérés comme mineurs (SIRS, âge, insuffisance rénale, frissons) [2].

- Pas d'indication pour les PAC non grave et sans facteur de risque.
- Rentabilité de cet examen corrélée au volume de sang prélevé (20 mL). Une hémoculture suffit dans la plupart des cas.

CRP

- Taux : pas de bonne sensibilité ni de bonne spécificité pour préciser le diagnostic microbiologique de PAC.
- Pas sa place dans la PAC sans gravité chez des patients sans facteur de comorbidité.
- >48 mg/mL, peut aider à différencier une PAC à une exacerbation de BPCO ou d'asthme.

PCT

- Marqueur plus sensible et plus spécifique d'une infection bactérienne.
- Jamais interprétée seul, permet d'améliorer la probabilité post-test.
- Devant probabilité prétest élevée et seuil <0,1 µg/L (qui autoriserait une abstention d'antibiotique) contrôle à 12 h.
- Seuil de >0,25 µg/L semble acceptable pour initier une antibiothérapie.
- Ce biomarqueur est actuellement remis en cause dans cette indication [3].

Antigènes solubles urinaires

- Résultat en 15 min.
- Uniquement pour les PAC sévères.
- Détectables même si patient sous antibiothérapie et persistance de nombreuses semaines *(Legionella)*.
- *Streptococcus pneumoniæ* : sensibilité (Se) de 50 à 80 % et spécificité (Sp) >90 %.
- *Legionella pneumophila* sérogroupe 1 : Se : 70 à 100 %, Sp : >99 %.

Immunochromatographie sur sécrétions nasopharyngées (test de dépistage rapide)

- Lors d'épidémie de grippe, permet d'affirmer le diagnostic mais pas de l'éliminer.
- Conditions de prélèvements essentielles.

Imagerie

La radiographie du thorax : l'examen de référence.

- Opacité parenchymateuse alvéolaire avec bronchogramme aérien prenant un aspect systématisé lobaire.
- Cavités, épanchement pleural ou images interstitielles.

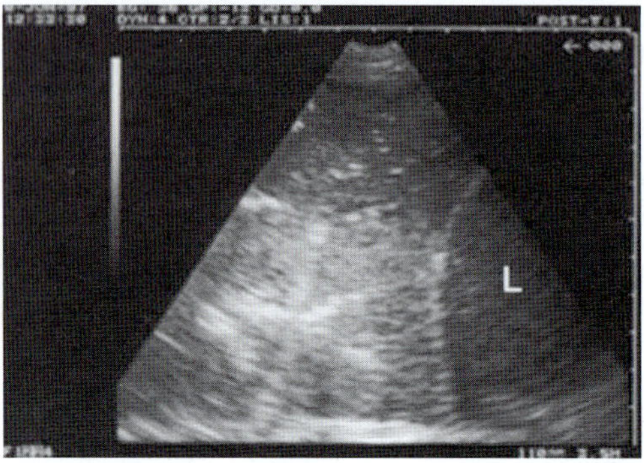

Figure 14.1 Pneumonie franche lobaire aiguë avec «hépatisation» échographique et bronchogramme.
Source : Lichtenstein DA. Échographie pleuro-pulmonaire. Lung ultrasound. Réanimation. 1 janv 2003;12(1):19–29.

- L'échographie au lit du malade peut aider au diagnostic, mais les études montrent une grande hétérogénéité (Sp 57 à 100 % Sp 54 à 100 %) [4]. Complémentaire de la RxT (voir fiche 9) :
  Signes échographiques :
  – disparition des lignes A;
  – aspect d'hépatisation du poumon;
  – bronchogramme aérique dynamique.

Le diagnostic n'est confirmé qu'en présence de l'hépatisation (figure 14.1).
Intérêt pour les diagnostics différentiels.

Diagnostic différentiel

Avec radiographie du thorax anormale

- Insuffisance cardiaque aiguë associée une pathologie virale.
- Pneumopathie d'inhalation.
- Embolie pulmonaire.
- Exacerbation de bronchectasie ou de fibrose pulmonaire.

Avec radiographie du thorax normale

- Exacerbation BPCO.
- Grippe.
- Bronchite aiguë.
- Asthme avec virose.

Étiologie

Causes bactériennes généralement les plus fréquentes (2/3). Aucun signe clinique, radiologique ou biologique n'a de valeur discriminante suffisante pour identifier le micro-organisme responsable en cause. Les pneumonies COVID sont traitées dans une fiche spécifique «Infection COVID». Éléments d'orientation (tableau 14.2).

Tableau 14.2 Éléments d'orientation diagnostique des PAC.

Éléments en faveur du pneumocoque
– Agent étiologique le plus fréquent chez le sujet ≥ 40 ans et/ou avec comorbidité(s) associée(s) – Début brutal – Fièvre élevée dès le premier jour – Malaise général – Point douloureux thoracique – Opacité alvéolaire systématisée – Hyperleucocytose à polynucléaires neutrophiles
Éléments en faveur de bactéries « atypiques »
– Contexte épidémique (notamment pour *Mycoplasma pneumoniæ*) – Début progressif en 2 à 3 j
Éléments en faveur d'une légionellose
– Contexte épidémique ou « situation à risque » (voyage, thermes, exposition à de l'eau en aérosol contaminée, etc.) – Comorbidité(s) fréquente(s) – Tableau clinique évocateur (1/3 des cas) avec pneumonie d'allure sévère, début progressif, sans signe ORL, pouls dissocié, atteinte souvent bilatérale – Présence de signes extrathoraciques : digestifs (douleurs abdominales, vomissements, diarrhée), neurologiques (troubles de la conscience, céphalées, myalgies) – Échec des β-lactamines actives sur le pneumocoque

Bactéries

- *Streptococcus pneumoniæ* (27 %).
- Germes atypiques (25 %) :
  - *Mycoplasma pneumoniæ* (12 %);
  - *Chlamydia pneumoniæ* (7 %);
  - *Legionella pneumophila* (5 %).
- Bacille Gram négatif (11 %). Facteurs favorisants inhalation, comorbidités, antibiothérapie antérieure ou hospitalisation récente.

Virus (20 %)

- *Influenzavirus* (10 %).
- Rhinovirus (10 %).
- VRS, adénovirus, coronavirus en fonction de l'épidémie) (8 %).

Éléments de gravité et pronostic

Gravité

Objet de nombreuses publications, scores de mortalité spécifiques aux PAC; uniquement une aide sans se substituer à une évaluation individualisée du patient :

- le score de Fine (tableau 14.3) : le plus validé;
- le score CURB65 (tableau 14.4) : le plus facilement applicable.

Tableau 14.3 Évaluation du risque de mortalité à 30 jours des patients atteints d'une PNPC : score de Fine ou PSI.

Calcul du score de Fine	
Facteurs démographiques	
Âge	
– Homme	Âge
– Femme	Âge –10
Vie en institution	+ 10
Comorbidités	
Cancer	+ 30
Maladie hépatique	+ 20
Insuffisance cardiaque congestive	+ 10
Maladie cérébrovasculaire	+ 10
Maladie rénale	+ 10
Données de l'examen physique	
Atteintes des fonctions supérieures	+ 20
Fréquence respiratoire > 30 cycles/min	+ 20
PAS < 90 mmHg	+ 20
T° < 35 ou > 40 °C	+ 15
Fréquence cardiaque > 125 battements/min	+ 10
Données biologiques et radiologiques	
pH artériel < 7,35	+ 30
Urée > 11 mmole/L	+ 20
Na < 130 mmole/L	+ 20
Hématocrite < 30 %	+ 10
PaO_2 < 60 mmHg	+ 10
Épanchement pleural	+ 10

Classe	Score	Mortalité
I	Absence de facteur	0,1 %
II	≤ 70	0,6 %
III	71–90	0,9 %
IV	91–130	9,3 %
V	> 130	27 %

(*Suite*)

Tableau 14.4 Évaluation du risque de mortalité à 30 jours des patients atteints d'une PNPC : score CURB65.

Symptômes	Points	
Confusion	1	
Urée > 7 mmole/L	1	
Fréquence respiratoire > 30 cycles/min	1	
PAS < 90 mmHg, PAD < 60 mmHg	1	
Âge ≥ 65 ans	1	
Score	**CURB65**	**CRB65**
Risque de mortalité faible (1–3 %)	0–1	0
Risque de mortalité intermédiaire (8–10 %)	2	1–2
Risque de mortalité élevée (> 20 %)	3 ou +	3 ou +

Critères d'admission en réanimation

Retenus par les sociétés savantes mais jamais validés dans des études prospectives :

- Fréquence respiratoire > 30 cycles/min ;
- Insuffisance respiratoire sévère (PaO_2/FiO_2 < 250) ou nécessité de ventilation mécanique ;
- Images bilatérales ou atteinte de plus de 2 lobes à la radiographie thoracique ;
- PAS ≤ 90 mmHg ou PAD ≤ 60 mmHg, nécessité de dose vasoactive pendant plus de 4 h ;
- Diurèse < 20 mL/h ou < 80 mL/4 h ou indication d'épuration extrarénale.

Pronostic

- Mortalité à 30 jours varie en fonction du niveau de gravité, en moyenne de 5 à 10 %.
- Retard dans l'initiation de l'antibiothérapie : impact sur la mortalité chez les patients > 65 ans.
- 10 % des PAC vues aux urgences nécessiteront la réanimation.

Prise en charge thérapeutique

Antibiotique [5]

- Dans les 4 h qui suivent le diagnostic.
- Strepto*coccus pneumoniæ* prioritairement et systématiquement pris en compte.
- Amoxicilline antibiotique de première intention des PAC non graves [6].

- Choix de l'antibiotique et voie d'administration dépendent de la gravité de la maladie et du terrain (tableaux 14.5 et 14.6).

Tableau 14.5 Antibiothérapie probabiliste des PAC non graves aux urgences [5][(1)].

	Premier choix	Échec à 48 h
Argument en faveur du pneumocoque		
	Amoxicilline	Réévaluation
Pas d'argument en faveur du pneumocoque		
Sujet jeune	Amoxicilline ou pristinamycine ou télithromycine[(3)]	Association avec un macrolide ou substitution par FQAP[(2)]
Sujet âgé ou avec comorbidités	Amoxicilline/acide clavulanique ou céfotaxime ou ceftriaxone ou FQAP	Association avec macrolide ou substitution par FQAP

[(1)] Le document « Antibiothérapie par voie générale dans les infections respiratoires basses de l'adulte ; AFSSAPS, SPILF, SPLF ; 2010 » est disponible dans son intégralité à l'adresse suivante : https://splf.fr/antibiotherapie-par-voie-generale-dans-les-infections-respiratoires-basses-de-ladulte/

[(2)] FQAP : fluoroquinolone antipneumococcique (lévofloxacine) pas prescrite si le malade en a reçu dans les 3 mois qui précédent. Éviter les patients en institution (augmentation résistance) ou ayant reçu une corticothérapie par voie générale (tendinopathie).

[(3)] Toujours en 3e intention si les 2 premiers ne peuvent pas être prescrits (augmentation effets indésirables).

Tableau 14.6 Antibiothérapie probabiliste des PAC graves aux soins intensifs ou en réanimation [5][(1)].

Sujet jeune, sujet âgé sujet avec comorbidités	C3G (céfotaxime IV ou ceftriaxone IV) + macrolide ou FQAP
Facteurs de risques de *Pseudomonas* : – bronchectasies, mucoviscidose, exacerbations BPCO dû à P. aeruginosa	β-lactamines anti-*Pseudomonas* : – pipéracilline/tazobactam – céfépime – carbapénème – imipénème/cilastine – méropénème – doripénème + aminoside (amikacine ou tobramycine) maximum 5 j + antibiotique actif sur les bactéries intracellulaires : macrolide IV ou FQAP IV

[(1)] Le document « Antibiothérapie par voie générale dans les infections respiratoires basses de l'adulte ; AFSSAPS, SPILF, SPLF ; 2010 » est disponible dans son intégralité à l'adresse suivante : https://splf.fr/antibiotherapie-par-voie-generale-dans-les-infections-respiratoires-basses-de-ladulte/

Tableau 14.7 Schémas d'administration préconisés pour les antibiotiques recommandés dans la prise en charge des pneumonies aiguës communautaires (posologies quotidiennes établies pour un adulte à la fonction rénale normale) [5][(1)].

Pénicillines A	Amoxicilline PO/IV : 1 g × 3/j Amoxicilline/acide clavulanique PO (rapport {8/1})/IV : 1 × 3/j (dose exprimée en amoxicilline)
Pénicillines M	Oxacilline ou cloxacilline IV : 8 à 12 g/j en 4 à 6 administrations par jour
Céphalosporines de 3e génération	Ceftriaxone IV/IM/SC : 1 à 2 g × 1/j Céfotaxime IV : 1 à 2 g × 3/j
β-lactamines anti-*Pseudomonas*	Pipéracilline/tazobactam IV : 4 g/500 mg × 3/j Céfépime IV : 2 g × 2/j Imipénème/cilastatine IV : 1 g/1 g × 3/j Méropénème IV : 1 à 2 g/8 h Doripénème IV : 500 mg/8 h
Macrolides	Érythromycine IV : 1 g × 3 à 4/j ; PO : 1 g × 3/j Clarithromycine PO (standard) : 500 mg × 2/j Josamycine PO : 1 g × 2/j Roxithromycine PO : 150 mg × 2/j Spiramycine IV : 3 MUI × 3/j ; PO : 9 MUI/j en 2 ou 3 prises
Synergistine	Pristinamycine PO : 3 g/j en 2 ou 3 prises ; à prendre au moment des repas
Kétolide	Télithromycine PO : 800 mg × 1/j
Fluoroquinolone antipneumococcique	Lévofloxacine PO/IV : 500 mg × 1 à 2/j Moxifloxacine PO/IV : 400 mg × 1/j
Aminosides	Amikacine IV, 15 à 20 mg/kg/j en dose unique journalière, pouvant être portée à 25 à 30 mg/kg/j, pour les patients les plus sévères ou pour les bactéries dont les CMI sont élevées, au maximum 5 j Tobramycine IV, 3 à 5 mg/kg/j, en dose unique journalière, pouvant être portée à 7 à 8 mg/kg/j pour les patients les plus sévères ou pour les bactéries dont les CMI sont élevées, au maximum 5 j

(1) Le document « Antibiothérapie par voie générale dans les infections respiratoires basses de l'adulte ; AFSSAPS, SPILF, SPLF ; 2010 » est disponible dans son intégralité à l'adresse suivante : https://splf.fr/antibiotherapie-par-voie-generale-dans-les-infections-respiratoires-basses-de-ladulte/

- Le tableau 14.7 les différents schémas posologiques en fonction des antibiotiques recommandés.
- Réévaluation de l'efficacité est obligatoire dans les 48–72 h.
- Voie orale doit être privilégiée.
- La durée d'antibiothérapie ne peut pas être guidée par un biomarqueur [5, 7].

Corticoïdes

- Réserver aux PAC graves [8].
- Réduisent la durée de l'oxygénothérapie et la nécessité de ventilation mécanique mais ne modifient pas la mortalité (niveau de preuve faible).
- Posologie de 1 mg/kg de prednisolone pendant 7 jours semble suffisant [9].

Surveillance et consignes (figure 14.2) [5]

- « Bon sens » clinique du praticien tient compte de la nature des facteurs de risque et doit être déterminant, notamment en cas d'immunodépression.
- Scores prédictifs de mortalité non évalués pour être des outils de décision d'hospitalisation.
- Habituellement CRB65 à 0 [5] ou score de Fine ≤III [1], autorisent un traitement ambulatoire.
- Consultation médicale de réévaluation dans les 48 h à programmer.

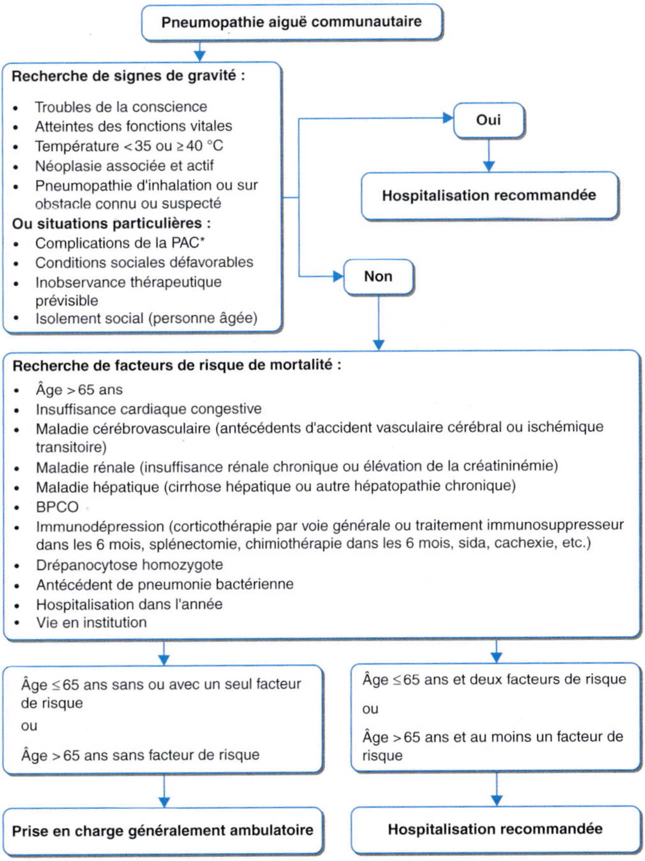

* Épanchement pleural ou abcédation.

Figure 14.2 Algorithme de prise en charge d'une pneumopathie aiguë communautaire [1].

RÉFÉRENCES

[1] Metlay JP, Fine MJ. Testing strategies in the initial management of patients with community-acquired pneumonia. Ann Intern Med 2003 ; 138(2) : 109–18 © 2003 American College of Physicians. All Rights Reserved. Reprinted with the permission of American College of Physicians, Inc.
[2] Coburn B, Morris AM, Tomlinson G, et al. Does this adult patient with suspected bacteremia require blood cultures ? JAMA 2012 ; 308(5) : 502–11.
[3] Huang DT, Yealy DM, Filbin MR, et al. Procalcitonin-Guided Use of Antibiotics for Lower Respiratory Tract Infection. N Engl J Med 2018 ; 379(3) : 236–49.
[4] Llamas-Álvarez AM, Tenza-Lozano EM, Latour-Pérez J. Accuracy of lung ultrasonography in the diagnosis of pneumonia in adults : systematic review and meta-analysis. Chest 2017 ; 151(2) : 374–82.
[5] AFSSAPS, SPILF, SPLF. Antibiothérapie par voie générale dans les infections respiratoires basses de l'adulte, ansm.sante.fr/var/ansm_site/storage/original/application/b33b6936699f3fefdd075316c40a0734.pdf ; 2010.
[6] Postma DF, van Werkhoven CH, van Elden LJR, et al. Antibiotic treatment strategies for community-acquired pneumonia in adults. N Engl J Med 2015 ; 372(14) : 1312–23.
[7] Dianti M, Luna CM. Do we need biomarkers for the follow-up and shortening of antibiotic treatment duration ? Curr Opin Crit Care 2018 ; 24(5) : 361–9.
[8] Stern A, Skalsky K, Avni T, Carrara E, Leibovici L, Paul M. Corticosteroids for pneumonia. Cochrane Database Syst Rev. 13 déc 2017 ; 2017(12). Disponible sur http://doi.wiley.com/10.1002/14651858 (consulté le 11 octobre 2022). CD007720.pub3
[9] Blum CA, Nigro N, Briel M, et al. Adjunct prednisone therapy for patients with community-acquired pneumonia : a multicentre, double-blind, randomised, placebo-controlled trial. Lancet 2015 ; 385 : 1511–8.

Pneumothorax

Points importants

- Facteurs de risque du pneumothorax (PNT) :
  - tabac (20 cigarettes/j) multiplie par 100, relation linéaire entre PNP et nombre de cigarettes ;
  - antécédents personnel ou familiaux de PNT ;
  - maladie de Marfan ;
  - homocystinurie.
- Survenue majoritairement au repos.
- Radiographie du thorax en inspiration de face le plus souvent suffisante.
- Apport primordial de l'échographie au lit du patient.
- Non synonyme de gestes invasifs : respecter si bien toléré et de faible importance.
- Prise en charge ambulatoire majoritairement.
- Lors de retour à domicile précoce, réévaluation à 7 jours.
- RFE pneumothorax spontané primaire en cours de validation et présenté au congrès Urgences 2022.

Définition

Le plus souvent bénin parfois compressif avec engagement du pronostic vital. Les PNT sont spontanés – primaires (PSP) ou secondaires (SSP). La différence entre les deux correspond à la préexistence d'une pathologie pulmonaire comme la BPCO, le cancer ou la mucoviscidose pour les SSP. Révélateur éventuel d'une pathologie pulmonaire méconnue. Incidence en France peu connue. Varie dans le monde entre 7 et 25/100 000 (États-Unis pour la plus faible). Le sex-ratio largement en défaveur des hommes (1/3). Pathologie principalement du jeune.

Diagnostic

Démarche diagnostique

Anamnèse

- Antécédents personnels : maladies respiratoires, morphotype, PNT, tabagisme.
- Antécédents familiaux : maladie de Marfan.

Examen clinique

- Parfois asymptomatique avec découverte fortuite lors d'une radiographie du thorax.

- Le plus souvent, douleur basithoracique unilatérale d'apparition brutale avec une toux inconstante. Cette dernière exacerbe la douleur.
- Dyspnée limitée et majorée à l'effort. C'est le plus souvent le cas du PSP.
- Symptomatologie respiratoire souvent plus riche dans les SSP.
- Orientation diagnostique forte par la diminution voire abolition du murmure vésiculaire homolatéral avec présence d'un tympanisme à la percussion et une abolition de la vibration vocale.
- Suspicion de PNT compressif si tachycardie avec hypotension.

Imagerie

- Radiographie du thorax (RxP) réalisée de face en inspiration :
  - visualisation de la plèvre viscérale avec une hyperclarté périphérique sans trame broncho-alvéolaire, signe d'une rétraction du parenchyme pulmonaire vers le hile. Le cliché en expiration n'a pas d'intérêt et peut aggraver le PNT [1];
  - dit complet lorsque la distance interpleurale est supérieure à 2 cm au niveau du hile [1], de 3 cm au niveau de l'apex [2].
- Intérêt de la TDM thoracique si doute de SSP même si meilleure performance que la RxP. Plutôt en faible irradiation.
- Place de l'échographie thoracique au lit du patient lors de doutes sur des radiographies du thorax couchées, mais également par sa facilité d'accès. Images en codes-barres. Sensibilité presque deux fois supérieure à la radiographie du thorax [3] mais sur les SSP, pas de données sur les PSP. Sonde convexe (voir fiche 9). La visualisation d'un glissement pleural et des lignes B permettent d'éliminer un PNT (à l'endroit où il est évalué). Ne permet pas d'évaluer l'abondance. Important surtout dans le cadre d'un pneumothorax suffocant (rapidité et confirmation). Point P (pulmonaire) lors d'un PNT incomplet sur la même coupe jonction entre poumon sain et PNT : présence et absence de glissement pleural (Spé 100 % PNT) et donc en mode TM simultanément « plage » et « code-barres » (figure 15.1) [4].

Diagnostic différentiel ou d'exclusion

Toutes les pathologies cardiopulmonaires.

Éléments de gravité et pronostic

- PNT compressif :
  - 1 à 2 % des PSP;
  - mécanisme de clapet : empêche l'air de sortir de la plèvre à l'expiration, compression du poumon controlatéral, puis des cavités cardiaques droites entraînant une « tamponnade gazeuse »;
  - place majeure de l'échographie diagnostique au lit du patient;

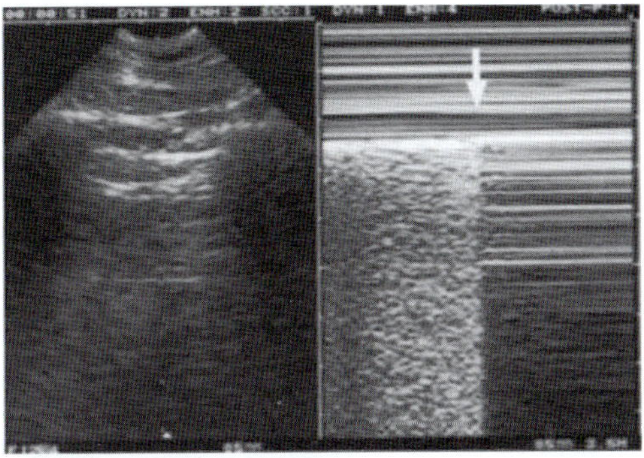

Figure 15.1 Pneumothorax avec point P.
Source : Lichtenstein D. Échographie pleuro-pulmonaire Lung ultrasound. Réanimation. 1 janv 2003;12(1):19–29.

- si clinique en faveur, la ponction-aspiration (cathéter veineux 14 G avec longueur >5 cm ou mieux avec un dispositif spécifique) prime sur la confirmation radiologique car le pronostic vital peut être engagé. Au niveau du 2e ou 3e espace intercostal de la ligne médioclaviculaire par voie antérieure ou axillaire au niveau du 4e espace intercostal;
- mettre en place un drainage après décompression.

• Récidive du PSP estimée entre 25 et 50 % à 5 ans avec une prédominance la première année. Risque de récidive majoré par le tabagisme, le faible poids, le sexe féminin et un morphotype longiligne.

Prise en charge thérapeutique

Initiale

Pneumothorax spontané primaire (figure 15.2)

• Jusqu'à peu et avec un niveau de preuve faible [5], les recommandations internationales [1, 2] considéraient qu'outre l'absence de dyspnée, un espace interpleural de < 2 cm au niveau de l'apex ne nécessite pas d'évacuation.
• Une étude majeure randomisée de 2020 [6] vient rebattre les cartes avec une attitude conservatrice ambulatoire dans le pneumothorax spontané paucisymptomatique modéré à étendu avec par ailleurs une diminution des récidives. Étude à confirmer.
• Malgré cela, les dernières RFE de la SFMU (congrès 2022) définissent un PSP de grande abondance : décollement pleural sur toute la ligne axillaire > ou égal à 2 cm au niveau du hile : évacuation par exsufflation ou drainage au choix selon les habitudes et

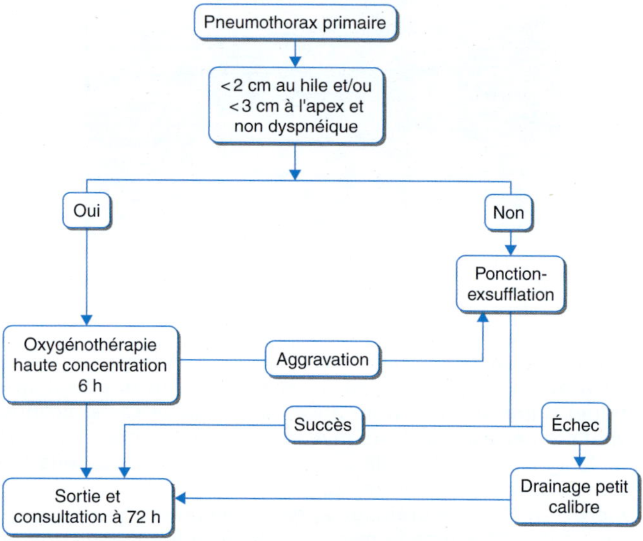

Figure 15.2 Prise en charge thérapeutique d'un PSP.

la capacité à assurer le suivi ambulatoire à court terme. Bénéfice à long terme identique.

- L'oxygénothérapie haut débit n'a pas fait la preuve de son intérêt dans la prise en charge du PSP.
- Si attitude conservatrice retenue : stabilité clinique et radiologique à 4 h.
- Ponction-exsufflation manuelle tout aussi efficace et moins traumatisante qu'un drainage thoracique (voir « Drainage aux urgences ») [7].
- Si drainage nécessaire, privilégier un drain de petit calibre (Pleurocath®) par la méthode Seldinger. Contrôle clinique et radiologique 5 à 6 h après fin du bullage. Si bonne évolution (jamais clampée, uniquement valve uni directionnelle). Retrait possible.
- Retour à domicile possible si RxP 6 h après une exsufflation [8].

Si l'approche est chirurgicale, elle montre un bénéfice sur la récidive de la symphyse pleurale dans cette indication en première intention [9].

Pneumothorax spontané secondaire (figure 15.3)

- Si PNT très petit (< 1 cm) avec une bonne tolérance clinique : oxygénothérapie raisonnée (en particulier BPCO) niveau de preuve faible.
- Au-delà, drainage systématique, car récidive fréquente (> 50 % à 2 ans) et complication (PNT suffocant). Variation du calibre.
- Si drain de gros calibre nécessaire, maintien de l'aspiration pendant 12 h (après le retour à la paroi). Nouvelle RxP 12 h après son retrait.
- Afin de prévenir l'œdème pulmonaire dit a vacuo, notamment pour un PNT complet, mise en dépression progressive (–20 cmH_2O).
- Pendant la période d'hospitalisation, maintien de l'oxygénothérapie.

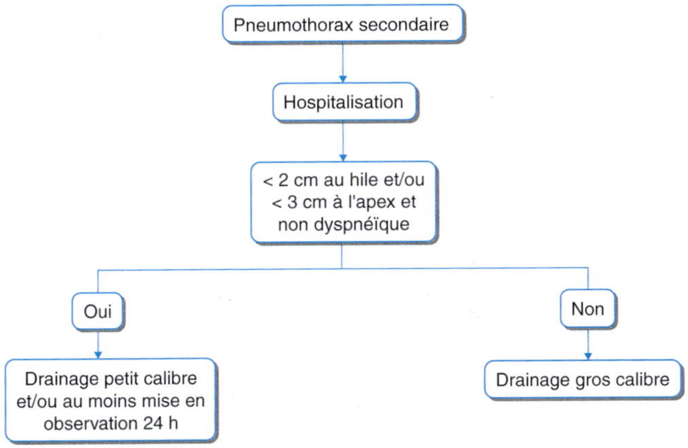

Figure 15.3 Prise en charge thérapeutique d'un PSS.

Indications de symphyse pleurale en première intention (RFE 2021)

- Hémopneumothorax.
- Présence de signes de gravité.
- Premier PNT bilatéral.
- Récidive homolatérale.
- Premier épisode controlatéral.

- Fuite persistante (>3 à 5 j).
- Métiers à risques (aviation).
- PSP pendant la grossesse (après la naissance).

Surveillance et conseils (tableaux 15.1 et 15.2)

Tableau 15.1 Orientation en fonction du type de PNT.

PSP	SSP
ZSTCD ou retour à domicile	Pneumologie
– Consultation de suivi spécialisée programmée au 3e et 7e j – Conseils donnés au patient	

Tableau 15.2 Conseils donnés au patient.

– Informations sur les signes cliniques de récidive – Sevrage tabagique : essentiel pour diminuer le risque de récidive – Non-contre-indication de l'activité physique ou instruments à vent après résolution. – Avion : attendre 2 à 3 semaines après l'épisode – Contre-indication définitive de la plongée

RÉFÉRENCES

[1] MacDuff A, Arnold A, Harvey J, et al. Management of spontaneous pneumothorax : British Thoracic Society Pleural Disease Guideline 2010. Thorax 2010; 65(Suppl 2) : ii18–31.

[2] Baumann MH, Strange C, Heffner JE, et al. Management of spontaneous pneumothorax : an American College of Chest Physicians Delphi consensus statement. Chest 2001; 119(2) : 590–602.

[3] Alrajhi K, Woo MY, Vaillancourt C. Test characteristics of ultrasonography for the detection of pneumothorax : a systematic review and meta-analysis. Chest 2012; 141(3) : 703–8.

[4] Lichtenstein D. Échographie pleuro-pulmonaire Lung ultrasound. Réanimation 2003; 12(1) : 19–29.

[5] Ashby M, Haug G, Mulcahy P, et al. Conservative versus interventional management for primary spontaneous pneumothorax in adults. Cochrane Database Syst Rev 2014; 12. CD010565.

[6] Brown SGA, Ball EL, Perrin K, Asha SE, Braithwaite I, Egerton-Warburton D, et al. Conservative versus Interventional Treatment for Spontaneous Pneumothorax. N Engl J Med 2020; 382(5) : 405–15.

[7] Carson-Chahhoud KV, Wakai A, O'Sullivan RG, McCabe G. Simple aspiration versus intercostal tube drainage for primary spontaneous pneumothorax in adults. Cochrane Database Syst Rev 2017; 9. CD004479.

[8] Chan SS W. The Role of Simple Aspiration in the Management of Primary Spontaneous Pneumothorax. J Emerg Med 2008; 34(2) : 131–8.

[9] Muhetaer M, Paerhati K, Sun Q, Li D, Zong L, Zhang H, et al. Effects of Different Treatment Regimens on Primary Spontaneous Pneumothorax: A Systematic Review and Network Meta-Analysis. Ann Thorac Cardiovasc Surg. 25 août 2022.

Pleurésie

Points importants

- Identifier cliniquement au préalable si pleurésie compressive nécessitant une évacuation en urgence.
- Symptômes dépendant de l'étiologie et du volume de l'épanchement.
- L'échographie au lit du malade classiquement suffisant pour le diagnostic.
- Orientation diagnostique obligatoire par l'analyse du liquide pleural.
- Différencier le liquide pleural en exsudat ou transsudat.
- Trois principales causes : transsudat (insuffisance cardiaque), exsudat (infection) et cancer.
- Évacuation totale non systématique et non souhaitable si biopsie envisagée.
- Symphyse pleurale si pleurésie maligne non contrôlée.

Définition

Présence d'une quantité anormale de liquide dans la plèvre. Déséquilibre entre la formation et la résorption du liquide dans cette cavité.

- Cause mécanique : transsudat.
- Cause inflammatoire exsudat.

Diagnostic

Démarche diagnostique

Présentation clinique variée, de la découverte fortuite à la détresse respiratoire.

Anamnèse

- Antécédents médicaux.
- Traitements médicamenteux.
- Traumatisme.
- Altération de l'état général.
- Contexte infectieux.

Examen clinique (tableau 16.1)

Installation brutale généralement la plus fréquente mais parfois de découverte fortuite.

- Douleur thoracique bloquant la respiration en inspiration.
- Toux sèche accentuée par les changements de position.
- Polypnée en fonction de la douleur et de l'importance de l'épanchement.

Tableau 16.1 Précision des signes cliniques les plus courants [1].

Symptôme	Sensibilité	Spécificité
Frottement pleural	53 %	99 %
Asymétrie de l'ampliation thoracique	74 %	91 %
Réduction des vibrations vocales	82 %	86 %
Matité à la percussion	30 à 90 %	81 à 98 %
Diminution du murmure vésiculaire	42 à 88 %	83 à 90 %

Tableau 16.2 Distinctions entre exsudats et transsudats [2].

	Transsudat	Exsudat
Aspect	Très clair	Sérofibrineux
Protides pleuraux	< 20 g	> 30 g
Ratio pleural/sérum protéine	≤ 0,5	> 0,5
Ratio pleural/sérum LDH	≤ 0,6	> 0,6
LDH	≤ 200 UI/L	> 200 UI/L
Cellules	< 500/mm³	> 1 000/mm³

- Syndrome pleural :
  - diminution ou abolition du murmure vésiculaire;
  - diminution ou abolition des vibrations vocales;
  - matité à la percussion.

Examens biologiques

Analyses cytologiques chimiques et bactériologiques

- Réalisation d'une ponction pleurale (voir « Ponctions aux urgences ») :
  - repérage au préalable de la zone à ponctionner (en pleine matité, en générale 7e–9e EIC sinon de manière optimale sous échographie);
  - conditions d'asepsie optimale;
  - anesthésie locale traçante avec lidocaïne;
  - progression de l'aiguille « vide à la main » en exerçant une dépression continue avec le piston de la seringue.
- Distinctions entre exsudats et transsudats, voir tableau 16.2 [2].
- Critère de Light restant le gold standard [3, 4] :
  - LDH plèvre > 2/3 limite supérieure de la normale de la valeur sérique LDH (en général > 200 UI/L);
  - LDH plèvre/LDH sang > 0,6;
  - protéines de la plèvre/protéines du sang > 0,5.

(Si au moins 1 satisfait : exsudat; sensibilité 98 %, spécificité 83 %.)

- Taux de cholestérol dans le liquide pleural en faveur d'un exsudat :
  - > 60 mg/dL;
  - sensibilité 54 % et spécificité 92 %.

Autres examens biologiques

Guidés par la clinique.

Imagerie

Radiographie du thorax de face et de profil

Systématique et si possible en orthostatisme :

- visible de face à partir de 200 mL et de profil à partir de 50 mL;
- incidence de profil couché si besoin : appréciation du volume (notamment si projection d'une pneumopathie associée) et du cloisonnement éventuel.

Échographie thoracique

- Disponible au lit du patient.
- Signe statique (VPP 92 %, Se 84 % et Sp 100 % par le non-spécialiste) avec collection hypoéchogène bordée par :
  - la ligne pleurale;
  - le diaphragme (arc de cercle hyperéchogène).
- Si épanchement abondant : signe du poumon flottant, meilleure sensibilité pour évaluer le cloisonnement que la TDM.
- Ponction pleurale sous contrôle échographique obligatoire [5, 6] :
  - augmente la réussite de la ponction;
  - évite la ponction d'organe plein et réduit le pneumothorax de 19 %;
  - utiliser des cathéters dédiés rigides à bout mousse;
  - sonde convexe en sagittal (repère sonde vers la tête du patient), au niveau des dernières côtes et au niveau postérieur.

Visualisation de la rate ou du foie

- Patient assis, repérage sur la ligne médio scapulaire.
- Chercher la zone permettant de vider au maximum l'espace pleural avec une marge de sécurité de 2 cm par rapport au diaphragme (figure 16.1).
- Rotation de la sonde en transverse (90°) repère sonde traditionnellement à gauche, balayage pour déterminer la profondeur de l'épanchement et l'épaisseur des tissus mous à traverser.
- Vérifier lors des mouvements respiratoires que le poumon ne vient pas se coller à la paroi lors de l'inspiration (peut être confirmé en mode TM) (figure 16.2).

L'absence de sinusoïde est en faveur d'un épanchement pleural enkysté.

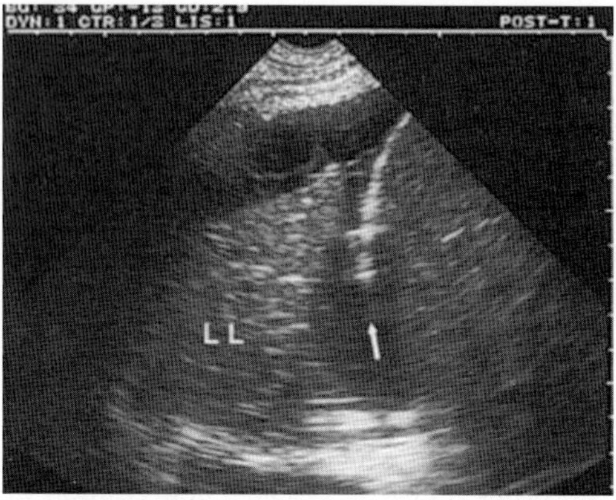

Figure 16.1 **Épanchement pleural : poumon gauche (LL) et flèche sur le diaphragme.**
Source : Lichtenstein DA. Échographie pleuro-pulmonaire Lung ultrasound. Réanimation. 1 janv 2003;12(1):19–29.

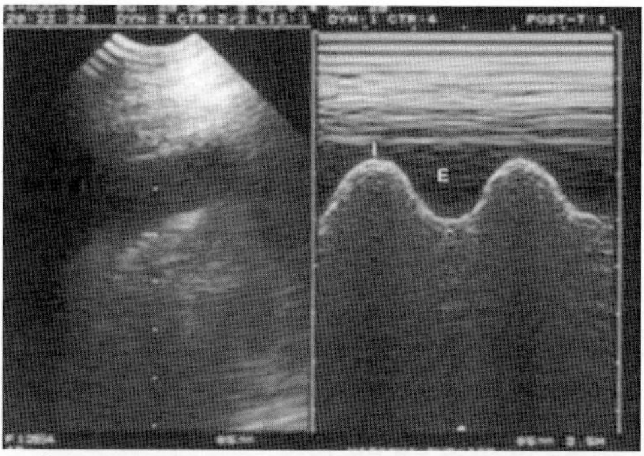

Figure 16.2 **Épanchement pleural : signe de la « sinusoïde »**[1]
Source : Lichtenstein DA. Échographie pleuro-pulmonaire Lung ultrasound. Réanimation. 1 janv 2003;12(1):19–29.

[1] L'absence de sinusoïde est en faveur d'un épanchement pleural enkysté.

Étiologies (tableau 16.3)

Tableau 16.3 Étiologies les plus fréquentes.

Transsudat	Exsudat
– Insuffisance cardiaque – Cirrhose avec ascite – Syndrome néphrotique – Obstruction veine cave supérieure – Sarcoïdose – Embolie pulmonaire – Atélectasie	– Cancers : métastases, mésothéliome, lymphome – Infections – Embolie pulmonaire – Atteinte sous diaphragmatique : pancréatite, abcès sous-phrénique, chirurgie abdominale – Maladie dysimmunitaire : PR, lupus, sarcoïdose, etc. – Iatrogène : amiodarone, méthotrexate, méthysergide, bromocriptine, bêtabloquant, nitrofurantoïne, phénytoïne – Autre : péricardite, radiothérapie

Éléments de gravité et pronostic

- Évacuation rapide de l'épanchement si :
  - pleurésie abondante avec signe de détresse respiratoire (tamponnade pleurale) souvent dans un contexte de cancer. Transsudat rare dans cette situation;
  - contexte de détresse vitale notamment si associée à une insuffisance respiratoire chronique, une insuffisance cardiaque (le plus souvent) ou une embolie pulmonaire. Épanchement de volume variable. Amélioration clinique après évacuation de quelques centaines de millilitres.
- Drainage évacuateur si pleurésie franchement hémorragique ou purulente.
- Pronostic : dépend de la pathologie sous-jacente.

Prise en charge diagnostique (figure 16.3)

Adaptation de la stratégie thérapeutique en fonction du diagnostic probable (voir fiches correspondantes).

Consignes et surveillance

- En cas de détresse vitale, prise en charge au déchocage et en fonction de l'évolution et du diagnostic sous-jacent en soins continus ou ZSTCD.
- Le plus souvent, hospitalisation dans un service de médecine.

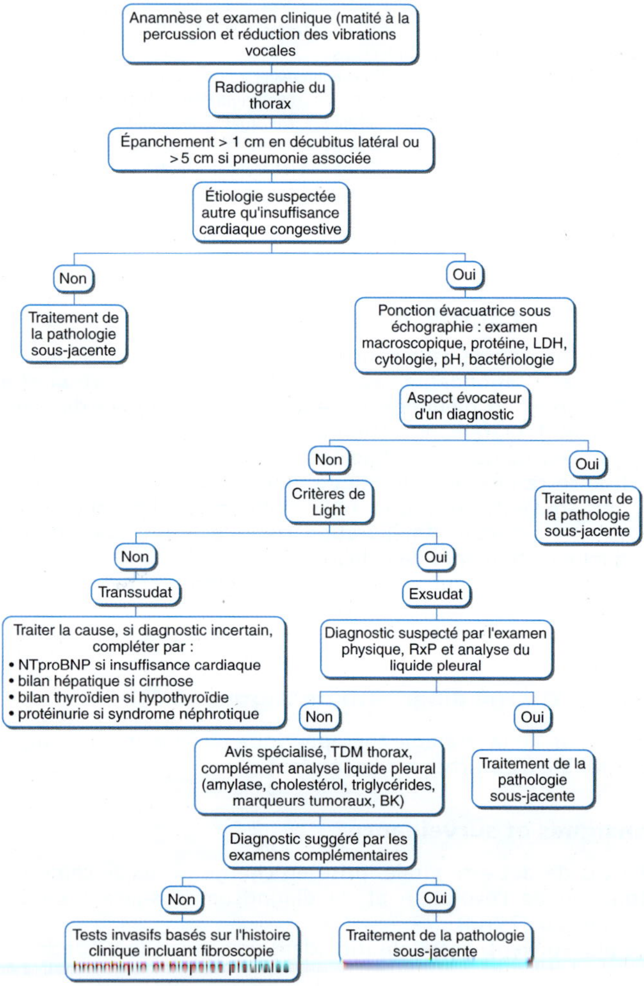

Figure 16.3 **Prise en charge diagnostique.**

RÉFÉRENCES

[1] Wong CL, Holroyd-Leduc J, Straus SE. Does this patient have a pleural effusion? JAMA 2009; 301(3) : 309–17.
[2] Heffner JE. Discriminating between transudates and exudates. Clin Chest Med 2006; 27(2) : 241–52.
[3] Burgess LJ, Maritz FJ, Taljaard JJ. Comparative analysis of the biochemical parameters used to distinguish between pleural transudates and exudates. Chest 1995; 107(6) : 1604–9.
[4] Wilcox ME, Chong CAKY, Stanbrook MB, et al. Does this patient have an exudative pleural effusion? The Rational Clinical Examination systematic review. JAMA 2014; 311(23) : 2422–31.
[5] Hooper C, Lee YCG, Maskell N, et al. Investigation of a unilateral pleural effusion in adults : British Thoracic Society Pleural Disease Guideline 2010. Thorax 2010; 65(Suppl 2) : ii 4–17.
[6] Patel PA, Ernst FR, Gunnarsson CL. Ultrasonography guidance reduces complications and costs associated with thoracentesis procedures. J Clin Ultrasound JCU 2012; 40(3) : 135–41.

Fiche 17

Hémoptysie

Points importants

- **Lorsque confirmée, doit toujours faire l'objet d'un diagnostic étiologique.**
- **Attention : une hémoptysie de faible abondance peut récidiver à tout moment sous une forme massive.**
- **Le plus souvent en relation avec une maladie des voies respiratoires en lien avec une hypervascularisation bronchique.**
- **Gravité dépend du volume du saignement, du terrain sous-jacent et de la tolérance respiratoire.**
- **Comme pour toute pathologie engageant le pronostic vital à court terme, démarches diagnostique et thérapeutique menées de manière conjointe.**
- **La TDM thoracique injectée : gold standard.**
- **Si hémoptysie massive, privilégier un traitement par embolisation.**

Définition

Émission de sang rouge par la bouche lors d'un effort provenant de l'espace sous-glottique. Quantité variable : du crachat hémoptoïque à l'hémoptysie cataclysmique engageant le pronostic vital à court terme [1].

Diagnostic

Démarche diagnostique

Anamnèse

- Histoire de la maladie : couleur du sang (sang rouge vif, aéré, spumeux) consécutif à un effort de toux, prodromes ou signes évocateurs (angoisse, chaleur rétrosternale, chatouillement laryngé ou goût métallique dans la bouche).
- Antécédents pulmonaires (antériorité de l'hémoptysie, bronchectasie, tuberculose, cancer).
- Antécédents cardiaques.
- Prises médicamenteuses (anticoagulant, etc.).

Examen clinique

Évaluation de la tolérance

Respiratoire (signes de détresse respiratoire : voir « Dyspnée ») et secondairement circulatoire.

Orientation diagnostique

- Confirmation de l'hémoptysie : observation de la cavité buccale et nasale, caractère spumeux du saignement.
- Signes infectieux ou de maladie thromboembolique.
- Hippocratisme digital (DDB, cancer, cardiopathie).
- Signes cliniques associés au cancer (état général, tabagisme actif).
- Pathologie valvulaire cardiaque (RM).

Examens biologiques

- Bilan d'hémostase (anomalie de la coagulation jamais la cause unique).
- Fonction rénale (TDM injecté).
- NFS, groupe sanguin et RAI si hémoptysie massive.
- Prélèvements bactériologiques en fonction du contexte.
- BNP ou NT pro BNP si contexte cardiaque.
- D-dimères si contexte de MTEV.
- Liste non exhaustive en fonction des hypothèses diagnostiques.

Imagerie

Radiographie du thorax

Malgré sa mauvaise sensibilité, accès facile : en première intention. Permet la localisation de l'hémoptysie dans 46 % des cas, surtout si massive. RxP normale entre 13 % des cas [2] :

- signes directs : infiltrats, cavernes, masse ;
- signes indirects : troubles ventilatoires.

Un cliché normal chez un patient fumeur > 40 ans doit faire évoquer une néoplasie.

Angio-TDM thoracique

- Meilleure sensibilité que la RxP pour affirmer une hémorragie intra-alvéolaire, localiser le saignement et la nature de la lésion en cause.
- Images en « verre dépoli » ou de « bourrage alvéolaire ».
- Cartographie vasculaire précise.

Fibroscopie bronchique

- Réalisation après la TDM.
- Confirmation de l'hémoptysie, localisation topographique et parfois identification de la cause (tumeur).
- Bronchoscopie souple possible au lit du patient de manière vigile.
- Sensibilité augmentée si associée à la TDM thoracique.

Échographie cardiaque

En cas de suspicion de valvulopathie ou d'insuffisance cardiaque.

Diagnostic différentiel ou d'exclusion

- Hématémèse : antécédents digestifs, au cours d'un effort de vomissement, plutôt noirâtre associée à des débris alimentaires. Défaillance circulatoire associée sans signe de troubles respiratoires. Attention aux hémoptysies dégluties.
- Saignement ORL.

Étiologies

Voir tableau 17.1.

Éléments de gravité et pronostic

- Hémoptysie massive : classiquement 500 mL/24 h ou > 100 mL/h mais plutôt celle qui engage le pronostic vital. Prise en charge pluridisciplinaire obligatoire.
- Pronostic d'hémoptysies massives :
  - péjoratif pour aspergillome et cancer ;
  - meilleur en cas d'origine tuberculeuse.
- Mortalité proportionnelle au volume de sang extériorisé (70 % si > 1000 mL/24 h) [4].

Prise en charge thérapeutique

Mesures générales

- Mise en place d'un abord veineux périphérique (aggravation à tout moment possible) voire deux de bon calibre si hémoptysie massive.
- Si localisation de l'hémoptysie identifiée, mettre en décubitus homolatéral pour éviter l'inondation controlatérale.
- Oxygénothérapie à adapter à la SpO_2 (objectif > 92 %), souvent nécessaire car répercussion sur l'hématose. Adaptation des moyens ventilatoires en fonction de la sévérité de la détresse respiratoire.
- Réversion éventuelle si AVK ou certains AOD.
- Surveillance continue au déchocage des constantes respiratoires et hémodynamiques.

Traitements conservateurs

- Vasoconstricteurs : terlipressine (amp. 1 mg/5 mL). Faible niveau de preuve mais de pratique courante en France pour les hémoptysies massives. Selon un protocole sensiblement identique à celui du saignement des varices œsophagiennes (1 à 2 mg IV sur 15 min toutes les 4 h pendant 48 h) jusqu'à 5 jours. Attention : contre-indication si pathologie cardiaque sous-jacente (coronaropathie ou HTA). À ne retenir qu'en situation de sauvetage en l'absence ou en attente de transfert vers un service de radiologie interventionnelle.

Tableau 17.1 Étiologies par ordre de fréquence décroissante et orientation diagnostique [3].

Étiologie	Contexte de survenue	Examens diagnostiques
Tumeurs bronchiques (le plus souvent primitives) 5 à 35 % des cas	Fumeurs, > 40 ans, anomalies radiologiques, antécédents	Fibroscopie bronchique, biopsies bronchiques, TDM thoracique
Tuberculose : fréquence en diminution	– séquelles – aiguë – antécédents, anomalies radiologiques – contage, lésions radiologiques évolutives (caverne, nodule)	– fibroscopie bronchique + prélèvements bactériologiques (BK + *Aspergillus*) et TDM thoracique – recherche de BK dans les crachats ou tubage gastrique, pas de TDM systématique
DDB diffuse ou localisée 13 à 18 % des cas	Antécédents : infections pulmonaires sévères, tuberculose, mucoviscidose, anomalies radiologiques	TDM thoracique Fibroscopie à la recherche de la localisation
Pathologies infectieuses pulmonaires (PLFA, pneumopathie nécrosante, aspergillose invasive, aspergillome : 5 %)	Contexte fébrile brutal, anomalies radiologiques, terrain immunodéprimé	Prélèvements bactériologiques, fibroscopie pour recherche de cancer sous-jacent
Infections bronchiques	Contexte infectieux isolé, pas d'anomalie radiologique	Bilan étiologique négatif (TDM + fibroscopie) Diagnostic d'élimination
– Causes cardiovasculaires : RM, IVG, EP, etc. – Malformations vasculaires Séquestration pulmonaire	Contexte clinique évocateur Radiographie évocatrice	Selon l'étiologie suspectée TDM thoracique
Traumatique – iatrogénique : fibroscopie – accidentel	Contexte évocateur	
Cryptogénique 15 % des cas	Possible cancer d'apparition retardée	Surveillance régulière

- Antifibrinolytiques : pas de preuve de l'intérêt de l'acide tranexamique [3].
- Intubations sélectives lors d'hémoptysies massives non contrôlées uniquement par des équipes entraînées car risque de malposition.

Traitements endoscopiques

- Rarement efficace pour tarir l'hémorragie.
- Lavage par soluté salé glacé.
- Acide tranexamique ou xylocaïne adrénalinée in situ.
- Mise en place de ballonnet de type Fogarty.
- Photocoagulation au laser. Aucune technique ne fait l'objet d'un consensus fort, dépend des pratiques locales.

Embolisation artérielle

- Traitement à privilégier :
  - par radiologue interventionnel spécialisé;
  - toujours à distance (> 6 h) du traitement par terlipressine (gêne de la visualisation de la vascularisation).
- Stoppe de manière efficace l'hémoptysie et peut être répétée.
- Efficace dans 70 à 90 % des cas.

Chirurgie

- Le plus souvent à distance de l'épisode.
- Permet également un traitement étiologique.
- Chirurgie d'hémostase avec taux de mortalité élevée (20 à 40 %).

Traitements étiologiques

Au décours de l'épisode aigu.

Stratégie de prise en charge d'une hémoptysie

Voir figure 17.1.

Consignes et surveillance

- Nécessite le plus souvent une prise en charge pluridisciplinaire.
- Hospitalisation en pneumologie uniquement pour les hémoptysies de faible abondance (crachats hémoptoïques). Pour les autres de moyennes à massives, orientation vers les soins continus ou service de réanimation après rapprochement d'une unité de radiologie interventionnelle.
- Antécédents, histoire de la maladie, RxP, TDM thoracique voire bronchoscopie : démarche diagnostique de toute hémoptysie minime.
- Devant une hémoptysie symptôme non constatée et un bilan initial rassurant : retour à domicile possible avec avis spécialisé programmé (avis d'experts).

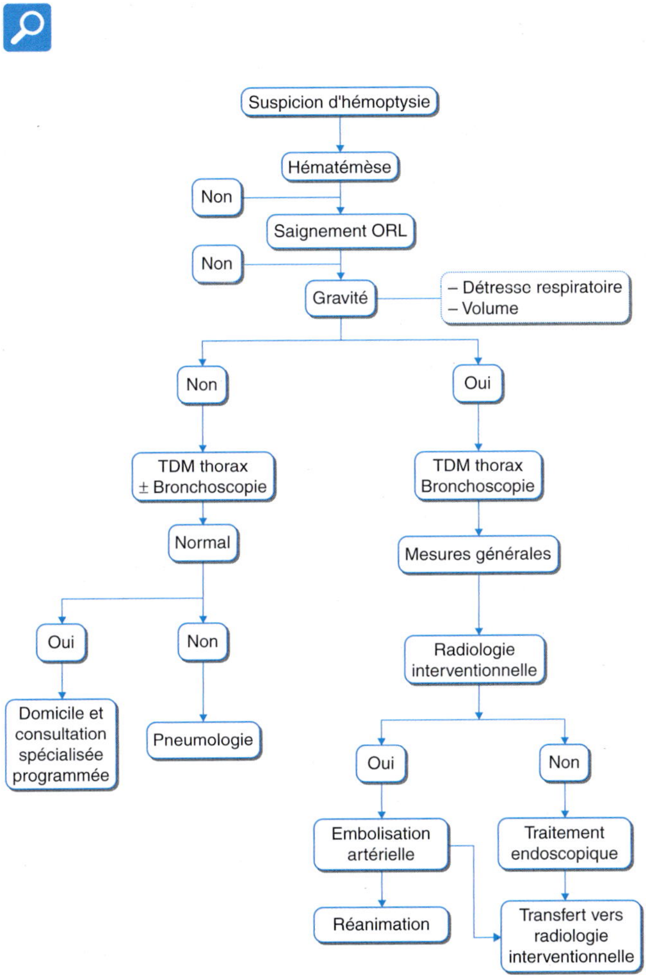

Figure 17.1 **Stratégie de prise en charge d'une hémoptysie.**

RÉFÉRENCES

[1] Le Bourdellès G. Hémoptysie : du symptôme au diagnostic. In : Encycl Méd Chir - AKOS (traité de médecine); 2008. p. 1–6.
[2] Revel MP, Fournier LS, Hennebicque AS, et al. Can CT replace bronchoscopy in the detection of the site and cause of bleeding in patients with large or massive hemoptysis? AJR Am J Roentgenol; 179(5) : 1217–24.
[3] Prutsky G, Domecq JP, Salazar CA, et al. Antifibrinolytic therapy to reduce haemoptysis from any cause. Cochrane Database Syst Rev 2012; 4. CD008711.
[4] Parrot A, Khalil A, Fedun S, et al. Prise en charge des hémoptysies graves. EMC - Médecine d'urgence 2016; 11(1) : 1–9 [Article 25-020-C-95].

Malaise

Fiche 18

Syncope

Points importants

- Perte de conscience transitoire (*Transient Loss of Consciousness* [T-LOC]) nommée malaise, lipothymie ou syncope ; ces entités ne correspondent qu'à un seul cadre nosologique qui regroupe de multiples pathologies variées autant en matière de gravité que de pronostic.
- Trois mécanismes physiopathologiques : les syncopes réflexes (2/3 des causes), les syncopes orthostatiques et les syncopes cardiaques (figure 18.1).
- Anamnèse et interrogatoire : axes prioritaires de la prise en charge. Associés à l'ECG, seul examen complémentaire obligatoire, et à un examen clinique minutieux, ils détermineront la nécessité de poursuivre les investigations.
- Bilan biologique et imagerie cérébrale fréquemment prescrits aux urgences, mais souvent inutiles.
- > 5 % des admissions aux urgences, avec 1/4 uniquement de syncopes vraies.
- Prévalence élevée (entre 30 et 50 % selon les études).
- Syncope du sujet âgé souvent multifactorielle, et responsable de 10 % des chutes.
- Chez un sujet jeune : majoritairement de cause vagale (syncope réflexe).
- Bien identifier les syncopes à risque car hospitalisation et explorations obligatoires.

Définitions

- Ne plus utiliser le terme « malaise » car trop « imprécis, regroupant des situations cliniques floues et différentes. Le malaise décrit une plainte alléguée par le patient, sans spécificité. Il ne définit pas un cadre nosologique médical » [1].
- Définition commune (HAS, 2008 et *European Society of Cardiology*, 2018) de la syncope fondée sur des données physiopathologiques : « Symptôme défini comme une perte de connaissance (PDC) transitoire, à début rapide, de durée généralement brève, spontanément résolutive, s'accompagnant d'une perte du tonus postural avec un retour rapide à un état de conscience normal. Elle est due à une ischémie cérébrale globale et passagère. » [2]

Diagnostic

Démarche diagnostique

Anamnèse

Le plus souvent sans détresse vitale, ni témoin à questionner.

- Authentification la PDC.
- Nature syncopale (correspondant à la définition ci-dessus) ou non de la PDC.
- Si non syncopale évoquer un accident vasculaire cérébral, une crise comitiale ou une intoxication (CO, alcool, etc.).

Interrogatoire « policier »

Interrogatoire du patient, et idéalement des témoins de la syncope, qui permet l'orientation diagnostique dans près de 50 % des cas. Souvent nécessaire de le répéter.

Antécédents et traitements	Avant/pendant la PDC	Après la PDC
• Traitements médicamenteux (automédication et collyres inclus). • Antécédents cardiaques. • Recherche étiologique antérieure.	• Circonstances. • Position (debout, assis…). • Prodromes ressentis. • Apparence extérieure du patient (pâleur, yeux fermés, etc.). • Signes d'accompagnement. • Mouvements anormaux.	• Durée. • Traumatismes secondaires. • Morsure de la langue. • Confusion postcritique. • Hémiplégie postcritique.

Examen clinique et ECG

Prise des paramètres vitaux dont la mesure de la pression artérielle aux 2 bras (patient couché, puis debout). Examen minutieux notamment cardio-vasculaire et neurologique. Interprétation rigoureuse et séniorisée de l'ECG (tableau 18.1). Si anomalies constatées, les rechercher sur des ECG antérieurs.

Nombreux scores prédictifs [3] : évaluation du risque de récidive ou de mortalité. Aucun avec un bénéfice réel, ni largement validé. Le jugement clinique doit primer.

Recherche d'hypotension orthostatique

Se définit par une chute de la pression artérielle systolique supérieure (PAS) à 20 mmHg ou par une PAS inférieure à 90 mmHg. Son existence ne doit pas faire méconnaître une pathologie sous-jacente.

Tableau 18.1 Anomalies électrocardiographiques suggérant que la syncope est liée à un trouble du rythme ou de la conduction [1].

– Bloc bifasciculaire (BBG ou BBD associé à un HBAG ou HBPG)
– Autres anomalies de la conduction intraventriculaire (durée QRS $\geq$ 0,12 s)
– BAV du 2e degré Mobitz I, bradycardie sinusale asymptomatique (< 50/min), bloc sino-auriculaire
– Arrêt sinusal > 3 s en l'absence de médicament chronotrope négatif
– Pré-excitation des complexes QRS
– Intervalle QTc prolongé ou court
– BBD avec sus-décalage du segment ST dans les dérivations V1 à V3 classiquement suivi d'une onde T négative (syndrome de Brugada)
– Ondes T négatives dans les dérivations précordiales droites et onde epsilon évoquant une dysplasie arythmogène du ventricule droit
– Ondes Q évoquant un infarctus du myocarde

BBG : bloc de branche gauche; BBD : bloc de branche droit; HBAG : hémibloc antérieur gauche; HBPG : hémibloc antérieur droit; BAV : bloc auriculoventriculaire.

Patient couché avec 5 à 10 min de repos, pendant lesquelles la pression artérielle et la fréquence cardiaque sont monitorées (afin de s'assurer de leur stabilité). Passage en position debout, mesure de ces deux constantes de la 1re à la 3e min sauf si des symptômes apparaissent avant. Certains recommandent une mesure jusqu'à la 10e min.
Considéré comme positif si les variations hémodynamiques s'accompagnent d'une perte de connaissance ou d'une lipothymie.

Autres examens spécialisés

Massage sinocarotidien (MSC)

Indications

Uniquement chez > 60 ans ayant eu une syncope inexpliquée, pouvant s'expliquer par une hypersensibilité réflexe du sinus carotidien (maintien de tête en hyperextension, rasage, etc.).

Mise en place et résultats

Effectué sous surveillance continue de l'ECG et enregistrement « sur papier » au moment du MSC, en association avec surveillance au mieux en continu de la pression artérielle pour ne pas méconnaître une éventuelle réponse vasodépressive exclusive. MSC pratiqué successivement à droite et à gauche, pendant 7 à 10 s, sur sujet couché, et en cas de réponse normale, répété en position debout ou plutôt inclinée (table de test d'inclinaison). Réponse positive retrouvée uniquement en position debout dans 30 % des cas. MSC considéré comme positif, si pause cardiaque > 3 s et/ou une chute tensionnelle > 50 mmHg, surtout si s'accompagnent d'une syncope ou tout au moins d'une lipothymie.

Examens biologiques

- Uniquement chez les patients ou les situations à risque.
- Glycémie capillaire chez le diabétique.
- Taux d'hémoglobine si suspicion d'anémie.
- Troponine inutile en l'absence de douleur thoracique ou de signe ECG en faveur d'une ischémie.
- Dosage OH, dosage HbCO si intoxication éthylique ou au monoxyde de carbone suspectées.

Imagerie cérébrale

Lors d'un traumatisme associé (voir « Traumatisme crânien ») ou dans le cas de doute d'un diagnostic différentiel (neurologique).

Échographie cardiaque

Si syncope secondaire à une maladie cardio-vasculaire suspectée ou avérée.

Tilt-test

- Reproduire les anomalies vagales et sympathiques d'une syncope vasovagale.
- Test de 2e intention après holter ECG si l'étiologie de la PDC reste inconnue.
- Patient sur une table basculante qui permet de positionner le patient à 60° par rapport à l'horizontale du sol en 10 s. Maintenu au niveau des membres inférieurs et supérieurs. Présence d'un médecin et d'un chariot de réanimation obligatoire; 15 min en position couchée puis 30 à 45 min en position à 60°. Test arrêté si syncope mais poursuivi si hypotension asymptomatique. Considéré positif si symptômes ressentis associés à une hypotension artérielle < 80 mmHg et/ou une chute de la fréquence cardiaque > 20 % ou bradycardie < 50/min.

Monitoring ECG

- Réalisé en intrahospitalier si anomalies ECG suggérant une syncope arythmique.
- Pendant 48 h si syncopes plurihebdomadaires.
- En externe, voire implantable avec possibilité pour le patient de l'activer en cas de symptômes. Ce dernier est réservé aux patients avec syncope récurrente, inexpliquée, avec étiologie rythmique non exclue.

Épreuve d'effort

Si PDC lors ou juste après un effort après réalisation d'une échographie cardiaque.

Explorations électrophysiologiques

Mise en évidence de bradycardie intermittente, de BAV ou d'épisodes de tachycardie ventriculaire chez des patients ayant une cardiopathie structurelle identifiée.

Diagnostics différentiels ou d'exclusion

- Épilepsie.
- Troubles métaboliques (hyperventilation, hypoglycémie, hypercapnie, hypoxie).
- Intoxication.
- Troubles cérébrovasculaires (AIT).
- Troubles psychiatriques (syncope psychogène).

Étiologie

Principales étiologies classées en trois groupes (tableau 18.2) : étiologie vasovagale retrouvée dans plus de la moitié des cas de ceux qui ne seront pas hospitalisés.

Tableau 18.2 Étiologie des syncopes.

Syncope réfléxe	Hypotension orthostatique	Causes cardio-vasculaires
– **Syncope vasovagale :** • typique • atypique – **Syncope par hypersensibilité du sinus carotidien** – **Syncope situationnelle :** • toux, éternuements • stimulation gastro-intestinale (déglutition, défécation, douleur viscérale) • miction • manœuvre de Valsalva • lever de poids • douleur intense	– **Dysautonomie :** • syndromes dysautonomiques primaires (Parkinson, atrophie multisystémique) • syndromes dysautonomiques secondaires (neuropathie diabétique, amyloïde) – **Syncope orthostatique d'origine médicamenteuse ou alcoolique** – **Hypovolémie ou déshydratation :** • hémorragie • diarrhée • insuffisance surrénalienne – **Insuffisance veineuse** – **Hypotension orthostatique postprandiale**	– **Arythmies cardiaques (cause principale) :** • dysfonctionnement sinusal (dont la maladie de l'oreillette) • maladies du système de conduction auriculoventriculaire • tachycardies paroxystiques supraventriculaires ou ventriculaires • syndromes héréditaires (QT long, syndrome de Brugada) • dysfonctionnement d'un appareil implanté • arythmies d'origine médicamenteuse – **Cardiopathie ou maladie cardiopulmonaire structurelle :** • valvulopathie • infarctus–ischémie aiguë du myocarde

(*Suite*)

Tableau 18.3 Suite.

Syncope réfléxe	Hypotension orthostatique	Causes cardio-vasculaires
		• myocardiopathie obstructive • myxome de l'oreillette • dissection aortique aiguë • péricardite, tamponnade • embolie pulmonaire, hypertension pulmonaire – **Syndrome de vol vasculaire sous-clavier**

Éléments de gravité et pronostic

Complications

- Taux de mortalité moyen à un mois de 4,4 % dont 1,1 % avec une étiologie cardiaque et 1,7 % sans étiologie retrouvée.
- Récidive : environ 1/3, étroitement liée au nombre d'épisodes précédents.
- 1/3 avec un traumatisme associé, dont 5 % de traumatismes graves. Ne permet pas d'orientation diagnostique et les T-LOC traumatisantes ne sont plus à risque.
- Moyenne d'âge de 63 ans, 25 à 40 % hospitalisés, 30 % avec des antécédents de pathologies cardiaques et pour 29 % aucune étiologie retrouvée.
- La syncope peut être convulsivante : mais sans syndrome postcritique et brève avec des mouvements peu amples. En cas de doute : avis neurologique.

Facteurs pronostiques globaux

- Surmortalité en lien avec une T-LOC de 30 % si présence de cardiopathie structurelle.
- Chez patients jeunes avec ECG normal admis pour T-LOC : pas de différence de mortalité avec la population générale du même âge.

Prise en charge thérapeutique

Généralement après la première étape

Interrogatoire, examen clinique et ECG.

- Syncope vasovagale typique; pas d'autre étiologie évoquée ET règle des 3 P :
  - position (debout prolongée, levée);
  - *provoking factors* (douleur, émotions, etc.);
  - prodromes.

Pronostic excellent.

- Syncope situationnelle : effort, miction, défécation, postprandiale sans qu'une autre étiologie puisse être clairement évoquée.
- Hypotension orthostatique.
- Syncopes arythmiques.

Éléments à haut risque (évocateurs de pathologie grave) et à bas risque (évocateurs de pathologie bénigne) à rechercher chez les patients atteints de syncope lors de l'évaluation initiale aux urgences, selon l'ESC 2018.

Anamnèse	
Éléments à bas risque	Éléments à haut risque
• Associé à des prodromes typiques d'une syncope réflexe (ex : sensation d'étourdissement, sensation de chaleur, sueurs, nausée, vomissement). • Après un stimulus soudain inattendu et déplaisant (vue, son, odeur ou douleur). • Après une station debout prolongée ou dans un endroit bondé ou chaud. • Per ou post-prandial. • Déclenché par la toux, la défécation ou la miction. • Avec rotation de la tête ou pression sur le sinus carotidien (ex : tumeur, rasage, col serré). • Passage de la position couchée/assise à la position debout.	Majeur : • apparition récente d'une gêne thoracique, d'un essoufflement, d'une douleur abdominale ou d'une céphalée ; • pendant effort physique ou en position allongée ; • survenue brutale de palpitations immédiatement suivies par la syncope. Mineur (à haut risque uniquement si associé à une maladie cardiaque structurelle ou un ECG anormal) : • pas de prodrome ou d'une durée inférieure à 10 s ; • antécédent familial de mort subite à un jeune âge ; • syncope en position assise.
Antécédents	
Éléments à bas risque	Éléments à haut risque
• Antécédents de syncopes récurrentes présentes depuis des années avec caractéristiques à bas risque, avec épisode actuel similaire. • Absence de cardiopathie structurelle.	Majeur : cardiopathie structurelle ou ischémique sévère (insuffisance cardiaque, FEVG basse ou antécédent d'infarctus du myocarde).
Examen clinique	
Éléments à bas risque	Éléments à haut risque
Examen clinique normal	• Hypotension systolique inexpliquée aux urgences avec PAS < 90 mmHg. • Toucher rectal en faveur du saignement gastro-intestinal. • Bradycardie persistante (< 40 bpm) pendant une phase d'éveil et en l'absence d'entraînement physique. • Souffle systolique non diagnostiqué.

<table>
<tr><th colspan="2">ECG</th></tr>
<tr><td>Éléments à bas risque</td><td>Éléments à haut risque</td></tr>
<tr><td rowspan="2">ECG normal</td><td>Majeur :
• modifications ECG compatibles avec ischémie aiguë ;
• bloc auriculoventriculaire (BAV) de type 2 Mobitz 2 et BAV 3 ;
• fibrillation atriale lente (< 40 bpm) ;
• bradycardie sinusale persistante (< 40 bpm), ou bloc sino-auriculaire (BSA) ou pauses sinusales > 3 s en phase d'éveil et en l'absence d'entraînement physique ;
• bloc de branche, trouble de la conduction intraventriculaire, hypertrophie ventriculaire, ondes Q compatibles avec cardiopathie ischémique ou cardiomyopathie ;
• tachycardie ventriculaire (TV) soutenue ou non ;
• dysfonction d'un dispositif cardiaque implantable (pacemaker ou défibrillateur) ;
• syndrome de Brugada de type 1 ;
• élévation du segment ST avec morphologie de type 1 dans les dérivations V1 à V3 (Syndrome de Brugada) ;
• QTc > 460 ms sur ECG répétés évocateur de syndrome du QT long.</td></tr>
<tr><td>Mineur (à haut risque uniquement si anamnèse compatible avec syncope arythmique) :
• BAV 2 Mobitz 1 et BAV 1 avec intervalle PR nettement allongé ;
• bradycardie sinusale modérée (40–50 bpm) asymptomatique inappropriée, ou FA lente (40–50 bpm) ;
• tachycardie supraventriculaire paroxystique ou FA ;
• complexes QRS en rapport avec une pré excitation ;
• intervalle QTc court (≤ 340 ms) ;
• syndrome de Brugada de type 2 ;
• ondes T négatives dans les dérivations précordiales droites, ondes epsilon évocatrices de dysplasie arythmogène du ventricule droit.</td></tr>
</table>

Préconisations (figure 18.1)

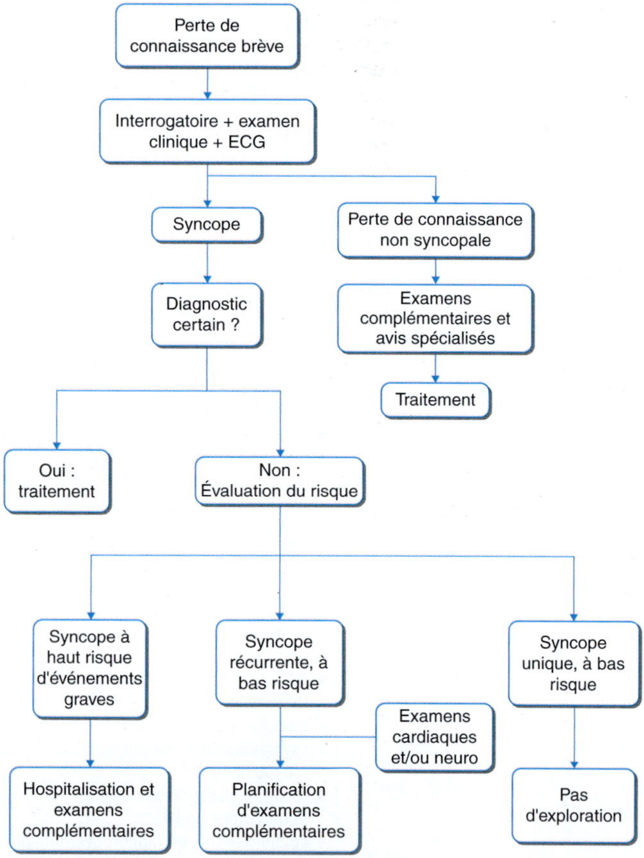

Figure 18.1 **Prise en charge d'un patient ayant subi une perte de connaissance brève [2].**
Source : avec l'autorisation d'Oxford University Press (UK) et European Society of Cardiology, www.escardio.org

RÉFÉRENCES

[1] Haute Autorité de santé. Pertes de connaissance brèves de l'adulte : prise en charge diagnostique et thérapeutique des syncopes. www.has-sante.fr/portail/jcms/c_681605/fr/pertes-de-connaissance-breves-de-ladulte-prise-en-charge-diagnostique-et-therapeutique-des-syncopes

[2] Task Force for the Diagnosis and Management of Syncope, European Society of Cardiology (ESC), European Heart Rhythm Association (EHRA), et al. Guidelines for the diagnosis and management of syncope (version 2018). Eur Heart J 2018; 39(21) : 1883–948.

[3] Costantino G, Casazza G, Reed M, et al. Syncope risk stratification tools vs clinical judgment : an individual patient data meta-analysis. Am J Med 2014; 127(11) : 1126. e13 25.

Fiche 19

Troubles du rythme supraventriculaire et ventriculaire

Points importants

- L'ensemble d'anomalies constatées du rythme cardiaque sont appelées arythmies.
- Elles peuvent être sinusales ou non sinusales, à fréquence lente ou rapide.
- Les conséquences cliniques varient en fonction du contexte et de la localisation des troubles du rythme.
- Les symptômes sont variables, d'une sensation de palpitations ou d'asthénie, à une dyspnée, une douleur thoracique voire une perte de connaissance.
- L'interrogatoire est essentiel à la recherche des antécédents et des médicaments pris par le patient.
- L'ECG est indispensable dans l'urgence pour identifier le trouble du rythme.
- Examens complémentaires habituels : holter rythmique, explorations électrophysiologiques voire épreuve d'effort.
- Les traitements anti-arythmiques dans l'urgence sont fonction de la tolérance et orientés par le type d'arythmie.
- Les anticoagulants ont une place importante dans la prise en charge immédiate des troubles du rythme à risque thromboembolique.

Troubles du rythme supraventriculaire [1]

Définition

- Troubles du rythme naissant au-dessus de la bifurcation du faisceau de His.
- Intéressent l'étage auriculaire (troubles du rythme auriculaire) et la jonction auriculoventriculaire (troubles du rythme jonctionnels).

Extrasystole auriculaire

Définition

Activité auriculaire prématurée dont l'incidence augmente avec l'âge.

Bénignes chez le sujet jeune, témoin possible d'une cardiopathie sous-jacente chez le sujet âgé.

Diagnostic

De découverte fortuite lors de la réalisation d'un ECG.

Onde P' générée est d'aspect généralement différent de l'onde P sinusale.

Peut être bloquée ou suivi d'un QRS normal (figure 19.1).

Prise en charge thérapeutique

Pas de traitement spécifique.

Pronostic

Sur un cœur pathologique, peuvent entraîner une tachycardie atriale, une fibrillation auriculaire ou un flutter.

Fibrillation atriale [2]

Définition

- La plus fréquente des tachyarythmies à l'étage auriculaire, augmente avec l'âge.
- Liée à la présence de foyers ectopiques au niveau auriculaire ou de microcircuits de ré-entrée.
- Est définie comme paroxystique (<7 j et généralement moins de 48 h), permanente (>1 an, cardioversion inefficace et non envisagée), ou persistante (>7 j avec indication de réduction).
- Rarement isolée.

Diagnostic

Asymptomatique ou se manifeste par une sensation de malaise avec palpitations, dyspnée, sensation d'oppression voire d'une syncope ou de complications thromboemboliques.

ECG

- Fait le diagnostic.
- Rythme auriculaire rapide avec fréquence atriale ≥ 300/min, absence d'ondes P, irrégularité des intervalles R-R (figure 19.2).

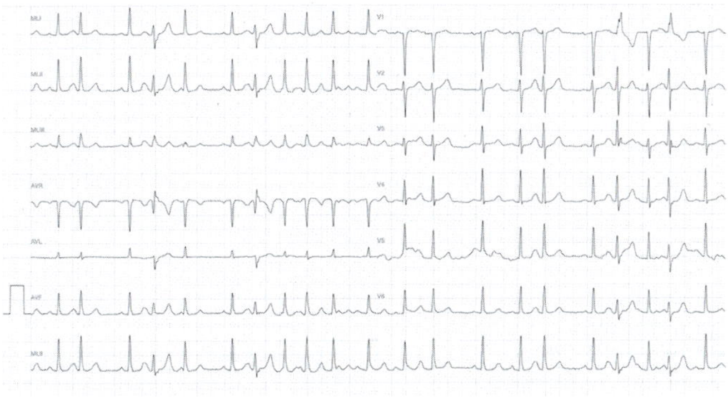

Figure 19.1 Extrasystole auriculaire [2].

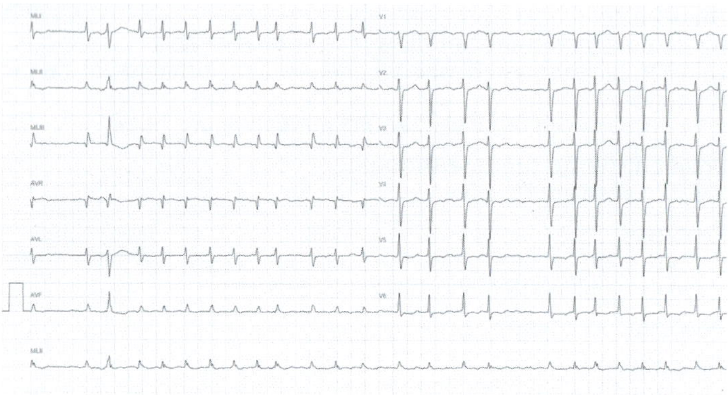

Figure 19.2 **Fibrillation atriale avec fréquence 160/min.**

Examens biologiques

- NFS, ionogramme sanguin et créatinine.
- D'autres orientés par la clinique : TSH, BNP, ASAT, ALAT, calcémie, TP et TCA (si anticoagulation envisagée).

Imagerie

- Échographie cardiaque recommandée en urgence devant toute FA mal tolérée (instabilité hémodynamique, œdème pulmonaire, douleur thoracique, choc cardiogénique) et secondairement devant toute cardiopathie sous-jacente cliniquement suspectée ou présence de facteurs de risques. Risque essentiellement marqué par la survenue d'un accident thromboembolique cérébral ou périphérique.
- Radio du thorax :
  - si FA inaugurale, récidivante ou mal tolérée;
  - cardiomégalie;
  - pathologie pulmonaire ou IVG.

Étiologies

Multiples, notamment coronarienne (SCA), thromboembolique (EP), infectieuses, métaboliques, toxiques, endocrinienne, cardiaques (myocardiopathies valvulaires, hypertensive).

Pronostic

Pour la traiter :

- estimation du début de la FA importante à déterminer en s'aidant du début des symptômes;
- recherche d'une cause déclenchante.

Prise en charge thérapeutique

- Stratification des risques thromboemboliques (score CHA_2DS_2-VASc) et hémorragiques (score HAS-BLED) recommandée et doit figurer dans le dossier médical du patient avant d'envisager tout traitement anticoagulant et ce afin d'évaluer le rapport bénéfice/risque.
- Dans l'urgence, le traitement repose sur le contrôle de la fréquence cardiaque avec un objectif de 80 à 100 bpm (figure 19.3).
  - En cas de mauvaise tolérance avec instabilité hémodynamique ou SCA, cardioversion électrique à envisager d'emblée, sous sédation. Nécessite une procédure de service détaillée.
  - Devant une FA symptomatique bien tolérée, l'utilisation en première intention d'un **β-bloquant** (aténolol amp. 5 mg/10 mL : 5 à 10 mg IVL puis 50 mg *per os* à 15 min si bonne tolérance,

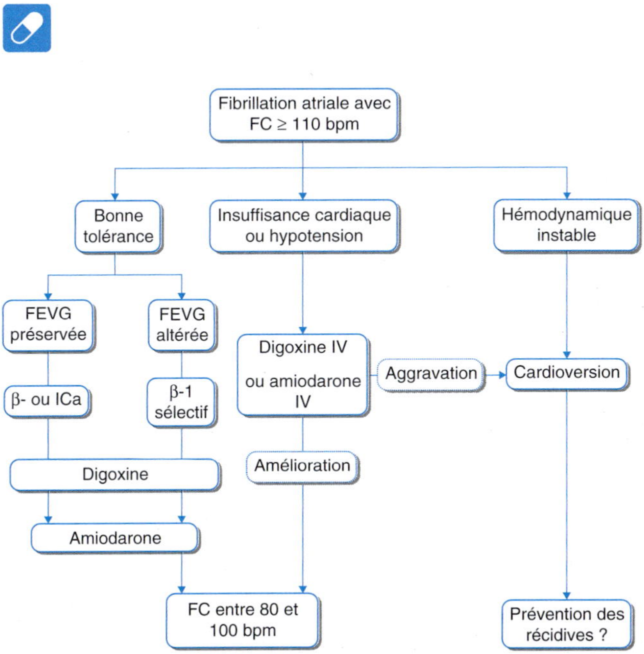

Figure 19.3 **Traitement en urgence des fibrillations atriales [2].**

ou esmolol amp. 10 mg/mL : 0,5 mg/kg IVL sur 1 min suivi d'un entretien 50 à 300 µg/kg/min) ou d'un **inhibiteur calcique non dihydropyridine** (DHP) (vérapamil amp. 5 mg/2 mL : 5 à 10 mg IVL sur 2 min puis relai *per os* 120 mg/j si efficace, ou diltiazem amp. lyoph. 25 ou 100 mg : 0,3 mg/kg IVL sur 2 min puis relai *per os* 180 mg/j si efficace) est recommandée.

- En cas de FA avec insuffisance cardiaque ou hypotension artérielle, utiliser en première intention la **digoxine** amp. 0,5 mg/2 ml : 0,5 mg IVL avec au maximum 1,5 mg/24 h, ou l'**amiodarone** amp. 150 mg/3 mL : 5 mg/kg IVL sur 1 h puis relai 50 mg/h jusqu'à obtenir une FC < 100 bpm puis 600 mg *per os* en une prise. Suite de la posologie dictée par l'avis spécialisé.
- Quelques cas particuliers intéressants à connaître :
  - en présence d'un SCA, en première intention soit un β-bloquant en absence d'insuffisance cardiaque, soit l'amiodarone. L'alternative proposée en 2e intention fait appel à un inhibiteur calcique non DHP en absence d'insuffisance cardiaque, soit à de la digoxine;
  - en présence d'un patient BPCO, en première intention devant une FA rapide l'utilisation d'inhibiteur calcique non DHP ou d'un β-bloquant cardiosélectif type nébivolol ou bisoprolol, en y associant la correction des troubles de l'hématose;
  - en présence d'une FA associée à une pré-excitation (syndrome de WPW), anti-arythmique de classe I ou l'amiodarone. La cardioversion pharmacologique ou électrique à envisager que pour la situation d'un FA < 48 h, premier épisode ou récidive, persistance d'une fréquence ventriculaire rapide malgré le traitement entrepris.

- Concernant l'anticoagulation au décours d'une FA aiguë, la décision repose sur le score CHA_2DS_2-VASc. En cas de score ≥ 1, débuter une anticoagulation soit par AVK, soit par AOD. Les AOD ayant l'AMM en 2015 sont le rivaroxaban (cp 20 mg; 20 mg 1/j), l'apixaban (cp 5 mg; 5 mg 2/j) et le dabigatran (cp 150 mg; 150 mg 2/j). Efficacité équivalente aux AVK avec moins de complications hémorragiques cérébrales. En cas de cardioversion électrique immédiate, débuter rapidement une anticoagulation par une héparinothérapie. Risque hémorragique évalué par le score HAS-BLED ≥ 3, il doit faire différer le traitement anticoagulant jusqu'à avis du cardiologue.

Flutter auriculaire

- Tachycardie atriale avec auriculogrammes avec aspect typique en toit d'usine (ondes F) du fait d'un courant de ré-entrée orienté dans le sens inverse des aiguilles d'une montre.
- Fréquence à 300 bpm des ondes P.
- Sans retour à la ligne isoélectrique, avec une fréquence ventriculaire classiquement de moitié mais qui peut être variable.
- Bien visibles dans les dérivations inférieures (figure 19.4).
- Moins fréquent que la fibrillation auriculaire.

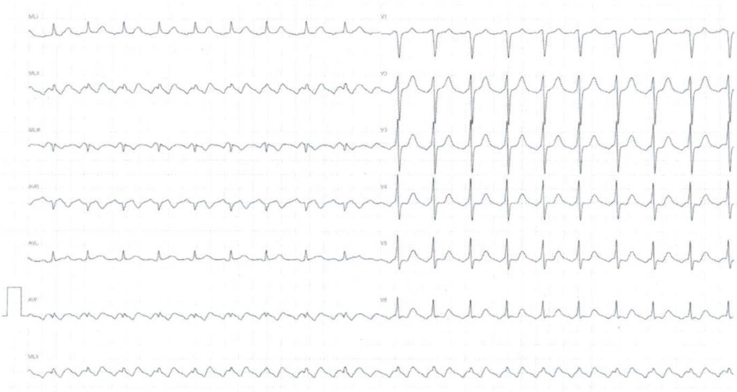

Figure 19.4 **Flutter auriculaire fréquence cardiaque 115 battements/min.**

- Causes identiques et risque thromboembolique réel.
- Diagnostics différentiels :
  - tachycardie atriale focale devant l'absence d'ondes F;
  - FA en cas de conduction auriculoventriculaire variable;
  - TV si association d'un bloc de branche avec conduction auriculoventriculaire régulière;
- But du traitement : ralentir la fréquence ventriculaire et faire appel aux mêmes molécules que pour le traitement de la FA.
- En cas d'échec du traitement médical, envisager cardioversion électrique sous anticoagulation.
- À distance, discuter une ablation par radiofréquence.

Tachycardies jonctionnelles

- Liées à un mécanisme de ré-entrée intranodale le plus souvent.
- Signes cliniques dominés par une sensation de palpitations à début et fin brutale, de durée variable.
- Surviennent en grande partie sur un cœur sain.
- Sur un cœur pathologique, du fait d'une fréquence ventriculaire rapide à environ 200 bpm, la crise peut être alors mal tolérée hémodynamiquement.
- ECG typique avec rythme régulier à fréquence ventriculaire rapide entre 150 et 230 bpm, des QRS fins sauf en cas de bloc de branche associé et présence d'ondes P rétrogrades parfois difficiles à voir car cachées dans le QRS ou l'onde T (figure 19.5).
- Dans le cas de tachycardies avec existence d'une voie accessoire, la forme orthodromique, la plus fréquente, où l'influx passe d'abord par le NAV puis remonte par le faisceau accessoire à l'oreillette, est relativement proche sur le plan électrique à la forme nodale.

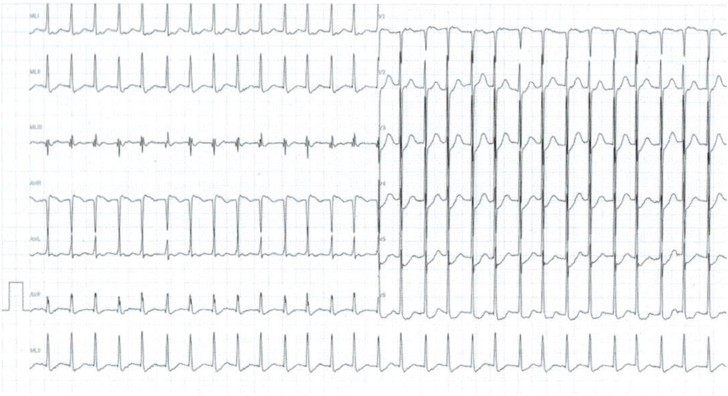

Figure 19.5 **Tachycardie jonctionnelle.**

- En cas de forme antidromique, où l'influx passe d'abord par le faisceau accessoire puis remonte par le NAV à l'oreillette, on retrouve un aspect de QRS élargi.
- Traitement de la crise par des manœuvres de Valsalva, aux traitements médicamenteux par injection de triphosadénine (amp. 20 mg/2 mL) 20 mg IVD ou d'adénosine (amp. 6 mg/2 mL) 3 mg IVD (en 2 s suivi d'un rinçage) sous contrôle électrocardiographique. 2e dose possible si pas de réduction à la 2e minute alors 6 mg IVD, et si toujours pas réduite (2e min) 12 mg IVD.
- Les inhibiteurs calciques (diltiazem et vérapamil) sont indiqués en l'absence de dysfonctionnement du VG et hémodynamique conservée : diltiazem IV à 0,25–0,30 mg/kg IVL sur 2–3 min ou vérapamil IV à 5 mg IVL sur 2 min à renouveler éventuellement après 10 min. Ils ont leur place *per os* en prevention des récidives mal tolérées (vérapamil, cp 120 mg 2/j, en continue), en cas d'inefficacité technique ablative par radiofréquence.
- Analyse intercritique de l'ECG : elle montrera un tracé normal dans la forme nodale.
- Rechercher des signes de pré-excitation : PR court < 12 ms, onde delta.

Consignes et surveillance

- Retour à domicile possible des tachycardies jonctionnelles reversées.
- Pour la fibrillation atriale si le patient est stable dans le cadre d'une filière de soins cardiologiques :
  - cardioversé avec anticoagulants et traitement préventif;
  - non réduite avec un contrôle de fréquence cardiaque et la prescription d'anticoagulants.

Troubles du rythme ventriculaire [3]

Définition

- Troubles du rythme naissant au-dessous de la bifurcation du faisceau de His.
- Distinguer essentiellement les extrasystoles ventriculaires (ESV), la tachycardie ventriculaire (TV), le flutter ventriculaire, la torsade de pointe et la fibrillation ventriculaire (FV).

ESV

- Activité ventriculaire prématurée présente sur l'ECG sous forme d'un complexe QRS prématuré large avec aspect de discordance appropriée, non précédé d'une onde P.
- Signes cliniques absents ou sous forme d'une sensation de « ratés » au niveau du cœur.
- Caractère bénin ou malin à déterminer pour évaluer le risque d'arythmie ventriculaire grave.
- Bénin si ESV monomorphes, isolées, avec couplage long, survenant sur cœur sain (figure 19.6). Sans indication thérapeutique.
- Malin si ESV polymorphes, répétitives, avec aspect R/T, avec couplage court, survenant sur cœur pathologique. Risque vital (TV, FV).
- Traitement en fonction du terrain (cardiopathie sous-jacente), du caractère symptomatique ou non.

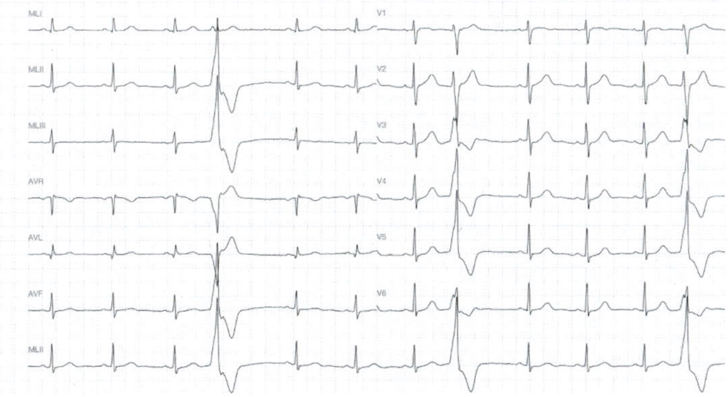

Figure 19.6 Extrasystole ventriculaire infunfibulaire.

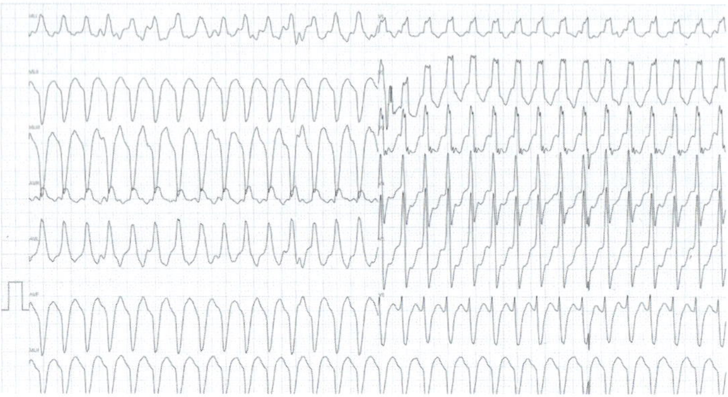

Figure 19.7 **Tachycardie ventriculaire avec fréquence cardiaque à 190 battements/min.**

TV

- Tachycardie régulière à complexes QRS larges typiquement à fréquence ventriculaire rapide entre 200 et 250 bpm, sans aspect de bloc de branche typique (figure 19.7).
- Soutenue si > 30 s.
- Survient souvent sur une cardiopathie préexistante.
- Signes cliniques de la sensation de palpitations jusqu'à la survenue d'une syncope, d'une insuffisance cardiaque, voire d'un état de choc.
- Présence sur l'ECG d'une dissociation auriculoventriculaire, de complexes de fusion ou de captures (critères forts pour le diagnostic mais souvent manquants).
- Déterminer le type de retard droit (QRS principalement positif en V1) ou gauche (QRS principalement négatif en V1) et la présence ou non de critères morphologiques issus d'algorithmes (Brugada, Vereckei, voir « Électrocardiogramme ») pour s'aider au diagnostic et notamment pour faire la différence avec une TSV avec bloc de branche.
- Traitement en fonction de la tolérance immédiate : CEE sous sédation si mal tolérée, sinon amiodarone 300 mg IVL sur 30 min.

Flutter ventriculaire

- Tachycardie ventriculaire rapide > 250 bpm à complexes QRS identiques de forme sinusoïdale.
- Mal toléré hémodynamiquement et risque évolutif vers la survenue d'une FV.
- Traitement identique à la TV.

Torsade de pointe

- Tachycardie ventriculaire polymorphe favorisée par un allongement du QT acquis (hypokaliémie, anti-arythmiques de diverses classes, quinidiniques, certains antibiotiques comme les aminosides, macrolides, certaines fluoroquinolones, etc.) ou congénital, et une bradycardie importante (BAV, BSA).
- Risque d'évolution vers une FV.
- Présence sur l'ECG d'une rotation en torsade des QRS selon un aspect de flutter ventriculaire survenant après une ESV (figure 19.8).
- Traitement en urgence des troubles métaboliques, sulfate de magnésium (amp. 10 %) 2 g IVL sur 10 min puis 1 g/h jusqu'à obtenir un espace QT < 500 ms, isoprénaline en cas de bradycardie sévère, entraînement électrosystolique externe à une fréquence de 120 bpm en cas de bradycardie symptomatique ou de bloc.
- Recherche et arrêt de tout traitement responsable.

FV

- Activité électrique anarchique des ventricules avec présence d'ondulations à fréquence et amplitude variables sur l'ECG (figure 19.9), se raréfiant jusqu'à un tracé plat.
- Arrêt circulatoire avec état de mort apparente.
- Traitement immédiat par défibrillation.
- SCA principale cause.
- Mais peut survenir au décours d'un syndrome de Brugada, d'un QT long ou dans le cadre d'une FV dite idiopathique.

Consignes et surveillance

En dehors des ESV, hospitalisation systématique en USIC.

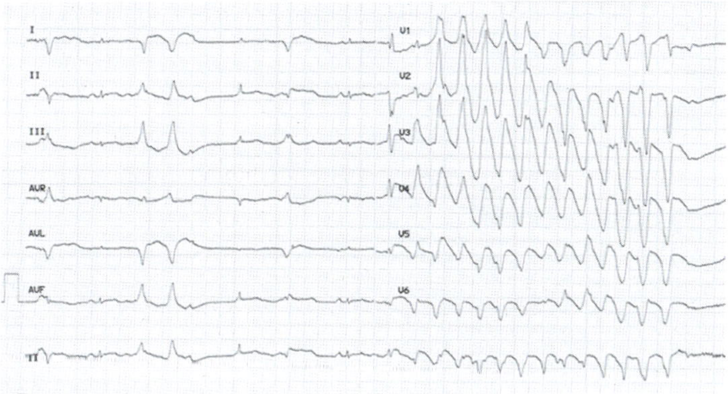

Figure 19.8 **Torsade de pointe.**

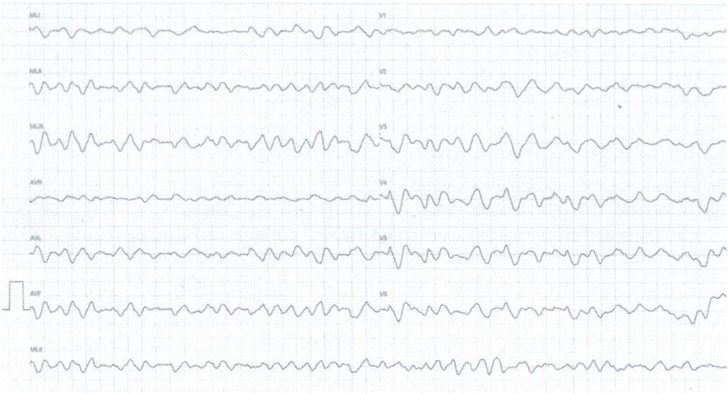

Figure 19.9 **Fibrillation ventriculaire.**

RÉFÉRENCES

[1] Page RL, Joglar JA, Caldwell MA, et al. ACC/AHA/HRS Guideline for the management of adult patients with supraventricular tachycardia : a report of the American College of Cardiology/American Heart Association Task Force on Clinical Practice Guidelines and the Heart Rhythm Society. J Am Coll Cardiol 2015. 2015.pii : S0735-1097(15)06203-8.

[2] Taboulet P, Duchenne J, Lefort H, et al. Prise en charge de la fibrillation atriale en médecine d'urgence. Recommandations de la Société française de médecine d'urgence en partenariat avec la Société française de cardiologie. Ann Fr Med Urgence 2015 ; 5(4) : 260–79.

[3] Priori SG, Blomström-Lundqvist C, Mazzanti A, Blom N, Borggrefe M, Camm J,et al. 2015 ESC Guidelines for the management of patients with ventricular arrhythmias and the prevention of sudden cardiac death : The Task Force for the Management of Patients with Ventricular Arrhythmias and the Prevention of Sudden Cardiac Death of the European Society of Cardiology (ESC) Endorsed by: Association for European Paediatric and Congenital Cardiology (AEPC). Eur Eur Pacing Arrhythm Card Electrophysiol J Work Groups Card Pacing Arrhythm Card Cell Electrophysiol Eur Soc Cardiol. nov 2015 ;17(11):1601–87.

REMERCIEMENTS

L'iconographie a été mise à disposition par Pierre Taboulet – Cardiologs Technology.

Troubles de la conduction cardiaque

Points importants

- Les troubles de la conduction cardiaque regroupent les anomalies de transmission de l'influx électrique au niveau du cœur.
- Il en existe plusieurs formes en fonction du site de l'anomalie
- La tolérance et le pronostic sont fonction de la cause, du siège de l'anomalie et de la fonction myocardique sous-jacente.
- Souvent de découverte fortuite, parfois lors d'une syncope.

Troubles de la conduction cardiaque

Bloc sino-auriculaire (BSA)

Anomalie de conduction électrique entre le nœud sinusal et le muscle des oreillettes.

Démarche diagnostique

Anamnèse

Parfois de découverte fortuite au cours d'un examen clinique avec bradycardie. Les signes peuvent être la survenue d'une lipothymie jusqu'à une syncope, une absence d'accélération du rythme cardiaque à l'effort, une asthénie, des vertiges.

Examen clinique

Les étiologies sont à rechercher (voir ci-dessous) en priorité en cas de syncope inexpliquée par ailleurs; pratiquer chez l'adulte de plus de 40 ans un test par massage carotidien qui sera positif en présence d'une pause prolongée >3 s. Les autres tests proposés comportent le Holter ECG, tilt-test, épreuve d'effort

ECG

Trois degrés de BSA : 1er degré non détectable sur ECG classique, BSA 2e degré avec 2 types : type 1 avec période de Wenckebach (figure 20.1) où il y a une augmentation ou une diminution des intervalles PP jusqu'à la pause auriculaire, et type 2 (figure 20.2) où il existe des pauses intermittentes de la conduction sino-auriculaire pouvant être égales à 2 ou 3 intervalles PP normaux, et un BSA du 3e degré avec blocage permanent de la conduction sino-atriale (absence d'onde P avec échappement ventriculaire : complexes QRS fins avec une fréquence de 40 à 60/min) (figure 20.3).

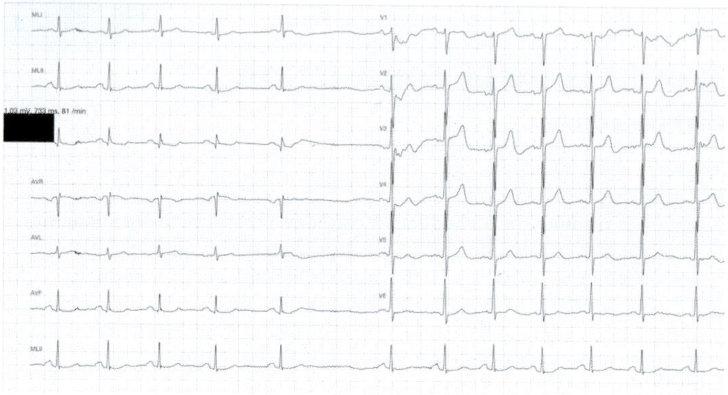

Figure 20.1 Bloc sino-auriculaire 2e degré de type 1 avec bloc intermittent (période de Wenckebach).

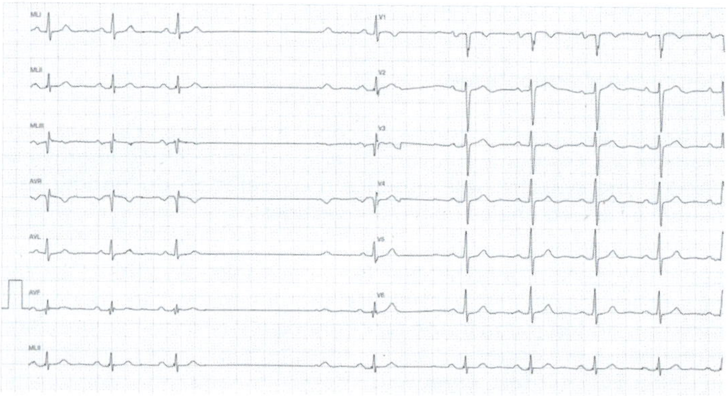

Figure 20.2 Bloc sino-auriculaire 2e degré de type 2 avec bloc intermittent.

Étiologies

Dégénérescence fibreuse du tissu, IDM, myocardite, iatrogène (anti arythmiques, clonidine, morphiniques inhibiteurs calciques non dihydropyridines (vérapamil et diltiazem), et certains psychotropes), hyperkaliémie, hypertonie vagale.

Prise en charge thérapeutique

Étiologique si possible. En cas de BSA symptomatique de haut degré, indication à implantation d'un pacemaker.

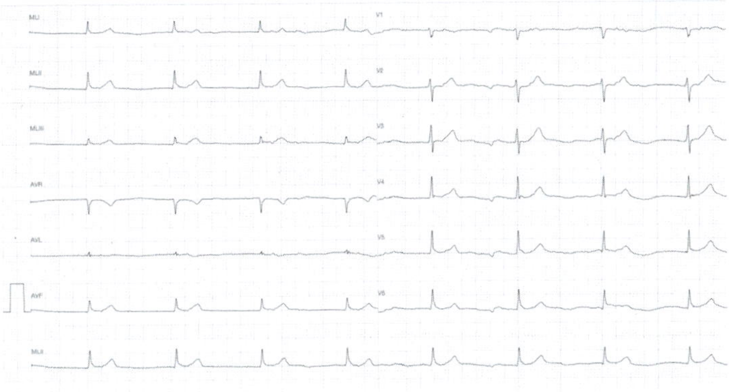

Figure 20.3 Bloc sino-auriculaire de type 3.

Bloc auriculoventriculaire (BAV)

Anomalie de la conduction électrique entre oreillettes et ventricules. Siège soit dans le nœud auriculoventriculaire (intra nodal), le tronc commun du faisceau de His (intrahissien) ou dans ses branches (infrahissien).

Démarche diagnostique

Parfois de découverte fortuite ou d'une sensation de lipothymie jusqu'à une syncope à l'emporte-pièce dite de Stokes-Adams.

ECG

Trois types de BAV : 1er degré (espace PR $>0{,}2$ s et $<0{,}4$ s), 2e degré (nombre d'ondes P > au nombre ondes QRS, Luciani-Wenckebach (ou Mobitz I) : allongement régulier de PR jusqu'à un P bloqué (non suivi de QRS) (figure 20.4); Mobitz II : espace PR constant avec blocage régulier de P définissant la périodicité) (figure 20.5) et 3e degré (dissociation complète auriculoventriculaire (onde P régulière avec fréquence rapide et QRS régulier fréquence lente) (figure 20.6). Aspect des QRS fin en cas de bloc intranodal et intrahissien (figure 20.7), élargi en cas de bloc infrahissien (figure 20.8). Nécessité parfois d'un Holter ECG, ECG endocavitaire.

Étiologies

Dégénérescence fibreuse du faisceau de His, rétrécissement aortique calcifié, IDM, myocardite, endocardite, intoxications médicamenteuses (β-bloquant, inhibiteur calcique, digitaliques, amiodarone), postchirurgie cardiaque.

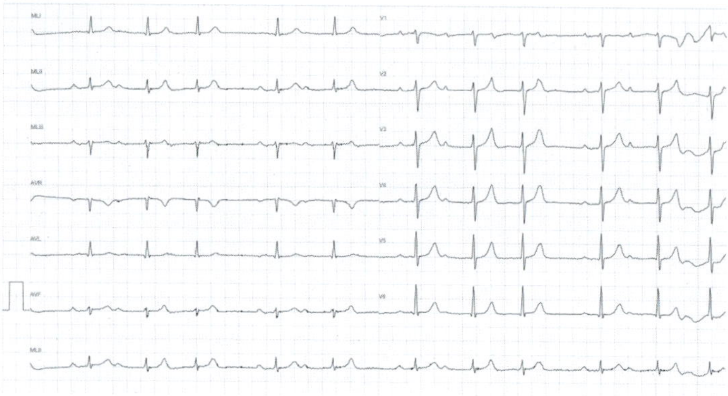

Figure 20.4 Bloc auriculoventriculaire 2e degré : Type Luciani Wenckebach (ou Mobitz I).

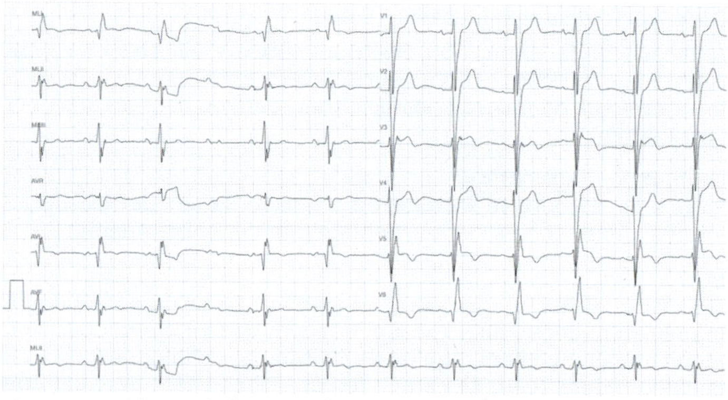

Figure 20.5 Bloc auriculoventriculaire 2e degré : Type Mobitz II.

Prise en charge thérapeutique

Dans les formes aiguës, le traitement de la cause déclenchante est primordial. L'**atropine** IVD [1] (ampoule 0,5 mg/mL) 0,5 à 1 mg en fonction de la fréquence cardiaque, voire l'**isoprénaline** (ampoule 0,2 mg/mL) à diluer 5 ampoules dans 250 mL de G5 % et adapter le débit afin d'obtenir une fréquence entre 55 et 60/min. L'entraînement électrosystolique temporaire sera fonction de l'étiologie et de la tolérance. L'implantation d'un stimulateur cardiaque de manière définitive sera indiquée dans les blocs de haut degré ou en cas de bloc tri-fasciculaire.

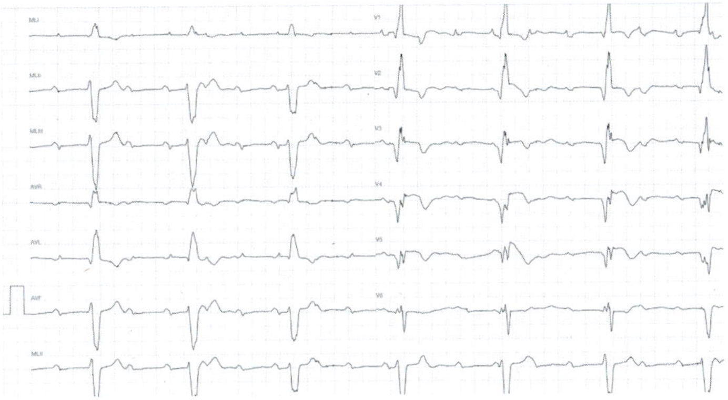

Figure 20.6 **Bloc auriculoventriculaire 3e degré.**

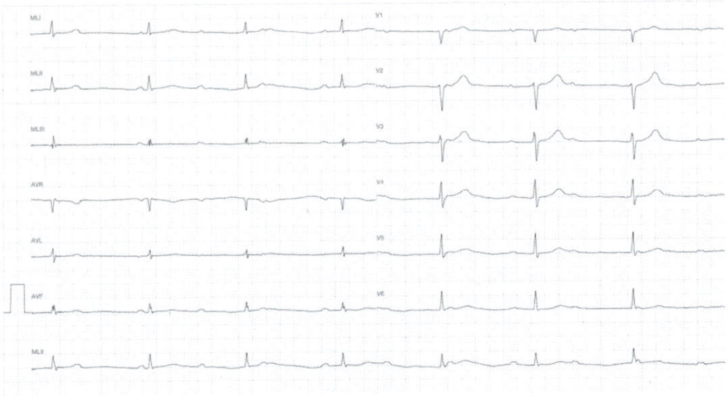

Figure 20.7 **Bloc intranodal ou intra-hisien.**

Blocs intraventriculaires (BIV)

Anomalies de la conduction électrique dans une des branches du faisceau de His, se traduisant par un bloc de branche droit (BBD complet ou incomplet) ou un bloc de branche gauche (BBG complet ou incomplet).

Démarche diagnostique

Pas de traduction clinique propre aux blocs de branche. Signes liés à l'atteinte myocardique (IDM, cardiopathies valvulaires, cardiopathies congénitales, HTAP).

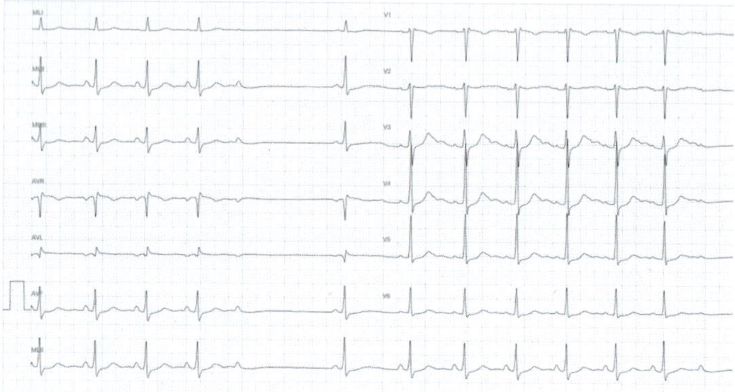

Figure 20.8 Bloc infra-nodal.

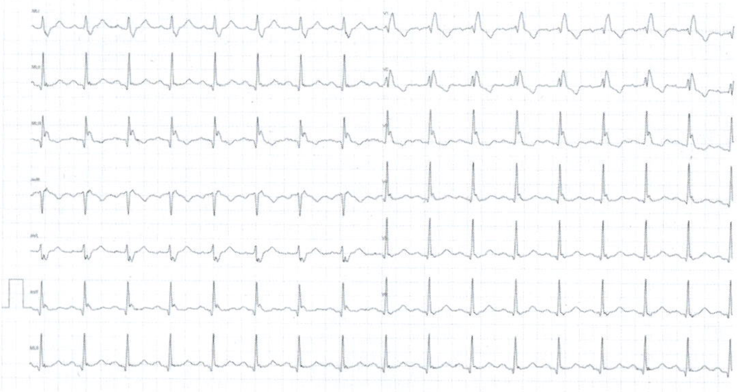

Figure 20.9 Bloc de branche droit complet.

ECG du BBD complet (figure 20.9)

QRS ≥ 120 ms, aspect de retard droit en V1-V2 et retard d'apparition de la déflexion intrinsécoïde en V1 > 50 ms, anomalies secondaires de la repolarisation de V1 à V3 à type d'onde T négative. Attention au diagnostic différentiel de syndrome de Brugada. Le BBD ne gêne pas le diagnostic d'IDM.

ECG du BBG complet (figure 20.10)

QRS ≥ 120 ms, aspect de retard gauche avec QRS négatif en V1-V2 (aspect rS), retard d'apparition de la déflexion intrinsécoïde en V5-V6

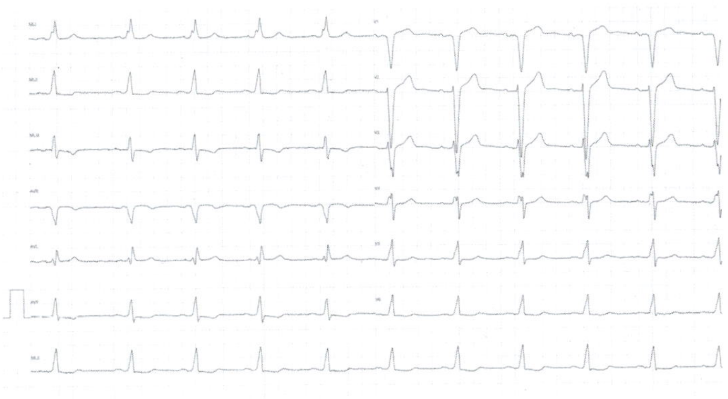

Figure 20.10 **Bloc de branche gauche complet.**

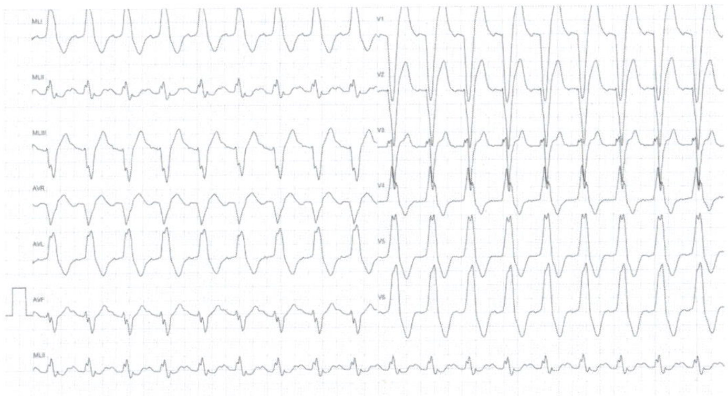

Figure 20.11 **Bloc complet avec QRS fragmentés.**

>60 ms. Il existe par ailleurs des anomalies de la repolarisation en relation avec la règle de la discordance appropriée. Le BBG complique le diagnostic pour l'IDM et il faut faire appel à la règle de Sgarbossa complété des critères de Smith (voir « Électrocardiogramme »).

Bloc focal

Retard de conduction qui concerne des rameaux distaux du faisceau de His et localisé à une partie du muscle ventriculaire. Le plus souvent lié à une séquelle ischémique et apparaît sur l'ECG sous forme d'un QRS fragmenté (figure 20.11).

RÉFÉRENCE

[1] Brady WJ, Swart G, DeBehnke DJ, et al. The efficacy of atropine in the treatment of hemodynamically unstable bradycardia and atrioventricular block : prehospital and emergency department considerations. Resuscitation 1999 ; 41(1) : 47–55.

REMERCIEMENTS

L'iconographie a été mise à disposition par Pierre Taboulet – Cardiologs Technology.

Crise convulsive

Points important

- **L'anamnèse est primordiale (témoins +++).**
- **Aucun signe clinique n'est pathognomonique d'une crise d'épilepsie.**
- **Glycémie, ionogramme sanguin, urée sanguine et créatininémie seuls indispensables.**
- **Pas d'imagerie systématique.**
- **Pas de benzodiazépine systématique en l'absence de récidive ou de critère d'état de mal.**
- **60 % sans récidive.**
- **Recommandations à la sortie : prévention du risque de récidive.**

Définition

Survenue transitoire de signes et/ou de symptômes dus à une activité neuronale cérébrale excessive ou anormalement synchrone.

Diagnostic [1]

Démarche diagnostique

Anamnèse

- Antécédents médicaux familiaux et personnels (+ traitements médicamenteux).
- Recherche de traitements favorisant chez le patient épileptique (tramadol, bupropion, antidépresseurs tricycliques, diphénhydramine) ou sevrage benzodiazépines de la personne âgée.
- Circonstances de survenue (privation sommeil, SLI [stimulation lumineuse intermittente], OH, etc.).
- Description la plus précise possible du malaise par les témoins.

Examen clinique

- Le diagnostic repose sur un faisceau d'arguments (antécédents, circonstances et signes cliniques) (tableau 21.1) : Perte de connaissance généralement sans prodromes;
- Signes hautement évocateurs : morsure latérale de langue constatée, confusion postcritique prolongée, une posture inhabituelle avec hypertonie, notion de déjà-vu/déjà-vécu avant le malaise;
- Perte d'urine peu spécifique, aucune valeur [2].

Tableau 21.1 Éléments évocateurs permettant de différencier les crises d'épilepsies, les syncopes et les CNEP (crise psychogène non épileptique) [1].

En faveur d'une origine épileptique	En faveur d'une origine non épileptique	
	Syncope	CNEP
Antécédents		
– Antécédents familiaux d'épilepsie – Antécédents de crise fébrile – Antécédents neurologique : AVC, infection du SNC, intervention neurochirurgicale – Antécédents de TC grave : contusion avec HSD, fracture, PC ou amnésie > 24 h, âge > 65 ans – Présence d'une pathologie neurologique dégénérative	– Médicaments : antihypertenseurs, anti-arythmique, diurétiques, médicaments allongeant le QT – Antécédents familiaux : • mort subite • hypotension orthostatique • cardiopathie dysrythmique	– Antécédents psychiatriques
Circonstances de survenue		
– Lien avec le sommeil : sommeil, réveil, contexte de dette de sommeil – Consommation de toxique – Sevrage alcoolique ou benzodiazépine – Situations en lien avec des stimulations lumineuses répétitives – Détente devant la télévision – Jeux sur écrans – Consommation récente de médicaments abaissant le seuil épileptogène (antalgiques, antidépresseurs, antibiotiques, etc.)	– Circonstances de stimulations vagales : • pendant ou après miction défécation, vomissements, quinte de toux • lors de douleurs violente • lors de prise de sang • lors du maintien prolongé de l'orthostatisme • lors d'un changement brutal de position (passage à l'orthostatisme) • au cours d'une situation de confinement – Pendant une activité sportive	– Contexte de conflit, de stress

(*Suite*)

Tableau 21.1 Suite.

En faveur d'une origine épileptique	En faveur d'une origine non épileptique	
	Syncope	**CNEP**
Signes cliniques		
– Morsure de langue latérale constatée – Confusion postépisode prolongée – Posture inhabituelle avec hypertonie – Déjà vu, déjà vécu	– Sueurs avant l'examen – Sensation vertigineuse – Hypotonie	– Mouvement de dénégation – Mouvement de balancement du bassin – Pleurs – Bégaiements – Yeux clos pendant toute la durée de la crise – Résistance à l'ouverture des yeux – Activité motrice asynchrone et irrégulière s'arrêtant puis reprenant – Conscience préservée au cours d'une activité motrice bilatérale

Examens biologiques

- Aucun examen biologique n'est recommandé pour aider au diagnostic.
- En cas de doute, dosage CPK au moins 4 h après la crise (différencie crise d'épilepsie et syncope convulsivante).
- Perturbations métaboliques pouvant favoriser ou être responsable d'une crise : glycémie capillaire, ionogramme sanguin, calcémie, magnesémie, urée sanguine et créatininémie.
- Prolactinémie VPP 93 % si probabilité prétest > 50 %, à comparer avec un taux basal (6 h avant épisode) et mesure entre 10 et 20 min après l'épisode [3].
- Pas de recherche systématique des toxiques (sauf dans le cadre médicolégal).

Imagerie

- Indications nécessitant une imagerie aux urgences :
  - déficit focal;
  - déficit focal rapporté par les témoins avant généralisation;
  - confusion mentale ou céphalées persistante;
  - fièvre;
  - traumatisme crânien;
  - antécédent néoplasique;
  - traitement anticoagulant;

- immunodépression;
- >40 ans;
- suivi neurologique ultérieur incertain.

- Le type d'imagerie dépendra de l'étiologie suspectée et de la disponibilité locale (IRM ou TDM cérébrale).
- Il n'y a pas d'indication chez les patients ayant fait une crise comitiale identique aux crises antérieures.
- ECG systématique
- EEG : dans les plus brefs délais (améliore sensibilité) en cas de discussion diagnostique. À lui seul, ne fait pas le diagnostic; doit s'inscrire dans une stratégie avec anamnèse et examen clinique.

Diagnostic différentiel ou d'exclusion (tableau 21.1)

- Les syncopes convulsivantes [4].
- Les crises non épileptiques psychogènes (CNEP).

Étiologies

- Les crises occasionnelles se divisent en deux groupes :
  - les crises aiguës symptomatiques [5] : relation temporelle étroite avec l'élément déclenchant (tableau 21.2);
  - les crises sans étiologie retrouvée représentant 25 % des crises occasionnelles (s'agissant soit d'une maladie épileptique, soit d'une circonstance favorisante chez un patient avec un seuil épileptogène bas).
- Les crises convulsives survenant dans le cadre d'une maladie épileptique connue doivent faire rechercher en premier lieu une mauvaise observance du traitement et doivent inciter à la réalisation d'un dosage sérique des anti-épileptiques. Si ce n'est pas le cas, un avis auprès du neurologue traitant est souhaitable.

Tableau 21.2 Crise symptomatique aiguë [5].

Élément déclenchant	Délais
AVC, TC, intervention neurochirurgicale intracrânienne, anoxie cérébrale ou infection du SNC	Une semaine ou plus (HSD)
Maladie infectieuse	Tant que persistent les signes cliniques ou biologiques
Malformation artérioveineuse	Tant que dure le saignement
Anomalies biologiques (tableau 21.3)	Dans les 24 h qui suivent

Tableau 21.3 Valeurs seuils à considérer pour leur imputabilité dans la survenue de crise d'épilepsie [1].

Paramètres biochimiques	Valeurs seuils
Glycémie	25 mmole/L ou > 25 mmole/L avec ou sans cétose
Sodium	< 115 mmole/L
Calcium	< 1,2 mmole/L
Magnésium	< 0,3 mmole/L
Urée sanguine	> 35,7 mmole/L
Créatininémie	> 884 μmole/L

Éléments de gravité et pronostic

Crise convulsive accompagnée

- Répétition de la crise au SAU.
- État de mal convulsif.
- Confusion mentale anormalement persistante.
- Fièvre > 38°.
- Déficit postcritique.
- Alcoolisation.
- Sevrage alcoolique.
- Éthylisme chronique.
- Intoxication.
- Trouble métabolique.
- Traumatisme crânien.
- Maladie générale (VIH, cancer, lymphome).
- Grossesse.

État de mal convulsif

Crise d'épilepsie qui persiste suffisamment longtemps (> 5 min) ou qui se répète (≥ 2) avec des intervalles brefs sans reprise de conscience intercritique (non-réponse à des ordres simples. Fait l'objet d'une recommandation formalisé d'experts en 2018 [6].

Pronostic

- Toutes étiologies confondues, 30 à 40 % récidivent après une première crise.
- 49 % des récidives favorisées par le sevrage alcoolique et/ou la mauvaise observance du traitement.

Prise en charge thérapeutique

- En présence d'une crise comitiale :
  - mise en sécurité du patient, PLS;
  - canule buccale illusoire;
  - si possible clonazépam (ampoule 1 mg/mL), 0,015 mg/kg (soit 1 mg pour un patient de 70 kg) IV, ou diazépam (ampoule 10 mg mL) intrarectale (voie IM sans intérêt);
  - midazolam (seringue 10 mg/2 mL, PO) chez l'adolescent ou chez l'adulte : 0,15 mg/kg IM (soit 10 mg pour un patient de 70 kg) en l'absence de voie d'abord rapide.
- En l'absence d'avis spécialisé rapide, clobazam (cp 10 mg) posologie 10 mg matin, midi et soir si risque de récidive.
- Traitement de fond recommandé après une première crise (généralement lamotrigine ou valproate de sodium) si :
  - mise en évidence d'une prédisposition durable à la survenue de crise définissant ainsi une épilepsie-maladie;
  - déficit neurologique et/ou neuropsychologique;
  - activité épileptique non équivoque à l'EEG, susceptible d'expliquer le malaise présenté par le patient;
  - anomalie structurale à l'imagerie et que cette dernière est compatible avec le type de crise;
  - crainte de récidive de la famille ou du patient ou si avis spécialisé.
- État de mal épileptique [6] :
  - après l'échec d'un traitement de première ligne, il faut probablement répéter l'injection de la BZD, à l'exception du midazolam, en cas de persistance clinique de l'EME tonico-clinique généralisé 5 minutes après la première injection. Si l'état respiratoire s'est dégradé, il est prudent de n'administrer qu'une demi-dose;
  - alternative : phénytoïne (20 mg/kg dose phénytoïne au débit max de 50 mg/min) ou phénobarbital (15 mg/kg avec un débit de 50 à 100 mg/min) toujours d'actualité, valproate de sodium (40 mg/kg en 15 min sans dépasser 3 g à éviter chez la femme en âge de procréér) ou lévétiracétam (30 à 60 mg/kg en 10 min sans dépasser 4 g). Toute la dose prescrite doit être administrée même si les convulsions s'arrêtent pendant l'injection;
  - si après 30 min, les symptômes persistent, coma thérapeutique avec midazolam seul (5 mg IV en bolus répété jusqu'à disparition des crises, suivi d'une perfusion de 0,2 à 0,5 mg/kg/h) ou propofol (1 à 2 mg/kg en bolus IV, répété jusqu'à disparition des crises, suivi d'une perfusion de 3 à 4 mg/kg/h éventuellement couplé au midazolam 0,2 mg/kg/h).

Consignes et surveillance

Arbre décisionnel d'orientation (figure 21.1) [7]

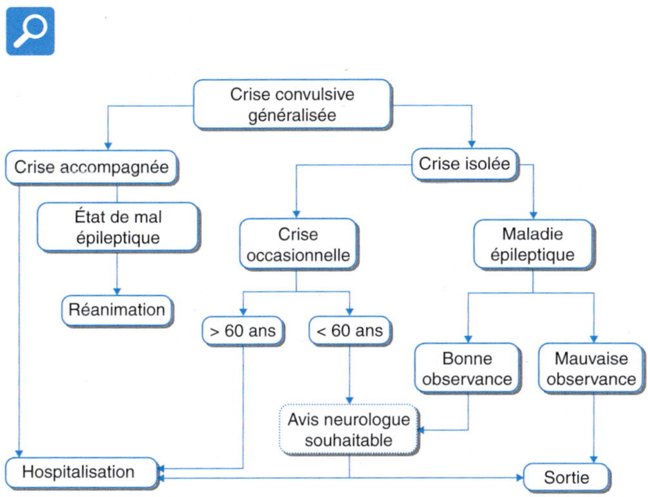

Figure 21.1 **Critères d'orientation devant une crise convulsive généralisée [7].**

Critères de sortie sans hospitalisation

- Retour à un état clinique basal sans symptôme neurologique.
- Normalité de toutes les investigations cliniques et paracliniques.
- Adhésion au suivi médical ultérieur préconisé.
- Transmission d'un document écrit des recommandations de sortie.
- Transmission au médecin traitant et au neurologue d'un compte rendu médical du passage aux urgences.

Recommandations à la sortie

- Conseiller au patient un temps de sommeil suffisant.
- Envisager un arrêt de travail en fonction de l'activité professionnelle.
- Éviter les médicaments proconvulsivants : tramadol, bupropion, tricyclique, isoniazide, diphénhydramine (liste non exhaustive).
- Contre-indiquer la conduite automobile jusqu'à avis spécialisé.
- Éviter la consommation d'alcool.

- Éviter les activités à risque (natation, escalade, plongée sous-marine, etc.) et préférer les douches aux bains.
- Consulter un neurologue dans les 15 jours.
- 2/3 des crises inaugurales ne relèveront pas d'un traitement de fond [8].

RÉFÉRENCES

[1] La Prise en charge d'une première crise d'épilepsie de l'adulte. Société française de neurologie, www.sfmu.org/upload/consensus/rbp_epilepsie_premiere_crise_adulte.pdf; 2014.
[2] Brigo F, Nardone R, Ausserer H, et al. The diagnostic value of urinary incontinence in the differential diagnosis of seizures. Seizure 2013; 22(2) : 85–90.
[3] Chen DK, So YT, Fisher RS. Use of serum prolactin in diagnosing epileptic seizures: report of the Therapeutics and Technology Assessment Subcommittee of the American Academy of Neurology. Neurology. 13 sept 2005;65(5):668-75.
[4] Sheldon R, Rose S, Ritchie D, et al. Historical criteria that distinguish syncope from seizures. J Am Coll Cardiol 2002; 40(1) : 142–8.
[5] Beghi E, Carpio A, Forsgren L, et al. Recommendation for a definition of acute symptomatic seizure. Epilepsia 2010; 51(4) : 671–5.
[6] SFMU, SRLF. Prise en charge des états de mal épileptiques en préhospitalier, en structure d'urgence et en réanimation dans les 48 premières heures, www.sfmu.org/upload/consensus/RFE%20Etat%20de%20mal%20%C3%A9pileptique%20SRLF%20SFMU%202018.pdf; 2018.
[7] SFMU. Actualisation de la conférence de consensus 2003. In : Les crises convulsives de l'adulte au service d'accueil et d'urgence; 2006, www.sfmu.org/upload/consensus/actualisation_cc_2006VF.pdf
[8] Gavvala JR, Schuele SU. New-Onset Seizure in Adults and Adolescents: A Review. JAMA. 27 déc 2016;316(24):2657-68.

Section
4

Syndromes vasculaires

Hypertension artérielle

Points important

Un traitement hypotenseur injectable ou à action rapide par voie orale n'est pas justifié en l'absence de souffrance viscérale immédiate.

L'urgence hypertensive avec souffrance viscérale met en jeu le pronostic vital à très court terme : c'est une urgence thérapeutique qui justifie l'hospitalisation et la prescription de médicaments hypotenseurs par voie injectable.

Définition

Une poussée hypertensive chez l'adulte (hypertension artérielle [HTA] sévère de grade 3) est une élévation de la PA ≥180 mmHg pour la systolique et/ou ≥110 mmHg pour la diastolique. En l'absence du recul permettant d'affirmer que l'hypertension est permanente, une PA supérieure à ces valeurs recouvre des situations cliniques de gravité très différente.

Diagnostic

Démarche diagnostique

Anamnèse

- Signes fonctionnels : céphalées, épistaxis, sensations pseudovertigineuses, bourdonnements d'oreilles.
- Antécédents notamment cardiovasculaires, HTA (chiffres habituels).
- Traitement en cours, antihypertenseur; modifications récentes (arrêt).

Examen clinique

- Répétition de la mesure après mise au repos pour confirmer la poussée d'HTA.
- Rechercher une pathologie aiguë provoquant une poussée d'HTA :
  - rétention aiguë d'urines;
  - douleur aiguë ou chronique;
  - prise de toxiques sympathomimétiques (cocaïne, LSD, amphétamines);
  - attaque de panique;
  - prise d'un médicament qui limite l'efficacité du traitement antihypertenseur (AINS, pansements gastriques).

- Rechercher une complication :
  - céphalées intenses avec confusion ou convulsions : encéphalopathie;
  - orthopnée, une dyspnée de repos et/ou des râles crépitants : insuffisance cardiaque;
  - angor et/ou signes électrocardiographiques d'insuffisance coronaire aiguë (ECG systématique);
  - douleur thoracique sans modification électrocardiographique mais associée à la disparition d'un pouls périphérique : dissection aortique;
  - œdèmes, protéinurie chez une femme au 3e trimestre de la grossesse, évoquant une éclampsie imminente;
  - altération récente de l'état général avec asthénie, amaigrissement, polyurie et soif, avec ou sans trouble récent de la vision : HTA maligne; à confirmer par le fond d'œil :
    - rétinopathie hypertensive de stade III (signe du croisement plus hémorragies et exsudats),
    - stade IV (*idem* plus œdème papillaire).
- Des céphalées modérées, une épisataxis, des sensations vertigineuses, des bourdonnements d'oreille en l'absence de signe objectifs de souffrance viscérale ne sont pas des éléments de gravité.

Examens biologiques

- Poussée d'HTA simple : aucun examen en dehors de l'ECG et de la glycémie capillaire.
- Urgences hypertensives : NFS (schizocytes évoquant une micro-angiopathie), ionogramme sanguin, glycémie, fonction rénale, BU et examen en rapport avec une éventuelle complication (troponine, BNP, etc.).

Imagerie

Guidée par la suspicion de complications viscérales :
- radiographie du thorax;
- TDM thoracique;
- TDM, IRM cérébrale.

Complications

Les complications viscérales définissent l'urgence hypertensive, il s'agit :
- accidents vasculaires cérébraux;
- insuffisance cardiaque congestive;
- cardiopathie ischémique;
- dissection aortique;
- encéphalopathie hypertensive;
- éclampsie;
- insuffisance rénale aiguë par néphroangiosclérose;
- œdème papillaire : flou papillaire, hémorragies et exsudats rétiniens.

Prise en charge thérapeutique

Elle est résumée dans la figure 22.1 [1].

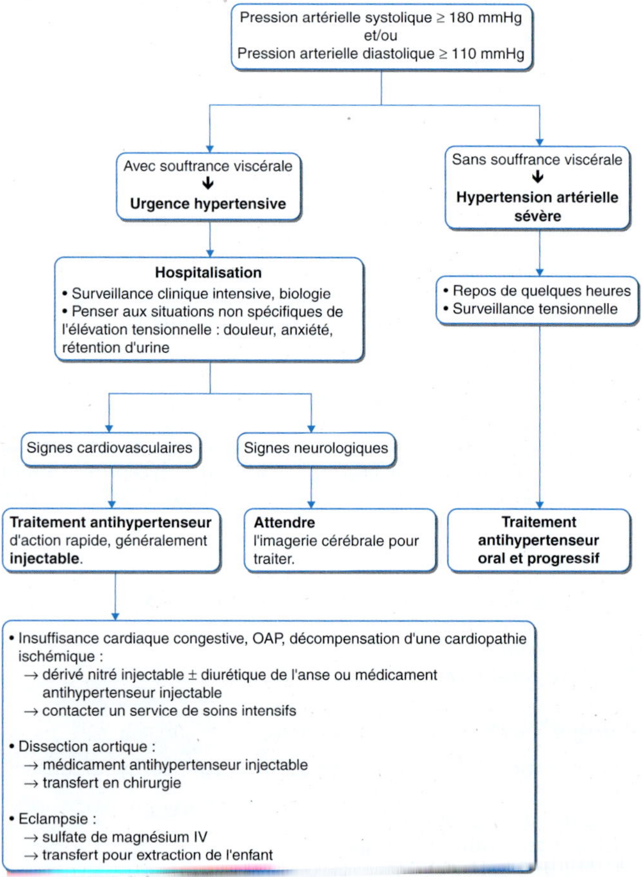

Figure 22.1 Arbre décisionnel de prise en charge d'une poussée hypertensive [1]

Élévation de la PA sans souffrance viscérale aiguë

- Il n'est pas justifié d'administrer un traitement hypotenseur injectable ou d'action rapide par voie orale dans la prise en charge de l'élévation de la PA transitoire.
- Le traitement d'une cause (douleur, rétention aiguë d'urines, épistaxis, etc.) s'impose.
- Une surveillance et une réévaluation à court terme (quelques heures après) doivent être proposées. Au terme de cette surveillance, si les valeurs de la PA restent élevées, les recommandations usuelles pour la prise en charge ambulatoire de l'hypertension artérielle s'appliquent.

En cas d'urgences hypertensives [2]

- Mise en place d'une surveillance : PA, pouls, scope, diurèse réévaluation clinique.
- Ne pas utiliser la nifédipine (Adalate®) par voie orale et sublinguale comme hypotenseur d'action rapide; baisse brutale de la PA délétère pour le rein, le cerveau et les coronaires.
- La prescription sera guidée par la souffrance viscérale :
  - déficit neurologique focal : pas de traitement antihypertenseur d'urgence avant une imagerie cérébrale;
  - en cas d'œdème pulmonaire : diurétique de l'anse (privilégier en cas de surcharge hydrosodée globale, signes congestifs) furosémide (amp. 20 mg, Lasilix®) 40 mg IV ou dérivé nitré (privilégier si pas de surcharge hydrosodée patente) dinitrate d'isosorbide (amp. 10 mg, Risordan®), bolus de 0,5 à 1 mg/5 min puis 1 mg IVSE à augmenter par pallier de 1 mg/h (objectif : PA systolique < 120 mmHg);
  - en cas de douleurs thoraciques, on utilise un dérivé nitré sublingual ou IV.
- Objectif : réduction de 25 % de la pression artérielle moyenne en quelques min à 2 h, puis une réduction graduelle vers 160/100 mmHg en 2 à 6 h.
- Indications :
  - furosémide (1 amp. de 20 mg en IV lente, à renouveler si besoin) est réservé au traitement de l'OAP;
  - urapidil (amp. 100 mg/20 mL, Eupressyl®) 2 mg/min puis 8 à 30 mg/h IVSE utilisé en première intention dans la majorité des autres situations et la nicardipine (amp. 10 mg/10 mL, Loxen®) 1 mg IVD toutes les minutes puis 0,5 à 5 mg/h IVSE pour HTA avec encéphalopathie, la dissection aortique et la pré-éclampsie sévère.

Cas particuliers

Urgences neurovasculaire

Il est recommandé de ne pas faire baisser la PA lors de la prise en charge initiale d'un patient qui présente un AVC. Chez l'hypertendu connu, le traitement antihypertenseur, pris antérieurement est généralement poursuivi. Il n'est renforcé que si les chiffres de PA systolique sont supérieurs à 220 mmHg et/ou ceux de PA diastolique supérieurs à 120 mmHg (objectifs : 160–180 et 90–100 mmHg). En présence d'une hémorragie sous-arachnoïdienne, le contrôle de la pression artérielle se justifie, à la phase aiguë, par le risque d'une récidive du saignement (objectif : PA systolique $<$ 180 mmHg).

Femme enceinte

- Transfert dans une maternité disposant si possible d'un pédiatre néonatologiste.
- Urgence hypertensive : PA supérieure à 160/110 mmHg, protéinurie d'apparition récente supérieure à 2 g/24 h, créatininémie supérieure à 12 mg/L ou 92 µmol/L, ou existence d'un ou plusieurs éléments d'un HELLP syndrome (*Hemolysis, Elevated Liver enzymes, Low Platelet count*).
- Maintenir la PA moyenne $\leq$ 126 mmHg (mais $\geq$ 105 mmHg), et la diastolique $\leq$ 105 mmHg (mais $\geq$ 90 mmHg).
- Dihydralazine (amp. 25 mg/2 mL, Népressol®) 50 à 100 mg/24 h IVSE, dose établie de façon progressive. La dose sera adaptée de manière à ce que la baisse de PA ne dépasse pas 25 % du niveau initial dans l'heure suivant l'institution du traitement injectable.
- L'activation sympathique qu'elle entraîne est source d'une tolérance clinique médiocre et peut être limitée par l'association d'un β-bloquant.
- Traitement des convulsions et prévention des récidives convulsives au cours de l'éclampsie : sulfate de magnésium.

RÉFÉRENCES

[1] Poussées hypertensives de l'adulte : élévation tensionnelle sans souffrance viscérale immédiate et urgences hypertensives; 2002. Recommandations. AFASPS.

[2] Le Gall C, Philippe JM, Busseuil C, et al. Actualisation de la IVe conférence de consensus de la SFMU de 1994 : l'hypertension artérielle au service d'accueil des urgences (femmes enceintes et enfants de moins de quinze exceptés), www.sfmu.org/upload/consensus/Actualisation_HTA.pdf; 2005.

Thrombose veineuse profonde

Points importants

- Facteurs favorisant la TVP = triade de Virchow :
  - stase veineuse ;
  - lésion de la paroi veineuse ;
  - hypercoagulabilité.
- Démarche diagnostique bien établie : estimation de la probabilité clinique puis, en fonction de son niveau, réalisation ou non d'examens complémentaires, (dosage des D-dimères et écho-Doppler des membres inférieurs).
- Score de Wells pour l'évaluation de la probabilité clinique.
- Intérêt des D-dimères pour son excellente VPN.
- Confirmation du diagnostic par écho-Doppler veineux des membres inférieurs.
- Anticoagulants oraux (AOD) peuvent être préférés, pour leur facilité d'emploi et l'absence de contrôles biologiques.
- Majoritairement, traitement ambulatoire possible avec consultation de suivi.

Définition

- Parfois compliquée d'une embolie pulmonaire (EP) (30 % thrombose veineuse profonde (TVP) associée) (voir « Embolie pulmonaire »).
- La prise en charge sera adaptée en fonction d'une suspicion d'EP associée.
- Chapitre consacré à la TVP isolée.
- Pertinence du traitement anticoagulant de la TVP distale en cours d'études.

Démarche diagnostique

Anamnèse

Recherche de facteurs de risque :

- antécédents personnels : âge > 65 ans, thrombose veineuse profonde (TVP) ou EP, chirurgie dans les 4 semaines qui précèdent en particulier des membres inférieurs, traumatisme avec immobilisation d'un membre, cancer actif, maladie thromboembolique, contraception orale, grossesse ou post-partum, alitement > 3 jours, immobilisation assise > 6 h, AVC, obésité ;
- antécédents familiaux de maladie thromboembolique ou de thrombophilie.

Examen clinique

- Indispensable à ce stade d'apprécier le niveau de probabilité clinique (PC) d'une TVP.
- Score de Wells en 2 ou 3 classes le plus couramment utilisé (tableau 23.1).
- Estimation empirique réalisée par un expert : performances équivalentes à celles des scores.
- Reste de l'examen clinique, en particulier cardiopulmonaire, généralement normal mais la recherche d'une EP associée doit être systématique.

Examens biologiques

D-dimères

- Négatifs avec une méthode de haute sensibilité (méthode Elisa), élimine la TVP si score de PC faible ou intermédiaire.
- À ne pas prescrire en cas de PC forte.
- Seuil habituel : 500 µg/L. L'adaptation à l'âge n'est pas encore validée dans cette indication isolée.
- Élevés dans de nombreuses situations, intérêt que pour éliminer le diagnostic de TVP par son excellente valeur prédictive négative.

Autres examens biologiques

Uniquement évaluation de la fonction rénale pour le choix du traitement anticoagulant et la recherche d'une thrombocytopénie.

Tableau 23.1 Score de Wells pour l'évaluation de la probabilité clinique.

Cancer actif (actif ou résolu < 6 mois) ou palliatif	+ 1
Paralysie, parésie ou immobilisation plâtrée récente des membres inférieurs	+ 1
Alitement récent > 3 jours ou chirurgie majeure < 4 semaines	+ 1
Douleur localisée au niveau d'un trajet veineux profond	+ 1
Augmentation de volume diffuse d'un membre inférieur	+ 1
Augmentation de volume d'un mollet (diam. 10 cm sous protubérance tibiale antérieure de plus de 3 cm par rapport au mollet controlatéral)	+ 1
Œdème prenant le godet (prédominant au niveau du membre symptomatique)	+ 1
Présence d'une circulation veineuse collatérale (non variqueuse)	+ 1
Diagnostic alternatif au moins aussi probable que celui de la TVP	− 2
Antécédent de TVP[a]	+ 1
Résultats : < 1 : PC faible ; 1–2 : PC modérée ; ≥ 2 : PC forte	

Il existe une version modifiée en deux classes qui rajoute l'*item* [a]. Probabilité clinique faible : < 2 ; Probabilité clinique forte : ≥ 2.

Imagerie

- Écho-Doppler veineux des membres inférieurs : examen de référence de la prise en charge d'une TVP.
  - Bonne sensibilité et spécificité pour les TVP proximales, moins pour les distales.
  - Examen non invasif sans contre-indication, il a toute sa place au lit du malade car de plus en plus accessible dans les SAU par les urgentistes; mais il se limite alors à une compression veineuse échographique.
  - POCUS 4 points : l'examen doit être bilatéral avec sonde vasculaire au pli de l'aine, repérer la sonde à l'extérieur et rechercher le signe de « Mickey » (caractérisé par la tête, la veine fémorale commune et les oreilles, la grande saphène en interne et l'artère fémorale commune en externe). Puis la zone poplitée, la veine poplitée est superficielle par rapport à l'artère mais avec de grande variation anatomique. L'absence de compression des veines fémorales communes et/ou poplitées par la sonde témoigne de la présence d'un thrombus. La visualisation du caillot et la diminution, voire l'arrêt, du flux Doppler couleur permet la confirmation. Il doit être complété dès que possible par un écho-Doppler veineux complet (figure 23.1).

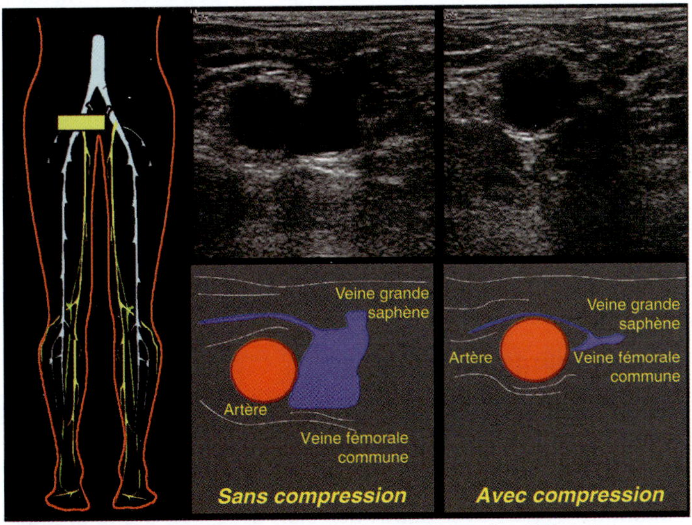

Figure 23.1 Échographie de compression au niveau du pli de l'aine.
Source : A. Pérez-Martin, et al. Principes, techniques et méthode d'interprétation des ultrasons ; in Traité de médecine vasculaire, by Collège des enseignants de médecine vasculaire et Société française de médecine vasculaire. © 2021 Elsevier Masson. Tous droits réservés.

- Examen négatif avec une PC faible ou intermédiaire permet d'exclure le diagnostic. Si PC forte, renouvellement de l'examen.
- En cas d'évolution clinique favorable sous traitement, pas d'indication à faire un écho-Doppler veineux de contrôle.

- Phlébographie : même si c'est l'examen de référence, elle est supplantée par l'écho-Doppler veineux à cause de son caractère invasif et de sa faible disponibilité.

Diagnostic différentiel ou d'exclusion

- Insuffisance veineuse.
- Pathologies musculosquelettiques.
- Inflammatoires (cellulite).
- Lymphœdème.
- Thrombophlébite superficielle.
- Kyste poplité rompu.
- Œdème médicamenteux (inhibiteur calcique).

Éléments de gravité et pronostic

- L'incidence 1–2/1 000 personnes/an dans la population générale. Augmente avec l'âge (5–10/1 000 après 80 ans). Mortalité essentiellement liée à la présence d'une EP.
- En cas de TVP associée à une EP, la prise en charge est celle de l'EP et repose sur l'évaluation de la gravité de cette dernière (voir « Embolie pulmonaire »).
- Rare, la *Phlegmatia cœrulea dolens* correspondant à une ischémie veineuse; orientation vers un service de chirurgie vasculaire pour éventuelle désobstruction.
- Le traitement ambulatoire est associé à la diminution du risque de récidive de TVP, sans majoration du risque de saignement ou de la mortalité [1].
- Prise en charge la TVP isolée résumée par la figure 23.2.

Prise en charge thérapeutique

Initiale (tableau 23.2)

- Les AOD, par leur facilité d'emploi, leur absence de contrôle biologique en font le traitement de référence [3–5].
- Héparines de bas poids moléculaire (HBPM) ou fondaparinux au moins 5 jours avec début du relais avec AVK dès le premier jour. Le traitement héparinique est arrêté lorsque 2 INR successifs à 24 h d'intervalle sont supérieurs à 2 (INR cible 2,5 : entre 2 et 3).

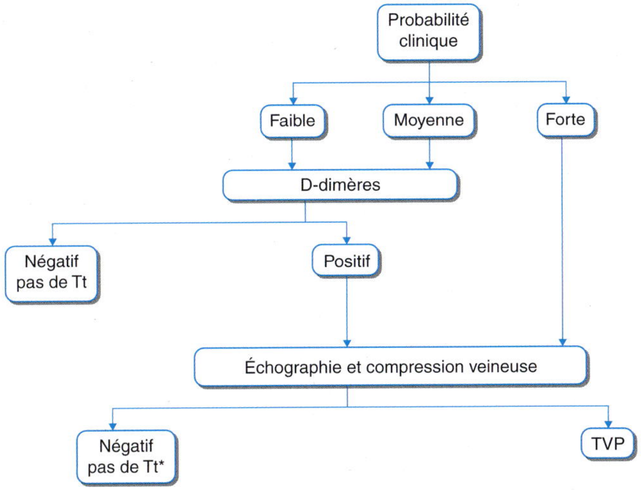

Tt : traitement.

* Si la PC forte: renouveler l'examen.

Figure 23.2 Diagnostic des TVP, d'après [2].
Source : © 2008 Wiley. All rights reserved.

- Seule l'héparine non fractionnée (HNF) est indiquée en cas d'insuffisance rénale sévère (clairance de la créatinine < 30 mL/min).
- Pas d'indication de suivi biologique pour les HBPM, le fondaparinux et les AOD.
- Le filtre cave : lorsque la balance bénéfice-risque de la mise sous anticoagulant est négative ou en cas de récidive de TVP déjà anticoagulée.
- Compression élastique :
  - graduée 30–40 mm (niveau 3) ;
  - effet antalgique ;
  - pas de certitude sur la prévention du syndrome post-thrombotique ;
  - pendant une durée de 6 mois [6].
- Pas d'intérêt à maintenir l'alitement après une anticoagulation efficace.

Tableau 23.2 Traitements de la TVP.

HNF IV	18 UI/kg/h à adapter au TCA (1,5 à 2,5) le 1er à réaliser 6 h après le début du traitement
HBPM SC	– Daltéparine : 100 UI/kg/12 h – Énoxaparine : 100 UI/kg/12 h – Tinzaparine : 170 UI/kg/24 h
Fondaparinux SC	7,5 mg/24 h (5 mg si < 50 kg; 10 mg si > 100 kg)
AOD PO	– Rivaroxaban 15 mg 2 fois/j, 21 j puis 20 mg/j (ou 15 mg/j si risques hémorragiques et clairance créatinine entre 49 et 30 mL/min) – Apixaban 10 mg 2 fois/j 7 j puis 5 mg/2 fois/j – Dabigatran 150 mg 2 fois/j* (ou 110 mg 2 fois/j si âge > 80 ans, vérapamil ou cas particulier voir RCP AMM)
AVK	Warfarine 5 mg

HNF : héparine non fractionnée; HBPM : héparine bas poids moléculaire; AOD : anticoagulant oral; AVK : antivitamine K; RCP AMM : recommandations caractéristiques produit. Toujours vérifier les interactions médicamenteuses potentielles.

* Une initiation par un anticoagulant par voie parentérale est obligatoire pendant au moins 5 jours.

Durée du traitement

Dépend du contexte de survenue de la TVP :

- 3 mois, si contexte de risque majeur transitoire : chirurgie, immobilisation prolongée (médicale ou voyage), fracture des membres inférieurs, grossesse, contraception orale;
- 6 mois, si contexte de risque en l'absence d'étiologie identifiée avec une réévaluation à son terme lors d'une consultation spécialisée;
- Permanent : si contexte de risque majeur persistant comme cancer actif.

Surveillance et conseils

- Majoritairement ambulatoire dans certaines situations une hospitalisation est nécessaire (voir encadré).
- En ambulatoire, identifier les circonstances de survenue, évaluer les comorbidités et évaluer la filière de soins [6].
- Si retour à domicile autorisé, une consultation à court terme est indispensable (Adaptation de dose AOD ou AVK, observance, tolérance, normalisation clinique).
- Bilan étiologique (voir « Embolie pulmonaire »).

Critères d'hospitalisation d'une TVP isolée

- Contexte médicosocial défavorable.
- Thrombose sous anticoagulant ou suspicion de thrombose induite par l'héparine.
- Syndrome obstructif sévère ou TVP bilatérale.
- Risque hémorragique élevé (hémopathies, chirurgie récente, ulcère gastroduodénal évolutif, etc.).
- Insuffisance rénale chronique sévère (< 30 mL/min).
- Cancer, comorbidités (insuffisances cardiaque chronique, respiratoire chronique), immobilisation prolongée.
- Impossibilité d'organiser une consultation spécialisée rapprochée.

RÉFÉRENCES

[1] Othieno R, Okpo E, Forster R. Home versus in-patient treatment for deep vein thrombosis. Cochrane Database Syst Rev 2018; 1. CD003076.

[2] Righini M, Perrier A, De Moerloose P. et al. D-Dimer for venous thromboembolism diagnosis : 20 years later. J Thromb Haemost JTH 2008; 6(7) : 1059–71.

[3] EINSTEIN Investigators R, Bauersachs, Berkowitz SD, et al. Oral rivaroxaban for symptomatic venous thromboembolism. N Engl J Med 2010; 363(26) : 2499–510.

[4] Schulman S, Kearon C, Kakkar AK, et al. Dabigatran versus warfarin in the treatment of acute venous thromboembolism. N Engl J Med 2009; 361(24) : 2342–52.

[5] Agnelli G, Buller HR, Cohen A, et al. Oral apixaban for the treatment of acute venous thromboembolism. N Engl J Med 2013; 369(9) : 799–808.

[6] Sanchez O, Benhamou Y, Bertoletti L, Constant J, Couturaud F, Delluc A, et al. Recommandations de bonne pratique pour la prise en charge de la maladie veineuse thromboembolique chez l'adulte. Version courte. Rev Mal Respir. févr 2019; 36(2):249–83.

Fiche 24

Ischémie aiguë de membre

Points importants

- Urgence médicochirurgicale qui met en jeu le pronostic vital et fonctionnel.
- Diagnostic avant tout clinique.
- Avis chirurgical le plus précoce possible.
- Cause embolique moins fréquente mais plus grave que cause thrombotique (collatéralité moins développée) surtout si elle est proximale.
- Déficit moteur nécessite une revascularisation en urgence.
- En complément de l'antalgie, le traitement par héparine non fractionnée doit être débuté dès que possible après avis de l'anesthésiste en cas d'indication chirurgicale.
- Aucun examen d'imagerie n'est indispensable.
- Choix du traitement de désobstruction basé sur une réflexion pluridisciplinaire.
- Bilan étiologique après désobstruction afin de prévenir les récidives.

Définition

Baisse brutale de la perfusion d'un membre à l'origine d'une menace à court terme pour sa viabilité.

Diagnostic

Démarche diagnostique

Anamnèse

- Heure d'apparition des symptômes douloureux.
- Recherche de facteurs de risque cardiovasculaire et autres comorbidités.

Examen clinique

- Signes pathognomoniques : douleur du membre, absence de pouls, pâleur (voire lividité cadavérique), froideur cutanée et paresthésie voire paralysie.
- Douleur brutale, intense à type de broiement, dont la localisation dépend du niveau de l'occlusion, d'emblée maximale avec un début au niveau du pied. Améliorée par la position déclive du membre.
- Recherche bilatérale des pouls. Pouls capillaire homolatéral inexistant.
- Examen cardiaque : recherche de troubles du rythme.

Examens biologiques

Groupe sanguin, RAI, NFS, bilan d'hémostase, CPK pour son intérêt pronostique d'amputation, ionogramme complet avec fonction rénale. GDS et lactatémie à la recherche d'acidose en cas d'ischémie sévère.

ECG

Recherche de troubles du rythme ou d'ischémie myocardique.

Imagerie

Aucun examen systématique car il ne doit pas retarder la désobstruction (en particulier si la cause est embolique).

- Écho-Doppler au lit du malade si possible : abolition des pouls et localisation de l'ischémie; permet d'orienter le diagnostic étiologique et d'apprécier l'état artériel controlatéral.
- L'artériographie, angio-TDM et angio-IRM : permet de localiser l'oblitération, de caractériser l'aspect de l'occlusion et d'apprécier le réseau artériel d'aval en particulier lors d'hypothèse thrombotique (surtout si gravité II) (tableau 24.2). Examen à réaliser en première intention [1].
- L'IRM injecté associé à l'écho-Doppler peut être une alternative [1].

Diagnostic différentiel ou d'exclusion

- Bien souvent le diagnostic positif ne fait pas de doute.
- Syndrome douloureux d'un membre :
  - ischémie critique : contexte AOMI avec symptômes > 15 jours;
  - crise de goutte : pas d'amélioration au décubitus, orteil rouge, chaud et brillant. En l'absence artériopathie, pouls du pied présents;
  - sciatique : clinique;
  - *Phlegmatia cœrulea* : ischémie aiguë associée à une phlébite. Œdème et cyanose en sus. Urgence thérapeutique : thrombectomie veineuse;
  - embols de cholestérol : orteils bleus et livedo associés à un syndrome inflammatoire et hyperéosinophilie. Contre-indication aux anticoagulants et fibrinolytiques.

Étiologies

- Deux grandes causes avec différence clinique (tableau 24.1) [2] :
  - embolique : cardiaque (valvulopathie : RM, fibrillation atriale, IDM, prothèses valvulaires, endocardite) ou artérielle;
  - thrombose : rupture de plaque, dissection de l'aorte, thrombose sur pontage, secondaire à un syndrome des antiphospholipides, TIH (thrombopénie induite à l'héparine), syndrome myéloprolifératif.

Éléments de gravité et pronostic

Signes d'alarme neurologique (tableau 24.2) [3]

- D'abord sensitif à départ distal.
- Déficit moteur non systématisé.

Tableau 24.1 Différence entre une ischémie aiguë de membre (IAM) d'origine embolique ou thrombotique [2].

	Embolique	Thrombotique
Fréquence	+	+++
Gravité clinique	+++	+
Début de signes	Brutal	Plus insidieux
Symptômes préalables	Rares	Fréquents (claudication)
Membre opposé	Pouls présents et normaux	Anormal
Arythmie ou IDM récent	Fréquent	Plus rare
But immédiat du traitement	Lever d'obstruction	Corriger les lésions artérielles
Traitement au long cours	Anticoagulants	Anti-agrégants
Résultats de l'embolectomie	Excellents si geste précoce	Mauvais
Risque d'amputation	Faible si geste précoce	Plus important

Tableau 24.2 Classification par catégories des stades de gravité de l'IAM de Rutherford [2].

	I	IIa	IIb	III
Urgence	Viable	Viable si rapidement traitée	Viable si immédiatement revascularisée	Dépassée
Pouls capillaire	Normal	Normal à ralenti	Ralenti	Absent
Signes moteurs	Non	Non	Paralysie incomplète	Paralysie complète
Signes sensitifs	Non	Hypoesthésie	Hypoesthésie à anesthésie	Anesthésie
Signes Doppler – Artériel – Veineux	 Oui Oui	 Non Oui	 Non Oui	 Non Non
Traitement	Urgence relative	Urgence rapide	Chirurgie urgente	Amputation

IAM : ischémie aiguë de membre.

Facteurs de gravité

- Délai de prise en charge long.
- Collatéralité vasculaire faible.
- Atteinte proximale.
- Volume musculaire impliqué important (gravité des ischémies proximales).
- Douleur et tension des loges.
- Déficit sensitivomoteur.

Le risque de relargage de substances de dégradation musculaire augmente avec le temps

Risque d'acidose métabolique et de défaillance multiviscérale.

Pronostic

- Amputation du membre varie entre 10 et 30 % à 30 jours en fonction du délai de prise en charge.
- Mortalité à 20 %, en fonction des comorbidités du patient.

Prise en charge thérapeutique [4]

Mise en condition

- Devant toute suspicion, patient orienté vers une structure bénéficiant d'une salle de radiologie interventionnelle et d'un bloc opératoire de chirurgie vasculaire.
- Patient laissé à jeun, perfusé; protéger le membre d'agression mécanique.
- Oxygénothérapie systématique [1].

Antalgie de niveau 3

Voir « Traitement de la douleur aux urgences ».

Anticoagulation IV

- Avec héparine non fractionnée dès le diagnostic posé.
- Limite l'extension de la thrombose donc à réaliser le plus rapidement possible.
- Bolus de 50 UI/kg IV puis 20 U/kg/h IVSE afin d'atteindre une activité anti-Xa entre 0,3 et 0,7 UI/mL (premier dosage 4 h minimum après le début du traitement). Adapter par paliers de 4 à 8 UI/kg/h et contrôle 6 h après chaque changement de dose, puis 1/jour.
- Permet une amélioration partielle en attendant la revascularisation.

Vasodilatateurs

Aucune place dans cette indication.

Fibrinolyse *in situ*

Intérêt si moins de 14 jours. Au décours d'une artériographie diagnostique. Risque hémorragique de la jambe ischémiée. Pas de différence entre les fibrinolytiques [5].

Désobstruction chirurgicale

Sans différence sur la mortalité à 30 jours, 6 mois, un an et ni sur le sauvetage de la jambe par rapport à la fibrinolyse [6].

- Embolectomie chirurgicale avec sonde de Fogarty en particulier pour embolies sur artères saines. Possible sous anesthésie locale. Angiographie peropératoire confirme le succès.
- Pontage artériel : sur artère pathologique avec bon lit d'aval.
- Amputation si situation dépassée.
- Aponévrotomie de décharge en cas de troubles neurologiques.

Traitement par radiologie interventionnelle

Thrombo-aspiration en cas d'embol sur une artère saine avec angioplastie transluminale s'il s'agit d'une thrombose aiguë. Fibrinolyse *in situ* en début de procédure parfois associée.

Choix du traitement de désobstruction

Dépend de la clinique, de la disponibilité et des habitudes des équipes.

Consignes et surveillance

- Bilan radiologique à visée étiologique après le geste de désobstruction : ETT ou ETO, holter rythmique.
- Traitement anticoagulant au long cours en cas de cardiopathie emboligène et antiagrégant en cas d'origine thrombotique.
- Contrôle des risques cardiovasculaires.

RÉFÉRENCES

[1] Björck M, Earnshaw JJ, Acosta S, Bastos Gonçalves F, Cochennec F, Debus ES, et al. Editor's Choice – European Society for Vascular Surgery (ESVS) 2020 Clinical Practice Guidelines on the Management of Acute Limb Ischaemia. Eur J Vasc Endovasc Surg. févr 2020;59(2):173-218.

[2] Emmerich J, Stansal A. Ischémie aiguë d'un membre : orientation diagnostique, prise en charge thérapeutique. Encycl Méd Chir - AKOS (traité de médecine) 2013 ; 8(2) : 1–5.

[3] Rutherford RB, Baker JD, Ernst C, et al. Recommended standards for reports dealing with lower extremity ischemia : revised version. J Vasc Surg 1997 ; 26(3) : 517–38.

[4] Coscas B, Boura B, Koskas F, et al. Ischémie aiguë de membre. Encycl Méd Chir (Elsevier, Paris), Angéiologie 2009 ; 19–0530.

[5] Robertson I, Kessel DO, Berridge DC. Fibrinolytic agents for peripheral arterial occlusion. Cochrane Database Syst Rev 2013 ; 12. CD001099.

[6] Darwood R, Berridge DC, Kessel DO, Robertson I, Forster R. Surgery versus thrombolysis for initial management of acute limb ischaemia. Cochrane Database Syst Rev . 10 août 2018 ;2018(8). Disponible sur https://doi.wiley.com/10.1002/14651858 (consulté le 17 oct. 2022). CD002784.pub3

Rupture anévrisme aorte abdominale

Points importants

- Le pronostic est avant tout lié à la précocité du diagnostic et à une prise en chirurgicale rapide.
- Anévrisme de l'aorte abdominale pathologie le plus souvent latente et de découverte fortuite.
- Devant triade douleur abdominale, masse abdominale pulsatile avec hypotension, réalisation d'une échocardiographie en première intention.
- Mise en route du traitement médical avec hypotension artérielle permissive pour préparer l'intervention chirurgicale.

Définitions

- Déchirure de la paroi de l'anévrisme de l'aorte abdominale (AAA) qui est dilatée de plus de 3 cm ou >1,5 fois le diamètre normal attendu.
- Peut évoluer par séquences de la fissure à la déchirure.
- Affecte le plus souvent l'homme >65 ans.
- Majoritairement en sous-rénal, dans 80 % des cas dans le rétropéritoine.

Diagnostic

Démarche diagnostique

Anamnèse

Douleur

- Survenue brutale.
- D'emblée maximale.
- Abdominale ou dorso-lombaire.

Hypotension artérielle

- Rapidement après le début de la douleur.
- Signes de choc avec hypoperfusion tissulaire.

Symptômes associés ou atypiques

- Masse pulsatile abdominale palpable.
- La triade douleur abdominale brutale, masse pulsatile et hypotension dans 25 à 50 % des cas [1].

- Syncope.
- Déficit neurologique.
- Paralysie transitoire d'un membre inférieur.
- Douleur hypochondre, aine ou organes génitaux.
- Syndrome occlusif.

Terrain

- Taille de l'anévrisme : risque de rupture proportionnel au diamètre :
  - < 4 cm (0 %) ;
  - 4–4,9 cm (0,5 %–5 %) ;
  - 5–5,9 cm (3 %–15 %) ;
  - 6–6,9 cm (10 %–20 %) ;
  - 7–7,9 cm (20 %–40 %) ;
  - ≥ 8 cm (30 %–50 %).
- Plus le diamètre est important plus la vitesse de croissance sera rapide.
- 5,5 cm de diamètre, AAA est considéré comme une indication chirurgicale [2].
- Comorbidités cardiaques et surtout tabagisme.

Examens cliniques

- Hypotension en cas de choc (tamponnade, hémorragie, cardiogénique). À ce stade de découverte il est bien souvent trop tard.
- Masse pulsatile abdominale mais peut disparaître lors de fissuration.
- Abolition des pouls périphériques possibles avec parfois tableau d'ischémie aiguë de membre.
- Examen neurologique (syndrome déficitaire sur ischémie cérébrale).

Examens biologiques

- Bilan retentissement : NFS, ionogramme, urée créatinine, glycémie, lactates.
- Bilan préopératoire : coagulation, groupe Rhésus.

Imagerie

Échographie clinique de l'aorte

- Sonde basse fréquence, coupe transversale de la xiphoïde à l'ombilic, puis rotation 90° pour coupe sagittale.
- La détection au lit du malade améliore le taux de survie.
- L'urgentiste formé fait aussi bien que le radiologue [3].
- Pour la détection d'un anévrisme de l'aorte abdominale, l'ECMU a un RV+ compris entre 10,8 et l'infini et un RV– compris entre 0 et 0,025 [4].
- Aspect normal : arrondie bien délimitée et anéchogène, VCI mal délimitée et écrasable, aorte et VCI sont « posées » sur le cône d'ombre de la vertèbre (figure 25.1).

Aorte abdominale

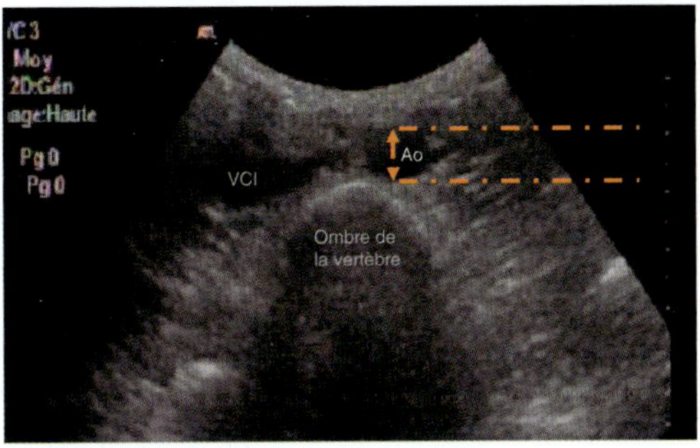

Figure 25.1. Coupe sagittale : aspect normal.
Source : DIU ECMU Toulouse.

- Aspect anormal : structure arrondie irrégulière et hétérogène avec en son centre une zone anéchogène (lumière du vaisseau) et une plus échogène (thrombus). Flap intimal témoin du décollement de la paroi.

TDM

Sensibilité 100 %, spécificité 98 %. Permet de bien visualiser la dissection, son origine, son extension, les vaisseaux menacés. Il reste l'examen de référence.

IRM

- N'a pas sa place dans le cadre de l'urgence.
- Éventuellement en cas de contre-indication aux produits de contraste (figure 25.2).

Diagnostic différentiel

- Occlusion intestinale.
- Pancréatite, angiocholite.
- Ulcère gastroduodénal, perforé ou non.
- Hémopéritoine.
- Pathologies abdominales aiguës chirurgicales.
- Colique néphrétique.

Éléments de gravité et pronostic

Pronostic

- Mortalité presque 100 % si rupture AAA et choc hémorragique.
- Mortalité à 50 % si symptômes avant d'arriver à l'hôpital.
- Dépend du délai entre premier contact médical et début de l'intervention (90 minutes).

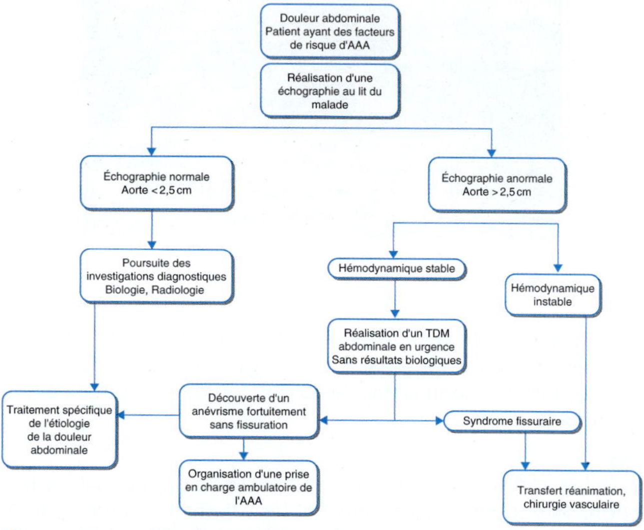

Figure 25.2. Algorithme décisionnel devant une douleur abdominale faisant évoquer une rupture AAA.
AAA : anévrisme de l'aorte abdominale; TDM : tomodensitométrie.
Source : DU ECMU Toulouse.

Prise en charge thérapeutique

Mise en condition

- Monitorage non invasif : fréquence cardiaque et respiratoire, SpO_2 et pression artérielle.
- Voies veineuses périphériques avec sérum salé isotonique.
- Oxygénothérapie pour un objectif $SpO_2 > 90$ %.

Contrôle de la pression artérielle (PAS < 120 mmHg) et de la fréquence cardiaque (55–65/min)

- Bêtabloquant : esmolol 0,1 à 0,3 mg/kg/min. Bolus de 0,5 mg/kg en 5 min.
- Diltiazem si contre-indication aux bêtabloquants : 5 à 15 mg/h.

Contrôle de la douleur

- Morphine titrée.
- Paracétamol 1 g, IVL.

En cas de choc

- Remplissage sérum salé isotonique.
- Commande de CGS.
- Maintenir la TA > 70 mmHg.

Vasopresseur en l'absence de réponse au remplissage : noradrénaline : 0,5 à 1 mg/h (voir Fiche 4).

Indications thérapeutiques

Indication chirurgicale urgente, le plus souvent ouverte en particulier lors de rupture.

RÉFÉRENCES
[1] Sakalihasan N, Michel JB, Katsargyris A, Kuivaniemi H, Defraigne JO, Nchimi A, et al. Abdominal aortic aneurysms. Nat Rev Dis Primers. 18 oct 2018 ;4(1):34.
[2] Brewster DC, Cronenwett JL, Hallett JW, Johnston KW, Krupski WC, Matsumura JS, et al. Guidelines for the treatment of abdominal aortic aneurysms. Report of a subcommittee of the Joint Council of the American Association for Vascular Surgery and Society for Vascular Surgery. J Vasc Surg. mai 2003 ;37(5):1106-17.
[3] ACEP 2017 – Ultrasound Guidelines Emergency, Point-of-Care an.pdf [En ligne]. [cité le 7 déc 2022]. Disponible : https://www.acep.org/globalassets/new-pdfs/policy-statements/ultrasound-guidelines- - -emergency-point-of-care-and-clinical-ultrasound-guidelines-in-medicine.pdf
[4] Rubano E, Mehta N, Caputo W, et al. (2013) Systematic review : emergency department bedside ultrasonography for diagnosing suspected abdominal aortic aneurysm. Acad Emerg Med 20:128-38.

Syndromes neurologiques

Fiche 26

Coma

Points importants

- Protéger le cerveau en s'assurant que la PAS ≥ 100 mmHg, la SpO_2 > 90 %. Respecter une HTA (sauf si OAP, dissection aortique, HTA maligne).
- Rechercher les causes nécessitant un traitement spécifique : hypoglycémie, défaillance cardiorespiratoire, état de mal épileptique, méningoencéphalite, intoxication au CO, hématome sous- ou extradural aigu.
- Toujours rechercher des signes de localisation, de traumatisme crânien, un syndrome méningé.
- Faire une imagerie (TDM scanner, IRM) pratiquement systématiquement, complétée si nécessaire par la ponction lombaire.
- Surveiller l'évolution de l'état de conscience, au mieux, avec monitoring hémodynamique et ECG.
- Ne pas rapporter le coma à une intoxication alcoolique aiguë sans avoir éliminé un hématome intracrânien, une pathologie infectieuse (méningite, sepsis sévère).
- S'acharner à obtenir des informations par des tierces personnes (famille, témoins, premiers secours, etc.).

Définitions

- Le coma est caractérisé par une abolition de la vigilance et de la conscience, c'est-à-dire un trouble diffus des fonctions corticales (dites supérieures) entraînant une perte des fonctions de la vie de relation (conscience, motricité, sensibilité) avec conservation des fonctions végétatives (circulation, respiration, etc.).
- Le coma est un état dynamique. La mesure la plus couramment pratiquée est le score de Glasgow, initialement conçu pour évaluer la gravité des traumatisés crâniens; évalue en fait la profondeur de tous les comas (tableau 26.1).
- L'obnubilation (réactivité moins rapide et précise mais réaction adaptée aux ordres complexes), la confusion, la stupeur (réponse simple persistant aux *stimuli* non nociceptifs) ont les mêmes causes. Ils justifient donc d'une prise en charge diagnostique identique.

Tableau 26.1 Évaluation de la profondeur d'un coma (score de Glasgow).

Ouverture des yeux (Y)		Réponse verbale (V)		Réponse motrice (M)	
				Aux ordres	6
		Orientée	5	Localisatrice à la douleur	5
Volontaire	4	Confuse	4	Adaptée (flexion rapide du bras)	4
Aux ordres	3	Incohérente (prononce des mots)	3	Flexion lente du bras (décortication)	3
À la douleur	2	Inintelligible (émet des sons)	2	Extension et rotation interne (décérébration)	2
Pas de réponse	1	Pas de réponse	1	Pas de réponse	1
TOTAL : de 3 à 15	**1 à 4**		**1 à 5**		**1 à 6**

Diagnostic

Démarche diagnostique [1, 2] (figure 26.1)

Anamnèse

- Étape primordiale pour déterminer la cause du coma.
- Interrogatoire des témoins avant qu'ils ne partent (pompiers, famille, etc.) : circonstance d'apparition, antécédents…
- Apparition brutale ou progressive du trouble de la vigilance, syndrome confusionnel préalable.
- Prodromes et signes d'accompagnement : fièvre, céphalées, photophobie, etc.
- Notion de traumatisme crânien ayant précédé le coma, ou bien consécutif à la perte de conscience.
- Présence de comitialité (dans les antécédents ou précédant le coma).
- Prise médicamenteuse.
- Voyage récent à l'étranger récent.
- Antécédents (pathologie métabolique, cardiovasculaire ou neurologique connue, défaillance d'organe, tumeur évolutive), traitements en cours (traitements psychotropes sédatifs, antidépresseurs ou anxiolytiques), consommation de toxiques, mode de vie (notamment pour le risque d'intoxication au monoxyde de carbone).

Suspicion de coma

↓

Examen clinique rapide:

- niveau de conscience : score de GCS ;
- examen pupillaire, cornéen, oculaire et oculo-vestibulaire ;
- ventilation ;
- nuque ;
- réponse motrice à la stimulation ;
- réflexes ostéo-tendineux.

Anamnèse :

Contexte traumatique, céphalées, syndrome infectieux, signes de localisation (déficit moteur ou sensitif, troubles visuels, du langage, vertiges, mouvements anomaux…), troubles du comportement, antécédents, traitements…

↓

Risque vital immédiat ?

- Oxygénation/ventilation
- Hémodynamique : FC, PA
- Glycémie
- Température

→ Stabilisation fonctions vitales

↓

Causes lésionnelles :

Traumatiques : hématome extradural, sous-dural, intraparenchymateux

Vasculaires :
– Hémorragie méningée et ses complications (hématome parenchymateux, inondation ventriculaire, hydrocéphalie)
– Accident vasculaire cérébral : infarctus du tronc basilaire, infarctus cérébral sylvien malin

Infectieuses : méningites sévères, méningoencéphalites et encéphalites

Hypertension intracrânienne et engagement cérébral (effet de masse d'une tumeur, hydrocéphalie)

Causes fonctionnelles :

Troubles métaboliques : hypoglycémie, hyponatrémie hypo-osmolaire, état hyperglycémique, hyperosmolaire, encéphalopathie hypercapnique, encéphalopathie hépatique

États de choc

Figure 26.1 Diagnostic des comas.
CGS : score de Glasgow; FC : fréquence cardiaque; PA : pression artérielle.
Source : D'après Alves M, et al. Comas. Encycl Méd Chir (Elsevier, Paris). Médecine d'urgence 2014; 9(1):1-8.

Examen clinique

Examen neurologique

- Détermination du score de Glasgow.
- Examen des yeux :
  - déviation des yeux; unilatérale (atteinte du III ou du VI), conjuguée horizontale (atteinte protubérantielle ou hémisphérique);
  - diamètre pupillaire, symétrie pupillaire ou anisocorie et la réaction à la lumière.
- Signes de localisation :
  - asymétrie de la réponse motrice (membres, face), des ROT, RCP, syndrome pyramidal, syndrome extrapyramidal;
  - asymétrie pupillaire.
- Raideur de la nuque.
- Signe de Kernig : douleur rachidienne à la flexion des cuisses sur le bassin jambes tendues.
- Myoclonies, convulsions.
- Signes d'engagement :
  - engagement temporal : mydriase unilatérale aréactive;
  - engagement des amygdales cérébelleuses dans le trou occipital :
    - crises motrices avec attitude en opisthotonos, de durée brève, spontanées ou déclenchées par des *stimuli* nociceptifs,
    - nystagmus;
  - engagement central avec un syndrome de détérioration rostrocaudale :
    - stade diencéphalique : motricité appropriée ou stéréotypée en flexion (côté non hémiplégique); pupilles en myosis réactif; respiration irrégulière ou de Cheyne–Stokes,
    - stade mésencéphalique (et protubérantiel supérieur) : motricité stéréotypée en extension; pupilles intermédiaires, aréactives; mouvements oculaires : réflexe oculocéphalique horizontal présent, oculocéphalique vertical absent; respiration : de Cheyne–Stokes, hyperventilation neurogène; maintien de la toux,
    - stade protubérantiel : motricité stéréotypée (extension aux membres supérieurs, flexion membre inférieurs) ou aréactivité flasque; pupilles en myosis aréactif; mouvements oculaires réflexes abolis; respiration : rapide et superficielle,
    - stade bulbaire : motricité aréactivité flasque; pupilles en mydriase aréactive; mouvements oculaires réflexes abolis; respiration irrégulière, anarchique puis arrêt; circulation : tendance au collapsus puis arrêt circulatoire.

Respiration

L'étude de la fréquence, l'amplitude et du rythme respiratoire peut permettre de localiser une atteinte du système nerveux central.

Examen général

Recherche :

- des signes de gravité, de défaillance viscérale;
- des complications du coma (pneumopathie d'inhalation, compression, escarres, hypothermie, sepsis);
- des signes orientant le diagnostic étiologique du coma.

Examens biologiques

- Systématiquement :
  - glycémie capillaire et sanguine, NFS plaquettes, ionogramme sanguin, fonction rénale, calcémie, phosphorémie;
  - transaminases, bilirubinémie, TP, CPK.
- GDS (avant la mise sous oxygénothérapie si possible et rapide).
- Un tube sec pour d'éventuelles recherches toxicologiques ultérieures.
- Selon le contexte : dosage de la carboxyhémoglobinémie, hémocultures, frottis-goutte épaisse, recherche et dosage de toxiques autres que le CO, lactates, TSH, T3, T4, cortisolémie, hémocultures.
- Bactériologie :
  - PL : systématique en cas de syndrome méningé et en l'absence d'explication au coma après imagerie; analyse biochimique, bactériologique, virologique, anatomopathologique;
  - BU ± ECBU.

Imagerie

- TDM sans injection systématique, sauf contexte d'intoxication évident sans notion de traumatisme (hémorragie et œdème). TDM injectée si suspicion de processus expansif ou infectieux. En cas d'AVC ou de thrombophlébite cérébrale, une angio-TDM complète l'examen ou sera au mieux remplacée par l'IRM.
- Radiographie du thorax.

EEG

Épilepsie infraclinique.

Diagnostics différentiels

- *Locked-in syndrome* ou syndrome de différenciation (infarctus protubérantiel bilatéral) :
  - quadriplégie avec diplégie faciale;
  - conservation des mouvements de verticalité du regard (respect de la partie haute du tronc cérébral) et des paupières;
  - vigilance, conscience et capacités cognitives normales.
- Mutisme akinétique : mutisme, sans obéissance, sans mouvement, négligence motrice et sensitive, inattention, syndrome frontal bilatéral mais avec les yeux ouverts, pas de déficit moteur focal, de trouble du tonus et des réflexes.
- Aphasie globale ou de Broca, état psychotique : mutisme, sans obéissance mais yeux ouverts et mouvements.

- Hypersomnie : réversible à la stimulation.
- Hystérie : mutisme, sans obéissance, yeux fermés avec opposition à l'ouverture des paupières, pas de trouble du tonus et des réflexes. Manœuvre d'évitement (main laissée tomber sur le visage).
- Mort encéphalique.

Étiologies

Causes traumatiques

Hématomes extradural, sous-dural, intracérébral, contusion parenchymateuse, dissection artérielle, embolie graisseuse.

Comas toxiques

Médicaments, alcool, méthanol, éthylène-glycol, opiacés et opioïdes, monoxyde de carbone.

Causes vasculaires

AVC, hémorragie sous-arachnoïdienne, thrombose veineuse cérébrale, angéite cérébrale, micro-angiopathie thrombotique, encéphalopathie hypertensive.

Causes infectieuses

Méningite, méningo-encéphalite, paludisme, choc septique ou encéphalopathie septique.

Causes métaboliques

- Dysnatrémie, hypo- et hyperglycémie, hypercalcémie, hypophosphorémie.
- Encéphalopathie de Gayet-Wernicke (carence en vitamine B1), pellagre (carence en vitamine PP) ; porphyrie.
- Insuffisance aiguë : respiratoire, circulatoire, hépatique, rénale.
- Troubles endocriniens : diabète (hyperosmolarité, acidocétose, acidose lactique), insuffisance surrénale, hypo- ou hyperthyroïdie, panhypopituitarisme, hyperparathyroïdie.

Causes comitiales

État de mal épileptique (EME), phase postcritique.

Causes tumorales

Prise en charge thérapeutique

Prise en charge des défaillances vitales

Défaillance respiratoire

- Assurer une $SpO_2 > 90$ %, même si le patient est insuffisant respiratoire chronique.
- Oxygénothérapie voire intubation.

Défaillance circulatoire

- En dehors de signes évidents d'œdème pulmonaire cardiogénique, commencer par une expansion volémique au NaCl 0,9 % (500 mL/15 min) pour maintenir une PAS ≥ 100 mmHg (respecter une HTA, qui peut être un mécanisme adaptatif à une hypoperfusion cérébrale) et une PAM > 70–80 mmHg.
- En cas d'hypovolémie, de déshydratation, de sepsis, le remplissage vasculaire et la réhydratation doit être rapide.

Traitement symptomatique

- Surveillance : scope ECG, SpO_2 continue, pression artérielle.
- Voie veineuse périphérique : NaCl 0,9 % en dehors d'une hypoglycémie.
- Limiter les agressions cérébrales secondaires d'origine systémique (ACSOS) : éviter l'hypotension, l'hypoxie, l'hypercapnie, l'hypo- ou l'hyperglycémie, l'hyponatrémie, la fièvre; ne pas oublier le retrait éventuel des lentilles de contact, faire un test de grossesse si nécessaire.
- Sauf en cas d'origine ischémique, il convient de maintenir un proclive de 30° du segment céphalique de façon à favoriser le retour veineux et à minimiser l'œdème cérébral.
- Informer la famille du pronostic.

Traitement de la cause

- Dès qu'elle est définie ou parfois suspectée sans attendre les résultats de certains examens.
- Chirurgie des hématomes intra-craniens compressifs.
- Traitement anti-infectieux des méningites bactériennes et méningo-encéphalites.
- Administration de glucose en cas de coma inexpliqué (+ B1 si éthylique).
- Antidote en cas d'intoxication.
- Traitement anticonvulsivant si crises répétées ou EME.
- Traitement contre œdème cérébral.

RÉFÉRENCES

[1] Alves M, Azuar C, Linot O. Comas. Encycl Méd Chir (Elsevier, Paris). Médecine d'urgence 2014; 9(1) : 1–8.

[2] Stevens RD, Bhardwaj A. Approach to the comatose patient. Crit Care Med 2006; 34 : 31–41.

Accidents vasculaires cérébraux

Points importants

- L'incidence des accidents vasculaires cérébraux (AVC) est estimée en France à 150 000 cas annuels et concerne des sujets de plus de 65 ans 3 fois sur 4.
- L'AVC est la première cause de handicap non traumatique, deuxième cause de démence, troisième cause de mortalité.
- Les AVC ischémiques sont les plus fréquents (80 %) et sont précédés d'un accident ischémique transitoire (AIT) dans un tiers des cas.
- Les AVC ischémiques provoquent une souffrance cérébrale avec zone centrale responsable d'une nécrose et avec une zone périphérique, de « pénombre ischémique » réversible en cas de restauration rapide du débit sanguin cérébral.
- Le diagnostic repose sur la clinique et l'imagerie (IRM ou à défaut TDM).
- La prise en charge des AVC ischémiques repose sur la thrombolyse ± thrombectomie.
- Leur mise en œuvre est une urgence où chaque minute compte.
- Les hémorragies cérébrales nécessitent un contrôle de la pression artérielle et une antagonisation urgente lorsque le patient est sous anticoagulant.
- La prise en charge spécialisée se fait dans les unités neurovasculaires.

Définition

- AVC : survenue brutale d'un déficit neurologique focal d'origine ischémique ou hémorragique.
- Plusieurs types d'AVC sont regroupés sous ce terme :
  - les AIT : déficit brutal, focalisé, bref, régressif en moins d'une heure sans lésion visible à l'imagerie cérébrale. L'AIT constitue ainsi un syndrome de menace de l'AVC;
  - les accidents ischémiques constitués (AIC) : déficit brutal, focalisé, persistant, secondaire à une nécrose cérébrale; le plus souvent secondaire à un mécanisme thromboembolique ou thrombotique par occlusion artérielle;
  - les hémorragies intraparenchymateuses (HIP) secondaires à une suffusion hémorragique dans le tissu cérébral;
  - les thrombophlébites cérébrales font partie des AVC mais sont traitées dans la fiche suivante « Thrombophlébite cérébrale ».

Démarche diagnostique [1]

Anamnèse

- Antécédent d'AVC ou d'AIT.
- Facteurs de risque cardiovasculaire : HTA, tabac, hypercholestérolémie, diabète.
- Pathologie cardiaque emboligène.
- Athérosclérose : coronaropathie, artériopathie oblitérante des membres inférieurs.
- Traitement en cours : anticoagulants, anti-agrégants plaquettaires, anti-arythmiques, antihypertenseurs, contraception hormonale.
- Prise de toxiques : alcool, cannabis, cocaïne.
- Douleur cervicale, traumatisme cervical récent (dissection artérielle) :

Examen clinique

Diagnostic d'AIC

- Déficit neurologique focal (motricité, sensibilité, langage, vision, etc.):
  - d'installation brutale (20 % pendant le sommeil);
  - correspondant à territoire artériel cérébral; la symptomatologie dépend du territoire cérébral infarci (tableau 27.1).
- Dans tous les cas :
  - examen cardiorespiratoire avec ECG;
  - recherche d'une cause en particulier si impact thérapeutique : fibrillation atriale, IDM (troponine), dissection aortique, endocardite infectieuse (tableau 27.2).

Diagnostic clinique de l'AIT

- Caractère fugace des symptômes (<1 h); ils ont disparu au moment de l'examen.
- Sont considérés comme symptômes d'orientation vers un AIT probable :
  - trouble du langage;
  - déficit sensitif unilatéral;
  - hémianopsie latérale homonyme;
  - cécité monoculaire transitoire;
  - alexie;
  - agraphie.
- Sont considérés comme symptômes d'orientation vers un AIT possible :
  - vertige;
  - diplopie;
  - dysarthrie;
  - trouble de la déglutition;
  - troubles sensitifs isolés ne touchant qu'une partie d'un membre;
  - *drop-attack* (chute du tonus des membres inférieurs en pleine conscience).

Tableau 27.1 Syndromes neurologiques selon le territoire artériel atteint, d'après [2].

Artère	Déficit neurologique
Circulation antérieure	
Artère cérébrale antérieure	– Hémiparésie controlatérale (déficit moteur) prédominant au niveau du membre inférieur – Syndrome frontal
Artère cérébrale moyenne (dite sylvienne) : territoire superficiel et profond	Hémiplégie controlatérale à prédominance brachiofaciale Hypoesthésie controlatérale à prédominance brachiofaciale Hémianopsie latérale homonyme controlatérale (extension de l'AIC vers l'arrière) Déviation de la tête et des yeux vers la lésion cérébrale (extension de l'AIC vers l'avant) : – Si atteinte de l'hémisphère majeur : • aphasie motrice de Broca (atteinte antérieure) • aphasie sensorielle de Wernicke : jargonophasie : paraphasies, compréhension altérée (atteinte postérieure) • apraxie • acalculie – Si atteinte de l'hémisphère dit mineur : • anosognosie : non-reconnaissance du déficit • asomatognosie : non-reconnaissance de l'hémicorps controlatéral • extinction sensitive et/ou visuelle et/ou auditive controlatérale
Artère ophtalmique	Cécité monoculaire homolatérale
Artère carotide	Syndrome opticopyramidal : association d'un AVC sylvien à une cécité monoculaire controlatérale
Circulation postérieure	
Artère cérébrale postérieure : territoire superficiel	Hémianopsie controlatérale, souvent isolée Alexie : atteinte de l'hémisphère majeur Prosopagnosie (incapacité à reconnaître les visages)
Artère cérébrale postérieure : territoire profond	Syndrome thalamique : – hypoesthésie de l'hémicorps controlatéral – hyperpathie et/ou allodynie du même hémicorps
Atteinte des deux cérébrales postérieures	Cécité corticale Troubles mnésiques (syndrome de Korsakoff)

(Suite)

Tableau 27.1 Suite.

Infarctus vertébrobasilaire	
Infarctus du tronc cérébral	Typiquement : syndrome alterne, association de l'atteinte d'un nerf crânien homolatéral à la lésion et d'une voie longue homolatérale (déficit moteur ou sensitif controlatéral)
Artère de la fossette latérale du bulbe (ou moelle allongée)	Syndrome de Wallenberg : c'est un syndrome alterne sensitif associant (entre autres signes) : – Une hémianesthésie du visage homolatérale à la lésion, par atteinte du V – Une hémianesthésie thermo-algique controlatérale à la lésion épargnant le visage La présentation clinique est cependant dominée par un syndrome vertigineux parfois associé à des céphalées postérieures Autres signes : – Syndrome de Claude-Bernard-Horner homolatéral – Hémisyndrome cérébelleux homolatéral à la lésion – Une atteinte du VIII homolatérale à la lésion – Une atteinte du IX et du X, homolatérale à la lésion : paralysie de l'hémi-voile du palais et de l'hémipharynx
Infarctus grave du tronc basilaire	Souvent lié à une occlusion du tronc basilaire : – Coma – Atteinte oculomotrice – Dans les cas extrêmes : locked in syndrome (quadriplégie + diplégie faciale)
AVC cérébelleux	Leur manifestation est un syndrome cérébelleux aigu (risque de compression du tronc cérébral et/ou d'hydrocéphalie par compression du 4e ventricule)
Infarctus profonds dans le territoire des artères perforantes	Il s'agit d'AVC dits « lacunaires » – Hémiplégie ou hémiparésie proportionnelle (capsule interne) – Anesthésie ou hypoesthésie proportionnelle (thalamus) – Dysarthrie–main malhabile (pied de la protubérance) – Hémiparésie–hémiataxie (protubérance ou atteinte lacunaire hémisphérique profonde) Les infarctus lacunaires multiples peuvent aboutir à un syndrome lacunaire associant : – Syndrome pseudobulbaire avec notamment des troubles de la phonation et de la déglutition – Rires et pleurs spasmodiques – Marche à petits pas – Troubles sphinctériens – Troubles cognitifs

Tableau 27.2 Étiologies des accidents ischémiques cérébraux, d'après [2].

Étiologies des AVC	Mécanisme	Diagnostic
Macro-angiopathie (atteinte des gros vaisseaux)	Athérosclérose (30 %) : – Thrombose – Sténose serrée – Embolisation à partir plaque	Origine des carotides internes, des artères sylviennes, siphon carotidien, origine des artères vertébrales, jonction vertébrobasilaire, partie proximale du tronc basilaire
	Dissection des artères cervicocéphaliques Causes : – Post-traumatique – Terrain : syndrome de Marfan, dysplasie fibromusculaire	Sujet jeune Association de signes locaux Cervicalgie, céphalées Syndrome de Claude-Bernard-Horner Paralysie des nerfs crâniens IX, X et XI Acouphènes pulsatiles
	Pathologies rares Vasoconstricteurs ou toxiques (cannabis) Maladie de Horton (artérite des gros troncs artériels)	
Micro-angiopathies (atteintes des petits vaisseaux)	20 % des AIC Occlusion d'une artériole profonde sur artériopathie locale (lipohyalinose)	Facteur de risque : HTA Localisation : noyaux gris centraux, capsule interne, pied de la protubérance Responsable d'infarctus lacunaire profond de petite taille (< 15 mm)
Cardiopathies emboligènes (20 %)	Cause cardiaque : – Fibrillation auriculaire (+++) – Prothèse valvulaire mécanique – Thrombus intracavitaire (IDM) – Endocardite bactérienne	atteinte de multiples territoires
Causes rares	État prothrombotique : – Syndrome myéloprolifératif – Thrombophilie, lupus – Drépanocytose	

Tableau 27.3 Le score ABCD2.

Paramètres	Description	Points
Âge	≥ 60 ans	1
Pression artérielle à la phase aiguë (blood pressure)	PAS ≥ 140 ou PAD ≥ 90 mmHg	1
Clinique	Déficit moteur unilatéral Trouble du langage Autres signes	2 ou 1 0
Durée du déficit	≥ 60 min 10 à 60 min < 10 min	2 ou 1 0
Diabète		1
		TOTAL : _/7
Le score ABCD2 varie de 0 et 7 : – un score ABCD2 ≥ 4 est associé à un risque significatif d'AVC au cours des 48 premières heures qui suivent l'AIT – un score ABCD2 < 4 ne permet pas d'écarter ce risque. Évaluation neurovasculaire nécessaire en urgence.		

- Le risque de récidive à 7 jours est apprécié par le score ABCD2 : âge, *blood pressure* (pression artérielle), clinique, durée, diabète (tableau 27.3).

Diagnostic d'hémorragie intraparenchymateuse (HIP)

Signes évocateurs :

- céphalées, vomissements;
- troubles de la vigilance;
- déficit moteur et sensitif proportionnel;
- absence de systématisation des symptômes à un territoire artériel;
- recherche d'une cause (tableau 27.4).

Biologie

- NFS, hémostase.
- Ionogramme sanguin, glycémie, fonction rénale, troponine.

Imagerie

- ECG, radiographie de thorax.
- La rapidité d'obtention de l'imagerie est fondamentale pour affirmer le diagnostic et mettre en place la stratégie thérapeutique adaptée.

Tableau 27.4 Étiologie des hémorragies intraparenchymateuses, d'après [2].

Étiologies	Mécanisme	Diagnostic
Hypertension artérielle	Rupture d'une artériole perforante	Le plus fréquent (> 50 %) > 50 ans Hémorragie profonde : – Capsulothalamique – Capsulolenticulaire – Cérébelleuse
Malformation vasculaire	– Malformation artérioveineuse – Cavernome	5 à 10 % < 50 ans Antécédents familiaux
Angiopathie amyloïde cérébrale	Dépôts amyloïdes dans la paroi des artères cérébrales	Sujet âgé Hématomes lobaires récidivants Troubles cognitifs
Trouble de l'hémostase	Congénital ou acquis	Causes des coagulopathies acquises : anticoagulants et à moindre degré anti-agrégants
Tumeur cérébrale	Par le mécanisme d'une transformation hémorragique	5 à 10 % des hémorragies cérébrales
Infectieux	Anévrisme mycotique (endocardite infectieuse)	
Autres causes	Artérite cérébrale Thrombophlébite cérébrale	

- L'examen de première intention est l'IRM :
  - meilleure sensibilité que la TDM pour la détection des lésions ischémiques; sensibilité > 95 % pour la détection des lésions hémorragiques;
  - l'IRM en urgence comporte essentiellement 4 séquences :
    - diffusion : hypersignal lié un œdème développé au niveau de la zone d'ischémie tissulaire,
    - T2/FLAIR : visualise un infarctus plus tardif lequel apparaît en moyenne au bout de 4–5 h après la survenue de l'AVC ischémique,
    - T2* : hémorragies intraparenchymateuses,
    - angiographie par résonnance magnétique (ARM), temps de vol ou *time of flight* (TOF) : visualise les artères intracrâniennes;
  - l'IRM de perfusion, non obligatoire, visualise la zone hypoperfusée : zone de pénombre ischémique;
  - angio-IRM des troncs supra-aortiques avec injection de produit de contraste (gadolinium) : rechercher une cause artérielle à l'AVC ischémique, elle renseigne le neuroradiologue interventionnel pur une éventuelle thrombectomie.

- TDM cérébrale :
  - dans les premières heures, TDM souvent normale;
  - dans un premier temps, réalisée sans injection :
    - rechercher un saignement parenchymateux : hyperdensité spontanée (examen pour l'hémorragie cérébrale),
    - signes précoces d'AVC ischémique sont les suivants : effacement des sillons corticaux; dédifférenciation substance blanche/substance grise; effacement du noyau lenticulaire;
  - après 6 h : hypodensité cérébrale systématisée (infarctus cérébral constitué);
  - réaliser une injection de produit de contraste (angioscanner) pour visualiser les artères intracrâniennes et les troncs supra-aortiques;
  - même si l'IRM > TDM, tous les deux suffisants pour prendre une décision de thrombolyse ± thrombectomie.
- Examens à visée étiologique :
  - ECG, Holter : cardiopathie emboligène;
  - échographie cardiaque transthoracique et transœsophagienne;
  - écho-Doppler des troncs supra aortiques avec écho-Doppler transcrânien à la recherche d'une macro angiopathie;
  - angiographie des artères intracrâniennes en cas d'hémorragie cérébrale sans cause évidente;
  - de façon non systématique, les causes rares d'AVC seront recherchées : syndrome inflammatoire (CRP), thrombophilie, etc.

Diagnostic différentiel

- Hypoglycémie.
- Migraine avec aura.
- Épilepsie partielle.
- Tumeur intracrânienne.
- Méningite ou méningo-encéphalite.
- Sclérose en plaques.
- Vertiges d'origine périphérique.
- Glaucome.
- Malaise lipothymique.
- Faiblesse générale.
- Intoxication au CO.
- Perte de connaissance.
- Confusion.
- Troubles psychiatriques.
- Ictus amnésique.

Évolution, pronostic

Complications

- Mortalité : 20 % à 1 mois et 40 % à 1 an.
- Morbidité : 1/3 sont dépendants, 1/3 sont indépendants avec séquelles et 1/3 n'ont pas de séquelles.

- Complications précoces :
  - engagement cérébral;
  - hydrocéphalie par inondation ventriculaire dans les hémorragies cérébrales ou par effet compressif de l'AVC cérébelleux;
  - infections;
  - complications thromboemboliques;
  - escarres.

Gravité, scores

Facteurs de mauvais pronostic :
- âge élevé;
- déviation tonique de la tête et des yeux;
- troubles de la conscience initiaux;
- signe de Babinski bilatérale;
- déficit touchant le membre inférieur;
- signes d'engagement;
- sévérité du score *National Institute of Health Stroke Score* (NIHSS) (tableau 27.5).

Tableau 27.5 Score NIHSS.

Items	Intitulé	Cotation
1a	Vigilance	0 : vigilance normale, réactions vives 1 : trouble léger de la vigilance : obnubilation, éveil plus ou moins adapté aux stimulations environnantes 2 : coma : réactions adaptées aux stimulations nociceptives 3 : coma grave : réponse stéréotypée ou aucune réponse motrice
1b	Orientation (mois, âge)	0 : deux réponses exactes 1 : une seule bonne réponse 2 : pas de bonne réponse
1c	Commandes (ouverture des yeux, ouverture du poing)	0 : deux ordres effectués 1 : un seul ordre effectué 2 : aucun ordre effectué
2	Oculomotricité	0 : oculomotricité normale 1 : ophtalmoplégie partielle ou déviation réductible du regard 2 : ophtalmoplégie horizontale complète ou déviation forcée du regard
3	Champ visuel	0 : champ visuel normal 1 : quadranopsie latérale homonyme ou hémianopsie incomplète ou négligence visuelle unilatérale 2 : hémianopsie latérale homonyme franche 3 : cécité bilatérale ou coma (1a = 3)

(*Suite*)

Tableau 27.5 Suite.

4	Paralysie faciale	0 : motricité faciale normale 1 : asymétrie faciale modérée (PF unilatérale incomplète) 2 : paralysie faciale unilatérale centrale franche 3 : paralysie faciale périphérique ou diplégie faciale
5	Motricité membre supérieur droit et gauche	0 : pas de déficit moteur proximal 1 : affaissement dans les 10 s, mais sans atteindre le plan du lit 2 : effort contre la pesanteur, mais chute dans les 10 s sur le plan du lit 3 : pas d'effort contre la pesanteur mais présence d'une contraction musculaire 4 : absence de mouvement (aucune contraction volontaire) X : cotation impossible (amputation, arthrodèse)
6	Motricité membre inférieur droit et gauche	0 : pas de déficit moteur proximal 1 : affaissement dans les 5 s, mais sans atteindre le plan du lit 2 : effort contre la pesanteur, mais chute dans les 5 s sur le plan du lit 3 : pas d'effort contre la pesanteur mais présence d'une contraction musculaire (flexion hanche, adduction) 4 : absence de mouvement (aucune contraction volontaire) X : cotation impossible (amputation, arthrodèse)
7	Ataxie	0 : pas d'ataxie 1 : ataxie pour un membre 2 : ataxie pour 2 membres ou plus
8	Sensibilité	0 : sensibilité normale 1 : hypoesthésie minime à modérée 2 : hypoesthésie sévère ou anesthésie
9	Langage	0 : pas d'aphasie 1 : aphasie discrète à modérée : communication informative 2 : aphasie sévère 3 : mutisme, aphasie totale
10	Dysarthrie	0 : pas de dysarthrie 1 : dysarthrie discrète à modérée 2 : dysarthrie sévère X : cotation impossible
11	Extinction négligence	0 : pas d'extinction ni négligence 1 : extinction dans une seule modalité, visuelle ou sensitive ou négligence partielle auditive, spatiale ou personnelle 2 : négligence sévère ou anosognosie ou extinction portant sur plus d'une modalité sensorielle

Prise en charge thérapeutique (figure 27.1)

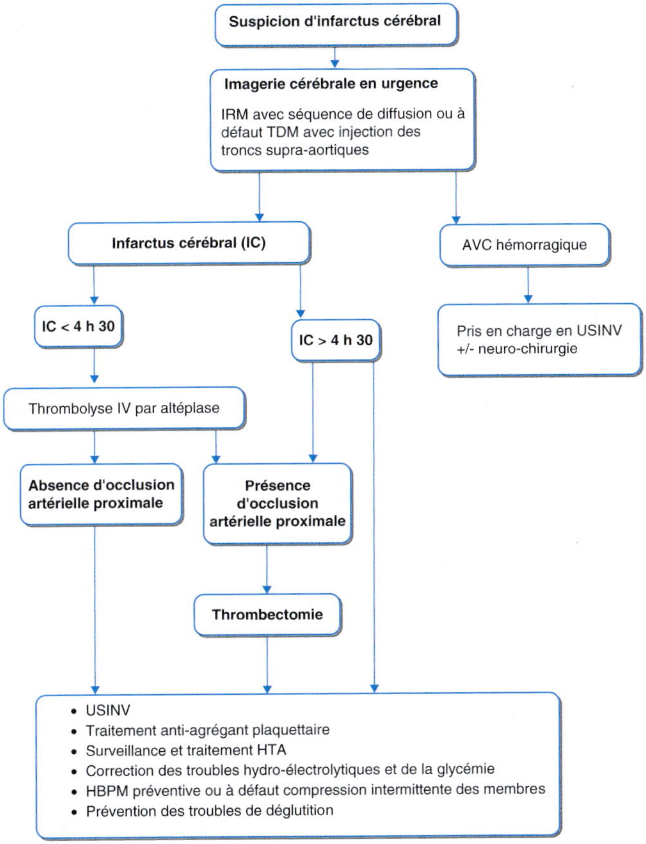

Figure 27.1 Prise en charge de l'AVC en urgence par régulation du 15 ou à l'arrivée aux urgences.
AVC : accident vasculaire cérébral; IC : infarctus cérébral; IRM : imagerie par résonace magnétique; IV : intraveineux; TDM : tomodensitométrie; USINV : unité de soins intensifs neurovasculaire
Source : D'après Haute Autorité de santé. Organisation de la prise en charge précoce de l'accident vasculaire cérébral ischémique aigu par thrombectomie mécanique. Juillet 2018. Disponible sur www.has-sante.fr.

Alerte

- Élément fondamental de la rapidité de prise en charge; lien étroit entre SAMU centre 15 et USINV.
- Considérer tout déficit neurologique brutal, transitoire ou prolongé, comme une urgence absolue.
- Mode de transport le plus rapide adapté à l'état clinique du patient.

Mise en condition du patient

- Décubitus dorsal à 30° en l'absence de contre-indication (troubles de la vigilance, nausées, vomissements).
- Surveillance du pouls, de la pression artérielle, de l'oxymétrie (scope).
- Oxygénothérapie si SpO_2 <95 %.
- Voie veineuse périphérique.
- Pas de traitement de l'hypertension artérielle sauf décompensation cardiaque gauche.
- En cas de détresse vitale : prise en charge adaptée au cas par cas.
- La prise en charge doit se faire à chaque fois que cela est possible dans un service disposant d'une USINV (figure 27.2).

Thrombolyse dans l'AVC ischémique

Rt-PA(*recombinant tissue-plasminogen activator*) :

- dose : 0,9 mg/kg (dose maximale de 90 mg); 10 % de la dose totale doit être administrée initialement par bolus intraveineux et le reste en une perfusion intraveineuse de 60 min;
- le plus précocement possible et dans les 4 h 30 qui suivent l'installation des signes si NIHSS entre 6 (suffisamment sévère) et 22 (pas trop grave) (grade A);
- prescrite par un médecin habilité (téléconsultation en urgence par le médecin neurovasculaire de l'USINV);
- peut être envisagée après 80 ans jusqu'à 3 h et en dessous de 18 ans au cas par cas avec un neurologue d'UNV (accord professionnel);
- après avoir éliminé une hémorragie cérébrale par l'imagerie;
- contre-indications majeures : antécédent d'hémorragie cérébrale, l'existence d'une diathèse hémorragique, un antécédent de moins de 3 mois d'une chirurgie importante ou d'un traumatisme majeur.

Thrombectomie dans l'AVC ischémique

- La thrombectomie mécanique (TM) est recommandée à la phase aiguë dans le traitement de l'AVC jusqu'à 6 h après le début des symptômes chez les patients qui présentent une occlusion proximale des artères cérébrales ou OPAC (carotide, artère cérébrale moyenne, tronc basilaire) (grade A, niveau 1a) (la TM pourrait même être utile jusqu'à la 24e heure).

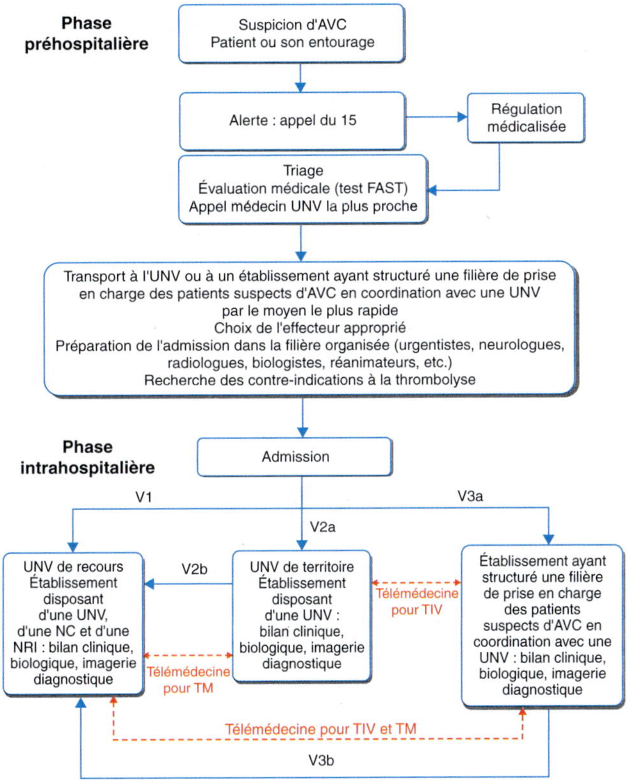

NC : neurochirurgie ; NRI : neuroradiologie interventionnelle ; TM : thrombectomie mécanique ; TIV : thrombolyse intraveineuse ; UNV : unité neurovasculaire.
Flux de patients : V1 : approche Mother-ship (transfert direct vers le centre de NRI pour TM) ; V2a/V2b et V3a/V3b : approche drip-and-ship : transfert vers la structure la plus proche pour réaliser l'imagerie et la thrombolyse, puis transfert secondaire vers l'UNV de recours si TM indiquée.

Figure 27.2 Algorithme de prise en charge précoce des patients ayant un AVC par TIV et TM phase pré- et intra-hospitalière (mise à jour de l'algorithme des recommandations HAS de 2009) [3].
Source : nous remercions la Haute Autorité de santé de nous avoir autorisés à reproduire cet algorithme. Le texte intégral est consultable sur le site Internet www.has-sante.fr (rubrique : évaluations et recommandations).

- La TM est réalisée en complément de la thrombolyse intraveineuse (TIV) lorsqu'elle est indiquée (dans les 4 h 30) ou d'emblée en cas de contre-indications à la TIV (grade A, niveau 1a).
- La TM doit être réalisée le plus rapidement possible dès que son indication a été posée (grade A, niveau 1a).
- La décision d'entreprendre une thrombectomie mécanique doit être prise par une équipe multidisciplinaire comprenant au moins : un neurologue et/ou un médecin compétent en pathologie neurovasculaire; un neuroradiologue interventionnel qualifié (grade C, niveau 5).
- La TM doit être réalisée dans un établissement disposant d'un centre de neuroradiologie interventionnelle autorisé et d'une unité neurovasculaire (grade C, niveau 5).

Traitements antithrombotiques

- Après une thrombolyse IV aucun autre thrombotique ne doit être administré pendant les premières 24 h.
- Dans les autres cas de figure de l'AVC ischémique, les traitements antithrombotiques sont :
  - aspirine 160 à 300 mg par jour;
  - clopidogrel en cas de contre-indication à l'aspirine;
  - anticoagulation préventive en cas d'alitement;
  - anticoagulation curative (hypocoagulante) dans les cardiopathies emboligènes et dans les dissections des troncs supra-aortiques. Dans la majorité des cas, cette anticoagulation n'est pas commencée à la phase aiguë en raison du risque de transformation hémorragique lié à la taille de l'AVC. En cas d'AVC étendu, délai de 15 jours.
- Dans les HIP : anticoagulation préventive en cas d'alitement, généralement appliquée à partir du 2e jour.

Mesures associées

- Lutte contre les facteurs suivants :
  - hypotension artérielle;
  - hypoxémie;
  - hypercapnie;
  - anémie;
  - hypertension artérielle : respect de l'hypertension artérielle jusqu'à 220/120 mmHg sauf en cas de :
    - thrombolyse (objectif PA < 185/110),
    - hémorragie cérébrale (objectif TA < 185/110), décompensation cardiaque,
    - nicardipine en IVSE : traitement le plus souvent utilisé (voir « Hypertension artérielle »),
    - hyperthermie : hyperglycémie.

- Traitement de l'œdème cérébral :
  – position de décubitus proclive (la tête plus haut que le reste du corps);
  – mannitol 20 % : 0,25–1 g/kg/6 h en 30 min;
  – transfert en neurochirurgie pour :
    - pose d'un capteur de pression intracrânienne,
    - craniotomie de décompression à décider au cas par cas.
- Nutrition : nécessité de tester la déglutition avant de réalimenter; si troubles de la déglutition, alimentation parentérale.

Traitement étiologique

- Athérosclérose :
  – traitement chirurgical des sténoses serrées carotidiennes symptomatiques (>70 %); endartériectomie souhaitable dans les 15 jours suivant l'AVC;
  – prise en charge des facteurs de risque cardiovasculaire dans le cadre de la prévention secondaire au long cours;
  – traitement anti-agrégant plaquettaire en monothérapie :
    - aspirine (160 à 300 mg/j),
    - clopidogrel (75 mg/j) si intolérance au premier.
- Cardiopathies emboligènes :
  – fibrillation auriculaire :
    - traitement par héparine dont le délai d'initiation dépendra de l'étendue de l'AVC : plus il est étendu, plus il faudra attendre. Le délai en cas d'AVC étendu est en moyenne de 15 jours,
    - si contre-indication aux anticoagulants : aspirine;
  – prothèse valvulaire mécanique : anticoagulant avec INR cible >3. La fourchette thérapeutique sera modulée en fonction du type de valve;
  – autres causes : anti-agrégant plaquettaire dans la grande majorité des cas.
- HIP :
  – correction de l'hypertension artérielle de manière progressive;
  – traitement chirurgical ou endovasculaire d'une éventuelle malformation vasculaire;
  – prise en charge des troubles de la coagulation, notamment antagonisation des anticoagulants à chaque fois que cela est possible.
- Dissection artérielle des vaisseaux du cou : anticoagulation à dose curative. Le délai d'initiation de l'anticoagulation est fonction de l'étendue de l'AVC.
- Causes indéterminées : anti-agrégant plaquettaire au long cours.

Surveillance

- État de conscience et du score NIHSS répétée. En cas d'aggravation, refaire une imagerie cérébrale.
- PA et de la fréquence cardiaque, saturation en oxygène (scope).
- Glycémie avec insulinothérapie si glycémie > 1,8 g/L.

RÉFÉRENCES

[1] Collège des enseignants de neurologie. Accidents vasculaires cérébraux, www.cen-neurologie.fr/deuxieme-cycle%20/accidents-vasculaires-cerebraux

[2] Charpentier S. Urgences et défaillances viscérales aiguës UE11. MED-LINE Éditions. 2015.

[3] Haute Autorité de santé. Organisation de la prise en charge précoce de l'accident vasculaire cérébral ischémique aigu par thrombectomie mécanique, www.has-sante.fr/portail/upload/docs/application/pdf/2018-07/rapport_thrombectomie_vd.pdf; 2018.

Thrombophlébite cérébrale

Points importants

- La thrombophlébite : moins de 2 % des AVC mais accessible au traitement.
- Le problème est le plus souvent diagnostique ; il faut y penser ; repose sur l'IRM.
- Peut provoquer un infarctus cérébral, souvent avec composante hémorragique, dont la topographie ne correspond pas à un territoire artériel.
- Le pronostic est souvent favorable sous traitement anticoagulant.

Définitions

Thrombose veineuse cérébrale touchant un ou plusieurs sinus veineux.

Diagnostic

Démarche diagnostique [1]

Anamnèse

Facteur de risque :
- grossesse et post-partum ;
- postopératoire ;
- contraception orale.

Examen clinique

- Triade : céphalées/crise comitiale/déficit neurologique.
- Ces trois signes peuvent être isolés (25 % des céphalées) ou associés et leur installation peut être aiguë ou progressive sur quelques semaines. La grande variabilité des présentations cliniques peut rendre le diagnostic difficile.

Les caractéristiques de la triade sont présentées tableau 28.1.

Examens biologiques

- NFS, ionogramme sanguin, fonction rénale, hémostase.
- D-dimères : trop faible valeur prédictive positive ou négative. Faible niveau de preuve sur des études observationnelles [2].

Imagerie

IRM cérébrale

Examen de référence, les signes sont :
- le sinus thrombosé : hypersignal T1 et T2 et hyposignal T2*, « signe du delta » en ARM veineuse ;

Tableau 28.1 Triade clinique des thrombophlébites cérébrales.

Signes	Caractéristiques
Céphalées	Variables en intensité Œdème papillaire à rechercher Éventuels troubles de la conscience
Épilepsie	Partielles ou généralisées Rarement hémicorporelles et à bascule : très évocatrice dans ce cas
Déficits neurologiques	Inconstants et variables

- infarctus cérébral lequel est souvent hémorragique;
- cause sous-jacente, ORL, tumeur, etc.

TDM cérébrale

L'angio-TDM veineuse cérébrale réalisée par défaut d'IRM, peut montrer :
- un infarctus hémorragique;
- une hyperdensité spontanée d'un sinus thrombosé;
- le « signe du delta » après injection de produit de contraste;
- une thrombose du carrefour des sinus.

Ponction lombaire

- Effectuée éventuellement à visée étiologique, soulage parfois les céphalées.
- Hyperprotéinorachie.
- Pléiocytose avec souvent quelques globules rouges.
- Élévation de la pression du LCR.
- Méningite sous-jacente causale.
- Pas de place thérapeutique en cas d'hypertension intracrânienne secondaire.

Diagnostic étiologique

- Infections ORL et buccodentaires.
- Méningites et infections intracrâniennes.
- Affections hématologiques, cancer et chimiothérapie.
- Troubles de l'hémostase congénitaux (déficit protéines C, S, antithrombine III) ou anticoagulants circulants, CIVD.
- Maladies inflammatoires.
- Traumatisme crânien.
- Intervention neurochirurgicale.

Prise en charge thérapeutique

- Anticoagulation urgente par héparinothérapie (même en cas d'infarctus hémorragique). HBPM en première intention ou HNF

(IRC) en dose curative avec relai par AVK. Traitement par anticoagulant poursuivi pendant 3 mois (si secondaire à une cause transitoire) ou 6 à 12 mois si idiopathiques et indéfiniment si thrombophlébites répétées ou thrombophilie sévère.
- Pas de preuve pour la thrombolyse locale ou systémique [3].
- Pas de place pour les AOD.
- Traitement de l'étiologie et symptomatique associés (antiépileptiques préventifs si déficit focal neurologique et lésions sus-tentorielles).
- L'acétazolamide ou les corticoïdes n'ont pas montré de bénéfices (en situation aiguë pour prévenir le décès ou améliorer le devenir fonctionnel).

RÉFÉRENCES

[1] Collège des enseignants de neurologie. Accidents vasculaires cérébraux. www.cen-neurologie.fr/deuxieme-cycle%20/accidents-vasculaires-cerebraux

[2] Ferro JM, Bousser MG, Canhão P, Coutinho JM, Crassard I, Dentali F, et al. European Stroke Organization guideline for the diagnosis and treatment of cerebral venous thrombosis – Endorsed by the European Academy of Neurology. Eur Stroke J. sept 2017;2(3):195-221.

[3] Einhäupl K, Stam J, Bousser MG, De Bruijn SFTM, Ferro JM, Martinelli I, et al. EFNS guideline on the treatment of cerebral venous and sinus thrombosis in adult patients: Cerebral sinus and venous thrombosis. Eur J Neurol. oct 2010;17(10):1229-35.

Fiche 29

Compression médullaire non traumatique

Points importants

- La moelle spinale est plus courte que le canal rachidien, ce qui explique un décalage entre le niveau vertébral et celui du métamère médullaire.
- Le diagnostic et la prise en charge d'une compression médullaire sont urgents.
- Il faut reconnaître les formes débutantes sur l'association de douleurs rachidiennes et d'une gêne motrice aux membres inférieurs.
- Les signes cardinaux d'une compression médullaire sont :
  - un syndrome lésionnel en regard de la compression (douleur radiculaire, déficit radiculaire) ;
  - un niveau sensitif correspondant à la limite supérieure de l'atteinte sensitive ;
  - un syndrome sous-lésionnel : dysfonctionnement de la moelle sous-jacente privée du contrôle central : déficit sensitif, déficit moteur, signes d'irritation pyramidale, hypertonie pyramidale, troubles sphinctériens ;
  - un syndrome douloureux rachidien.
- Le diagnostic repose sur l'IRM.

Définition

- Il s'agit d'un dysfonctionnement de la moelle par la compression d'origine extradurale, intradurale extramédullaire, ou intramédullaire.
- L'évolution est très variable et imprévisible.

Diagnostic

Démarche diagnostique [1]

Anamnèse

- Antécédents : cancer, rhumatologiques.
- Fièvre, sueurs, frissons.
- Traitement en cours : anticoagulants.
- Douleur rachidienne, troubles sphinctériens, durée.
- Claudication intermittente : fatigabilité anormale à la marche, non douloureuse; survient au bout d'un certain temps de marche obligeant à s'arrêter quelques instants. Cette fatigabilité cède

après repos et réapparaît après un même temps de marche. Les troubles peuvent devenir permanents : réduction du périmètre de marche, la marche étant raide, spastique.

Examen clinique

- Signes révélateurs très variables, peu spécifiques, peuvent être peu invalidants au début. Diagnostic de compression médullaire souvent méconnu à la phase précoce. Signes révélateurs le plus souvent des douleurs rachidiennes, radiculaires, voire cordonales.
- Diagnostic de compression médullaire non traumatique posé sur l'association d'un syndrome lésionnel, d'un syndrome sous-lésionnel et d'un syndrome rachidien :
  - syndrome radiculaire déterminant le niveau lésionnel :
    - douleurs radiculaires souvent isolées au début, de topographie constante, indiquant le dermatome lésionnel (névralgies cervicobrachiales, algies thoraciques en ceinture); en éclairs, par salves, impulsives à la toux; peuvent s'estomper avec l'activité physique et ne se manifester qu'au repos, surtout la nuit, à heures fixes,
    - déficit radiculaire objectif avec hypoesthésie en bandes, diminution d'un réflexe, voire déficit moteur,
    - symptômes, au début, plus discrets à l'étage thoracique ou abdominal qu'au niveau cervical, où la névralgie cervicobrachiale est plus typique;
  - syndrome sous-lésionnel :
    - troubles moteurs : correspond à un syndrome pyramidal, d'intensité variable. Au début, il s'agit simplement d'une fatigabilité à la marche (claudication intermittente). Progressivement, réduction du périmètre de marche. À l'extrême : paraplégie ou une tétraplégie spastique,
    - troubles sensitifs : le plus souvent retardés : picotements, fourmillements, une sensation de striction, d'eau glacée, de brûlures parfois exacerbées au contact. Parfois, décharge électrique le long du rachis et des membres à la flexion du cou (signe de Lhermitte). Impression de marcher sur du coton (accrue par la fermeture des yeux); déficit sensitif pas toujours complet; peut être initialement une atteinte de la sensibilité discriminative, de la proprioception ou un déficit thermoalgique; le syndrome de Brown-Séquard, correspondant à une souffrance d'une hémi-moelle,
    - troubles sphinctériens : urinaires (miction impérieuse, dysurie), sexuels ou anorectaux (constipation); très tardifs sauf si lésion située dans le cône terminal;
  - syndrome rachidien :
    - douleurs permanentes et fixes : à type de tiraillement, de pesanteur ou d'enraidissement rachidien; l'effort les renforce, mais présentes aussi au repos (la nuit); peu ou pas sensibles

aux antalgiques usuels; douleur rachidienne spontanée localisée accrue lors de la percussion des épineuses ou à la palpation appuyée de la musculature paravertébrale en regard de la zone lésionnelle,
    - apparition précoce d'une raideur segmentaire du rachis,
    - une déformation segmentaire (cyphose, scoliose, torticolis) peut être retrouvée.
- Compression médullaire selon le niveau :
  - cervicale haute entre C1 et C4 :
    - syndrome lésionnel : paralysie diaphragmatique, une paralysie du sternocléidomastoïdien, du trapèze ou par un hoquet signant la souffrance phrénique,
    - syndrome sous-lésionnel : quadriplégie spastique;
  - cervicale basse entre C5 et D1 : paraplégie spastique et une névralgie cervicobrachiale. Entre C8 et D1, possible signe de Claude-Bernard-Horner homolatéral;
  - dorsale : paraplégie, douleurs en ceinture thoracique associées à une anesthésie en bande;
  - lombosacrée : paralysie des quadriceps avec disparition des ROT rotuliens, mais avec des ROT achilléens vifs et un signe de Babinski bilatéral. Possibles troubles sphinctériens;
  - cône terminal : déficit de la flexion de la cuisse, abolition des réflexes cutanés abdominaux inférieurs, abolition du réflexe crémastérien, signe de Babinski. Atteinte sphinctérienne sévère ainsi que des troubles sensitifs de niveau D12-L1.

Examens biologiques

- NFS, CRP, ionogramme sanguin et fonction rénale, hémostase.
- PL :
  - peut aussi être à l'origine d'une décompensation brutale et proscrite devant un tableau de compression médullaire en l'absence d'IRM;
  - dissociation albuminocytologique : hyperprotéinorachie franche (potentiellement xanthochromique) sans réaction cellulaire. Recherche de cellules anormales néoplasiques après ultracentrifugation.

Imagerie

- IRM :
  - IRM avec injection de gadolinium : examen urgent de première intention lorsque souffrance médullaire cliniquement suspectée;
  - détermine la topographie lésionnelle et une orientation étiologique :
    - épidurale : anomalies squelettiques avoisinantes intradurales,
    - extramédullaires : tumeurs visualisées par des masses arrondies ovoïdes jouxtant la moelle,

- intramédullaires : élargissement du cordon médullaire avec une lésion médullaire;
- l'IRM établit une cartographie du processus tumoral : hauteur, dimension, rapports avec les structures avoisinantes, nature pleine ou kystique; rehaussement par injection de gadolinium; rupture de la barrière hématoencéphalique;
- l'IRM permet d'apprécier le risque potentiel de souffrance médullaire suraiguë.

- Radiographies rachidiennes : modifications osseuses, lésions lytiques ou condensantes souvent tardives.
- Myéloscanner :
  - TDM rachidien après injection intradurale de produit de contraste : rapports de la moelle avec les structures adjacentes dont le rachis;
  - uniquement en cas de contre-indication à l'IRM ou d'indisponibilité.

Diagnostic différentiel

- Tout tableau clinique compatible avec une souffrance médullaire nécessite une IRM.
- L'apparition d'une paraparésie spastique progressive avec d'autres signes de souffrance médullaire associés peut être le premier signe d'une SEP : IRM encéphalique et PL.
- Sclérose latérale amyotrophique : peut simuler une compression médullaire, mais les signes sensitifs et sphinctériens sont absents. Présence de fasciculations et amyotrophie.
- La sclérose combinée de la moelle s'observe au cours de la maladie de Biermer : macrocytose et déficit en vitamine B12.
- Polyradiculonévrite aiguë : installation subaiguë d'une paraparésie ou une paralysie flasque avec aréflexie ostéotendineuse des membres associée à des troubles sensitifs mais sans trouble sphinctérien; infection dans les semaines qui précèdent dans 75 % des cas; caractère ascendant de la paralysie; dissociation albuminocytologique à la PL; risque respiratoire : surveillance en USI.

Diagnostique étiologique

Voir tableau 29.1.

Prise en charge thérapeutique

- Une compression médullaire est toujours une urgence diagnostique et thérapeutique car le tableau peut s'aggraver en quelques heures, aboutissant à une paraplégie/tétraplégie complète et définitive. Tout patient suspect d'avoir une compression médullaire doit bénéficier en urgence d'un avis neurochirurgical pour définir les meilleures modalités thérapeutiques.

Tableau 29.1 Causes de compression médullaire non traumatiques.

Niveau	Signes cliniques	IRM
Causes extradurales		
Métastases néoplasiques vertébrales ± épidurite	Poumon, sein, prostate, rein, hémopathies malignes : les plus fréquentes	
Tumeurs vertébrales bénignes : hémangiome, chondrome, ou primitivement malignes : sarcome (rare)	Patients de plus de 40 ans ; antécédents de névralgies cervicobrachiales, de torticolis	Cervicarthrose (partie basse) avec une étroitesse du canal cervical
Myélopathie cervicarthrosique		
Hernie discale	Préférentiellement au niveau dorsal	
Spondylodiscites et épidurites infectieuses (tuberculose : mal de Pott)	Syndrome infectieux latent	
Hématome épidural	Anticoagulants ou post-PL	
Causes intradurales, extramédullaires		
Tumeurs bénignes principalement méningiomes	Femmes de plus de 50 ans ; localisation tumorale thoracique dans {2/3} des cas	Lésion à limite nette, de taille ovoïde, allongée selon le grand axe rachidien. Implantation tumorale sur la dure-mère
Neurinomes ou schwannomes	Cervicale (50 %), thoracique (25 %) lombaire (25 %). syndrome radiculaire plus marqué que pour les méningiomes (douleurs ++) Contexte : maladie de Recklinghausen, signes cutanés (taches café au lait), antécédents familiaux	Hypersignal en T2, qui peut prendre l'aspect d'un sablier sur une racine spinale
Arachnoïdites	Réaction inflammatoire des leptoméninges, suites de méningite ou lors de maladies inflammatoires (sarcoïdose)	

(*Suite*)

Tableau 29.1 Suite.

Causes intramédullaires		
Épendymomes, soit des astrocytomes ({2/3} des cas)		Élargissement de la moelle avec effacement des espaces liquidiens périmédullaires ; visualisation de la tumeur : hypersignal en T2 ± associé à des formations kystiques
Malformations vasculaires : cavernome, angiome, fistule artérioveineuse durale	Risque hémorragique et ischémique potentiel	Visualise la malformation vasculaire. L'artériographie médullaire établit le type précis et la stratégie thérapeutique
Syringomyélie	Plainte principale concerne avant tout des douleurs (névralgie cervicobrachiale, épaule, bras à type d'étau ou de brûlures). Syndrome suspendu au niveau des membres supérieurs	Cavité intramédullaire

- Ces modalités et le pronostic dépendent de la cause, de la rapidité d'installation des troubles neurologiques, du risque d'aggravation, de la souffrance médullaire (IRM) et du terrain.

RÉFÉRENCE

[1] Collège des enseignants de neurologie. Compressions médullaires non traumatiques. www.cen-neurologie.fr/deuxieme-cycle%20/compression-medullaire-non-traumatique-syndrome-queue-cheval

Céphalées aiguës

Points importants

- **Les céphalées représentent 3 à 5 % des motifs de consultation aux urgences.**
- **Les malades sont le plus souvent jeunes et de sexe féminin.**
- **Entraînent un taux d'hospitalisation relativement faible, mais sont graves dans 5 à 15 % des cas.**
- **L'analyse sémiologique, en particulier l'interrogatoire, est fondamentale pour la prise en charge.**
- **Le scanner et la ponction lombaire (PL) sont les examens clés pour le diagnostic des céphalées urgentes.**

Diagnostic

Démarche diagnostique

Anamnèse

- Âge de début des céphalées (après l'âge de 65 ans risque d'avoir une céphalée secondaire 10 fois plus élevé que chez le sujet jeune).
- Fréquence.
- Circonstances d'apparition.
- Horaire de survenue (caractère horodatable évoque la brutalité).
- Temps écoulé entre le début et le maximum de douleur.
- Type de douleur son intensité sa durée.
- Localisation initiale et irradiations.
- Signes associés; nausées, vomissements, fièvre, troubles neurologiques.
- Facteurs aggravants ou soulageants : position de la tête, toux, aliments, orthostatisme, lumière, menstruation, psychisme.
- Traitements déjà pris et leurs effets.
- Antécédents médicaux et contexte socioprofessionnel.

Examen clinique

- Altération de l'état général.
- Fièvre, pouls, PA, troubles de la vigilance.
- Signes de localisation neurologiques : motricité, sensibilité, ROT, RCP, syndrome cérébelleux.
- Signes d'irritation méningée.
- Examen ORL et OPH.

Au terme de l'examen clinique

En cas de signes d'alerte (voir encadré ci-dessous) : pratiquer des examens complémentaires (céphalée secondaire possible). En l'absence de signe d'alerte, l'analyse sémiologique permet de caractériser et de traiter la pathologie (céphalées primaires) (figure 30.1).

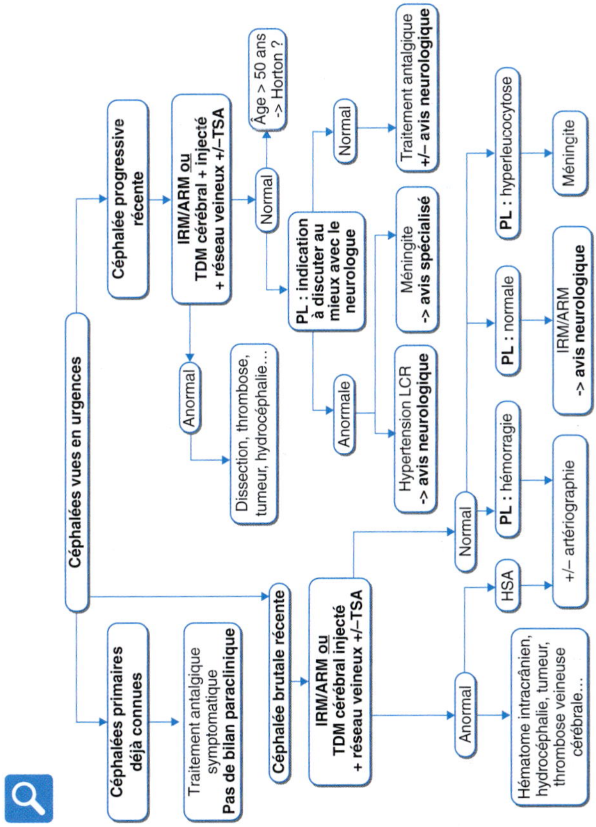

Figure 30.1 Céphalées vues en urgence.
TSA : troncs supra-aortiques; HSA : hémorragie sous-arachnoïdienne.

Signes d'alerte pour une céphalée secondaire [1]

- Céphalée nouvelle ou différente (localisation, durée, évolution, qualité, intensité ou apparition).
- Céphalée en coup de tonnerre, explosive.
- Céphalée isolée et état fébrile en l'absence d'un foyer infectieux évident.
- Céphalée et hypertension artérielle et/ou rash et/ou méningisme et/ou perte pondérale.
- Myalgie et/ou sensibilité temporale et/ou douleurs des ceintures et/ou claudication de la mâchoire.
- Céphalée déclenchée ou aggravée par manœuvre de Valsalva et/ou déclenchée par effort, exercice ou activité sexuelle ou changement de position.
- Symptômes neurologiques récents inhabituels.
- Présence d'anomalies à l'examen neurologique y inclus au fond d'œil.
- Céphalée nouvelle après l'âge de 50 ans.
- Contexte particulier (immunosuppression, grossesse, post-partum, cancer, anticoagulation ou manipulation de la nuque).

Pathologies de céphalées secondaires nécessitant une prise en charge urgente

Elles sont développées dans d'autres chapitres :

- hémorragie méningée ;
- méningite, encéphalite ;
- infarctus cérébral ;
- processus occupant de l'espace (hématome, tumeur, abcès) ;
- dissection artérielle ;
- thrombose veineuse cérébrale ;
- hydrocéphalie aiguë ;
- artérite temporale (Horton) ;
- intoxication CO ;
- glaucome, atteinte ORL compliqué ;
- encéphalopathie hypertensive ;
- femme enceinte ou dans le post-partum.

Céphalées primaires

Migraine

Migraine sans aura

Critères diagnostiques selon la classification de l'*International Headache Society* (IHS) [2] :

A. Au moins cinq crises répondant aux critères B à D.
B. Crises de céphalées durant de 4 à 72 h (sans traitement).
C. Céphalées ayant au moins deux des caractéristiques suivantes :
  - unilatérale ;
  - pulsatile ;
  - modérée ou sévère ;

– aggravation par les activités physiques de routine, telle que la montée ou la descente d'escaliers.

D. Durant les céphalées au moins l'un des caractères suivants :
   – nausée et/ou vomissement;
   – photophobie et phonophobie.

E. L'examen clinique doit être normal entre les crises. En cas de doute, une céphalée secondaire doit être éliminée par les investigations complémentaires appropriées.

Début d'une migraine généralement avant l'âge de 50 ans (98 % des cas) et toujours avant l'âge de 60 ans.

Migraine avec aura

Critères diagnostiques selon la classification de l'IHS :

A. Au moins deux crises répondant aux critères B et C.

B. Aura consistant en au moins l'un des caractères suivants, mais sans déficit moteur :
   – symptômes visuels totalement réversibles incluant des phénomènes positifs (lumières scintillantes, taches ou lignes) et/ou négatifs (perte de la vision);
   – symptômes sensitifs totalement réversibles, incluant des phénomènes positifs (sensation de piqûre d'épingle) et/ou négatifs (engourdissement);
   – troubles phasiques totalement réversibles.

C. Au moins deux des caractères suivants :
   – symptômes visuels homonymes et/ou symptômes sensitifs unilatéraux;
   – au moins un des symptômes se développant progressivement sur cinq minutes ou plus et/ou plusieurs des symptômes survenant successivement sur cinq minutes ou plus;
   – développement de chaque symptôme en 5–20 min et durée de 60 min ou moins.

D. L'examen clinique doit être normal entre les crises. En cas de doute, une autre étiologie doit être éliminée par les investigations complémentaires appropriées.

L'aura peut être :

- suivie d'une céphalée ayant les caractéristiques de la migraine sans aura;
- suivie d'une céphalée n'ayant pas ces caractéristiques.

En cas d'aura atypique par la description, le mode d'installation ou la durée ou en cas d'anomalie neurologique : envisager un accident ischémique transitoire – existence d'un déficit focal associé et apparition des symptômes de façon concomitante – ou une épilepsie partielle – installation lente des signes (scanner cérébral, IRM, EEG).

Traitement de la migraine en crise [3]

- Traitements non spécifiques :
  – anti-inflammatoires non stéroïdiens (AINS) : kétoprofène 100 mg IV, ibuprofène, naproxène (hors AMM pour ce dernier);

  - acide acétylsalicylique (AAS) 900 mg en début de crise en monothérapie ou avec le métoclopramide ;
  - il est recommandé d'éviter les opioïdes (codéine, opium, tramadol, morphine et autres opioïdes forts), seuls ou en association.
- Traitements spécifiques de la crise migraineuse le plus rapidement possible :
  - les triptans : almotriptan, élétriptan, frovatriptan, naratriptan, rizatriptan, sumatriptan cp à 50 mg (maximum 300 mg/j), injection SC ampoule 6 mg (maximum 12 mg/j), pulvérisation nasale à 10 et 20 mg (maximum 40 mg/j) et zolmitriptan. Un patient non répondeur à un triptan lors de la première crise peut ensuite être répondeur ou répondre à un autre triptan ;
  - association sumatriptan et naproxène sodique plus efficace que chacun des deux pris individuellement ;
  - tartrate d'ergotamine 2 mg/j (jusqu'à 4 mg/j maximum et 10 mg/sem maximum) associé à la caféine ;
  - dihydroergotamine par voie pernasale 1 pulvérisation dans chaque narine en début de crise.

Algie vasculaire de la face (voir « Diagnostic d'une douleur de la face »)

Critères diagnostiques selon la classification de l'IHS :

A. Au moins 5 crises répondant aux critères de B à D.
B. Douleurs sévères strictement unilatérales, orbitaires, supra-orbitaires et/ou temporales, durant 15 à 180 minutes sans traitement.
C. La céphalée est associée à au moins un des caractères suivants survenant du côté de la douleur :
  - injection conjonctivale ;
  - larmoiement ;
  - congestion nasale ;
  - rhinorrhée ;
  - sudation du front ou de la face ;
  - myosis ;
  - ptosis ;
  - œdème de la face.
D. Fréquence des crises : de 1 à 8 par jour.
E. Au moins l'un des caractères suivants :
  - l'histoire, l'examen physique et neurologique ne suggèrent pas une autre affection répertoriée ;
  - l'histoire, l'examen physique et neurologique peuvent suggérer une telle affection mais elle est éliminée par les investigations appropriées ;
  - une telle affection existe mais l'algie n'est pas apparue pour la première fois en liaison temporelle étroite avec cette affection.

Traitement de la crise

Sumatriptan sous-cutanée 6 mg, maximum 2 injections par 24 h et à l'O_2 nasal 7 L/min pendant 10 min.

Céphalées de tension

Critères diagnostiques selon la classification de l'IHS :

A. Au moins 10 épisodes de céphalées remplissant les critères B à D. Nombre de jours inférieur à 180 par an (moins de 15 par mois).
B. Céphalées durant de 30 minutes à 7 jours.
C. La douleur comporte au moins deux des caractéristiques suivantes :
   - à type de pression ou de serrement (non pulsatile);
   - légère ou modérée (peut gêner les activités mais non les empêcher);
   - localisation bilatérale;
   - pas d'aggravation lors des activités physiques de routine.
D. Les deux caractères suivants :
   - pas de nausée ou de vomissement;
   - la photophobie et la phonophobie sont absentes ou seule l'une d'entre elles l'est.
E. Au moins un des caractères suivants :
   - l'histoire, l'examen physique et neurologique ne permettent pas de retenir une autre affection;
   - une autre affection peut être évoquée mais elle est éliminée par les explorations complémentaires;
   - une autre affection existe mais les céphalées de tension ne paraissent pas liées dans le temps avec un tel désordre.

Le traitement a souvent recours à l'amitriptyline

Névralgie du trijumeau

Durée courte quelques secondes à quelques minutes; très sévères; territoire : joue, gencive, menton de façon strictement unilatérale. Zone gâchette : carbamazépine en dose progressive, 400 à 1 800 mg/j en 3 à 4 prises PO.

Penser aux céphalées iatrogènes

- Antalgiques : plusieurs années, prédominance féminine, 35–60 ans, sujets dépressifs. Aggravation progressive des migraines et augmentation parallèle des antalgiques.
- Syndrome de sevrage (amitriptyline).
- Vasodilatateurs (nitrés, molsidomine, inhibiteurs calciques).
- Bronchodilatateurs.
- Inhibiteurs de l'HMG-CoA.
- Contraception orale.
- Anticoagulants.

RÉFÉRENCES

[1] Ceppi M, Willi C, Hugli O, et al. Recommandations pratiques pour le diagnostic en urgence des céphalées aiguës non traumatiques. Rev Med Suisse 2008; 4 : 1741–6.

[2] Headache Classification Subcommittee of the International Headache Society. The International Classification of Headache Disorders : 2nd edition. Cephalalgia 2004; 24(Suppl 1) : 9–160.

[3] Lanteri-Minet M, Valade D, Géraud G, et al. Prise en charge diagnostique et thérapeutique de la migraine chez l'adulte et chez l'enfant. Rev Neurol 2013; 169 : 14–29.

Hémorragie méningée

Points important

- Toujours se poser la question d'une hémorragie méningée devant l'apparition d'une céphalée soudaine, brutale.
- Y penser lors d'une crise convulsive ou d'un trouble de conscience.
- L'examen clinique d'une hémorragie méningée peut être normal en dehors de la céphalée.
- La TDM cérébrale sans injection est indiquée au moindre doute clinique.
- La PL se justifie lorsqu'il y a un doute diagnostic après TDM. L'IRM peut être utile en cas d'hémorragie vue tardivement.
- En présence d'une hémorragie méningée, il faut réaliser une imagerie des 4 axes artériels cérébraux par angio-DM ou angio-RM.
- L'anévrisme artériel est la cause la plus fréquente d'hémorragie méningée. L'urgence est à l'obstruction de l'anévrisme par clip neurochirurgical ou par embolisation, qui justifie le transfert en milieu spécialisé.
- La nimodipine *per os* est recommandée car elle réduit le risque de vasospasme, principale complication survenant du 4e au 10e jour d'évolution.
- Les objectifs de pression artérielle (PA) sont majeurs.
- Un patient sous anticoagulants doit bénéficier immédiatement d'une antagonisation.

Définition

- L'hémorragie méningée, ou hémorragie sous-arachnoïdienne (HSA), est définie par l'extravasation de sang dans l'espace cérébral sous-arachnoïdien.
- Elle est due à la rupture d'un anévrisme artériel dans 85 % des cas, les malformations artérioveineuse étant l'autre cause; 10 % restent sans cause retrouvée.
- Représente 5 à 10 % des accidents vasculaires cérébraux hémorragiques.

Diagnostic

Démarche diagnostique [1]

Anamnèse

Céphalée, signe majeur

- Soudaine, « explosive », d'emblée maximale, domine la présentation clinique.

- Même lorsqu'elle n'est pas très intense, elle est toujours soudaine, horodatable par le patient qui se souvient souvent très bien ce qu'il faisait à ce moment-là.
- Dans un contexte de migraine : caractère brutal et inhabituel de la céphalée.

Signes associés inconstants

Vomissements ou nausées, photophobie, phonophobie, troubles de la vigilance (perte de connaissance initiale avec récupération rapide; mais coma d'emblée ou mort subite peuvent survenir).

Autres formes de présentation

- Syndrome confusionnel d'installation aiguë, crise épileptique généralisée parfois inaugurale (8–10 % des cas), voire état de mal.
- Dans ces différentes situations, particulièrement chez le sujet jeune, une céphalée d'apparition soudaine doit faire craindre une HSA.

Examen clinique

- Un syndrome méningé parfois réduit à une raideur méningée non fébrile est un signe important mais pas toujours présent.
- Parfois signes neurovégétatifs.
- Des signes neurologiques sans valeur localisatrice peuvent être observés : signes pyramidaux (signe de Babinski bilatéral, ROT vifs), paralysie du VI.
- La paralysie du III intrinsèque et extrinsèque (diplopie) témoigne d'une compression du nerf par un anévrisme de la terminaison de l'artère carotide interne.
- Les autres signes de localisation témoignent d'une complication de l'HSA : une hémiparésie, une hémianopsie, une aphasie, une paraparésie, un mutisme, un syndrome frontal en fonction de la localisation de l'hématome intra cérébral.
- Œdème papillaire possible au FO.

Examens biologiques

- NFS, hémostase, ionogramme sanguin, glycémie et fonction rénale, ECG.
- PL (voir « Ponctions aux urgences ») :
  - indication : discordance entre probabilité clinique forte et scanner/IRM normal ou non contributif;
  - non-indication : HSA visualisée à la TDM; contre-indication : hypertension intracrânienne;
  - trois tubes : analyse cytobactériologique, biochimique et examen du surnageant après centrifugation;
  - résultats :
    - la PL normale élimine une HSA après un délai de 6 à 12 heures suivant la céphalée,
    - liquide uniformément rouge (rosé), incoagulable, dans les trois tubes,

  - hématies en nombre abondant, rapport hématie/leucocytes supérieur à celui du sang (10^3),
  - surnageant xanthochromique après centrifugation, avec pigments sanguins à partir de la 12e heure,
  - pression du LCR élevée, témoignant de l'augmentation de la pression intracrânienne;

ECG

Anomalies électrocardiographiques non spécifiques quasi constantes.

Imagerie

TDM [2]

- TDM cérébral sans injection examen de référence. Pratiquer au moindre doute en urgence.
- Montre des zones hyperdenses dans les méninges et/ou dans les ventricules. Avec les TDM multibarettes actuels, nombre de faux négatifs <2 % entre la 12e et la 48e heure. Sa sensibilité décroît ensuite pour être de 50 % au bout d'une semaine.
- Oriente la localisation de la rupture artérielle.

IRM

- Indiquée si forte probabilité clinique et une TDM normale, en particulier chez les patients dont les symptômes durent depuis plusieurs jours.
- HSA peut se compliquer d'hématomes intracérébraux.

Angio-TDM ou angio-IRM (HSA confirmée)

Injection des axes artériels cérébraux nécessaires pour identifier la localisation et la nature de la lésion (anévrismes de l'artère communicante antérieure [30 %], cérébrale moyenne [29 %]).

Diagnostic différentiel

- Migraine.
- Céphalées d'autre cause.
- Maladie épileptique.

Éléments de gravité et pronostic

Facteurs de risque

- Prédisposition familiale, sexe féminin.
- Polykystose rénale, neurofibromatose de Marfan.
- Tabagisme actif.

Pronostic

- 50 % de décès (un tiers avant l'arrivée à l'hôpital) et un tiers de patients survivants avec séquelles.

Tableau 31.1 Échelle WFNS de l'hémorragie méningée.

Grade WFNS	Score de Glasgow	Déficit moteur	Pronostic fonctionnel engagé (dont décès)
Grade I	15	Absent	13 % (< 5 %)
Grade II	14–13	Absent	20 % (< 10 %)
Grade III	14–13	Présent	42 % (< 10 %)
Grade IV	12–7	Présent ou absent	51 % (> 35 %)
Grade V	6–3	Présent ou absent	68 % (> 50 %)

- Gravité déterminée par :
  - l'extension de l'hémorragie ;
  - l'hypertension intracrânienne ;
  - troubles de conscience initiaux ;
  - récidive hémorragique précoce ;
  - vasospasme ;
  - anévrisme non accessible à l'obturation ;
  - l'âge > 70 ans.
- Scores :
  - la *World Federation of Neurological Surgeons* (WFNS) : classification pronostique tenant compte du GCS et d'un éventuel déficit moteur (tableau 31.1) ;
  - l'échelle de Fisher, stratifie le risque d'évolution vers des lésions ischémiques cérébrales en fonction des données TDM (tableau 31.2).
- Complications :
  - un épisode convulsif survient chez 5 à 16 % des patients présentant une HSA ;
  - œdème pulmonaire neurogénique ;
  - vasospasme : s'observe généralement entre le 4e et le 10e jour. Lorsqu'il survient (15 à 40 % des patients) : installation (brutale ou progressive) d'un déficit moteur focalisé associé à une hypertension artérielle et une fièvre. Mis en évidence par écho-Doppler transcrânien ;
  - hyponatrémie par SIADH.

Prise en charge thérapeutique [3]

Traitement symptomatique

- Traitement antalgique adapté selon intensité de la douleur.
- Isolement neurosensoriel, repos au lit strict.
- Contrôle des fonctions vitales :
  - si GCS < 9 ou score moteur < 5 : intubation trachéale avec une technique d'induction anesthésique à séquence rapide et mise sous ventilation mécanique après sédation continue ;

Tableau 31.2 Échelle de Fisher modifiée et risque d'infarctus cérébral.

Grade	Critères	Infarctus cérébral (%)
0	Pas d'HSA ou d'HV	0
1	HSA minime, pas d'HV dans les 2 ventricules latéraux	6
2	HSA minime, HV dans les 2 ventricules latéraux	14
3	HSA importante*, pas d'HV dans les 2 ventricules latéraux	12
4	HSA importante*, HV dans les 2 ventricules latéraux	28

HV : hémorragie ventriculaire.
* HSA remplissant complètement au moins une citerne ou une scissure.

- maintien d'une pression artérielle systolique ≥ 120 mmHg et < 200 mmHg;
- maintien d'une SpO_2 ≥ 90 % et PO_2 ≥ 60 mmHg.

- Maintien d'une normocapnie avec $EtCO_2$ et $PaCO_2$ à 35 mmHg si patient intubé/ventilé.
- NaCl 0,9 % : 3 L/24 h pour maintien de la volémie.
- Nimodipine *per os* si HSA par anévrisme artériel (prévention du vasospasme). Dose recommandée : voie orale, 60 mg toutes les 4 h sous contrôle répété de la pression artérielle dès le premier jour.
- Anti-émétiques et laxatifs pour éviter les efforts et les risques d'élévation de la pression intracrânienne.
- Éviter l'hyperglycémie > 10 mmol/L.
- Paracétamol si température > 38 °C.

En cas d'anévrisme artériel

Embolisation en neuroradiologie interventionnelle ou clip neurochirurgical (dans les 48 h qui suivent la rupture); retardée en cas de troubles de conscience, de troubles neurovégétatifs sévères ou de vasospasme. La prévention du risque de récidive hémorragique repose essentiellement sur la rapidité d'exclusion du sac anévrismal.

Complications

- Hypertension intracrânienne : en cas d'apparition d'une mydriase aréactive uni- ou bilatérale, administrer du mannitol 20 % 250 mL à renouveler une fois en l'absence de régression de la mydriase.
- Hydrocéphalie aiguë : dérivation ventriculaire externe.
- Anticonvulsivants non recommandés en préventif avant une crise.

RÉFÉRENCES
[1] Thorsten Steiner T, Juvela A, Jung C, et al. European Stroke Organization Guidelines for the management of intracranial aneurysms and subarachnoid haemorrhage. Cerebrovasc Dis 2013; 35 : 93–112.

[2] Suarez JI, Tarr RW, Selman WR. Aneurysmal Subarachnoid Hemorrhage. N Engl J Med 2006; 354 : 387–96.

[3] Collège des enseignants en neurologie. Hémorragie méningée. www.cen-neurologie.fr/deuxieme-cycle%20/hemorragie-meningee

Fiche 32

Méningites aiguës infectieuses

Points importants

- **Les méningites virales représentent 80 % des méningites aiguës de l'enfant et de l'adulte jeune et évoluent généralement favorablement.**
- **Les méningites bactériennes représentent 10 à 20 % ; elles constituent une double urgence : bactériologique et mise en route des antibiotiques.**
- **Le syndrome méningé est rarement typique cliniquement.**
- **La PL : élément diagnostique fondamental.**
- **Purpura fébrile : mise en route d'un traitement par ceftriaxone sans aucun délai.**
- **Suspicion de méningo-encéphalite : traitement par aciclovir dans l'attente d'une confirmation ou infirmation.**

Définition

- Inflammation des méninges, due essentiellement à un virus (le plus fréquent) ou une bactérie (doit systématiquement être éliminée) et beaucoup plus rarement par un champignon, un parasite.
- Méningite associée à signes neurologiques déficitaires : évoquer une méningo-encéphalite ou un abcès cérébral (gravité).

Diagnostic

Démarche diagnostique [1, 2]

Anamnèse

- Mise en place d'un masque de protection dès l'évocation du diagnostic.
- Voyage récent (zone d'endémie, de méningococcie, d'arbovirose).
- Contage bactérien, virale, gastro-entérite.
- Chirurgie crâniofaciale.
- Traitement en cours.

Examen clinique

- Évaluation des fonctions vitales : voies aériennes, état circulatoire et état de conscience.
- Syndrome méningé fébrile : céphalées, fièvre, raideur de nuque, photophobie, signe de Kernig, tableau rarement complet.
  - Méningite hautement probable si : fièvre, raideur de nuque et soit des céphalées, soit des troubles de la conscience ou en cas de fièvre ; purpura.

 - Méningite à évoquer si fièvre et signes neurologiques de localisation ou convulsions.
 - Méningite à garder à l'esprit en cas de céphalées et de fièvres isolées.
- Recherche du foyer primaire d'infection : pharyngite, otite, sinusite, abcès dentaire, pneumonie, abcès pulmonaire.
- Examen cutané sur un sujet totalement dévêtu.
- Recherche de signe d'encéphalite associée :
  - troubles de conscience ;
  - crises convulsives focalisées ou généralisées, parfois état de mal ;
  - signes de localisation : mono- ou hémiplégie, paralysie des nerfs crâniens, mouvements anormaux (tremblement, myoclonies) ;
  - troubles du comportement ;
  - troubles neurovégétatifs : irrégularité du pouls, de la PA, de la température.
- Orientation diagnostique :
  - méningocoque : rhinopharyngite précédente, arthrite, purpura ;
  - listériose : grossesse, immunodépression, installation progressive des signes.

Examens biologiques

- PL (voir « Ponctions aux urgences »).
  - Doit être réalisée dans l'heure qui suit l'admission aux urgences.
  - Non contre-indiquée : si troubles de la conscience isolés ou si prise d'anti-agrégants plaquettaires.
  - Contre-indiquée : signes d'hypertension intracrânienne (œdème de la papille, bradycardie + hypertension, etc.) nécessitant TDM ; instabilité hémodynamique ou respiratoire, plaquettes < 500000, infection cutanée sur le site de ponction ; indication au cas par cas quand anticoagulant (balance bénéfice-risque et réversion si possible).
  - Précédé d'une TDM en cas de déficit focalisé, convulsion récente ou en cours, coma (GSC < 11).
  - Examen de base : cytologie, coloration de Gram et culture, biochimie (glucose et protéines) + tubes en réserve.
  - PCR méningocoque, pneumocoque, *Hæmophilus*, *Listeria* en cas de suspicion de méningite bactérienne et d'un examen de Gram direct négatif.
  - PCR : HSV-1 et 2, entérovirus si faible probabilité de méningite bactérienne et traitement antibiotique initié.
  - Lactate dans le LCR : une valeur au-dessous de 3,2 mmol/L rend très peu probable le diagnostic de méningite bactérienne.
  - Résultats : classification des méningites (tableau 32.1).

  L'impossibilité de pratiquer une PL dans les plus brefs délais impose la mise en route immédiate de la dexaméthasone et de l'antibiothérapie après réalisation d'une paire d'hémocultures.
- Hémocultures.
- NFS.

Tableau 32.1 Type de méningite selon les résultats en urgence de la PL.

	Liquide clair			Liquide purulent
Leucocytes	> 10 Lymphocytes > 60 %	> 10 Lymphocytes > 60 %	100–1 000 PNN 30–60 %	> 100 PNN > 60 %
Protéinorachie g/L	< 1	> 1	Variable	> 0,4
Glycorachie	> 60 % glycémie	< 60 % glycémie	Variable	< 40 % glycémie
	Lymphocytaire aiguë bénigne (sans signe d'encéphalite)	Lymphocytaire	Panaché	Purulente
Causes	Virale	Virale Herpès Tuberculose Listériose Mycosique Parasitaire Bactérienne (ne peut être exclue, notamment si elle est décapitée)		Méningocoque (diplocoque Gram-) Pneumocoque, (diplocoque Gram+) Listériose (bacille Gram+) Tuberculose Bacille Gram–

- Hémostase.
- Ionogramme sanguin.
- Glycémie.
- Fonction rénale.
- Transaminases.
- Bilirubinémie.
- Frottis sanguin en cas de voyage en zone d'endémie palustre.
- CRP.
- Procalcitonine en cas de suspicion de méningite bactérienne (si <0,25 ng/mL, méningite bactérienne très peu probable).

Imagerie

- Radiographie du thorax.
- TDM cérébral, après la PL si :
  - péjoration clinique avec diminution progressive de l'état de conscience ou apparition de signes neurologiques focaux ou de signes d'hypertension intracrânienne;

– méningite à pneumocoques, en cas d'antécédent de traumatisme crânien, chirurgie ORL ou de méningite récidivante;
– suspicion clinique de sinusite et/ou de mastoïdite aiguë.

- EEG : crises infracliniques?
- IRM, si suspicion d'encéphalite (> TDM) : foyers de démyélinisation en T2, œdème cérébral, zones de nécrose.

Diagnostic différentiel

Liquide hémorragique

Hémorragie sous arachnoïdienne.

Liquide clair

Carcinomateuse, inflammatoire (lupus, maladie de Behçet), médicamenteuse (sulfamide, AINS, immunoglobulines, carbamazépine, etc.).

Éléments de gravité

- Signes d'encéphalite au cours d'une méningite.
- Purpura extensif.
- Aggravation progressive du coma.
- Troubles respiratoires : pauses respiratoires, encombrement bronchopulmonaire, insuffisance respiratoire.
- Troubles végétatifs : bradycardie et poussées hypertensives par hypertension intracrânienne ou hypercapnie, collapsus d'origine centrale ou respiratoire, hypothermie.
- Hypertension intracrânienne pouvant témoigner d'un blocage à l'écoulement du LCR avec hydrocéphalie liée au feutrage arachnoïdien.
- État de mal convulsif
- Choc septique ou pathologie sous-jacente susceptible de se décompenser.
- Retard à l'antibiothérapie.
- Sujet âgé, immunodéprimé, comorbidité.

Prise en charge thérapeutique [3]

Symptomatique

- Isolement respiratoire dès la suspicion (IOA).
- Antalgiques.
- Correction d'un choc, troubles hydro-électrolytiques.
- Convulsion : benzodiazépine.

Antibiothérapie : urgence thérapeutique des méningites bactériennes

Dépend de la nature du LCR (voir encadré ci-dessous).

Stratégie anti-infectieuse dans les méningites aiguës

L'antibiothérapie doit être instaurée avant la PL dans les situations suivantes :

- purpura fulminans ;
- si forte suspicion de méningite bactérienne et ;
- hôpital distant de plus de 90 min et impossibilité de faire la PL ou ;
- contre-indication à la réalisation de la PL.

Purpura fébrile

Ceftriaxone 2 g commencée dans l'heure, avant la ponction lombaire; également en cas de prise en charge hospitalière impossible avant 90 min; ou contre-indication à la réalisation d'une ponction lombaire.

Méningite purulente

Examen direct négatif sans orientation étiologique

Céfotaxime (300 mg/kg par jour en 4 injections, max 12 g/j) ou ceftriaxone (100 mg/kg par jour en 1 ou 2 perfusions, max 4 g/j) + amoxicilline (200 mg/kg par jour en 4 injections lentes) + gentamicine (3 à 5 mg/kg par jour en 1 perfusion).
L'antibiothérapie est choisie en fonction du germe suspecté, de son profil de résistance attendu et sera adaptée ultérieurement en fonction de l'antibiogramme.

Pneumocoque (cocci Gram + au direct)

Céphalosporine de troisième génération (C3G) : céfotaxime 300 mg/kg par jour IV en 4 injections ou ceftriaxone 100 mg/kg par jour IV.

Méningocoque (diplocoque Gram + au direct)

Céfotaxime (200 mg/kg par jour IV en 4 injections) ou ceftriaxone (75 mg/kg par jour IV), avec un retour à l'amoxicilline si la souche est normalement sensible. Durée : 4–7 jours.

Listeria monocytogenes (bacille Gram +)

Amoxicilline (200 mg/kg par jour IV en 4 injections) 21 j + gentamicine (3–5 mg/kg par jour les 7 premiers jours). Ce germe est insensible aux C3G.

Staphylocoques aureus ou *S. epidermidis* résistant à la méticilline

L'antibiothérapie repose sur l'association C3G-fosfomycine.

Méningite à liquide clair et hypoglycorachie

- Prédominance de polynucléaires neutrophiles et examen microscopique positif = méningite purulente.
- Prédominance de polynucléaires neutrophiles et examen microscopique négatif : céfotaxime 300 mg/kg par jour IV en 4 injections + amoxicilline 200 mg/kg par jour IV en 4 injections.
- Prédominance de lymphocytes et examen microscopique négatif : amoxicilline 200 mg/kg par jour IV en 4 injections + aciclovir : 10 mg/kg × 3/j sur 4 h + triméthoprime/sulfaméthoxazole, une ampoule (80 mg/400 mg) × 4/j en IV.

Méningite à liquide clair sans hypoglycorachie

- Prédominance de polynucléaires neutrophiles : amoxicilline 200 mg/kg par jour IV en 4 injections en attendant la culture en 48 h.

- Prédominance de lymphocytes : amoxicilline 200 mg/kg par jour IV en 6 injections + gentamicine (3–5 mg/kg/j).
- Seul un contexte viral (enfant ou adulte jeune), sans aucun signe d'encéphalite, permet une abstention d'antibiothérapie avec surveillance hospitalière d'au moins 24 h.
- Méningo-encéphalite : amoxicilline 200 mg/kg par jour IV en 6 injections + aciclovir : 10 mg/kg × 3/j sur 4 h + triméthoprime/sulfaméthoxazole, une ampoule (80 mg/400 mg) × 4/j en IV.

Corticothérapie

La dexaméthasone doit être injectée de façon concomitante à la 1re injection d'antibiotique si :

- examen direct positif évoquant un :
  - pneumocoque quel que soit l'âge ;
  - méningocoque chez l'adulte.
- si pneumocoque quel que soit l'âge et méningocoque chez l'adulte ou présumée bactérienne sur PL ou bactériologie.
- *Haemophilus influenzae* chez l'enfant et le nourrisson.
- examen direct négatif mais aspect trouble du LCS (liquide cérébro-spinal) ou autres données permettant de retenir le diagnostic de méningite bactérienne chez l'adulte et chez le nourrisson de 3 à 12 mois.

Contre-indication à la PL.

- Dexamethasone 10 mg/6 h pendant 4 jours.
- À commencer avant ou avec la première dose en cas de méningite bactérienne (reste possible si l'antibiotique est déjà injecté, jusqu'à la 12e heure).
- Non recommandé chez patient immunodéprimé et en cas de listériose.

Admission en réanimation

- Purpura extensive.
- Glasgow < ou = 8 ; < ou = 13 à discuter en soins continus.
- Signes neurologiques focaux.
- Signes de souffrance du tronc cérébral.
- État de mal convulsif.
- Instabilité hémodynamique.
- Détresse respiratoire.

Prévention

- Déclaration au médecin inspecteur de santé publique de l'ARS.
- Une antibioprophylaxie en urgence doit être prescrite chez les sujets en contact (figure 32.1) : Rifampicine pendant 48 h (600 mg, 2 fois par jour) et, en cas d'allergie, spiramycine (3 millions d'unités, 2 fois par jour pendant 5 jours).

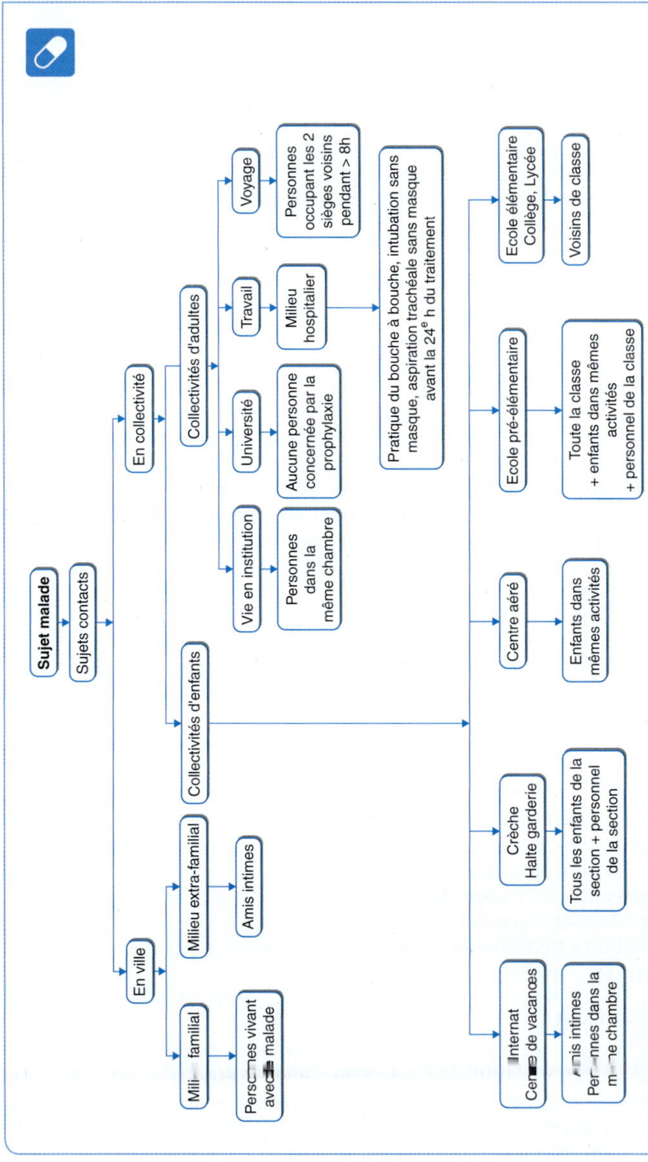

Figure 32.1 Prophylaxie de la méningite aiguë infectieuse.

- Pour méningocoque A, C, W135 ou Y, la vaccination sera associée (vaccin tétravalent).

Orientation

- Poursuite de l'isolement en cas de méningocoque.
- UHCD en attendant la culture :
  - en cas de lymphocytaire et de culture négative : RAD;
- Critères de réanimation/USC :
  - signes de méningococcémie, purpura,
  - convulsion,
  - coma,
  - choc,
  - pneumocoque, encéphalite herpétique : discussion réanimation.

RÉFÉRENCES

[1] Journées scientifiques de la SFMU. Journées Scientifiques 2013 : urgences vitales et infectiologie. www.sfmu.org/upload/70_formation/02_eformation/03_journees/2013/2jssfmu2013.pdf
[2] Collège des enseignants en neurologie. Méningites infectieuses et méningo-encéphalites de l'adulte. www.cen-neurologie.fr/deuxieme-cycle/meningites-meningo-encephalites-ladulte-lenfant
[3] Prise en charge des méningites bactériennes aiguës communautaires (à l'exclusion du nouveau-né). 17e Conférence de consensus en thérapeutique anti-infectieuse; 2008, www.infectiologie.com/UserFiles/File/medias/_documents/consensus/2008-Meningites-court.pdf

Fiche 33

Agitation psychomotrice et sédation médicamenteuse

Points importants

- Urgence prioritaire pour assurer la sécurité du patient et de l'entourage.
- Étiologie psychiatrique retenue uniquement après élimination d'une cause organique.
- Sécuriser le patient et l'entourage, apaiser et évaluer le patient, adapter le traitement.
- Privilégier les méthodes non coercitives.
- La contention physique est un acte médical prescrit, argumenté et transitoire.
- Sédation médicamenteuse : diazepam et neuroleptiques en fonction des situations sans supériorité de l'un sur l'autre.
- En l'absence de niveau de preuve, mise en place d'un protocole de service validé par l'ensemble des acteurs.
- Surveillance clinique de l'efficacité et des effets secondaires éventuels toutes les 30 min.
- Évaluation psychiatrique pour prévenir le risque de récidive.
- A fait l'objet d'une RBPC en 2021 par la SFMU [1].

Définition

Perturbation du comportement moteur (fébrilité, fureur, turbulence), psychique (labilité du cours des idées, logorrhée) et relationnel (agressivité vis-à-vis d'objets ou de personnes) [2].
Agitation pas forcément synonyme de violence (réflexe de défense lié à la peur quand on se sent attaqué). Si elle devient incontrôlable, l'agitation peut engendrer de la violence.

Diagnostic

Démarche diagnostique (figure 33.1)

Anamnèse

- Souvent impossible en l'absence de l'entourage ou du médecin traitant.
- Circonstances de survenue (brutale ou progressive, événement, etc.).
- Récupérer les antécédents après apaisement du patient.
- Antécédents psychiatriques, consommation de toxiques.
- Notion de traumatisme crânien récent ou de choc psychologique.

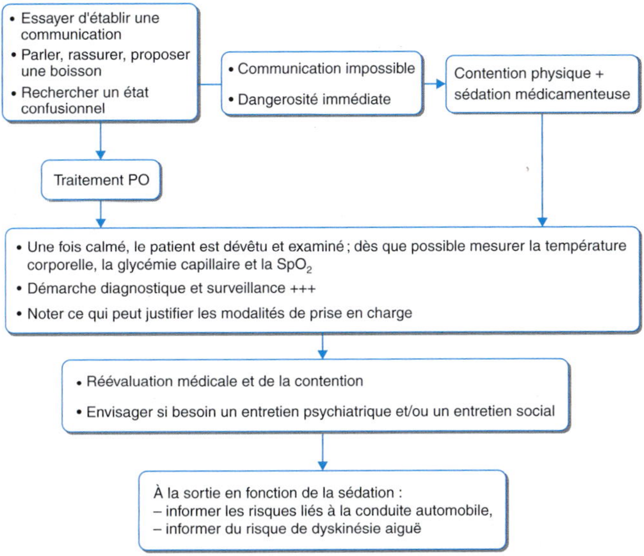

Figure 33.1 **Prise en charge d'un patient agité aux urgences [3].**

Examen clinique

- Possible et obligatoire après le contrôle du patient.
- Causes organiques :
  - souvent identifiables car niveau d'agitation intermédiaire;
  - permettant sa prise en charge en urgence (globe vésical, pathologies neurologiques, hypoglycémie, fécalome, etc.).

Examens biologiques et imagerie

Guidés par les hypothèses étiologiques (voir ci-dessous).

Étiologies

Triples et parfois intriquées :

- organiques (25 %);
- toxiques (25 %);
- psychiatrique (62 %).

Causes organiques les plus fréquentes d'agitation

- Hypoxie, hypercapnie.
- État de choc.
- Hypoglycémie.
- Troubles électrolytiques.
- Épilepsie.
- Hémorragie méningée.
- Douleur.
- Méningite.
- AVC.
- Masse intracrânienne.
- Globe vésical, fécalome.
- Hyperthermie.
- Traumatisme méconnu.

Causes toxiques les plus fréquentes d'agitation

- Alcool.
- Stupéfiants.
- Sevrage alcool ou benzodiazépines.
- Syndrome cannabinoïde.
- Surdosage médicamenteux.
- Interaction médicamenteuse (30 % chez les personnes âgées).
- CO.

Causes psychiatriques les plus fréquentes d'agitation

- Accès maniaque.
- Bouffées délirantes aiguës.
- Schizophrénie.
- Délires chroniques paranoïaques.
- Syndromes démentiels.
- Personnalités antisociales.
- Attaque de panique.
- Agitation hystérique.
- Syndromes confusionnels.

Personne âgée

Causes médicales principales non psychiatriques : iatrogénie médicamenteuse, troubles hydro-électrolytiques, globe vésical, fécalome ou neurologiques.

Adulte jeune sans antécédent psychiatrique

Cause toxique, iatrogène ou infectieuse puis attaque de panique ou trouble psychotique bref.

Adulte jeune avec antécédents psychiatriques

Éliminer d'abord une cause toxique ou organique.
Évaluation du risque suicidaire (présence d'idées suicidaires ou velléités de passage à l'acte) : avis psychiatrique obligatoire.

Prise en charge thérapeutique [4]

- Adaptation de l'environnement : tentative de désescalade (isoler de l'entourage, ne pas être seul, se présenter, rassurer, écouter, expliquer, comprendre, gagner la confiance : approche empathique, garder une distance physique, ne pas tutoyer, garder un ton calme mais ferme sans hausser le ton, valider les besoins du patient, établir des limites et donner des consignes claires).
- Prioriser les mesures non coercitives afin de réintégrer le patient dans le processus de soins (pour les causes organiques en particulier).
- Si sédation nécessaire, favoriser en premier lieu la voie orale.
- Souvent, les méthodes coercitives sont nécessaires.

Contention physique

- Étape transitoire, la plus courte possible.
- Utilisation minorée lorsque le ratio soignants/patient est important et les procédures d'identification et de management des situations à risques (tableau 33.1) sont en place [5].
- Toujours associée à une sédation médicamenteuse.

Tableau 33.1 Signes de violence imminente [3].

• Modifications comportementales (c'est-à-dire refus de s'asseoir, incapacité à rester en place, sursauts et immobilisation avec ébauche de gestes de menace ou de défense, changements brutaux inexpliqués de comportement ou agitation psychomotrice progressive, menaces, insultes, voix modifiée, tension musculaire).
• La pathologie (schizophrénie ou trouble bipolaire).
• Les antécédents d'addictions.
• L'intoxication aiguë (alcool ou autres substances).
• Histoire du patient : actes de violence, actes antisociaux non violents, antécédents de tentatives de suicide ou autres comportements autodestructeurs, impulsivité.
• Notion de port d'objets pouvant servir d'armes.
• Facteurs de stress aigus (conflits conjugaux).
• Nombre croissant d'admissions aux urgences.
• Mode d'arrivée contraint aux urgences (pompiers, police, accompagné par la famille « contre son gré »).
• Caractéristiques sociodémographiques (c'est-à-dire niveau socio-économique bas, rareté des supports sociaux, sexe masculin, sujet jeune, célibataire).

Source : SFMU RBPC. Prise en charge du patient adulte à présentation psychiatrique dans les services d'urgences. 31 mars 2021. Disponible sur : sfmu.org/upload/consensus/rbpc-psychiatrie_sfmu2021.pdf.

- Acte médical donc prescrit et justifié de même que sa surveillance et sa levée.
- Un coordonnateur (en charge de la tête) et quatre autres personnes (un pour chaque membre). Garder toujours un contact verbal avec le patient. Contention sur un brancard équipé d'une sangle abdominale et d'attaches pour chaque membre (matériel adapté afin d'éviter les blessures). Vider les poches du patient. Pièce d'isolement sans autre mobilier ou matériel de soins. Positionner et bloquer le brancard le long d'un mur.
- Surveillance régulière clinique et des points d'attache.

Sédation médicamenteuse [6, 7]

Aucun médicament n'a démontré sa supériorité parmi les 2 classes communément utilisées : benzodiazépines et antipsychotiques de 1re et 2e générations.

Selon la RBPC de 2021 [1] :

« Dans le cas d'une agitation aiguë sans violence et selon le tableau clinique, les experts suggèrent, si nécessité de médication, les molécules suivantes :

- agitation sans orientation étiologique : il est possible d'utiliser initialement une benzodiazépine (i.e., diazépam 10 mg PO ou IM);
- agitation/OH : il est possible d'utiliser une benzodiazépine (i.e., diazépam 10 mg PO ou IV);
- troubles psychocomportementaux chez un dément : il est souhaitable de privilégier un antipsychotique ayant le moins d'effet anticholinergique (i.e., tiapride 50 mg PO/SC poursuivi à la posologie 25 mg 3 fois par jour ou risperidone 0,5 mg PO suivi de 0,5 à 2 mg matin et soir). Si anxiété prédominante oxazepam 5 mg PO;
- patient délirant ou possiblement psychotique : il est possible d'utiliser initialement un antipsychotique (i.e., olanzapine 10 mg PO ou loxapine 50 mg IM);
- attaque de panique : benzodiazépine à demi-vie courte : alprazolam 0,25 mg PO;
- anxiété : benzodiazépine (i.e., diazépam 10 mg PO ou IM);
- confusion : en dehors des cas de violence, il n'est pas souhaitable de donner un traitement dans un premier temps.

Devant toute agitation aiguë avec risque accru de violence, l'utilisation d'un neuroleptique sédatif, en dehors de toute contre-indication (i.e., loxapine 100 mg PO ou 50 mg IM) est souhaitable. »

Consignes et surveillance

- Les causes pouvant être multiples, recherche de toutes les étiologies potentielles systématiques.
- Surveillance clinique (antipsychotiques) régulière (toutes les 30 min jusqu'à sédation > 3 sur l'échelle de Richards) (tableau 33.2) voire électrocardiographique si besoin.

Tableau 33.2 Échelle de cotation de la sévérité d'un état d'agitation [7].

1	Violent, agressif, ne se contrôle pas
2	Très anxieux, agité, crie
3	Anxieux, ne tient pas en place, se contrôle
4	Éveillé, coopérant
5	Somnolent, peut être facilement réveillé
6	Sommeil profond

- L'étiologie oriente le devenir : organique dans un service de médecine, toxique en ZSTCD et psychiatrique dans un service spécialisé.
- Évaluation spécialisée pour les patients psychiatriques souhaitable en cas d'hospitalisation en milieu spécialisé nécessaire (loi du 5 juillet 2011) :
  - SL : soins libres en accord avec la personne;
  - SPDT ou SPPI : soins psychiatriques à la demande d'un tiers ou péril imminent (demande du tiers pas indispensable et un seul certificat médical d'un médecin extérieur à l'établissement d'accueil);
  - SPDRE : soins psychiatriques sur décision du représentant de l'État (un seul certificat médical d'un médecin extérieur).
  - SDJ : soins sur décisions de justice. (Tous les détails de ces différentes procédures dans la RBPC 2021) [1].

RÉFÉRENCES

[1] SFMU RBPC 2021 Prise en charge du patient adulte à présentation psychiatrique dans les services d'urgences. Disponible sur https://www.sfmu.org/upload/consensus/rbpc-psychiatrie_sfmu2021.pdf (consulté le 21 octobre 2022).
[2] SFMU. Conférence de consensus : l'agitation aux urgences (petit enfant excepté). JEUR 2003; 16(1) : 58–64.
[3] Richards JR, Derlet RW, Duncan DR. Chemical restraint for the agitated patient in the emergency department : lorazepam versus droperidol. J Emerg Med 1998; 16(4) : 567–73.
[4] Moritz F. Malade agité aux urgences. Encyclopédie médico-chirurgicale. Elsevier Masson; 25-150-A-10.
[5] Khazaal Y, Bonsack C, Borgeat F. La contrainte en psychiatrie : actualités et perspective. Rev Médicale Suisse 2005; 1 : 515–8.
[6] Horn M, Vaiva G, Dumais A. Drug management of agitation in emergency departments : theoretical recommendations and studies of practices. Presse Med 2015; 44(1) : 20–6.
[7] Hughes DH, Kleespies PM. Treating aggression in the psychiatric emergency service. J Clin Psychiatry 2003; 64(Suppl 4) : 10–5.

Intoxication éthylique aiguë

Points importants et pièges

- Prendre en considération les aspects toxicologiques mais également ceux liés à l'intoxication chronique (évaluation et prise en charge du mésusage).
- Recherche systématique des complications potentielles (traumatisme, comitialité).
- Toujours tenter d'affirmer la réalité de l'intoxication : éthylomètre ou alcoolémie.
- La surveillance clinique horaire des intoxications éthyliques aiguës (IEA) simples réalisée en ZSTCD.
- L'hydratation parentérale de l'IEA simple n'a aucun intérêt en dehors d'une déshydratation avérée.
- Contrôler l'agitation psychomotrice par une sédation verbale associée éventuellement à une sédation médicamenteuse (benzodiazépine).
- Évaluation de la consommation déclarée d'alcool et d'un éventuel mésusage (DETA) et questionnaire AUDIT : dépendance.
- L'entretien bref applicable par le personnel SAU lors d'usage toxique.
- Prévention du syndrome de sevrage (index de Cushman) secondairement.
- Sortie si possible accompagné d'une tierce personne, après récupération des fonctions relationnelles.

Définition

- L'IEA [1] est un motif de recours très fréquent et l'intoxication la plus courante. Souvent associée, l'IEA doit être un diagnostic d'élimination. Ne pas être banalisée, la phase alcoologique suit toujours la phase toxicologique.
- L'IEA simple isolée (75 %) facilement reconnaissable (excitation psychomotrice avec désinhibition et euphorie, incoordination avec trouble de la vigilance, haleine).
- L'IEA compliquée par ses conséquences (voir ci-dessous).

Diagnostic

Démarche diagnostique

Anamnèse

- Circonstances auprès des tiers (consommation habituelle, nature des boissons, rapidité d'ingestion).

- Existence de toxiques associés, traumatismes, vomissements ou convulsions.
- L'IEA dans un contexte d'exogénose chronique exacerbe les complications de cette dernière (troubles du rythme cardiaque, hypoglycémie, etc.).

Examen clinique

- Le plus complet possible, rendu difficile par l'opposition, voire la confusion, du patient.
- Recueil des paramètres vitaux (pression artérielle, fréquence cardiaque, température corporelle, saturation en oxygène et glycémie capillaire).
- Recherche de lésions traumatiques notamment de l'extrémité céphalique.
- Examen neurologique : état de conscience (score de Glasgow), signes périphériques ou centraux, nuque, pupilles.

Examens biologiques

- Alcoolémie mesurée sur prélèvements sanguins ou expirée hautement souhaitable.
- Pas de corrélation directe entre l'alcoolémie, la clinique et la gravité.
- Autres examens guidés par la clinique, notamment VGM, biologie hépatique, ionogramme en cas de doute d'exogénose chronique ou de complications.

Imagerie

Dépend de la situation clinique du patient.

- TDM cérébrale non injectée, indications larges devant :
  - comportements non expliqués par l'alcool;
  - absence d'amélioration spontanée de l'état de conscience;
  - signes de localisation;
  - convulsions récentes ± traumatisme crânien.
- EEG : pas de place en urgence en dehors d'une suspicion d'état de mal épileptique.

Diagnostic différentiel ou d'exclusion

Non spécifique

- Hématome sous-dural ou intracérébral.
- Traumatisme crâniocérébral.
- Autres intoxications.

Contexte d'exogénose chronique

- Hypoglycémie.
- État de mal épileptique.
- Encéphalopathie aiguë de Gayet-Wernicke.
- Encéphalopathie hépatique.
- Acidocétose hépatique.

Éléments de gravité et pronostic

Facteurs de gravité

Secondaire à l'intoxication
- Coma.
- Excitations psychomotrices.
- Délires.
- Hallucinations.

Compliquée
- Inhalation.
- Crise convulsive.
- Hypothermie.
- Troubles du rythme supraventriculaire.
- Hypoglycémie.
- Acidocétose.
- Gastrite.
- Rhabdomyolyse.
- AVC ischémique.

Associée
- Traumatisme.
- Intoxication associée.
- Infection.

Crises comitiales

Considérées comme symptomatiques d'un sevrage alcoolique, lorsqu'elles surviennent (Fédération européenne de neurologie) :
- dans les 7 à 48 h suivant la dernière prise d'alcool;
- en cas d'abus chronique d'alcool avéré;
- en cas de consommation régulière associée à une tentative récente de diminution;
- en cas de crise généralisée tonicoclonique et associée à des signes cliniques compatibles avec un sevrage alcoolique tels que la tachycardie, les sueurs, les tremblements.

Pronostic

Majoritairement favorable à court terme; dépendra des pathologies annexes dans les formes compliquées.

Prise en charge thérapeutique [2]

Phase toxicologique

IEA simple
- Surveillance clinique horaire jusqu'au rétablissement des fonctions relationnelles.
- État de conscience et paramètres vitaux.

- Aucun traitement ou hydratation parentérale ne sont nécessaires.
- Si exogénose chronique, thiamine (300 à 600 mg *per os* si possible) en prévention de l'encéphalopathie de Gayet-Wernicke.

IEA compliquée

Agitation psychomotrice [3] (voir fiche 33 « Agitation psychomotrice et sédation médicamenteuse »)

- Après une sédation verbale, sédation médicamenteuse avec benzodiazépines, préférentiellement midazolam (2 mg IVL toutes les 2 min) [2], voire diazépam (10 mg à 20 mg IVL) ou clorazépate (50 à 100 mg *per os* ou 10 mg/min IV) jusqu'à obtention de l'effet attendu.
- L'halopéridol (5 à 10 mg IM) parfois nécessaire par son effet sédatif et rapide d'action. Surveillance clinique et ECG renforcées [4].
- La contention physique, si nécessaire, doit toujours être prescrite et non prolongée au-delà de l'efficacité de la sédation chimique.

Coma

- Le score de Glasgow n'est pas validé pour indiquer une intubation orotrachéale.
- Savoir patienter en maintenant le patient en PLS (bon sens clinique).

Traumatisme crânien

- L'IEA dans ce contexte modifie peu le score de Glasgow.
- Prévalence processus hémorragique faible mais supérieure aux non alcoolisés.
- En fonction du contexte clinique, avoir le « réflexe TDM ».

Les autres complications sont abordées dans les chapitres correspondants.

Problème du sevrage alcoolique [5]

- Anticipation des effets du sevrage des alcooliques chroniques, apparaissent dans les 2 à 6 h.
- Index de Cushman (tableau 34.1).
- Réhydratation si besoin, benzodiazépines à demi-vie longue [4] : diazépam 10 mg en titration toutes les 2 h et thiamine (vitamine B1).
- Les crises comitiales potentiellement dans les 48 h, généralisées, répétées et sans troubles ECG, alcoolémie pas forcément nulle. Attention aux autres étiologies possibles (hypoglycémie, hyponatrémie, TC, hématome IC, etc.).

Phase alcoolique

Types de consommation pathologique

- Usage à risque :
  - immédiat (*binge drinking*, troubles psychiatriques, etc.) ;
  - différé (21 verres par semaine ou 3 verres par jour sans dépasser 5 verres par occasion, 14 verres par semaine ou 2 verres par jour chez la femme).

Tableau 34.1 Index de Cushman (valable si température < 38 °C).

	0	1	2	3
Pouls	< 80	81–100	101–120	> 120
PAS				
> 30 ans	< 125	< 135	< 145	> 145
≥ 31 ans et ≤ 50 ans	< 135	< 145	< 155	> 155
> 50 ans	< 145	< 155	< 165	> 165
Fréquence respiratoire	< 16	< 25	< 35	> 35
Tremblements	0	Mains	Extrémités	Généralisés
Sueurs	0	Paumes	Front + paumes	Généralisés
Agitation	0	Discrète	Généralisée mais contrôlée	Incontrôlée
Troubles sensoriels	0	Bruit et lumière	Hallucinations critiquées	Non critiquées
> 7 : syndrome de sevrage ; entre 8 et 15 : traitements PO et > 15 : traitements parentéraux et surveillance continue (PAS et température).				

- Usage nocif : dommages induits par la consommation répétée, pas d'alcoolo-dépendance.
- Usage avec dépendance.

Diagnostic

Systématique par le personnel du SAU.

- Consommation déclarée d'alcool (CDA) (voir encadré ci-dessous).

Équivalences unités internationales alcool (10 g d'alcool pur) : UIA

1 verre de vin rouge = 1 demi (bière) = 1 whisky = 1 flûte de champagne = 1 apéritif = 1 digestif = 1 bolée de cidre = 10 g (1 bouteille de vin = 8 unités, 1 bouteille de whisky = 20 unités).

- Dépistage du mésusage : DETA ou CAGE en anglais (voir encadré ci-dessous), seul score valide au SAU. La notion de dépendance affinée par grille AUDIT (tableau 34.2) (autoquestionnaire ou équipe de liaison et de soins en addictologie ELSA).
- Complété par VGM, ALAT, ASAT, γGT en cas d'usage nocif.

Tableau 34.2 Questionnaire AUDIT.

	0	1	2	3	4
1. Quelle est la fréquence de votre consommation d'alcool ?	Jamais	1 fois/mois ou moins	2 à 4 fois/mois	2 à 3 fois/semaine	Au moins 4 fois/semaine
2. Combien de verres contenant de l'alcool consommez-vous un jour typique où vous buvez ?	1 ou 2	3 ou 4	5 ou 6	7 ou 8	10 ou plus
3. Avec quelle fréquence buvez-vous 6 verres ou plus lors d'une occasion particulière ?	Jamais	< 1 fois/mois	1 fois/mois	1 fois/semaine	Tous les jours ou presque
4. Au cours de l'année écoulée, combien de fois avez-vous constaté que vous n'étiez plus capable de vous arrêter de boire une fois que vous aviez commencé ?	Jamais	< 1 fois/mois	1 fois/mois	1 fois/semaine	Tous les jours ou presque
5. Au cours de l'année écoulée, combien de fois votre consommation d'alcool vous a-t-elle empêché de faire ce qui était normalement attendu de vous ?	Jamais	< 1 fois/mois	1 fois/mois	1 fois/semaine	Tous les jours ou presque
6. Au cours de l'année écoulée, combien de fois avez-vous eu besoin d'un premier verre pour pouvoir démarrer après avoir beaucoup bu la veille ?	1 fois/mois/jamais	< 1 fois/mois	1 fois/mois	1 fois/semaine	Tous les jours ou presque
7. Au cours de l'année écoulée, combien de fois avez-vous eu un sentiment de culpabilité ou des remords après avoir bu ?	Jamais	< 1 fois/mois	1 fois/mois	1 fois/semaine	Tous les jours ou presque
8. Au cours de l'année écoulée, combien de fois avez-vous été incapable de vous rappeler ce qui s'était passé la soirée précédente parce que vous aviez bu ?	Jamais	< 1 fois/mois	1 fois/mois	1 fois/semaine	Tous les jours ou presque
9. Avez-vous été blessé par quelqu'un d'autre, ou quelqu'un d'autre a-t-il été blessé parce que vous aviez bu ?	Non		Oui mais pas au cours de l'année écoulée		Oui au cours de l'année
10. Un parent, un ami, un médecin ou un autre soignant s'est-il inquiété de votre consommation d'alcool ou a-t-il suggéré que vous la réduisiez ?	Non		Oui mais pas au cours de l'année écoulée		Oui au cours de l'année
Total					
Un total > 9 évoque une consommation nocive d'alcool Un total > 13 évoque une dépendance à l'alcool					

Questionnaire DETA

- Avez-vous déjà ressenti le besoin de diminuer (D) votre consommation de boissons alcoolisées ?
- Votre entourage (E) vous a-t-il déjà fait des remarques au sujet de votre consommation ?
- Avez-vous déjà eu l'impression que vous buviez trop (T) ?
- Avez-vous déjà eu besoin d'alcool (A) dès le matin pour vous sentir en forme ?

Deux questions positives : usage nocif; 4e question positive : en faveur d'une dépendance.

Prise en charge thérapeutique

Usage nocif

- Entretien ultra-bref (5 min), sans formation spécifique, par le personnel soignant, modèle OMS :
  - *feed-back* sur la consommation d'alcool;
  - explication sur la notion UIA et sur les limites d'une consommation modérée;
  - encouragement vers cet objectif;
  - courrier pour le médecin généraliste en accord avec le patient;
  - diminue les réhospitalisations et les passages à l'alcoolodépendance.
- Remise d'un livret d'aide [6] : informations, rappel, adresses.

Alcoolodépendance

- Intervention brève par ELSA (équipe de liaison de soins en addictologie).
- Entretien motivationnel type FRAMES (voir encadré ci-dessous).

Entretien motivationnel

F : *feedback on risk* (risque accidentel, problème de santé).
R : *responsibility* (responsabilité du choix de changement appartenant au patient).
A : *advice to change* (conseil de modération).
M : *menu of strategies* (options relatives à la quantité, délai, rythme de la consommation d'alcool).
E : *empathy*.
S : *self-efficacy* (stratégies motivationnelles).

- Efficace sur la consommation d'alcool (–25 %) et du nombre d'événements alcooliques (–15 %).
- Orientation secondaire vers des structures spécialisées (ambulatoires ou hospitalières).

Consignes et surveillance

- Après récupération des fonctions relationnelles.
- Sortie accompagnée si possible, pas de conduite automobile ni de contrôle alcoolémique préalable.
- La sortie contre avis médical est impossible lors d'une IEA du fait de la perte de la capacité de discernement du patient.
- Certificat de non-admission (CNA) spécifique au SAU :
  - demandé par les services de police ou de gendarmerie, maintenir dans leurs locaux sans surveillance médicale ;
  - nécessite un examen complet rendu parfois difficile par non-coopération du sujet ;
  - tracer dans le dossier médical ;
  - si doute hospitalisation.

RÉFÉRENCES

[1] SFMU. Actualisation 2006 de la seconde conférence de consensus 1992 : l'ivresse éthylique aiguë dans les SAU. www.sfmu.org/upload/consensus/Actualisation_consensus_ivresse__thylique_aigu__2006.pdf
[2] Nobay F, Simon BC, Levitt MA, et al. A prospective, double-blind, randomized trial of midazolam versus haloperidol versus lorazepam in the chemical restraint of violent and severely agitated patients. Acad Emerg Med 2004 ; 11(7) : 744–9.
[3] SFMU RBPC 2021 Prise en charge du patient adulte à présentation psychiatrique dans les services d'urgences. Disponible sur www.sfmu.org/upload/consensus/rbpc-psychiatrie_sfmu2021.pdf (consulté le 21 octobre 2022).
[4] Amato L, Minozzi S, Davoli M. Efficacy and safety of pharmacological interventions for the treatment of the Alcohol Withdrawal Syndrome. Cochrane Database Syst Rev 2011 ; 6. CD008537.
[5] ANAES. Conférence de consensus. Objectifs, indications et modalités du sevrage du patient alcoolodépendant, www.sfalcoologie.asso.fr/download/Consensus1999-Sevrage.pdf ; 17 mars 1999.
[6] INPES - Catalogue – Alcool. Ouvrons le dialogue (kit complet). www.inpes.sante.fr/CFESBases/catalogue/detaildoc.asp?numfiche=474

Fiche 35

Bouffée délirante aiguë

Points important s

- Trouble psychotique aigu et transitoire.
- Pas de syndrome confusionnel.
- Éliminer une cause organique.
- Rechercher et prévenir le risque suicidaire ou d'hétéroagressivité.
- Hospitalisation obligatoire souvent sous contrainte.
- Traiter tôt et longtemps par un neuroleptique.
- Évolution favorable (épisode unique) dans 1/3 des cas.

Définition

Psychose délirante aiguë caractérisée par l'apparition brutale d'un délire non systématisé, c'est-à-dire dont les thèmes et les mécanismes sont riches et polymorphes. Ce délire est vécu de façon intense, avec parfois des incidences médicolégales ou des troubles du comportement majeurs.

Diagnostic

Démarche diagnostique : urgence psychiatrique [1, 2]

Anamnèse

- Primordiale auprès de l'entourage car patient non accessible.
- Apparition brutale ou récente (<2 mois).
- Symptômes précoces passés inaperçus : sentiment de suspicion, besoin de solitude, difficulté à se concentrer, perception des choses modifiée, sentiment de fatigue ou léthargie.
- Souvent confondus ou intriqués dans le contexte de la jeunesse, prise de toxique, évolution thymique.
- Contexte environnemental (<6 mois) : stress, surmenage, rupture sentimentale, déménagement, deuils, etc.).

Examen clinique

- Changement brutal dans les sentiments, les comportements et la perception du monde vécu, associé à de l'angoisse.
- Dépersonnalisation : impression de vivre dans un rêve, trouble la réalité sans en perdre le sens, qui peut mimer un état confusionnel.
- Insomnie : pas comme une plainte du patient mais de l'entourage comme comportement d'errance nocturne.
- Idées délirantes : envahissent le tableau clinique, non critiquées, généralement persécutrices, égocentriques, mystiques avec adhésion totale du patient. Parfois systématisées (thème unique) souvent polymorphe. Adhésion partielle (si critique possible) ou totale.

- Hallucinations (perceptions sans objet) : visuelles (en faveur d'une origine neurologique : épilepsie), auditives.
- Troubles du comportement : toujours présents avec agitation, agression, errance voire fugue, mutisme, stupeur, auto-agressivité ou conduites suicidaires.
- Pensée : langage flou, attention dispersée.
- Humeur : triste, excitée, fluctuante.

Examens biologiques

Orientés par la clinique (tableau 35.1).

ECG

Recherche QT long et usage à risque des psychotropes.

Imagerie

TDM cérébrale surtout et en fonction des hypothèses étiologiques.

Diagnostic différentiel ou d'exclusion

Accès maniaque

Distinction difficile mais sans incidence thérapeutique en urgence.

Accès dépressif mélancolique

Humeur triste et inhibition psychomotrice.

Confusion mentale

Présence d'une désorientation temporospatiale, fluctuation de l'attention, troubles mnésiques. Souvent associée à des troubles organiques (hyperthermie, troubles métaboliques et des signes liés à l'étiologie).

Étiologies

- Rechercher une cause organique dans le cadre du syndrome psychotique aigu.
- Organicité plus fréquente après 45 ans (en l'absence de personnalité prémorbide ou de prodrome).
- Étiologies identiques à celles de l'agitation aiguë (voir « Agitation psychomotrice et sédation médicamenteuse »).

Tableau 35.1 Étiologies pouvant nécessiter un bilan biologique.

Maladies chroniques	Intoxications	Syndrome de sevrage	Infection	Troubles métaboliques
– Diabète – Carence en vitamine B12	– Cannabis – Cocaïne – Benzodiazépines – Iatrogénie (corticoïdes, anticholinergiques, etc.)	– Alcool – Substances psychoactives	Hypo- ou hyperthermie	– Hypoglycémie – Hyponatrémie – Hypercalcémie

Selon la RBPC 2021 [3] :
- premier épisode de bouffée délirante aiguë ou premier épisode psychotique, notamment chez les plus de 40 ans;
- symptomatologie atypique (syndrome confuso-onirique, hallucinations visuelles isolées, troubles cognitifs...);
- bilan biologique orienté en fonction des différents diagnostics organiques suscités.

Éléments de gravité et pronostic

Éléments de gravité

- Évolution vers la schizophrénie dans un 1/3 des cas. Après plusieurs mois d'évolution (>6 mois).
- Dans 1/3 des cas, évolution vers forme récidivante d'accès délirants du même type soit survenue secondaire d'épisode maniaque. Peut-être l'épisode inaugural d'un trouble bipolaire, en particulier chez le jeune.
- Évolution favorable brusque ou progressive dans le dernier tiers (épisode unique) : état délirant chez un sujet sain.

Pronostic (tableau 35.2)

Tableau 35.2 Facteurs pronostiques de la BDA.

Facteurs de bon pronostic	Facteurs de mauvais pronostic
– Épisode aigu à début brutal – Facteur déclenchant – Délire riche – Court délai avant le traitement – Bonne/mauvaise réponse, bonne critique – Pas d'antécédents familiaux ou de trouble bipolaire – Pas de trouble de la personnalité – Niveau socio-économique élevé	– Épisode subaigu – Absence de facteur déclenchant – Délire pauvre – Long délai avant le traitement – Absence de critique du délire – Antécédents familiaux psychiatriques – Personnalité schizoïde – Difficultés socio-économiques

Prise en charge thérapeutique (figure 35.1)

- Appel de l'équipe de psychiatrie en urgence.
- Dimension relationnelle : climat de confiance, calme, alliance thérapeutique, éviter au maximum les mesures de contention (sinon limiter dans le temps).
- Contention physique (voir « Agitation psychomotrice et sédation médicamenteuse »)

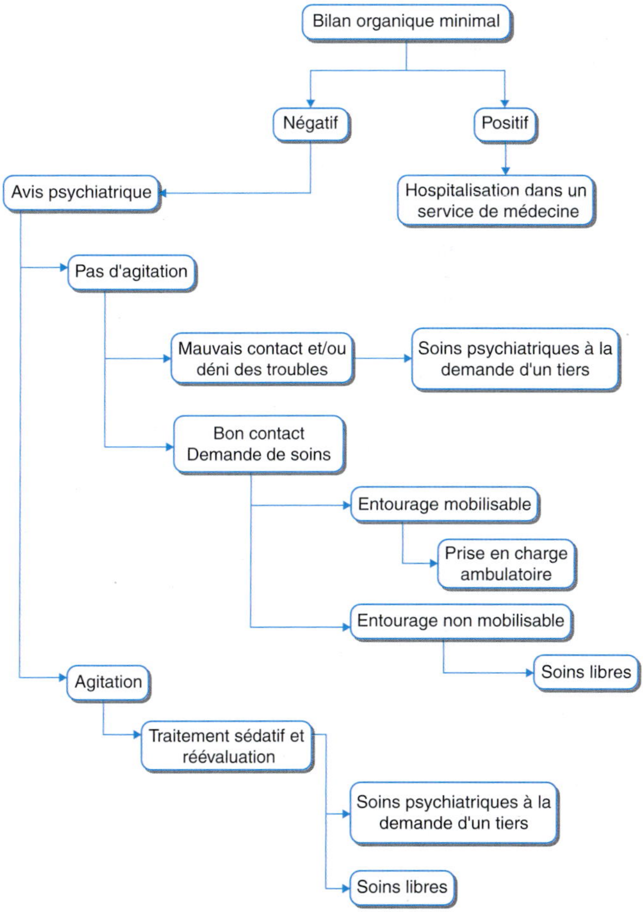

Figure 35.1 **Arbre décisionnel pour la prise en charge d'un syndrome délirant [5].**

- Dimension médicamenteuse : traitement anxiodépressif par benzodiazépines par voie orale, ou neuroleptiques sédatifs par voie orale ou IM en cas de refus et de mise en danger du patient ou de l'entourage. Niveau de preuve faible [4].
  – Association des 2 classes à éviter (majoration dépression respiratoire).
  – Benzodiazépines : diazépam (cp ou ampoule 10 mg/mL) *per os* ou IM. Posologie de 20 mg à renouveler si besoin. Biodisponibilité médiocre par voie IM. Demi-vie : 32 à 47 h.
  – Neuroleptiques sédatifs :
    - halopéridol (ampoule de 5 mg/mL) : efficacité, facilité d'utilisation et de titration. Posologie entre 2,5 et 15 mg. Pic plasmatique 30 min et durée d'action de 24 h;
    - loxapine (ampoule de 50 mg/2 mL) : posologie de 50 à 150 mg. Demi-vie de 8 h.
  – Neuroleptique typique antiproductif et moins sédatif : olanzapine (ampoule 10 mg poudre) : posologie de 5 mg à renouveler 2 h après si besoin, avec une dose maximale de 20 mg. Pic plasmatique 15–45 min et demi-vie de 30 h. Meilleure tolérance neurologique (effets extrapyramidaux et dyskinésies).
- Prise en charge des étiologies médicales, avec souvent des posologies sédatives moindres.
- Hospitalisation sous contrainte si nécessaire :
  – prévention du risque suicidaire, éviter la progression de la maladie, évaluer son évolution et déterminer rapidement la plus petite dose efficace des médicaments;
  – parfois difficile lors d'incompréhension de la famille de la nature psychiatrique de la pathologie;
  – une étape ambulatoire préalable parfois, à la demande de la famille, notamment dans les formes incomplètes et en accord avec le médecin généraliste.

Consignes et surveillance

- Au décours, poursuite du suivi en hospitalisation de jour et psychiatrie de secteur.
- Maintien du traitement : dose minimale efficace au moins 1 an.
- Psychothérapie de soutien ou cognitivocomportementale dès les premiers symptômes amendés.
- Évaluer la nécessité d'une mesure de protection des biens : sauvegarde de justice.

Références

[1] Guedj-Bourdiau MJ. Chapitre 8 - Cas particulier de l'épisode psychotique aigu et du premier épisode. rédacteur, In : Guedj-Bourdiau MJ, editor. Urgences psychiatriques. Paris : Elsevier Masson; 2008. p. 421–40.

[2] Collège des enseignants de psychiatrie – ECN-referentiel-de-psychiatrie.pdf. www.asso-aesp.fr/wp-content/uploads/2014/11/ECN-referentiel-de-psychiatrie.pdf

[3] SFMU RBPC 2021. Prise en charge du patient adulte à présentation psychiatrique dans les services d'urgences. Disponible sur https://www.sfmu.org/upload/consensus/rbpc-psychiatrie_sfmu2021.pdf(consulté le 21 octobre 2022).
[4] Skelton M, Khokhar WA, Thacker SP. Treatments for delusional disorder. Cochrane Database Syst Rev 2015 ; 5. CD009785.
[5] Vergnaud S. Conduite à tenir devant un syndrome délirant. Encycl Méd Chir - AKOS (traité de médecine) 2009 ; 4(2) : 1–6.

Syndromes abdominaux aigus

Fiche 36

Diagnostic des douleurs abdominales aiguës non traumatiques

Points importants

- Motif de recours très fréquent aux urgences qui peut révéler un grand nombre de pathologies médicochirurgicales.
- Certaines de ces pathologies sont extra-abdominales.
- Taux d'hospitalisation de l'ordre de 30 % (taux d'hospitalisation moyen tous motifs de recours confondus : 20 %).
- À l'origine de 40 % des interventions chirurgicales urgentes.
- La prévalence des affections chirurgicales et la gravité augmentent avec l'âge.
- Si l'appendicite prédomine dans les séries chirurgicales, les pathologies urologiques et hépatobiliaires sont plus fréquentes dans les services d'urgence.
- Dans tous les cas, la démarche doit passer par l'élimination des pathologies mettant en jeu le pronostic vital, en particulier les pathologies chirurgicales urgentes.
- En cas d'élément de gravité potentielle ou d'incertitude diagnostique, la réalisation d'une TDM abdomino-pelvienne est souvent nécessaire.

Définitions

- La physiopathologie de la douleur abdominale est complexe.
- Résultante des différentes douleurs, pariétales avec une relativement bonne valeur localisatrice et viscérale beaucoup plus imprécise.

Démarche diagnostique (figure 36.1)

Clinique initiale [1, 2]

Dès l'arrivée du malade, recherche d'éléments pronostiques vitaux (IOA)

- Signes de choc :
  - PAS < 100 mmHg ;
  - pincement de la différentielle ;
  - tachycardie > 100 battements/min ;
  - saturation en oxygène < 90 % ;
  - oligurie : diurèse horaire < 30 mL.
- En cas de choc septique, signes de vasodilatation, marbrures.
- Signes en faveur d'une détresse respiratoire : cyanose, sueurs, polypnée, tirage.

- Signes de déshydratation (pli cutané, langue rôtie, cernes) ou d'hypovolémie.
- Altération de la conscience ou agitation.

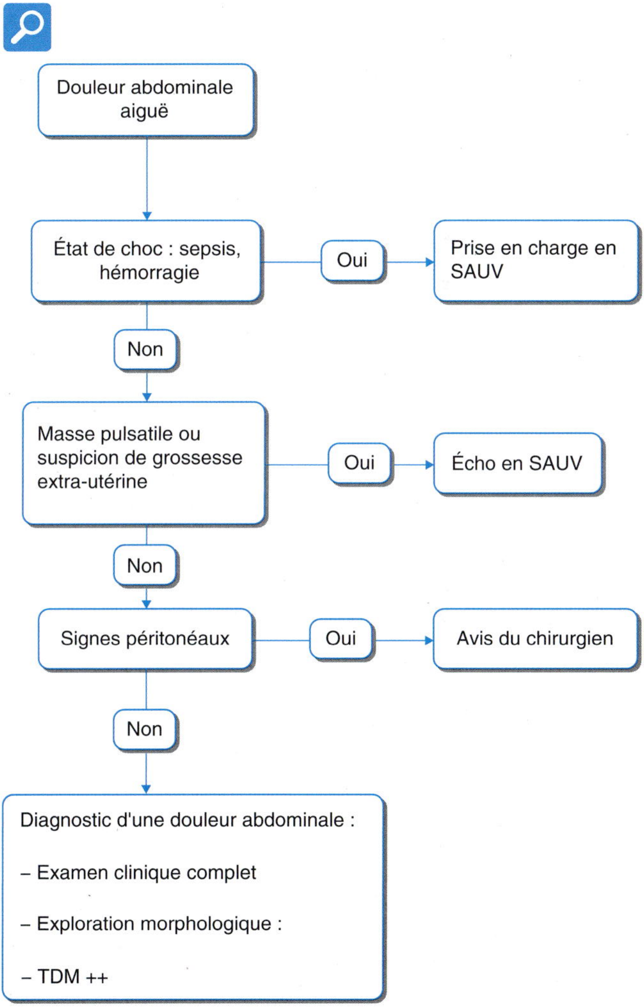

Figure 36.1 Prise en charge initiale d'une douleur abdominale.

Examen abdominal

- Ventre tendu, immobile aux mouvements respiratoires, palpation d'une défense ou une contracture (alerte du chirurgien d'emblée).
- Absence ou présence exagérée de bruits hydroaériques.

ECG

En cas de douleur sus-mésocolique.

Éliminer les grandes urgences abdominales

- Rupture d'un anévrisme abdominal (échographie en SAUV);
- GEU (échographie en SAUV);
- Péritonite;
- Ischémie mésentérique aiguë;
- Infarctus du myocarde postérieur.

Diagnostic clinique

L'analyse clinique plus détaillée de la douleur abdominale constitue la deuxième étape (tableaux 36.1 et 36.2).

Tableau 36.1 Fréquence des principales causes de douleurs abdominales potentiellement fébriles chez le sujet jeune comparé au sujet âgé.

	<75 ans	>75 ans
Appendicite (%)	32	4
Cholécystite aiguë (%)	6	12
Occlusion (%)	2	14
Pancréatite (%)	2	7
Diverticulites (%)	<1	6
Cancers digestifs (%)	<1	15
Abcès intra-abdominaux (%)	<1	2

Tableau 36.2 Causes de douleurs abdominales observées en service d'urgence : évolution dans le temps [3].

Cause	1972	1993	2007
Indéterminée (%)	41	25	21
Causes gynécologiques (%)	12	12	14
Causes urologiques (%)	12	12	14
Causes chirurgicales (%)	9,5	7,5	10,5
Pancréatite (%)	–	4	4
Fécalome (%)	–	3,5	3,5

(*Suite*)

Tableau 36.2 Suite.

Diverticulite (%)	–	1	3
MICI (%)	–	0,5	0,5
Ulcère (%)	–	1,5	0,5
Cholécystite (%)	–	3,5	2,8
Appendicite (%)	–	1,5	2,5
Occlusion (%)	–	1,5	2

Interrogatoire

- Antécédent d'intervention chirurgicale abdominale.
- Antécédents vasculaires (ischémie coronarienne, AVC, hypertension, artérite des membres inférieurs, troubles du rythme).
- Diabète, antécédents néoplasiques, cirrhose, immunodépression, maladie inflammatoire chronique de l'intestin connue.
- Prises médicamenteuses, en particulier immunosuppresseurs, antibiotique, corticoïdes, anticoagulant, AINS.

Analyse du type de douleur abdominale

- Apparition brutale (chirurgicale) ou progressive, intensité.
- Valeur localisatrice des douleurs abdominales relativement faible :
  - douleurs hépatobiliaires : hypochondre droit et épigastre, avec signe de Murphy.
  - douleurs ulcéreuses et pancréatiques : épigastre.
  - douleurs rénales : fosses lombaires, irradiation dans les OGE.
- Signes d'accompagnement
  - fièvre > 39° : infection urinaire ou vésiculaire. Absence de fièvre : n'élimine pas un foyer en particulier chez le sujet âgé.
  - nausées, vomissements, troubles du transit (l'apparition secondaire de vomissements à la douleur oriente vers une cause chirurgicale).
  - arrêt des matières et des gaz associés à des nausées et des vomissements évoque une occlusion.

Examen physique

- Signes péritonéaux. Limites de leur appréciation : obésité, qualité de la paroi musculaire (sujet âgé, patient sous corticoïdes ou patient neurologique).
- Vérification des orifices herniaires, d'une cicatrice abdominale et recherche d'un globe vésical.
- Psoïtis : hématome du psoas, appendicite aiguë (assez spécifique mais peu sensible).

- Absence de bruits hydroaériques : occlusion en cas de météorisme.
- Examen pelvien chez la femme renseigne : processus inflammatoire pelvien, affection gynécologique.
- Toucher rectal :
  - doit être justifié par les données de la clinique;
  - essentiel en cas de suspicion de prostatite, d'inflammation ou d'infection péri-rectale, de corps étranger.
- Examen cardio-circulatoire : décompensation cardiaque, souffle, rythme irrégulier.
- Recherche d'affections extra-abdominales : ischémie coronarienne, pneumopathies et diabète décompensé : indication très large de l'ECG, glycémie capillaire et BU.

Examens biologiques

Souvent peu sensibles et peu spécifiques d'une affection intra-abdominale; interprétation prudente quand ils sont normaux.

NFS

Le plus souvent prescrit; mauvaise sensibilité pour l'appendicite.

Ionogramme sanguin, l'urée sanguine ou la créatininémie

Retentissement de l'affection. Acidose métabolique : reflet d'une souffrance tissulaire.

CRP

- L'augmentation de la CRP dans la circulation nécessite un minimum de 6 h de synthèse.
- VPN d'un processus infectieux faible dans les 24 premières heures.
- Analyse combinée CRP et NFS : VPP de 88 % et une Se de 90 % en cas d'appendicite.

PCT

Place limitée.

ASAT-ALAT

Bonne Se en cas d'affection hépatobiliaire aiguë prescrire si douleur de l'hypochondre droit ou de l'épigastre.

Lipasémie

Lipasémie >3 fois la normale : Se et Sp >95 % pour le diagnostic de pancréatite aiguë.

Bandelette urinaire

- Leucocyturie et/ou de présence de nitrite (présence d'entérobactérie productrice de nitrate réductase : *E. coli*, *Klebsiella*, *Proteus*) :
  infection urinaire ; à compléter par un ECBU ;
  - leucocyturie dans un quart des cas d'appendicite ou de diverticulite.
- Colique néphrétique : hématurie microscopique dans 85 % des cas, également présente dans 30 % des fissurations d'anévrisme de l'aorte.

Bêta-hCG sanguins ou urinaires

- Femme en âge de procréer.
- Complication d'une grossesse évolutive.
- Éviter l'irradiation d'un fœtus en cas d'exploration radiologique.

Lactatémie

Pour apprécier le degré de souffrance tissulaire.

Imagerie [4]

Stratégie du choix de l'imagerie orientée par :

- données de l'examen clinique, d'éventuels résultats d'examens biologiques;
- terrain, femme en âge de procréer ou personne âgée (fonction rénale).

Échographie

- En faveur de l'échographie :
  - enfant ou sujet jeune;
  - maigre;
  - femme en âge de procréer ou grossesse (Doppler pulsé dans ce cas);
  - présence d'une matité abdominale;
  - suspicion de pathologie focale et unique comme l'appendicite aiguë;
  - patient immunocompétent;
  - échographiste entraîné.
- Les indications sont :
  - suspicion de GEU ou de fissuration d'anévrisme chez un patient instable (hémopéritoine);
  - autres urgences gynécologiques : torsion de l'ovaire, hémorragie ou rupture d'un kyste ovarien;
  - examen de référence dans l'exploration des pathologies hépatobiliaires :
    - lithiase vésiculaire, Murphy échographique, épaississement et dédoublement de la paroi vésiculaire (cholécystite aiguë; Se à 94 % et Sp à 78 %),
    - l'existence d'une ascite ou une hépatite aiguë provoque un pseudo-épaississement de la paroi vésiculaire,
    - migration lithiasique : dilatation de la voie biliaire principale au-delà de 6 mm ou de 10 mm chez le patient déjà cholécystectomisé.
- Colique néphrétique : voir « Colique néphrétique ».
- Appendicite :
  - augmentation du diamètre de l'appendice (> 6 mm), de la paroi appendiculaire (> 3 mm), aspect en cocarde;

- douleur provoquée par le passage de la sonde, incompressibilité de l'appendice;
- hyperéchogénicité de la graisse péri-appendiculaire, épanchement d'abcès péri-appendiculaire et stercolithe appendiculaire.

TDM abdominopelvienne

- Examen de première intention si doute diagnostique, soit que l'examen du patient est difficile, soit que les signes d'orientation ne sont pas francs.
- Modifie le niveau de certitude diagnostique dans les deux tiers des cas et diminue le taux d'hospitalisation d'un quart.
- Font préférer la TDM :
  - âge élevé;
  - obésité;
  - tympanisme abdominal;
  - immunodépression;
  - surtout pathologies multiples complexes avec une orientation initiale peu claire.
- Indication :
  - péritonite;
  - anévrisme abdominal compliqué;
  - occlusion;
  - pancréatite aiguë;
  - hernie compliquée;
  - appendicite aiguë;
  - colique néphrétique;
  - diverticulite aiguë.
- Patiente sans retard de règles mais potentiellement en début de grossesse : pas de risque malformatif ou de cancérogenèse mais risque abortif à ce stade.

Orientation

- Dépend :
  - du terrain, des conditions sociales pour suivre les consignes;
  - de la pathologie;
  - d'un sepsis associé.
- Suivi ambulatoire si :
  - sujet capable d'assumer le suivi proposé (prendre en compte l'âge et l'isolement);
  - pathologie ne requérant pas par elle-même une hospitalisation; la TDM a éliminé cette éventualité le plus souvent;
  - absence de sepsis, bonne hémodynamique;
  - remise de consignes indiquant :
    - le diagnostic ou qu'il s'agit de douleurs non spécifiques, sans élément actuel de gravité,
    - en cas d'évolution défavorable, le patient doit reconsulter.

Annexe

Principales causes extra-péritonéales des douleurs abdominales et extra-abdominales

- Ischémie coronarienne.
- Pleuropneumopathie infectieuse.
- Embolie pulmonaire.
- Diabète décompensé, acidocétose.
- Acidocétose alcoolique.
- Porphyrie aiguë.
- Hématome de paroi.
- Contracture musculaire.
- Zona.

RÉFÉRENCES

[1] American College of Emergency Physicians. Clinical policy : critical issues for the initial evaluation and management of patients presenting with a chief complaint of nontraumatic acute abdominal pain. Ann Emerg Med 2000; 36 : 406–15.
[2] Pateron D, Reinhard I, Debuc E. Douleurs abdominales aiguës : stratégie clinique, congrès Urgences. SFMU; 2007 www.sfmu.org/upload/70_formation/02_eformation/02_congres/Urgences/urgences2007/donnees/pdf/84_pateron.pdf
[3] Hastings RS, Powers RD. Abdominal pain in the ED : a 35 year retrospective. Am J Emerg Med 2011; 29 : 711–6.
[4] Guide du bon usage des examens d'imagerie médicale. In : Société française de radiologie; 2012, gbu.radiologie.fr

Péritonites aiguës

Points importants

- Urgence chirurgicale devant être systématiquement associée à un traitement du sepsis.
- Défense et contracture : signes essentiels.
- Péritonites secondaires : formes les plus fréquentes.
- La flore bactérienne faible au niveau gastrique, croît dans le jéjunum et devient à haute densité au niveau du côlon.
- Sujet âgé : signes locaux moins nets (péritonite asthénique) et signes généraux plus marqués.
- TDM avec injection : à réaliser immédiatement chez un malade dont l'hémodynamique a été stabilisée sans retarder la chirurgie.
- Pronostic lié : à la rapidité de prise en charge, au terrain et au siège distal de la perforation.

Définitions

Définition générale

Inflammation aiguë de la séreuse péritonéale liée à la diffusion d'une infection localisée d'un viscère intrapéritonéal ou à la perforation d'un organe creux.

Épidémiologie, classification

Classification selon le mode de survenue (tableau 37.1) :
- Péritonite primitive : ensemencement de la cavité péritonéale par passage de bactéries par voie hématogène ou par translocation;
- Péritonite secondaire :
  - formes les plus fréquentes de ces affections;
  - population microbienne, faible au niveau gastrique, croît dans le jéjunum et à haute densité bactérienne au niveau du avec une prédominance d'entérobactéries et de germes anaérobies;
  - en cas de péritonite nosocomiale : germes tels que staphylocoque à coagulase positive, *Pseudomonas æruginosa*, *Acinetobacter* avec résistances antibiotiques importantes.
- Péritonites tertiaires : infection secondaire après reprise chirurgicale au décours d'une péritonite postopératoire

Tableau 37.1 Classification des péritonites, d'après [1].

Péritonite primitive
– Péritonite spontanée de l'adulte (pneumocoque, infection d'ascite, etc.) – Péritonite au cours des dialyses péritonéales – Péritonite tuberculeuse
Péritonite secondaire
– Perforation intrapéritonéale d'un viscère abdominal (suppuration aiguë) – Perforation gastro-intestinale – Nécrose de la paroi intestinale (infarctus mésentérique) – Pelvipéritonite – Péritonite postopératoire – Péritonite après traumatisme fermé – Péritonite après plaie pénétrante abdominale
Péritonite tertiaire
– Péritonite sans germes – Péritonite fongique – Péritonite avec germes à faible pouvoir pathogène

Diagnostic [2]

Démarche diagnostique

- Aisée dans la forme généralisée, communautaire :
  - douleur intense, habituellement brutale ou rapidement progressive, localisation de départ à préciser;
  - fièvre, surtout en cas de foyer infectieux (appendicite, sigmoïdite, salpingite, etc.);
  - défense, contracture permanente;
  - douleur au toucher rectal;
  - iléus réflexe : nausées, vomissements et éventuel arrêt des matières et des gaz, parfois précédé d'une diarrhée initiale.
- Origine de la péritonite évoquée sur :
  - localisation initiale et maximale des signes.
- En cas d'abcès, tableau de péritonite localisée :
  - défense localisée réalisant un plastron;
  - intervention en urgence difficile, traitement médical dans un premier temps (antibiothérapie et rééquilibration hydroélectrolytique) après avis chirurgical;
  - localisations les plus fréquentes :
    - abcès sous phrénique : contexte postopératoire, échographie ou TDM,
    - abcès du Douglas : signes rectaux, parfois urinaires, syndrome infectieux, diagnostic par TDM.

- Quel que soit le tableau, l'origine de la péritonite peut être liée :
  - à la diffusion d'un foyer le plus souvent appendiculaire ou diverticulaire, mais aussi biliaire ou gynécologique;
  - à la perforation d'un organe creux : estomac (ulcère gastroduodénal), grêle, côlon;
  - mixte : diverticule colique infecté puis perforé.
- Péritonite du sujet âgé :
  - signes locaux moins nets (péritonite asthénique), signes généraux plus marqués, AEG, asthénie, troubles hydroélectrolytiques;
  - parfois une ou plusieurs défaillances d'organe (trouble de conscience, détresse cardiovasculaire ou respiratoire, etc.) avec peu d'orientation vers l'abdomen.

Examens biologiques

- Essentiellement pour évaluer le retentissement de l'infection et faire le bilan préopératoire.
- Peu de valeur diagnostique.
- NFS, ionogramme sanguin, hémostase, groupe, Rh, RAI, lactates, GDS, bilirubinémie, transaminases, hémocultures.

Imagerie

- En cas de suspicion de péritonite, TDM avec injection à réaliser le plus vite possible chez un malade hémodynamiquement stable sans retarder la chirurgie.
- TDM recherche :
  - un épanchement liquidien;
  - un épaississement et une hyperhémie péritonéale;
  - un pneumopéritoine;
  - une solution de continuité entre le pneumopéritoine et la paroi digestive, précisant la topographie (50 % des cas);
  - un abcès;
  - essentiel pour préciser la cause de la péritonite, guide le chirurgien dans sa voie d'abord et le type d'intervention;
  - des complications :
    - retentissement pleuropulmonaire,
    - abcès hépatique, splénique ou rénal,
    - thrombose veineuse mésentérique septique (pyléphlébite).

Diagnostic différentiel

Abdomen chirurgical : ischémie mésentérique, pancréatite aiguë, occlusions = TDM.

Éléments de gravité, pronostic [3]

- Rapidité du diagnostic et de l'intervention (urgence chirurgicale).
- Terrain : âge, comorbidité, immunodépression, dénutrition, obésité.

- Nombre de défaillances viscérales associées au moment du diagnostic.
- Plus une perforation est distale plus le risque septique est élevé.
- Antibiothérapie initiale inadaptée.
- Péritonites postopératoires (délai de réintervention joue un rôle majeur).

Prise en charge thérapeutique

Péritonites primaires

- Antibiothérapie précoce et probabiliste jusqu'à l'obtention de la caractérisation bactériologique [4].
- Infection spontanée du liquide d'ascite : céphalosporine de 3e génération associée à un remplissage vasculaire par albumine.
- Infection sur dialyse péritonéale; l'antibiothérapie intrapéritonéale est orientée sur les staphylocoques, les Gram négatifs et le *Candida* (vancomycine + aminosides).

Péritonites secondaires

Intervention en urgence

Principaux critères conduisant à une décision opératoire des péritonites survenant à l'extérieur de l'hôpital :

- pneumopéritoine;
- contracture;
- occlusion;
- état de choc;
- signes cliniques de défaillance viscérale;
- signes TDM

Mesures associées

- Voie d'abord permettant un remplissage vasculaire.
- Traitement vasoconstricteur en cas d'hémodynamique précaire (noradrénaline, voir fiche 4).
- Correction des troubles hydroélectrolytiques.
- Antalgiques, niveau 3 si nécessaire.
- Aspiration gastrique.
- Assurer une ventilation correcte, oxygénothérapie, ventilation assistée si nécessaire.
- Antibiothérapie :
  - selon l'origine du foyer;
  - activité sur entérobactéries, entérocoque et anaérobies;
  - précoce et à doses adaptées;
  - plusieurs associations sont proposées (voir encadré ci-dessous);
  - adaptée secondairement aux résultats microbiologiques.

Traitements antibiotiques recommandés par la conférence de consensus française sur la prise en charge des péritonites communautaires

- Amoxicilline/acide clavulanique + gentamicine.
- Ticarcilline/acide clavulanique + gentamicine.
- Céfotaxime ou ceftriaxone + imidazolé.
- Gentamicine + imidazolé (à réserver aux sujets allergiques aux bêta-lactamines).

En cas d'élément de gravité, de défaillances d'organe, ces associations probabilistes sont insuffisantes du fait de possibles impasses microbiologiques, on propose :

- Pipéracilline + tazobactam ;
- Imipénème.

Péritonites tertiaires

Fréquemment dans un contexte réanimatoire, chez des malades ayant des défaillances d'organe.

RÉFÉRENCES

[1] Pateron D. Urgences et défaillances viscérales aiguës UE11. MED-LINE Editions; 2015.
[2] Montravers P, Dufour G, Daoud O, et al. Péritonites. Encycl Méd Chir (Elsevier, Paris). Anesthésie-réanimation 2013 ; 10(2) : 1–16. [article 36-726-A-30].
[3] Conférence de consensus-péritonites communautaires. SFAR, www.sfar.org ; 2001.
[4] Witmann DH. Intraabdominal infection. World J Surg 1990 ; 14 : 145–7.

Infections des voies biliaires

Points importants [1]

- Les infections biliaires regroupent principalement la cholécystite et l'angiocholite.
- Typiquement localisée dans l'hypochondre droit, la douleur biliaire peut être épigastrique.
- Ces infections graves sont potentiellement mortelles (forme gangréneuse et péritonite), en particulier chez les patients âgés.
- L'échographie est l'examen majeur pour le diagnostic.
- Le traitement de la cholécystite est chirurgical, associé à une antibiothérapie dirigée contre les entérobactéries.
- L'antibiothérapie et le drainage des voies biliaires sont les deux piliers du traitement de l'angiocholite aiguë.
- Atténuation des signes locaux chez le diabétique ou le malade traité par corticoïdes.

Définitions

- La cholécystite est une inflammation de la vésicule biliaire liée, dans la très grande majorité des cas, à une maladie lithiasique.
- Trois grades de sévérité sont à rechercher (classification de Tokyo, tableau 38.1).
- Ne pas méconnaître une lithiase de la voie biliaire principale et/ou pancréatite aiguë associée.
- L'angiocholite est une infection bactérienne de la voie biliaire principale ou des voies biliaires intrahépatiques entraînant des signes généraux d'infection.

Tableau 38.1 Classification de Tokyo.

Cholécystite aiguë lithiasique de gravité faible (grade 1)
Cholécystite aiguë lithiasique ne présentant pas de défaillance multiviscérale mais uniquement une inflammation modérée de la vésicule biliaire
Cholécystite aiguë de gravité modérée (grade 2)
Patients qui présentent un ou des signes suivants : – élévation des globules blancs (> 18 000/mm³) – masse palpable dans l'hypochondre droit – durée des signes clinique de plus de 72 h – marqueurs d'infection locale comme : péritonite biliaire localisée, abcès périvésiculaire, abcès hépatique, cholécystite gangréneuse, cholécystite emphysémateuse

(*Suite*)

Tableau 38.1 Suite.

Cholécystite aiguë de gravité sévère (grade 3)
Patients qui présentent un ou des signes suivants : – dysfonctionnement cardiovasculaire (hypotension artérielle nécessitant un traitement par dopamine ≥ 5 µg/kg/min ou n'importe quelle dose de dobutamine ou noradrénaline) – dysfonctionnement neurologique (diminution du niveau de conscience) – dysfonctionnement respiratoire (ratio $PaO_2/FiO_2 < 300$) – dysfonctionnement rénal (oligurie, créatininémie sérique > 2,0 mg/dL) – dysfonctionnement hépatique (TP-INR > 1,5) – dysfonctionnement hématologique (nombre de plaquettes < 100 000/mm³)

Diagnostic

Démarche diagnostique

Clinique

Cholécystite

- Douleur de l'hypochondre droit irradiant vers l'épaule, majorée à la palpation (signe de Murphy).
- Douleur pouvant également être épigastrique, voire dans le flanc droit.
- Vomissements.
- Fièvre.
- Défense de l'hypochondre droit inhibant l'inspiration profonde.

Angiocholite

- Douleur (de l'hypochondre droit ou épigastrique), fièvre et ictère pour l'angiocholite (triade de Charcot).
- Parfois confusion et l'hypotension (pentade de Reynolds).

Examens biologiques

- NFS, CRP, transaminases et lipasémie, bilirubine totale et conjuguée, ionogramme sanguin, fonction rénale, hémostase.
- Polynucléose habituelle; les anomalies de la biologie hépatiques témoignent d'une atteinte des voies biliaires associées.
- Hémoculture et prélèvement de bile dans les formes sévères.
- Augmentation de la lipasémie > 3 N : pancréatite lithiasique associée.

Imagerie

Échographie, examen de référence :

- épaississement de la paroi vésiculaire (> 4 mm), avec possible dédoublement;
- présence d'un liquide périvésiculaire;
- douleur au passage de la sonde sur l'aire vésiculaire (signe de Murphy radiologique);

- image de calcul intravésiculaire ;
- en cas d'angiocholite, la voie biliaire principale extrahépatique et intrahépatique est souvent dilatée.

Diagnostic différentiel

- Appendicite sous hépatique, diverticulite du côlon transverse (TDM).
- Hépatite alcoolique chez un cirrhotique :
  - éthylisme actif ;
  - augmentation des transaminases prédominant sur les ASAT en faveur de l'hépatite alcoolique ;
  - l'épaississement de la paroi vésiculaire est à considérer avec prudence en présence d'ascite.
- Paludisme : à envisager si retour de pays d'endémie.

Gravité, pronostic

- Liés à la précocité du diagnostic et au terrain.
- La cholécystite peut évoluer vers un choc septique ou une péritonite biliaire, particulièrement grave.
- Classification de Tokyo (tableau 38.1).
- Angiocholite : mortalité de 5,4 % :
  - hyperleucocytose (> 20 000) : élément de gravité ;
  - mortalité associée au choc septique et à la survenue de défaillance d'organe ;
  - élévation de la bilirubine (> 10 mg/dL ou 170 μmol/L) : facteur de mauvais pronostic.
- Forme gangréneuse :
  - signes généraux importants avec troubles hémodynamiques, altération de l'état général ;
  - signes locaux modestes, présence d'air dans la paroi de la vésicule.

Prise en charge thérapeutique

Cholécystite

- Repose sur la réalisation d'une cholécystectomie (cœlioscopique plutôt que la laparotomie).
- Prise en charge adaptée à la gravité de la cholécystite, qui dépend essentiellement de l'apparition de signes généraux septiques.
- Voie veineuse et mise à jeun.
- Antalgiques : paracétamol IV, antalgique de palier 2, voire morphine.
- Chirurgie :
  - doit être réalisée le plus tôt possible après l'apparition des symptômes pour les grades 1 et 2. Urgente en cas de péritonite et de forme gangreneuse ;

  - pour les grades 3, chez les patients ayant de nombreuses comorbidités, le drainage percutané représente une alternative à discuter.
- Antibiothérapie instituée en urgence pour les grades 2 et 3; poursuivie jusqu'à la chirurgie ou plus longtemps en cas de péritonite biliaire.
- Pour les grades 1 paucisymptomatiques, l'antibiothérapie n'est pas indispensable.
- Antibiothérapie ciblée des germes de la flore digestive, avec excrétion biliaire :
  - en première intention, amoxicilline/acide clavulanique IV 2 g × 3/j + gentamicine IV 5 mg/kg/j ; ou C3 G (ceftriaxone IV 1 à 2 g/j plutôt que céfotaxime) + métronidazole 500 mg IV × 3/j ;
  - le maintien du traitement antibiotique après la cholécystectomie n'est pas nécessaire, à l'exception des formes sévères ou des cholécystites aiguës lithiasiques chez des sujets à risque.

Angiocholite

Antibiothérapie et le drainage des voies biliaires sont les deux piliers du traitement.

Antibiothérapie

- Instituée empiriquement, doit viser au minimum les bacilles Gram négatifs de la flore intestinale.
- Élargie en cas de critères de sévérité et/ou de possible infection nosocomiale; 3 % d'entérobactérie BLSE et 6 % à un bacille pyocyanique.
- Pourrait être raccourcie à 5 jours (en cas de drainage des voies biliaires).

Drainage biliaire

- Doit être réalisé rapidement. En cas de patient instable, il est recommandé de réaliser la CPRE dans un délai de 6 h.
- Une cholécystectomie est à prévoir au décours de l'infection.

RÉFÉRENCE

[1] Recommandations pour la pratique clinique : prise en charge de la lithiase biliaire. SNFGE ; 2011, www.snfge.org/download/file/fid/386

Appendicite aiguë

Points importants

- Devant une douleur abdominale, aucun signe ou symptôme clinique (y compris la fièvre ou l'apyrexie) ni aucun paramètre biologique (leucocytes, PNN, CRP) n'a de valeur diagnostique individuelle suffisamment élevée pour permettre de confirmer ou d'exclure un diagnostic d'appendicite.
- Devant une douleur abdominale évocatrice d'une appendicite, la combinaison d'une défense en fosse iliaque droite à une leucocytose $> 10 \times 10^9$ cellules/L et une CRP > 8 mg/L chez l'homme jeune rend le diagnostic d'appendicite aiguë très probable.
- Les scores clinicobiologiques d'Alvarado et d'Andersson ne peuvent pas être considérés validés, mais peuvent apporter une aide pour apprécier la probabilité d'appendicite et pour orienter la suite de la prise en charge du patient.
- L'intérêt diagnostique de l'échographie paraît variable, opérateur et patient dépendant.
- La TDM est performante pour établir le diagnostic d'appendicite ou pour l'exclure. L'indication de cet examen doit être posée en considérant son caractère irradiant.
- La cœlioscopie exploratrice n'est pas à réaliser en première intention ; elle peut être proposée chez la femme jeune lorsque l'imagerie (échographie puis scanner) n'est pas contributive et après avis gynécologique.
- Le traitement antibiotique de l'appendicite ne peut actuellement être considéré validé.

Définition

- L'appendicite aiguë est une inflammation de l'appendice iléocæcale d'évolution imprévisible (inflammation, abcès, perforation).
- C'est la plus fréquente des urgences chirurgicales abdominales : pic entre 10 et 20 ans, plus fréquente chez l'homme.
- L'appendice contient de nombreux germes aérobies et anaérobies, essentiellement *Escherichia coli* et *Bacteroides fragilis*.

Diagnostic

Démarche diagnostique

Anamnèse

- ATCD, traitement…
- Douleur de début brutal, migratrice, initialement en péri-ombilicale puis se localisant progressivement dans la fosse iliaque droite, devenant progressivement permanente, augmentée par les mouvements.

Examen clinique

- Les tableaux cliniques sont influencés par la position de l'appendice, par le terrain et par le stade évolutif de l'appendicite aiguë.
- Devant une douleur abdominale, aucun signe ou symptôme clinique n'a de valeur diagnostique individuelle suffisamment élevée pour permettre de confirmer ou d'exclure un diagnostic d'appendicite.
- Forme d'appendicite non compliquée latérocaecale : 70 % des cas (tableau 39.1) :
  – signes fonctionnels :
    - fièvre modérée,
    - nausées;
  – signes physiques :
    - douleur provoquée à type de sensibilité nette ou de défense,
    - décompression de la fosse iliaque droite parfois douloureuse (signe de Blumberg),
    - compression de la fosse iliaque gauche parfois douloureuse en fosse iliaque droite (signe de Rovsing),
    - douleur au TR.
- Formes selon la localisation :
  – appendicite rétrocaecale (20 % des cas) :
    - signes fonctionnels pauvres,
    - psoïtis fréquent,
    - évolution vers abcès non exceptionnelle;
  – appendicite pelvienne (5 % des cas) :
    - à distinguer d'une salpingite aiguë droite ou d'une infection urinaire,

Tableau 39.1 Fréquence des signes cliniques de l'appendicite aiguë observée en France, d'après [1].

Signe	%
Douleur fosse iliaque droite	95
Douleur péri-ombilicale initiale	50
Douleur de moins de 5 j	70
Douleur à la décompression	30
Nausées	60
[illegible]	10
Anorexie	40
Fièvre > 37,5 °C	65
Défense	15

  - association d'irritation vésicale (dysurie, pollakiurie) ou rectale (épreinte, ténesme, émission glaireuse, diarrhée),
  - touchers pelviens douloureux;
- appendicite mésocœliaque (< 5 % des cas) :
  - symptomatologie insidieuse,
  - évoluant vers une occlusion intestinale fébrile (agglutination d'anses grêle);
- appendicite sous hépatique (< 5 % des cas) :
  - maximum de signes dans le flanc droit et l'hypocondre droit,
  - diagnostic différentiel de cholécystite.

- Formes selon l'évolution :
  - non compliquées : appendicite catarrhale, appendicite suppurée;
  - compliquée : toxique, abcès, péritonite.
- Formes selon le terrain :
  - sujet âgé :
    - tableau le plus souvent moins typique, trompeur,
    - fréquent retard diagnostic,
    - iléus souvent présent (45 % des cas),
    - forme gangréneuse perforée constatée dans 10 à 15 % des cas,
    - formes pseudotumorales d'abcès appendiculaire;
  - femme enceinte :
    - au 1er trimestre de grossesse : formes habituelles,
    - 2e et 3e trimestres : déplacement de l'appendice en haut, en dehors et en arrière,
    - retard diagnostique,
    - formes compliquées fréquentes;
  - immunodéprimé :
    - température souvent < 37 °C,
    - pas de polynucléose,
    - formes gangréneuses et perforées particulièrement fréquentes.

Examens biologiques [2]

- Leucocytose mais les globules blancs sont normaux dans 20 à 30 % des cas, CRP augmente de façon décalée par rapport aux signes cliniques (12-24 h).
- Examens biologiques normaux en cas d'appendicite débutante.
- BU et bêta-hCG systématiques chez la femme en âge de procréer.

Imagerie

Échographie

Examen de choix en première intention :

- chez l'enfant, l'adulte jeune et la femme en âge de procréer, le sujet maigre;
- élimine les diagnostics différentiels gynécologiques et urinaires;

- éléments diagnostiques :
  - diamètre appendiculaire supérieur à 6 mm de diamètre interne; paroi épaissie supérieure à 3 mm; recherche d'une image en cocarde;
  - image hyperéchogène avec cône d'ombre postérieur évoquant un stercolithe;
  - douleur provoquée au passage de la sonde;
  - apprécie également l'infiltration de la graisse péri-appendiculaire et recherche un épanchement liquidien péritonéal;
  - si appendice visualisé, la valeur diagnostique semble être importante. La non-visualisation ne permet pas d'exclure une appendicite.

TDM

- Suspicion d'appendicite compliquée : examen de choix.
- Avec injection iodée.
- Valeur diagnostique >90 %.
- Diagnostic repose sur :
  - augmentation du diamètre de l'appendice;
  - épaississement de la paroi;
  - infiltration de la graisse péri-appendiculaire;
  - particulièrement intéressant pour apprécier le stade évolutif et la recherche de complications (abcès et péritonite).
- Doit être réalisée dans les 4 h dans les formes avec signes cliniques de gravité, ou survenant sur un terrain fragile, et dans les 24 h pour les suspicions d'appendicite non compliquée.

IRM

Pas d'intérêt particulier en dehors de l'absence d'irradiation.

Éléments de gravité et pronostic

Le pronostic peut être apprécié par des scores clinicobiologiques [3]

- Les plus reconnus :
  - Alvarado (tableau 39.2) : intérêt relatif « chez l'homme » pour identifier les situations dans lesquelles les patients peuvent être renvoyés à domicile ou suivis en observation;
  - Andersson (tableau 39.3).
- Apportent une aide pour apprécier la probabilité d'appendicite et pour orienter la suite de la prise en charge du patient.

Gravité

Dépend du stade évolutif de l'appendicite et du terrain.

Tableau 39.2 Probabilité diagnostique, score d'Alvarado.

Douleur migrant en fosse iliaque droite	(1 point)
Anorexie	(1 point)
Nausées/vomissements	(1 point)
Température > 37,3 °C	(1 point)
Sensibilité douloureuse en fosse iliaque droite	(2 points)
Signe du rebond en fosse iliaque droite	(1 point)
Hyperleucocytose > 10 000/mm^3	(2 points)
Polynucléaire neutrophile > 75 %	(1 point)
Score	**Probabilité d'appendicite aiguë**
0–4	Improbable
5–6	Possible
7–8	Probable
9–10	Très probable

Tableau 39.3 Probabilité diagnostique, score d'Andersson.

Vomissements	0/1
Douleur en fosse iliaque droite	0/1
Défense :	
– absente	0
– faible	1
– modérée	2
– importante	3
Température ≥ 38,5 °C	0/1
Leucocytose :	
– 10–14,9 000/mm^3	1
– ≥ 15 000/mm^3	2
Neutrophiles :	
– 70–84 %	1
– ≥ 85 %	2
CRP mg/L :	
– 10–49	1
– ≥ 50	2
Faible risque : score < 5. Doute : score entre 5 et 8. Haute probabilité : score > 8.	

Abcès

Suspecté devant :
- défense pouvant s'étendre vers le flanc droit et l'hypogastre;
- des signes généraux marqués avec une fièvre supérieure à 38,5 °C;
- troubles du transit évoquant une occlusion;
- confirmation par TDM.

Plastron

Dû à l'agglutination d'anse grêle et d'épiplon :
- douleurs;
- fièvre et un syndrome inflammatoire biologique;
- à l'examen, il existe un empâtement douloureux diffus de la paroi, douloureux;
- confirmation par TDM :
  - épaississement du péritoine pariétal en regard du foyer infectieux,
  - petit épanchement liquidien;
- il peut régresser lentement avec un risque de constitution d'abcès appendiculaire ou la reconstitution d'une péritonite en trois temps particulièrement grave.

Péritonite

Associe :
- syndrome occlusif;
- signes généraux;
- contracture.

La péritonite peut survenir :
- en deux temps : après une sédation initiale de la crise, survenue d'une perforation appendiculaire;
- en trois temps, après constitution d'un plastron évoluant vers un abcès puis une rupture en péritoine libre :

Forme gangréneuse (gravité)

- Signes généraux sont très marqués : altération de l'état général, possible instabilité hémodynamique.
- Douleur initialement intense.
- Signes locaux restent modestes.

Diagnostic différentiel

- Une maladie de Crohn : douleurs abdominales, diarrhée, données TDM.
- Pathologie gynécologique ou urinaire chez la femme en âge de procréer.
- Personne âgée :
  - tableau trompeur;
  - tumeur colique droite et les autres causes d'occlusion fébrile doivent être évoquées.

Prise en charge thérapeutique

Le traitement de l'appendicite aiguë est chirurgical. Il repose sur l'appendicectomie dans les 12 h en cas d'appendicite aiguë non compliquée. Une prise en charge ambulatoire est parfois possible.

Traitement chirurgical [4]

- En cas d'appendicite aiguë non compliquée :
  - l'intervention : préférentiellement par cœlioscopie;
  - examen anatomopathologie (risque de tumeur carcinoïde : 0,3 à 0,9 % d'appendicectomie). Les adénocarcinomes appendiculaires et les mucocèles appendiculaires cystadénocarcinomes sont rares.
- Antibiothérapie prescrite pour 24 h : C2G type céfoxitine IV (2 g dose unique).

Péritonite ou suspicion d'appendicite gangréneuse

- Chirurgie est indiquée en urgence associée à une antibiothérapie; amoxicilline–acide clavulanique IV, 2 g × 3 par jour et gentamicine, 5 à 7 mg/kg/j.
- Réhydratation hydroélectrolytique est nécessaire.

Plastron appendiculaire

Antibiothérapie par C3G associée à du métronidazole :
- si abcès appendiculaire : drainage pouvant être réalisé par voie percutanée sous contrôle radiologique;
- appendicectomie réalisée à distance.

RÉFÉRENCES

[1] Pateron D. Urgences et défaillances viscérales aiguës UE11. MED-LINE Editions; 2015.
[2] Andersson RE. Meta-analysis of the clinical and laboratory diagnosis of appendicitis. Br J Surg 2004; 91 : 28–37.
[3] Borie F, Philippe C. Appendicite aiguë. Encycl Méd Chir (Elsevier, Paris). Gastroentérologie 2013; 1–11 : 8. [article 9-066-A-10].
[4] Appendicectomie : éléments décisionnels. HAS; 2012.

Fiche 40

Diverticulite aiguë

Points importants

- La diverticulite aiguë touche essentiellement le sigmoïde mais peut concerner l'ensemble du côlon.
- La TDM avec injection ± opacification digestive est l'examen de référence pour le diagnostic positif, différentiel et l'évaluation de la gravité.
- Une distension cæcale (> 9 cm) et des signes de souffrance tissulaire nécessitent une intervention rapide du chirurgien.
- Deux tiers des diverticulites aiguës hospitalisées guérissent avec un traitement médical.
- L'état général du patient et la gravité de l'infection intrapéritonéale conditionnent la prise en charge thérapeutique et l'évolution.

Définitions

- La diverticulite aiguë est définie comme l'inflammation d'un diverticule et elle s'associe à un processus infectieux. Il s'agit d'une inflammation péridiverticulaire débutante par la rupture d'un abcès muqueux microscopique dans le mésentère. L'infection intrapéritonéale est classée en plusieurs stades (tableau 40.1) [1].
- Vingt pour cent des malades ayant des diverticules développent une diverticulite aiguë.
- Environ 80 % des patients ayant une diverticulite aiguë sont âgés de plus de 50 ans.
- Chez les sujets jeunes : symptômes initiaux souvent moins marqués et perforation colique plus fréquente.

Tableau 40.1 Classificationde l'infection intrapéritonéale (Hinchey).

Stade I	Abcès péricolique
Stade II	Abcès pelvien, abdominal ou rétropéritonéal (péritonite localisée)
Stade III	Péritonite généralisée purulente
Stade IV	Péritonite fécale

Diagnostic [2]

Démarche diagnostique

Anamnèse

- ATCD, traitements…
- Troubles du transit (diarrhée ou constipation inhabituelles) fréquents, ténesme.

Examen clinique

- Symptômes dépendant étroitement du stade de la diverticulite (importance de l'infection).
- Douleur maximale en FIG, permanente, intense, notamment à la décompression brutale.
- Fièvre fréquente.
- Troubles du transit (diarrhée ou constipation inhabituelles) fréquents, ténesme.
- Possible trace de sang rectale, mais très rare hémorragie digestive basse significative (tumeur ?).
- Si masse abdominale au toucher rectal : évoquer la constitution d'un abcès.
- Dysurie et signes fonctionnels urinaires si diverticulite paravésicale.
- Fistule colovésicale : pneumaturie, fécalurie et infections urinaires répétées possibles.
- Pertes vaginales fécaloïdes : fistule utérine ou vaginale.
- Péritonite localisée ou généralisée : nausées et vomissements habituels ; défense voire contracture en cas de péritonite généralisée. Impose une prise en charge chirurgicale rapide.
- Occlusion de type colique rare (< 10 % des cas).

Examens complémentaires

Biologie

- Hyperleucocytose fréquente, sauf patients âgés ou immunodéficients.
- BU et ECBU : possible leucocyturie aseptique en cas de diverticulite paravésicale.
- ASAT, ALAT, bilirubinémie et lipasémie : intérêt diagnostique différentiel.

Imagerie

TDM injectée

Examen de choix.

- À effectuer dans les 24 h suivant l'admission des patients hospitalisés et dans les 72 h suivant la suspicion diagnostique et la mise en route du traitement antibiotique.
- Visualise des diverticules, localise un épaississement de la paroi colique de plus de 4 mm, recherche des abcès, des fistules et une inflammation de la graisse péricolique.

- Élimine les autres pathologies : abcès ovarien, anomalies vasculaires, aortique en particulier.
- Recherche une distension cæcale (>9 cm) et des signes de souffrance tissulaire : intervention rapide du chirurgien.
- Recherche une pyléphlébite, rare mais sévère; suspectée chez un sujet ayant une diverticulite aiguë, un ictère et des abcès hépatiques.

Échographie

- Peu sensible et peu spécifique par rapport à TDM.
- Recherche un épaississement hypoéchogène de la paroi colique, la présence de diverticule et une douleur provoquée à la pression de la zone atteinte.
- Intérêt en cas de pathologie utéro-annexielle également suspectée.

Rectosigmoïdoscopie

Si suspicion d'une entérite inflammatoire compliquée.

Diagnostic différentiel

- Cancer colique compliqué.
- Colite ischémique notamment chez le sujet âgé ou terrain vasculaire.
- Colites inflammatoires.
- Infections pelviennes.
- GEU.
- Appendicite aiguë en cas de diverticulite du côlon droit.

Pronostic et gravité

Facteurs de gravité

- État général du patient, sujet âgé avec comorbidité, sujets immunodéprimés (corticothérapie au long cours, VIH, sujets transplantés).
- Gravité de l'infection intrapéritonéale.
- Retard diagnostique (jeune, immunodéprimé).

Évolution

- Perforation précoce possible.
- Abcès péridiverticulaire (35 %).
- Rupture d'un abcès péridiverticulaire peut entraîner une péritonite fécale (mortalité de 5 à 10 %).
- Fistules colovésicales les plus fréquentes (plus souvent chez l'homme). Fistules colovaginales et colocutanées plus rares.

Prise en charge thérapeutique et orientation

Deux tiers des diverticulites aiguës guérissent avec un traitement médical. Traitement chirurgical nécessaire d'emblée si péritonite, perforation diverticulaire ou état septique mal contrôlé (figure 40.1) [3, 4].

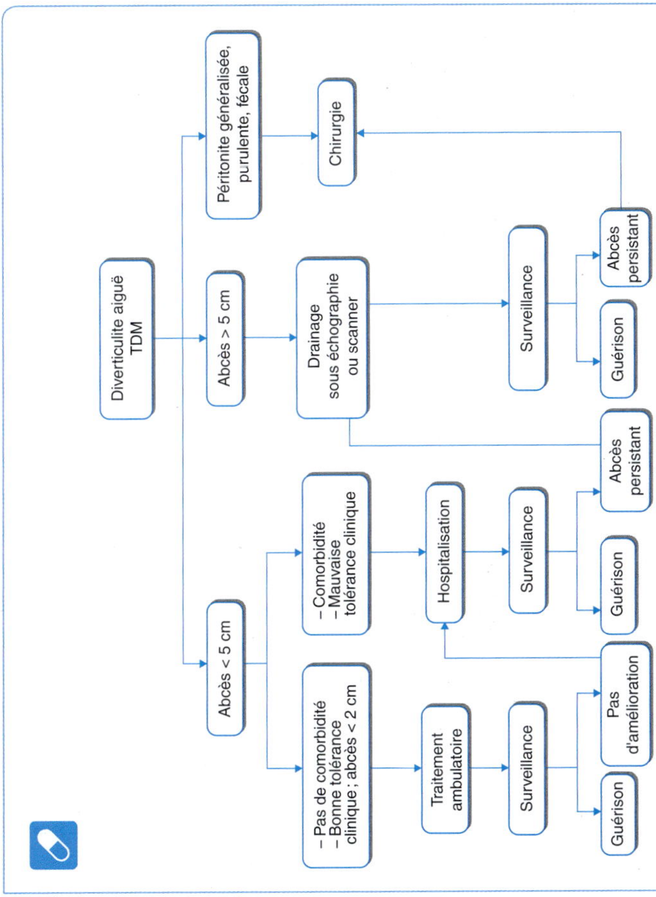

Figure 40.1 **Diverticulite aiguë [3, 4].**

Poussée simple

Ambulatoire

- Le traitement symptomatique sans antibiotique des diverticulites non compliquées confirmées par le scanner est recommandé en l'absence de signes de gravité, d'immunodépression, de score ASA >3 ou de grossesse et en l'absence de comorbidité significative et/ou de contexte social défavorable.
- Dans cette situation, une surveillance clinique est recommandée. En cas de non-réponse à ce traitement, une antibiothérapie par voie orale est alors recommandée ne dépassant pas 7 jours, associant amoxicilline et acide clavulanique ou, en cas d'allergie prouvée, une fluoroquinolone (lévofloxacine ou ciprofloxacine) + métronidazole.
- Il n'est pas recommandé de modifier la proportion en fibres ni de réaliser une décontamination bactérienne.
- Antalgiques en fonction de la douleur (voir « Traitement de la douleur aux urgences »).

En hospitalisation

- Indications à l'hospitalisation :
  - absence d'amélioration en 48 h (moins de 10 % des cas);
  - doute diagnostique;
  - sujets âgés et immunodéficients;
  - abcès >2 cm ou péritonite;
  - signe de gravité;
  - grossesse;
  - score ASA >3 ou immunodépression.
- Antibiothérapie initialement intraveineuse :
  - pénicilline A/inhibiteur de bêta-lactamase (amoxicilline-acide clavulanique : 1 g × 3/j);
  - C3G (céfotaxime 1 g × 3/j, ceftriaxone 1 g/j) en association à un nitro-imidazolé (métronidazole : 500 mg × 3/j);
  - en cas d'allergie aux bêta-lactamines : association fluoroquinolone (ofloxacine : 200 mg × 2/j) et nitro-imidazolé (métronidazole : 500 mg × 3/j) ou l'association d'un aminoside et soit d'un nitro-imidazolé, soit d'un lincosamide.

Poussées compliquées

- Mettre à jeun, voie veineuse périphérique, antalgiques en fonction de la douleur.
- Surveillance du sepsis : hémodynamique et clinique.
- Si signes d'occlusion : sonde nasogastrique avec aspiration.
- Abcès, dépend de la taille et du retentissement septique :
  - abcès de moins de 5 cm : antibiothérapie seule;
  - abcès de plus de 5 cm : drainage percutané sous guidage TDM ou échographique.

- Objectifs :
  - défervescence thermique;
  - diminution des douleurs;
  - régression de la polynucléose en 72 h.
- Péritonite généralisée, perforation ou présence d'air dans la paroi colique : intervention chirurgicale en urgence (colostomie de décharge précédée de la résection de la partie du côlon malade, avec rétablissement ultérieur de la continuité).

RÉFÉRENCES

[1] HAS. Complications de la diverticulose colique. Recommandations Gastroenterol Clin Biol 2007; 31 : 3S5.10.

[2] Morris MA, Regenbogen SE, Hardiman KM, et al. Sigmoid diverticulitis a systematic review. JAMA 2014; 311(3) : 287–97.

[3] Etzioni DA, Mack TM, Beart RW, et al. Diverticulitis in the United States : 1998–2005 : changing patterns of disease and treatment. Ann Surg 2009; 249 : 210–7.

[4] Shabanzadeh DM, Wille-Jørgensen P. Antibiotics for uncomplicated diverticulitis. Cochrane Database Syst Rev 2012; 11 : CD009092.

Fiche 41

Algies pelviennes aiguës de la femme

Points importants

- Ce motif de recours est lié à des pathologies spécifiques de l'appareil génital ainsi que des causes générales.
- Quatre causes sont importantes à diagnostiquer du fait de leur gravité potentielle à court terme : GEU, torsion de l'annexe, infection génitale haute (IGH) et appendicite.
- Lorsqu'il existe un syndrome infectieux ou inflammatoire, les premiers diagnostics à évoquer sont l'appendicite aiguë ou une IGH.
- La pratique d'un test de grossesse est indispensable chez les femmes en période d'activité génitale.
- L'échographie est l'examen clé pour confirmer un diagnostic suspecté cliniquement.
- Le diagnostic de certitude n'est parfois finalement posé que par une cœlioscopie qui permet le traitement de la cause.

Définitions

- Les algies pelviennes aiguës (APA) sont définies comme des douleurs pelviennes c'est-à-dire localisée dans l'hypogastre ou les fosses iliaques droite et gauche depuis moins d'un mois.
- Sur le plan pratique, on considère qu'une douleur entraînant une consultation en urgence est une douleur aiguë.
- Le plus souvent, les APA restent sans causes organiques retrouvées. L'appendicite et les GEU sont les causes organiques les plus fréquentes. Les complications kystiques ovariennes, éventuellement compliquées de torsion et d'IGH, sont les deux autres urgences qu'il convient de diagnostiquer sans délai.
- Facteurs de risque de la GEU :
  - antécédents de GEU;
  - antécédents de chirurgie annexielle ou de stérilisation tubaire;
  - utilisation d'un DIU;
  - âge >40 ans;
  - tabagisme;
  - infertilité connue;
  - antécédents d'IGH.
- Facteurs de risque de l'IGH
  - âge jeune, principal facteur;
  - mode de contraception (DIU);
  - multiplicité des partenaires sexuels;
  - antécédents d'infections sexuellement transmissibles.

- Les facteurs de risque de la torsion annexielle :
  - kystes ovariens, particulièrement dermoïdes qui en sont la principale étiologie;
  - ligature tubaire;
  - grossesse, principalement lors du premier trimestre;
  - stimulation ovarienne.

Diagnostic

Diagnostic clinique

Anamnèse

- Intensité de la douleur.
- Mode d'installation de la douleur : un début brutal évoque une torsion annexielle favorisée par la présence d'un kyste, également observé dans les ruptures de kystes et les hémorragies intrakystiques. Un début insidieux oriente plutôt vers une IGH ou une appendicite.
- Caractère unilatéral de la douleur : préférentiellement vers une pathologie annexielle.
- Association à des douleurs de l'hypocondre droit : périhépatite associée à une IGH (syndrome de Fitz-Hugh-Curtis). Augmentation modérée des ALAT, ASAT.
- Métrorragie chez une femme enceinte : grossesse anormale (elle manque cependant dans 20 % des GEU).
- Les SFU s'observent dans 20 à 30 % des IGH.

Examen clinique

- Signes d'irritation péritonéale : défense, contracture.
- Examen gynécologique :
  - recherche la présence de métrorragies ou de leucorrhées;
  - toucher vaginal :
    - douleur provoquée annexielle unilatérale : complication de kyste, une torsion d'annexe ou une GEU non compliquée,
    - douleur à la mobilisation utérine est fréquente en cas d'IGH, retrouvée dans un quart des appendicites aiguës, dans les GEU et les kystes hémorragiques lorsqu'il existe un hémopéritoine.

Examens biologiques

- Test de grossesse qualitatif indispensable chez toute femme en période d'activité génitale (aménorrhée manquante dans 20 à 50 % des GEU) :
  - le dosage quantitatif plasmatique de bêta-hCG est intéressant pour dater la grossesse;
  - le seuil de 1000 mUI/mL de bêta-hCG est classiquement retenu comme le seuil normal de visualisation d'un sac intra-utérin par échographie endovaginale.
- NFS : anémie par saignement et polynucléose dans le cadre d'une pathologie infectieuse.

- CRP : élevée dans trois quarts des cas d'IGH. Mauvaise VPN.
- BU : diagnostic différentiel.
- Prélèvements bactériologiques : réalisés au niveau de l'endocol; rechercher des germes pathogènes (gonocoque, *Chlamydia trachomatis*, etc.).

Imagerie

Échographie

Examen clé, réalisée au mieux par voie endovaginale.

- Cinq coupes :
  - coupe sagittale de l'utérus;
  - coupe transversale de l'utérus;
  - coupe de chaque ovaire;
  - coupe de l'espace de Morrison.
- Ces coupes permettent :
  - de rechercher la présence et l'abondance d'un épanchement dans le cul-de-sac de Douglas. S'il dépasse le fond utérin ou autour des ovaires : > 300 mL;
  - d'éliminer ou d'affirmer l'appendicite uniquement si appendice visualisé (TDM en cas de non visualisation);
  - de rechercher des signes indirects d'IGH : épaississement pariétal tubaire de plus de 5 mm associé à un aspect de roue dentée et épanchement dans le cul-de-sac de Douglas;
  - de diagnostiquer un abcès pelvien;
  - de rechercher des signes de torsion d'annexe : une image annexielle pathologique non spécifique dans la plupart des cas. Apprécie l'ischémie ovarienne.
- L'échographie endovaginale est indispensable en cas de bêta-hCG positive pour le diagnostic de GEU :
  - recherche, dans un premier temps, d'une GIU qui rend très peu probable l'existence d'une GEU associée, sauf en cas de contexte de PMA;
  - pour la GEU, l'échographie permet un diagnostic de certitude (sac extra-utérin ou embryon visible) ou des arguments en faveur d'une complication (épanchement du cul-de-sac de Douglas, hématosalpinx);
  - en cas d'examen non concluant : répéter avec les dosages de bêta-hCG.

Doppler

- L'effet Doppler associé à l'échographie peut constituer une aide dans certaines situations : IGH, GEU.
- Pour les torsions d'annexe, l'effet Doppler a une bonne VPP mais un examen normal ne permet pas de l'éliminer.

Orientation diagnostique [1]

Se fonde sur les données anamnestiques, cliniques, biologiques et échographiques (figure 41.1).

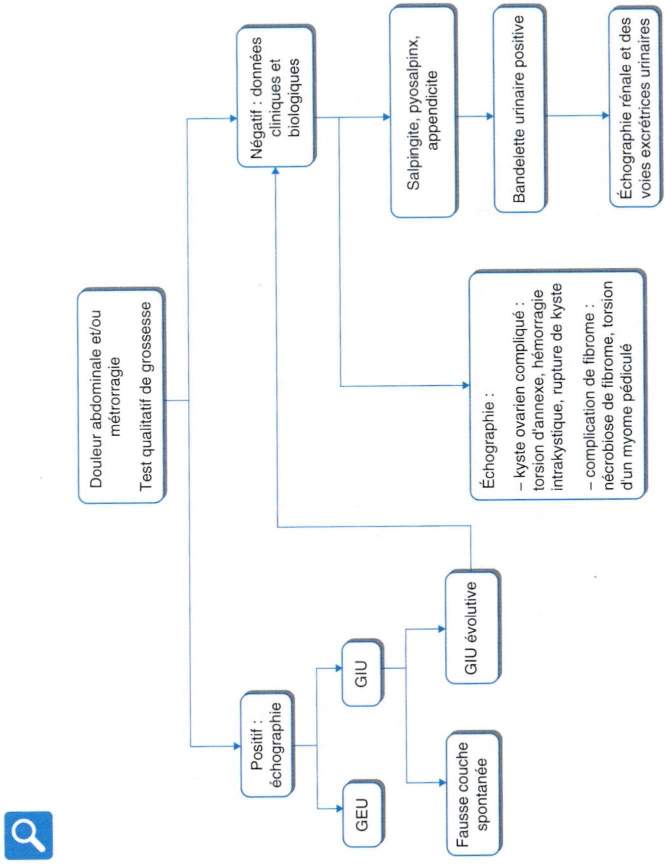

Figure 41.1 Algies pelviennes aiguës de la femme : orientations diagnostiques.

Critères diagnostiques des IGH

- Indiqués tableau 41.1.
- En cas de doute diagnostique, clinique et échographique : réaliser une TDM qui précise le stade évolutif de l'IGH et de faire un certain nombre de diagnostics différentiels.

Prise en charge thérapeutique

Suspicion de GEU (voir « Hémoragies de la grossesse »)

- Association test de grossesse positif, APA ± métrorragies :
  - doit bénéficier d'une surveillance qui peut être ambulatoire jusqu'à la localisation de la grossesse ou la négativation des bêta-hCG;
  - suivi ambulatoire uniquement s'il n'y a pas de signe d'irritation péritonéale ou de suspicion de rupture tubaire (figure 41.2).

Tableau 41.1 Critères majeurs et additifs pour le diagnostic d'IGH [2].

Critères majeurs proposés (l'absence des critères tend à éliminer le diagnostic d'IGH)
Douleur pelvienne spontanée (en l'absence d'autres pathologies) Et : – douleur annexielle provoquée – et/ou douleur à la mobilisation utérine
Critères additifs (chaque critère présent augmente d'autant la probabilité d'une IGH)
Interrogatoire : – antécédent d'IST – contexte de post-partum, post-abortum, manœuvre endo-utérine récente – métrorragies – syndrome rectal (ténesme, épreinte) **Examen clinique** : – T > 38 °C – leucorrhées purulentes **Examens complémentaires** : – élévation de la CRP – présence de *Chlamydia trachomatis*, gonocoque ou *Mycoplasma genitalium* à l'examen bactériologique – histologie : • endométrite à la biopsie endométriale – présence de signes échographiques spécifiques : • épaississement pariétal tubaire > 5 mm • OU signe de la roue dentée (franges tubaires épaissies donnant un aspect de septa incomplets) • OU masse hétérogène latéro-utérine ± cloisonnée avec de fins échos **Absence d'autres pathologies (GEU, appendicite, endométriose, kyste ovarien compliqué [torsion, rupture], infection urinaire, pathologie fonctionnelle, etc.)**

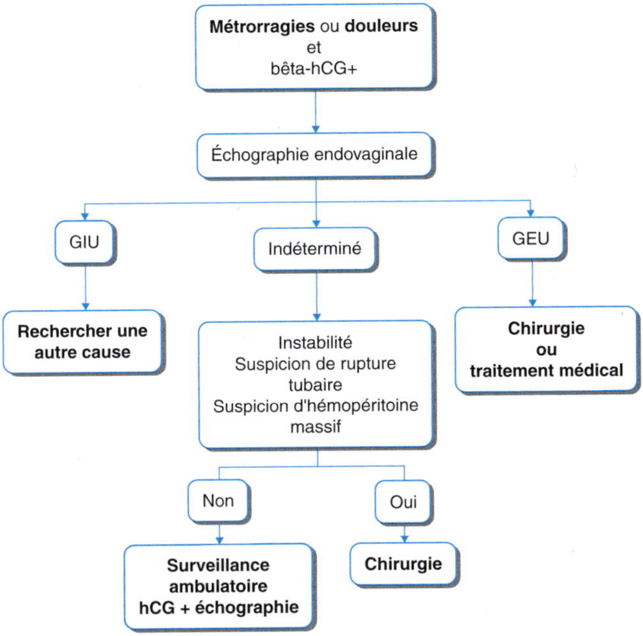

Figure 41.2 **Prise en charge thérapeutique dans le cas d'une suspicion de GEU.**

- En cas de GEU avérée :
  - la cœlioscopie est indiquée en première intention en cas :
    - d'instabilité hémodynamique,
    - de suspicion de rupture tubaire,
    - d'hémopéritoine abondant,
    - de contre-indication au traitement médical ou de mauvaise observance prévisible;
  - le traitement médical (méthotréxate) présente des résultats similaires à la cœlioscopie pour des GEU de moins de 4 cm dont le taux de de bêta-hCG est inférieur à 5000 ou 10000 mUI/mL.

Suspicion de torsion d'annexe

- Diagnostic de certitude : peropératoire.

- Devant un faisceau d'argument (douleur intense et brutale, image annexielle suspecte), la chirurgie permet de confirmer le diagnostic et de réaliser le traitement.
- L'appréciation de la nécrose annexielle est mauvaise et une fonction ovarienne peut être récupérée chez une patiente présentant une annexe d'aspect nécrotique.

IGH non compliquée [2]

- Cœlioscopie diagnostique non recommandée en première intention seulement en cas de doute diagnostique persistant après l'imagerie.
- Prélèvement vaginal avec examen direct : leucocytes altérés et autres anomalies (trichomonase, vaginose, recherche de *Chlamydia trachomatis*, de *Neisseria gonorrhϾæ* et de *Mycoplasma genitalium*). Si intervention, prélèvements peropératoires.
- Antibiothérapie :
  - probabiliste mise en place précocement sans attendre les résultats bactériologiques;
  - le traitement en hospitalisation et/ou par voie veineuse n'offre pas d'avantages par rapport à un traitement en externe et ne modifie pas le pronostic ultérieur de ces patientes;
  - traitement de référence : association ofloxacine 400 mg × 2/j + métronidazole 500 mg × 2/j pendant 14 jours en première intention;
  - injection IM complémentaire de ceftriaxone 500 mg associée secondairement en cas de découverte de gonocoque ou d'emblée en fonction du contexte (haute prévalence, facteurs de risque, suivi aléatoire);
  - consultation dans un délai bref (3 à 5 jours) pour s'assurer de l'observance, de l'efficacité clinique et microbiologique et de la bonne tolérance du traitement;
  - si DIU : retirer le DIU et analyse bactériologique;
  - si IGH liée à une infection sexuellement transmissible : dépistage chez le partenaire et traitement en fonction du germe en cause.

Abcès du tube ovarien

- Drainage en cas de collection > 3 cm par radiologie interventionnelle ou par cœlioscopie.
- La ponction par voie transvaginale est à préférer au drainage chirurgical.
- Prise en charge chirurgicale des abcès du tube ovarien en première intention dans les formes graves (rupture, péritonite, choc septique).
- Antibiothérapie associée : ampicilline + gentamicine ou ampicilline + lévofloxacine + métronidazole.

Pelvipéritonite

- Traitement chirurgical et antibiothérapie sans délai.
- Possible choc toxinique streptococique, notamment au 3e trimestre de la grossesse

RÉFÉRENCES

[1] Huchon C, Estrade-Huchon S, Popowski T, et al. Algies pelviennes aiguës de la femme : orientation diagnostique et conduite à tenir. Encycl Méd Chir (Elsevier, Paris). Gynécologie 2010; 1–14. article 162-A-15.

[2] Collège national des gynécologues et obstétriciens français. Recommandations pour la pratique clinique, In : Infections génitales hautes; 2012, www.cngof.fr/pratiques-cliniques/recommandations-pour-la-pratique-clinique/apercu?path=RPC%2BCOLLEGE%252FRPC_infections_2012.pdf&i=459

Syndrome occlusif

Points importants

- Le syndrome occlusif (SO) est une urgence diagnostique et thérapeutique, le plus souvent chirurgicale en cas d'occlusion mécanique.
- Signes cardinaux : douleur abdominale, nausées et vomissements, arrêt des matières et des gaz et météorisme.
- L'aspiration gastrique doit être systématique.
- La TDM est le seul examen qui permette d'obtenir les informations nécessaires sur le mécanisme, la cause et le siège.
- La TDM fait le point sur les éléments de gravité : importance de la distension et la souffrance pariétale.
- L'évolution d'une occlusion mécanique aboutit à une souffrance vasculaire.

Définition

- SO : urgence diagnostique et thérapeutique définie par un transit anormal avec un arrêt des matières et des gaz. Gravité liée au risque de nécrose intestinale et aux troubles hydroélectrolytiques induits.
- Le traitement est le plus souvent chirurgical en cas d'occlusion mécanique.
- Le SO de l'adulte représente 10 % des étiologies des syndromes douloureux abdominaux « chirurgicaux » et l'incidence augmente avec l'âge. Les occlusions du grêle s'observent à tout âge ; les occlusions coliques sont plus fréquentes au-delà de 50 ans.
- En pratique, on distingue deux types d'occlusion :
  - le SO mécanique en rapport avec un obstacle endoluminal ou une souffrance à composante ischémique du tube digestif quelle qu'en soit la cause et, le plus souvent, par strangulation ;
  - l'occlusion fonctionnelle en rapport avec un trouble de contractilité de l'intestin sans atteinte anatomique vraie, réactionnelle à un trouble métabolique (hypokaliémie), une cause médicamenteuse (neuroleptiques, sédatifs, opiacés) ou à un phénomène aigu inflammatoire ou infectieux, en général intra-abdominal mais possiblement extra abdominal qui entraîne un iléus reflexe.

Diagnostic (figure 42.1)

Démarche diagnostique

Anamnèse

- ATCD, traitements…
- Intervention chirurgicale antérieure.

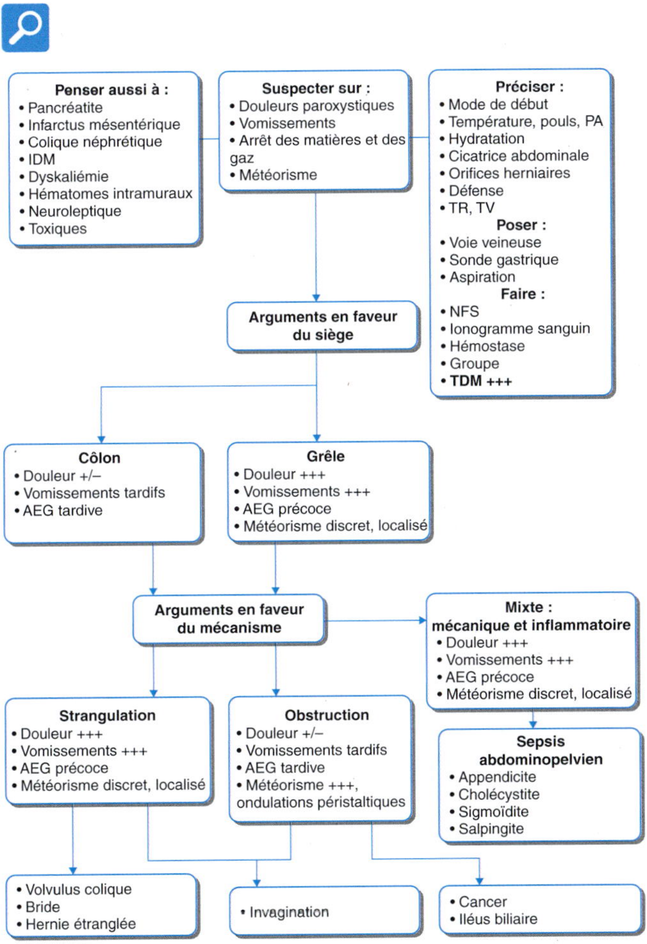

Figure 42.1 Occlusion intestinale aiguë mécanique.

Examen clinique [1]

- Diagnostic facile lorsque la triade fonctionnelle associe :
  - douleurs abdominales évoluant par paroxysme ;
  - nausées et vomissements alimentaires, bilieux ou tardivement fécaloïdes ;
  - arrêt des matières et des gaz.
- L'examen physique recherche un météorisme :
  - de siège variable ;
  - soit diffus, soit localisé et asymétrique, peut être minime (occlusion haute à ventre plat) ;
  - immobile ou animé d'ondulations péristaltiques ;
  - tympanique à la percussion.
- Diagnostic moins évident, notamment chez le sujet âgé :
  - douleur atténuée ;
  - vomissements tardifs (occlusion basse) ;
  - arrêt des matières et des gaz remplacé par une fausse diarrhée (vidange du segment d'aval).
- Dans tous les cas, rechercher :
  - fièvre et degré de déshydratation ;
  - cicatrice abdominale ;
  - palper les orifices herniaires et faire les touchers pelviens ;
  - signes de souffrance d'une anse intestinale : fièvre, douleur intense, localisée, défense et matité localisées.

Examens biologiques

NFS, ionogramme sanguin, urée ou créatininémie sanguine, hémostase, groupe, RAI : recherche de troubles hydroélectrolytiques, d'un syndrome inflammatoire et anticipation à une intervention chirurgicale potentielle (intérêt potentiel de la PCT).

Imagerie

TDM

L'ASP, longtemps examen de référence, est remplacé (sauf si indisponible) par la TDM :

- seul examen qui permette de préciser le mécanisme et le siège ;
- place essentielle dans le diagnostic et le bilan de gravité d'un syndrome occlusif aigu ;
- première acquisition abdominopelvienne sans injection oriente le diagnostic, détecte de l'air extradigestif, précise le niveau d'occlusion ;
- seconde acquisition avec injection de produit de contraste :
  - une insuffisance rénale modérée (clairance à la créatinine entre 30 et 60 mL/min) secondaire à la déshydratation ne constitue pas une contre-indication, mais il est nécessaire de bien hydrater le patient,
  - en cas d'insuffisance rénale, évaluer le rapport risque/bénéfice ;

- sensibilité et spécificité du scanner > 95 % pour faire le diagnostic de SO :
  - dilatation de plus de 2,5 cm de l'anse grêle et de plus de 6 cm en cas d'occlusion colique,
  - niveaux hydroaériques,
  - niveau de l'occlusion marqué par la présence d'une zone de transition anse saine plate-anse dilatée.

La TDM :

- donne des indications sur la lésion en cause :
  - causes endoluminales (boudin d'invagination, sténose liée à un cancer du côlon), causes pariétales (hématome),
  - causes extraluminales (compression extrinsèque) :
    - aspect radiaire des vaisseaux mésentériques vers les anses grêles dilatées formant un C ou un U : étranglement,
    - enroulement convergeant vers le site de torsion signe un volvulus intestinal,
    - recherche une bride, une hernie; très utile dans le diagnostic des hernies internes et permet de mettre en évidence un foyer infectieux associé à une occlusion fonctionnelle;
- apprécie la gravité :
  - importance de la distension : distension cæcale de plus de 9 cm doit faire craindre une perforation,
  - souffrance pariétale :
    - congestion veineuse mésentérique : épaississement pariétal circonférentiel, perte de transparence du mésentère avec aspect flou et dilatation des veines mésentériques, épanchement intrapéritonéal transsudatif abondant,
    - nécrose transmurale par ischémie artérielle : amincissement pariétal, retard ou une absence de rehaussement après injection, infiltration du mésentère, épanchement intrapéritonéal, pneumatose pariétale, pneumopéritoine, aéroportie, aéromésentérie signe de souffrance majeure.

Échographie

- Place très limitée, peut néanmoins se révéler utile chez l'enfant (invagination) ou chez l'adulte jeune et maigre.
- Anses intestinales distendues à contenu liquidien, très sensible pour détection d'un épanchement intrapéritonéal.
- Peut parfois mettre en évidence la cause de l'occlusion comme une tumeur, une invagination, un hématome pariétal ou un corps étranger.
- Signes de souffrance intestinale : absence de péristaltisme, épaississement pariétal hypoéchogène.

Diagnostic du siège

Occlusion du grêle

Signes cliniques marqués

- Douleur vive d'apparition brutale.
- Vomissements d'autant plus précoces que l'occlusion est haute.

- Altération rapide de l'état général.
- Arrêt des matières et des gaz peu net.
- Météorisme discret.

Imagerie

Niveaux hydroaériques :

- de siège central, nombreux, surtout si l'occlusion est distale ;
- plus larges que hauts, à bords minces ;
- absence de gaz dans le côlon.

Occlusion colique

Douleur avec un début progressif et insidieux

- Vomissements tardifs.
- Arrêt des matières et des gaz précoce.
- État général longtemps conservé.
- Météorisme diffus souvent au premier plan.

Imagerie

Les niveaux hydroaériques :

- disposés sur le cadre colique ;
- peu nombreux ;
- de taille importante ;
- plus hauts que larges avec des bords épais avec des haustrations.

Diagnostic du mécanisme

Occlusion par strangulation

- Urgence chirurgicale.
- Intensité des signes fonctionnels :
  - douleur à début brutal, intense, s'accompagnant de vomissements abondants ;
  - altération de l'état général rapide avec déshydratation précoce ;
  - météorisme est localisé.
- Imagerie : typiquement, mais rarement, image hydroaérique dessinant un arceau gazeux avec niveau liquide à chaque pied.

Occlusion par obstruction

- Signes fonctionnels progressifs.
- État général longtemps conservé.
- Météorisme diffus, mobile avec ondulations péristaltiques.

Occlusion mixte mécanique et inflammatoire

Associe mécanisme fonctionnel et un facteur mécanique avec l'agglutination d'anses autour d'une zone inflammatoire :

- présence habituelle d'une fièvre ;
- son traitement est celui du foyer septique abdominal.

Diagnostic de la cause

Occlusion du grêle

Volvulus sur bride

- Cause la plus fréquente d'occlusion intestinale aiguë chez l'adulte jeune.
- Antécédent d'intervention abdominale (cicatrice abdominale).

Hernie étranglée

- Tableau d'occlusion par strangulation.
- Palpation des orifices herniaires systématique.
- Mécanisme similaire en cas d'éventration étranglée.

Occlusion postopératoire précoce

L'absence d'amélioration sous traitement médical après avoir éliminé un sepsis intra-abdominal (TDM) impose la réintervention.

Iléus biliaire

- Occlusion par obstruction.
- Douleur abdominale paroxystique diffuse se fixant dans la fosse iliaque droite ou en péri-ombilical.
- Vomissements précoces, abondants, intermittents.
- Arrêt des matières et des gaz incomplet, évoluant par à-coups.
- État général altéré.
- Antécédents lithiasiques; un syndrome douloureux et fébrile de l'hypochondre droit a souvent précédé l'occlusion.
- TDM : aérobilie et calcul.

Occlusion colique

Cancer colique

- début souvent progressif succédant à des troubles du transit;
- arrêt des matières et des gaz;
- peu de douleurs et vomissements tardifs;
- météorisme abdominal mobile et en cadre;
- TDM : distension gazeuse en amont de la tumeur.

Volvulus du côlon pelvien

- Arrêt des matières et des gaz total.
- Météorisme très important.
- Antécédents de constipation chronique.
- Crise de douleur colique à laquelle le malade était habitué mais qui persiste anormalement.
- Lavement aux hydrosolubles sous faible pression : un arrêt complet à la charnière rectosigmoïdienne au niveau de la spire de torsion sigmoïdienne.

Autres causes d'obstruction coliques

Sigmoïdite sténosante, fécalome, compression extrinsèque (tumeur pelvienne), colite ischémique.

Diagnostic différentiel

- Lorsqu'il existe une fièvre, toujours penser à un foyer septique intra-abdominal : appendicite, sigmoïdite, annexite, cholécystite.
- Parfois, seule l'intervention met en évidence : hernie interne, tumeur du grêle, rétrécissement inflammatoire (MICI, tuberculose) ou cicatriciel, corps étranger intra-intestinal, etc.
- Les autres diagnostics à envisager : pancréatite, ischémie mésentérique.
- Le problème diagnostique : le plus souvent résolu par la TDM injectée.

Évolution et gravité

- Déterminées par :
  - l'ischémie digestive ;
  - la hauteur de l'occlusion ;
  - le terrain.
- L'occlusion mécanique est une urgence thérapeutique, le plus souvent chirurgicale.
- Le retard diagnostique et de prise en charge peut entraîner l'évolution vers :
  - la nécrose intestinale (résection de grêle) ;
  - une perforation transformant l'occlusion en une péritonite.
- Élément poussant à l'intervention (voir encadré ci-dessous).

Éléments de gravité imposant une intervention en urgence

- Cliniques : début brutal, douleur intense, constante, vomissements fécaloïdes, défense, fièvre.
- Biologiques : acidose, déshydratation, insuffisance rénale, hyperlactatémie.
- Radiologiques : degré de dilatation, ischémie pariétale digestive, aéroportie.

Prise en charge thérapeutique [2]

Symptomatique

- Voie veineuse.
- Sonde nasogastrique en aspiration douce (de 10 à 30 cmH_2O).
- Rééquilibration hydroélectrolytique basée sur les données cliniques (hémodynamiques, diurèse, aspiration gastrique) et biologiques qu'il faut répéter.

Traitement de la cause

En cas d'occlusion du grêle

- Suppression chirurgicale de l'obstacle : section d'une bride, réduction d'une hernie, détorsion d'un volvulus, extraction d'un corps étranger.
- Appréciation de la viabilité de l'anse grêle (couleur, mobilité, sérum chaud) aboutissant soit à la réintégration soit à une résection-anastomose.

Volvulus du côlon pelvien

- Tentative d'intubation rectosigmoïdienne sous contrôle endoscopique (contre-indiquée en cas de diagnostic douteux ou de signe de nécrose).
- En cas de succès : colectomie secondaire discutée.
- Chirurgie :
  - indiquée en cas de contre-indication et d'échec de l'intubation et de doute diagnostique ;
  - résection associée à une colostomie, la continuité n'étant rétablie que secondairement.

Occlusion des cancers coliques

- Soit :
  - Colostomie de proche amont permettant de lever l'occlusion, puis lors d'une deuxième intervention programmée, réalisation d'une colectomie avec anastomose sur un côlon dégonflé et préparé ;
  - Colectomie d'emblée, plus ou moins étendue en fonction des lésions, avec anastomose d'emblée ou non protégée par une colostomie d'amont.

RÉFÉRENCES

[1] Chiche L, Lebreton G, Le Pennec V. Syndromes occlusifs. Encycl Méd Chir (Elsevier, Paris). Médecine d'urgence 2007 ; 1–12. article 25-050-A-30.

[2] Bass KN, Jones B, Bulkley GB. Current management of small-bowel obstruction. Adv Surg 1998 ; 31 : 1.

Pancréatite aiguë

Points importants

- La prise en charge de la pancréatite aiguë (PA) aux urgences comprend trois phases intriquées :
  - l'affirmation du diagnostic ;
  - l'appréciation de la gravité de la PA ;
  - des mesures thérapeutiques adaptées et précoces.
- La sévérité de la pancréatite est liée à l'existence d'une ou plusieurs défaillances d'organes ou d'une complication. L'obésité et l'épanchement pleural sont des éléments indépendants de gravité.
- La lithiase biliaire et l'intoxication alcoolique sont les deux causes les plus fréquentes de pancréatite.
- Le diagnostic positif repose sur l'association d'une douleur abdominale en région épigastrique et d'une élévation de la lipasémie (> 3 N).
- L'examen TDM n'est demandé en urgence que s'il existe un doute diagnostique ou une gravité d'emblée. Pour évaluer la gravité, il doit être effectué entre la 72e et la 96e h d'évolution de la douleur.
- L'évaluation de la gravité s'appuie sur des éléments cliniques, biologiques et radiologiques, regroupés en scores (Ranson, Imrie, Balthazar).
- Les antalgiques majeurs de palier 3 sont souvent nécessaires.
- L'antibiothérapie n'est justifiée qu'en cas d'infection documentée ou devant un état septique patent.
- Les seules indications opératoires initiales de la PA sont une perforation d'organe creux, un choc hémorragique ou une lithiase biliaire.

Définitions [1]

- Une PA est une inflammation aiguë du pancréas. Peut toucher les organes de voisinage ou à distance.
- Majorité de sujets masculins (60 %), d'âge médian de 54 ans.
- Les lésions sont : œdème interstitiel isolé ou associé à de la cytostéatonécrose, nécrose du parenchyme pancréatique ou des tissus avoisinants ou lésions hémorragiques.
- La pancréatite aiguë sévère : existence d'une ou plusieurs défaillances d'organe (état de choc cardiovasculaire une insuffisance rénale, un score de Glasgow < 13, une thrombopénie < 80 000/mm³ ou une hémorragie digestive) ou d'une complication locale (nécrose, abcès ou pseudokyste).

- La nécrose se définit par la présence de tissu pancréatique dévascularisé. La présence de lésions hémorragiques dans le pancréas ou les tissus avoisinants est possible.
- Un pseudokyste : collection de liquide pancréatique constituée en plusieurs semaines circonscrite par une paroi faite d'un tissu inflammatoire et fibreux, sans épithélium. Liquide inflammatoire riche en enzymes pancréatiques et en débris tissulaires et nécrotiques. Peut se surinfecter.
- Les formes sévères représentent de 10 à 30 % des cas.
- Mortalité des formes sévères de l'ordre de 40 % ; 60 % des décès surviennent dans la première semaine (détresse respiratoire ou une défaillance multiviscérale). Ensuite, le problème majeur est lié au sepsis par infection de la nécrose.
- Plus d'une centaine d'étiologies des PA (étiologie identifiée dans 80 % des cas). La lithiase biliaire (40 %) et l'intoxication alcoolique (40 %): causes les plus fréquentes.
- Gradient nord-sud en Europe avec une prédominance de l'origine alcoolique au nord (38 à 60 %) et de l'origine lithiasique au sud (60 à 71 %).
- Causes médicamenteuses et toxiques très nombreuses (plus de 250 médicaments incriminés).

Diagnostic [2]

Démarche diagnostique (tableau 43.1)

- Associe : syndrome douloureux abdominal aigu, en région épigastrique, intense, avec irradiation postérieure et élévation de la lipasémie (>3 N).
- Bilan clinique (hémodynamique, douleur, sepsis, marbrures, examen abdominal, cardiorespiratoire). Réévaluation régulière clinique et biologique nécessaire.

Tableau 43.1 Principaux symptômes rencontrés au cours de la pancréatite aiguë, d'après [3].

Douleurs abdominales	95 %
Fièvre	80 %
Défense abdominale	80 %
Nausées, vomissements	70 %
Iléus fonctionnel	60 %
Ictère	30 %
Choc	25 %

Examens biologiques

- NFS, ionogramme sanguin, glycémie, transaminases, lipasémie, LDH, ECG, GDS.
- La lipasémie : spécifique et doit être utilisée exclusivement.

Imagerie

- Radiographie thoracique systématique à l'admission : recherche d'épanchements pleuraux.
- Imagerie pancréatique en urgence : uniquement si doute diagnostique, origine lithiasique fortement suspectée ou gravité d'emblée.
  - TDM :
    - examen de choix en cas de diagnostic difficile;
    - réalisé sans et avec injection : gros pancréas, recherche des coulée d'œdème ou de nécrose; fait le bilan des lésions et a une valeur pronostique entre 72 et 96 h d'évolution.
  - Échographie : indiquée en cas de suspicion de lithiase biliaire; souvent gênée par les gaz.

Diagnostic différentiel

- Fait discuter les autres abdomens chirurgicaux : perforation d'ulcère, péritonite aiguë, ischémie mésentérique, occlusion.
- Dans les cas douteux : TDM injectée.

Éléments de gravité et pronostic

Scores clinicobiologiques

- Les plus utilisés : Ranson, Blamey-Imrie, *Bedside index of severity in acute pancreatitis score* (BISAP score : prend en compte l'urémie, l'état de conscience, l'existence d'un épanchement pleural, l'âge > 60 ans et l'existence de signes de SIRS) (tableaux 43.2 et 43.3).
- Bonne VPN de pancréatite sévère mais une faible VPP. Aucun de ces scores ne s'avère nettement supérieur.
- Pour prédire une défaillance d'organe au seuil d'un score > 2, les scores de Ranson (Se : 82 % ; Sp : 74 %) et Blamey-Imrie (Se : 64 % ; Sp : 91 %).
- Les épanchements pleuraux, la présence d'un SIRS et surtout sa persistance à 48 h, et l'obésité : facteurs de gravité.

Selon les dernières recommandations internationales, la présence d'un syndrome de réponse inflammatoire systémique (SRIS) à l'admission et surtout sa persistance à 48 h prédisent une évolution sévère. Son utilisation est recommandée plutôt que celle des autres scores existants.

Scores radiologiques

Score de Balthazar bien corrélé à la morbidité et la mortalité (tableau 43.4).

Tableau 43.2 Score de gravité de Ranson.

À l'admission
– Âge > 55 ans – Globules blancs > 16 G/L – Glycémie > 11 mmol/L (sauf diabète) – LDH > 350 U/L (1,5 N) – ASAT > 250 U/L (6 N)
Durant les 48 premières heures
– Baisse hématocrite > 10 % – Ascension urée sanguine > 1,8 mmol/L – Calcémie < 2 mmol/L – PaO2 < 60 mmHg – Déficit en bases > 4 mmol/L – Séquestration liquidienne estimée > 6 L
Score > 2 = pancréatite sévère (chaque item est égal à 1 point).

Tableau 43.3 Score de gravité de Blamey-Imrie.

– Âge > 55 ans – Globules blancs > 15 G/L – Glycémie > 10 mmol/L (sauf diabète) – LDH > 600 U/L (3,5 N) – Urée sanguine > 16 mmol/L – Calcémie < 2 mmol/L – PaO2 < 60 mmHg – Albuminémie < 32 g/L – ASAT > 100 U/L (2 N)
Score > 2 : pancréatite sévère (chaque item est égal à un point).

Complications

Complications précoces [4]

Défaillances multiviscérales

- Les défaillances multiviscérales augmentent parallèlement à la sévérité de la maladie, mais sans lien avec l'étendue de la nécrose. Les plus fréquentes : respiratoires, rénales, hémodynamiques, hématologiques (CIVD). Rechercher systématiquement une complication chirurgicale.
- Le syndrome de détresse respiratoire peut aussi être secondaire aux épanchements pleuraux qui doivent être drainés.
- Les complications chirurgicales précoces sont liées à la gravité de l'agression locale ou régionale. Les lésions sont hémorragiques ou liées à une perforation qui touche généralement le côlon, les artères spléniques ou mésentériques.

Tableau 43.4 Gravité radiologique.

Inflammation pancréatique et péripancréatique		
Grade A : pancréas normal (0 pt)		
Grade B : élargissement focal ou diffus du pancréas (1 pt)		
Grade C : pancréas hétérogène associé à une densification de la graisse péripancréatique (2 pts)		
Grade D : coulée péripancréatique unique (3 pts)		
Grade E : coulées multiples ou présence de bulles de gaz au sein d'une coulée (4 pts)		
Nécrose : Pas de nécrose (0 pt) Nécrose < 30 % (2 pts) Nécrose 30–50 % (4 pts) Nécrose > 50 % (6 pts)		
Index de sévérité	**Morbidité (%)**	**Mortalité (%)**
< 3	8	3
4–6	35	6
7–10	92	17

Complications tardives

Surinfection de la nécrose :

- peut survenir dès la première semaine et augmenter jusqu'à la troisième semaine d'évolution pour atteindre 2/3 des patients;
- l'intérêt débattu de l'augmentation de la PCT;
- l'identification de germes obtenus par ponction percutanée guidée par imagerie affirme le diagnostic d'infection;
- infection de la nécrose : antibiothérapie probabiliste puis adaptée; évacuation des débris nécrotiques et drainage des collections infectées nécessaires;
- absence de surinfection : la nécrose évolue vers la résorption dans plus de 50 % des cas au-delà de la 4e semaine. Peut évoluer vers la constitution de pseudokystes diagnostiqués au scanner ou à l'échographie ou d'abcès pancréatiques.

Prise en charge thérapeutique [5]

- Une surveillance étroite des patients et les traitements conservateurs sont les meilleurs garants d'une évolution simple des pancréatites aiguës.
- Compensation des pertes hydroélectrolytiques et correction de l'hypovolémie, le plus rapidement possible :

- apport de cristalloïdes par NaCl 0,9 % (35 mL/kg/j) ou de solutés balancés (Ringer Lactate), guidé par la surveillance hémodynamique, de la diurèse, de l'hématocrite, la protidémie et l'ionogramme urinaire;
- apports en potassium, magnésium et calcium selon les déficits constatés;
- une hyperglycémie ≥ 13,9 mmol/L : traitement par insuline;
- une acidose : souvent le premier témoin d'une hypovolémie ou d'une nécrose.
- Transfusions sanguines : en cas d'hématocrite inférieur à 25 %.
- Oxygénation :
  - hypoventilation observée chez près de 40 % des patients;
  - assurer du maintien d'une $SpO_2 > 95$ %;
  - recours à la ventilation assistée si nécessaire pour cet objectif.
- Une analgésie doit être débutée dès la constatation de la douleur :
  - attention au paracétamol chez les patients alcooliques;
  - la morphine et ses agonistes purs : antalgiques de choix (EVA est supérieure à 6). Les effets de la morphine sur le sphincter d'Oddi ne doivent pas influencer son utilisation;
  - aspirine et les AINS : contre-indiqués.
- Nutrition :
  - pose d'une sonde nasogastrique d'aspiration : uniquement si vomissements itératifs. La mise à jeun est guidée par les douleurs et de l'intolérance digestive;
  - PA peu sévères : alimentation orale reprise classiquement progressivement après une période de 48 h sans douleurs et une normalisation de la lipasémie;
  - PA sévère : support nutritionnel pour compenser l'hypercatabolisme et prévenir la dénutrition (plutôt sonde nasojéjunale du fait du reflux gastrique);
  - supplémentation en micronutriments, en particulier à visée anti-oxydante (vitamines A, C, E, sélénium) et en zinc;
  - nutrition parentérale : indiquée si intolérance de la voie entérale.
- Antibiothérapie :
  - la plupart des experts ne recommandent pas d'antibiothérapie préventive systématique ni par voie systémique ni sous forme de décontamination digestive sélective [6];
  - l'antibiothérapie n'est justifiée qu'en cas d'infection documentée, devant un choc septique, une angiocholite, une infection nosocomiale;
  - une antibioprophylaxie doit encadrer les gestes invasifs.
- Chirurgie de la PA :
  - les seules indications opératoires initiales de la PA sont une perforation d'organe creux, un choc hémorragique ou une lithiase biliaire;

– la chirurgie pourra être décidée secondairement en cas de surinfection de la nécrose. Les techniques de chirurgie mini-invasive sont de plus en plus utilisées.

Prise en charge spécifique de PA biliaire

- La recherche de l'origine biliaire d'une PA doit être effectuée précocement par échographie.
- Un taux d'ALAT > 150 UI/L : hautement prédictif d'une pancréatite biliaire.
- En urgence, envisager la recherche par IRM et/ cholangiographie rétrograde d'une lithiase cholédocienne.
- La cholecystectomie doit être réalisée le plus rapidement possible, durant la même hospitalisation, en cas de PA bénigne. Elle devra être discutée à distance, après régression des phénomènes inflammatoires, en cas de PA sévère. La sphinctérotomie endoscopique (SE) : préférée à la chirurgie de désobstruction canalaire. Dans tous les cas où une SE est envisagée en urgence, elle doit être réalisée le plus précocement possible.

RÉFÉRENCES

[1] Montravers P, Benbara A, Chemchick H, et al. Pancréatites aiguës. Encycl Méd Chir (Elsevier, Paris). Médecine d'urgence 2007. article 36-726-C-10.
[2] Phillip V, Steiner JM, Algül H. Early phase of acute pancreatitis : assessment and management. World J Gastrointest Pathophysiol 2014 ; 5 : 158–68.
[3] Pateron D. Urgences et défaillances viscérales aiguës UE11. MED-LINE Editions ; 2015.
[4] Schepers NJ, MGH Besselink, van Santvoort HC. Early management of acute pancreatitis. Best Practice & Research Clinical Gastroenterology 2013 ; 27 : 727–43.
[5] Société nationale française de gastro-entérologie. Conférence de consensus : pancréatite aiguë. Gastroenterol Clin Biol 2001 ; 25 : S5–246.
[6] Frossard JL, Steer ML, Pastor JL. Acute pancreatitis. Lancet 2008 ; 371 : 143–52.

Hémorragies digestives

Points important

- Les hémorragies digestives (HD) hautes, les plus fréquentes sont les ulcères gastroduodénaux et les lésions liées à l'hypertension portale (HTP).
- La prise en charge doit confirmer l'HD, évaluer sa gravité et rechercher une cause.
- L'endoscopie œso-gastroduodénale (EOGD) est réalisée dans les 24 h, dans les 12 h en cas de cirrhose, ou dès que possible en cas de choc hémorragique.
- Les IPP à forte dose doivent être débutés dès la suspicion clinique d'HD haute, avant la réalisation de l'EOGD.
- L'hémostase des patients doit être corrigée en cas de troubles acquis (anticoagulants), alors que les troubles de l'hémostase du cirrhotique peuvent être tolérés, sauf en cas de thrombopénie profonde (< 30 000) avec saignement actif.
- Dans l'hémorragie liée à l'HTP, les objectifs de remplissage vasculaire sont minimalistes : PAM à 65 mmHg.
- Le traitement vasopresseur (somatostatine, octréotide ou terlipressine) est débuté dès la suspicion clinique d'HD liée à l'HTP, avant la réalisation de l'EOGD.
- La TDM prend une place de plus en plus importante pour le diagnostic des HD basses.
- L'artériographie est réservée à l'échec du traitement endoscopique dans l'HD haute active non liée à l'HTP et aux HD basses avec saignement actif au scanner.

Définition

- Les HD hautes : situées en amont de l'angle de Treitz (jonction duodénum-jéjunum) (tableau 44.1) et basse en aval (tableau 44.2).
- Incidence élevée malgré les progrès thérapeutiques : vieillissement de la population et utilisation plus importante des AINS et d'antithrombotiques.
- La maladie ulcéreuse gastroduodénale (pour moitié dans l'estomac et pour moitié dans le duodénum) : principale cause d'HD [1].
- Les facteurs favorisant l'HD d'origine ulcéreuse sont la prise d'aspirine (RR 2–15, dose dépendant), la prise d'AINS non salicylés (RR 3–9), les traitements antithrombotiques et l'intoxication alcoolique aiguë.

- Hémorragies liées à l'HTP : rupture de varices œsophagiennes dans 80 % des cas, les autres causes étant liées à une rupture de varices sous-cardiales ou à une gastropathie [2].
- Le risque de survenue d'une HD chez le malade atteint de cirrhose augmente avec la gravité de la cirrhose.

Tableau 44.1 Lésions responsables d'hémorragies digestives.

Ulcères gastroduodénaux	35
Gastrites et duodénites	15
Syndrome de Mallory-Weiss	5
Œsophagites	5
Tumeurs malignes	5
Tumeurs bénignes	1
Ulcérations de Dieulafoy	1
Angiomes	<1
Hémobilies	<1
Fistules aortodigestives	<1
Liées à l'hypertension portale : – varices œsophagiennes : 80 % – varices sous-cardiales : 10 % – gastropathie : 10 %	15
Indéterminée : 15 %	

Tableau 44.2 Causes des hémorragies digestives basses.

Anus
– Hémorroïdes – Fissure
Rectum
– Ulcération traumatique – Rectite radique, ischémique, inflammatoire – Polype ou cancer
Grêle : rares
– Diverticule de Meckel – Ulcère du grêle (médicamenteux) – Angiodysplasie – Tumeur bénigne ou maligne (lymphome) – Entérites inflammatoires (maladie de Crohn), radique

(*Suite*)

Tableau 44.2 Suite.

Côlon
– Diverticulose colique – Angiodysplasie – Polype ou cancer – Polypectomie endoscopique – Entérites inflammatoires (rectocolite hémorragique, maladie de Crohn) – Colite ischémique, médicamenteuse, radique – Endométriose – Ulcère infectieux (amibien, CMV) – Varices liées à l'HTP

Tableau 44.3 Critères d'évaluation de l'abondance d'une hémorragie digestive aiguë, d'après [4].

Pertes (mL)	< 750	750–1 500	> 1 500
Pression artérielle systolique	Normale	Normale	Diminuée
Pouls (b/min)	< 100	100–120	> 120
Fréquence respiratoire	Normale	Normale	Accélérée
État neurologique	Normal	Anxiété	Confusion Agitation

Diagnostic [3]

Clinique

- Extériorisation dans 80 % des cas :
  - l'hématémèse (vomissement de sang rouge ou noir) correspond toujours à une HD haute;
  - le méléna, émission de selles noires, nauséabondes, goudronneuses, est le plus souvent lié à une HD haute;
  - l'hématochézie, ou selles sanglantes avec des caillots, est le plus souvent lié à une HD basse;
  - les rectorragies de sang rouge orientent vers une HD basse.
- Anémie ferriprive non extériorisée qui peut témoigner de n'importe quel type d'HD.
- Ce qui n'est pas une HD :
  - apport oral de fer; vomissements fécaloïdes;
  - hémoptysie; hémorragies oropharyngée;
  - épistaxis déglutie pouvant être responsable secondairement d'une hématémèse;
  - ménométrorragies abondantes, à distinguer des rectorragies.
- Abondance de l'hémorragie évaluée sur des paramètres cliniques :
  - guident le remplissage (tableau 44.3);
  - l'intensité des signes cliniques dépend de la rapidité avec laquelle l'hémorragie se constitue;

- cirrhose : pouls à interpréter en fonction de la prise de bêtabloquants, de la présence d'un syndrome de sevrage en cas d'alcoolisme et d'une éventuelle infection associée.
- Caractère actif de l'hémorragie : évolution des paramètres hémodynamiques sous remplissage et éventuellement par lavages gastriques répétés.
- Appréciation du terrain essentielle :
  - reconnaissance précoce d'une cirrhose;
  - coronaropathie (ECG systématique), insuffisance respiratoire et rénale; antécédents de pathologie œsogastroduodénale peptique, pathologie colique ou proctologique, existence de vomissements récents;
  - prises médicamenteuses : AINS, anticoagulants, bêtabloquants en particulier.

Examens biologiques

- Hémoglobinémie initiale : mauvais reflet de la perte sanguine, tant que le phénomène d'hémodilution physiologique ou le remplissage vasculaire n'a pas eu lieu.
- NFS, hémostase, ionogramme sanguin et fonction rénale, groupe, RAI : rechercher une déglobulisation, des troubles ioniques, une acidose métabolique, des troubles de l'hémostase et doser les transaminases et la bilirubinémie en cas de cirrhose.

Endoscopie, imagerie

- EOGD examen clé :
  - recommandée dans les 24 premières heures qui suivent le début de l'hémorragie, 12 h en cas de cirrhose;
  - précédée de 30 minutes par érythromycine 250 mg voie IV (sauf contre-indication, allongement du QT à l'ECG) : meilleure visibilité par vidange de l'estomac;
  - affirme la cause du saignement dans 90 % des cas, évalue le risque de récidive hémorragique, et permet un éventuel traitement hémostatique.
- Parfois TDM indiquée en cas d'HD grave (extériorisation abondante et retentissement hémodynamique) et présomption HD haute mais EOGD non disponible immédiatement, ou suspicion de fistule aortoduodénale.

Évolution, pronostic

Mortalité globale

Entre 5 et 10 %, varie en fonction de la cause.

Mortalité des hémorragies liées à l'HTP

Environ 20 % liés à la gravité de la cirrhose (score de Child-Pugh ou MELD, tableau 44.4); mortalité de l'hémorragie ulcéreuse de l'ordre de 5 %. La récidive hémorragique est un facteur de gravité indépendant.

Facteurs pronostiques des HD haute

Liés à l'abondance de l'hémorragie, à son caractère actif et au terrain (tableau 44.5).

Tableau 44.4 Facteurs pronostiques des hémorragies digestives.

Terrain
– Cirrhose – Âge > 60 ans – Coronaropathie – Prise d'anticoagulants
Saignement
– Instabilité hémodynamique, choc initial – Hémoglobinémie < 8 g/dL
Activité du saignement
– Sang frais, stigmates d'hémorragie récente

Tableau 44.5 Fréquence des lésions constatées en endoscopie en cas d'hémorragie ulcéreuse et influence de ces lésions sur le risque de récidive hémorragique (classification de Forrest).

	Fréquence %	Récidive %	Mortalité %
I Ulcère à cratère propre	40	< 5	< 5
IIa Taches hémorragiques	20	10	0–10
IIb Caillot adhérent	15	20	5–10
IIc Vaisseau visible	15	45	10
III Saignement actif	15	55	10

Mortalité des HD basses

80 % des HD basses cèdent spontanément, la mortalité se situe entre 2 et 4 %.

Critères de gravité, scores

- Hémorragies ulcéreuses : aspect endoscopique de l'ulcère apprécié par la classification de Forrest (tableau 44.6). Les ulcères classés Forrest Ia (saignement artériel en jet), Ib (saignement veineux en nappe) ou IIa (vaisseau visible) sont à haut risque de récidive. Les caillots adhérents (IIb) sont à risque intermédiaire. Les ulcères avec taches pigmentées (IIc) ou à fond propre (III) sont à faible risque hémorragique.
- Pour les HD liée à l'HTP, la taille des varices est un élément pronostique; les varices œsophagiennes grade III (circonférentielles, confluentes, ne disparaissant pas à l'insufflation) ou avec signe rouge, sont à haut risque de récidive.
- Scores spécifiques de l'HD haute :
  - score de Rockall (tableau 44.7);
  - score de Glasgow-Blatchford (GBS) est clinicobiologique (tableau 44.8).
- L'orientation peut être guidée par le score de Rockall et le score GBS, qui permettent d'aider à identifier les patients à haut risque de morbidité et de mortalité devant aller en réanimation et les patients qui peuvent à l'inverse rapidement retourner à domicile (GBS ≤ 1).

Tableau 44.6 Score MELD (*model for end-stage liver disease*) Calcul et pronostic.

Score MELD	Mortalité
10	3,8
15	9,9
20	23,6
25	46,6
> 30	> 71,1

MELD score : (0,957 * ln(Serum Cr en mg/dL) + 0,378 * ln(Serum Bilirubin en mg/dL) + 1,120 * ln(INR) + 0,643) * 10. Calcul disponible : www.mdcalc.com/meld-score-model-for-end-stage-liver-disease-12-and-older/

Tableau 44.7 Score de Rockall pour le pronostic des malades.

Score	0	1	2	3
Âge (ans)	< 60	60–79	≥ 80	
Choc	Pas de choc	Tachycardie > 100/min	Tachycardie > 100/min	
Comorbidité	Absence		Insuffisance coronaire Insuffisance cardiaque Autre comorbidité majeure	Insuffisance rénale Insuffisance hépatique Cancer disséminé
Diagnostic	Syndrome de Mallory-Weiss Pas de lésion observée Pas de signe d'hémorragie récente	Autres diagnostics	Lésions malignes du tube digestif supérieur	
Signe endoscopique d'hémorragie récente	Absence ou taches hémorragiques		Sang dans l'estomac, caillot adhérent, vaisseau visible	
Si le score clinique est 0 ou le score complet inférieur à 2 le risque de récidive hémorragique et de décès est faible.				

Calcul disponible : www.thecalculator.co/health/Rockall-Score-Calculator-829.html

Tableau 44.8 Score de Glasgow-Blatchford pour le pronostic des malades.

Urée (mmol/L)	≥6,5 et <8	2
	≥8 et <10	3
	≥10 et <25	4
	≥25	6
Hémoglobine (dg/L) chez l'homme	≥12 et <13	1
	≥10 et <12	3
	<10	6
Hémoglobine (dg/L) chez la femme	≥10 et <12	1
	<10	6
Pression artérielle systolique	100–109 mmHg	1
	90–99 mmHg	2
	<90 mmHg	3
Pouls	>100 bpm	1
Melæna	présent	1
Syncope	présent	2
Hépatopathie	présente	2
Insuffisance cardiaque	présente	2
TOTAL		
Un score <3 est associé à une nécessité de traitement inférieur à 1 % des cas.		

Calcul disponible : www.mdcalc.com/glasgow-blatchford-bleeding-score-gbs/

Prise en charge thérapeutique

Traitement symptomatique [5]

- Pose d'une ou deux voies veineuses périphériques de bon calibre (14–16 G).
- Maintenir le débit cardiaque et la pression artérielle systémique : remplissage précoce guidé par l'évaluation de la perte sanguine. S'effectue essentiellement par cristalloïdes ;
- Maintenir le transport de l'oxygène : transfusion pour maintenir une hémoglobinémie entre 7 et 8 g/dL, associée à une oxygénothérapie en cas d'hémorragie sévère (objectif $SpO_2 \geq 94$ %). Récemment, stratégies de transfusions restrictives (objectif 8 g/dL d'hémoglobine), y compris pour les patients ayant des pathologies cardiorespiratoires.

- Dans l'HD liée à l'HTP, objectif d'une PAM à 65 mmHg.
- Au-delà de 2 CG, discuter la transfusion systématique de plasma frais congelé.
- En dehors de la cirrhose, l'hémostase nécessite un taux de plaquettes > 50 G/L en cas de saignement actif, un TP ≥ 40 % et un taux de fibrinogène ≥ 1,5 g/L.
- Éviter ou corriger l'hypothermie.
- Ne pas corriger les troubles de l'hémostase du cirrhotique en dehors d'une thrombopénie < 30 G/L si l'HD n'est pas contrôlée.
- La pose d'une sonde gastrique n'est justifiée qu'en cas :
  - de doute diagnostique (HD non extériorisée);
  - de suivi de l'activité hémorragique par lavages gastriques répétés (environ 20 % des HD).

Traitement étiologique

- Inhibiteurs de la pompe à proton à forte doses (8 mg/h équivalent oméprazole) à débuter d'emblée et à adapter après l'examen endoscopique (maintenir pendant 72 h si HD ulcéreuse active).
- Traitement par hémostase endoscopique de l'ulcère hémorragique (injection d'adrénaline, thermocoagulation ou la pose de clips hémostatiques)
- Hémostase des VO : ligature élastique des VO en première intention, éventuellement complétée par sclérothérapie et l'encollage des varices gastriques; associé au traitement par vasopresseurs.
- Sonde de tamponnement œsophagien : mesure de sauvetage en cas d'échec du traitement endoscopique d'une hémorragie liée à l'HTP, dans l'attente d'un TIPS.
- L'artériographie réservée aux échecs du traitement endoscopique dans l'HD haute non liée à l'HTP.
- HD liée à l'HTP; baisse du débit splanchnique obtenue grâce à l'utilisation de vasopresseurs utilisés le plus tôt possible :
  - somatostatine, de l'octréotide ou de la terlipressine;
  - traitement vasoconstricteur poursuivi au maximum 5 jours et ses modalités d'utilisation résumées dans le tableau 44.9;
  - relai est pris par l'instauration des bêtabloquants en l'absence de contre-indications.
- Le TIPS : réservé aux échecs du traitement endoscopique de l'HD en rapport avec l'HTP pour des cirrhoses B ou C selon la classification de Child-Pugh.

Traitements associés

- Chez le malade atteint de cirrhose : antibiothérapie : C3G ou fluoroquinolone pendant 5–7 jours à débuter précocement;
- Lactulose dans la prévention de l'encéphalopathie hépatique;
- Pas d'indication à la poursuite des IPP en cas de rupture de VO.

Tableau 44.9 Principaux vasopresseurs utilisés dans l'hémorragie digestive chez le malade atteint de cirrhose.

	Posologie et voie d'administration	Contre-indications principales	Effets indésirables principaux
Octréotide (Sandostatine® sol. inj 50 µg/ml, 100 µg/mL ou 500 µg/ml)	25 µg/h IVSE	Hypersensibilité Grossesse Allaitement	troubles digestifs
Somatostatine lyoph. et sol. 0,25 mg, 3 mg et 6 mg	250 µg bolus IVL (> 1 min) puis 250 µg/h IVSE	Déconseillé si : – grossesse – allaitement	Flush, nausées et bradycardie si administration trop rapide
Terlipressine (Glypressine® poudre et sol. 1 mg/5 mL)	> 50 kg : 2 mg bolus IV/4 h jusqu'au contrôle de l'HD < 50 kg : 1 mg bolus IV/4 h jusqu'au contrôle de l'HD	Hypersensibilité Choc septique Déconseillé si : – cardiopathie ischémique – troubles du rythme cardiaque – HTA non contrôlée – AVC – artérite des membres inférieurs – asthme, BPCO – insuffisance rénale chronique – âge > 70 ans – grossesse	– Poussée hypertensive – Bradycardie – Syndrome coronarien aigu – Troubles du rythme cardiaque – Ischémie aiguë périphérique

Particularités des hémorragies digestives basses (HDB) [6]

- Rectorragies de sang rouge, sans déglobulisation significative (probable saignement anorectal ou colique gauche) : anuscopie et examen de la marge anale précédant une rectosigmoïdoscopie.
- Causes des HDB (tableau 44.10).
- En cas d'HD d'allure basse abondante : ne pas méconnaître une cause haute; pratique d'une EOGD rapide lorsque l'examen proctologique et la rectosigmoïdoscopie n'ont pas permis de mettre en évidence l'origine de ce saignement (figure 44.1).
- En cas d'HDB : coloscopie avec exploration du grêle terminal après une bonne préparation colique (*wash-out* par polyéthylène glycol).
- Développement de la TDM pour préciser la localisation de l'hémorragie.
- L'artériographie à la recherche d'une lésion colique peut être couplée à un geste d'hémostase par embolisation; réservée aux échecs de la coloscopie en cas d'hémorragie dont le débit est supérieur à 1 $mL.min^{-1}$.
- Les HDB d'origine proctologique sont gérées en ambulatoire dans la grande majorité des cas. Pour les causes coliques, l'hospitalisation est la règle.

Tableau 44.10 Répartition des causes d'hémorragies digestives basses de moyenne ou grande abondance.

Prévalence	%
Lésions d'origine anale : – hémorroïdes – fissures	20
Lésions d'origine rectale : – ulcération traumatiques – rectite – lésion tumorales	15
Lésions d'origine colique : – diverticules – angiodysplasies – colite ischémique – lésions tumorales – entérocolites inflammatoires, infectieuses ou médicamenteuses – varices ectopiques	60
Lésions d'origine grêlique : – diverticule de Meckel – ulcère du grêle – lésions tumorales – entérites inflammatoires	5

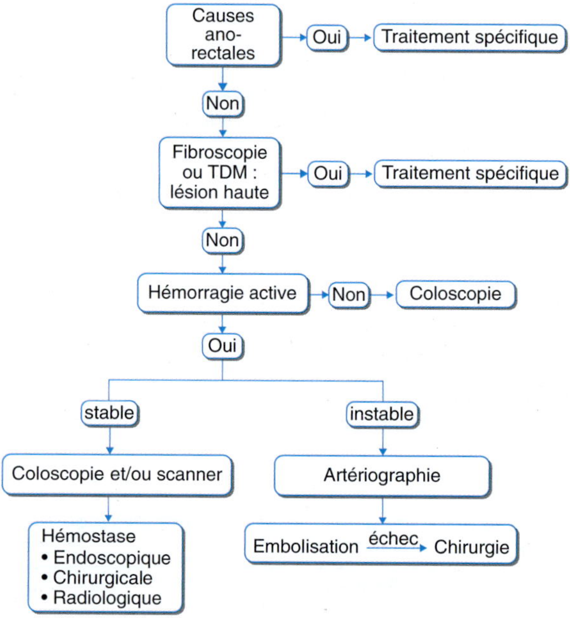

Figure 44.1 Prise en charge d'une hémorragie digestive basse.

RÉFÉRENCES

[1] Barkun AN, Bardou M, Kuipers EJ, et al. International consensus recommendations on the management of patients with nonvariceal upper gastrointestinal bleeding. Ann Intern Med 2019 Dec 3; 171(11) : 805–22.

[2] de Franchis R, Baveno VI. Faculty Revising consensus in portal hypertension : report of the Baveno V consensus workshop on methodology of diagnosis and therapy in portal hypertension. J Hepatol 2010 ; 53 : 743–52.

[3] Pateron D, Pourriat JL, Carbonell N, et al. Hémorragies digestives non traumatiques de l'adulte. In : Encycl Méd Chir. Paris : Elsevier ; 2020 ;(14): 1–14 [Article 25-050-B-20].

[4] Recommandations pour la pratique clinique : remplissage vasculaire au cours des hypovolémies relatives ou absolues. Rea Urg 1997 ; 6 : 331–425.

[5] Osman D, Djibré M, Da Silva D, et al. Management by the intensivist of gastrointestinal bleeding in adults and children. Ann Intensive Care 2012 ; 2 : 46.

[6] Rockey DC. Lower gastrointestinal bleeding. Gastroenterology 2006 ; 130 : 165–71.

Diarrhée aiguë

Points important

- La plupart des diarrhées aiguës (85 %) sont d'origine infectieuse et ont une évolution favorable [1].
- Deux pics annuels de survenue, un en début d'année et l'autre en été.
- Les principaux vecteurs des gastroentérites infectieuses sont les virus et les aliments.
- Les données anamnestiques sont essentielles : la recherche de prise médicamenteuse (antibiotiques, AINS) et de l'existence d'épisodes antérieurs et répétés.
- Les principales complications de la diarrhée sont le retentissement hydroélectrolytique (intérêt de la perte de poids) et le sepsis éventuel.
- L'essentiel du traitement d'une diarrhée est la compensation des pertes hydroélectrolytiques.
- L'âge élevé et l'existence d'une comorbidité, notamment cardiaque, ou d'une immunosuppression sont des éléments pronostiques importants.

Définitions

- Définition pragmatique : plus de trois selles très molles ou liquides par jour depuis moins de deux semaines.
- L'apparition de selles liquides permet de porter le diagnostic de diarrhée aiguë si elles sont récentes, fréquentes et abondantes.
- Facteurs de risque associés aggravant le pronostic :
  - extrêmes de la vie ;
  - existence d'une comorbidité.

Diagnostic

Démarche diagnostique [2]

Anamnèse

- L'interrogatoire est essentiel (voir encadré ci-dessous).
- Recherche de prise médicamenteuse (prise d'antibiotiques, d'AINS).
- Composition des derniers repas.

Données essentielles de l'interrogatoire devant une diarrhée

- Mode d'installation de la diarrhée : un début rapidement progressif s'observe en cas d'origine infectieuse. Il est plus insidieux en cas de colite inflammatoire.Un début brutal évoque une cause ischémique, rare mais qui doit être reconnue précocement. Durée de diarrhée.
- Existence de signes associés : vomissement, fièvre, céphalées, myalgies.
- Présence de glaire, de sang et de pus.
- Notion de voyage dans les 7 jours précédents la survenue de la diarrhée, d'hospitalisation récente.
- Recherche de cas similaires dans l'entourage.
- Prises médicamenteuses dans les deux mois précédents.
- Prise d'aliments douteux : crustacés, les œufs, le poulet rosé, les produits laitiers non pasteurisés, la viande bovine crue.
- Notion d'efforts physiques intenses.
- Existence d'une maladie associée en particulier un déficit immunitaire (corticothérapie, néoplasie, sida).
- Notion de maladie intestinale inflammatoire chronique.
- Notion de constipation récente, de rétention urinaire.

Examen clinique

- Température, pouls, pression artérielle, fréquence respiratoire, signes de déshydratation, instabilité hémodynamique.
- Douleurs abdominales, défense, un météorisme. Examen généralement pauvre en dehors d'une sensibilité diffuse du cadre colique.
- Apprécier le terrain et rechercher des comorbidités : âge, insuffisance cardiaque, insuffisance rénale, immunodépression, diabète.

Examens biologiques

- Une diarrhée banale de moins de trois jours sans retentissement clinique et sans fièvre ne nécessite aucun examen.
- NFS, ionogramme sanguin et fonction rénale permettent d'apprécier le degré de déshydratation.
- Hémocultures en cas de fièvre et de frissons.
- La coproculture est l'examen clé des gastroentérites aiguës bactériennes, ensemencées fraîches ou être à défaut conservées à 4 °C pendant 12 h maximum sur des milieux sélectifs pour *Salmonella*, *Shigella*, *Campylobacter* et *Yersinia enterocolitica*. Indiquée en cas de diarrhée avec sang ou pus ou fièvre > 39 °C ou diarrhée de plus de 3 jours malgré le traitement symptomatique.
- Recherche de toxines de *Clostridium* demandée dans un contexte d'hospitalisation en cours, d'hospitalisation durant les mois précédents ou au décours d'un traitement antibiotique prescrit dans les deux mois précédents.

- Examen parasitologique des selles si :
  - voyage en pays d'endémie amibienne;
  - patients migrants;
  - diarrhée prolongée;
  - immunodéprimé;
  - séjour récent dans un pays en zone d'endémie.
- Frottis sanguin complété par une goutte épaisse (paludisme).
- Rechercher la notion de choléra.

Imagerie

- TDM : pratiquée devant un syndrome douloureux abdominal associé à des signes de gravité (voir ci-dessous, signes de gravité d'une diarrhée) évoquant une colite aiguë grave.
- Sigmoïdoscopie et rectoscopie si :
  - doute sur l'existence d'une colite inflammatoire sous-jacente;
  - glaire ou de sang dans les selles : diagnostic macroscopique de colite distale et prélèvements à visée bactériologique, signe de colite pseudomembraneuse.

Diagnostic différentiel

La cause la plus fréquente de selles liquides (sans diarrhée vraie) chez la personne âgée est la fausse diarrhée sur fécalome.

Étiologies

Diarrhées infectieuses

- Les principaux agents infectieux en cause sont indiqués dans le tableau 45.1 :
  - gastroentérite infectieuse d'origine présumée virale :
    souvent associée à des vomissements ; cas similaires dans l'entourage ; fièvre modérée ; diarrhée aqueuse sans glaire, ni pus, ni sang ; durée inférieure à 3 jours, sans retentissement sur l'état général et sans prise d'antibiotiques; aucun examen complémentaire n'est à envisager;
  - gastroentérite infectieuse d'origine bactérienne :
    - formes invasives : réaction inflammatoire à l'origine d'une production de pus et de sang. Diarrhée de faible volume, associé à un syndrome dysentérique (selles glaireuses, sanglantes associées à des douleurs abdominales et de la fièvre);
    - formes entérotoxiques : responsables d'un syndrome cholériforme, diarrhée abondante, sans fièvre ni douleurs abdominales, entraînant une déshydratation majeure.
- Toxi-infections alimentaires collectives (TIAC) :
  - évoquées lorsque plusieurs cas similaires de diarrhée (au moins deux) ont été signalés à partir de l'ingestion de la même source alimentaire (prévenir l'ARS);

Tableau 45.1 Répartition des principaux agents microbiens impliqués dans les diarrhées d'origine infectieuse.

Viral (60 %)		– Coronavirus – CMV – Adénovirus entérique – Hépatite A-G – Herpès – Norwalk – Picornavirus – Rotavirus
Bactéries (20 %) **Invasives**		– *Campylobacter* sp. – *Clostridium difficile* – *E. coli* entéroinvasif – Salmonelles – Shigelles – Yersiniose
Toxigéniques (5 %)	**Toxines produites dans l'aliment**	– Botulisme – Staphylocoque doré
	Toxines produites après colonisation	– *Clostridium perfringens* – *E. coli* 0157:H7 – *Klebsiella pneumoniæ* – *Shigella* sp. – *Vibrio choleræ* – *Listeria monocytogenes* – *Neisseria gonorrhϧæ*
Protozoaires		– Cryptosporidies – *Entamoeba histolytica* – *Enteromonas hominis* – *Giardia lamblia*
Helminthiases		– Anisakiase – Ascaridiose – Schistosomiases – *Tænia* – Trichinellose

– salmonelles : 70 % des TIAC avec un pic de fréquence en été ; incubation pouvant aller jusqu'à 12 jours. Associe syndrome dysentérique précédé d'une diarrhée hydrique accompagnée de fièvre ;
– staphylocoque (*Staphylococcus aureus*) : diarrhée profuse sans fièvre. Incubation de quelques heures (pâtisseries, les crèmes ou les viandes salées). Diarrhée intense sans fièvre ;
– *Clostridium perfringens* : entéropathie entérotoxique ; contamination collective et massive (cantine). Associe diarrhée hydrique douleurs, sans vomissement ni fièvre ;
– le tableau 45.2 résume les principales propositions thérapeutiques.

Tableau 45.2 Traitement des principales infections bactériennes responsables de diarrhée.

Causes	Incubation	Antibiotique préconisé
Staphylocoque doré	2 à 6 h	0
Salmonelle	10 à 24 h	Fluoroquinolone si sévère
Shigelle	1 à 5 j	Fluoroquinolone
Yersinia	4 à 10 j	Fluoroquinolone, ceftriaxone
Campylobacter	1 à 5 j	Érythromycine, ou fluoroquinolone
Clostridium perfringens	12 h	0
Botulisme	5 h à 8 j	0
E. coli entéropathogène	1 à 2 j	Doxycycline, fluoroquinolone
Clostridium difficile	Quelques jours à un mois	Métronidazole ou vancomycine *per os*

- Diarrhée du voyageur (tourista) :
  - diarrhée associée à des douleurs abdominales, des vomissements et de la fièvre au cours ou au décours d'un voyage dans un pays à faible niveau d'hygiène; dure habituellement moins d'une semaine;
  - d'origine bactérienne dans 80 % des cas. *Escherichia coli* entérotoxinogène le plus souvent en cause entraînant une diarrhée sécrétoire pure. Les shigelles, salmonelles (évoquer une typhoïde) ainsi que les infections à *Campylobacter jejuni* sont possibles.

Diarrhée d'origine médicamenteuse [3]

- Diarrhées induites par les antibiotiques :
  - effet indésirable très fréquent des antibiotiques (5 à 30 %) apparaissant 3 à 5 jours après le début du traitement sans fièvre ni vomissement et cédant à l'arrêt du traitement;
  - colites pseudomembraneuses :
    - liées à la production de toxines A et B du *Clostridium difficile*,
    - survient entre la fin de la 1re semaine et la 6e semaine à l'arrêt des antibiotiques,
    - s'accompagne généralement d'une fièvre modérée, de douleurs abdominales et météorisme,
    - rectosigmoïdoscopie : fausses membranes,
    - le traitement : arrêt de l'antibiothérapie suspecte, prescription de métronidazole;
  - Colites hémorragiques à l'ampicilline :
    - 2 à 7 jours après un traitement par ampicilline; serait due à une toxine sécrétée par *Klebsiella oxytoca*,
    - diarrhée sanglante et des douleurs abdominales sans fièvre,
    - évolution favorable après l'arrêt du traitement.

- Autres médicaments : d'autres médicaments en dehors des antibiotiques peuvent être responsables de colites iatrogènes (voir encadré ci-dessous).

Principaux médicaments (en dehors des antibiotiques) responsables de diarrhée aiguë

- Alphaméthyldopa.
- Anti-acides.
- Antidépresseurs.
- Anti-épileptiques.
- AINS.
- Antiparkinsoniens.
- Anti-arythmiques.
- Cholestyramine.
- Colchicine.
- Digitaliques.
- L-dopa.
- Metformine.
- Prostaglandines.
- Théophylline.

Autres causes

- Diarrhées liées à une entérocolite inflammatoire : examens endoscopiques biopsies.
- Colite ischémique : diarrhée sanglante associée à des douleurs abdominales sur un terrain vasculaire.
- Entérites radiques : évolution par poussée. Ce sont les antécédents qui permettent d'évoquer le diagnostic.

Éléments de gravité et pronostic

Recherche de complications

- La colite aiguë grave = entité anatomique marquée par des ulcérations creusantes touchant tout ou partie du côlon et du rectum :
  - diarrhée sévère associée à des douleurs abdominales parfois intenses et altération rapide de l'état général ;
  - hyperleucocytose, une élévation de la CRP et une hypoalbuminémie.
- Éliminer un mégacôlon toxique défini par :
  - une dilatation de 6 à 7 cm du diamètre colique en dehors des zones où persistent les haustrations coliques ;
  - tableau clinique de gravité comprenant au moins :
    - fièvre supérieure à 38,6 °C,
    - tachycardie supérieure à 120 – hyperleucocytose et anémie.

- Les autres complications sont la perforation colique et l'hémorragie intestinale massive et/ou un choc septique. Discussion de la colectomie en urgence.
- Diagnostic différentiel des formes graves :
  - forme sévère de colite ischémique;
  - colite à CMV survient chez un sujet immunodéprimé;
  - colites toxiques ou médicamenteuses n'entraînent qu'exceptionnellement un tableau de colite aiguë grave, rapportées après la prise de cocaïne, de sels d'or ou de méthotrexate.

Pronostic

- Signes de gravité d'une diarrhée :
  - perte de poids de plus de 10 % du poids de base ou des signes de déshydratation extracellulaire;
  - signes de sepsis sévère;
  - signes d'irritation péritonéale [4].
- Le diagnostic de gravité fait appel à des scores cliniques ou biologiques (tableau 45.3).
- Comorbidité notamment cardiaque ou immunosuppression : éléments pronostiques importants

Prise en charge thérapeutique

Dans tous les cas :
- réhydratation en compensant les pertes hydroélectrolytique;
- traitement de la cause.

Cas sévère :
- nécessite une surveillance continue en milieu médicochirurgical;
- arrêt de toute alimentation orale, correction des troubles hydroélectrolytiques par voie parentérale;
- lorsqu'elle existe, traitement d'une entérite inflammatoire par corticothérapie parentérale (méthylprednisolone 1 mg/kg/j);

Tableau 45.3 Scores de gravité clinicobiologiques proposés pour les rectocolites hémorragiques.

Critères d'Oxford (Truelove) à l'admission
– Plus de 6 selles glairosanglantes/24 h – Pouls > 90/min – Température > 37,5 °C – Chute d'un quart de l'hémoglobinémie – VS > 30 à la première heure
Critères de Travis après 3 j de traitement (discussion de la colectomie)
– Plus de 8 émissions sanglantes/24 h – Protéine C réactive > 45 mg/L

- en cas de fièvre, nécessité d'une antibiothérapie parentérale active sur les entérobactéries et les anaérobies;
- prévention des thromboses veineuses profonde par HBPM est utile en cas d'alitement.

RÉFÉRENCES

[1] Hoogenboom-Verdegaal AM, de Jong JC, During M, et al. Community-based study of the incidence of gastrointestinal diseases in The Netherlands. Epidemiol Infect 1994; 112 : 481–7.

[2] Beaugerie L. Cadre nosologique et diagnostique des colites aiguës. In : Urgences. Paris : Arnette; 2001. p. 64–70. 2001.

[3] Siproudhis L, Mahmoud H, Briand N, et al. Causal assessment of drug-induced acute colitis. A prospective study of 58 consecutive cases. Gastroenterol Clin Biol 1998; 22 : 778–84.

[4] Travis SP, Farrant JM, Ricketts C, et al. Predicting outcome in severe ulcerative colitis. Gut 1996; 38 : 905–10.

Anomalies hépatiques aiguës

Points importants

- Lorsqu'un malade consulte aux urgences pour des anomalies du bilan biologique hépatique, (sans antécédent d'hépatopathie) distinguer :
  - les cytolyses aiguës, dominées par les hépatites aiguës : déterminer la cause et la gravité ;
  - les cholestases, les cytolyses modérées (transaminases < 10 N) ou les anomalies mixtes : éliminer les pathologies biliaires compliquées.
- Il faut toujours apprécier l'insuffisance hépatique cliniquement par l'encéphalopathie et biologiquement par le TP et le facteur V.
- L'échographie n'est pas systématique en urgence, elle est indiquée en cas de douleur abdominale associée.

Définition

- Malade adressé directement pour anomalies biologiques hépatiques.
- Le plus souvent, une symptomatologie digestive associée qui a occasionné la réalisation du bilan biologique hépatique.
- Absence d'hépatopathie connue.

Diagnostic

Démarche diagnostique

Anamnèse

- Début des premiers symptômes.
- Douleurs abdominales :
  - douleurs biliaires : plus souvent épigastriques que celles à l'hypochondre droit ;
  - hépatites aiguës cytolytiques : peu algiques.
- Fièvre ou des frissons.
- Nausées et/ou vomissements.
- Traitements en cours.
- Antécédents du patient en particulier hépatobiliaires, cirrhose connue.

Examen clinique

- Température.
- Taille et palpation du foie.
- Ictère, urines foncées, selles décolorées.
- Examen clinique des signes d'insuffisance hépatique ou d'hypertension portale :
  - foie ferme, à bord tranchant;
  - angiomes stellaires, érythrose palmaire;
  - circulation veineuse collatérale;
  - splénomégalie;
  - astérixis.

Examens biologiques

- ASAT, ALAT (cytolyse).
- Bilirubinémie totale et conjuguée (> 70 µmoles/L : ictère clinique).
- Phosphatases alcalines (cholestase).
- γGT (induction enzymatique).
- TP (insuffisance hépatocellulaire).
- NFS, plaquettes (hypersplénisme).

Distinguer les hépatites cytolytiques aiguës des autres anomalies

Au terme de cette démarche initiale, il convient de distinguer les hépatites cytolytiques aiguës (transaminases > 20 N) des autres anomalies (cytolyse modérée, cholestase ou anomalies mixtes) [1, 2]. La démarche diagnostique de prise en charge de ces anomalies est décrite dans la figure 46.1.

Hépatites cytolytiques

Affirmer l'hépatite aiguë cytolytique

- ALAT et ASAT > 10 N. Augmentation ASAT possible en cas de lyse musculaire (CPK).
- Affirmer le caractère aigu de la cytolyse (signes < 3 semaines).

Existe-t-il une insuffisance hépatique ?

Pas de parallélisme strict entre l'intensité de la cytolyse et l'insuffisance hépatique induite. Rechercher :

- encéphalopathie hépatique : astérixis et troubles de conscience;
- mesure systématique du TP et éventuellement dosage du facteur V :
  - insuffisance hépatocellulaire modérée (TP > 50 %),
  - TP < 50 % définit l'hépatite sévère (orientation du malade en milieu spécialisé),
  - la présence en plus de signes cliniques d'encéphalopathie hépatique définit l'hépatite grave.

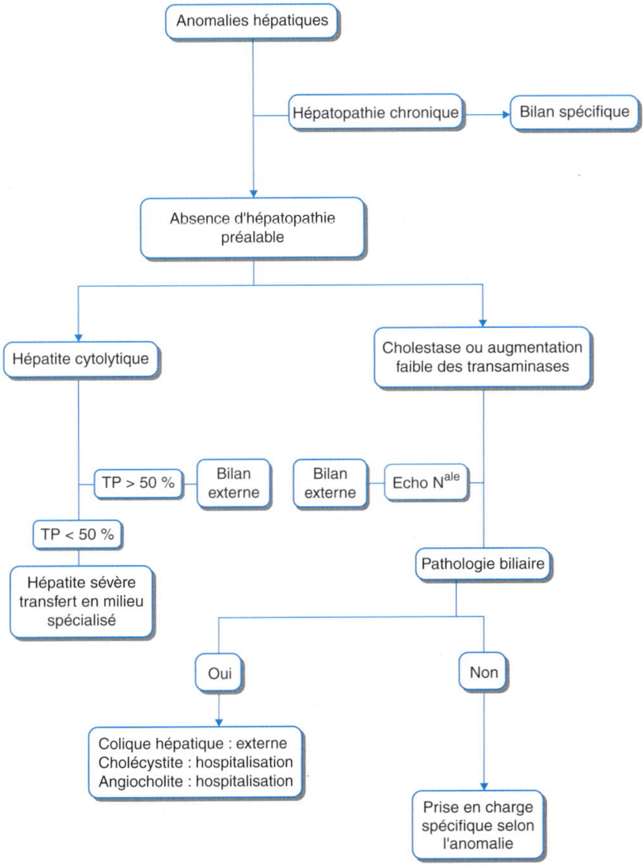

Figure 46.1 Prise en charge d'un malade ayant des anomalies du bilan biologique hépatique.

Quelle est la cause de l'hépatite ?

- Le plus souvent : hépatite aiguë virale, toxique ou médicamenteuse.
- Augmentation importante des ASAT et ALAT, parfois en cas de migration lithiasique associée à des douleurs abdominales : échographie hépatique, lipasémie.

- Hépatites aiguës virales :
  - hépatite A :
    - élévation ALAT précoce (dès le début de la phase clinique). Ictère dans moins de 10 % des cas,
    - transmission orofécale pour l'hépatite A, voyage récent en zone de forte prévalence,
    - hépatite aiguë A symptomatique : risque d'hépatite fulminante de l'ordre de 0,01 %,
    - diagnostic virologique : IgM de l'hépatite A;
  - hépatite B :
    - transmission sanguine et sexuelle, pratiques à risque,
    - risque d'hépatite fulminante de l'ordre d'environ 1 %,
    - diagnostic virologique : IgM anti-HBc de l'hépatite B. En présence de l'antigène HBs, l'absence d'IgM anti-HBc écarte le diagnostic d'hépatite aiguë;
    - surinfection d'hépatite B ou co-infection,
  - hépatite delta :
    - antigène delta détectable de manière transitoire pendant quelques semaines au début de la phase clinique aiguë; anticorps anti-VHD;
  - hépatite E :
    - rares, Afrique et en Amérique du Sud, grossesse
    - anticorps anti-VHE;
  - hépatite C : ne semble pas pouvoir être responsable d'une hépatite aiguë grave;
  - hépatite herpétique (*Herpes simplex virus* [HSV]) :
    - élévation massive des transaminases, fièvre élevée, leucopénie, chez un malade immunodéprimé,
    - traitement urgent par aciclovir comme cela est envisagé pour une méningite herpétique.
- Hépatites toxiques et médicamenteuses :
  - nombreux médicaments concernés;
  - fréquentes chez le sujet âgé : multiplicité des prises médicamenteuses;
  - les intoxications au paracétamol (voir « Intoxications médicamenteuses spécifiques ») : fréquentes aux urgences. Le plus souvent vues aux urgences avant la phase de cytolyse; administration de N-acétylcystéine;
  - d'autres causes d'hépatites toxiques doivent être connues :
    - hépatites phalloïdiennes : contexte, cueillette de champignons, hépatite impliquant plusieurs personnes et association à des troubles digestifs,
    - solvants organiques, halogénés (industriels).
- Cytolyse vasculaire; la cytolyse vasculaire peut s'observer dans deux contextes :
  - congestion veineuse cave, sus-hépatique ou intraparenchymateuse :

– ischémie artérielle hépatique :
  - causes : insuffisance ventriculaire droite, obstacle au drainage veineux sus-hépatique (syndrome de Budd-Chiari), maladie veino-occlusive (hémopathie en chimiothérapie),
  - contexte clinique : installation rapide d'une ascite, hépatomégalie volontiers douloureuse, absence de signe de cirrhose,
  - écho-Doppler hépatique (dilatation des veines sus-hépatique);
  - accompagne une insuffisance circulatoire générale ou une atteinte de l'artère hépatique,
  - désordre hémodynamique au premier plan, diagnostic plus difficile à faire en cas d'insuffisance hépatique au premier plan,
  - importante élévation des transaminases (habituellement > 100 N); élévation modérée de la bilirubinémie (habituellement < 100 µmol/L); insuffisance rénale aiguë de type fonctionnel; correction rapide de l'insuffisance hépatique après l'amélioration du désordre circulatoire.

D'autres causes d'hépatites aiguës cytolytiques possibles mais plus rarement observées aux urgences. Elles sont indiquées dans l'encadré ci-dessous.

Causes rares d'hépatites cytolytiques aiguës

- Hypoxie hépatique.
- Hyperthermie et coup de chaleur.
- Hépatite à cellules géantes.
- Obstruction des veines et des veinules hépatiques.
- Syndrome de Budd-Chiari.
- Maladie veino-occlusive.
- Infiltration du foie par des cellules néoplasiques.
- Maladie de Wilson.
- Hépatite auto-immune.
- Maladies du foie et de la grossesse.
- Stéatose aiguë gravidique.
- Toxémie gravidique.
- Syndrome de Reye.
- Hépatectomie majeure.

Éléments de gravité et pronostic

- Malgré les troubles de la coagulation, hémorragies cliniques rares.
- Risque élevé de sepsis : minimisation des manœuvres invasives (sonde et cathéter) et mise en route d'une antibiothérapie au moindre doute d'infection orientée sur le foyer présumé et sur les entérobactéries en cas d'absence de foyer identifié.
- Troubles hydroélectrolytiques en particulier l'hypoglycémie : prévention par l'administration de glucosé à 10 %.

- L'hypertension intracrânienne par œdème cérébral :
  - complication principale des hépatites graves;
  - prévention par une limitation du remplissage vasculaire.

Prise en charge thérapeutique

Indication de l'hospitalisation : si insuffisance hépatique et si troubles hydroélectrolytiques induits par les vomissements.

Critères d'une orientation vers un service d'hépatologie (voir encadré ci-après).

Dans les autres cas : suivi ambulatoire avec un contrôle de l'évolution des transaminases et de la fonction hépatique tous les 2 à 3 jours jusqu'à l'amorce d'une amélioration des transaminases.

Traitement de l'insuffisance hépatique : celui de la cause ou la transplantation hépatique en cas d'hépatite grave non réversible.

Dès constatation de l'hépatite aiguë, interrompre toutes les prescriptions médicamenteuses :

- sédatifs (et en particulier les benzodiazépines);
- antiémétiques dérivés des neuroleptiques;
- AINS et aminoglycosides.

Critères d'orientation d'une hépatite aiguë dans un service d'hépatologie, d'après [3]

- Âge inférieur à 15 ans ou supérieur à 40 ans.
- Fièvre supérieure à 38 °C persistant plus de 24 h (risque d'hépatite herpétique).
- Fièvre dans les 2 mois suivant un voyage en outre-mer (risque d'accès palustre associé).
- Manifestations hémorragiques (cutanées ou muqueuses).
- Persistance de douleurs abdominales, apparition d'une ascite clinique.
- Consommation de plus de 3 g de paracétamol ou d'aspirine dans les jours précédents.
- Taux de prothrombine inférieur à 50 % de la normale.
- Bilirubinémie supérieure à 150 µmol/L.
- Anémie ou leucopénie.
- Créatininémie supérieure à 100 µmol/L.
- Grossesse ou post-partum.
- Intervention chirurgicale depuis moins de 4 semaines.
- Cardiopathie, insuffisance rénale chronique.
- Infection par le VIH.

Syndrome de cholestase ou anomalies mixtes

Représente l'ensemble des signes liés à une diminution, voire à un arrêt du flux biliaire. Lié à une obstruction bénigne, le plus souvent lithiasique.

Diagnostic

- Clinique : subictère (30 µmoles/L de bilirubine) ou ictère (> 70 µmoles/L de bilirubinémie).

- Biologiques :
  - augmentation des phosphatases alcalines et GGT ;
  - une cytolyse modérée peut s'associer au syndrome de cholestase.
- Cholestase et douleurs abdominales :
  - en cas de douleurs abdominales associées : lipasémie ;
  - douleur biliaire ou colique hépatique :
  - en cas d'association d'une douleur biliaire à des anomalies de la biologie hépatique : cholécystite aiguë ou une migration lithiasique (pancréatite ?) :
    - début brutal, typiquement en début de nuit, atteint son maximum en moins d'une heure, dure de 15 min à 4 h et cède souvent rapidement,
    - des crises > 6 h : craindre l'apparition d'une complication (cholécystite, pancréatite),
    - siège : hypochondre droit ou épigastrique ; signe de Murphy,
    - vomissements dans la moitié des cas ;
    - cholécystite aiguë : syndrome infectieux, anomalies de la biologie hépatique modestes ; échographie : la lithiase vésiculaire, douleur déclenchée par le passage de la sonde, épaississement de la paroi vésiculaire de plus de 5 mm, éventuel dédoublement de cette paroi et/ou du sédiment vésiculaire (*sludge*) traduit par un amas d'échos très fin,
    - lithiase de la voie biliaire principale : syndrome infectieux ou pancréatite aiguë ; discuter une cholangiographie rétrograde avec sphinctérotomie en endoscopique en urgence : en cas d'échographie négative et clinique évocatrice d'obstacle biliaire, écho-endoscopie différée ;
  - autres causes d'obstacles (voir encadré ci-dessous) ; plus rarement une origine vasculaire portale, mésentérique ou sus-hépatique : écho-Doppler. Thromboses vasculaires, le plus souvent dans un contexte d'infection intrapéritonéale ou de thrombophilie.

Causes d'obstacles non lithiasiques des voies biliaires responsables d'une cholestase

- Cholangite sclérosante.
- Cholécystite à éosinophile.
- Dyskinésie biliaire.
- Tumeurs bénignes et malignes des voies biliaires.
- Tumeurs pancréatiques.
- Parasitoses.
- Hémobilie.

- Cholestase isolée sans douleur abdominale :
  - isolée : aucun examen complémentaire en urgence ;
  - interrogatoire : recherche précisément la prise de médicaments dans les trois derniers mois, les antécédents de lithiase vésiculaire et de cholécystectomie ;

– tableau clinique dominé par la cholestase : ictère, urines foncées, selles décolorées et prurit parfois au premier plan;
– la chute du TP ne témoigne pas d'une insuffisance hépatique en cas de cholestase pure mais peut révéler une carence en vitamine K. Le facteur V est alors normal;
– très nombreux médicaments en cause les plus fréquemment impliqués en France (encadré ci-après), chronologie compatible, éventuelles manifestations allergiques : orientation vers une consultation spécialisée en ambulatoire;
– atteintes parenchymateuses hépatiques diverses (stéatose, granulomatose, etc.) : prise en charge ambulatoire, prescrire une échographie et une consultation à distance.

Médicaments les plus fréquemment impliqués dans les hépatites médicamenteuses en France

- Antibactériens :
  - isoniazide;
  - pyrazinamide;
  - fluconazole.
- AINS.
- Anesthésiques halogénés.
- Antihypertenseur :
  - méthyldopa;
  - hydralazine.
- Contraceptifs oraux.
- Antidiabétiques oraux.
- Hypolipémiants.
- Anticonvulsivants.
- Phénothiazines.

RÉFÉRENCES

[1] Benhamou JP, Erlinger S. Maladie du foie et de voies biliaires. Paros : Flammarion Médecine-Sciences; 2008.
[2] Roux O, Francoz C, Durand F. Insuffisance hépatique aiguë. EMC - Hépatologie 2018;14(1):1–10 [Article 7-014-C-10].
[3] Pratt DS, Kaplan MM. Evaluation of abnormal liver-enzyme results in symptomatic patients. N Engl J Med 2000; 342 : 1266–71.

Urgences proctologiques

Points importants

- **Les rectorragies et les douleurs sont les principaux motifs de recours des urgences proctologiques.**
- **Le traitement par AINS est efficace dans les thromboses hémorroïdaires mais ils sont contre-indiqués dans les abcès avec un risque d'évolution vers une cellulite.**
- **Le traitement des abcès est chirurgical et les antibiotiques sont peu efficaces.**
- **Les urgences qui réclament une prise en charge immédiate sont : les abcès et *a fortiori* les cellulites pelviennes, les hémorragies par chute d'escarre et certains corps étrangers.**

Définition

Situations symptomatiques anorectales pour lesquelles un patient consulte aux urgences et où l'intervention du praticien doit être immédiate pour soulager une douleur, contrôler un saignement.

Les principales urgences sont :

- la douleur :
  - la thrombose hémorroïdaire,
  - la fissure anale,
  - les abcès, cellulite,
  - le fécalome ;
- les rectorragies :
  - pathologie hémorroïdaire,
  - fissure anale,
  - anorectites radiques,
  - polypes et/ou cancers anorectaux,
  - chutes d'escarre post-intervention,
  - les ulcérations rectales post-traumatiques.
- Corps étrangers.

Diagnostic

Démarche diagnostique

Anamnèse

- Antécédents généraux et traitement en cours (anticoagulants).
- Chirurgie anale notamment récente, radiothérapie.
- Manœuvre anale, prise de température rectale, introduction de corps étrangers, sexualité anale.
- Influence de la défécation sur la survenue d'une rectorragie, de la douleur.

- Ténesme (sensation de corps étrangers rectal), épreinte (douleur à la défécation).
- Signes infectieux.

Examen clinique

- En position genu-pectorale et à l'aide d'une source de lumière. Matériel nécessaire :
  - aspiration;
  - anuscope;
  - gants et produit lubrifiant;
  - compresses;
  - matériel pour injecter de lidocaïne (Xylocaïne®);
  - bistouri à lame, pinces, ciseaux, curette, nécessaire pour l'administration de protoxyde d'azote inhalé;
  - matériel pour réaliser des prélèvements locaux à visée infectieuse.
- Commence par l'inspection de la marge anale avec déplissement des plis radiés de l'anus; les lésions éventuelles doivent être localisées comme sur un cadran de montre.
- Poursuivi par le toucher rectal doux si possible.

Diagnostic selon le motif de recours

Douleur (figure 47.1) [1]

- Thrombose hémorroïdaire :
  - seule la thrombose est douloureuse, tuméfaction apparaissant en 1 à 3 h avec douleur d'emblée maximale, permanente;
  - tuméfaction, marginale bleutée ou œdémateuse : externe;
  - tuméfaction rouge avec point noirâtre : interne.
- Abcès :
  - apparition progressive en 2–3 j d'un empâtement douloureux, parfois inflammatoire;
  - parfois écoulement purulent anal;
  - risque d'évolution vers la cellulite, seul risque vital de ces urgences;
  - à différencier de la rectite vénérienne (prélèvements).
- Fissure :
  - généralement postérieure, plus rarement antérieure; si latérale, penser à une MST;
  - douleur déclenchée par l'exonération, intense durable;
  - associée à une constipation réflexe;
  - ulcération canalaire commissurale avec contracture anale.
- Herpès anal :
  - douleur parfois intense,
  - antécédent d'herpès;
    anodermite érythémateuse parfois vésiculeuse.
- Fécalome :
  - constipation;
  - traitement ralentisseur du transit;
  - ASP (une des dernières indications).

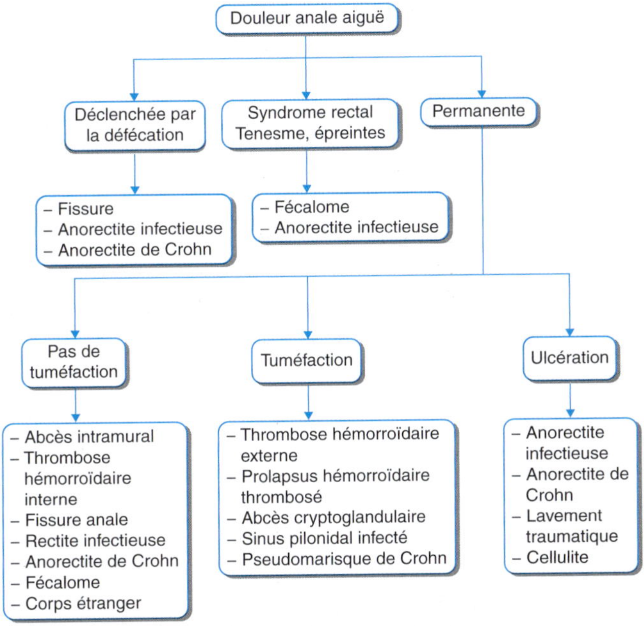

Figure 47.1 Diagnostic d'une douleur anale aiguë.

Rectorragie [2]

- Hémorroïde :
  - inspection et anuscopie.
- Ulcération traumatique :
  - introduction d'un objet : thermomètre, godemichés, etc. ; rechercher une perforation en cas de douleur (TDM) ;
  - face antérieure du rectum.
- Rectite radique ou inflammatoire :
  - contexte, antécédents.
- Chute d'escarre post-chirurgie proctologique ou polypectomie :
  - contexte, geste d'hémostase endoscopique en urgence.

Éléments de gravité et pronostic

- Risque de cellulite en cas d'abcès.
- Évaluer l'importance du syndrome hémorragique en cas de rectorragie (en règle faible).
- Rechercher une perforation par TDM en cas de douleur après CE intrarectaux.

Prise en charge thérapeutique

- Thrombose hémorroïdaire :
  - AINS, antalgiques palier 2;
  - accélérateur du transit : laxatif doux;
  - excision, uniquement si thrombose douloureuse, externe, unique et non œdémateuse.
- Fissure anale :
  - antalgiques palier 2;
  - accélérateur du transit;
  - crème topique.
- Abcès [3] :
  - chirurgical;
  - pas d'AINS.
- Herpès anal :
  - valaciclovir : 500 mg × 2;
  - antalgiques palier 2;
  - accélérateur du transit.
- Fécalome :
  - lavements;
  - extraction digitale.
- Ulcération thermométrique :
  - suture chirurgicale.
- Hémorragie post-chirurgie :
  - Geste hémostatique endoscopique ou chirurgical.

RÉFÉRENCES

[1] De Parades V. Urgences proctologiques, comment s'en sortir, www.fmcgastro.org/textes-postus/postu-2014/urgences-proctologiques-comment-sen-sortir

[2] Pillant-Le Moult H, Abramowitz L, sous l'égide de la SFCP. Recommandations pour la pratique clinique du traitement de la maladie hemorroïdaire, www.snfcp.org/wp-content/uploads/2017/Recommandations/RPC-HemorroidesAlgo-VersionLongue.pdf

[3] Fathallah N, Ravaux A, de Parades V, et al. Conduite à tenir devant un abcès ano-périnéal. Ann Fr Med Urgence 2017; 7; 174–8?

Hoquet

Points importants

- Les hoquets de plus de 48 h sont invalidants et doivent être traités médicalement.
- En cas de hoquets prolongés, la recherche d'une cause s'impose.
- L'œsophagite par reflux est la cause la plus fréquente.
- L'endoscopie digestive est l'examen de première intention dans l'exploration du hoquet chronique.
- La manœuvre de Salem par contact d'une sonde, type Salem, sur la paroi postérieure du pharynx par le nez peut stimuler un réflexe inhibiteur du hoquet.
- Le traitement médicamenteux par métoclopramide, neuroleptique, antispastiques analogues du GABA est réservé au cas où le hoquet a un retentissement sévère (hors AMM).

Définition

- Il s'agit d'une contraction brutale, coordonnée de tous les muscles inspiratoires, rapidement suivie par la fermeture des voies aériennes supérieures.
- Lorsque le hoquet dure plus de 48 h, il devient invalidant et il convient de rechercher une pathologie sous-jacente.
- L'œsophagite par reflux en est la cause la plus fréquente; une origine thoracique, abdominale, cervicale ou neurologique est plus rare.

Diagnostic [1]

Démarche diagnostique

Anamnèse

- Durée du hoquet.
- Traitement entrepris.
- Nausée, anorexie.
- Syndrome de reflux gastro-œsophagien.
- Intervention récente.

Examen clinique

- Perte de poids; signes de déshydratation.
- Examen cardiorespiratoire et abdominal.
- Recherche d'épisodes de blocage respiratoire.
- Fausses routes.
- Palpation du cou.
- Examen neurologique.

Examen biologique

Ionogramme sanguin.

Imagerie

Radiographie du thorax.

Étiologie

- La plus fréquente est l'œsophagite par reflux.
- Rechercher une cause nécessitant une prise en charge urgente :
  - méningite, méningo-encéphalite;
  - abcès cérébral;
  - tumeur cérébrale;
  - traumatisme crânien;
  - accident vasculaire cérébral;
  - anévrisme de l'aorte thoracique;
  - infarctus du myocarde;
  - pneumomédiastin;
  - pleurésie, péricardite;
  - pneumonie;
  - abcès sous-phrénique;
  - péritonite.
- Rechercher d'autres causes :
  - goitre;
  - pathologie diaphragmatique;
  - cancer du poumon.

Éléments de gravité et pronostic

Éléments de gravité

- La cause éventuelle.
- Épuisement.
- Déshydratation et dénutrition.
- Risque de fausse route.

Pronostic

- Hoquet bénin :
  - cède par les mesures physiques simples;
  - ingestion rapide d'aliments avec grandes variations de température;
  - excès de tabac ou d'alcool.
- Hoquet rebelle [2] :
  - chronique si > 48 h; parfois durant des semaines;
  - retentissement général;
  - nécessite le plus souvent un traitement médicamenteux.

Prise en charge thérapeutique

- Mise en évidence de la cause et traitement de celle-ci.
- Traitement physique :
  - manœuvre de Salem : introduction d'une sonde par le nez afin de créer un contact sur la paroi postérieure du pharynx qui peut stimuler un réflexe inhibiteur du hoquet.
- Traitement médicamenteux [3] :
  - les médicaments utilisés sont indiqués dans le tableau 48.1 ;
  - un algorithme de traitement est indiqué sur la figure 48.1.

Tableau 48.1 Médicaments antihoquet [1].

Classe	Molécules	Nom commercial			Prise	Dose
Inhibiteurs de la pompe à protons	Oméprazole	Mopral®	PO IV	20 mg 40 mg	24 h 24 h	1 1
Antiémétiques	Métoclopramide	Primpéran®	PO	10 mg	8 h	1 à 2
Neuroleptiques	Chlorpromazine	Largactil®	PO	25 mg à 100 mg	> 24 h	1
Antispastiques analogues du GABA	Baclofène	Liorésal®	PO	10 mg	4–6 h	4
Anti-épileptiques	Valproate de sodium	Dépakine®	PO	500 mg	8 h	1
Anti-épileptiques	Gabapentine	Neurontin®	PO	100 mg à 400 mg	8 h	3

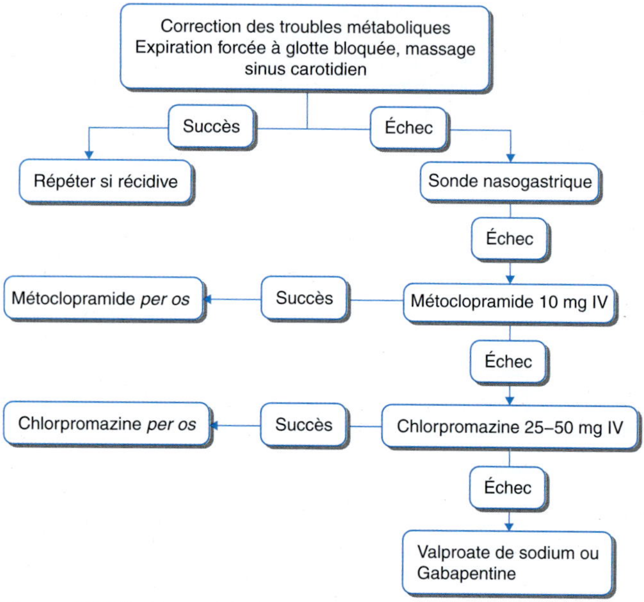

Figure 48.1 Traitement du hoquet.

RÉFÉRENCES

[1] Cabane J. Hoquet chronique. Encyclopédie pratique de médecine. AKOS 1998. 6-0980.

[2] Cabane J. Hoquet rebelle, FMC, www.fmcgastro.org/wp-content/uploads/file/pdf/445.pdf

[3] Hernández JL, Pajarón M, García-Regata O, et al. Gabapentin for intractable hiccup. Am J Med 2004 ; 117 : 279–81.

Complications de la chirurgie bariatrique

Points importants et pièges

- La chirurgie bariatrique connaît une progression exponentielle avec un recours croissant aux urgences pour la prise en charge des complications (1 à 6 % le premier mois postopératoire et 6 à 21 % la première année) [1].
- La sleeve gastrectomie représente actuellement la principale procédure chirurgicale (53 % des patients), suivie par le by-pass gastrique (33 %), puis l'anneau gastrique (12 %) [2].
- L'endoscopie, chez un patient stable, permet de diagnostiquer et de traiter les hémorragies digestives, les ulcères, les sténoses, les lâchages anastomotiques et les fistules [3].
- Les complications fonctionnelles concernent majoritairement le by-pass.
- Le suicide est la première cause de mortalité après chirurgie bariatrique et l'embolie pulmonaire la première cause de mortalité postopératoire.

Définitions

- Sleeve gastrectomie ou gastrectomie en manchon : technique irréversible. La résection d'une grande partie de l'estomac permet de diminuer le volume d'absorption et d'augmenter la satiété.
- Anneau gastrique : technique restrictive réversible. L'anneau gonflé autour de l'estomac réduit le volume d'aliments absorbés. Un boîtier placé sous la peau permet de modifier la pression de l'anneau.
- By-pass : technique restrictive et malabsorptive créant un court-circuit entre la partie supérieure de l'estomac et l'intestin grêle.

Prise en charge initiale

- Recherche des signes d'urgence vitale : signes cardiorespiratoires, agitation.
- Maintien en position demi-assise.
- Prudence pour la pose d'une sonde gastrique sur estomac remanié.

Complications chirurgicales

Leur sémiologie est souvent trompeuse et atypique rendant difficile le diagnostic, dont la précocité est un élément pronostique important. Il faut se méfier des symptômes d'apparence banale (paucité des signes d'irritation péritonéale), écouter les plaintes du patient et avoir une approche médico-chirurgicale [4].

Anneau gastrique

- Glissement par bascule horizontale : il provoque une dilatation en amont responsable d'une aphagie. Impose le desserrage complet en urgence puis la reprise chirurgicale.
- Migration intragastrique à travers la paroi : complication tardive, suspectée par une infection au niveau du boîtier. Le diagnostic est confirmé par la fibroscopie.

Sleeve gastrectomie

- Fistule gastrique :
  - complication précoce post-intervention;
  - tableau de sepsis avec fièvre, tachycardie, sueurs et douleur abdominale;
  - la TDM injectée fait le diagnostic;
  - reprise chirurgicale en cas de signes de gravité;
  - en cas d'abcès sur fistule contenue, drainage par voie radiologique;
  - fistules précoces sans signe de gravité : pose d'un drain en queue de cochon si l'orifice est petit, sinon pose d'une prothèse par voie endoscopique.
- Hémorragie au niveau de l'agrafage :
  - douleur abdominale due à l'hémopéritoine;
  - signes de déglobulisation : tachycardie, hypotension orthostatique;
  - traitement : reprise chirurgicale.
- Sténose gastrique due à un agrafage trop serré :
  - dysphagie, reflux, vomissements;
  - diagnostic par transit œso-gastro-duodénal mettant en évidence une sténose gastrique;
  - traitement : une dilatation au ballonnet peut être tentée par voie endoscopique.

By-pass

- Fistule anastomotique au niveau gastro-jéjunal :
  - complication précoce postopératoire;
  - clinique : douleurs abdominales, fièvre, tachycardie, sueurs;
  - la TDM injectée met en évidence une fuite de produit de contraste;
  - reprise chirurgicale en urgence.

- Hémorragie au niveau de l'anastomose :
  - hématémèse, rectorragie;
  - prise en charge de la déglobulisation et de ses conséquences;
  - hémostase par voie endoscopique : pose de clip ou sclérose.
- Abcès péritonéal :
  - douleurs abdominales fébriles;
  - diagnostic sur TDM;
  - drainage percutané si accessible.
- Occlusion par hernie interne :
  - 1 à 2 ans après l'intervention;
  - douleurs abdominales post-prandiales, vomissements, amaigrissement;
  - TDM en première intention, mais peu sensible;
  - intérêt de la cœlioscopie exploratrice.
- Ulcères anastomotiques :
  - douleurs épigastriques intenses, dysphagie;
  - diagnostic endoscopique;
  - traitement par inhibiteurs de la pompe à proton à double dose.

Complications fonctionnelles

Anneau gastrique et sleeve gastrectomie

Reflux gastro-œsophagien pour l'anneau gastrique (trop serré) et la sleeve gastrectomie (perte du système antireflux physiologique).

By-pass

- *Dumping syndrome* :
  - vidange gastrique rapide d'aliments hyperosmolaires dans le jéjunum;
  - survenue précoce, diminue avec le temps;
  - 10 à 30 min après le repas, favorisé par le sucre;
  - satiété précoce, douleur abdominale, nausées, diarrhée, flush, palpitations;
  - traitement : règles hygiéno-diététiques (éliminer les sucres rapides, l'alcool; fractionner les repas).
- Hypoglycémies hyperinsuliniques :
  - survenue plusieurs mois après l'intervention : hypertrophie des cellules β de Langherans;
  - symptômes de neuroglycopénie 3 heures après le repas avec glycémie basse corrigée par l'apport de sucre (triade de Whipple);
  - traitement difficile qui relève du spécialiste : acarbose et octréotide.

Complications médicales

- Embolie pulmonaire (1 % des malades) et défaillance cardiaque dans la phase postopératoire.
- Anémie par déglobulisation, déshydratation et troubles ioniques (vomissements et diarrhée).
- Complications liées aux comorbidités fréquentes associées (diabète, apnée du sommeil).
- Carences vitaminiques : mauvaise observance de la supplémentation vitaminique.
- Devant un tableau d'asthénie progressive ou de troubles neuropsychiques (agitation, syndrome cérébelleux, polynévrite) :
  - carence en vitamine B : traitement sans délai par vitamine B1 200 mg × 3/j (effet aggravant de la perfusion de glucosé);
  - carence martiale;
  - tétanie hypocalcémique.

Complications psychologiques

- Difficultés à suivre le régime, à accepter le changement morphologique.
- Dépression allant jusqu'au suicide : première cause de mortalité après chirurgie bariatrique.
- Évaluation psychiatrique concomitante souvent nécessaire lors de la prise en charge des complications.

RÉFÉRENCES

[1] Courcoulas AP, Yanovski SZ, Bonds D, et al. Long-term outcomes of bariatric surgery : a National Institutes of Health symposium. JAMA Surg 2014; 149 : 1323–1329.
[2] HAS. Conseils pour obésité : prise en charge chirurgicale chez l'adulte. Janvier; 2009, www.has-sante.fr/portail/jcms/c_765529/fr/obesite-prise-en-charge-chirurgicale-chez-l-adulte
[3] Bastid C, Drepper M, Bichard P, Frossard JL. Chirurgie bariatrique : complications et traitements endoscopiques. REVMED.2017.13.572.1454.
[4] Ciangura C, Aron-Wisnewsky J, Poitou-Bernert C, et al. Urgences chez le patient opéré d'une chirurgie de l'obésité. Ann Fr Med Urgences 2012; 2 : 243–252.

Syndromes génito-urinaires

Fiche
50

Hématurie

Points importants

- **La pathologie néoplasique sous-jacente est fréquente : 30 % des hématuries macroscopiques indolores [1].**
- **Une hématurie microscopique même occasionnelle doit être confirmée et explorée.**
- **La prise en charge ambulatoire est la plus courante.**
- **Aux urgences, le bilan biologique est limité : NFS, ionogramme, urée créatinine, bandelette urinaire (BU), ECBU, β-hCG.**
- **Les caractéristiques de l'hématurie orientent vers une cause néphrologique ou urologique (initiale, terminale, protéinurie, cylindres hématiques, hématies dysmorphiques).**

Définition

Présence de sang dans les urines :

- microscopique : à partir de 3 à 5 hématies par champ [2];
- macroscopique : visible à l'œil nu, dès 1 mL dans 1 L d'urines (la perte sanguine est souvent très surévaluée et doit être établie sur des critères objectifs).

L'hématurie microscopique ne sera pas explorée aux urgences. Mais si elle est mise en évidence par une BU réalisée pour d'autres raisons, elle devra être authentifiée par un ECBU et sera confiée au médecin généraliste. Celui-ci recherchera son caractère transitoire (rassurant uniquement chez le jeune) ou permanent, et en fonction du profil de patient décidera des explorations complémentaires [2].

L'hématurie dans un contexte de traumatisme ne sera pas abordée ici (voir « Polytraumatisme, traumatisme abdominal »).

Diagnostic

Démarche diagnostique

Anamnèse

- Âge et sexe : prévalence de l'hématurie macroscopique chez l'homme > 60 ans 22,1 %, 8,3 % chez la femme, 2,6 % < 60 ans [3].
- Antécédents :
  - exposition à des produits chimiques, tabagisme (néoplasie ++);
  - infection récente des VAS (néphropathie à IgA chez le jeune);
  - voyages et schistosomiases (hématurie et facteur de risque de néoplasie vésicale);

- zones endémiques de tuberculose;
- endométriose pouvant atteindre l'arbre urinaire;
- traumatisme;
- maladie rénale familiale (polykystose, etc.);
- drépanocytose (nécrose papillaire);
- exposition au cyclophosphamide, radiothérapie pelvienne (néoplasie);
- sport;
- iatrogène: cyclophosphamide, amitriptyline, anti-épileptiques...;
- hypertrophie bénigne de la prostate (HBP) connue ou symptômes évocateurs (attention : ne suffit pas à expliquer une hématurie macroscopique qui doit motiver les explorations habituelles pour rechercher une néoplasie).

Examen clinique

- Signes généraux et fonctionnels :
  - abus d'analgésiques;
  - anticoagulants (attention : ne suffisent pas à expliquer une hématurie macroscopique qui doit motiver les explorations habituelles pour rechercher une néoplasie);
  - fièvre;
  - douleurs lombaires et vésicales;
  - dysurie-pollakiurie (plus en faveur de CN ou d'IU);
  - isolée (en faveur d'une néoplasie);
  - impériosité, diminution du jet plus en faveur d'une HBP;
  - existence de caillots : hématurie non glomérulaire et conditionnera le traitement;
  - autres saignements concomitants (orientent vers une coagulopathie);
  - caractère de l'hématurie : oriente vers le siège initial/urétral, terminal/vésical;
  - récurrence : en terme de nécessité d'explorations, un seul épisode est aussi important que plusieurs.
- Hémodynamique.
- Palpation abdominolombaire à la recherche d'un globe vésical ou d'une masse palpable.
- Examen vaginal chez la femme : rechercher un saignement vaginal et rechercher une masse.
- Examen génital chez l'homme.
- TR : tumeur prostatique ou du cul-de-sac de Douglas.

Examens biologiques

BU

- Pour confirmer l'hématurie. Négatif devant des urines rouges, exclut l'hématurie [2] et doit rapprocher le caractère rouge des urines à une autre cause (alimentaire [betterave, mûre...], médicamenteuse [rifampicine...], métabolique [hémoglobinurie...]).

- Recherche d'une infection.
- Dosage semi-quantitatif des protéines (au-delà d'1+, évoquer une cause glomérulaire sauf en cas d'hématurie macroscopique majeure).

ECBU systématique
Confirme l'hématurie (car risques de faux + à la BU liés à des urines alcalines, la présence de sperme, une myoglobinurie, une hémoglobinurie, contaminants urinaires comme la Bétadine).

NFS plaquettes
Hb de base, éliminer une thrombocytopénie.

Urée et clairance à la créatinine
Recherche d'insuffisance rénale.

β-hCG
Chez la femme en âge de procréer.

TP TCA
À réaliser en cas d'hématurie abondante, d'anticoagulants, de maladies hépatiques ou de coagulopathies.

Groupe sanguin et RAI
En cas d'hématurie abondante.

Cytologie urinaire
Peu sensible aux urgences mais reste recommandée (visualisation au microscope de cellules suspectes).

Imagerie

- TDM abdominale injectée sauf si infection, hématurie « glomérulaire » (voir ci-dessous) ou étiologie connue.
- discuter cystoscopie sauf en cas d'infection, de lithiase ou d'hématurie glomérulaire (sauf si caillots associés).

Diagnostic différentiel ou d'exclusion

- Hématurie factice : en cas de doute, faire uriner devant témoin.
- Saignements d'origine génitale chez la femme ou anale contaminant les urines : réaliser un examen pelvien attentif.

Étiologies

Urologiques

- Néoplasie de l'arbre urinaire : rein/uretère/vessie/prostate/urètre. Dans 10 % des cas chez les plus de 40 ans et 22 % chez les plus de 60 ans.
- Lithiasique.
- Infectieuse : IU, schistosomiases. La disparition de l'hématurie à l'ECBU doit être vérifiée à 6 semaines.

- Traumatique dont postopératoire.
- Hypertrophie bénigne de la prostate (HBP).
- Cystite hémorragique.

Néphrologiques

Présences d'hématies dysmorphiques, protéinurie, cylindres hématiques.

Et/ou insuffisance rénale

Maladie néphrologique *a priori* (néphropathie à IgA, glomérulonéphrite, etc.), mais n'exclut pas la nécessité d'explorations urologiques.

Autres

- Coagulopathies, surdosage en anticoagulants.
- Malformations artérioveineuses, angiomyolipomes.
- Endométriose sur l'arbre urinaire.
- Drépanocytose.
- Fissuration d'anévrisme de l'aorte

Éléments de gravité et pronostic

- Recherche de complications : insuffisance rénale, anémie, choc, etc.
- Pronostic : dépend de l'étiologie.

Prise en charge thérapeutique

- Compensation volémique en cas d'instabilité hémodynamique selon les procédures habituelles de prise en charge d'une hémorragie, d'un trouble de l'hémostase.
- Drainage des urines :
  - en cas de rétention des urines et par les voies urinaires pour éviter la dissémination d'une néoplasie vésicale ;
  - double ou triple courant avec irrigation continue ;
  - en cas d'échec, l'indication de la pose d'un cathéter sus-pubien sera portée par l'urologue après qu'il ait optimisé les stratégies de drainage ;
  - si non requis, surveillance rapprochée de l'hématurie et de l'existence de caillots ainsi que de la facilité à les évacuer ;
  - pas une CI à la sortie en cas de patient ambulatoire, sensible à la douleur et à sa capacité de reconsulter.

Orientation/consignes et surveillance (figure 50.1)

Hématurie toujours plus marquée et caillots plus importants après la stagnation nocturne dans la vessie donc hydratation +++.

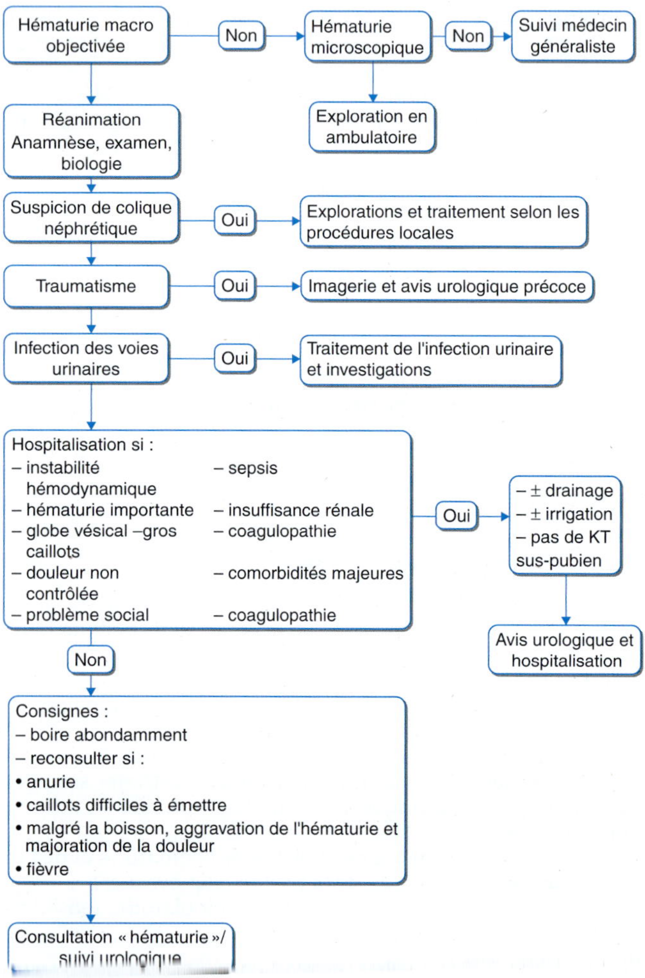

Figure 50.1 **Algorithme de prise en charge d'une hématurie aux urgences.**

RÉFÉRENCES

[1] Wallace DMA, Bryan RT, Dunn JA, et al. West Midlands Urological Research Group. Delay and survival in bladder cancer. BJU Int 2002 ; 89(9) : 868–78.
[2] Tu WH, Shortliffe LD. Evaluation of asymptomatic, atraumatic hematuria in children and adults. Nat Rev Urol 2010 ; 7(4) : 189–94.
[3] Bruyninckx R, Buntinx F, Aertgeerts B, et al. The diagnostic value of macroscopic haematuria for the diagnosis of urological cancer in general practice. Br J Gen Pract J R Coll Gen Pract 2003 ; 53(486) : 31–5.

Fiche 51

Colique néphrétique

Points important

- La colique néphrétique (CN) affecte 10 % de la population des pays industrialisés et récidive dans 50 % des cas, particulièrement dans les 5 années suivantes.
- Majoritairement d'origine lithiasique (90 %), le sex-ratio est en défaveur des hommes (2–3/1 dans les pays industrialisés).
- La CN est la cause la plus fréquente des douleurs de la fosse lombaire.
- La douleur intense et brutale est le signe clinique cardinal qui nécessite une prise en charge en urgence.
- L'examen de référence est la TDM abdominale non injectée si possible en *low dose*.
- Les AINS IV sont des médicaments de première intention.
- La lithiase < 5 mm de diamètre s'évacue généralement spontanément.
- > 10 mm de diamètre, synonyme d'hospitalisation.
- Les alpha-bloquants associés aux AINS composent l'ordonnance de sortie.
- Réévaluation clinique à 7 jours.
- Les dernières recommandations 2022 de l'EAU [1] confortent les pratiques actuelles.

Définition

La CN est un syndrome douloureux lombo-abdominal résultant de la mise en tension de la voie urinaire excrétrice du haut appareil urinaire en amont d'une obstruction, quelle qu'en soit la cause.

Diagnostic

Démarche diagnostique (tableaux 51.1 et 51.2)

Anamnèse

- Rapide mais détaillée, précisant la douleur.
- Classiquement, intense, brutale, unilatérale, à point de départ lombaire irradiant vers les organes génitaux externes, sans position antalgique ni facteur déclenchant.
- Souvent accompagnée de signes digestifs (nausées, vomissements), d'hématurie et de dysurie.
- Les antécédents familiaux ou personnels ainsi que des facteurs environnementaux (voyage, alimentation, hydratation, activité physique) ou prise médicamenteuse favorisante (anticancéreux, furosémide, indinavir) seront systématiquement renseignés.

Tableau 51.1 *STONE score* **(score de prédiction clinique) : probablilité clinique de lithiase urinaire des patients admis aux urgences avec douleur de la fosse lombaire [2].**

Sexe	Homme : 2 points Femme : 0 point
Durée de la douleur	<6 h : 3 points 6–24 h : 1 points >24 h : 0 point
Origine	Non noire : 3 points Noire : 0 point
Nausées seules	1 point
Vomissements seuls	2 points
Hématurie à la bandelette	3 points

Tableau 51.2 Tableau d'incidence de lithiase urinaire en fonction de la catégorie de risque selon le ***STONE score*****.**

Catégorie de risque	Cohorte de dérivation	Cohorte de validation
Bas (0–5 points)	8,3 %	9,2 %
Moyen (6–9 points)	51,6 %	51,3 %
Haut (10–13 points)	89,6 %	88,6 %

Examen clinique

- Le plus souvent apyrétique, avec des paramètres hémodynamiques normaux (parfois composante vagale en lien avec l'intensité de la douleur).
- L'abdomen est souple sans défense (sauf si iléus réflexe). La fosse lombaire est douloureuse (percussion).
- Hématurie microscopique : sensibilité de 67 % à 95 %. Associé à la BU, l'examen clinique permet d'obtenir une sensibilité de 73 %.
- Réalisation d'un bilan radiologique systématique.

Examens biologiques

Aucun examen biologique n'est nécessaire pour une CN simple.

Imagerie

La nature des examens dépend de la situation clinique du patient (figure 51.1).

Échographie

- Son utilisation par l'urgentiste au lit du malade, à la recherche de signe secondaire tel qu'une hydronéphrose, complète plus l'examen clinique qu'elle ne cherche à confirmer la présence d'une lithiase (voir fiche 55).

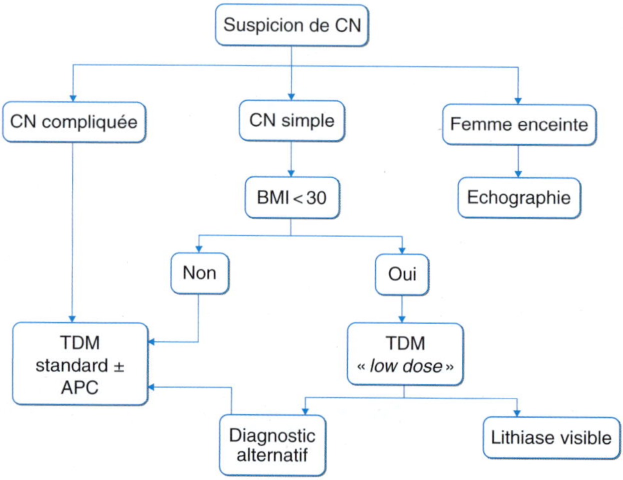

Figure 51.1 Indications radiologiques dans la prise en charge de la colique néphrétique (CN).

- Particulièrement indiquée lorsque l'irradiation doit être limitée (femme enceinte, sujet jeune).

TDM non injectée abdominale

- L'examen de référence de la prise en charge d'une CN. Il permet de visualiser la lithiase, d'en donner la position et la taille avec une sensibilité et une spécificité respectivement de 93 % et 97 %.
- Étant donné la récurrence de cette pathologie et le caractère irradiant de l'examen, le protocole *low dose* permet de diminuer par 10 (0,5 msV) l'irradiation du patient tout en gardant une sensibilité et une spécificité inchangées. Les seules limites sont la corpulence du patient (BMI > 30 kg/m²) et la taille du calcul (< 3 mm). Aujourd'hui, son niveau de preuve est suffisant [3] pour qu'il soit considéré comme l'examen radiologique de première ligne.
- Sa réalisation après l'analgésie du patient sera large afin d'apprécier la localisation du calcul, sa nature, sa taille et les complications éventuelles qu'il entraîne.
- La TDM injectée sera réservée pour les coliques néphrétiques compliquées ou pour la recherche de diagnostic alternatif : éliminer systématiquement une pathologie aortique chez le sujet âgé < 60 ans sans antécédent de CN ou le patient vasculaire.

Diagnostic différentiel ou d'exclusion

Affections urologiques

- Pyélonéphrite aiguë.
- Tumeur des voies urinaires.
- Infarctus rénal.

Affections non urologiques

- Fissuration d'un anévrisme de l'aorte abdominale.
- Pathologie gynécologique.
- Pneumonie.
- Lumbago.
- Pathologies digestives (UGD, diverticulite, ischémie mésentérique, appendicite, etc.).

Étiologies

Dans 90 %, elle est d'origine lithiasique; 75 % des lithiases sont majoritairement calciques.

Éléments de gravité et pronostic

Recherche systématique de complications

Elle nécessitera un avis spécialisé.

Terrain

- Grossesse.
- Rein unique.
- Uropathie.
- Insuffisance rénale chronique.
- Rein transplanté.
- Patient sous indinavir.

Signes de gravité

- Infection.
- Oligoanurie.
- Hyperalgie malgré traitement bien conduit.

Dans ce contexte de CN compliquée, l'évaluation de la fonction rénale sera alors obligatoire et complétée d'autres examens biologiques et/ou bactériologiques en fonction des hypothèses diagnostiques.

Pronostic

L'évacuation spontanée du calcul dépend avant tout de sa taille et de sa localisation. Peu d'études, qui plus est de faibles niveaux de preuves, détaillent l'histoire naturelle des calculs. Cependant, il semble qu'une lithiase de moins de 5 mm et, en particulier, dans le tiers distal de l'uretère, puisse s'évacuer spontanément (entre 68 et 90 %). Par contre une lithiase $>$10 mm, d'autant plus qu'elle est proximale, nécessite une intervention chirurgicale.

Prise en charge thérapeutique

Antalgie

En première intention : les AINS

- Le kétoprofène par voie veineuse est aussi efficace que les morphiniques et génère moins d'effets secondaires en particulier digestifs [4]. Il semble plus rapide d'action.
- La posologie recommandée est de 100 mg, intraveineuse lente (IVL) (100 mg dans 100 mL de glucosé 5 % ou de sérum physiologique en 20 min), maximum 3 fois par 24 h.

En deuxième intention ou cas de contre-indication aux AINS

La morphine en titration à 0,1 mg/kg IV Lente en dose de charge, puis réinjections toutes les 5 minutes jusqu'à EVA inférieure à 3. Il n'y a de dose plafond (voir « Traitement de la douleur aiguë »). Elle doit être préférée chez la femme enceinte.

Paracétamol

À sa place en coanalgésie à la posologie de 1 g IVL toutes les 6 h.

Spasmolytiques

Dans cette indication, il n'y a pas de différence avec le placebo [5].

Hydratation

La perfusion de NaCl 0,9 % semble la règle. Le volume d'hydratation n'impacte pas sur la douleur, l'évacuation du calcul ou le recours à la chirurgie (pas d'hydratation *vs* 3 L/6 h) [6].

Thérapeutique favorisant l'évacuation du calcul

Aujourd'hui seuls les alpha-bloquants ont montré un intérêt pour faciliter son expulsion [7]; ils augmentent significativement le taux d'évacuation spontanée tout en raccourcissant son délai. Il semble être démontré qu'ils sont plus efficaces pour des lithiases distales > 5 mm *vs* < 5 mm [7]. Ils sont utilisés hors AMM, le patient doit en être informé (risque d'hypotension orthostatique).

Urines

Toutes les urines pendant le séjour au SAU doivent être filtrées.

Consignes et surveillance

Une colique néphrétique simple sur lithiase urétérale de moins de 10 mm permet un retour à domicile. Accompagné de conseils de poursuite des soins et une fiche explicative sur cette pathologie reprenant les informations minimales que le patient doit connaître.

Respect de la prescription

Un AINS *per os* (diclofénac 75 mg, matin et soir) pendant 7 jours et/ou un antalgique de palier 2 pendant la même période associé à un alpha-bloquant.

Tamisage des urines

Au travers d'un filtre à café et conservation de tous les calculs expulsés (à apporter à la consultation).

Hydratation et alimentation

Normales.

Surveillance de la température

Tous les matins, et consultation en urgence en cas de signe de gravité (voir plus haut).

Consultation

Systématique entre J3 et J7 chez le médecin généraliste. La persistance d'un calcul doit amener le patient à une consultation spécialisée.

RÉFÉRENCES

[1] EAU Guidelines. Edn. presented at the EAU Annual Congress Amsterdam, 2022. ISBN 978-94-92671-16-5.
[2] Moore CL, Bomann S, Daniels B, et al. Derivation and validation of a clinical prediction rule for uncomplicated ureteral stone--the STONE score : retrospective and prospective observational cohort studies. BMJ 2014; 348 : g2191.
[3] Drake T, Jain N, Bryant T, et al. Should low-dose computed tomography kidneys, ureter and bladder be the new investigation of choice in suspected renal colic? : A systematic review. Indian J Urol IJU J Urol Soc India 2014; 30(2) : 137–43.
[4] Holdgate A, Pollock T. Nonsteroidal anti-inflammatory drugs (NSAIDs) versus opioids for acute renal colic. Cochrane Database Syst Rev 2005; 2. CD004137.
[5] Duquenne S, Hellel M, Godinas L, et al. Spasmolytics indication in renal colic : a literature review. Rev Médicale Liège 2009; 64(1) : 45–8.
[6] Worster AS, Bhanich Supapol W. Fluids and diuretics for acute ureteric colic. Cochrane Database Syst Rev 2012; 2. CD004926.
[7] Campschroer T, Zhu X, Vernooij RW, Lock MT. Alpha-blockers as medical expulsive therapy for ureteral stones. Cochrane Database Syst Rev 2018; 4. CD008509.

Fiche 52

Cystite simple

Points importants

- Diagnostic uniquement clinique.
- La BU seule est recommandée pour faire le diagnostic de cystite simple.
- Par son excellente VPN (> 95 % si leucocyturie et nitriturie négatives), la BU peut éliminer une cystite simple chez la femme ; ceci n'est pas vrai chez l'homme.
- Lors d'une cystite simple, le risque d'évolution vers une pyélonéphrite est très faible.
- L'infection urinaire masculine traitée dans « Prostatite aiguë ».

Définition

Infection urinaire (IU) chez des patients sans facteur de risque de complication (voir encadré).

- Quel que soit l'âge l'*Escherichia coli* (*E. coli*) est la bactérie la plus souvent isolée (75 à 90 %). Malgré l'augmentation des souches productrices de BLSE, stabilité de la sensibilité d'*E. coli* à la fosfomycine-trométamol, à la nitrofurantoïne et aux aminosides.
- Facteurs favorisants :
  - sexe féminin ;
  - activité sexuelle ;
  - grossesse ;
  - utilisation de spermicides ;
  - troubles du comportement mictionnel ;
  - diabète ;
  - anomalie organique ou fonctionnelle du tractus urinaire ;
  - ATCD maternel d'IU.
- Cystite récidivante : au moins 4 épisodes pendant une période de 12 mois.

Diagnostic

Démarche diagnostique

Anamnèse

- Signes cliniques habituels :
  - brûlures mictionnelles particulièrement en fin de miction ;
  - impériosité mictionnelle ;
  - pollakiurie ;
  - pesanteur voire douleur hypogastrique.

Méga-guide pratique des urgences

- Hématurie possible (30 %) mais pas un signe de gravité.
- Absence de fièvre.
- Recherche de facteur de risque de complication (voir encadré ci-dessous).

Facteurs de risque de complication

- Toute anomalie organique ou fonctionnelle de l'arbre urinaire, quelle qu'elle soit (résidu vésical, reflux, lithiase, tumeur, acte récent, etc.).
- Sexe masculin du fait de la fréquence des anomalies anatomiques ou fonctionnelles sous-jacentes.
- Sujet âgé : patient de plus de 65 ans avec >3 critères de fragilité (critères de Fried, voir ci-dessous), ou patient de plus de 75 ans.
- Immunodépression grave.
- Insuffisance rénale chronique sévère (clairance <30 mL/min).
- Grossesse.

Critères de Fried

- Perte de poids involontaire au cours de la dernière année.
- Vitesse de marche lente.
- Faible endurance.
- Activité physique réduite.
- Faiblesse/fatigue.

Examen clinique

Généralement normal en particulier sans contact lombaire.

Examens biologiques

Bandelette urinaire

- Seul examen recommandé.
- Conditions de prélèvement identique à l'ECBU : urine du 2e jet.
- VPN > 95 % chez la femme si leucocyturie et nitriturie négatives.
- VPP > 90 % chez l'homme si leucocyturie et/ou nitriturie positives; en revanche, une BU négative ne peut éliminer une IU.

ECBU

Aucune indication, sauf pour les cystites récidivantes.

Imagerie

Aucun examen d'imagerie n'est indiqué.

Diagnostic différentiel ou d'exclusion

- Urétrite aiguë incluant les IST.
- Vulvovaginite.
- Colique néphrétique.
- Cystite interstitielle.

Étiologies

- 75 à 90 % : *E. coli*.
- Les autres (quelques %) :
  - *Klebsiella pneumoniæ*;
  - *Proteus mirabilis*;
  - *Enterobacter*;
  - *Staphylococcus epidermidis*;
  - *Citrobacter*;
  - *Enterococcus*.

Éléments de gravité et pronostic

- Les complications septiques sont rares.
- Récidive chez la femme : 25 % dans les 6 mois suivant un épisode aigu.
- Amélioration de la symptomatologie dans les 3 jours après le début du traitement.

Prise en charge thérapeutique

Objectif principal

- Amélioration des symptômes et non prévention de la pyélonéphrite.
- Malgré une évolution spontanément favorable dans 25 à 45 % des cas, antibiothérapie recommandée.

Antibiothérapie probabiliste [1]

Indiquée

Cystite aiguë simple

- Niveau d'intention dépend de l'efficacité, du niveau de résistance, de l'impact sur le microbiote et des effets secondaires :
  - en première intention : fosfomycine-trométamol 3 g en dose unique à distance des repas;
  - deuxième intention : pivmecillinam 200 mg 2 cp × 2/j pendant 3 jours. Désormais remboursé; la durée est passée à 3 jours [1] ;
  - aucun choix de 3e intention probabiliste n'est optimal.
- Une étude récente [2] de bonne qualité méthodologique montre que 5 jours de nitrofurantoïne (50 mg × 3/j pendant 5 j) font mieux (cliniquement et bactériologiquement) que la fosfomycine-trométamol en monodose (3 g). Mais CI si clairance < 45 ml/min ou traitements récidivants.

Non indiquée

- Fluoroquinolone.
- Amoxicilline.
- Amoxicilline/acide clavulanique.
- Céphalosporine de 3e génération comme céfixime.
- Triméthoprime/sulfaméthoxazole (TMP-SMX).

Cystite aiguë à risque de complications (au moins un facteur de risque)

BU et ECBU si BU + (leucocyturie > 10^4/mL et bactériurie > 10^3 UFC/mL pour *E. coli* ou *Staph. Sapro*. Et 10^4 pour les autres germes). Ne pas traiter colonisation (ECBU + sans symptômes sauf grossesse et chirurgie urologique programmée).

- Traitement ne pouvant être différé.
  - En première intention : nitrofurantoïne : 100 mg 3 fois par jour pendant 7 jours;
  - Deuxième intention : fosfomycine-trométamol : 3 g en prise unique.
- Traitement différé à privilégier : à adapter en fonction de l'antibiogramme et par ordre de préférence :
  - amoxicilline : 1 g 3 fois par jour pendant 7 jours;
  - pivmécillinam : 400 mg 2 fois par jour pendant 7 jours;
  - nitrofurantoïne : 100 mg 3 fois par jour pendant 7 jours.

AINS

- Possible pour limiter la durée des symptômes [3]. CI en cas de pyélonéphrite associée.

Hyperhydratation

- Absente des recommandations, l'hyperhydratation relève du bon sens.

Prise en charge des cystites à risque de complications

- Diffère peu en dehors de la nécessité absolue de la réalisation d'un ECBU et différer si possible l'antibiothérapie dans l'attente de l'antibiogramme.

Consignes et surveillance

- Pas d'indication de consultation, de BU ou d'ECBU de contrôle pour la cystite simple et la cystite à risque de complication.
- Informer la patiente d'une durée possible des symptômes de 2 à 3 jours après le début du traitement.

- **ECBU si persistance des symptômes au-delà de 3 jours, suivi d'une antibiothérapie adaptée pendant 5 jours.**

RÉFÉRENCES

[1] Haute Autorité de santé. Choix et durée de l'antibiothérapie : Cystite aiguë simple, à risque de complication ou récidivante, de la femme. Août 2021. Disponible sur www.has-sante.fr/jcms/c_2722827/fr/choix-et-duree-de-l-antibiotherapie-cystite-aigue-simple-a-risque-de-complication-ou-recidivante-de-la-femme (consulté le 28 octobre 2022).

[2] Huttner A, Kowalczyk A, Turjeman A, et al. Effect of 5-day nitrofurantoin vs single-dose fosfomycin on clinical resolution of uncomplicated lower urinary tract infection in women : a randomized clinical trial. JAMA 2018 ; 319(17) : 1781–9.

[3] Bleidorn J, Gágyor I, Kochen MM, et al. Symptomatic treatment (ibuprofen) or antibiotics (ciprofloxacin) for uncomplicated urinary tract infection ? : results of a randomized controlled pilot trial. BMC Med 2010 ; 8 : 30.

Pyélonéphrite

Points importants

- La prise en charge dépend de deux paramètres :
  - le caractère simple ou à risque de complication, lui-même dépendant du terrain ;
  - l'existence ou non de signes de gravité.
- ECBU systématique avant toute antibiothérapie probabiliste.
- Adaptation thérapeutique ensuite en fonction des résultats de l'antibiogramme.
- Toujours préférer l'antibiotique donc le spectre est le plus étroit et de bonne diffusion rénale.
- La grande majorité relève d'un traitement ambulatoire.
- Pas de réalisation d'ECBU de contrôle systématique.

Définition [1]

- Pyélonéphrite aiguë (PNA) simple :
  - femme non enceinte ;
  - pas d'anomalie organique ou fonctionnelle de l'arbre urinaire ;
  - pas d'immunodépression ;
  - pas d'insuffisance rénale chronique sévère.
- Sans signe de gravité :
  - sans sepsis grave ni choc septique ;
  - sans indication de drainage chirurgical ou interventionnel des voies urinaires.
- Voir « Cystite simple ».

Diagnostic

Démarche diagnostique

Anamnèse

Classiquement, mais de façon inconstante, des signes de cystite souvent discrets associés à des signes témoignant d'une atteinte parenchymateuse rénale :

- fièvre, frissons ;
- douleur de la fosse lombaire, typiquement unilatérale, à irradiation descendante vers organes génitaux externes ;
- signes digestifs (nausées, vomissements, diarrhées) présents, parfois au premier plan ;
- existe des formes frustes avec simple fébricule et lombalgie uniquement provoquée : recherche systématique lors de signes de cystite.

Examen clinique

- Douleur fosse lombaire spontanée ou provoquée à la palpation ou percussion de la fosse lombaire.
- Empâtement éventuel à la palpation.

Examens biologiques

Bandelette urinaire

Pour conforter l'orientation diagnostique : leucos +, et nitrites +.
Si négatif : évoquer un autre diagnostic.

Examen cytobactériologique des urines (ECBU) avec antibiogramme

- Systématique avec la mise sous antibiotique.
- Son absence entraîne une perte de chance quelle que soit l'évolution (durée de traitement si favorable, alternative si inefficacité).
- Une seule dose d'antibiotique suffit à rendre négative une uroculture.
- PNA retenue si leucocyturie $\geq 10^4$/mL avec bactériurie $\geq 10^3$/mL pour *E. coli Staph. Saprophytus* et $\geq 10^4$/mL pour les autres entérobactéries.

Hémocultures

- Présence d'une bactériémie à entérobactérie (10 à 20 % des femmes hospitalisées pour PNA simple). Ne modifie pas le pronostic, ni le choix, ni la durée du traitement antibiotique.
- Pas d'indication d'hémoculture si PNA simple avec présentation typique.

Si risque de complications

Urée, créatininémie et éventuellement CRP pour suivre l'évolution.

Si PNA grave

BU, ECBU et antibiogramme, NFS, CRP, hémocultures, urée et créatininémie.

Imagerie

- Aucun examen morphologique initial recommandé lors d'un 1er épisode de PNA sans signe de gravité et/ou non hyperalgique et d'évolution favorable.
- Échographie rénale (<24 h) si PNA hyperalgique.
- En cas d'évolution défavorable à 72 h d'antibiothérapie : échographie rénale (suspicion de lithiase) ou uroscanner (suspicion d'abcès rénal).
- PNA à risque de complication ou grave : uroscanner, examen de référence ou échographie rénale si contre-indication ou risque faible de complication dans les 24 h.

Étiologies

Voir « Cystite simple ».

Éléments de gravité et pronostic

- L'apyrexie doit être obtenue après 72 h d'antibiothérapie.
- Hospitalisation si :
  - hyperalgique;
  - doute diagnostique;
  - vomissements rendant impossible un traitement par voie orale;
  - conditions socioéconomiques défavorables;
  - doute sur l'observance médicamenteuse;
  - traitement antibiotique à prescription hospitalière (rare);
  - PNA grave (sepsis sévère).
- Anomalies de l'arbre urinaire (reflux, tumeurs, lithiase, etc.), femme enceinte, diabète, immunodépression, insuffisance rénale, rein unique doivent également faire considérer l'hospitalisation.

Prise en charge thérapeutique

PNA simple sans signe de gravité (figure 53.1)

- Antibiothérapie probabiliste après l'ECBU.
- À adapter ensuite en fonction des résultats de l'antibiogramme en privilégiant la molécule au spectre le plus étroit et à bonne diffusion rénale.
- Amoxicilline, amoxicilline-acide clavulanique et TMP-SMX non recommandée en probabiliste car fréquemment résistants de l'*E. coli*.
- Première intention : seules 3 FQ indiquées :
  - ciprofloxacine (cp 500 mg, 1 × 2/j), ofloxacine (cp 200 mg, 1 × 2/j) et lévofloxacine (cp 500 mg, 1/j) (sans hiérarchie);
  - sauf si prescription dans les 6 derniers mois (quelle qu'en soit la raison), à privilégier en première intention lors d'une PNA simple sans signe de gravité.
- Deuxième intention : céphalosporines de 3e génération : céfotaxime IV ou IM ou ceftriaxone avec avantage pour le 2e car 1/j et voie sous-cutanée possible en plus (2 g si signes de gravité ou obésité).
- Adjonction d'aminoside non indiquée si PNA simple et sans signe de gravité. Seule indication si C3G et FQ impossibles, en une injection quotidienne ou en association (type amikacine) avec C3G injectable si PNA avec signes de gravité.
- Le relais PO ne s'envisage qu'après contrôle clinique acquis. La désescalade est fortement recommandée pour la molécule active avec le spectre le plus étroit.
- Amoxicilline 1 g 3 ×/j 10 j.
- Cotrimoxazole 800/160 2 ×/j 10 j.

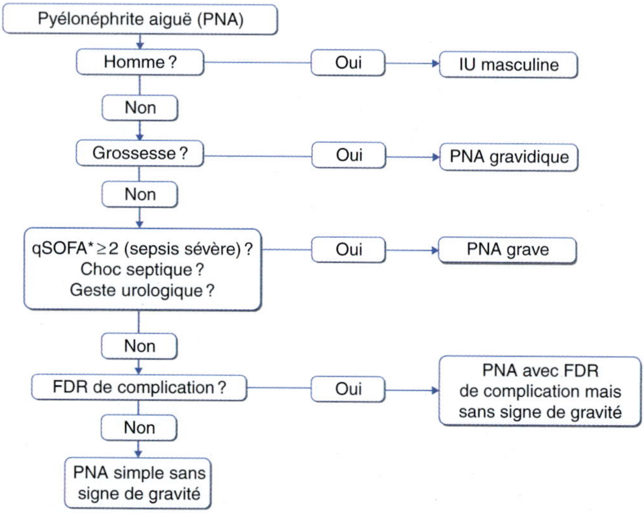

Figure 53.1 Stratégie générale devant une pyélonéphrite aiguë, d'après [1].
* *cf.* Élements de gravité et pronostic, fiche 4.

- Amoxicilline-acide clavulanique 1 g 3 ×/j 10 j.
- FQ pendant 7 j.
- Cefixime 200 mg 2 ×/j 10 j.
- Ceftriaxone 1 g 1 ×/j 7 j.

PNA à risque de complication sans signe de gravité (figure 53.2)

- Réévaluation clinique obligatoire à 72 h.
- Durée de traitement efficace (sur souche sensible) 10 à 14 jours même en cas d'infection à EBLSE. Elle peut être ramenée à 10 jours si l'antibiothérapie probabiliste est efficace sur le germe en cause et si l'évolution est favorable [2]

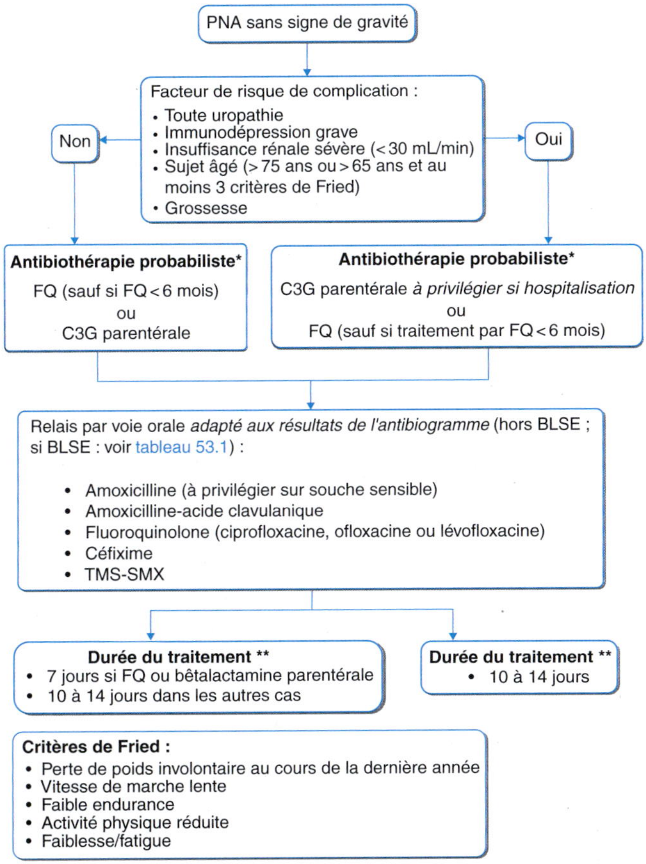

***Si allergie :** aminoside (amikacine, gentamycine ou tobramycine) ou aztréonam (hospitalisation)

****Cas particulier** : 5 à 7 jours si aminoside durant tout le traitement

Figure 53.2 Prise en charge d'une PNA sans signe de gravité.

PNA grave (figure 53.3)

- Hospitalisation systématique en médecine, urologie ou réanimation selon les cas.
- Antibiothérapie initialement probabiliste et drainage chirurgical ou interventionnel en urgence en cas d'obstacle.
- Même si les infections urinaires à EBLSE sont rares, elles bénéficient d'une prise en charge spécifique (tableau 53.1).

PNA grave

↓

Traitement probabiliste

- C3G IV (céfotaxime ou ceftriaxone) + amikacine

– *Si allergie :*
  - aztréonam + amikacine

– *SOFA ≥ 2 sans choc septique ou geste urologique urgent (IU ou colonisation urinaire < 6 mois) :*
  - carbapénème (imipénème, méropénème) + amikacine
  - en cas d'allergie aux carbapénèmes : aztréonam + amikacine

– *Choc septique ET présence d'au moins un facteur de risque d'EBLSE :*
  - carbapénème (imipénème, méropénème) + amikacine
  - en cas d'allergie aux carbapénèmes : aztréonam + amikacine

↓

Relai par voie orale adapté aux résultats de l'antibiogramme (hors BLSE; si BLSE (voir tableau 53.1), par ordre alphabétique :

- Amoxicilline (à privilégier sur souche sensible)
- Amoxicilline + acide clavulanique
- Céfixime
- Fluoroquinolone (ciprofloxacine, ofloxacine ou lévofloxacine)
- TMP-SMX

Durée totale de traitement :

- 10–14 jours

* Facteurs de risque d'EBLSE (entérobactéries productrices de βlactamase à spectre élargi) :

– Colonisation urinaire ou IU à EBLSE < 6 mois
– Antibiothérapie par pénicilline + inhibiteur, C2G, C3G ou FQ < 6 mois
– Voyage récent en zone d'endémie d'EBLSE
– Hospitalisation < 3 mois
– Vie en long séjour

Figure 53.3 Prise en charge d'une PNA grave. Posologie décrite dans le tableau 53.1.

Tableau 53.1 Traitement d'une PNA documentée à EBLSE de la femme non enceinte*.

1er choix	FQ (ciprofloxacine, ofloxacine, lévofloxacine)
	TMP-SMX
2e choix	Amoxicilline–acide clavulanique
3e choix	Céfoxitine Ou pipéracilline–tazobactam Ou témocilline
4e choix	Aminosides (amikacine, tobramycine, gentamicine) Carbapénème (imipénème, méropénème, ertapénème en relais)

* Choix à moduler selon le terrain, les éléments de tolérance et les modalités d'administration.

Consignes et surveillance

- Pas d'indication d'ECBU de contrôle systématique sauf si PNA sur lithiase (exclure une évolution vers PNA chronique).
- Si évolution défavorable sous traitement (persistance de la fièvre à 72 h) : ECBU et antibiogramme de contrôle et exploration radiologique.

RÉFÉRENCES

[1] Caron F, Galperine T, Flateau C, et al. Practice guidelines for the management of adult community-acquired urinary tract infections. Médecine Mal Infect 2018 ; 48(5) : 327–58.

[2] Haute Autorité de santé. Choix et durée de l'antibiothérapie : Pyélonéphrite aiguë de la femme. Août 2021. Disponible sur www.has-sante.fr/jcms/c_2722914/fr/choix-et-duree-de-l-antibiotherapie-pyelonephrite-aigue-de-la-femme (consulté le 28 octobre 2022).

Prostatite aiguë

Points important s

- Formes cliniques très hétérogènes : de peu symptomatique au choc septique.
- Pathologie fréquente : 10 % des hommes de 40 à 79 ans ont un antécédent de prostatite [1].
- La BU est régulièrement prise en défaut.
- Les formes pauci-symptomatiques ne sont traitées qu'après avoir documenté l'IU.
- Le traitement peut s'envisager en ambulatoire.
  Les fluoroquinolones (FQ) sont le traitement de première intention des IU masculines documentées à souche sensible.
- Pas d'ECBU systématique de contrôle au décours.
- Rechercher une anomalie des voies urinaires (interrogatoire et examen clinique), dès le premier épisode.

Définitions

- Infection aiguë de la prostate, généralement causée par des bactéries gram négatif.
- Le terme de prostatite a été remplacé par infection urinaire masculine [2].
- Facteurs de risque :
  - interventions sur l'arbre urinaire : cathétérisme, biopsie prostatique ;
  - anomalies de l'arbre urinaire : hypertrophie bénigne de la prostate, phimosis et sténose urétrale ;
  - ATCD d'infections génito-urinaires (épididymite, etc.) ;
  - rapports sexuels non protégés.

Diagnostic

Démarche diagnostique

Anamnèse

Survenue le plus souvent brutale de symptômes urinaires de type irritatif (dysurie, pollakiurie, urgence) ou obstructif (nécessite de forcer, retard à l'obtention d'un jet, jet faible), avec des douleurs pouvant être sus-pubiennes, périnéales, rectales ou scrotales, le plus souvent modérées ; des signes d'infection systémique (fièvre, nausée, vomissements, malaise), voire des signes de sepsis sévère. Parfois, les signes locaux manquent et les signes se limitent à un syndrome grippal.

Examen clinique

- Recherche de fièvre et frissons, autres signes systémiques.
- Sensibilité sus-pubienne ou masse évocatrice de globe vésical.
- Au TR, l'examen prudent déclenche une douleur et retrouve une augmentation de taille chez plus de 90 % des patients. Le caractère fluctuant est évocateur d'abcès. Le massage prostatique est contre-indiqué.

Examens biologiques [2]

BU

Conseillée à la phase initiale de la prise en charge, avec une forte valeur prédictive positive (>90 %); conforte le diagnostic en cas de signes cliniques évocateurs. Par contre faible VPN (70 %).

ECBU

Réalisé systématiquement avant toute antibiothérapie :

- pour documenter l'infection si BU+;
- pour infirmer définitivement le diagnostic si BU−;
- le seuil de bactériurie est fixé à 10^3 mL.

Hémocultures

Uniquement en cas de fièvre.

PSA

Non recommandé à la phase initiale, même s'il est augmenté environ de 60 %.

NFS

Met en évidence une hyperleucocytose à prédominance de formes immatures.

CRP

Peut être élevée mais non spécifique et intérêt clinique non démontré.

Imagerie

Échographie des voies urinaires par voie sus-pubienne

Recommandée en urgence (<24 h) en cas de :

- rétention aiguë d'urines;
- antécédent de lithiase des voies urinaires;
- sepsis sévère.

Pas de voie endorectale à la phase aiguë (très douloureux).

IRM ou écho par voie endorectale

En cas d'évolution défavorable à 72 h (fièvre persistante sans amélioration clinique, apparition de signes de gravité), recherche d'une complication (abcès ou extension périprostatique).

Diagnostic différentiel ou d'exclusion

- Prostatite bactérienne chronique due à des infections récurrentes de la prostate causée par les mêmes micro-organismes et caractérisée par des symptômes intermittents mais récurrents d'infection urinaire.
- Syndrome douloureux pelvien chronique, caractérisé par des douleurs urologiques, avec 2 sous-types inflammatoire et non inflammatoire selon qu'il y ait ou non des leucocytes dans les urines après le massage prostatique ou dans les sécrétions prostatiques : diagnostic d'exclusion.
- Prostatite asymptomatique : présence de leucocytes dans le liquide séminal asymptomatique.
- Urétrite à *Chlamydiæ* ou gonocoque.
- Hypertrophie bénigne de la prostate.
- Urolithiase.
- Cancer vésical.

Étiologie [3]

- *Escherichia coli* : 58 à 88 %.
- Autres entérobactéries : 3 à 11 %.
- *Proteus* : 3 à 6 %.
- *Pseudomonas æruginosa* : 3 à 7 %.

Éléments de gravité ou pronostic

- Survenue d'un abcès, rétention aiguë d'urines (RAU) (10 %), bactériémie ou sepsis.
- 10 % de prostatites chroniques (facteurs de risque : diabète, interventions, sondage urétral) et 10 % de syndromes douloureux pelviens chroniques (facteurs de risque identiques plus hypertrophie prostatique).

Prise en charge thérapeutique de l'infection urinaire masculine (figure 54.1 et tableau 54.1) [2]

Hospitalisation

- Sepsis grave avec état de choc.
- Indication de drainage vésical chirurgical.
- RAU.
- Immunodépression grave.
- Indiquée au cas par cas si facteurs de risque de complications surajoutés (âge avancé, uropathie, déficit immunitaire non grave, clairance < 30 mL/min).
- Forme hyperalgique, doute diagnostique, vomissements rendant impossible le traitement par voie orale, conditions socioéconomiques précaires, doute sur l'observance médicamenteuse, antibiotiques a prescription hospitalière (EBLSE/poly-allergie).

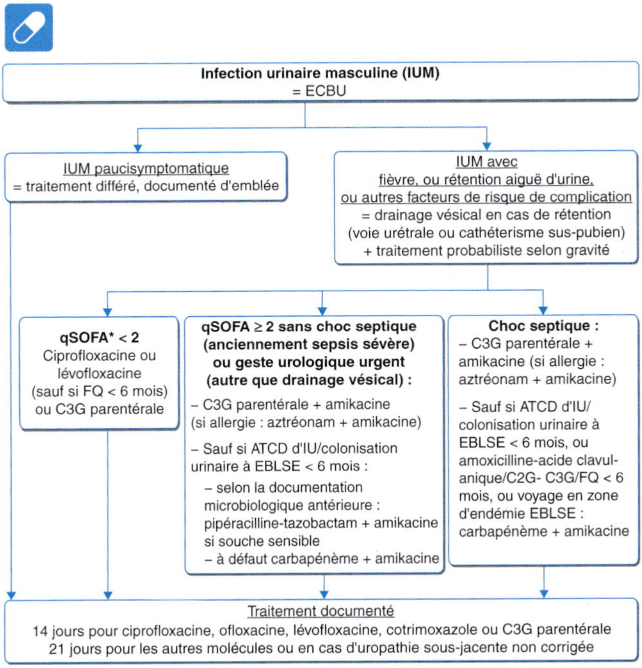

C3G parentérale = céfotaxime ou ceftriaxone
carbapénème = imipénème ou méropénème (ertapénème seulement en relais)
EBLSE = entérobactérie productrice de β-lactamase à spectre étendu

Figure 54.1 Prise en charge thérapeutique de l'infection urinaire masculine, d'après [2].
* *cf.* Élements de gravité et pronostic, fiche 4.

Antibiothérapie [2]

- Dans les formes pauci-symptomatiques attendre les résultats de l'ECBU.
- Sinon, traitement probabiliste (tableau 54.1) :
  - en 1re intention, FQ excellente diffusion prostatique; en 2e intention TMP-SMX; si FQ ou TMP-SMX non utilisables (résistance, allergie) : antibiogramme–diffusion prostatique;
  - céfixime, amoxicilline acide clavulanique, fosfomycine-trométamol, nitrofurantoïne ont une diffusion prostatique insuffisante : ne doivent pas être utilisés ni en probabiliste ni en relais,
- Après obtention de l'antibiogramme, les relais antibiotiques à privilégier sont detaillés dans le tableau ci-dessous (tableau 54.2).
- Pour les germes EBLSE, voir « Pyélonéphrite aiguë ».

Tableau 54.1 Tableau posologique des antibiotiques.

C3G	Céfotaxime	1 g × 3/j voire 2 g × 3/j, IM ou IV
	Ceftriaxone	1 à 2 g × 1/j, IM ou IV ou SC
Fluoroquinolones	Ciprofloxacine	Cp 500 mg 2 ×/j, si IV 400 mg × 2/j
	Lévofloxacine	500 mg × 1/j IV ou PO/j
	Ofloxacine	200 mg × 2/j, PO ou IV
Monobactame	Aztréonam	1 à 2 g × 3/j, IV ou IM
Aminosides	Amikacine	15 mg/kg × 1/j IV ou IM
	Gentamicine	3 mg/kg × 1/j IV ou IM
	Tobramycine	3 mg/kg × 1/j IV ou IM
Pénicilline à large spectre	Pipéraciline-tazobactam	4 g/500 mg toutes les 8 h/IV

Tableau 54.2 Relais antibiotiques à privilégier après obtention de l'antibiogramme.

FQ	Ciprofloxacine	Cp 500 mg × 2/j, si IV 400 mg × 2/j
	Lévofloxacine	Cp 500 mg ou IV × 1/j
	Ofloxacine	200 mg PO ou IV × 2/j Obésité : 600–800 mg/j
Triméthoprime + sulfamide	TMP-SMX	Dosage forte (TMP 160 mg + SMX 800 mg) : 1 cp × 2/j

Traitement urologique

- Si RAU, drainage par cathétérisme sus-pubien ou par voie urétrale.
- Si abcès prostatique, discuter la possibilité d'un drainage car, en général, le traitement antibiotique est le plus souvent efficace.

Suivi et conseils

- ECBU sous traitement uniquement en cas d'évolution défavorable, surtout en cas de fièvre au-delà de 72 h malgré un traitement bien conduit.
- Pas d'ECBU au décours à titre systématique, une colonisation persistante n'étant pas à traiter.
- Au premier épisode, interrogatoire et examen clinique à la recherche d'une anomalie des voies urinaires. Si évocateur d'anomalies ou au deuxième épisode, échographie des voies urinaires avec quantification du résidu post-mictionnel, avis urologique ± débitmétrie.

RÉFÉRENCES

[1] Roberts RO, Lieber MM, Rhodes T, et al. Prevalence of a physician-assigned diagnosis of prostatitis : the Olmsted County Study of Urinary Symptoms and Health Status Among Men. Urology 1998 ; 51(4) : 578–84.
[2] Société de pathologie infectieuse de langue française, Caron F, Galperine T, Flateau C, et al. Practice guidelines for the management of adult community-acquired urinary tract infections. Médecine Mal Infect 2018 ; 48(5) : 327–58, Doi : 10.1016/j.medmal.2018.03.005.
[3] Etienne M, Pestel-Caron M, Chapuzet C. et al. Should blood cultures be performed for patients with acute prostatitis. J Clin Microbiol 2010 ; 48(5) : 1935–8.

Fiche 55

Rétention aiguë d'urine

Points importants

- Urgence urologique majoritairement masculine dont 2/3 des cas liés à une hypertrophie bénigne de la prostate.
- Diagnostic essentiellement clinique.
- Nécessite un drainage en urgence.
- Deux alternatives possibles : cathétérisme sus-pubien ou sondage vésical.
- Succès du sevrage et prévention des récidives avec les alpha-bloquants en cas d'hypertrophie de la prostate associée.
- Hospitalisation non systématique.
- Recherche et traitement de la cause secondairement.

Définition

Incapacité brutale et douloureuse à uriner malgré une envie impérieuse et permanente. Sex-ratio homme–femme : 9/1.

Diagnostic

Démarche diagnostique [1]

Anamnèse

- Âge.
- ATCD de rétention aiguë d'urine (RAU).
- Circonstances déclenchantes (prise médicamenteuse, voyage, etc.).
- Antécédents médicochirurgicaux (urologiques, neurologiques).
- Symptomatologie antérieure de troubles urinaires du bas appareil.
- Troubles confusionnels d'apparition récente de la personne âgée (évoquer la RAU).
- Frissons, hématurie.

Examen clinique

- Initialement succinct pour confirmer le diagnostic avant de vidanger la vessie :
  - matité sus-pubienne convexe vers le haut et douloureuse à la palpation et à la percussion;
  - chez sujet maigre visible à l'inspection.
- Compléter ensuite à la recherche d'une étiologie :
  - température;
  - touchers pelvien et rectal : examen de la prostate (taille sensibilité, régularité), recherche de fécalome ou de masse;

– examen neurologique systématique et approfondi chez le sujet jeune (sensibilité périnéale, *testing* du sphincter anal, réflexe anal à la toux).

Examens biologiques

Évaluation de la fonction rénale et recherche de troubles hydroélectrolytiques

Créatininémie, clairance à la créatinine, urémie, natrémie, kaliémie.

BU

Recherche d'infection, sang, glucose et examen cytobactériologique des urines si positivité.

Glycémie

Diabète.

PSA

- À mettre dans son contexte car élevé en cas de cancer mais aussi de prostatite, d'hyperplasie bénigne de la prostate et de RAU.
- Réalisation à distance de la RAU.

Imagerie

Échographie clinique des voies urinaires

- D'accès facilité aux urgences.
- Confirmation diagnostique et mesure du volume : avec sonde abdominale en région pubienne coupe transverse (mesure plus grande hauteur et largeur en béquillant vers le pubis, les lignes doivent se croiser perpendiculairement) et coupe sagittale repère de la sonde vers le haut (mesure plus grand diamètre antéro-postérieur). Le volume en mL (ou cm^3) est obtenu par la multiplication des 3 données en cm /2.
- Évaluation du retentissement sur le haut appareil (dilatation des cavités pyélocalicielles si antéro-postérieure > 10 mm) en pratique dès qu'elles deviennent visibles (attention faux positifs) ou que les uretères sont visibles (région proximale ou urétéro-vésicale).
- Sonde convexe décubitus dorsal puis latéral en coupes longitudinale et transversale.
- Rein droit : abord latéral ou antéro-latéral (fenêtre acoustique hépatique), avec incidence intercostale pour le pôle supérieur.
- Rein gauche : abord latéral ou postéro-latéral car antero-latéral interposition colique.
- Élimination des diagnostics différentiels.
- Vérification après drainage de l'absence d'un résidu post-mictionnel avec échographie et positionnement de la sonde de Foley®. En coupe transverse représenté par un cercle et traits parallèles en son centre. Mais si sonde efficace qui vide complètement la vessie, elle est à peine visible. Si la vessie reste encore pleine, injection

NaCl sous écho et recherche malposition : intra-urétral, sonde bouchée, visualisation de caillots de sang intra-vésical.
- Utilisation du Bladderscan® par l'IOA pour confirmer le diagnostic [1].

Diagnostic différentiel ou d'exclusion

Anurie ou oligurie par insuffisance rénale aiguë ou chronique

Pas de douleur et vessie vide à l'examen clinique.

Masse hypogastrique

Tumeur pelvienne, ascite, occlusion intestinale : intérêt de l'échographie.

Incontinence de mictions par regorgement

Pas toujours douloureuse, confirmée par l'interrogatoire et l'examen clinique.

Étiologies

- En fonction du sexe et des signes d'accompagnements (tableaux 55.1 et 55.2) :
  - hypertrophie bénigne de la prostate : plus d'un tiers des étiologies chez l'homme, surtout après 50 ans ;
  - chez la femme : en rapport avec la statique pelvienne ou la compression extrinsèque.
- Médicaments potentiellement responsables d'une RAU (tableau 55.3)

Tableau 55.1 Étiologies potentielles en fonction des symptômes chez l'homme [2].

Symptômes	Étiologies possibles
Antécédents de troubles urinaires	– Hypertrophie bénigne de la prostate
Fièvre, dysurie, hématurie, douleur lombaire, écoulement urétral	– Cystite – Urétrite – Pyélonéphrite – IST
Douleur lombaire, pelvienne ou rectale	– Prostatite
Altération de l'état général	– Cancer de la prostate – Cancer digestif
Douleur ou œdème du prépuce ou du pénis	– Phimosis – Paraphimosis
Hématurie indolore	– Cancer de la vessie
Constipation	– Fécalome
Découverte ou existence d'une pathologie neurologique	– Vessie neurologique

Tableau 55.2 Étiologies potentielles en fonction des symptômes chez la femme [2].

Symptômes	Étiologies possibles
Pesanteur pelvienne, protrusion des organes pelviens dans le vagin	– Cystocèle – Rectocèle – Hystérocèle
Douleur pelvienne, dysménorrhées, ballonnements, inconfort pelvien	– Fibrome – Masse pelvienne – Cancer gynécologique
Prurit et pertes vaginales	– Vulvovaginite
Fièvre, dysurie, hématurie, douleur lombaire, fuite urinaire	– Cystite – IST
Hématurie indolore	– Cancer de la vessie
Constipation	– Fécalome
Découverte ou existence d'une pathologie neurologique	– Vessie neurologique

Tableau 55.3 Principaux médicaments responsables de rétention aiguë d'urine (liste non exhaustive) [2].

Famille	Classes médicamenteuses ou DCI
Analgésiques	– Opioïdes – AINS (indométacine)
Anti-arythmiques	– Disopyramide – Quinidine – Procaïnamide
Anticholinergiques	– Atropine – Scopolamine – Oxybutynine
Antidépresseurs tricycliques	– Amitriptyline – Imipramine
Antihistaminiques	– Hydroxyzine – Chlorphéniramine – Diphénhydramine
Antihypertenseurs	– Nifédipine
Antipsychotiques	– Chlorpromazine – Halopéridol – Fluphénazine
Antiparkinsoniens	– Bromocriptine – Lévodopa

(*Suite*)

Tableau 55.3 Suite.

Famille	Classes médicamenteuses ou DCI
Thérapies hormonales	– Estrogènes – Progestérone – Testostérone
Divers	– Terbutaline – Pseudo éphédrine – Baclofène – Carbamazépine

Éléments de gravité et pronostic

- Insuffisance rénale.
- Infection.
- Dilatation des voies urinaires.
- Rupture vésicale.

Pronostic

- Mortalité élevée dans les suites d'une hospitalisation pour RAU : un homme sur 7 décède dans l'année qui suit un RAU spontané et un quart en cas de RAU secondaire [3].
- Mortalité corrélée à l'âge (>85 ans) et aux comorbidités (diabète, cardiovasculaire, cancer, pulmonaire).

Prise en charge thérapeutique

Drainage vésical (voir « Ponctions aux urgences »)

- Après confirmation diagnostique sans attendre les résultats biologiques.
- Choix de la technique dépend plus du praticien que des complications ou des échecs potentiels [4].
- ECBU systématique.
- Noter le volume contenu dans la vessie (<900 cc bon pronostic).
- Pas de différence de risque infectieux entre les deux méthodes [5].
- Le risque d'hématurie à vacuo lors de vidange trop rapide ne semble pas se confirmer [6].

Cathétérisme urétral

- Le mode de drainage est à privilégier car moins invasif, plus rapide et de réalisation plus aisée.
- Réalisé dans des conditions d'asepsies rigoureuses.
- Contre-indications :
  - sujet jeune (fragilité urétrale);
  - rétrécissement de l'urètre;
  - traumatisme urétral;

- antécédents récents de chirurgie urétroprostatique;
- prothèse endo-urétrale.

- En cas d'infection, privilégier le cathéter sus-pubien, même si la sonde vésicale est une contre-indication relative.

Cathétérisme sus-pubien

- Contre-indications :
  - hématurie macroscopique (caillotage sur sonde classiquement inférieur à une sonde vésicale);
  - tumeur vésicale (dissémination tumorale);
  - troubles majeurs de l'hémostase;
  - ascite (pose délicate).
- Si durée sondage > 14 jours, privilégier ce mode de drainage (meilleur confort et moins de bactériurie).
- Pas de lien entre vitesse de vidange et complications (hémodynamique, hématurie) [7].

Traitement médicamenteux complémentaire

Alpha-bloquants

- Alfuzosine 10 mg par jour, généralement pour une durée de 3 à 4 jours dont 2 à 3 jours lors de la pose du cathéter et 1 jour après le retrait de celui-ci.
- Préviennent les récidives après le retrait [8] sans effets indésirables notoires.
- Études uniquement chez les hommes dans un contexte d'hypertrophie bénigne de la prostate.

Consignes et surveillance

- En l'absence de complications, après drainage le retour à domicile envisageable.
- Conseils sur la gestion de la poche à urine (boisson > 1 L/j, toilette du méat à l'eau et au savon, surveillance de la température et douleur) et prescription d'un alpha-bloquant.
- Consultation spécialisée à prévoir à la sortie dans un délai de 1 mois.
- Le risque de récidive après retrait du sondage augmente si :
  - volume de la rétention > 1 L;
  - > 65 ans;
  - hypotonicité du détrusor (< 35 cmH_2O);
  - durée courte du sondage.
- Aucune donnée sur la durée des α bloquants après retrait de la sonde [8].
- Durée de sondage > 3 jours : augmentation significative (× 2) des comorbidités (hématurie, infection urinaire et fuites autour de la sonde).

RÉFÉRENCES

[1] Marshall JR, Haber J, Josephson EB. An evidence-based approach to emergency department management of acute urinary retention. Emerg Med Pract 2014; 16(1) : 1–20.

[2] Selius BA, Subedi R. Urinary retention in adults : diagnosis and initial management. Am Fam Physician 2008; 77(5) : 643–50.

[3] Armitage JN, Sibanda N, Cathcart PJ, et al. Mortality in men admitted to hospital with acute urinary retention : database analysis. BMJ 2007; 335(7631) : 1199–202.

[4] Fitzpatrick JM, Kirby RS. Management of acute urinary retention. BJU Int 2006; 97(Suppl 2) : 16–20. discussion 21–2.

[5] Kidd EA, Stewart F, Kassis NC, Hom E, Omar MI. Urethral (indwelling or intermittent) or suprapubic routes for short-term catheterisation in hospitalised adults. Cochrane Database Syst Rev 2015; 12. CD004203.

[6] Wu MY, Chang JR, Lee YK, Lin PC, Tsai TY. The Effect and Safety of Rapid and Gradual Urinary Decompression in Urine Retention : A Systematic Review and Meta-Analysis. Med Kaunas Lith; 13 oct 2022; 58(10) : 1441.

[7] Boettcher S, Brandt AS, Roth S, et al. Urinary retention : benefit of gradual bladder decompression - myth or truth? A randomized controlled trial Urol Int 2013; 91(2) : 140–4.

[8] Fisher E, Subramonian K, Omar MI. The role of alpha blockers prior to removal of urethral catheter for acute urinary retention in men. Cochrane Database Syst Rev 2014; 6. CD006744.

Diagnostic d'une douleur scrotale aiguë

Points importants

- Même si elle moins fréquente que dans l'enfance, la torsion du cordon spermatique est possible à tout âge.
- Hernie inguinoscrotale étranglée : urgences chirurgicales.
- L'anamnèse et l'examen clinique sont le plus souvent suffisants.
- Les examens complémentaires, en particulier l'écho-Doppler du testicule, ne doivent pas retarder l'avis spécialisé, et n'ont d'intérêt qu'en présence de doute diagnostique.
- L'exploration scrotale chirurgicale doit être largement indiquée.
- Une antibiothérapie probabiliste doit être instaurée lors d'une forte suspicion d'orchiépididymite.

Définition

- Bien que peu fréquente (1 cas pour 4000 hommes de plus de 25 ans) [1], la torsion du cordon spermatique reste une urgence chirurgicale. Dix pour cent des torsions surviennent chez l'adulte de plus de 30 ans, dont certaines chez le sujet âgé. Rarement évoquée, à l'âge adulte, sa prise en charge est souvent retardée, entraînant une orchidectomie.
- L'orchiépididymite, plus fréquente, en particulier chez les 18–35 ans, est fréquemment liée aux infections sexuellement transmissibles.
- Les causes extratesticulaires doivent être recherchées :
  - hernie inguinoscrotale étranglée ;
  - colique néphrétique ;
  - radiculalgie ou coxarthrose.

Diagnostic

Démarche diagnostique (figure 56.1)

De par sa situation extra-abdominale, un examen clinique simple et fiable suffit au diagnostic.

Anamnèse

- Brutalité d'installation.
- Noter l'heure de début des symptômes.
- Intensité de la douleur.
- Signes urinaires associés.
- Troubles digestifs (nausées, vomissements).

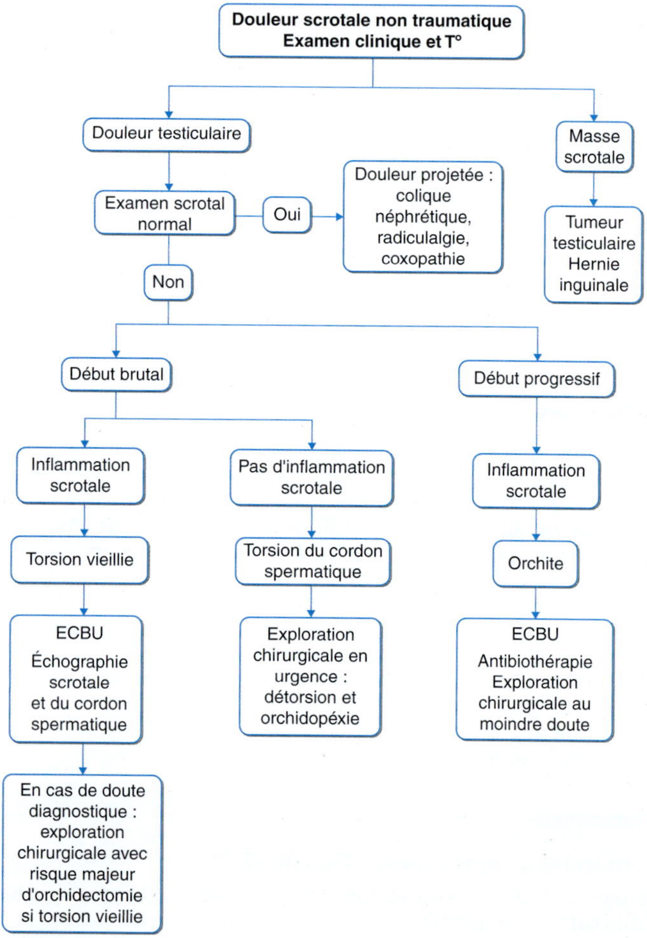

Figure 56.1 **Conduite à tenir devant une douleur scrotale aiguë (adapté de [41]).**
Source : © 2015 CDC. All rights reserved.

- Fièvre.
- Écoulement urétral.
- Antériorité de l'augmentation de volume de la région scrotale.
- Parotidite récente.
- ATCD chirurgical (appendicite, prostatectomie).
- Traumatisme testiculaire.

Examen clinique

Orienté par les indications chirurgicales.

Torsion du cordon spermatique (tableau 56.1)

- Testicule ascensionné, rétracté, parfois à l'horizontale.
- Absence de réflexe crémastérien (pas d'ascension de la bourse lors de la stimulation tactile de la face antéro-interne haute de la cuisse).
- La surélévation de la bourse ne soulage pas voire exacerbe la douleur (signe de Prehn).
- Pas de réaction inflammatoire.
- La palpation du cordon retrouve parfois les tours de spires.
- Les autres signes sont négatifs (orifice herniaire libre, pas de signe urinaire, abdomen souple).

Hernie inguinoscrotale étranglée

- Masse palpable indurée différenciée du testicule.
- Impulsive à la toux.
- Opaque à la transillumination et comblant le canal inguinal.
- Possible signe d'occlusion digestive.
- Réduction manuelle impossible.

Orchiépididymite

- Possiblement bilatérales dans 10 % des cas.
- Bourse douloureuse inflammatoire, difficilement palpable.
- TR à la recherche d'une prostatite associée.
- La surélévation scrotale, vers l'arche pubienne, diminue la douleur.

Tableau 56.1 Score TWIST pour les enfants de 3 mois à 18 ans, validé chez les non-urologues [2].

Augmentation de volume du testicule	2 points
Induration du testicule	2 points
Absence du réflexe crémastérien	1 point
Nausées/vomissements	1 point
Testicule ascensionné	1 point
Bas risque : 0 point; VPN 100 % Risque intermédiaire : 1–5 points Haut risque : 6–7 points; VPP 100 %	

Examens biologiques

BU, ECBU et prélèvements urétraux si suspicion d'orchiépidydimite.

Imagerie

Écho-Doppler testiculaire

- Sa réalisation ne doit pas retarder l'avis chirurgical.
- Différenciation entre torsion et orchiépidydimite, en particulier si le patient est vu tardivement, ou hernie inguinoscrotale étranglée.
- VPP 100 % et VPN 97,5 % pour la torsion du cordon spermatique.
- L'ischémie initiale étant veineuse, la vascularisation artérielle peut être normale à la phase précoce.

Étiologies

Torsion du cordon spermatique

Classiquement sans élément déclenchant, dans 4 à 8 % est en lien avec un traumatisme [3].

Hernie inguinoscrotale, facteurs favorisants

- Toux chronique.
- Portage au long cours de charges lourdes.
- ATCD familiaux (faible niveau de preuve).
- Post-appendicectomie ou prostatectomie.

Orchiépidydimite aiguë, facteurs favorisants

Chez le jeune les pratiques sexuelles à risques.
Plus tard, chirurgie urologique récente ou toutes causes d'obstructions mictionnelles.

Orchite

- Complique les oreillons dans 20 % des cas.
- Préférentiellement chez l'adulte jeune.
- Dans les 4 à 6 jours qui suivent la parotidite.
- Souvent fièvre avec réaction inflammatoire du testicule atteint.

Tumeur testiculaire

- Peut se révéler par une douleur aiguë brutale.
- L'examen clinique et l'échographie permettent de retrouver une masse testiculaire.

Traumatisme testiculaire

- Causes évidentes de douleurs testiculaires aiguës.
- Chirurgie semi-urgente après bilan échographique lors de traumatisme fermé.

Torsion des annexes testiculaires [4]

- Situation bénigne.
- Moins douloureuse.

- Généralement au pôle supérieur du testicule.
- Le diagnostic n'en est pas plus aisé et nécessite souvent une exploration chirurgicale.

Douleur projetée

- Colique néphrétique : par irradiation inguinoscrotale (voir « Colique néphrétique »).
- Douleur rhumatismale :
  - normalité de l'examen scrotal;
  - ATCD de pathologies rhumatismales.

Éléments de gravité et pronostic

- En cas de torsion du cordon spermatique, l'ischémie apparaît dans les 4 h qui suivent la torsion et pratiquement certaine après 24 h.
- Plus le nombre de tours de spires est élevée plus l'ischémie est précoce.
- Pronostic :
  - testicule sauvé à 90 % si <6 h, à 50 % dans les 12 h et <10 % après 24 h;
  - réduction de la fertilité dans plus de 50 % des cas (chez les jeunes);
  - récidive après orchidopéxie rare.

Prise en charge thérapeutique

- Évaluation médicale immédiate, en notant l'heure du début des symptômes.
- Mise en place d'une voie veineuse périphérique avec antalgie de niveau 3.
- Bilan préopératoire et infectieux si nécessaire.
- Avis chirurgical rapide même en cas de doute diagnostique.
- Peu de place pour les manœuvres externes de détorsion (rotation en sens horaire du testicule gauche et en antihoraire du testicule droit de 2 à 4 rotations de 180°) car la douleur rend difficile, voire impossible, le geste. En tout état de cause, par un spécialiste.
- L'antibiothérapie probabiliste de l'orchiépidydimite [5] :
  - sujet jeune : risque d'IST (*Chlamydiæ*, gonocoque) donc ceftriaxone 500 mg IM une fois associée à doxycycline cp 100 mg matin et soir pendant 10 jours ou azithromycine 1 g monodose. Si allergie : voir sujet d'âge mur;
  - sujet d'âge mur (entérobactéries) : lévofloxacine cp 500 mg /j pendant 10 jours ou ofloxacine cp 200 mg × 2/j pendant 10 jours;
  - contre-indications : en l'absence de contre-indications, de prise de FQ dans les 6 mois qui précédent et avec une réévaluation clinique à 72 h et une adaptation thérapeutique en fonction de l'antibiogramme.

- Dans cette indication comme pour les orchites ourliennes :
  - repos;
  - glace;
  - port d'un suspensoir;
  - ± AINS.

Consignes et surveillance

Prise en charge ambulatoire uniquement pour certaines orchiépididymite ou orchite (douleur contrôlée, pas de troubles digestifs, pas de signes de sepsis sévère, apyrexie).

RÉFÉRENCES

[1] Cummings JM, Boullier JA, Sekhon D, et al. Adult testicular torsion. J Urol 2002; 167(5) : 2109–10.

[2] Frohlich LC, Paydar-Darian N, Cilento BG, Lee LK. Prospective Validation of clinical score for males presenting with an acute scrotum. Acad Emerg Med 2017; 24(12) : 1474–82.

[3] Sharp VJ, Kieran K, Arlen AM. Testicular torsion : diagnosis, evaluation, and management. Am Fam Physician 2013; 88(12) : 835–40.

[4] Chevreau G, Peyromaure M. Torsion du cordon spermatique et des annexes testiculaires. Encycl Méd Chir 2011; 24(203) : 1–8.

[5] Workowski KA, Bachmann LH, Chan PA, et al. Sexually Transmitted Infections Treatment Guidelines, 2021. MMWR Recomm Rep Morb Mortal Wkly Rep Recomm Rep. 23 juill 2021; 70(4) : 1–187.

Priapisme

Points important

- Priapisme ischémique, le plus fréquent, est une urgence thérapeutique afin d'éviter la nécrose musculaire.
- Défini comme une érection douloureuse d'une durée supérieure à 4 h en dehors de stimulations sexuelles.
- Le diagnostic est clinique.
- Les examens complémentaires, s'ils sont nécessaires, ne doivent pas retarder la mise en route du traitement.
- La ponction des corps caverneux est le plus souvent nécessaire pour un priapisme ischémique.
- Ponction souvent associée à des injections d'agonistes alpha-adrénergiques.
- Afin de prévenir la récidive, la recherche de facteurs favorisants doit être systématiquement entreprise.

Définition

Dysfonction érectile correspondant à une persistance involontaire d'une érection complète ou partielle après l'orgasme ou en dehors de toute stimulation sexuelle. Érection douloureuse d'une durée supérieure à 4 h.

Priapisme ischémique (veineux ou bas débit)

Le plus fréquent (95 %), secondaire à un rapport sexuel avec ou sans aide pharmacologique lié à un déséquilibre des mécanismes de régulation.

Priapisme récidivant, intermittent ou chronique

Le quart à la moitié des patients drépanocytaires, érection nocturne prolongée, dans plus d'un tiers des cas aucune circonstance déclenchante identifiée.

Priapisme artériel (haut débit)

Rare, souvent secondaire à un traumatisme pénien entraînant une fistule artériocaverneuse (24 à 72 h de décalage).

Diagnostic [1]

Démarche diagnostique

Le priapisme ischémique est une urgence thérapeutique.

Anamnèse

- Historique médicamenteux : voir tableau 57.1 [2].
- Antécédents médicaux : voir tableau 57.2.
- Durée : valeur pronostique car lésions histologiques après 12 h.

Examen clinique

Voir tableau 57.3.

Tableau 57.1 Médicaments impliqués dans la survenue de priapisme.

Anticoagulants	Héparine Warfarine
Antihypertenseurs	Dihydralazine Labétalol Nifédipine Prazosine
Antidépresseurs, antipsychotiques	Bupropion Fluoxetine Sertraline Lithium Clozapine Rispéridone Olanzapine Chlorpromazine Phénothiazines
Alpha-bloquants	Tamsulosine Doxazosine Térazosine Prazosine
Drogues	Cocaïne Éthanol Marijuana
Injections intracaverneuses	Papavérine Prostaglandine E1
Inhibiteurs PDE5	Sildénafil Vardénafil Tadalafil Avanafil
Hormones	Testostérone GnRH

Tableau 57.2 Maladies responsables de priapisme.

Traumatisme Pelvien Périnéal Génital
Tumeurs Primitives Métastases
Maladies neurologiques
Nutrition parentérale
Maladies rénales Syndrome néphrotique Insuffisance rénale Hémodialyse
Maladies métaboliques Amylose Maladie de Fabry Diabète Goutte
Maladie hématologique Drépanocytose Leucémie Myélome Hémoglobinurie nocturne paroxystique Thalassémie majeure Thrombocytémie Purpura de Henoch-Schonlein

Tableau 57.3 Sémiologie des priapismes.

Ischémique	Artériel
– Corps caverneux douloureux – Érection rigide, gland flaccide, sans activité sexuelle – Depuis quelques heures – Pas de traumatisme – Urgence	– Sensation d'inconfort souvent localisé – Tumescence, activité sexuelle conservée – Depuis quelques jours – Traumatisme – Pas d'urgence

Examens biologiques

- NFS, réticulocytes et électrophorèse de l'hémoglobine en l'absence de causes évidentes à la recherche d'hémoglobinopathie ou d'hémopathie.

- Éventuellement, analyse urinaire toxicologique.
- GDS sur ponction caverneuse : si priapisme ischémique PaO_2 <30 mmHg, $PaCO_2$ > 60 mmHg et pH <7,25 et inversement si priapisme artériel.

Imagerie

En général, pas nécessaire au diagnostic.

Écho-Doppler couleur

Absence de flux sanguin dans les artères caverneuses avant ponction. Affirme le diagnostic montrant fistule artériocaverneuse.

Angio-IRM

En cas de doute.
Permet d'apprécier la viabilité des corps caverneux et la présence de fibrose.

Étiologies

- Médicamenteuses (tableau 57.1).
- Consécutifs à des maladies responsables de modifications rhéologiques intracaverneuses (tableau 57.2).

Éléments de gravité et pronostic

- Perte de la fonction érectile >90 % après 36 h sans traitement efficace [3].
- Pronostic : dépend du type de priapisme, de sa durée et de la rapidité de la prise en charge.

Prise en charge thérapeutique

Mesures initiales

- Ne pas attendre les résultats des examens complémentaires en cas de priapisme ischémique.
- Laisser à jeun.
- Antalgiques morphiniques.
- Parfois, des techniques simples suffisent : effort physique par flexions répétées des genoux, vessie de glace à l'intérieur des cuisses, obtention d'une nouvelle éjaculation ou bains glacés (niveau de preuve faible).
- Étiléfrine cp 5 mg PO (25 à 100 mg), hors AMM.
- Bleu de méthylène 1 % (50 à 100 mg toutes les 5 min en intracaverneux) en cas de surdosage aux inhibiteurs de la phosphodiestérase de type 5 [4].

Priapisme ischémique

- Aspiration de 60 mL de sang (jusqu'à ce qu'il soit rouge et oxygéné) dans les corps caverneux [5] confirme le diagnostic et soulage le patient. Avec aiguille *butterfly* 19 gauge, par voie transbalanique (1 à 2 cm du sillon balanopréputial 45 à 60° d'inclinaison vers la racine de la verge) avec EMLA® ou mieux sous bloc pénien (injection à la racine de la verge de bupivacaïne 0,75 % ou de xylocaïne non adrénalinée 5 mL de chaque côté complétée par une anesthésie en anneau sous-cutanée). Écoulement de sang noir passif sans aspiration, si le sang coule mal, compression douce de la verge vers le gland. Dure entre 15 et 30 min. Les corps caverneux communiquent, une ponction unilatérale suffit. En l'absence d'urologue, ce geste est réalisable par l'urgentiste.
- Si pas d'amélioration après 10 min, injection intracaverneuse de d'agoniste alpha-adrénergique [2]. À distance du point de ponction avec garrot manuel à la base de la verge :
  - contre-indiquée si HTA non contrôlée, insuffisance cardiaque, troubles du rythme ou état cardiovasculaire instable ;
  - sous monitorage tensionnel et cardiaque ;
  - phényléphrine 100 μg/mL : 100 μg dans chaque corps caverneux à renouveler toutes les 10 min jusqu'à détumescence avec une dose maximale de 0,5 à 2,5 mg ;
  - étiléfrine 10 mg/mL : diluer une ampoule avec 4 mL de sérum physiologique et injecter 1 mL (2 mg) puis renouveler toutes les 10 min si besoin avec une dose max de 10 mg ;
  - éphédrine 30 mg/mL (en cas d'indisponibilité des 2 précédents) : diluer 1 mL dans 10 mL de sérum physiologique puis injecter 3 mL, à renouveler toutes les 10 min avec une dose maximale de 100 à 150 mg.
- En cas d'échec au bout d'une heure de traitement bien conduit : *shunt* cavernospongieux chirurgical.

Priapisme artériel

Peut disparaître spontanément, voire avec une manœuvre de pression digitale périnéale prolongée en regard de la fistule. Une surveillance simple est une option raisonnable.

Priapisme drépanocytaire

Hydratation parentérale, antalgiques de niveau 3 et oxygénation.

Consignes et surveillance

- Traitements de fond chez le drépanocytaire (étiléfrine chlorhydrate [Effortil®] au coucher, inhibiteur phosphodiestérase ou Hydréa®) avec faible niveau de preuve [6].

- **Priapismes récidivants : moyens physiques simples expliqués au patient, parfois indication d'anti-androgènes (effets secondaires, contre-indiqué chez le jeune).**

RÉFÉRENCES

[1] Salonia A, Eardley I, Giuliano F, et al. European Association of Urology guidelines on priapism. Eur Urol 2014 ; 65(2) : 480–9.
[2] Droupy S, Giuliano F. Priapisms. Prog Urol 2013 ; 23(9) : 638–46.
[3] Bivalacqua TJ, Allen BK, Brock G, et al. Acute Ischemic Priapism : An AUA/SMSNA Guideline. J Urol nov 2021 ; 206(5) : 1114–21.
[4] Martínez Portillo FJ, Fernández Arancibia MI, Bach S, et al. Methylene blue : an effective therapeutic alternative for priapism induced by intracavernous injection of vasoactive agents. Arch Esp Urol 2002 ; 55(3) : 303–8.
[5] Bochinski DJ, Deng DY, Lue TF. The treatment of priapism : when and how ? Int J Impot Res 2003 ; 15(Suppl 5) : S86–90.
[6] Chinegwundoh F, Adeyoju B, Anie K. Treatments for priapism in boys and men with sickle cell disease. Dans : The Cochrane Collaboration, rédacteur. The Cochrane Database of Systematic Reviews. Chichester, UK : John Wiley & Sons, Ltd ; 2003 (consulté le 1er novembre 2022). p. CD004198. Disponible sur : https://doi.wiley.com/10.1002/14651858.

Urgences infectieuses

Fièvre au retour d'un pays tropical

Points importants

- Toute fièvre au retour d'un pays tropical doit être considérée comme un paludisme jusqu'à preuve du contraire.
- Il n'y a pas de facteur prédictif de paludisme devant une fièvre au retour de pays tropicaux.
- La morbidité au retour d'un pays tropical est dominée par la « diarrhée du voyageur ».
- La plupart des hépatites contractées (A et E) en zones tropicales sont dues au péril fécal.
- Une hyperéosinophilie évoque en premier lieu une parasitose à helminthes ; en période d'invasion, lorsqu'il n'y a pas de parasites dans les selles, il faut demander une sérologie.

Diagnostic

Démarche diagnostique

Anamnèse

Séjour en zone tropicale

- Localisation.
- Durée du séjour.
- Date de retour.
- Lieu de résidence : urbaine ou rurale.
- Saison : sèche ou pluies.

Pratiques à risque

- Baignades en eau douce.
- Alimentation.
- Exposition sexuelle.

Prophylaxie

- Antipalustre : observance, type.
- Vaccinations : hépatites, fièvre jaune.

Fièvre

- Date d'apparition.
- Mode de début : brutal, progressif.
- Évolution : continue, récurrente.
- Signes associés : céphalées, convulsions, vomissements, diarrhée, ictère, éruption.

Délais d'incubation

- <7 jours : arboviroses, diarrhée du voyageur.
- 7 à 14 jours : paludisme, typhoïde, rickettsiose, borréliose, leptospirose.
- >14 jours : paludisme, hépatites virales ABE, trypanosomiase, leishmaniose, amibiase, VIH, tuberculose.

Examen clinique

- Signes généraux : ictère, pâleur, arthralgies, myalgies, hémorragies.
- Neurologique : syndrome méningé, troubles de conscience, confusion.
- Abdominal : hépatomégalie, splénomégalie.
- Cutané : éruption, œdème.
- Pulmonaire : dyspnée, foyer auscultatoire.
- Adénopathies.

Examens biologiques

Examens d'orientation

- Frottis-goutte épaisse, test de diagnostic rapide : recherche de paludisme en priorité.
- NFS.
- CRP.
- Ionogramme sanguin.
- Bilirubinémie, transaminases
- Hémoculture.
- ECBU.
- Coproculture, parasitologie des selles.

Examens ciblés par l'anamnèse et la clinique

- Ponction lombaire.
- Coproculture et examen parasitologique des selles.
- Sérologies parasitaires :
  - utiles en phase de migration larvaire ou de localisation viscérale des parasites;
  - amibiase, leishmaniose, anguillulose, filariose, trypanosomiase, schistosomes, cysticercose.
- Sérologies bactériennes :
  - utiles lorsque les germes sont difficilement cultivables (germes intracellulaires);
  - salmonellose (sérodiagnostic de Widal et Felix), rickettsiose, tréponématose, leptospirose, *Brucella* (sérodiagnostic de Wright), *Chlamydiae*.
- Sérologies virales :
  - arboviroses : dengue, chikungunya, fièvre jaune;
  - fièvres hémorragiques : Lassa, Ebola, Marburg;
  - hépatites virales;
  - VIH.

Imagerie

- ECG : analyse du QT.
- La radiographie de thorax : élimine une pneumopathie, une tuberculose.
- Échographie hépatique : amibe, diagnostics différentiels des perturbations du bilan hépatique.

Orientation diagnostique [1]

Diagnostic	Clinique	Biologie
Paludisme	Fièvre récurrente Céphalées, myalgies Splénomégalie Grave : signes neurologiques	Thrombopénie, leucopénie CRP élevée Frottis goutte épaisse
Dengue Chikungunya Zika	Arthralgies myalgies Éruption cutanée Céphalée	Thrombopénie, leucopénie CRP basse Sérologies
Typhoïdes	Diarrhée Splénomégalie Signes neurologiques Pouls dissocié	Hémocultures, sérologie Thrombopénie, leucopénie CRP élevée
Diarrhée invasive : shigelle, salmonelles, yersinia, *E. coli*, campylobacter, amibe, cholera, turista	Diarrhée glaireuse, sanglante Syndrome dysentérique Déshydratation	Coproculture Hémoculture
Hépatites	Ictère Hépatomégalie Asthénie	Sérologies Leucopénie CRP basse
Fièvres hémorragiques	Hémorragies Ictère	Sérologie
Filariose	Lymphangite	Hyperéosinophilie Sérologie
Leptospirose	Tableau pseudopalustre	Sérologie
Amibiase hépatique	Hépatomégalie	Hyperleucocytose CRP élevée Sérologie

Éléments de gravité

Paludisme grave

- Neuropaludisme : Glasgow < 9.
- Troubles de conscience : 9 < Glasgow < 15.

- Convulsions.
- Détresse respiratoire.
- Ictère.
- Bicarbonates < 15 mmol/L.
- Hémoglobine < 5 g/dL.
- Parasitémie > 4 % (sujet non immun) ou > 20 % (sujet immun).
- Hypoglycémie.
- Hémoglobinurie macroscopique.
- Créatinine > 265 μmol/L ou diurèse < 400 mL/24 h.
- PAS < 80 mmHg.
- Hémorragie.
- OAP.

Accès palustre à *P. falciparum*; risque de neuropaludisme.
La présence d'un seul signe de gravité doit conduire à l'hospitalisation.

Fièvres hémorragiques virales

Taux de létalité variable selon le virus, allant de 1 % pour la fièvre de Lassa à 70 à 80 % pour celle d'Ebola.

Formes fulminantes des hépatites

Rares mais gravissimes; évoquer un paludisme grave en diagnostic différentiel.

Prise en charge thérapeutique

Traitement symptomatique

- Antipyrétique.
- Antalgiques.
- Voie veineuse périphérique avec Nacl 0,9 %.
- Traitement du choc (voir : « Choc, insuffisance circulatoire aiguë »).

Traitements spécifiques des principales causes

Accès palustre simple à *P. falciparum* [2]

- Arténimol-pipéraquine (Eurartésim®) cp 20 mg/120 mg : 3 cp (4 cp si poids > 75 kg) en une prise à jeun 3 jours de suite (CI : QT long).
- Ou : atovaquone-chlorhydrate de proguanil (Malarone®) cp 250 mg/100 mg : 4 cp/jour, 3 jours (y compris chez la femme enceinte durant toute la grossesse).

Accès palustre grave

- Artésunate (Malacef®) poudre 60 mg : 2,4 mg/kg H0, H12, H24, H48, H72 (fait l'objet d'une ATU nominative).
- Ou quinine V (Quinimax®) amp. 125 mg/mL : 8 mg/kg de quinine base toutes les 8 h après une dose de charge + doxycycline cp à 100 mg : 200 mg/j (si quininorésistant); surveillance glycémique. La quinine est utilisable chez la femme enceinte quel que soit le terme, la doxycycline est contre-indiquée.

Accès palustre à *P. vivax, P. ovale, P. malariæ*

Chloroquine (Nivaquine®) cp 100 mg : 10 mg/kg (J1 et J2) puis 5 mg/kg (J3).

Typhoïde

- Ceftriaxone 75 mg/kg/j pendant 10 à 14 jours.
- Ou azithromycine 10 mg/kg pendant 7 jours.

Les quinolones, compte tenu de leur niveau de résistance, sont utilisées en deuxième intention après vérification de l'antibiogramme et de la concentration minimale inhibitrice : ofloxacine cp 200 mg 7,5 mg/kg 2 fois/jour pendant 5 à 7 jours.

Arboviroses

Traitement symptomatique (douleur et fièvre).

Hépatites

Traitement symptomatique; éviter tout sédatif y compris les anti-émétiques

Amibiase hépatique

Métronidazole : (cp 250 mg) 500 mg 3 fois/j 10 à 14 jours.

Consignes et surveillance

- Un accès palustre sans signe de gravité chez un patient sans comorbidité sera autorisé à rentrer à domicile avec des consignes de surveillance.
- Une information sur les effets secondaires (fréquents) des traitements, notamment antipaludéens doit être donnée.
- Quel que soit le diagnostic, il est conseillé au patient de consulter son médecin traitant dans les 48 h.

RÉFÉRENCES

[1] CMIT. Voyage en pays tropical. In : Pilly E, editor. Maladies infectieuses et tropicales. Paris : Vivactis plus; 2020. p. 458–63.

[2] SPILF. Prise en charge et prévention du paludisme d'importation. Mise à jour 2017 des RCP; 2017, www.infectiologie.com/fr/actualites/paludisme-rcp-2017_-n.html

Accident d'exposition aux liquides biologiques

Points importants

- Le risque d'AES (accident d'exposition au sang, désigne par extension tout accident d'exposition aux liquides biologiques) chez le personnel soignant est de 5,7/100 lits/an (2014).
- L'application des précautions « standard », chez les soignants, éviterait 30 % des accidents percutanés recensés en 2014.
- Tout SAU doit disposer de kit de traitement postexposition 24 h/24 et pouvoir orienter les patients vers une consultation spécialisée.
- Une prise en charge psychologique doit pouvoir être organisée pour les patients potentiellement contaminés.
- La prise en charge des AES ne s'arrête pas à l'évaluation du risque de contamination par le VIH.

Définitions

- Contamination lors d'une piqûre, une coupure ou par contact avec une plaie.
- Risque de transmission principalement des virus VIH, VHB, VHC.
- Concerne les expositions professionnelles, les relations sexuelles non protégées et le partage de seringues chez les toxicomanes.

Risque de séroconversion

Accident d'exposition au sang

- VIH : 0,3 %.
- VHC : 3 %.
- VHB : 30 %.

Accident d'exposition sexuel

- VIH :
  - rapport anal réceptif : 0,5 à 3,2 % ;
  - rapport vaginal : 0,03 à 0,7 % ;
  - rapport oral : 0,04 %.
- VHB : 30 à 50 %.
- VHC : risque significatif en cas de rapport traumatique.

Toxicomanes

1 % par échange de seringues.

Facteurs majorant le risque de transmission

Lié à l'agent contaminant

- Aiguille creuse.
- Piqûre profonde.
- Présence de sang sur l'objet.
- Temps de contact prolongé.
- Rapport traumatique.

Lié au liquide biologique

Risque fort

- Sang.
- Sécrétions fluides contenant du virus : pleurale, LCR, sperme, sécrétions vaginales.

Risque nul (en l'absence de sang mêlé)

- Sueur.
- Larmes.
- Urines.
- Salive.
- Fèces.

Lié au terrain

- Absence de port de gants.
- Charge virale élevée du patient source.
- Rapport pendant les menstruations.
- Infection sexuellement transmissible concomitante.
- Partenaires multiples.

Conduite à tenir [1]

Nettoyer la plaie

- À l'eau et au savon.
- Antisepsie par Dakin® ou eau de Javel diluée (à défaut povidone iodée ou alcool à 70°) pendant au moins 5 min.
- Ne pas faire saigner.
- En cas de projection muqueuse, rincer au sérum physiologique.

Évaluer le risque de contamination virale

Voir ci-dessus.

Statut sérologique du patient source

- Accès au dossier médical ou déclaratif.
- Si non connu, proposer un test de dépistage rapide pour le VIH et un prélèvement sanguin pour les sérologies virales; accord du patient indispensable.

Traitement d'une infection sexuellement transmissible concomitante

- Chlamydia et gonocoque.
- Azithromycine 1 g en prise unique + ceftriaxone 500 mg : une injection IM unique.

Traitement prophylactique post-exposition

Prévention hépatite B

- Pour les sujets non vaccinés.
  - 500 UI Ig humaines antihépatite B dans les 72 h.
  - Vaccination antihépatite B selon schéma en cours.
- Pour les sujets vaccinés :
  - si anti-HBs >10 mUI/mL ou >100 mUI/mL dans les ATCD (sujets répondeurs) : pas de traitement ;
  - vaccinés non répondeurs : anti-HBs <10 mUI/mL sans anti-HBc ni notion d'anti-HBs >100 mUI/mL dans les ATCD : immunoglobuline si sujet source positif. Si statut sérologique de source inconnue, pas de traitement.

Prévention hépatite C

- Pas de traitement préventif.
- Traitement dans un second temps si séroconversion.

Contraception d'urgence

Pilule du lendemain : lévonorgestrel (Norlevo®) 1,5 mg, prendre 1 cp au mieux dans les 12 h, au maximum dans les 72 h.

Prévention VIH

- Après évaluation de l'indication du traitement (tableau 59.1).
- Kit disponible dans tous les SAU, 24 h.
- Prescription pour une durée de 3 à 4 jours, le temps de venir en consultation spécialisée.
- Au mieux dans les 4 premières heures, inutile au-delà de 48 h.
- Traitement post-exposition (TPE), deux inhibiteurs nucléosidiques de la transcriptase inverse. Eviplera® (rilpivirine 25 mg, ténofovir 245 mg, emtricitabine 200 mg) : 1 cp par jour jusqu'à la réévaluation par le médecin référent pour le VIH, au mieux dans les 4 jours. Ne pas associer avec les anti-acides et IPP.
- Femme enceinte : Truvada (ténofovir-emtricitabine) + Darunavir/ 800 mg/100 1 fois par jour.

Certificat d'accident de travail

Mettre en soins pour 6 mois en cas de contamination professionnelle.

Rapports protégés

Jusqu'à sérologie négative.

Suivi

- Consultation spécialisée dans les 72 h.
- Examens biologiques :
  - réalisés lors de la consultation de suivi;
  - sérologies VIH, VHB, VHC, TPHA, VDRL, bilan hépatique, fonction rénale, NFS, test de grossesse;
  - si patient traité : sérologie VIH à M2 et M4; sérologie VHC à M1, M4, M6; NFS et ALAT à J15, J30, M4, M6;
  - si patient non traité : sérologie VIH à M1, M3, M6.

Tableau 59.1 VIH et évaluation de l'indication du traitement.

Évaluation du risque	Statut VIH de la personne source	
	Positif	**Inconnu**
Important : – piqûre profonde – aiguille creuse – sang sur l'objet contaminant – partage de seringue (toxicomane)	Traitement recommandé sauf si charge virale < 50 copies/mL de moins de 6 mois	Traitement recommandé
Intermédiaire : – coupure avec bistouri – piqûre avec aiguille IM ou SC ou pleine – contact muqueuse ou peau lésée > 15 min	Traitement recommandé sauf si charge virale < 50 copies/mL de moins de 6 mois	Traitement non recommandé
Minime : – piqûres avec seringues abandonnées – contact muqueuse ou peau lésée < 15 min – morsures ou griffures	Traitement non recommandé	
Exposition sexuelle : – rapport anal ou vaginal, insertif ou réceptif – fellation réceptive avec éjaculation	Traitement recommandé sauf si charge virale indétectable (< 50 copies/mL) Sauf pour fellation réceptive sans éjaculation ou insertive	Traitement recommandé sauf si patient source à faible risque ou fellation réceptive sans éjaculation ou insertive

RÉFÉRENCE

[1] Prise en charge médicale des personnes vivant avec le VIH : Prise en charge des accidents d'exposition sexuelle et au sang (AES) chez l'adulte et l'enfant (septembre 2017). Conseil national du sida et des hépatites virales. Disponible sur : http://cns.sante.fr.

Dermohypodermites aiguës bactériennes

Points importants

- Érysipèle et fasciite sont des infections sous-cutanées de pronostic radicalement différent.
- Le diagnostic des dermohypodermites est exclusivement clinique.
- Les fasciites sont une urgence médicochirurgicale.
- Les β-lactamines restent les antibiotiques de première intention dans l'érysipèle.
- Le traitement des facteurs favorisants et de la porte d'entrée complète le traitement anti infectieux.

Définitions

- Infections bactériennes des tissus sous-cutanés (derme et hypoderme).
- La profondeur de l'atteinte bactérienne fait la gravité :
  - l'érysipèle désigne une infection cutanée et sous-cutanée superficielle non nécrosante. Le germe responsable est majoritairement un streptocoque β-hémolytique;
  - la fasciite désigne une infection sous-cutanée nécrosante atteignant le fascia musculaire. Le germe en cause est principalement le streptocoque pyogène auquel s'associent fréquemment d'autres bactéries;
  - le terme de cellulite est synonyme d'érysipèle en Europe. Il est plus fréquemment employé pour les atteintes de la face.
- Dans 90 % des cas concernent les jambes.
- Survient sur un terrain favorisant le plus souvent : antécédent personnel de dermo-hypodermite, diabète, surpoids, insuffisance veineuse, lymphœdème.
- Une porte d'entrée cutanée doit être recherchée pour être traitée : plaie, intertrigo, ulcère.
- L'association à une thrombose veineuse est rare (4 %).

Diagnostic [1]

Démarche diagnostique

Anamnèse

- Recherche de lésion cutanée régionale : plaie, ulcère, piqure d'insecte, traumatisme récent.
- Facteurs favorisants : insuffisance veineuse, AOMI, immunosuppression, diabète.
- Terrain : âge, antécédents, allergies, risque thromboembolique.

Examen clinique

Érysipèle

- Fièvre.
- Érythème d'extension centrifuge, bien limité, chaud et douloureux.
- Adénopathies satellites.
- Bulles et purpura pétéchial dans les formes très inflammatoires.

Fasciite nécrosante

- Fièvre.
- Signe de sepsis grave : tachycardie, hypotension, oligurie (Score de qSOFA).
- Douleur intense, discordante avec l'état local.
- Nécrose cutanée. Lividité, taches cyaniques, hypoesthésie locale, induration ; extension rapide.
- Crépitation neigeuse (germes anaérobies).

Examens biologiques

- NFS, CRP : examen non sensible pour le diagnostic.
- Hémocultures en cas de fasciite.
- Hémostase.
- Ionogramme sanguin, créatinine.
- CPK.

Imagerie

Aucune imagerie nécessaire pour le diagnostic.

Évolution-pronostic

Érysipèle

- Favorable le plus souvent sous antibiotique en 5 à 10 jours.
- Récidive fréquente, proportionnelle au nombre de facteurs de risque et si la porte d'entrée persiste.

Fasciite nécrosante

- En l'absence d'intervention urgente, l'évolution est rapidement défavorable.
- Le pronostic est lié à la gravité du sepsis et aux défaillances viscérales qu'il génère.

Traitement [2]

Érysipèle

- Amoxicilline 50 à 100 mg/kg/jour toutes les 8 h ou pénicilline G 12 à 24 millions U/j toutes les 4 h.
- En moyenne 10 jours de traitement.

- Voie IV initiale en cas de signes généraux marqués et relai *per os* dès l'apyrexie.
- En cas d'allergie à la pénicilline : pristinamycine 50 mg/kg/jour.
- Antalgiques et antipyrétiques.
- Traitement de la porte d'entrée.
- Contention veineuse, drainage lymphatique.
- HBPM uniquement si terrain à risque de thrombose.
- Il est recommandé de considérer une autre étiologie que streptococcique dans les situations suivantes :
  - portes d'entrées particulières (morsure animale, exposition marine, voie veineuse périphérique, toxicomanie IV, etc.);
  - certaines localisations (face, région périnéo-fessière);
  - certains terrains (enfant, immunodépression).

Fasciite nécrosante

- Prise en charge des défaillances hémodynamiques et viscérales en réanimation (voir « Chocs »).
- Antibiothérapie :
  - amoxicilline 100 mg/kg/jour + clindamycine 600 mg/8 h en IV;
  - adaptation en fonction du résultat des cultures.
- Traitement chirurgical :
  - débridement indispensable : excision totale des zones nécrosées.

Hospitalisation si :

- présence de signes de gravité locaux ou généraux;
- maladie associée à un risque de décompensation ou de complications : immunodépression, diabète déséquilibré, insuffisance cardiaque à partir du stade III NYHA, insuffisance rénale sévère, insuffisance hépatique;
- obésité morbide (IMC > 40);
- impossibilité de traitement ou de surveillance médicale à domicile, risque de non-observance thérapeutique, personne en état de précarité, impossibilité de prendre un traitement par voie orale;
- sujet âgé > 75 ans et polypathologique avec risque de mauvaise réponse au traitement et/ou risque de décompensation de pathologie chronique;
- âge inférieur à 1 an.

Une hospitalisation secondaire est recommandée en cas :

- d'apparition de signes de gravité locaux ou généraux; ou
- d'évolution défavorable dans les 24 à 48 h suivant l'instauration du traitement antibiotique, notamment en cas de fièvre persistante, d'extension du placard inflammatoire.

RÉFÉRENCES

[1] Swartz MN. Clinical practice. Cellulitis. N Engl J Med 2004; 350(9) : 904–12.
[2] Stevens DL, Bisno AL, Chambers HF, et al. Infectious Diseases Society of America. Practice guidelines for the diagnosis and management of skin and soft-tissue infections. Clin Infect Dis 2005; 41 : 1373–406.

Fiche
61

Infections sexuellement transmissibles

Points importants

- Y penser devant des symptômes génitaux et extragénitaux.
- Nécessité d'un diagnostic biologique ou microbiologique.
- Penser à traiter le, la ou les partenaires.
- Une infection sexuellement transmissible (IST) peut en cacher une autre.
- Utilité d'une consultation de contrôle.

Motifs de recours

- Ulcérations génitales (figure 61.1).
- Urétrite (figure 61.2).
- Leucorrhée (figure 61.3).
- Rectite (tableau 61.1).

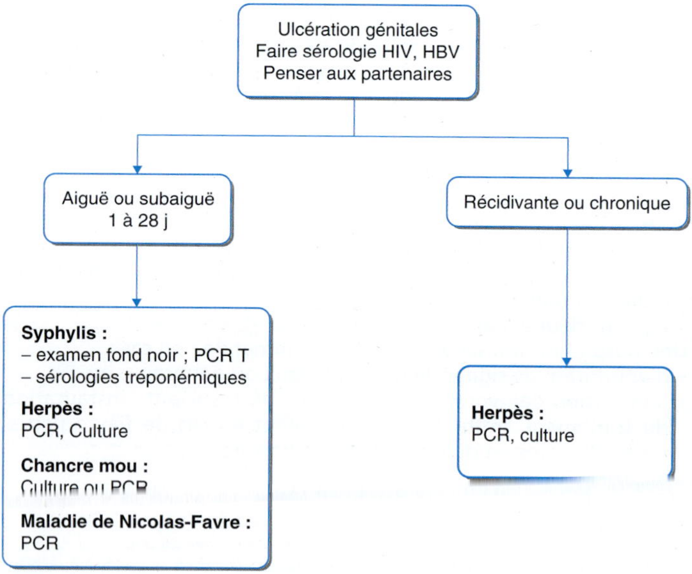

Figure 61.1 Ulcérations génitales.

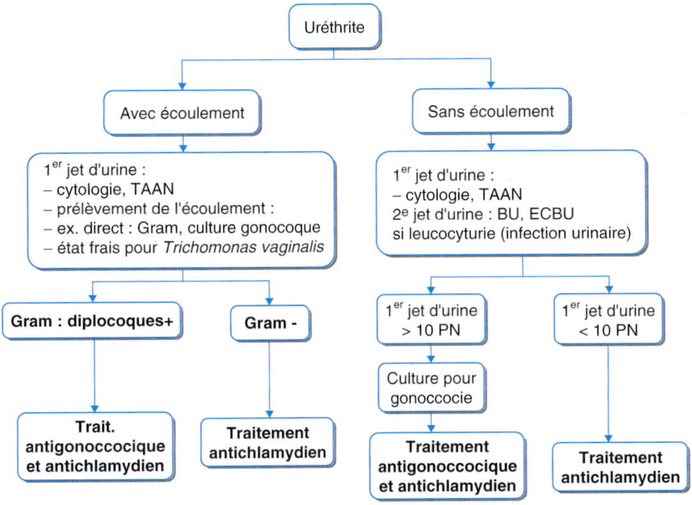

TAAN : Test d'amplification des acides nucléiques.

Figure 61.2 Urétrite.

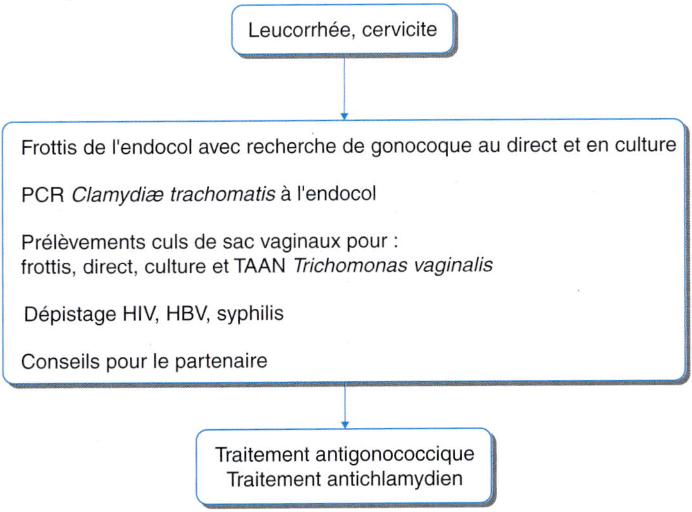

Figure 61.3 Leucorrhée, cervicite.

Tableau 61.1 IST anorectales.

Anorectites
Herpès génital Gonococcie Lymphogranulomatose vénérienne Chlamydiose Giardiase Amibiase
Chancres et ulcérations
Syphilis Chancre mou

Infections [1]

Gonocoque

IST la plus répandue, due à *Neisseria gonorrhϾæ* (ou gonocoque) bactérie Gram négatif en forme de diplocoque.

Manifestations cliniques

- Urétrite antérieure aiguë : brûlures mictionnelles, écoulement urétral purulent, méatite inflammatoire (avec parfois une balanite).
- Atteinte anorectale : le plus souvent asymptomatique, possible prurit anal ou une anite avec écoulement anal purulent, selles glaireuses, diarrhée, saignements anaux, des douleurs périnéales et ténesme.
- Oropharyngite le plus souvent asymptomatique.
- Conjonctivite possible.
- Mono ou oligoarthrites, ténosynovites, papules ou papulopustules isolées de topographie distale.
- Complications graves : endocardite, méningite ont été décrites.

Prélèvements

- Urétral, ou en l'absence d'écoulement, par écouvillonnage endo-urétral. Chez la femme à partir des sécrétions cervicales et par écouvillonnage endo-urétral.
- Pharyngé et anal doivent être associés chez la femme et l'homosexuel masculin.

Traitement

- Ceftriaxone : 500 mg IM, dose unique.
- Traitement antichlamydien systématiquement associé
- Contrôle clinique nécessaire à J7. Contrôle bactériologique à J7 recommandé en cas d'échec clinique.
- Sujet allergique aux bêtalactamines : azithromycine 250 mg (4 cp en dose unique ou gentamicine amp. 40, 80 ou 160 mg : 240 mg IM dose unique) ou ciprofloxacine 500 mg (1 cp en dose unique).

Chlamydiæ trachomatis

- Manifestations cliniques :
  - urétrites non gonococciques; incubation de quelques jours à quelques mois; souvent asymptomatique;
  - leucorrhées jaunes ou blanches, parfois cystalgies; salpingite;
  - complication la plus fréquente : épididymite aiguë;
  - kératoconjonctivites et arthrites (Fiessinger-Leroy-Reiter).
- Biologie moléculaire (tests d'amplification des acides nucléiques), PCR.
- Traitement : doxycycline 100 mg (1 cp × 2/j pendant 7 j) ou azithromycine 250 mg (4 cp en dose unique).

Trichomonose

- *Trichomonas vaginalis* est un parasite strictement humain, une des premières causes mondiales de maladie sexuellement transmissible dans le monde; l'incubation dure entre 4 et 28 jours.
- Manifestations cliniques :
  - vaginite : leucorrhées, souvent signes d'urétrite, prurit;
  - l'infection asymptomatique chez l'homme dans 90 % des cas; possible urétrite en général discrète.
- Recherche bactériologique sur leucorrhées ainsi qu'au cul-de-sac postérieur et à l'urètre. Chez l'homme : recherche sur goutte matinale ou un prélèvement à l'urètre antérieur ou sur le premier jet urinaire.
- Traitement : métronidazole 500 mg (4 cp en dose unique).

Mycoplasmes génitaux

- Manifestations cliniques :
  - urétrites non gonococciques;
  - rarement vaginose.
- Traitement : azithromycine 250 mg (2 cp le premier jour puis 1 cp par jour les 4 jours suivants).

Syphilis primaire et secondaire

- Manifestations cliniques :
  - primaire :
    - chancre syphilitique constant unique, muqueux, induré, indolore, superficiel et propre; diagnostic difficile en cas de chancre profond (cervicovaginal, rectal, pharyngé) ou atypique;
    - adénopathie régionale qui accompagne le chancre qui ne fistulise pas;
  - secondaire : roséole succède à une syphilis primaire non traitée.
- Diagnostic biologique :
  - mise en évidence du tréponème pâle : microscopie à fond noir (ultramicroscope), permet un diagnostic immédiat mais nécessite l'expertise du biologiste;

- sérologies des tréponématoses; aucune ne permet de différencier la syphilis des tréponématoses non vénériennes (pian, bejel, pinta) :
- sérologies non tréponémiques (non spécifiques) : test VDRL (Venereal Diseases Research Laboratory) : + vers J 10-J 15
- Une sérologie négative n'élimine pas le diagnostic de syphilis primaire; titre maximum vers le 6e mois. Au stade secondaire, toutes les sérologies (tréponémiques et non tréponémiques) sont positives.
  - TPHA (*Treponema pallidum hæmagglutination test*) : vers J7-J10.
  - TPPA (*Treponema pallidum particle agglutination*).
- Traitement : benzathine pénicilline G flacon 1 M UI : 1 injection IM de 2,4 millions d'unités (ou 2 injections IM de 1,2 million d'unités) – dose unique (avec xylocaïne non adrénalinée 1 % 1 cm^3); surveillance pendant 30 minutes.

Herpès génital (HG)

Manifestations cliniques

- Première cause d'ulcère génital, cofacteur important de la transmission du VIH.
- Primo-infection le plus souvent asymptomatique (50 à 90 %).
- Vulvite aiguë œdémateuse, érosive hyperalgique.
- Chez l'homme : symptomatologie moins bruyante.
- Récurrences cliniques : 20 à 50 % des patients porteurs d'anticorps anti-herpès simplex virus.

Diagnostic biologique

- Recommandé si :
  - complications extragénitales d'un HG;
  - diagnostic différentiel d'une autre IST ou d'une autre dermatose ulcéreuse génitale;
  - HG récurrent.
- Isolement des HSV en culture cellulaire.
- Traitement :
  - primo-infection :
    - aciclovir 200 mg : 1 cp × 5/j (IV : 5 mg/kg toutes les 8 h) pendant 7 à 10 j ou valaciclovir 500 mg : 1 cp × 2/j pendant 10 j;
    - ne prévient pas la survenue ultérieure de récurrences.
  - récurrences :
    - efficacité dépend de la rapidité d'instauration du traitement, dès l'apparition des prodromes; hors AMM;
    - aciclovir 1 cp × 5/j pendant 5 j ou valaciclovir 1 cp × 2/j pendant 5 j.

Chancre mou

- Endémique dans de nombreux pays tropicaux (Afrique noire et en Amérique latine).
- Dans les pays occidentaux, le chancre mou apparaît de façon sporadique au gré de petites épidémies.

Traitement

Azithromycine 250 mg : 4 cp en une seule prise ou ceftriaxone flacon 250 mg (250 mg IM en une seule injection) ou ciprofloxacine 500 mg (1 cp × 2/j × 3 j).

Lymphogranulome vénérien ou maladie de Nicolas-Favre

- Infection à point de départ génital mais au tropisme locorégional, due à *Chlamydia trachomatis*.
- La forme clinique actuellement la plus observée : rectite chez les homosexuels.
- Traitement : doxycycline 100 mg (1 cp × 2/j × 21 j) ou érythromycine 500 mg (1 cp × 4/j × 21 j).

Verrues génitales (condylomes externes)

- Infections à papillomavirus humains (PVH) sont les IST les plus fréquentes dans le monde : 5 % de la population présente des lésions cliniques; le plus souvent au début de l'activité sexuelle.
- Morbidité physique mineure mais la morbidité psychologique souvent majeure.
- Diagnostic de condylomes est clinique.
- Traitement :
  – lésions limitées en nombre et en taille : cryothérapie ou imiquimod (traitements immunomodulateurs) ou podophyllotoxine (cytotoxiques auto-appliqué), sauf vulve et anus;
  – lésions nombreuses (> 10) ou étendues (> 1 cm^2) :
    - 1er épisode : imiquimod ou destruction (laser, chirurgie, électrocoagulation),
    - récidives : destruction (laser, chirurgie, électrocoagulation) + imiquimod.

En **cas de cervicite ou d'uréthrite,** il convient de traiter les partenaires identifiés dans les deux mois précédant l'apparition des premiers signes cliniques [2].

RÉFÉRENCES

[1] Recommandations diagnostiques et thérapeutiques pour les maladies sexuellement transmissibles. In : Section MST/sida de la Société française de dermatologie. 2016, www.sfdermato.org/media/image/upload-editor/files/Guidelines%202016%281%29.pdf

Motifs de recours

[2] HAS. Uréthrites et cervicites non compliquées : stratégie diagnostique et thérapeutique de prise en charge. In : Rapport d'élaboration ; 2015, www.has-sante.fr/portail/upload/docs/application/pdf/2015-11/2015_11_05_rapport_elaboration.pdf

Neutropénie fébrile

Points important

- La reconnaissance du diagnostic et l'évaluation de la sévérité déterminent la prise en charge.
- La clinique est souvent pauvre.
- La morbimortalité dépend du terrain ; elle est d'autant plus importante que le patient est fragile et âgé.
- L'antibiothérapie à large spectre doit être débutée rapidement.
- Isolement et mise en place de barrières pour protéger le malade sont nécessaires.
- Risque de ne pas prendre en compte les patients septiques non fébriles.

Définitions

- Association d'une fièvre supérieure à 38 °C et d'une neutropénie < 500/µL.
- Le risque d'infection est augmenté par la rapidité d'installation de la neutropénie.
- La durée > 10 j de neutropénie est considérée comme à haut risque d'infection.

Diagnostic

Démarche diagnostique

Anamnèse

- Pathologie sous-jacente : cancer, chimiothérapie (type, date).
- Signes fonctionnels évoquant une infection (pas de spécificité).
- Antibiothérapie et traitements en cours.
- Facteurs de croissance granulocytaires.

Clinique

- Paramètres vitaux : pouls, PA, fréquence respiratoire, température, SpO_2, marbrures, glycémie capillaire.
- Orientation en isolement respiratoire.
- Signes d'infection respiratoire, urinaire, abdominale, méningée, cutanée.
- Oligurie.
- Classification : SIRS, sepsis, sepsis sévère, choc septique

Examens biologiques

- NFS, plaquettes : profondeur de la neutropénie et d'une éventuelle anémie ou thrombopénie associée.
- Ionogramme sanguin et fonction rénale.
- Hémostase : TCA, TP, D-dimères latex.
- Groupe, RAI, Rh.

- Bilirubinémie, transaminases, phosphatase alcalines.
- LDH, lactatémie.
- CRP et PCT : utilité mal établie.
- Hémocultures périphériques et sur chambre implantable.
- ECBU.

Imagerie

- Radiographie du thorax
- TDM en fonction de signes d'appel.

Étiologie

Les infections en cause sont indiquées dans le tableau 62.1.

Éléments de gravité et pronostic

Facteurs prédisposants [1]

- Caractère aplasiant de la chimiothérapie.
- Cancer métatasé ou en échappement.
- Onco-hématologie avec atteinte médullaire.
- Antécédent d'aplasie, dénutrition, âge >65 ans, comorbidité rénale ou hépatique.

Morbimortalité

- La moitié des malades d'oncohématologie meurt de sepsis.
- Mortalité hospitalière environ 10 %.

Tableau 62.1 Répartition des causes de fièvre des neutropénies fébriles [1].

Étiologie de la fièvre	Pourcentage
Fièvre d'origine indéterminée	48 %
Infections identifiées cliniquement	11 %
Infections identifiées bactériologiquement	41 %
Bactéries à Gram négatif	10 %
Escherichia coli	3 %
Autres entérobactéries	3 %
Pseudomonas æruginosa	2 %
Autres bactéries à Gram négatif	1 %
Bactéries à Gram positif	13 %
Staphylococcus aureus	1 %
Staphylocoque à coagulase négative	6 %
Streptococcus viridans	4 %
Autres bactéries à Gram positif	2 %
Plurimicrobien	2 %

Pronostic

Faible risque infectieux :
- aplasie prévisionnelle < 7 j avec PNN > 100;
- essentiellement tumeurs solides;
- absence de point d'appel;
- absence d'antibiothérapie préalable prolongée;
- pas de colonisation par BMR;
- absence de pathologie rénale ou hépatique.

Prise en charge thérapeutique (figure 62.1)

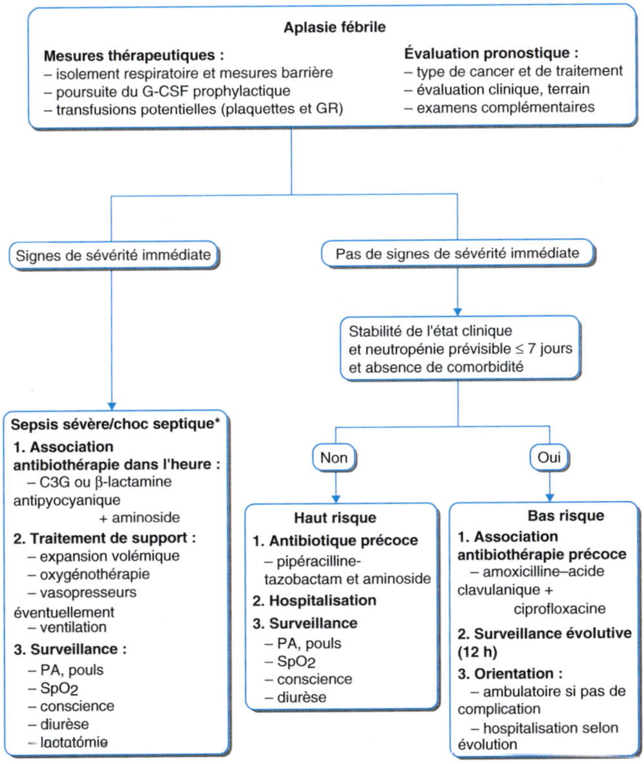

* Voir « Choc, insuffisance circulatoire aiguë »

Figure 62.1 Neutropénie fébrile : prise en charge thérapeutique.

Antibiothérapie

- Possibilité de traitement ambulatoire (faible risque infectieux et environnement social favorable) :
  - amoxicilline-acide clavulanique : 1 g × 3/j *per os*;
  - + ciprofloxacine 500 mg × 2/j *per os*.
- Doute sur faisabilité du traitement ambulatoire et faible risque :
  - traitement IV;
  - en cas d'hémopathie : pipéracilline/tazobactam (Tazocilline® poudre 4 g/0,5 g) : 4 g × 3/j IV.
- Hospitalisation et risque infectieux élevé :
  - pipéracilline/tazobactam (Tazocilline®) : 4 g × 3/j IV;
  - amikacine (Amiklin® poudre 250 mg, 500 mg et 1 g) : 15 mg/kg/j IV.
- Sepsis sévère ou choc septique :
  - ajouter ceftazidime (Fortum® poudre 250 mg, 500 mg, 1 g et 2 g) 1 g × 3/j IV.

Traitements supports

- Remplissage : cristalloïdes : 500 mL/15 min répétés avec cible de PAM > 65 mmHg.
- Vasopresseurs en cas d'échec de l'expansion volémique : noradrénaline (amp. 8 mg/4 mL) 1 mg/h IVSE en augmentant par palier de 0,5 mg/h (voir Fiche 4).
- Oxygénothérapie : masque haute concentration, ventilation assistée si besoin.

Orientation

Voir figure 62.1.

RÉFÉRENCE

[1] Claessens YE, Trabattoni E, André S, et al. Neutropénie fébrile et urgences. Encycl Méd Chir (Elsevier, Paris). Médecine d'urgence 2013; 1–12. (1). [article 25-080-B-10].

Gripple

Points importants

- Épidémie saisonnière responsable d'une mortalité importante.
- Prise en charge adaptée dès qu'un patient a une présentation clinique compatible.
- Recherche d'emblée de signes de gravité, de complications (respiratoire et surinfection bactérienne en particulier) et de facteurs d'aggravation (terrain).
- Prélèvement microbiologique recommandé chez les patients présentant des signes de gravité et/ou en collectivité.
- Traitement spécifique antiviral discuté au cas par cas, indiqué quand le malade est hospitalisé ; le meilleur traitement est préventif par la vaccination.

Définitions

- Infection respiratoire aiguë contagieuse potentiellement grave due aux virus *influenzae*.
- Épidémie survenant en général entre novembre et mars–avril.
- Les virus grippaux mutent facilement et ne procurent pas d'immunité durable. Trois types sont possibles, A, B ou C, divisés en sous-types en fonction de leurs glycoprotéines de surface, neuraminidase N et hémagglutinine H.
- Les épidémies de grippe saisonnière sont actuellement dues aux virus A (H1N1), A (H3N2) ou B.
- Transmission interhumaine directe par voie aérienne avant le début des signes cliniques et jusqu'à 6 jours après le début des symptômes.

Diagnostic [1]

Démarche diagnostique

Anamnèse

- Incubation de 24 à 72 h après le contage.
- Phase d'invasion : syndrome grippal pouvant associer malaise, frissons, fièvre, céphalées et myalgies.

Examen clinique

- Phase d'état pouvant associer fièvre élevée, tachycardie, frissons, asthénie, anorexie, abattement, rhinorrhée, douleurs pharyngolaryngées, dysphagie, dysphonie, brûlures rétrosternales, toux sèche, céphalées vives frontales et rétro-orbitaires, photophobie.
- Formes pauci- et asymptomatiques (10 à 15 %).

- Formes extrarespiratoires rares, trompeuses : troubles digestifs, méningite lymphocytaire avec ou sans encéphalite, péricardite voire myocardite, myosite.
- Signes de gravité à rechercher d'emblée :
  - signes de défaillance respiratoire : dyspnée, polypnée > 25 cycles/min, cyanose, SpO_2 < 94 % en air ambiant;
  - signes de défaillance hémodynamique (PAS < 90 mmHg, tachycardie > 120 battements/min à interpréter selon la température, oligurie voire anurie);
  - signes possibles de défaillance neurologique.

Examens biologiques

Tests de diagnostic rapide, biologie moléculaire par rt-PCR par écouvillonnage nasal ou lavage nasopharyngé. Ils sont pratiqués uniquement en cas de signes de gravité :

- risque de complications, notamment chez le patient hospitalisé;
- collectivités de personnes à risque (maison de retraite, EHPAD, institutions pour handicapés, etc.);
- patient dont un membre de l'entourage proche est à risque de complications.

Éléments de gravité et pronostic

Évolution

- Le plus souvent favorable et brève : la température décroît en 2 à 4 jours, parallèlement aux autres signes; asthénie et toux peuvent persister plus de 2 semaines.
- Complications : extension de l'infection virale, surinfection bactérienne, décompensation d'une pathologie sous-jacente.

Facteurs de risque de complication

- Âge > 65 ans.
- Femmes enceintes.
- Obésité.
- Personnes souffrant d'une pathologie respiratoire, cardiaque, rénale, hépatique, neurologique chronique grave.
- Diabète, immunodépression.

Prise en charge thérapeutique

Dépister : patient suspect = manifestations cliniques et exposition possible

- Critères cliniques : toux fébrile *a fortiori* avec d'autres manifestations du syndrome grippal.
- Exposition : notion de contage. En période d'épidémie grippale en cours, la notion de contage devient difficile à caractériser et la symptomatologie clinique suffit.

Protéger

- Patient : masque chirurgical + hygiène des mains par frictions hydro-alcooliques.
- Soignant : précautions complémentaires de type « gouttelettes ». Lors de manœuvres invasives (fibroscopie, aspiration bronchique, kinésithérapie respiratoire…), porter un masque de type FFP2.

Traiter

- En ambulatoire, traitement essentiellement symptomatique : repos, hydratation, antalgique–antipyrétique type paracétamol, désobstruction nasopharyngée au sérum physiologique.
- Antiviraux (voir encadré ci-dessous).

Oseltamavir (Tamiflu®)

- Inhibiteur de la neuraminidase, virostatique, efficace principalement si pris dans les 48 h suivant l'apparition des symptômes (efficacité corrélée à la précocité de son administration) ;
- Indications :
  - grave d'emblée ou d'aggravation rapide ;
  - hospitalisation ;
  - risque de complications : sujets ciblés par la vaccination dont femme enceinte (possible, balance bénéfice/risque).
- Posologie :
  - cp PO : 75 mg × 2 pendant 5 jours (sujet > 40 kg) ;
  - effets indésirables : nausées, céphalées, troubles rénaux et psychiatriques.

- Pneumopathie bactérienne associée à la grippe :
  - survient vers le 5e–7e jour ;
  - antibiothérapie initiée en cas de doute sur une co-infection bactérienne, y compris en l'absence de documentation microbiologique chez les patients à risque de complications et/ou chez les patients atteints de forme grave :
    - sujet jeune sans comorbidités : pendant 7 jours, amoxicilline–acide clavulanique PO, IV 1 g × 3/jour. Si allergie, pristinamycine PO 1 g × 3/jour,
    - sujets âgés ou comorbidités : pendant 7 jours, amoxicilline–acide clavulanique PO, IV 1 g × 3/jour ou cefotaxime IV 1 à 2 g × 3/jour par jour ou ceftriaxone IV, IM, SC 1 à 2 g × 1/jour. Alternative : lévofloxacine PO 500 mg × 1/jour.
- Hospitalisation :
  - signes de gravité ;
  - complications ;
  - population à risque.

RÉFÉRENCE

[1] Groupe SPILF – COREB Emergences. Procédure actualisée de prise en charge globale d'un patient suspect de grippe saisonnière. Document de travail actualisé au 15 février 2016. www.infectiologie.com/UserFiles/File/medias/coreb/grippe/proced-grippe-saison-coreb-site-15fev16-1.pdf ;

Zona

Points importants et pièges

- **Le zona est la réactivation du virus varicelle-zona présent dans les ganglions sensoriels.**
- **Le diagnostic est avant tout clinique.**
- **L'atteinte ophtalmique nécessite un avis ophtalmologique en urgence.**
- **Le traitement antiviral doit être prescrit au mieux dans les 72 heures.**
- **La voie veineuse est préférable chez l'immunodéprimé.**

Démarche diagnostique

Épidémiologie

- Réactivation du virus varicelle-zona présent dans les ganglions sensoriels de la corne postérieure de la moelle épinière.
- Provoque une éruption vésiculeuse unilatérale sur un ou deux dermatomes contigus.
- L'âge est le facteur de risque principal; une personne sur deux atteignant 85 ans aura un zona. 40 % des cas surviennent après 60 ans [1].
- Les autres facteurs de risque sont : l'immunodépression, l'infection par le VIH, un traumatisme, notamment crânien. L'incidence est plus élevée chez les femmes.

Présentations cliniques

Phase prodromique

75 % des patients présentent des douleurs précédant l'éruption de 3 à 4 jours dans le dermatome affecté. Ces douleurs peuvent égarer le diagnostic vers des pathologies thoraciques ou abdominales.

Phase éruptive

- Commence par l'apparition unilatérale de papules devenant vésiculeuses sur un à trois dermatomes contigus; thoracique, lombaire et facial le plus souvent.
- Regroupement des vésicules en bouquets qui deviennent pustuleux en trois à quatre jours.
- Formation de croûtes en sept à dix jours.
- Douleurs névralgiques à type de brûlures localisées au niveau des dermatomes affectés.
- Manifestations générales chez 20 % des patients : fièvre, céphalées, asthénie.

Diagnostic biologique

- Le diagnostic est avant tout clinique.
- En cas de doute, demander un test PCR sensible (95 %) et rapide (résultat en moins de 24 h).

Éléments de gravité et complications

- Zona ophtalmique : par atteinte du nerf trijumeau. Avis ophtalmologique urgent.
  - Se manifeste par des douleurs unilatérales de l'œil et du front, une éruption vésiculeuse, une conjonctivite, une uvéite ou une kératite pouvant aboutir à une cécité en l'absence de traitement d'instauration rapide.
  - Nécrose rétinienne aiguë : iridocyclite aiguë, vascularite rétinienne occlusive, décollement de rétine. Provoque une vision floue +/– douloureuse.
- Syndrome de Ramsay-Hunt : zona otologique.
  - Paralysie faciale périphérique, douleur auriculaire, éruption vésiculaire auriculaire.
  - Signes d'accompagnement : hypoacousie, vertiges, agueusie, larmoiement.
- Atteintes neurologiques : méningite aseptique, encéphalite, cérébellite, myélite, neuropathie périphérique, Guillain-Barré.
- Surinfection bactérienne.
- Zona généralisé : atteinte de plus de trois dermatomes, voire bilatérale.
- Névralgies postzostériennes :
  - douleur persistant plus de 90 jours à type de brûlures, dysesthésies, allodynies, décharges électriques intermittentes;
  - concerneraient 10 à 15 % des patients dont 50 % ont plus de 60 ans.

Prise en charge thérapeutique

Traitement local

- Lavage au savon surgras.
- Solution antiseptique (chlorhexidine).
- Couvrir les lésions pour prévenir la transmission.

Traitement antalgique

Paracétamol +/– tramadol ou codéine.

Traitement antiviral [2]

- Plus efficace si pris dans les 72 heures après le début des symptômes.

- Au-delà de 72 heures, intérêt uniquement si apparition de nouvelles lésions.
- Diminue la durée et l'intensité des douleurs aiguës, accélère la cicatrisation des lésions cutanées, prévient la formation de nouvelles lésions, diminue l'excrétion virale et donc le risque de transmission. L'effet sur la prévention des névralgies postzostériennes est moins clair.

Indication

- Âge > 50 ans.
- Patients immunodéficients.
- Localisation ophtalmique, auriculaire ou cervicale.
- Douleurs importantes.

Choix de l'agent

L'efficacité des analogues nucléosidiques apparaît comparable dans de petites études. Ajuster les doses à la clairance de la créatinine. Le schéma en trois prises est préférable.

Valaciclovir 1 g 3 fois par jour pendant 7 jours.
Famciclovir 500 mg 3 fois par jour pendant 7 jours.
Aciclovir 800 mg 5 fois par jour pendant 7 jours.

- Femme enceinte : traiter les formes sévères. L'aciclovir est indiqué compte tenu de son innocuité démontrée.
- Patients immunodéprimés :
  - traitement prophylactique en cas de contact à discuter avec le spécialiste qui suit le patient;
  - choisir préférentiellement la voie veineuse : aciclovir 10 mg/kg/8 h.
- Zona ophtalmique : traitement antiviral + collyre corticoïde.
- Syndrome de Ramsay-Hunt : traitement antiviral + prednisone 1 mg/kg 5 jours.

RÉFÉRENCES

[1] Kawai K, Gebremeskel BG, Acosta CJ. Systematic review of incidence and complications of herpes zoster: towards a global perspective. BMJ Open 2014; 4

[2] Gnann JW Jr, Whitley RJ. Clinical practice. Herpes zoster. N Engl J Med 2002;347:340

Piqûres de tique et maladie de Lyme

Points importants et pièges

- **Après une morsure de tique, la maladie n'est que rarement transmise avant 48 heures.**
- **L'érythème migrant suffit cliniquement à porter le diagnostic de maladie de Lyme.**
- **Les tests sérologiques n'ont d'intérêt que pour étayer un diagnostic de maladie de Lyme en présence d'éléments cliniques évocateurs.**
- **L'antibioprophylaxie n'est recommandée en zone de forte endémie que lorsque la tique est restée attachée plus de 36 heures et si elle est débutée dans les 72 heures suivant le retrait.**
- **La doxycycline reste le traitement de première intention.**

Démarche diagnostique

Étiologie

- Infection à spirochètes Borreliella transmise par les tiques.
- Le risque de se faire piquer par une tique est plus important en zone boisée, jusqu'à 2000 mètres d'altitude, mais dans les régions de forte endémie, le risque existe même en zone urbaine.
- Le risque de transmission après morsure dépend de l'espèce de tique, de son stade de maturation, du temps d'attachement à la peau et du taux de contamination par la Borrelia. Il serait globalement de 1 à 3 %.
- Les tiques transmettent aussi la tularémie et la méningo-encéphalite à tique (virus FSME contre lequel existe un vaccin).

Présentations cliniques

Stade 1 dit maladie précoce localisée

- Marqué par l'érythème migrant : éruption rouge dont le centre devient progressivement plus clair. Survient dans les 7 à 14 jours après la piqûre. Localisé au niveau des aisselles, des plis inguinaux, des creux poplités.
- Ne pas confondre avec l'érythème précoce qui est une réaction allergique à la piqûre.
- Des signes généraux : fatigue, céphalées, arthralgies, myalgies, fièvre.
- Dure jusqu'à un mois sans traitement.

Stade 2 dit maladie disséminée précoce

- Survient plusieurs semaines à mois après la piqûre.
- Manifestations neurologiques : méningite lymphocytaire, paralysie des nerfs crâniens (paralysie faciale), radiculonévrite.
- Manifestations cardiaques : blocs auriculo ventriculaires [1–3].
- Manifestations cutanées : érythème migrant disséminé, lymphocytome cutané bénin (nodule rouge/bleu près du mamelon survenant après l'érythème migrant et durant plus longtemps que lui).
- Manifestations oculaires : conjonctivite, kératite, iridocyclite, uvéite.

Stade 3 dit maladie tardive persistante

- Survient plusieurs mois à années après le début de l'infection.
- Arthrite de Lyme : touche les grosses articulations (genou).
- Acrodermatite chronique atrophiante : lésions rougeâtres s'agrandissant progressivement puis s'atrophiant, sur les faces d'extension des membres.
- Neuroborréliose tardive : neuropathie périphérique axonale sensorielle, encéphalomyélite, mononeuropathie confluente.

Diagnostic sérologique

- Chez un patient qui vient d'être piqué : un test sérologique ne doit pas être fait; les IgM n'apparaissent qu'une à deux semaines après la piqûre, les IgG deux à six semaines après.
- Les patients asymptomatiques ou ceux présentant des symptômes non spécifiques, vivant en zone d'endémie ne doivent pas être testés en raison du risque de faux positifs élevé.
- Devant un érythème migrant, *a fortiori* si le patient a séjourné en zone endémique, le diagnostic reste clinique. La sérologie n'est positive qu'une fois sur deux à ce stade.
- Au stade d'infection disséminée ou tardive, les tests sérologiques sont justifiés pour étayer le diagnostic. La sérologie seule ne suffit pas à porter un diagnostic car les anticorps persistent des années après une maladie de Lyme guérie.

Éléments de gravité et pronostic

Ils sont en rapport avec manifestations cardiaques et neurologiques de la maladie; BAV de hauts degrés, méningo-encéphalites.

Prise en charge thérapeutique

Conduite à tenir après une piqûre de tique

- Retirer la tique avec une pince en saisissant sa tête au plus près de la peau. Ne pas écraser le corps au risque de libérer ses liquides

infectés. Tirer doucement vers le haut. Ne pas appliquer de produits qui pourraient stimuler le flux salivaire et risquer de laisser la tête dans la peau (vaseline, alcool, éther, huile).
- La maladie est rarement transmise dans les 48 premières heures après l'attachement de la tique.
- L'antibioprophylaxie par une dose unique de 200 mg de doxycycline est recommandée en zone de forte endémie, y compris chez la femme enceinte (dose unique), lorsque la tique est restée attachée plus de 36 heures et si elle est débutée dans les 72 heures suivant le retrait. Néanmoins le risque de transmission reste faible.
- En l'absence de prophylaxie, un traitement précoce, dont l'efficacité est excellente sera prescrit dès l'apparition d'un érythème migrant.
- La sérologie n'a aucun intérêt à ce stade (les anticorps n'apparaissent qu'au bout de 1 à 2 semaines).

Au stade de l'érythème migrant

- Doxycycline 100 mg deux fois par jour pendant 10 jours.
- Amoxicilline 500 mg trois fois par jour ou céfuroxime 500 mg deux fois par jour pendant 14 jours ou azithromycine 500 mg une fois par jour pendant 7 jours, en cas de contre-indication à la doxycycline (dont grossesse et allaitement).
- Peut empêcher la séroconversion si prescrite précocement.

Au stade disséminé précoce

- Doxycycline 100 mg deux fois par jour pendant 14 à 21 jours.
- Même molécules alternatives que pour le stade précédent en cas de contre-indication, pendant 14 à 21 jours.
- Pour les manifestations neurologiques :
  - doxycycline 100 mg deux fois par jour pendant 14 jours;
  - si contre-indication : ceftriaxone 2 g IV par 24 heures pendant 14 jours.
- En cas de paralysie faciale isolée :
  - doxycycline 100 mg deux fois par jour pendant 14 jours;
  - si contre-indication : amoxicilline 500 mg trois fois par jour pendant 14 à 28 jours.

Au stade de maladie tardive persistante

- Doxycycline 100 mg deux fois par jour pendant 21 à 28 jours.
- Amoxicilline 500 mg trois fois par jour ou céfuroxime 500 mg deux fois par jour pendant 28 jours, en cas de contre-indication à la doxycycline.
- Neuroborréliose tardive : ceftriaxone 2 g IV par 24 heures pendant 21 jours (figure 65.1).

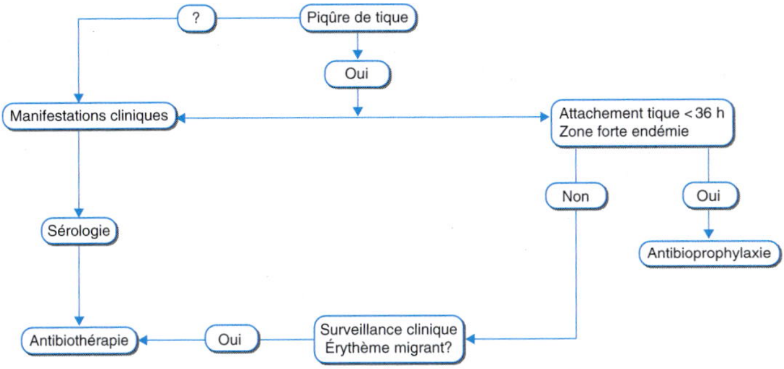

Figure 65.1 Conduite à tenir devant une piqûre de tique.

RÉFÉRENCES

[1] Lantos PM, Rumbaugh J, Bockenstedt LK, et al. Clinical Practice Guidelines by the Infectious Diseases Society of America (IDSA), American Academy of Neurology (AAN), and American College of Rheumatology (ACR): 2020 Guidelines for the Prevention, Diagnosis and Treatment of Lyme Disease. Clinical Infectious Diseases, Volume 72, Issue 1, 1 January 2021, Pages 1–48.

[2] Harms MG, Hofhuis A, Sprong H, et al. A single dose of doxycycline after an ixodes ricinus tick bite to prevent Lyme borreliosis: An open-label randomized controlled trial. J Infect 2021 ; 82:98.

[3] Mead P, Petersen J, Hinckley A. Updated CDC Recommendation for Serologic Diagnosis of Lyme Disease. MMWR Morb Mortal Wkly Rep 2019 ; 68:703.

Fiche 66

COVID-19 (*Coronavirus Disease 2019*)

Points important

- **Pandémie mondiale émergente responsable d'un impact sociétal et d'une morbimortalité importants.**
- **Affecte principalement la fonction respiratoire.**
- **La prévention passe prioritairement par la mise en place de mesures barrières et par la vaccination. La vaccination diminue de 12 fois le risque de transmettre le SARS-CoV-2 et réduit de 90 % le risque de faire une forme grave de la maladie.**
- **Des traitements médicamenteux sont proposés en fonction des essais cliniques successifs et la stratégie thérapeutique tient compte de leurs résultats et des variants qui apparaissent au fil du temps.**

Définitions

- Infection respiratoire aiguë contagieuse potentiellement grave due à un virus SARS-CoV-2 ou COVID-19 de la famille des coronavirus qui présentent de fréquentes mutations au cours du temps.
- Pathologie émergente de type zoonose virale, responsable d'une pandémie ayant débuté en Chine en décembre 2019. La contamination interhumaine se fait par le biais de gouttelettes de salive projetées lors de la toux, de l'éternuement, des postillons, de contact direct avec la muqueuse oropharyngée, mais aussi par contact avec des surfaces contaminées.
- La pandémie évolue par vagues successives non liées aux saisons.
- La durée d'immunisation après une infection par le COVID-19 est de l'ordre de 6 mois.

Diagnostic

Démarche diagnostique

Anamnèse

- La période d'incubation de COVID-19 se situe dans les 2 à 14 jours suivant l'exposition, la plupart des cas se produisant environ quatre à cinq jours après l'exposition.
- Au stade de pandémie, le tableau clinique rend à lui seul probable l'infection et le suivi épidémiologique permet de suivre le niveau de contagion de la population qui évolue par vagues successives.

- Le virus est retrouvé jusqu'à 4 semaines après le début des symptômes chez un tiers des patients.
- La recherche de facteurs de risque (en particulier obésité), antécédents et traitement en cours (diabète, pathologie cardiovasculaire, notamment HTA) permet de définir des sujets à risque d'évolution défavorable auxquels devront s'appliquer des mesures thérapeutiques adaptées.

Présentations cliniques

- La symptomatologie est celle d'une infection respiratoire à type de pneumonie de gravité variable.
- Les symptômes sont de la fièvre (99 %), une asthénie (70 %), une toux sèche (59 %), une anorexie (40 %), des courbatures (35 %), une dyspnée (31 %), une expectoration (27 %). Ces symptômes observés dans la première vague issue de Wuhan varient en fréquence en fonction du variant concerné.
- La diarrhée serait présente chez 30 % des patients. Un début de maladie par des symptômes digestifs est décrit. Les signes respiratoires apparaissent secondairement.
- L'anosmie sans obstruction nasale et l'agueusie sont parfois observées et sont évocatrices de l'infection.
- La dyspnée peut apparaître secondairement entre le 5ᵉ et le 8ᵉ jour. Elle peut conduire à l'hospitalisation (médiane 7 jours), mais parfois ne s'accompagne ni de désaturation ni de tachypnée.
- La complication majeure est le SDRA et se développait initialement dans 20 % des malades dyspnéiques après un délai médian de 8 jours d'évolution. L'immunité acquise par les virus et la vaccination ont diminué significativement le taux de formes graves de ses variants successifs (delta, omicron…). La gravité actuelle est souvent liée à la décompensation de comorbidité à l'occasion de l'infection par COVID-19.
- Le risque thromboembolique est accru (prévalence de 30 % chez le malade hospitalisé).
- Des formes asymptomatiques sont décrites. Plus de la moitié des patients testés positifs sont asymptomatiques.
- L'atteinte chez l'enfant est rare et peu sévère dans la très grande majorité des cas.
- Le spectre de gravité comprend les formes :
  - modérées : bien tolérées, majoritairement ambulatoires représentant la grande majorité des cas ;
  - sévères : dyspnée, hypoxie et/ou lésions typiques sur la TDM > 50 % des poumons ;
  - graves : syndrome de détresses respiratoire aigu, défaillance multiviscérale ; moins de 5 % des cas. La médiane des patients hospitalisés en réanimation est autour de 60 ans chez des patients ayant des facteurs de risque.

Motifs de recours

- La mortalité est évaluée à 2,3 %, exclusivement chez les formes graves. La mortalité en réanimation se situerait entre 20 et 40 %.
- La COVID-19 est un facteur de risque indépendant de survenue d'un infarctus du myocarde ou d'un accident vasculaire cérébral dans la première semaine de la maladie (risque multiplié par trois).

Examens biologiques

- Examens recommandés aux urgences : NFS, ionogramme sanguin, fonction rénale, bilan hépatique, D-Dimères, LDH, CPK, CRP et hémocultures si fièvre.
- Lymphopénie, éosinopénie, élévation des LDH et des D-Dimères.
- La PCT normale à l'admission des pneumonies, peut s'élever dans les cas les plus sévères.
- Tests de diagnostic rapide, biologie moléculaire par rt-PCR par écouvillonnage nasal ou lavage nasopharyngé. Sa sensibilité varie en fonction du mode de recueil (de l'ordre de 75 % en nasopharyngé, de 95 % par lavage broncho-alvéolaire).

Imagerie

- La TDM sans injection en coupes fines est l'examen de référence (sensibilité de 88 % et de 97 % avec une CRP augmentée) : images en verre dépoli, bilatérales, prédominant en périphérie dans les lobes inférieurs avec possible pleurésie et lymphadénopathies; syndrome interstitiel (figures 66.1 et 66.2) : indiquée chez les patients ayant un diagnostic suspecté ou confirmé et des signes de gravité clinique (dyspnée, désaturation...) initiaux ou secondaires relevant d'une prise en charge hospitalière.
- RX de thorax : moins sensible effectuée par défaut et n'ayant de valeur que si elle montre des anomalies (figure 66.3).
- L'échographie pulmonaire semble présenter un intérêt dans le screening des patients suspects au SAU : condensation pulmonaire

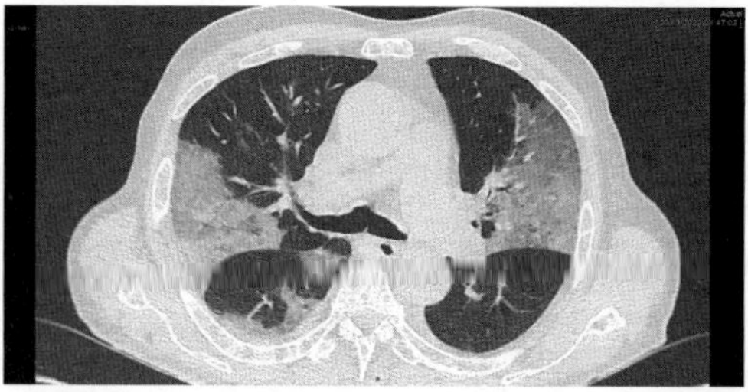

Figure 66.1. TDM : images de condensation avec verre dépoli, bilatérales, prédominant en périphérie dans un contexte de COVID+.

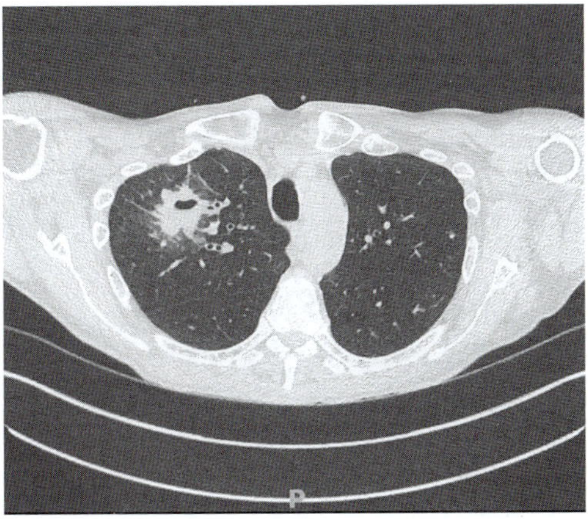

Figure 66.2. **TDM : image de nodule excavé évoquant un abcès chez un malade COVID–.**

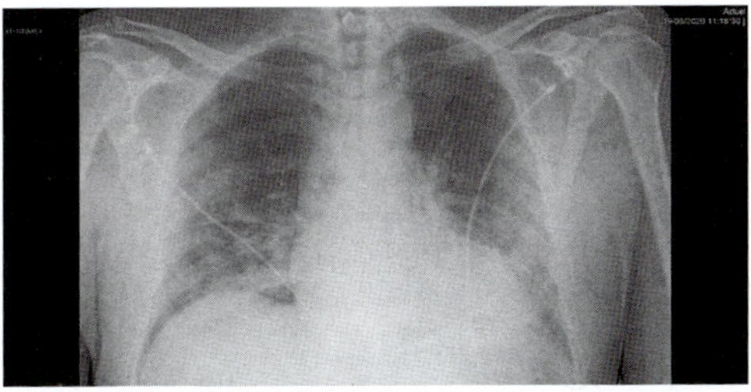

Figure 66.3. **Radiographie de thorax : pneumopathie alvéolo-interstitielle bilatérale prédominant aux bases chez un COVID+.**

sub-pleurale en particulier dans la partie postéro-inférieure des poumons, des larges lignes B et parfois un épaississement pleural irrégulier (figure 66.4).

Terrains particuliers

Personnes âgées

Majoration des troubles cognitifs, une confusion brutale et/ou un tableau digestif isolé doivent faire évoquer le diagnostic. L'âge et les comorbidités associées à l'âge sont des facteurs de gravité.

Femmes enceintes

- Si symptomatique en particulier au cours des deuxièmes et troisièmes trimestres de la grossesse, nécessité de faire un test diagnostique.

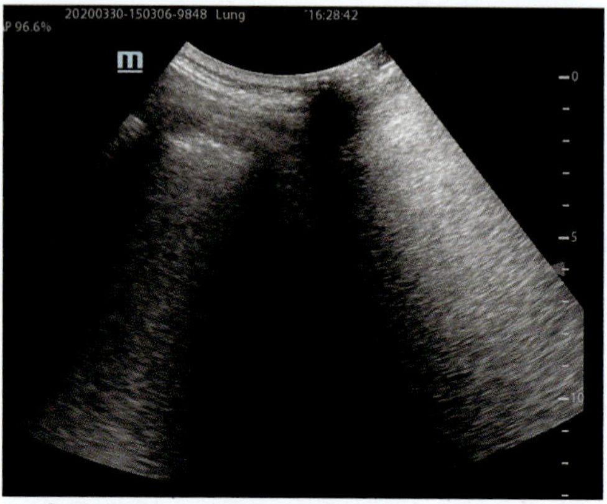

Figure 66.4. Échographie thoracique : image du rideau avec atténuation des lignes A avec larges lignes B.

- Risque d'accouchement précoce. Il ne semble pas utile d'interrompre l'allaitement en cas de contamination maternelle.

Patients sous inhibiteurs de l'enzyme de conversion et antagonistes de l'angiotensine II

Ces patients pourraient développer une forme plus sévère de la maladie. Toutefois, le rapport bénéfice/risque est en faveur de la poursuite de ces traitements.

Patients sous immunomodulateurs

- Le risque de développer une forme sévère de la maladie est important. La décision de modifier le traitement doit être prise au cas par cas par le prescripteur.
- Il est conseillé de maintenir le traitement corticoïde au cours des maladies chroniques.

Patients asthmatiques

- Le rapport risque/bénéfice des corticoïdes inhalés chez les patients asthmatiques est en faveur de la poursuite du traitement habituel.
- En cas de crise d'asthme aigu chez un patient infecté par le SARS-CoV-2, les corticoïdes peuvent être utilisés sous réserve d'un sevrage rapide.

Patients BPCO

- L'indication à des corticoïdes systémiques dans l'exacerbation BPCO est à évaluer au cas par cas en fonction du contexte clinique et est réservée aux formes sévères.

- Le recours aux corticoïdes inhalés doit être limité dans sa durée, dans la mesure du possible, en raison du risque majoré de pneumonie. L'objectif reste toutefois le contrôle de la maladie chronique et l'évitement des exacerbations.

Éléments de gravité et pronostic

Évolution

- Le plus souvent (80 %) favorable et brève : la température décroît en 2 à 4 jours, parallèlement aux autres signes; asthénie et toux peuvent persister plus de 2 semaines.
- Complications : extension de l'infection virale, surinfection bactérienne.
- Décompensation d'une pathologie sous-jacente.

Facteurs de gravité

- Température > 40 °C.
- Fréquence respiratoire supérieure à 24 cycles/min.
- SpO_2 < 90 % en air ambiant ou oxygéno-requérance > 3 L/min*.
- PaO_2 < 70 mmHg sur gaz du sang artériel.
- PA systolique < 100 mmHg.
- Troubles de la vigilance.
- Lactates artériels > 2 mmol/L.
- Anomalies bilatérales à la radiographie ou au scanner thoracique. L'augmentation rapide des besoins en oxygène pour maintenir une saturation > 95 % est un facteur de mauvais pronostic.

Facteurs de risque de complication

- Âge > 65 ans.
- Obésité, IMC > 30 kg/m^2.
- Personnes souffrant d'une pathologie respiratoire, cardiaque, rénale, hépatique, neurologique chronique grave.
- Diabète, immunodépression.

Prise en charge thérapeutique

En hospitalisation

Traitements

- Paracétamol à la dose de 60 mg/kg/jour sans dépasser de 3 g/jour.
- Les AINS doivent être proscrits; risque d'aggravation chez les patients COVID+.
- Le traitement antibiotique des surinfections se discute au cas par cas.
- Oxygénothérapie par lunettes jusqu'à 6 L/min avec masque chirurgical par-dessus; au-delà masque à haute concentration.

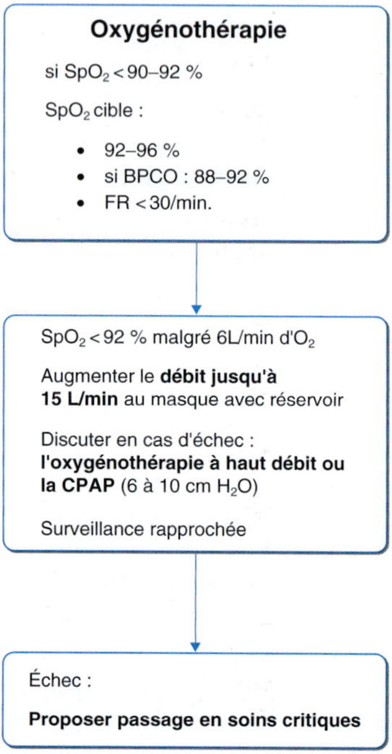

Figure 66.5. Oxygénothérapie en cas d'insuffisance respiratoire chez un patient COVID.

L'objectif est d'obtenir une saturation >92 % (figure 66.5). Intubation oro-trachéale en cas de détresse respiratoire sévère.

- HBPM en préventif chez les malades hospitalisés avec COVID respiratoire si pas de contre-indication. Anticoagulation curative en cas d'hospitalisation des patients à haut risque (obèse, syndrome inflammatoire intense…) ou thrombose diagnostiquée.
- Dexaméthasone 6 mg/j chez tous les patients nécessitant une oxygénothérapie ≥ 3 L/min pendant 10 j.
- Antiviraux à discuter :
  - nirmatrelvir/ritonavir (Paxlovid®) : en traitement curatif de première intention pour les patients immunodéprimés, présentant une comorbidité à haut risque de forme sévère, de plus de 60 ans même sans comorbidité lorsque leur schéma vaccinal est incomplet. Vérifier interactions et CI;
  - remdesivir (Veklury®) : traitement curatif très précoce chez les patients non requérants en oxygène. Vérifier interactions et CI (insuffisance rénale).

Protection

Patient présentant des signes évoquant un COVID-19 et les patients confirmés COVID-19 : masque de soins bien adapté au visage dès l'admission dans l'établissement. En cas d'hospitalisation, chambre individuelle porte fermée.

Soignant : précautions gouttelettes (masque chirurgical) appliquées devant un cas possible ou confirmé, avec à la place un appareil de protection FFP2 seulement lors de soins et investigations invasifs (bronchoscopies, intubations-extubations, aspirations trachéales de trachéotomisés, drainage bronchique par kinésithérapeute).

En ambulatoire

- Traitement essentiellement symptomatique : repos, hydratation, antalgique-antipyrétique type paracétamol, désobstruction nasopharyngée au sérum physiologique.
- Un protocole de surveillance doit être mis en place car risque d'aggravation entre le 7e et le 10e jour. Pour ce faire il existe des plateformes numériques (type Covidom AP-HP) qui facilitent la surveillance en établissant un lien entre le patient et les acteurs de santé.

BIBLIOGRAPHIE

Haut Conseil de la santé publique Avis relatif aux recommandations thérapeutiques dans la prise en charge du COVID-19. Actualisation 28/01/2021 https://www.hcsp.fr/explore.cgi/avisrapportsdomaine?clefr=980

Coronavirus disease 2019 (COVID-19) McIntosh K. Coronavirus disease 2019 (COVID-19) UpToDate Ed Wolters Kluwer, https://www.uptodate.com/contents/coronavirus-disease-2019-covid-19/print

Recommandations fiche mémo Société Française de Médecine d'Urgence (SFMU) Société de Pathologie Infectieuse de Langue Française (SPILF). Prise en charge des patients Covid-19, ou suspects, en structures d'urgence (mars 2020). https://www.sfmu.org/fr/publications/recommandations-de-la-sfmu//prise-en-charge-des-patients-covid-19-ou-suspects-en-structures-d-urgence-mars-2020-recommandations-fiche-memo-societe-francaise-de-medecine-d-urgence-sfmu-societe-de-pathologie-infectieuse-de-langue-francaise-spilf-/con_id/516w

Urgences métaboliques

Fiche
67

Hyperglycémie

Points important s

- **L'hyperglycémie peut s'observer dans les complications du diabète : acido-cétose (DID), hyper-osmolarité, acidose lactique ou déséquilibre simple.**
- **Toute situation de stress (AVC, IDM, traumatisme sévère, etc.) peut s'accompagner d'une insulinorésistance, d'une intolérance au glucose, voire d'un diabète.**
- **Sa prise en charge doit être contemporaine des autres mesures thérapeutiques, et l'obtention d'une glycémie conforme aux objectifs garantit un bénéfice démontré pour le patient [1].**

Orientation diagnostique

Voir tableau 67.1 [1]

À quel patient prescrire de l'insuline?

- Diabétique déjà traité par insuline.
- En cas de glycémies élevées (> 16,5 mmol/L = 3 g/L), soit par affection intercurrente (infections) soit en cas de déséquilibre du diabète malgré de fortes doses d'antidiabétiques oraux notamment de sulfamides.
- Prescription de l'insuline :
  - besoins de base = 0,5 à 1 UI/kg/j, dose à répartir entre les besoins de base (1/3) et les besoins liés aux apports glucidiques des repas (2/3), cette répartition ne s'appliquant pas chez le patient à jeun ou en nutrition entérale continue ;
  - besoins en insuline augmentés par les affections intercurrentes graves (notamment sepsis) ou par la corticothérapie ;
  - toujours associée à des apports glucidiques : soit *per os* si le patient peut s'alimenter (prévoir un repas aux urgences), soit souvent intraveineux, de l'ordre de 5 g/h (soit 100 mL/h de G5 % ou 50 mL/h de G10 %) :
- Si le patient est déjà traité par insuline, essayer de garder son schéma insulinique habituel, en assurant un apport glucosé continu, et complétez par de petites doses d'insuline ordinaire sous-cutanée si les glycémies sont très élevées et/ou s'il y a un début de cétose :
  - les injections sous-cutanées d'insuline ordinaire sont utilisables en l'absence de déshydratation franche. Elles peuvent être adaptées en fonction de la glycémie capillaire mesurée toutes les 4 heures ;

Tableau 67.1 Hyperglycémie : orientation diagnostique.

	Acidocétose	Hyperosmolarité	Acidose lactique	Déséquilibre simple
Âge	Jeune	Âgé	Âgé	Variable
Diabète connu	80 % (DID)	< 50 % (diabète type 2)	Sous biguanides	Le plus souvent
Facteurs déclenchants	Souvent unique	Parfois multiples	Parfois multiples	
Mortalité	< 5 %	> 20 %	> 20 %	0 %
Clinique				
Déshydratation	++	+++	+	– ou minime
Confusion, coma	±	+++	++	–
Nausées, douleurs abdominales	++	±	+	–
Hyperventilation	+++	+	+++	–
Biologie				
Glucose (mmol/L)	> 15	> 30	Variable	En règle < 22
pH	< 7,3	> 7,3	< 7,3	7,4
Bicarbonates (mmol/L)	< 15	> 15	< 15	> 20
Osmolarité (mOsm/kg)	Variable	> 330	Variable	< 310
Cétonurie	+++	+	+	+
Cétonémie	> 3 mmoles/L	Variable	Variable	Variable
Lactatémie	±	±	+++	–

– perfusion continue d'insuline ordinaire au PSE :
  - plus maniable et rapidement réversible mais elle nécessite (au moins au début) une surveillance horaire des glycémies capillaires pour éviter l'hypoglycémie,
  - nécessaire s'il y a un déséquilibre majeur, notamment acidocétose ou hyperosmolarité,
  - adapter la vitesse de perfusion en fonction des glycémies capillaires, par exemple (tableau 67.2).

Tableau 67.2 Adaptation des doses d'insuline rapide : a. par voie IVSE; b. par voie SC.

a. Voie IVSE			
Glycémie (mmol/L)	6,1–8,0	8,1–12	> 12
Glycémie (g/L)	1,10–1,45	1,46–2,20	> 2,20
Débit (UI/h)	1	2	3
b. Voie SC			
Dextro < 9 mmoles/L	9 < dextro < 12 mmoles/L	12 < dextro < 16 mmoles/L	Dextro > 16 mmoles/L
0 unité	1–2 unités	2–4 unités	4–8 unités

RÉFÉRENCE

[1] Lemoël F, Mion C, Levraut J. Urgences métaboliques du diabète sucré. Encycl Méd Chir (Elsevier, Paris). Médecine d'urgence 2011; p. 1–19 [article 25-100-B-10].

Hyperosmolarité

Points importants

- La gravité du pronostic du coma hyperosmolaire est liée au terrain sur lequel il survient (patients âgés fragiles).
- Les complications secondaires de la déshydratation sont responsables de la forte mortalité (thromboses veineuses, escarres, surinfection bronchique).
- L'état hyperosmolaire doit toujours être envisagé chez les sujets âgés diabétiques infectés, sous corticoïdes ou diurétiques.

Définitions

- Complication secondaire à une forte élévation de la glycémie.
- Provoque une déshydratation importante extra puis intracellulaire.
- Concerne surtout le sujet âgé diabétique de type 2.
- L'état hyperosmolaire diabétique est défini par :
  - glycémie souvent > 44 mmol/L (8 g/L);
  - osmolarité > 350 mOsm/L;
  - bicarbonates normaux ou légèrement abaissés;
  - pH > 7,3;
  - cétonémie et cétonurie négative ou légèrement augmentées du fait du jeûne.

Diagnostic

Démarche diagnostique

Anamnèse

Signes cliniques

- Amaigrissement.
- Asthénie.
- Polyurie.
- Altération progressive des fonctions supérieures.

Recherche de facteurs déclenchants

- Pertes hydriques :
  - diarrhée, vomissement;
  - défaut d'apport hydrique;
  - coup de chaleur.
- Interférences médicamenteuses :
  - corticoïdes;
  - diurétiques.

- Ischémie :
  - IDM;
  - AVC;
  - infarctus mésentérique.
- Infection :
  - pulmonaire, urinaire le plus souvent.

Examen clinique

Déshydratation

- Pli cutané.
- Muqueuses sèches, soif.
- Hypotension.

Altération de la conscience

- Obnubilation.
- Coma.
- Déficits neurologiques focaux.
- Convulsions.

Examens biologiques

Apprécier le retentissement

- Glycémie.
- Osmolarité : 2 (Na + K) + glycémie mmol/L + urée mmol/L.
- Natrémie corrigée : Na mesurée + 0,3 × (glycémie –5).
- Urée, créatinine.
- Kaliémie.
- Cétonémie capillaire/cétonurie urinaire.
- Bicarbonates.
- NFS.

Rechercher le facteur déclenchant

- Troponines.
- ECBU.
- CRP (PCT).
- Hémocultures.
- Bilan hépatique.

Imagerie

Recherche de facteur déclenchant :

- ECG : ischémie/lésions, dyskaliémie;
- radiographie de thorax : foyer infectieux.

Diagnostics différentiels

- Acidocétose : terrain différent (plus jeune, diabétique de type 1), cétose, dyspnée et douleurs abdominales.
- Hyperglycémie de stress liée aux situations d'urgences.

Prise en charge thérapeutique [1]

Mise en condition

- Monitorage non invasif : fréquence cardiaque et respiratoire, SpO_2 et pression artérielle.
- Voie veineuse périphérique avec NaCl 0,9 %.
- Oxygénothérapie pour un objectif SpO_2 > 94 %.
- Position demi-assise.

Réhydratation

- Volume : 8 à 12 L en 24 h.
- NaCl 0,9 % : 1 L en 30 min puis 1 L en 1 h puis 1 L en 2 h, puis 250 mL/h tant que la glycémie est > 16,5 mmol/L. Changer alors pour du G5 % + 4g NaCl/L (150 à 250 mL/h).
- L'expansion volémique provoque une chute de la glycémie de 1,9 à 3,9 mmol/L/h.

Insulinothérapie

- Insuline ultra rapide (NovoRapid®).
- Bolus de 0,1 UI/kg/h suivi d'une perfusion de 0,1 UI/kg/h IVSE tant que glycémie > 13,75 mmol/L (2,5 g/L). Adapter selon le tableau 68.1.
- Surveillance horaire de la glycémie qui doit chuter de 2,8 à 3,9 mmol/L/h.
- L'insuline ne doit pas être arrêtée; si la glycémie est trop basse, perfusez du G10 %.
- Puis sous-cutanée toutes les 4 h sur la base de 0,5 à 0,8 UI/kg/j, dès que le patient est rehydraté, qu'il peut s'alimenter et que la cétonurie/cétonémie a disparu.
- L'insuline IV est stoppée 1 à 2 h après la première injection sous-cutanée.

Tableau 68.1 Adaptation des doses d'insuline IV.

Glycémie (mmol/L)	Insuline
Entre 3,5 et 6	–2UI/h si débit > 5UI/h –0,5UI/h si < 5UI/h
Entre 6 et 8	Pas de changement
Entre 8 et 10	Si la glycémie a augmenté : +0,5UI/h
Entre 10 et 14	Si la glycémie a augmenté : +1UI/h
Supérieur à 14	+2UI/h

- Objectif glycémique 13,75 mmol/L (2,5 g/L) pour éviter la survenue d'un œdème cérébral.
- Un schéma basal (0,3 à 0,4 UI/kg/j de Lantus® ou NPH en 2 injections) /bolus (0,3 UI/kg/jour d'insuline rapide en 3 injections) pourra prendre le relai, si nécessaire, dès la normalisation glycémique.

Apport potassique

- Systématique dès que kaliémie <5,3 mmol/L.
- 1 g/h tant que kaliémie <3,3 mmol/L; puis 0,5 g/h lorsque kaliémie entre 3,3 mmol/L et 5 mmol/L; arrêt quand kaliémie >5 mmol/L.
- Hypokaliémie due à la perte potassique de la diurèse osmotique.
- Contrôle de la kaliémie toutes les 4 h avec l'ionogramme sanguin.

Prévention de la thrombose veineuse

Traiter la cause déclenchante

- Antibiothérapie probabiliste au moindre doute.
- Arrêt des traitements responsables.

RÉFÉRENCE

[1] Kitabchi AE, Umpierrez GE, Murphy MB, et al. Hyperglycemic crises in adult patients with diabetes : a consensus statement from the American Diabetes Association. Diabetes Care 2006; 29 : 2739–48.

Acidocétose diabétique

Points importants

- **Le premier traitement de l'acidocétose est la réhydratation.**
- **Une phase de cétose se manifestant par le syndrome cardinal précède de quelques jours l'acidose.**
- **La survenue de troubles digestifs chez un diabétique insulinotraité est, jusqu'à preuve du contraire, une cétose débutante.**
- **L'insuline ne doit pas être arrêtée lorsque la glycémie se normalise.**
- **Démarrer l'apport de potassium dès que la kaliémie < 5,2 mmol/L.**
- **La réalisation d'une glycémie capillaire doit être systématique devant toute douleur abdominale inexpliquée.**

Définitions

- Complication secondaire à la carence insulinique.
- Concerne surtout le diabétique de type 1, mais non exclusivement.
- L'acidocétose diabétique est définie par :
  - glycémie > 13,9 mmol/L (2,5 g/L);
  - bicarbonates < 15 mmol/L;
  - trou anionique : (Na - (Cl + HCO_3) > 18 mEq/L; la formule utilise la natrémie mesurée et non corrigée;
  - pH < 7,3;
  - cétonémie positive ou cétonurie > ++.

Diagnostic

Démarche diagnostique

Anamnèse

Syndrome cardinal [1]

- Amaigrissement.
- Asthénie.
- Polyurie-polydipsie.
- Douleurs abdominales.
- Crampes.
- Troubles visuels.
- Odeur acétonique de l'haleine.

Recherche de facteurs déclenchant

- Arrêt de l'insuline :
  - problème d'éducation à la maladie ou d'observance du traitement;
  - défaillance des systèmes d'injection.
- Interférences médicamenteuses :
  - corticoïdes;
  - glucagon;
  - terbutaline;
  - interféron;
  - pentamidine.
- État de stress médical majeur :
  - IDM;
  - AVC;
  - sepsis sévère;
  - traumatisme grave;
  - pancréatite aiguë :
- Infection : pulmonaire, urinaire le plus souvent.
- Hypercorticisme, hyperthyroïdie.
- Consommation élevée d'alcool.
- Complication inaugurale découvrant un diabète de type 1.

Examen clinique

Déshydratation

- Pli cutané.
- Muqueuses sèches, soif.
- Hypotension.

Hyperventilation

- Dyspnée de Kussmaul ample et bruyante.
- Fréquence respiratoire > 20 cycles/min.
- Témoigne de l'acidose.

Altération de la conscience

- État stuporeux.
- 10 % des patients en acidocétose sont dans le coma.

Signes digestifs

- Douleur abdominale pouvant égarer le diagnostic.
- Vomissements aggravant la déshydratation.

Examens biologiques

Apprécier le retentissement

- Glycémie : augmentée.
- Cétonémie capillaire/cétonurie urinaire : très augmentée.
- Béta-hydroxybutirate sérique.
- Kaliémie : déficit potassique.

- Natrémie corrigée : Na mesurée + 0,3 × (glycémie –5).
- Urée, créatinine : augmentés.
- Bicarbonates : bas.
- Osmolarité plasmatique.
- GDS : acidose métabolique.
- NFS.
- Trou anionique augmenté (présence de corps cétoniques).
- Bandelette urinaire.

En fonction de l'orientation clinique

- Troponines.
- ECBU.
- CRP, PCT.
- Hémocultures.
- Transaminases, bilirubinémie, lipase.
- Alcoolémie.

Imagerie : recherche de facteur déclenchant

- ECG : ischémie/lésions.
- Radiographie de thorax : foyer infectieux.

Diagnostics différentiels

- Hyperosmolarité : absence d'acidocétose.
- Acidocétose alcoolique : patients alcooliques chroniques présentant des vomissements avec douleurs abdominales liés à une augmentation récente de la consommation d'alcool. L'hypovolémie, la malnutrition chronique et le jeûne stimulent la cétogenèse.
- Acidose lactique sous metformine : hyperlactatémie de type B (sans dysoxie cellulaire); troubles digestifs, insuffisance rénale, respiration de Kussmaul; acidose à trou anionique très augmenté.

Prise en charge thérapeutique

Mise en condition

- Monitorage non invasif : fréquence cardiaque et respiratoire, SpO_2 et pression artérielle.
- Voie veineuse périphérique avec NaCl 0,9 %.
- Oxygénothérapie pour un objectif $SpO_2 > 94$ %.
- Position demi-assise.

Réhydratation

- Volume : compenser la perte de poids + besoins journaliers (2 L/j).
- Passer la moitié en 8 h puis l'autre moitié sur 16 h :
  - NaCl 0,9 % : 1 L en 1 h, puis 1 L en 2 h, puis 0,5 à 1 L/h tant que glycémie > 11 mmol/L;
  - puis G5 % + 4 g NaCl/L, 150 à 250 mL/h selon état d'hydratation.

- Bicarbonate 14 ‰ : 500 à 1 000 mL si pH <7.
- Le G2,5 % hypo-osmolaire favorise la survenue d'un œdème cérébral.
- L'expansion volémique provoque une chute de la glycémie de 1,9 à 3,9 mmol/L/h.

Insulinothérapie

Insuline ultrarapide (NovoRapid®).

- Tant que la cétose persiste :
  - 0,1 UI/kg/h IVSE précédé d'un bolus de 0,1 UI/kg ou 0,14 UI/kg/h sans bolus [2] ;
  - surveillance horaire de la glycémie et de la cétonémie/cétonurie ;
  - décroissance glycémique attendue : 2,8 à 3,9 mmol/L/h ;
  - si décroissance <2,8 mmol/L à H1, doubler le débit d'insuline ;
  - ne jamais arrêter l'insuline (besoin physiologique 0,1 UI/kg/h). Si la glycémie baisse, perfuser du G10 % (tableau 68.1, fiche 68).
- Quand la cétose disparaît (ou trou anionique <12 mEq/L) et que le patient peut manger :
  - 0,05 UI/kg/h IVSE, ou sous-cutanée toutes les 3 à 4 h sur la base de 0,5 à 0,8 UI/kg/j ;
  - l'insuline IV est stoppée 1 à 2 h après la première injection sous-cutanée ;
  - chez le diabétique connu, l'insuline habituelle sera reprise aux doses prescrites antérieurement à l'événement aigu.

Apport potassique

Systématique

- Hypokaliémie due à la perte potassique de la diurèse osmotique et à l'insuline qui fait rentrer le potassium dans les cellules.
- Systématique dès que kaliémie <5,3 mmol/L.
- 0,5 g/h au pousse-seringue si kaliémie entre 3,3 et 5,2 mmol/L.
- 1 g/h si kaliémie <3,3 mmol/L.
- Arrêt quand kaliémie >5 mmol/L.

Prévention de la thrombose veineuse

Traiter la cause déclenchante

- Antibiothérapie probabiliste au moindre doute.
- Arrêt des traitements responsables.

Orientation

- Un patient sous insuline IVSE ne doit pas être hospitalisé dans un service de médecine.
- La phase aiguë sera au mieux prise en charge dans une unité de soins continus.

RÉFÉRENCES

[1] Kitabchi AE, Umpierrez GE, Murphy MB, et al. Hyperglycemic crises in adult patients with diabetes : a consensus statement from the American Diabetes Association. Diabetes Care 2006; 29 : 2739–48.

[2] Kitabchi AE, Murphy MB, Spencer J, et al. Is a priming dose of insulin necessary in a low-dose insulin protocol for the treatment of diabetic ketoacidosis? Diabetes Care 2008; 31 : 2081–5.

Fiche
70

Hypoglycémie

Points importants

- La correction de l'hypoglycémie est une urgence absolue.
- Le diagnostic d'hypoglycémie est parfois posé de manière excessive devant des manifestations neurovégétatives.
- La régression spontanée des troubles après un « malaise » élimine l'hypoglycémie organique.
- Une glycémie basse isolée (> 0,5 g/L) en dehors du diabétique traité ne suffit pas à porter le diagnostic.
- Les manifestations cliniques sont identiques chez un même patient.
- La réalisation d'une glycémie capillaire doit être systématique devant toute manifestation clinique inexpliquée.

Définitions

- Glycémie en dessous de laquelle apparaissent des manifestations cliniques dues à la neuroglycopénie.
- Le seuil est de 0,50 g/L (3,3 mmol/L) en dehors du diabète et 0,60 g/L chez le diabétique.
- La conjonction glycémie basse, manifestations cliniques et correction des troubles lors de la normalisation glycémique affirme le diagnostic.

Diagnostic

Démarche diagnostique

Anamnèse

Antécédents
- Diabète traité.

Traitement en cours hypoglycémiant
- Insuline.
- Sulfamides hypoglycémiants.
- Répaglinide.
- Quinine.
- Sulfaméthoxazole-triméthoprime (Bactrim®).

Examen clinique

Réaction neurovégétative à la baisse de la glycémie

Précède l'atteinte neurologique.
- Faim subite.
- Nausées.
- Pâleur.

- Sueurs.
- Tremblements.
- Tachycardie.

Signes de neuroglycopénie

- Asthénie brutale.
- Troubles de la concentration.
- Flou visuel.
- Déficit moteur.
- Troubles sensitifs.
- Troubles de la coordination.
- Confusion.
- Manifestations psychiatriques : hallucinations, agressivité.
- Convulsions.

Coma

- Évolution inexorable en l'absence de resucrage.
- Sueurs profuses, agitation, hypothermie.
- Syndrome pyramidal.

Diagnostic étiologique [1]

Le patient est diabétique, en cause :

- sous insuline :
  - surdosage, erreur d'injection,
  - efforts physiques inhabituels,
  - prise excessive d'alcool;
- sous antidiabétiques oraux (sulfamides, gliclazide, répaglinide) :
  - sujet âgé,
  - jeûne, alcool,
  - insuffisance hépatique,
  - interactions médicamenteuses : AVK, fibrates, benzodiazépines,
  - la metformine n'est jamais en cause directement,
  - insuffisance hépatique;

Le patient n'est pas diabétique, en cause :

- intoxications :
  - médicaments : quinine, aspirine à fortes doses, sulfamides antibactériens,
  - alcool,
  - prises cachées d'insuline : personnels hospitalier ou parent d'un diabétique;
- origine endocrinienne :
  - insuffisance surrénale, insuffisance hypophysaire,
  - hypothyroïdie;
- insuffisance hépatique;
- acidose lactique;
- tumeurs :
  - insulinome : rare, le plus souvent bénin (90 %); épisodes hypoglycémiques plutôt à jeun et à l'effort; démasqué par l'épreuve

de jeûne : élévation du rapport insulinémie/glycémie et du peptide C; localisé par l'écho-endoscopie et l'angio-TDM,
  - tumeurs extrapancréatiques : rares, le plus souvent malignes; tumeurs mésenchymateuses sécrétant de l'IGF2;
- hypoglycémies fonctionnelles (syndrome idiopathique post-prandial) :
  - post-prandiales : 2 à 3 h après le repas,
  - symptômes neurovégétatifs d'hypoglycémie sans signes de neuroglycopénie,
  - hypoglycémie rarement retrouvée au moment du malaise;
- sepsis sévère.

Prise en charge thérapeutique

Traitement d'urgence

- Apport de glucose oral : 1 verre de jus de fruits, 3 morceaux de sucre.
- Voie veineuse périphérique avec un soluté glucosé.
- G30 % intraveineux : 2 à 4 ampoules.
- Glucagon : 1 ampoule IM (GlucaGenKit®) suivi d'un resucrage oral dès reprise de conscience. Glucagon existe maintenant en intranasal : Baqsimi® 3 mg. Avantages : pas de conservation au froid et fait plus facilement par un tiers.

Traitement étiologique

- Éducation thérapeutique du diabétique.
- Chirurgical : insulinome et tumeurs extrapancréatiques.
- Traitement médical : dysfonctions endocriniennes.
- Diététique : hypoglycémies fonctionnelles. Fractionnement des repas, éviter les aliments d'index glycémique élevé, suppression de l'alcool.

Orientation du patient

Hypoglycémie sous antidiabétiques oraux : hospitaliser

- Risque de rechute : durée d'action longue de ces médicaments.
- Laisser sous G5 % 24 à 48 h.
- Nécessité de réévaluer le traitement.

Hypoglycémie du diabétique insulinodépendant

Retour à domicile si le patient :

- n'a pas de complication de l'hypoglycémie;
- a compris son erreur;
- est suffisamment éduqué pour se surveiller;
- n'est pas seul à domicile;
- a du glucagon chez lui et un proche sachant lui injecter;
- peut recontacter son diabétologue;

- en cas d'hospitalisation, le traitement insulinique du patient doit être repris.

RÉFÉRENCE

[1] Cryer PE, Axelrod L, Grossman AB, et al. Evaluation and management of adult hypoglycemic disorders : an Endocrine Society Clinical Practice Guideline. J Clin Endocrinol Metab 2009 ; 94 : 709–28.

Fiche 71

Insuffisance rénale aiguë

Points importants

- Un obstacle post-rénal doit systématiquement être recherché devant une insuffisance rénale aiguë (IRA).
- La recherche d'une IRA doit être systématique dès lors qu'il existe une situation clinique pouvant en être responsable.
- Une IRA organique n'est évoquée qu'une fois les étiologies rapidement réversibles, pré- et post-rénales éliminées.
- L'anurie traduit toujours une IRA, mais une IRA n'est pas forcément anurique.
- L'anurie est l'arrêt des mictions par défaut de sécrétion d'urine par le rein et n'est pas due à un obstacle (globe urinaire).

Définitions (figure 71.1)

- Altération rapide (quelques heures à quelques jours) de la fonction rénale (débit de filtration glomérulaire).
- Responsable de complications métaboliques graves : hyperkaliémie, acidose, rétention hydrique.
- Augmentation de la créatininémie ≥26,5 mmol/L dans les 48 h.
- Ou mise en évidence par une élévation de la créatinémie d'au moins 1,5 fois d'une valeur antérieure connue ou >27 μmoles/L dans les 7 jours.
- Ou diurèse <0,5 ml/kg/h pendant 6 h.
- La sévérité est appréciée par la classification KDIGO (tableau 71.1).
- Les formules de calcul de la clairance de la créatinine qui permettent une estimation du débit de filtration glomérulaire ne sont pas utilisables en cas d'insuffisance rénale aiguë (sous-estimation d'environ 30 %).
- Le plus souvent réversible après traitement.
- La diurèse peut être variable :
  - normale : 500 à 6000 mL/24 h ;
  - oligurie : <500 mL/24 h ;
  - anurie : <50 mL/24 h.
- Les termes de « maladie rénale aiguë (ou chronique) » remplacent dans les nouvelles classifications les classiques « insuffisance rénale aiguë (ou chronique) ».
- Se distingue de l'insuffisance rénale chronique par l'absence d'anémie, d'hypocalcémie et d'atrophie rénale.

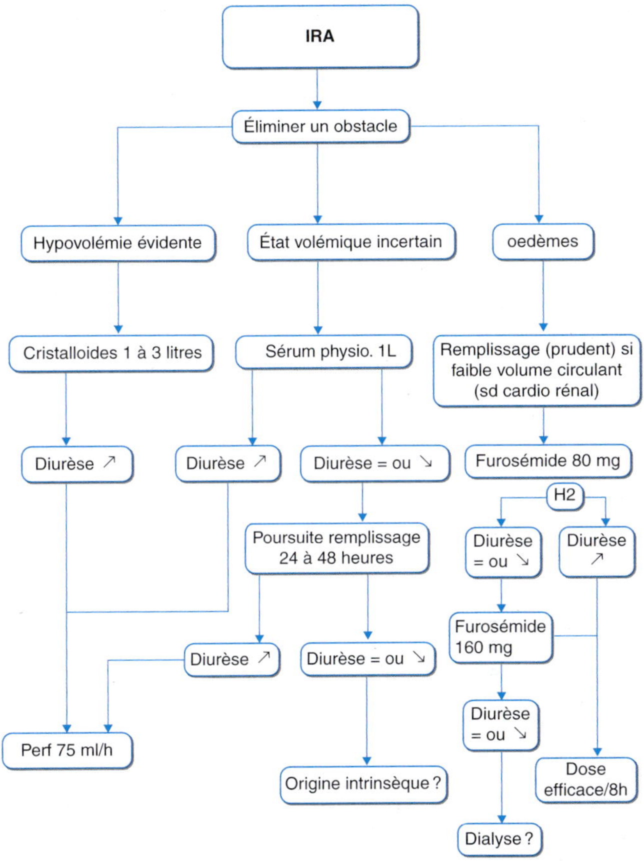

Figure 71.1 Orientation thérapeutique devant une insuffisance rénale aiguë.

Tableau 71.1 Classification KDIGO.

	Créatinine	Diurèse
Stade 1	Augmentation créatinine × 1,5-1,9 de la valeur de base sur 1 à 7 j Ou augmentation ≥ 26,5 µmol/L sur 48 h	< 0,5 mL/kg/h pendant 6 à 12 h
Stade 2	Augmentation créatinine × 2-2,9 de la valeur de base Réduction DFG : 50 %	< 0,5 mL/kg/h ≥ 12 h
Stade 3	Augmentation créatinine × 3 de la valeur de base Ou augmentation ≥ 354 µmol/L ou dialyse	< 0,3 mL/kg/h > 24 h ou anurie > 12 h

Diagnostic

Démarche diagnostique

Anamnèse

Antécédents

- Insuffisance rénale chronique.
- Urolithiases.
- Néoplasie pelvienne.
- Diabète.
- Vascularite.
- Myélome.
- Rein unique.

Traitement en cours (liste non exhaustive)

- AINS.
- IEC, ARA II.
- Aminosides.
- Quinolones.
- Antipsychotiques (rispéridone).

Autres

Toute situation clinique susceptible de se compliquer d'une IRA.

Examen clinique

Signes généraux

- Asthénie.
- Nausées.
- Anorexie.
- Déshydratation.
- Fièvre.

Signes urinaires

- Oligo-anurie.
- Globe urinaire.

- Protéinurie.
- Hématurie.
- Leucocyturie.

Signes liés aux complications de l'IRA

- Rétention hydrosodée.
- Troubles du rythme cardiaque (hyperkaliémie).
- Hyperventilation (acidose).
- Péricardite (urémie).
- Encéphalopathie (urémie).
- Hémorragie digestive.

Examens et diagnostics biologiques

Plasmatiques

- Urée, créatinine.
- Natrémie.
- Kaliémie.
- Bicarbonates.
- Protidémie.
- Calcémie, phosphorémie.
- Hémogramme.
- CK, myoglobine.

Urinaires

Systématique devant toute IRA.

- Urée, créatinine.
- Ionogramme urinaire.
- Sédiment urinaire : protéinurie, hématurie, leucocyturie, cylindres, cristaux.

Fractions d'excrétion (FE)

FE sodium

- (Na U × Créat P)/(Créat U × Na P) × 100
- Sensibilité Fe Na <1 pour la détection de l'IRA fonctionnelle : 68 à 96 % (spécificité : 75 à 95 %).

FE Urée

- (Urée U × Créat P)/(Créat U × Urée P) × 100
- Sensibilité Fe urée <35–40 % pour la détection de l'IRA fonctionnelle : 68 à 98 % (spécificité : 48 à 98 %)
- Plus sensible que FE Na pour la détection de l'IRA prérénale chez les patients sous diurétiques.

Rapport urée/créatinine

Normal compris entre 35 et 50 (tableau 71.2) :

- inchangé dans les IRA rénale et post-rénale ;
- augmenté dans les IRA prérénales et les états d'hypercatabolisme (sepsis, brûlés, chimiothérapie, polytraumatismes). Quand la perfusion rénale diminue, la filtration glomérulaire baisse ; les quantités

Tableau 71.2 Profils biologiques discriminants.

	IRA fonctionnelle	Nécrose tubulaire aiguë
Urée/créatinine	>50	<50
Fraction d'excrétion du sodium (FeNa) %	<1 %	>1 %
Fraction d'excrétion de l'urée (Fe urée) %	<35 %	>35 %
Na U mmol/L	<20	>40

d'urée et de créatinine filtrées diminuent. L'urée continue d'être résorbée dans les tubules, mais pas la créatinine. L'augmentation de la concentration de créatinine dans l'urine est due à une réabsorption d'eau. De fait, l'azotémie augmente, alors que la créatininémie reste quasi normale.

Imagerie

Échographie rénale

- « De débrouillage » : elle peut être faite par l'urgentiste.
- Recherche de dilatation pyélocalicielle.
- Mesure de la taille des reins (petits reins en cas d'insuffisance rénale chronique sous-jacente).
- Recherche d'obstacle.

Échographie de la veine cave inférieure

- Évaluation de la volémie.

Uro-TDM

- Recherche d'obstacle et d'infiltration rétropéritonéale.
- L'injection de produit de contraste risque d'aggraver l'IRA.
- Le protocole *low dose* délivrant une irradiation 6 fois moindre qu'une TDM standard (équivalent d'un ASP) est une alternative.

Uro-IRM

- L'absence de toxicité rénale la rend intéressante.
- Disponibilité limitée en urgence.

ECG

- Systématique.
- Signe d'hyperkaliémie.
- Lésions ischémiques, troubles du rythme (choc cardiogénique).

Diagnostic étiologique [1]

IRA post-rénale ou obstructive

- La première cause à éliminer.
- Est souvent de douloureuse.
- L'anurie est de règle.
- L'obstacle est sus-vésical urétéral ou intratubulaire rénal.
- L'IRA n'apparaît qu'en cas d'obstacle sur rein unique (anatomique ou fonctionnel) ou bilatéral :
  - lithiase urinaire;
  - envahissement néoplasique.
- Un obstacle sous vésical prolongé peut provoquer une IRA par souffrance du haut appareil urinaire avec anurie et urémie.
- Dilatation des cavités pyélocalicielles à l'échographie avec reins de taille normale.

IRA fonctionnelle

- 70 % des causes d'IRA.
- Par diminution du débit de perfusion rénale :
  - déshydratation (déplétion hydrosodée) :
    - pertes digestives : vomissements, diarrhée,
    - brûlures,
    - coup de chaleur,
    - pertes rénales : diurétiques, hyperglycémie, insuffisance surrénale;
  - hypovolémie :
    - états de choc,
    - hémorragie;
  - états d'hypervolémie à faible volume circulant :
    - insuffisance cardiaque; syndrome cardiorénal,
    - cirrhose; syndrome hépatorénal;
- Certains traitements peuvent aggraver ces situations :
  - IEC : chez des patients ayant une sténose rénale bilatérale, en s'opposant à l'action vasoconstrictrice de l'angiotensine censée maintenir la pression de filtration;
  - AINS : s'opposent à l'action vasodilatatrice des prostaglandines sur les artères rénales vasoconstrictées par l'angiotensine trop élevée;
  - ARA, amiosides, ténofovir, tazocilline.
- En l'absence de restauration hémodynamique rapide, l'ischémie rénale aboutit à des lésions parenchymateuses irréversibles.

IRA organique ou parenchymateuse

- Nécrose tubulaire aiguë :
  - cause la plus fréquente : 90 % des IRA parenchymateuses;
  - lésions réversibles en 3 à 4 semaines;
  - nécrose de l'épithélium tubulaire qui obstrue les néphrons;

- deux causes majeures :
  - ischémique : états de choc,
  - toxiques : aminosides, AINS, produits de contraste, amphotéricine B, cisplatine, céphalosporines (1re génération);
- précipitations intratubulaires :
  - rhabdomyolyse (myoglobine),
  - hémolyse (hémoglobine),
  - myélome (chaines légères d'Ig),
  - lyse cellulaire post-chimiothérapie (acide urique),
  - hypercalcémie massive;

- Glomérulonéphrites aiguës :
  - l'IRA apparaît pour des lésions glomérulaires importantes associées à des lésions vasculaires;
  - protéinurie élevée;
  - pronostic grave;
  - surcharge hydrosodée fréquente;
  - atteinte isolée ou multiviscérale :
    - post-infection streptococcique,
    - vascularites.
- Néphropathies vasculaires :
  - responsables de lésions glomérulaires graves parfois irréversibles;
  - peuvent toucher des artères de petit ou de gros calibre :
    - syndrome hémolytique et urémique,
    - maladie des emboles de cholestérol,
    - HTA maligne,
    - emboles et thromboses artérielles ou veineuses rénales.
- Néphropathies interstitielles aiguës :
  - évolution habituellement favorable en quelques jours;
  - infectieuses : pyélonéphrite, leptospirose;
  - toxiques : sulfamides, AINS, ampicilline, méthicilline, fluoroquinolones.

Prise en charge thérapeutique [2]

Premières mesures

- Éliminer un globe urinaire.
- Remplissage : si la réexpension volumique relance la diurèse, l'origine prérénale est quasi certaine; l'inverse n'est pas vrai :
  - 1 à 3 L si hypovolémie évidente sur le plan clinique et anamnestique, puis 75 ml/h jusqu'à reprise de la diurèse. En cas de doute sur l'état volémique passer 1 L et observer;
  - en l'absence de relance de la diurèse [illegible] diminution de la créatinine, au-delà de 48 à 72 h, envisager une origine intrinsèque.
- Arrêt des traitements néphrotoxiques.
- Quantifier la diurèse (sondage).
- Obtenir un iono-urinaire et calculer les fractions d'excrétion du Na et de l'urée.

Traitement d'urgence

- Hyperkaliémie : G10 % 500 mL sur 1 h + 10 UI d'insuline ordinaire (voir « Hyperkaliémie »).
- Acidose métabolique : bicarbonates uniquement en cas de pertes digestives importantes.
- Surcharge hydrosodée : furosémide en cas d'OAP.

Traitements spécifiques

IRA post-rénales

- Dérivation des urines en urgence.
- Sondage urinaire (globe vésical).

IRA fonctionnelles

- Hypovolémie : NaCl 0,9 %.
- Syndromes œdémateux : diurétiques de l'anse :
  - dosage inversement proportionnel au DFG ;
  - début furosémide 80 mg ; dose double si le patient est déjà sous diurétique (maximum 200 mg en une fois) ;
  - réponse approximative attendue ; 1 mg de furosémide > 1 ml de diurèse ;
  - si la diurèse reste inférieure ou Na urinaire < 50 à 70 mEq/L à H2, doubler la dose ;
  - en cas de réponse, répéter la dose toutes les 8 h. Dans le cas contraire, envisager la dialyse.

IRA parenchymateuses

- Arrêt des traitements néphrotoxiques.
- Traitement de la pathologie responsable.

Indication à l'épuration extrarénale

- Hyperkaliémie menaçante.
- OAP.
- Syndrome urémique aigu :
  - urée > 50 mmol/L et/ou créatinine > 900 µmoles/L ;
  - natrémie < 120 mmoles/L ;
  - Ph < 7,20 ;
  - troubles de conscience ;
  - péricardite ;
  - hémorragie.

RÉFÉRENCES

[1] Hilton R. Acute renal failure. BMJ 2006 ; 333 : 786–90.
[2] Rahman M, Shad F, Smith MC. Acute kidney injury : a guide to diagnosis and management. Am Fam Physician 2012 ; 86 : 631–9.

Fiche 72

Déshydratation

Points importants

- La déshydratation peut toucher le secteur extracellulaire (volémique et/ou interstitiel) ou le secteur intracellulaire.
- Les causes, les conséquences et le traitement de chaque type de déshydratation sont différents.
- La natrémie est le reflet de l'hydratation intracellulaire.
- La constatation d'une hypernatrémie traduit le plus souvent un état de déshydratation globale (intra- et extracellulaire).
- Lorsque la déshydratation n'intéresse que le secteur extracellulaire, la natrémie est normale voire basse. C'est le cas quand des pertes hydrosodées ne sont compensées que par des apports hydriques.
- La natrémie mesurée sous-estime la natrémie réelle en cas d'hyperglycémie, d'hyperprotidémie ou d'hyperlipidémie.
- Toutes les pertes hydrosodées (rénales, digestives ou sudorales) sont hypotoniques car la perte en eau est en règle supérieure à la perte en sel. En l'absence d'apports hydriques et sodés, l'hypernatrémie est constante.
- La correction trop rapide de l'hypernatrémie peut entraîner un œdème cérébral.

Définition

La déshydratation est la contraction d'un ou plusieurs secteurs liquidiens de l'organisme intra- ou extracellulaire.

Diagnostic

Examen clinique

Principaux signes de déshydratation extracellulaire

- Perte de poids.
- Tachycardie.
- Diminution de la PA.
- Oligurie.
- Pli cutané persistant.

Principaux signes de déshydratation intracellulaire

- Sécheresse des muqueuses, soif.
- Somnolence, asthénie, irritabilité, confusion.
- Crises convulsives, troubles de conscience.

- Fièvre.
- Les signes de déshydratation intracellulaire sont d'autant plus marqués que l'hypernatrémie est élevée et qu'elle s'est installée rapidement.

Examens biologiques

- NFS, ionogramme sanguin et urinaire, fonction rénale, glycémie, BU.
- Déshydratation extracellulaire :
  - augmentation de l'hématocrite et de la protidémie;
  - insuffisance rénale fonctionnelle.
- Déshydratation intracellulaire [1] :
  - natrémie : reflet de l'hydratation intracellulaire;
  - l'hypernatrémie survient lorsque la soif ne peut être exprimée ou assouvie (personnes âgées ou invalides, etc.).

Diagnostic étiologique [2]

Hypovolémie

Pertes extrarénales

- Diarrhée, vomissements.
- Troisième secteur digestif.
- Brûlures.
- Sudation intense.

Pertes rénales

- Diurétiques de l'anse.
- Diurèse osmotique.
- Syndrome de levée d'obstacle.

Hypervolémie (œdèmes)

- Hyperaldostéronisme.
- Hypercorticisme.

Normovolémie

- Pertes sudorales ou respiratoires non compensées.
- Hypodipsie.
- Diabète insipide neurogénique (déficit en ADH).
- Diabète insipide néphrogénique (hypokaliémie, lithium, hypercalcémie).

Prise en charge thérapeutique

- Restaurer la volémie en cas de déshydratation extracellulaire avec troubles hémodynamiques (NaCl 0,9 %).
- Déshydratation extracellulaire sans hypernatrémie : glucosé 5 % avec 4 g NaCl/L.

- Hypernatrémie : eau pure ou G5 %; correction maximale de 10 mmoles/24 h.
- Calcul du déficit en eau : {(Na (mmole)–140)/140} × 0,6 × poids (kg); apport du 1/3 du déficit en 24 h.
  - Hypervolémie associée : diurétiques.
  - Diabète insipide mal contrôlé : arginine vasopressine.
- Traitement étiologique indispensable.

RÉFÉRENCES

[1] Adrogué HJ, Madias NE. Hypernatremia. N Engl J Med 2000; 342 : 1493–9.
[2] Andronikof M. Dysnatrémie. Encycl Méd Chir. In : Médecine d'urgence. Paris : Elsevier; 2009 [article 25-100-A-21].

Hyperkaliémie

Points importants

- **La constatation d'une hyperkaliémie justifie la réalisation d'un ECG.**
- **L'hyperkaliémie sévère, avec signes électriques menace la vie.**
- **Survient le plus souvent dans le cadre d'une insuffisance rénale aiguë ou chronique.**
- **Favorisée par la prise de médicaments : IEC, ARA II, anti-aldostérone, AINS.**

Définition

- L'hyperkaliémie est définie par un taux de potassium sérique supérieur à 5 mmoles/L.
- Fausse hyperkaliémie :
  - pseudohyperkaliémie : hémolyse;
  - fausse hyperkaliémie : hyperleucocytose $> 10^5/mm^3$, hyperplaquettose $> 10^6/mm^3$.

Démarche diagnostique [1]

Signes cliniques

- Tardifs et non spécifiques : paresthésies et faiblesse musculaire évoluant de façon ascendante. La paralysie hyperkaliémique est rare.
- Signes électrocardiographiques, signent la gravité :
  - anomalie la plus précoce : apparition d'ondes T amples, pointues, symétriques;
  - puis : diminution de l'amplitude de l'onde P, allongement de l'intervalle PR, disparition de l'onde P et élargissement des QRS;
  - stade ultime : asystolie, fibrillation ventriculaire.

Examens biologiques

Ionogramme sanguin et urinaire, fonction rénale, GDS, calcémie.

Diagnostic étiologique

Excès d'apports

Ne se voit qu'en cas d'insuffisance rénale.

Défaut d'excrétion rénale

- Insuffisance rénale aiguë ou insuffisance rénale chronique au stade terminal.

- Hypo-aldostéronismes : médicaments (IEC, ARA II, AINS), insuffisance surrénale aiguë périphérique, néphropathie diabétique, néphrite interstitielle chronique, uropathie obstructive.
- Résistance à l'aldostérone : spironolactone.

Transfert du potassium du milieu intracellulaire vers le milieu extracellulaire
- Acidose.
- Catabolisme tissulaire intense : syndrome de lyse tumorale, hémolyse massive, brûlure étendue, rhabdomyolyse.
- Médicaments inhibant la pompe Na/K ATPase membranaire : intoxication digitaliques et β-bloquants.

Prise en charge thérapeutique

Il dépend du niveau de la kaliémie, de la rapidité d'installation et de la présence de signes électriques.
- **Kaliémie entre 5 mmoles/L et 6 mmoles et absence de signes électriques :**
  - résines échangeuses de cations : sulfonate de polystyrène sodique (Kayéxalate®) : 30 g (2 mesures) toutes les 6 h ;
  - traitement étiologique.
- **Kaliémie >6 mmoles/L et/ou avec de signes électriques, associer :**
  - Surveillance scopée :
    - gluconate de calcium 10 % (antagonisation des effets du potassium sur les cellules myocardiques) : 1 amp. IVL en 2–3 min ; dose répétée éventuellement au bout de 5 min (CI si hypercalcémie, rhabdomyolyse ou traitement digitalique),
    - insuline rapide 10 unités IV + 500 mL de glucosé à 10 % sur 1 h (si glycémie >2,5 g/L, pas d'adjonction de glucosé ; favoriser le transfert de potassium dans les cellules),
    - agents β2 adrénergiques : par voie nébulisée : salbutamol 10 mg nébulisation sur 10 min,
    - diurétique de l'anse, à utiliser exclusivement si surcharge hydrosodée : furosémide (Lasilix®) 1 mg/kg IV,
    - bicarbonate de sodium : bicarbonate de sodium à 42 ‰, 150–250 mL sur 15 min en cas d'acidose métabolique sévère (pH <7) associée (attention risque œdème pulmonaire, notamment chez les patients anuriques) (tableau 73.1).
- **Kaliémie >7 mmoles/L et signes électriques**

Orienter en réanimation pour une épuration extrarénale le plus tôt possible.

Traitement étiologique

Arrêter les médicaments hyperkaliémiants, restaurer la volémie, corriger l'insuffisance rénale.

Tableau 73.1 Algorithme de prise en charge d'une hyperkaliémie aux urgences [2].

K+ < 6mmol/L	K+ ≥ 6mmol/L		Modifications électriques
Pas de traitement spécifique	≤ 6,5mmol/L	> 6,5mmol/L	Gluconate de Ca IV
Traitement étiologique	Salbutamol nébulisé	Salbutamol nébulisé	Salbutamol nébulisé
	Ou insuline IV	Et insuline IV	Et insuline IV

Source : Lemoine L, Le Bastard Q, Batard E, et al. An Evidence-Based Narrative Review of the Emergency Department Management of Acute Hyperkalemia. J Emerg Med mai 2021 ;60(5):599-606.

Conseils et surveillance

- La présence de signes électriques, une hyperkaliémie d'installation rapide (lyse cellulaire, chimiothérapie) justifient une surveillance scopée et donc une orientation en unité de soins continus.
- Contrôle kaliémie à H1 et H6.
- La nécessité d'une épuration extrarénale nécessite le passage en réanimation.

RÉFÉRENCES

[1] Andronikof M. Dyskaliémie. Encycl Méd Chir. In : Médecine d'urgence. Paris : Elsevier ; 2010 [article 25-100-A-22].

[2] Lemoine L, Le Bastard Q, Batard E, Montassier E. An Evidence-Based Narrative Review of the Emergency Department Management of Acute Hyperkalemia. J Emerg Med mai 2021 ;60(5):599-606.

Fiche 74

Hypokaliémie

Points importants

- **Peut entraîner des troubles du rythme supraventriculaire ou ventriculaire.**
- **ECG systématique.**
- **Il faut toujours traiter la cause.**
- **Il n'y a pas d'indication à compenser l'hypokaliémie par voie parentérale de manière systématique.**

Définition

L'hypokaliémie est définie par un taux de potassium sérique inférieur à 3,5 mmoles/L.

Démarche diagnostique [1]

Signes cliniques

- Tardifs et non spécifiques : crampes, myalgies, faiblesse musculaire débutant aux membres inférieurs évoluant de façon ascendante. Au stade ultime : tétraplégie flasque.
- Iléus et rétention aiguë d'urine.

Signes électrocardiographiques

- ECG systématique pour toute hypokaliémie inférieure à 3 mmoles/L.
- Anomalie la plus précoce : aplatissement diffus voire une inversion des ondes T, apparition d'ondes U et pseudo-allongement du QT (en fait espace QU).
- Puis sous-décalage du segment ST.
- Enfin hyperexcitabilité supraventriculaire (ESA, AC/FA) et ventriculaire (ESV, torsades de pointes, TV).

Examens biologiques

Ionogramme sanguin et urinaire, fonction rénale, phosphorémie.

Diagnostic de la cause

- Pertes digestives (kaliurèse en principe adaptée < 20 mmoles/L), fréquentes : vomissements, diarrhée, 3e secteur.
- Excès d'excrétion rénale (kaliurèse inadaptée > 20 mmoles/L) :
  - pas d'HTA : diurétiques de l'anse et thiazidiques (fréquent), hypomagnésémie, acidoses tubulaires;

- HTA : hyperaldostéronisme primaire (adénome de Conn, hyperplasie bilatérale des surrénales), hyperaldostéronisme secondaire (sténose de l'artère rénale, tumeur à rénine et HTA maligne), hyperminéralocorticisme (syndrome de Cushing, consommation importante de réglisse – Antésite® – et blocs enzymatiques complexes).
- Transfert du potassium du milieu extracellulaire vers le milieu intracellulaire :
  - alcalose métabolique/respiratoire ;
  - médicaments : insuline, β2-adrénergiques.
- Baisse des apports.
- Anorexie mentale.

Prise en charge thérapeutique

Dépend du niveau d'hypokaliémie et de la présence de signes électriques.

- Toujours traiter la cause.
- Supplémenter en potassium :
  - kaliémie > 3 mmoles/L et absence de signe électrique :
    - chlorure de potassium *per os* : par exemple, Diffu-K® 600 mg (3 à 12 cp/j, à répartir en 3 fois/j) ;
  - kaliémie entre 2,5 et 3 mmoles et absence de signe électrique :
    - chlorure de potassium par voie parentérale 2 à 4 g avec une vitesse toujours < 1 g/h ; surveillance scope ; jamais plus de 4 g de KCl par litre de perfusion sur une voie périphérique (mmol/L) ;
  - si kaliémie < 2,5 mmoles/L ou signes électriques :
    - chlorure de potassium par voie parentérale 2 à 4 g avec une vitesse maximale de 1 g/h ; surveillance scope ;
    - chlorure de magnésium : 2 g (une ampoule 10 % de 20 mL) IV en 30 min.

Conseils et surveillance

Si hypokaliémie < 3 mmoles : surveillance scopée.
Si symptomatique ou avec signes ECG : unité de soins continue.

RÉFÉRENCE

[1] Andronikof M. Dyskaliémie. Encycl Méd Chir. In : Médecine d'urgence. Paris : Elsevier ; 2010 [article 25-100-A-22].

Fiche
75

Hypercalcémie

Points important

- **L'hypercalcémie sévère entraîne une déshydratation importante.**
- **Il existe un risque de troubles du rythme cardiaque, ECG systématique.**
- **La recherche de la cause et son traitement sont indispensables.**

Définition

- Élévation du calcium plasmatique au-dessus de 2,6 mmoles/L. Cette valeur doit être interprétée en fonction de la protidémie.
- Ca corrigé = Ca mesuré/{(protidémie/160) + 0,55} ou Ca corrigé = Ca mesuré + 0,02 × [40-albuminémie (g/L)].
- En cas de doute, un calcium ionisé > 1,3 mmoles/L confirme l'hypercalcémie.

Démarche diagnostique [1]

Signes cliniques

- Souvent asymptomatique, rechercher des signes de déshydratation : pouls PA.
- Polyuropolydipsie, anorexie, nausée, vomissements, constipation, douleurs abdominales, asthénie.
- ECG systématique : tachycardie, raccourcissement du QT, onde T aplaties, PR allongé, fibrillation ventriculaire, potentialisation de la toxicité des digitaliques.

Examens biologiques

- Ionogramme sanguin, calcémie, phosphorémie, NFS, fonction rénale.
- Non urgents : PTH, vitamine D, électrophorèse des protides, calciurie, phosphaturie.

Diagnostique de la cause

L'enquête étiologique aux urgences se limite à chercher :

- une cause iatrogène : vitamine D, vitamine A, lithium, diurétique thiazidique;
- une cause tumorale : métastases osseuses, myélome connu;
- hyperparathyroïdie (prévoir un dosage de parathormone), sarcoïdose, tuberculose.

Complications

- Déshydratation fréquente, pouvant être importante.
- Confusion.
- Pancréatite aiguë.
- En cas d'hypercalcémie chronique : néphrocalcinose, lithiase, insuffisance rénale.

Prise en charge thérapeutique

- Le traitement est une urgence dans les hypercalcémies symptomatiques et/ou sévères (> 3,5 mmoles/L).
- Traitement symptomatique :
  - arrêter le traitement en cause, les digitaliques (risque de trouble du rythme) et les diurétiques (pour ne pas majorer la déshydratation) ;
  - corriger la déplétion hydrosodée et hyperhydrater : NaCl 0,9 % (2 à 4 L/j) avec du KCl en fonction de la kaliémie (hypokaliémie fréquente à corriger ; voir « Hypokaliémie »).

Traitement selon la calcémie

Calcémie corrigée entre 3 et 3,5 mmoles/L

- Non symptomatique et sans signe ECG :
  - bisphosphonates IV (pamidronate, clodronate, acide zolédronique, acide ibandronique) ; pamidronate (Aredia®) : 30 mg en 2 h IVL dilués dans 250 cc de NaCl 0,9 %.
- Symptomatique ou avec signes ECG :
  - pamidronate (Aredia®) : 60 mg en 4 h IVL dilués dans 500 cc de NaCl 0,9 %.

Calcémie corrigée > 3,5 mmoles/L

- Pamidronate (Aredia®) : 90 mg en 4 h IVL dilués dans 500 cc de NaCl 0,9 %.
- Et si origine maligne : calcitonine (Cibacalcine®) : 4–8 UI/kg en 6 h IV dans 500 cc de NaCl 0,9 %.

Calcémie corrigée > 4,5 mmoles/L et troubles neurologiques ou cardiaques

Épuration extrarénale.

RÉFÉRENCE

[1] Andronikof M. Dyscalcémie. Encycl Méd Chir (Elsevier, Paris). In : Médecine d'urgence ; 2010. article 25-100-A-23.

Motifs de recours

Fiche 76

Hypocalcémie

Points importants

- **L'hypocalcémie sévère entraîne des complications cardiaques et neurologiques importantes.**
- **La calcémie corrigée doit toujours être calculée.**
- **Le calcium ionisé mesure le calcium biologiquement actif ; il représente 50 % de la calcémie totale.**

Définitions

- Abaissement du calcium plasmatique au-dessus de 2,2 mmol/L. Cette valeur doit être interprétée en fonction de la protidémie. Valeurs de référence : 2,20 à 2,60 mmol/L.
- Ca corrigé = Ca mesuré/{(protidémie/160) + 0,55} ou Ca corrigé = Ca mesuré + 0,02 × [40-albuminémie (g/L)].
- En cas de doute, un calcium ionisé < 1,1 mmol/L confirme l'hypocalcémie. Valeurs de référence : 1,18 à 1,34 mmol/L.

Démarche diagnostique [1]

Signes cliniques

- Souvent asymptomatique.
- Signes cardiovasculaires : hypotension, insuffisance cardiaque, arythmies.
- Signes neurologiques : paresthésies, fasciculations musculaires, spasme carpopédal, tétanie, laryngospasme, convulsions.
- Signe de Trousseau : spasme carpien provoqué par le gonflage d'un brassard de tensiomètre au-dessus de la TA systolique pendant plus de 3 minutes.
- Signe de Chvostek : contraction des muscles de la face par la percussion du nerf facial devant l'oreille.
- ECG systématique : allongement du QT.
- Examens biologiques.
- Ionogramme sanguin, calcémie, protidémie, phosphorémie, NFS, fonction rénale.
- Non urgents : PTH, vitamine D, électrophorèse des protides, calciurie, phosphaturie.

Diagnostic de la cause

- Déficit en vitamine D : carence d'apport, malabsorption.
- Maladie rénale chronique.
- Maladie hépatique chronique.

- Hyperphosphatémie, hypomagnésémie.
- Cause tumorale : métastases ostéoblastiques (sein, prostate).
- Pancréatite aiguë.
- Hypoparathyroïdie : primaire ou secondaire (chirurgie thyroïdienne, sarcoïdose, hémochromatose).
- Iatrogène : foscarnet, biphosphonates, cisplatine, diurétiques de l'anse.

Prise en charge thérapeutique

- Hypocalcémies symptomatiques et/ou sévères (calcium corrigé < 1,9 mmol/L) :
  - gluconate de calcium 1 à 2 g dans 50 mL de G5 % sur 10 à 20 min ; à renouveler 10 à 60 min plus tard si les signes cliniques persistent ;
  - entretien 1 à 2 mg/kg/h IVSE ;
  - ne pas administrer de calcium IV chez les patients sous digoxine (risque arythmogène).
- Hypocalcémies asymptomatiques (calcium corrigé entre 1,1 et 2,0 mmol/L) :
  - 1 à 2 g de calcium élémentaire, puis 2 à 4 g/jour ;
  - vitamine D 800 UI/jour.
- Traitement de la cause dans un second temps.

RÉFÉRENCE

[1] Cooper MS, Gittoes NJ. Diagnosis and management of hypocalcaemia. BMJ 2008 ; 336:1298.

Fiche 77

Hyponatrémie

Points importants

- L'hyponatrémie témoigne d'une hyperhydratation intracellulaire quel que soit l'état d'hydratation global.
- Les signes cliniques sont essentiellement neurologiques et digestifs.
- Les signes sont d'autant plus marqués que l'hyponatrémie est profonde et d'installation rapide.
- L'analyse de l'hyponatrémie et son traitement passent par la connaissance de l'état d'hydratation extracellulaire associé.
- La correction de l'hyponatrémie doit être d'autant plus lente qu'elle s'est installée progressivement ; risque de myélinolyse centropontique par correction trop rapide de l'hyponatrémie existe.

Définition

- Une hyponatrémie est une concentration de sodium plasmatique < 135 mmoles/L.
- Elle s'accompagne d'une hypo-osmolarité plasmatique. Lorsqu'il n'y a pas d'hypo-osmolarité, cela correspond à une fausse hyponatrémie (hyperglycémie, hyperprotidémie ou hyperlipidémie).
- Calcul de l'osmolalité efficace : 2 × Na (mmole) + glucose (mmole) (normale : 285 ± 10 mosmol/kg d'eau).

Démarche diagnostique

Signes cliniques

- Nausées, vomissements, céphalées.
- Puis, obnubilation, troubles de conscience, crises comitiales.

Examens biologiques

- NFS, ionogramme sanguin et urinaire, fonction rénale, glycémie, osmolarité plasmatique.
- ECG.

Imagerie

La TDM cérébrale peut être indiquée s'il existe un problème diagnostique différentiel devant des troubles neurologiques ou dans la recherche de la cause.

Diagnostic étiologique

Dépend de l'état du secteur extracellulaire (SEC) [1] (figure 77.1)

SEC diminué

- Signes cliniques et biologiques de diminution du SEC :
  - perte de poids, tachycardie, hypotension artérielle (signe tardif), oligurie (< 500 mL/j), soif;
  - insuffisance rénale aiguë fonctionnelle (rapport mmol d'urée plasmatique/mmol créatininémie > 100), hypokaliémie, élévation des bicarbonates, osmolalité urinaire > 500 mosmoles/kg d'eau, augmentation protides et hématocrite.
- Causes :
  - pertes digestives (natriurèse < 20 mmoles/L) : diarrhée, vomissements;
  - pertes rénales (natriurèse > 20 mmoles/L) : diurétiques, insuffisance surrénale aiguë, polyurie osmotique (diabète décompensé);
  - troisième secteur : syndrome occlusif, péritonite, pancréatite aiguë, rhabdomyolyse, hémorragie; natriurèse < 20 mmoles/L;
  - autres : pertes cutanées (plutôt hyper-Na) sauf en cas de compensation uniquement par eau; natriurèse < 20 mmoles/L.

SEC augmenté

- Signes cliniques et biologiques d'une augmentation du SEC :
  - prise de poids, OMI, ascite, épanchement pleural, anasarque.
- Causes :
  - insuffisance cardiaque, syndrome néphrotique, cirrhose, grossesse; diminution de la volémie efficace;
  - insuffisance rénale chronique préterminale.

SEC normal

Causes :

- hypothyroïdie;
- insuffisance surrénale haute;
- syndrome de sécrétion inappropriée d'ADH (SIADH) (voir encadré ci-dessous).

Diagnostic et causes du SIADH

Diagnostic

- Osmolalité plasmatique < 275 avec osmolalité urinaire > 100 mOsmol/kg d'eau (inadaptée).
- Natriurèse > 40 mmol/L.
- Fonction rénale normale, TSH et cortisolémie normales.
- Kaliémie et bicarbonate normaux.

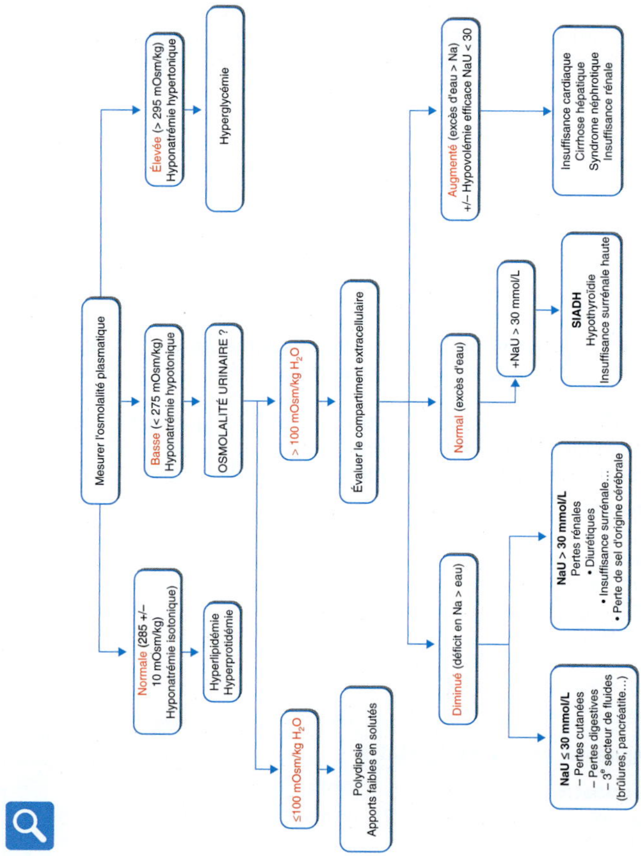

Figure 77.1 **Algorithme diagnostique d'une hyponatrémie.**
Source : Andronikof M. Dysnatrémies. Encycl Méd Chir 2009;25-100-A-21.

Causes

- Tumeurs : cancer bronchique à petites cellules.
- Médicaments : psychotropes sauf benzodiazépines, carbamazépine, chimiothérapie (cyclophosphamide, vincristine), AINS, diurétiques thiazidiques, clofibrate, chlorpropamide, Minirin® (ADH de synthèse), etc.
- Neurologique : méningite (en particulier tuberculeuse), encéphalite, abcès, tumeur.
- Pulmonaire : pneumopathie, tuberculose.
- Toxique : ecstasy, amphétamines.
- Potomanie (osmolalité urinaire < 100 mOsmol//kg d'eau).
- Syndrome des buveurs de bière, *tea and toast syndrome*, anorexie mentale (osmolalité urinaire < 100 mOsmol/kg d'eau).

Prise en charge thérapeutique

Traitement d'une hyponatrémie avec un SEC diminué

- Traitement de la cause (arrêts diurétiques, etc.).
- Perfusion : NaCl à 0,9 % IV ± apport de KCl selon besoin; correction de 12 mmol/L/j maximum.
- Calcul du volume à apporter : Δ[Na] = (154 - [Na])/(0,6 × poids chez l'homme] + 1); Δ[Na] = (154 - [Na])/([0,5 × poids chez la femme] + 1).

Traitement d'une hyponatrémie avec un SEC augmenté

- Traitement de la cause.
- Restriction hydrique 750 mL/j.
- Diurétiques éventuellement.

Traitement d'une hyponatrémie avec un SEC normal

- SIADH :
  - traitement de la cause;
  - restriction hydrique (750 mL/j);
  - signes de gravité (coma, convulsion) : correction rapide initiale par un soluté de NaCl hypertonique.
- Potomane : reprise d'une consommation de boisson normale.
- Buveur de bière : reprise d'une alimentation normale + vitamines B1 et B6.

RÉFÉRENCE

[1] Andronikof M. Dysnatrémie. In : Encycl Méd Chir. Paris : Elsevier; 2009. Médecine d'urgence. article 25-100-A-21.

Fiche 78

Urgences thyroïdiennes

Points importants

- Les urgences thyroïdiennes sont des pathologies rares mais graves.
- Elles surviennent le plus souvent chez des patients ayant une affection thyroïdienne connue.
- Leur reconnaissance repose sur des éléments anamnestiques et cliniques.
- Le traitement doit être mis en route avant le résultat des dosages hormonaux.
- Le facteur déclenchant doit toujours être recherché.

Définitions

Crise aiguë thyrotoxique : exacerbation d'une hyperthyroïdie.
Myxœdème : insuffisance thyroïdienne profonde et prolongée.

Diagnostic

Démarche diagnostique

Anamnèse

- Il s'agit le plus souvent d'un patient ayant une pathologie thyroïdienne connue.
- Il existe un facteur déclenchant : infectieux, coronaire, intervention chirurgicale, modification de traitement. Penser au rôle de l'amiodarone qui provoque aussi de thyréotoxicose.

Examen clinique (tableau 78.1)

Examens biologiques (tableau 78.2)

Imagerie

ECG

- Troubles du rythme.
- Ischémie.

Radiographie de thorax

- Recherche de foyer infectieux.
- Myxœdème: épanchements.

Échographie cardiaque

Myxœdème : épanchement péricardique.

Tableau 78.1 Présentations cliniques.

Tableau clinique	Crise thyrotoxique	Myxœdème
Cardiaque	Tachycardie, HTA systolique ACFA Insuffisance cardiaque Aggravation d'une insuffisance coronaire	Bradycardie Hypertension diastolique Hypotension (formes sévères) Défaillance hémodynamique
Signes généraux	Asthénie, fièvre Faiblesse musculaire Tremblements Hyperthermie Sueurs	Œdèmes Froideur des extrémités Hypothermie Hypoventilation d'origine centrale
Digestif	Douleur abdominale Diarrhée Nausées, vomissements Ictère	Syndrome occlusif
Neurologique	Troubles des fonctions supérieures Agitation, confusions, coma	Troubles de la vigilance Confusion, coma

Tableau 78.2 Anomalies biologiques.

Examens	Crise thyrotoxique	Myxœdème
Bilan thyroïdien (TSH, T3, T4)	Ne pas attendre le résultat pour traiter T4 ↘, TSH ↗	
NFS	Leuconeutropénie	Anémie
Ionogramme	Hyperglycémie	Hyponatrémie (SIADH)
Calcémie	Haute	
Troponine	Souffrance coronaire	
Bilan hépatique	Élévation transaminases	
Hémocultures, ECBU	Recherche de facteur déclenchant infectieux	

Évolution pronostic

Crise aiguë thyrotoxique [1]

Mortalité : 10 à 30 %, quasi constante en l'absence de traitement.

Myxœdème [2]

Mortalité : 30 à 40 %, surtout chez les patientes âgées non traitées par défaillance multiviscérale, cardiaque et sepsis.

Prise en charge thérapeutique

Traitement symptomatique

Crise aiguë thyrotoxique

- Voie veineuse périphérique.
- Réhydratation : sérum physiologique.
- Refroidir : vessies de glace.
- Correction de l'hypercalcémie.
- Sédation par diazépam 5 à 10 mg/6 h.
- Corticoïdes : HSHC, amp. lyoph. 100 mg (50 à 100 mg/6 à 8 h) pour compenser l'hypométabolisme corticosurrénalien fonctionnel. Inhiberaient la conversion T4 en T3.
- Hospitalisation en soins intensifs.

Myxœdème

- Voie veineuse périphérique.
- Restriction hydrique: sérum physiologique 50 à 100 mL si Na^+ < 120 mmol/L.
- Réchauffement progressif.
- Support ventilatoire pour compenser l'hypoxie et la désaturation.
- Dopamine : vasopresseur de choix du fait de la baisse de sensibilité des récepteurs adrénergiques.
- Corticoïdes : HSHC, amp. lyoph. 100 mg (50 à 100 mg/6 à 8 h) pour compenser l'hypométabolisme corticosurrénalien fonctionnel.
- Hospitalisation en soins intensifs.

Traitement spécifique

Crise aiguë thyrotoxique

Antithyroïdiens de synthèse

- Propylthiouracile (PTU) cp 50 mg : dose de charge 1 g puis 200 mg/4 à 6 h.
- Ou : carbimazole (Neo-Mercazole®) cp 20 mg (20 mg/4 à 6 h).
- Risque d'agranulocytose rare mais grave; surveiller la NFS.

β-bloquants

- S'opposent à l'hyperadrénergie et inhibent la conversion T4 en T3.
- Propranolol cp 40 mg (60 à 80 mg/4 h *per os* ou bolus de 0,5 à 1 mg en IV lente puis 4 à 8 mg/h au PSE).
- Esmolol amp. 10 mg/1 mL : bolus de 250 à 500 μg/kg puis 50 à 100 μg/kg/min au PSE. Demi-vie courte; préféré si la fonction cardiaque est limite.
- Ou métoprolol 5 mg IV en 3 min, à renouveler à 15 min d'intervalle.
- Si contre-indication aux bétabloquants : diltiazem 15 mg IV en 2 min.

Myxœdème

Traitement substitutif :

- L-thyroxine (T4), amp. 200 µg/mL (bolus 200 à 500 µg puis 25 à 100 µg/j);
- ou : liothyronine (T3) bolus 5 à 20 g puis 2,5 à 10 g/8 h, ou Cynomel® comprimé à 25 µg : action rapide et demi-vie courte. La T3 agit plus vite et plus fortement. Son action est complémentaire de la T4;
- association T3 + T4 : Euthyral® comprimés (20 µg T3 + 100 µg T4).

Traitement du facteur déclenchant

RÉFÉRENCES

[1] Nayak B, Burman K. Thyrotoxicosis and thyroid storm. Endocrinol Metab Clin North Am 2006; 35 : 663–86.

[2] Wartofsky L. Myxedema coma. Endocrinol Metab Clin North Am 2006; 35 : 687–98.

Fiche 79

Insuffisance surrénale aiguë

Points importants et pièges

- Met en jeu le pronostic vital à court terme.
- Le plus souvent, décompensation des insuffisants surrénaliens chroniques (ISC).
- Traitement à débuter précocement même sans confirmation diagnostique.
- Hormonothérapie substitutive immédiate : hydrocortisone IV 100 à 200 mg et remplissage vasculaire par cristalloïdes.
- Prévention de la récidive par l'éducation thérapeutique.

Définition

Insuffisance de fonctionnement du cortex surrénalien qui synthétise le cortisol, l'aldostérone et la Déhydroépiandostérone (DHEA). La gravité de l'insuffisance surrénalienne aiguë (ISA) est liée surtout au déficit en cortisol (rôle prépondérant dans l'adaptation au stress).

Diagnostic

Démarche diagnostique

Anamnèse [1]

- Insuffisance surrénalienne préexistante connue ou évoquée le plus souvent (asthénie, anorexie, amaigrissement d'aggravation progressive).
- Le diagnostic étiologique ne doit pas retarder le traitement.
- Dans plus de 50 % des cas, l'ISA révèle une ISC (dont 90 % auto-immunes).
- Identification de l'élément déclenchant dans plus de 90 % des cas : gastro-entérite le plus souvent, infection en second [2].

Examen clinique

Tableau d'emblée aigu le souvent avec déshydratation extracellulaire jusqu'au collapsus, troubles digestifs de type douleurs abdominales, anorexie, nausées, vomissements, diarrhées, confusion avec parfois troubles de la conscience, douleurs diffuses notamment musculaires, fièvre.

Examens biologiques

- Ionogramme sanguin : hyponatrémie, hyperkaliémie (surtout si insuffisance surrénale primitive) et hypoglycémie. Insuffisance rénale fonctionnelle (élévation de l'urée et de la créatininémie). Hypokaliémie possible avec alcalose métabolique si vomissements importants.

- Ionogramme urinaire : natriurèse normale ou augmentée (paradoxal).
- NFS : hémocentration (associée à l'insuffisance rénale fonctionnelle).
- Confirmation diagnostique (sans attendre les résultats pour débuter le traitement) : cortisolémie (effondrée <30 ng/mL ou 83 nmole/L). Les tests de stimulation, type test au Synacthène®, sont réalisés secondairement.

ECG

Recherche d'anomalie électrique en lien avec la dyskaliémie.

Imagerie

Aucune indication.

Étiologies

Majoritairement en lien avec une décompensation d'ISC connue ou pas. L'arrêt brutal des corticoïdes est la cause la plus fréquente des ISA secondaires (figure 79.1).

Éléments de gravité et pronostic

- Gravité : elle dépend de la rapidité de la prise en charge.
- Pronostic vital : il peut être engagé si retard d'instauration du traitement substitutif.

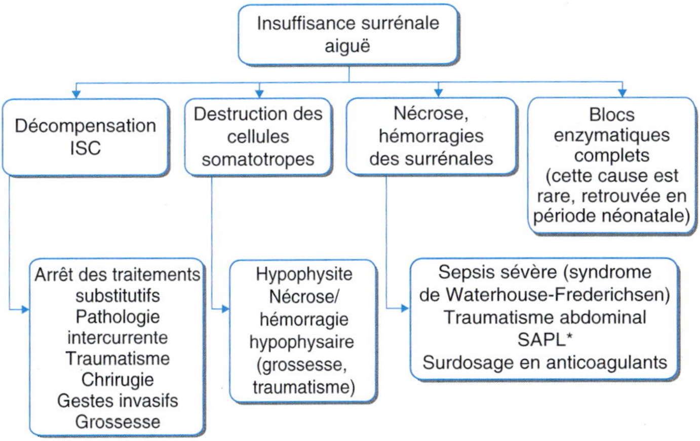

Figure 79.1 **Causes d'ISA [3].**
SAPL : syndrome des antiphospholipides.

Motifs de recours

Prise en charge thérapeutique [4]

- Mesure de prise en charge non spécifique en cas de troubles de la conscience sévère.
- Perfusion de 1 L de soluté salé isotonique dans la première heure.
- La vitesse et le volume d'administration seront adaptés en fonction de l'état clinique et hémodynamique du patient (en moyenne 4 L/24 h après le premier litre avec pour objectif PAM > 65 mmHg).
- L'ajout de sérum glucosé à 10 % dépendra de la glycémie, de même que l'ajout d'électrolytes.
- Hormonothérapie substitutive :
  - hydrocortisone IV : dose initiale de 100 à 200 mg d'hémisuccinate d'hydrocortisone (HSHC), suivie de 50 à 100 mg IV toutes les 6 à 8 h ou 200 mg IVSE/24 h. À ce stade, pas d'intérêt de rajouter des minéralo-corticoïdes ;
  - le lendemain décroissance quotidienne de 50 % pour atteindre, au 4e–5e jour, les 20 mg et un relai PO ;
  - adjonction de fludrocortisone (9-alpha-fludrocortisone) lorsque le seuil de 50 mg d'HSHC est atteint : 100 à 150 μg PO/24 h [4].
- Rechercher et traiter le facteur déclenchant, et effectuer un bilan étiologique si l'insuffisance surrénalienne est inconnue :
  - causes centrales : arrêt brutal d'une corticothérapie au long cours (> 5 j), pathologies hypothalamo-hypophysaires, syndrome de Sheehan (nécrose post-partum) ;
  - causes périphériques (maladie d'Addison) : auto-immunes (> 80 %), rarement tuberculose des surrénales, tumeurs surrénaliennes, VIH, pathologies iatrogènes… [3].

Surveillance et consignes

Surveillance

- Surveillance clinique et hémodynamique dans une unité de soins continus ou réanimation en fonction de l'état clinique.
- Ionogramme toutes les 4 à 6 h.
- Surveillance ECG en fonction de la dyskaliémie.

Consignes chez les ISC [4]

- Avis endocrinologique annuel.
- Carte d'identification « ISC » et de traitement à toujours porter sur soi.
- Organiser l'éducation thérapeutique.
- Régime normosodé.
- Doublement de la dose d'hydrocortisone en cas de situations à risque de décompensation (chirurgie, geste invasif, infection, fièvre, pathologie intercurrente).
- Hydrocortisone à domicile 100 mg IM en cas de vomissements ou diarrhées.

RÉFÉRENCES

[1] Société française d'endocrinologie. Item 255 – Insuffisance surrénale. www.sfendocrino.org/article.php?id=400#II
[2] Puar TH, Stikkelbroeck NM, Smans LC, et al. Adrenal crisis : still a deadly event in the 21st Century. Am J Med 2016 ; 129(3) : 339.e1–9.
[3] Pernet J, Ray P. Insuffisance surrénale aiguë chez l'adulte. In : Encycl Méd Chir. Paris : Elsevier ; 2017. p. 1–7. Médecine d'urgence. article 25-100-B-20.
[4] Reznik Y, Barat P, Bertherat J, et al. SFE/SFEDP adrenal insufficiency French consensus : introduction and handbook. Ann Endocrinol 2018 ; 79(1) : 1–22.

Intoxications

Fiche 80

Intoxications médicamenteuses

Points important**s**

- Même si la plupart des intoxications médicamenteuses (IM) évoluent favorablement, certaines sont potentiellement graves et peuvent s'aggraver : pas de banalisation.
- Mortalité des psychotropes < 1 %; mortalité des cardiotropes : 10 à 15 %.
- Il s'agit souvent d'intoxication polymédicamenteuse, associée à l'alcool.
- Devant des troubles de conscience et la notion d'intoxication possible, s'assurer qu'il s'agit bien d'une intoxication ; discuter d'autres diagnostics (hémorragie méningée, méningite, hématomes intracrâniens, etc.).
- Rechercher un toxidrome qui oriente l'origine de l'intoxication.
- Les indications du lavage gastrique sont rares.
- L'ECG doit être systématique.
- La suspicion d'intoxication aux cardiotropes impose une surveillance par scope.
- Évaluer une pathologie psychiatrique sous-jacente.

Définition

- Intoxication par prise médicamenteuse, le plus souvent volontaire, parfois accidentelle ou par surdosage d'un traitement.
- Épidémiologie :
  - 90 % d'intoxications volontaires;
  - 70 % de psychotropes (60 % de benzodiazépines, 30 % d'alcool);
  - 2/3 des cas : plusieurs toxiques.

Diagnostic

Démarche diagnostique

Découle du motif de recours aux urgences qui est le plus souvent la notion d'une prise de médicaments à fortes doses avec ou sans troubles de conscience mais aussi :

- Crise convulsive (cocaïne, amphétamines, phénothiazines, tricycliques);
- Agitation;
- Trouble du rythme cardiaque;
- Alcoolisation aiguë.

Anamnèse

- Lieu de découverte (intérieur/voie publique, température extérieure).
- Antécédents : pathologies, profession, tentatives de suicide antérieures, traitements en cours.
- Circonstances de découverte (seringues, boîtes de médicaments).

- Heure de prise, nature des médicaments ingérés.
- Mode d'installation des troubles de conscience.
- Contact avec un centre anti-poison en cas de gravité particulière ou complexe.
- Remettre en question le diagnostic d'intoxication si :
  - projets d'avenir ;
  - pas de dépression ;
  - pas d'antécédent de tentative de suicide, etc.

Examen clinique

- Pouls, PA, fréquence respiratoire et SpO_2, température.
- Niveau de conscience.
- Recherche de signe de localisation : tout signe focal implique une TDM cérébrale.
- Examen de la nuque.
- État des pupilles.
- Recherche d'un syndrome pyramidal, extrapyramidal d'une myorelaxation qui oriente vers certains médicaments (voir encadré ci-après).
- Réflexe cutanéo-plantaire.
- ROT.
- Tonus.
- Recherche d'un toxidrome (tableau 80.1).
- Odeurs particulières : alcools, éther, trichloréthylène, cyanure (amande amère), arsenic (ail).

Tableau 80.1 Toxidromes.

Toxidromes	Signes	Toxiques
Sympathomimétiques	Agitation, tremblements, convulsion, hypertension artérielle, douleur thoracique, palpitations, tachycardie, hyperglycémie, hypokaliémie, leucocytose, acidose lactique	Xanthines, cocaïne, amphétamines
Anticholinergiques	Sécheresse cutanéomuqueuse, soif, mydriase, hyperthermie, tachycardie, délire, agitation, hallucinations, hyperventilation, rétention urinaire	Antidépresseurs tricycliques, antihistaminiques, antiparkinsonien
Syndrome opioïde	Coma calme hypotonique, bradypnée, myosis	Héroïne, morphiniques, opiacés de synthèse
Syndrome de myorelaxation	Coma calme, hypotonique, hyporéflexique, hypotension, détresse respiratoire	Benzodiazépines et apparentés, alcool, barbituriques, méprobamate
Sérotoninergique	Agitation, syndrome pyramidal, myoclonie, tachycardie, sueurs, hyperthermie	Inhibiteurs de la recapture de la sérotonine

Médicaments à suspecter en fonction de la sémiologie neurologique

- **Syndrome pyramidal** (hypertonique, ROT vifs, Babinski bilatéral) : hypoglycémie, antidépresseurs, CO, phénothiazines antihistaminiques (Théralène®, Phénergan®), carbamates parfois.
- **Syndrome de myorelaxation** (hypotonique, ROT diminués ou abolis, RCP, indifférent) : benzodiazépines, carbamates, alcools, phénothiazines sédatives (Nozinan®, Tercian®), barbituriques, formes graves de CO.
- **Syndrome extrapyramidal :** neuroleptiques, CO.

ECG

Il doit être systématique et recherche [1] :

- Troubles du rythme;
- Troubles de conduction;
- Syndrome stabilisateur de membrane (voir « Intoxications spécifiques »).

Examens biologiques

- Glycémie systématique.
- Ionogramme sanguin (kaliémie), fonction rénale CPK (rhabdomyolyse, déshydratation) en cas de coma prolongé.
- PL, radiographie thoracique, BU en cas de fièvre.
- GDS : dyspnée, polypnée, recherche d'une acidose respiratoire ou d'une métabolique avec ou sans augmentation du trou anionique.
- Dosage de toxiques :
  - les patients conscients indiquent dans plus de 90 % des cas ce qu'ils ont ingéré (dans la grande majorité des autres cas, la connaissance précise des toxiques ingérés ne modifie pas la prise en charge) [2];
  - dosages justifiés si :
    - valeur pronostique ou thérapeutique; le plus souvent il s'agit de dosages quantitatifs qui permettent de déterminer le niveau de toxicité du médicament (paracétamol, méthanol, éthylène-glycol, théophylline, lithium, digitaline, aspirine, acide valproïque, etc.),
    - devant toute suspicion d'association à une intoxication aux oxycarbonés,
    - pour apporter un diagnostic de certitude si doute si gravité ou exclure une hypothèse toxique suspectée,
    - symptomatologie ou évolution discordante, intoxication « grave ».

Imagerie

Si signes de localisation : TDM cérébrale (hématome intracrânien).

Diagnostic différentiel ou d'exclusion

Pièges les plus fréquents :
- AVC hémorragiques;
- Infections neuroméningées;
- Lésions traumatiques intracrâniennes.

Éléments de gravité et pronostic

Ils sont liés [3] :
- Aux caractéristiques du toxique, association de toxiques d'effets additifs ou synergiques;
- À la dose ingérée;
- À la forme galénique (libération prolongée);
- Au terrain du patient intoxiqué (âge et comorbidités);
- Au délai entre l'ingestion et la prise en charge;
- Ainsi qu'à la survenue de complications.

Il n'y a pas de relation directe entre la profondeur d'un coma présumé toxique et le pronostic de l'intoxication.

Prise en charge thérapeutique

Mesures urgentes

- Assurer la liberté des voies aériennes.
- Glycémie capillaire.
- Pose d'une voie veineuse périphérique avec du glucosé (sauf traumatisme crânien associé, NaCl 0,9 %).
- S'assurer de la stabilité hémodynamique.
- Rechercher un traumatisme crânien.

En pré-hospitalier, chez un patient suspect d'intoxication médicamenteuse ou par drogue récréative, il est suggéré de déclencher un moyen de secours médicalisé en présence d'une défaillance neurologique, hémodynamique ou respiratoire. Dans les autres cas, le risque d'aggravation rapide en fonction du terrain, du délai par rapport à l'exposition et de la nécessité d'un éventuel traitement précoce doit être pris en compte pour décider de la médicalisation pré-hospitalière.

Symptomatiques [4]

- En cas de présence de signes de gravité initiaux, la prise en charge se fait en réanimation :
  - traitement du collapsus (remplissage, catécholamines) si trouble hémodynamique;

- oxygénothérapie voire intubation orotrachéale et ventilation assistée devant des troubles de conscience ou de détresse respiratoire sévère ;
- trouble de conduction : bicarbonate de sodium molaire, etc. ;
- anticonvulsivants en cas de convulsions.

- Dans tous les cas : voie veineuse périphérique et surveillance pour s'assurer de l'évolution conforme à celle attendue.

Décontamination digestive

Charbon activé

En dose unique, utilisé si ingestion d'une substance potentiellement toxique adsorbable et délai d'ingestion ≤ 1 h.

Contre-indications : troubles de conscience, vomissement, produit caustique, moussant ou pétrolier, défaillance hémodynamique ou respiratoire.

Lavage gastrique

Réservé à très peu de toxiques non adsorbés par le charbon activé (éthanol, méthanol, éthylène glycol, lithium, sels de fer, métaux lourds), si délai < 1 h.

Épuration des toxiques

- L'alcalinisation urinaire est discutée dans l'intoxication au phénobarbital et aux salicylés si symptomatique.
- L'hémodialyse est indiquée dans les intoxications au lithium, intoxications sévères par salicylés, éthylène glycol, méthanol, metformine.

Traitements spécifiques : antidotes

- Paracétamol : N-acétylcystéine.
- Benzodiazépines : flumazénil.
- Opiacés : naloxone.
- Inhibiteurs calciques : insuline.
- Bêtabloquants : glucagon possible.
- Digitaliques : fragments Fab antidigoxine.

Consignes et surveillance

- Surveillance : constantes, état de vigilance, prévention des complications secondaires.
- En cas d'intoxication médicamenteuse volontaire (y compris alcool) : prise en charge spécifique psychosociale.
- Avis psychiatrique spécialisé avant sortie. Pas de sortie contre avis médical.

- Orientation en réanimation si :
  - défaillance d'organe avérée;
  - exposition à tout médicament ou substance cardiotoxique en présence de tout signe objectif anormal (clinique, biologique ou ECG);
  - exposition à tout médicament ou drogue à dose supposée toxique pouvant conduire à une défaillance d'organe.

RÉFÉRENCES

[1] Adnet F, Stout S, Galinski M, et al. Évolution des intoxications médicamenteuses en France. Réanimation 2005; 721–6.
[2] Mégarbane B, Alazia M, Baud F. Intoxication grave de l'adulte : épidémiologie, définition, critères d'admission en réanimation. Réanimation 2006; 354–63.
[3] Delahaye A, Szternberg A, Pereira A, et al. Intoxications aux psychotropes : évaluation de la gravité et du pronostic. In : SFMU; 2013.
[4] Mégarbane B, Fortin JL, Hachelaf M. Manuel de toxicologie en réanimation. Issy-les-Moulineaux : SRLF/Elsevier Masson 2011.

Fiche 81

Intoxications spécifiques

Benzodiazépines

Clinique

- Les plus fréquentes, évolution très généralement simple, somnolence le plus souvent, parfois coma calme, hypotonique, rarement profond.
- Pas de signes extraneurologiques : hypotension, tachycardie ou bradycardie modérées, pas de fièvre.

Examens complémentaires

- Aucun si évolution favorable en dehors d'un ECG qui doit être normal.
- Si station couchée prolongée : ionogramme sanguin, fonction rénale et CPK.

Prise en charge thérapeutique

- Évolution en règle favorable : avis psychiatrique et sortie.
- Antagoniste spécifique, flumazénil (Anexate® amp. 1 mg/10 mL) :
  - indications : maintenir un niveau de vigilance évitant une IOT (score de Glasgow > 7);
  - contre-indication : co-intoxication aux antidépresseurs, épilepsie, intoxication par proconvulsivants associée, cardiomyopathie toxique;
  - risque : crise convulsive;
  - 0,3 mg puis 0,1 mg/30 s (maximum : 1 mg); entretien à la seringue électrique (dose injectée pour obtenir le réveil = posologie horaire).

Il faut probablement utiliser le flumazénil chez un patient présentant un coma supposé par surdosage en benzodiazépines lorsque son état nécessite une intubation/ventilation mécanique, afin de l'éviter.

Antidépresseurs tricycliques [1]

Clinique

- Coma calme ou agité.
- Syndrome pyramidal (ROT vifs, signe de Babinski).
- Risque de convulsions.
- Syndrome atropinique (anticholinergique).
- Hypotension possible (vasodilatation dans les intoxications peu sévères, répondant au remplissage, mais parfois d'origine cardiogénique dans les intoxications graves).

Examens complémentaires

ECG

- Effet stabilisant de membrane (voir encadré ci-après) :
  - effet chronotrope, inotrope et dromotrope négatif;

– aspect ECG : aplatissement de l'onde T, allongement QT, élargissement QRS, ondes P allongées, élargissement du QRS, arythmies ventriculaires à QRS larges.
- Ionogramme sanguin (hypokaliémie) ; fonction rénale ; CPK ; GDS si acidose métabolique ou dyspnée.

Prise en charge thérapeutique

- Surveillance : scope ECG au moins 6 h.
- Hypokaliémie de transfert : recharge très prudente en KCl.
- QRS élargis : bicarbonate/lactate de sodium molaire 84 ‰ (250 mL + 1 g de KCl en 30 min).
- Choc : remplissage si échec (noradrénaline : commencer 1 mg/h puis augmenter par paliers de 0,5 mg/h, voir Fiche 4).
- Réanimation +++ si signes ECG, hypotension, convulsion, coma.

Médicaments à effet stabilisateur de membrane

- Antidépresseurs tri et tétra cyclique.
- Chloroquinine.
- Certains bêtabloquants (propranolol).
- Anti-arythmiques classe 1 (quinidine, procaïnamide, lidocaïne, flécaïnide, etc.).
- Carbamazépine.
- Phénothiazines.
- Cocaïne.

Paracétamol

Généralités

Il y a deux formes possibles d'intoxication au paracétamol :
– la prise unique, généralement lors d'une intoxication volontaire, de plus de 125 à 150 mg/kg chez l'adulte ;
– la prise durant plusieurs jours de plus de 4 g/j.

Risque de cette intoxication : hépatite cytolytique (surtout chez les patients ayant une hépatopathie antérieure, les patients dénutris, alcooliques chroniques ou qui prennent un traitement inducteur enzymatique) et insuffisance rénale chronique.

Clinique

Les signes sont tardifs :
- Symptômes d'intoxication : nausées, vomissements, douleurs abdominales ;
- Symptômes de pathologie hépatique : ictère, saignements spontanés, somnolence (encéphalopathie hépatique).

Biologie

- TP.
- ASAT, ALAT (à recontrôler à distance [48 h] car l'hépatite peut apparaître secondairement).
- Ionogramme sanguin, créatininémie.
- Paracétamolémie :
  - à faire au moins 4 h après la prise en cas d'intoxication avec prise unique (plus précocement, on peut être encore en phase d'absorption);
  - débuter immédiatement le traitement par N-acétylcystéine (NAC);
  - en fonction de l'état hépatique antérieur et de la paracétamolémie, déterminer, à l'aide du nomogramme de Rumack & Matthew, le risque d'hépatotoxicité;
  - en cas d'intoxication « chronique », traitement si la dose quotidienne est potentiellement toxique et en cas d'élévation des enzymes hépatiques ou paracétamolémie suprathérapeutique ($\geq$200 µmol/L).

Traitement

Administration possible PO de la N-acétylcystéine, traitement spécifique, mais le plus souvent IV (150 mg/kg en 1 h, 50 mg/kg en 4 h et 100 mg/kg en 16 h pour une durée de traitement totale de 21 h). Débuter dès que suspicion de prise potentiellement hépatotoxique sans attendre les résultats de la paracétamolémie [2].

Il faut administrer la N-acétylcystéine en cas d'ingestion unique d'horaire connu, si la paracétamolémie réalisée après la 4e heure post-ingestion est au-delà de la ligne de toxicité hépatique selon le nomogramme de Rumack & Matthew (ligne des 150 mg/L à la 4e heure).

Il est suggéré d'administrer systématiquement la N-acétylcystéine en cas de forte suspicion d'ingestion de paracétamol à doses toxiques sans interpréter la paracétamolémie sur le nomogramme de Rumack & Matthew, dans les cas suivants :

- horaire inconnu. Le traitement est poursuivi si la paracétamolémie est non nulle ou les ALAT élevées;
- facteurs de risque avérés (hépatopathie chronique, carence nutritionnelle). Le traitement est poursuivi si la paracétamolémie est non nulle ou les ALAT élevées;
- admission tardive, au-delà de la 24e h post-ingestion avec augmentation des ALAT.

Neuroleptiques

Clinique

- Coma parfois très profond, hypotonique (mais parfois hypertonique avec syndrome extrapyramidal).
- Parfois hypothermie.
- Pupilles généralement en myosis serré.
- Hypotension par vasoplégie : fréquente.

ECG

Rechercher un allongement du QT et des troubles de conduction auriculoventriculaire et intraventriculaire.

Traitement : symptomatique

- Remplissage vasculaire par NaCl 0,9 % en fonction de l'hémodynamique.
- Réanimation en cas de détresse respiratoire, collapsus, effet stabilisant de membrane, torsade de pointe.

Digitaliques [3]

Clinique

- Surdosage souvent involontaire, patient âgé avec insuffisance rénale (déshydratation).
- Signes digestifs fréquents : anorexie (50 %), nausées, vomissements (35 %), douleurs abdominales.
- Signes neurologiques plus rares (25 %) : obnubilation, agitation, asthénie, dyschromatopsie.
- Signes cardiaques : bradycardie, troubles de conduction, rythme d'échappement jonctionnel/ventriculaire, ESV (bigéminisme), TV, FV (risque de décès).
- ECG, montre toujours des anomalies : cupule digitalique (signes d'imprégnation) et des anomalies de la conduction auriculoventriculaire, BAV, ESV monomorphes voire polymorphes.
- Risque majeur : apparition d'une asystolie ou d'un trouble du rythme ventriculaire grave (fibrillation).

Facteurs de gravité

- Âge > 55 ans.
- Sexe masculin.
- Cardiopathie préexistante.
- Kaliémie > 4,5 mmol/L.
- Bloc auriculoventriculaire réfractaire à l'atropine.

Biologie

Ionogramme sanguin, fonction rénale, dosage quantitatif du digitalique dans le sang.

Traitement

- Atropine 0,5 à 1 mg IVD en cas de bradycardie, à répéter selon la fréquence cardiaque.
- Correction d'une dyskaliémie, d'une hypercalcémie.
- L'immunothérapie par fragment Fab antidigoxine : traitement le plus efficace (voir encadré ci-après).
  - Indiqué à titre curatif à dose équimolaire le plus rapidement possible en cas de menace du pronostic vital : asystolie, troubles

du rythme ventriculaire, bradycardie <40/min ; hyperkaliémie >5 mmoles/L ou choc cardiogénique.
- Indiqué à titre préventif, à dose semi-équimolaire en cas d'âge >55 ans, cardiopathie préexistante, kaliémie $>4{,}5$ mmol/L, bloc auriculoventriculaire réfractaire à l'atropine.
- Une surveillance prolongée de plusieurs jours est indispensable.
- En l'absence de traitement par Fab disponible : mise en place d'une sonde d'entraînement électrosystolique (la plupart des anti-arythmiques potentialisent les troubles de conduction, les catécholamines sont contre-indiquées).

Neutralisation par fragment Fab antidigoxine

À partir de la dose ingérée supposée en mg :
Q = dose ingérée × F (F = 0,6 si digoxine ; F = 1 si digitoxine)
À partir de la concentration plasmatique :
Q = concentration (nmoles/L) × VD × poids (kg) (VD = 6,61 si digoxine ; VD = 0,56 si digitoxine)

- Neutralisation semi-équimolaire : nombre de flacons de Digibind® (immunoglobulines anti-digitaliques ovines) = Q, à passer en 2 h PSE.
- Neutralisation équimolaire : nombre de flacons de Digibind® (immunoglobulines anti-digitaliques ovines) = 2Q, à passer en quelques minutes IVL.

Anti-arythmiques

Anti-arythmiques de classe I, type quinidine

- Peuvent entraîner en 30 min à 3 h un effet stabilisant de membrane avec des troubles de conduction :
  - élargissement du QRS, bloc intraventriculaire ;
  - défaillance myocardique aiguë ;
  - dissociation électromécanique ou une tachycardie ventriculaire ;
  - torsade de pointe.
- Traitement en réanimation :
  - en cas d'effet stabilisant de membrane : traitement par perfusion rapide de bicarbonate ou lactate de sodium molaire ;
  - circulation extracorporelle possible en cas de défaillance cardiaque réfractaire.

Bêtabloquants

Clinique

- Maximum d'effet observé en 1 à 4 h.
- Troubles digestifs, bronchospasme et confusion avec hallucination.
- L'existence d'une cardiopathie préalable augmente le risque de trouble de conduction et de collapsus.

- Risque de bradycardie (utilisation systématique de l'atropine) et surtout d'un choc cardiogénique secondaire au trouble de la conduction intraventriculaire et à l'effet inotrope négatif.
- Certains bêtabloquants ont un effet stabilisant de membrane.

Traitement

- Remplissage initial ± prudent.
- Test à l'atropine (0,5–1 mg).
- Traitement spécifique éventuel (niveau de preuve faible) : glucagon (2–5 mg IVD puis IVSE 1 à 5 mg/h).
- Dobutamine, isoprénaline, adrénaline IVSE en cas d'échec.
- Possible effet stabilisant de membrane surtout avec propranolol (Avlocardyl®).
- Assistance circulatoire (circulation extracorporelle) : en cas d'insuffisance circulatoire ne se corrigeant pas à l'aide de catécholamines ou d'arrêt circulatoire.

Inhibiteurs calciques

Clinique

- Nausées, vomissements, confusion, convulsions, hypotension, bradycardie.
- Risque de collapsus et d'arrêt cardiaque dans les premières heures pouvant être retardé avec les formes retard.

Examens complémentaires

- ECG : troubles du rythme et de la conduction.
- NFS, ionogramme sanguin, fonction rénale, glycémie, GDS.

Traitement

- Monitorage ECG, tensionnel.
- Charbon activé si pas de contre-indication.
- Bradycardie prédominante :
  - 0,5 mg atropine IV, renouvelable;
  - bloc sino-auriculaire → BAV : isoprénaline chlorhydrate (Isuprel®).
- Collapsus prédominant :
  - passage en réanimation avec CaCl 1 g (10 mL à 10 %) relayé par une perfusion de 1 g/h en cas de signes cardiovasculaires;
  - adrénaline : 0,2 µg/kg/min.

Aspirine

Clinique

Les signes évocateurs :

- Bourdonnement d'oreilles, vertiges, baisse d'acuité auditive;

- Hyperpnée avec tachypnée (baisse de l'acidose métabolique compensée par une hyperventilation);
- Nausées, vomissements, épigastralgies.

Examens complémentaires

- Ionogramme sanguin : risque d'hypokaliémie par alcalose respiratoire initiale, trou anionique (Na – [Cl + CO_2 total] > 18 mmoles), fonction rénale.
- Salicylémie à l'arrivée du malade et 6 h après l'injection.
- Glycémie, NFS, hémostase, transaminases, GDS, CPK.
- ECG.

Gravité

- Enfants, sujets âgés.
- Intoxication grave si prise > 10 g; salicylémie > 500 mg/L (250 à 500 mg/L : intoxication modérée)
- Gravité liée à la clinique, à la dose ingérée et au degré d'acidose.

Traitement

- Voie veineuse périphérique, glucosé (surveillance de l'hypoglycémie), correction d'une déshydratation.
- Charbon : 50 g répétés dans les formes à libération prolongée.
- Corriger l'hypoglycémie et l'hypokaliémie.
- Réanimation : bicarbonates < 20 mmol/L; signes cliniques neurosensoriels ou salicylémie > 500 mg/L (correction de l'acidose métabolique et d'une épuration extrarénale).

Colchicine

Clinique

Dépend de la dose ingérée :

- < 0,5 mg/kg : troubles digestifs, diarrhées;
- 0,5 à 0,8 mg/kg : risque d'atteinte médullaire, signes de polynévrite, syndrome de Schwartz-Bartter;
- au-delà de 0,8 mg/kg : risque de collapsus hypovolémique et cardiogénique entre la 8e et la 48e heure.

Examens complémentaires

- Biologie : ionogramme sanguin, créatininémie, glycémie, NFS.
- ECG.

Traitement

- Intoxication modérée : compensation hydroélectrolytique.
- Compensation intermédiaire et grave : réanimation.

Lithium

Clinique

- Vomissements, diarrhées, modification du comportement, ataxie, acouphènes, myoclonie, hypertonie, dysarthrie, au maximum convulsions, coma.
- Intoxication d'autant plus grave qu'elle survient chez un patient prenant déjà traité.

Examens complémentaires

- Ionogramme sanguin et fonction rénale (hypernatrémie par diabète insipide néphrogénique, acidose métabolique, déshydratation, insuffisance rénale), glycémie.
- Lithémie.
- ECG : inversion des ondes T, troubles de conduction, troubles du rythme.

Traitement

- Voie veineuse périphérique avec 2 L de sérum NaCl 0,9 %. En cas d'hypernatrémie, mettre du G5 %.
- Passage en réanimation et discussion d'hémodialyse en cas de signes neurologiques sévères, d'insuffisance rénale ou de lithémie > 5 mEq/L.

Valproate de sodium (Dépakine®)

Clinique

- Nausées, légère somnolence, confusion.
- En cas d'intoxication importante : coma, mais pas de dysarthrie, d'ataxie ni de nystagmus contrairement à d'autres anticonvulsivants.

Examens complémentaires

- NFS (leucopénie, thrombopénie).
- Ionogramme sanguin avec fonction rénale (hyponatrémie).
- Lactates.
- Hémostase.
- GDS (acidose métabolique).
- Dépakinémie (faible corrélation entre une concentration plasmatique et une manifestation neurologique). Dose toxique : 3 g/j.

Prise en charge thérapeutique

Traitement symptomatique

- Remplissage 1 L NaCl 0,9 %.
- Convulsions : benzodiazépines.
- Bradycardie : atropine.

Traitement spécifique

- En cas de dépakinémie >850 mg/L et de complication : collapsus, hyperlactatémie, hyperammoniémie.
- L-carnitine (Levocarnil®) : 75 mg/kg/j IVL pendant 3 jours.

Méthanol et éthylène glycols

Clinique

- Le méthanol est présent dans l'alcool à brûler, l'alcool dénaturé, l'antigel, les dissolvants et les décapants.
- Une ingestion > 10 mL doit être considérée comme toxique.
- Somnolence, confusion, irritabilité, vomissements et diarrhées.
- Sensation de flou visuel, réduction de l'acuité visuelle et de l'accommodation à la lumière.

Examens complémentaires

- Ionogramme sanguin et fonction rénale.
- Gaz du sang.
- CPK.
- Acidose métabolique avec trou anionique.
- Hypokaliémie.
- Rhabdomyolyse.
- Dosage de la méthanolémie : toxique à partir de 0,25 g/L.

Prise en charge thérapeutique

Traitement symptomatique

Remplissage vasculaire 500 cm^3 NaCl 0,9 ‰.

Traitement spécifique

- 4-méthylpyrazole (4MP) 15 mg/kg en 30 min puis 10 mg/kg après 12 h puis 5 mg/kg après 12 h.
- Éthanol (Curéthyl®) : atteindre une éthanolémie à 1 g/L. Utiliser si le 4MP n'est pas disponible.
- Acide folinique (Léderfoline®) : 25 à 50 mg IV toutes les 6, 15 mg × 4/j *per os* pendant 5 à 7 j.
- Hémodialyse si atteinte ophtalmologique.

RÉFÉRENCES

[1] Villa A, Baud F, Megarbane B, et al. Intoxications aiguës les plus fréquentes. In : Encycl Méd Chir. Paris : Elsevier; 2007. p. 1–31. Médecine d'urgence. article 25-030-A-10.

[2] Harrison PM, Keays R, Bray GP, et al. Improved outcome of paracetamol-induced fulminant hepatic failure by late administration of acetylcysteine. Lancet Lond Engl 1990; 335(8705) : 1752–3.

[3] Jones AL, Dargan PI. Toxicologie d'urgence. Paris : Elsevier; 2008.

Intoxications par produits illicites

Points importants

- La consommation de drogues et les addictions ont totalement changé avec l'émergence des nouveaux produits de synthèse.
- Persistance de la consommation de substances comme le cannabis, l'héroïne, la cocaïne et les amphétamines.
- Fréquence des associations de toxiques (éthanol, psychotropes, produits illicites), des contaminants (sous-produits de synthèse ou de préparation), des adultérants (effets agonistes ou antagonistes) et des diluants.
- Baisse significative du nombre d'overdoses à l'héroïne et des infections virales (VIH et hépatite C).
- Apparition des intoxications par les substituts de l'héroïne avec surdosage, mésusage (injection IV de comprimés pillés de buprénorphine chlorhydrate [Subutex®]) ou interactions médicamenteuses (morphiniques, benzodiazépines ou d'éthanol).
- Effets prolongés des substituts de l'héroïne.

Définitions

Classification des familles de drogues : voir tableau 82.1 [1].

Diagnostic selon le toxique

Morphine et morphinomimétiques

Clinique

- Coma, bradypnée (mortalité par arrêt respiratoire), myosis serré.
- Recherche de complications : pneumonies d'inhalation, rhabdomyolyse, hypothermie.

Dépistage urinaire

Par méthode immunochimique (uniquement pour opiacés naturels codéine, pholcodine et codéthyline); négative pour les produits de substitution.

Prise en charge thérapeutique

Antidote : naloxone (Narcan® amp. 0,4 mg/1 mL).

- Alternative non invasive en présence d'un coma ou d'une dépression respiratoire.

Tableau 82.1 Classification par famille des différentes drogues illicites.

Famille pharmacologique	Principales drogues	Principaux effets
Morphinomimétiques	– Héroïne – Buprénorphine – Méthadone – Codéine	S
Gamma-hydroxybutyrate	– Acide gamma-hydroxybutyrate (GHB) – Gamma-butyrolactone (GBL)	S
Cocaïne	– Chlorhydrate de cocaïne – Crack	P
Phénéthylamines	– Amphétamine – Méthamphétamine – 3,4-méthylènedioxyméthamphétamine (MDMA) – 3,4-méthylènedioxyamphétamine (MDA) – Mescaline	P H
Pipérazines	– Benzylpipérazine (BZP) – Trifluorométhylphénylpipérazine (TFMPP) – m-chlorophénylpipérazine (mCPP)	P
Cathinones	– Khat – Cathinones de synthèse	P
Tryptamines	– Diméthyltryptamine (DMT) – Diéthylamide de l'acide lysergique (LSD) – Psilocine	H
Cannabis et cannabinoïdes de synthèse	– Cannabis (tétrahydrocannabinol) – Diméthylheptylpyran (DMHP) – Lévonantradol (CP 50,556-1)	P Effets psychodysleptiques

S : effet sédatif ; P : effet psychostimulant ; H : hallucinations.

- Administrée en titration : 0,1 mg toutes les 2 min sous contrôle de la fréquence respiratoire et de la conscience (jusqu'à 2 mg).
- Objectif thérapeutique : obtention d'une fréquence respiratoire > 15/min qui met à l'abri des complications respiratoires et pas la correction complète des troubles de conscience.
- Durée d'action de la naloxone courte (30 min environ); nécessité d'administration continue de naloxone PSE en fonction de la dose nécessaire au réveil et de la demi-vie du toxique (demi-vie de la morphine : 2–6 h; buprénorphine : 8–12 h; méthadone : 15–20 h).

Intoxication par la cocaïne

Clinique

- Consommation par sniff, fumée (crack) ou transport illicite (*body packer*).
- Signes neurovégétatifs : agitation psychomotrice, une mydriase bilatérale, des sueurs, des tremblements et/ou des convulsions (possible AVC).
- Hyperthermie
- Signes cardiovasculaires (gravité de l'intoxication) : tachycardie, HTA, palpitations et/ou une douleur thoracique.
- ECG avec une tachycardie sinusale, possible ischémie coronarienne, allongement QT, arythmie ventriculaire.
- Signes respiratoires plus rares : toux, sibilants, hémoptysie.

Biologie

- NFS.
- Ionogramme sanguin, fonction rénale, CPK, glycémie; peuvent être observés : hyperglycémie, acidose lactique, hypokaliémie de transfert, hyperleucocytose, hypophosphorémie.
- Recherche de métabolites urinaires pour confirmation diagnostique si besoin.

Prise en charge thérapeutique [2]

- Pas d'antidote, traitement symptomatique avec NaCl 0,9 % 1 L en une heure.
- Si agitation : diazépam (Valium® amp. 10 mg/2 mL) 5 à 10 mg IVL à renouveler; hydroxyzine (Atarax®) 100 mg IVL.
- Convulsion : diazépam, si échec phénobarbital (Gardénal® poudre 200 mg/4 mL) 15 mg/kg IVL sans dépasser 100 mg/min.
- HTA sévère : inhibiteurs calciques (Loxen® amp. 10 mg/10 mL) 1 à 5 mg/h PSE ou nitrés (Risordan® amp. 10 mg/10 mL) 1 à 5 mg/h PSE. Éviter le propranolol.
- Syndrome coronarien : ajouter aspirine 250 mg IV.
- Troubles du rythme : diltiazem (Tildiem®, poudre 25 ou 100 mg) 0,25 mg/kg sur 2 min à renouveler au bout de 15 min éventuellement.
- Retrait chirurgical en extrême urgence des sachets de cocaïne en cas de rupture chez un patient (*body packer*).

Intoxication par les amphétamines

Clinique

Produits concernés

« Crystal », ecstasy ou 3,4-méthylène-dioxyméthamphétamine (MDMA), 3,4-méthylènedioxyamphétamine (MDA, ou *love drug*).

Syndrome neuropsychique

Agitation, éléments psychotiques (hallucinations, éléments délirants), paranoïaques, anxieux, dépressifs (avec un risque suicidaire).

Syndrome neurovégétatif

Mydriase, tachycardie, HTA, polypnée, fièvre, céphalées, sueurs, hyperthermie, frissons, diarrhées.

Toxidrome sérotoninergiques

Agitation, confusion, hallucinations, myoclonies, tremblements, syndrome pyramidal, convulsions, coma.

Biologie

- NFS (hyperleucocytose).
- Ionogramme sanguin (hypokaliémie), glycémie (hyperglycémie), fonction rénale, calcémie, lactates, CPK, hémostase (CIVD).

Prise en charge thérapeutique

- Traitement symptomatique : charbon activé dans les 2 premières heures); remplissage par NaCl 0,9 %; traitement des complications neuropsychiques, cardiovasculaire et respiratoires.
- Pas de traitement spécifique; pour le syndrome sérotoninergique, le dantrolène (Dantrium®) : intérêt discuté.

Intoxication par les nouvelles drogues de synthèse (NPS)

Clinique

- Produits concernés : les sels de bain correspondent le plus souvent à des cathinones de synthèse et les « encens » à des cannabinoïdes de synthèse (noms de vente très divers : *Spice*, *Galaxy*, *Solar Flare*, *Black Mamba*, *Dream*, etc.).
- Met rarement en jeu le pronostic vital.
- Manifestations décrites : tachycardie (2 à 4 h), convulsions, perte de conscience, dépression respiratoire, douleurs diffuses, syndrome coronarien aigu, rhabdomyolyse et insuffisance rénale.
- Manifestations psychiatriques : dépression, rêves vifs et non plaisants, hallucinations, anxiété, agitation, paranoïa et troubles mnésiques.

Prise en charge thérapeutique [3]

- Remplissage par NaCl 0,9 %.
- Traitement symptomatique; les effets psychoactifs des cannabinoïdes de synthèse durent environ 6 h et finissent par s'atténuer progressivement, même si des symptômes mineurs peuvent persister 24 h plus tard.
- Les cathinones de synthèse regroupent plus de la moitié des NPS; toxicité comparable au syndrome toxique amphétaminique classique.

Intoxications par acide gammahydroxybutyrate (GHB) et ses dérivés

Clinique

- Incriminés, comme pour les benzodiazépines, dans de nombreuses affaires de soumission chimique.

- Effets 15 min après ingestion et pendant 3–4 h, avec sensation d'euphorie, de bien-être, de relaxation musculaire, avec désinhibition et stimulation du désir sexuel; réveil rapide (effet on-off).
- Nausées, sensation ébrieuse, difficultés d'élocution, troubles de la pensée.
- Surdosage : coma, bradycardie, hypothermie, vomissements et dépression respiratoire; ECG : possible BAV.

Biologie

- NFS (hyperleucocytose).
- Ionogramme sanguin (hypokaliémie, acidose), glycémie (hyperglycémie), fonction rénale, CPK.
- Pas de dosage en routine; faire un prélèvement conservateur en cas de situation médicolégale.

Prise en charge thérapeutique

Traitement symptomatique en cas de surdosage.

RÉFÉRENCES

[1] Prise en charge des intoxications médicamenteuses et par drogues récréatives. RFE SRLF-SFMU. Coordination B Mégarbane, 2020.

[2] Haute Autorité de santé. Prise en charge des consommateurs de cocaïne, www.has-sante.fr/portail/jcms/c_951095/prise-en-charge-des-consommateurs-de-cocaine; 2010.

[3] Karila L, Mégarbane B, Chevillard L, et al. Les nouvelles substances psychoactives : revue des données actuelles. Presse Med 2015; 44 : 383–91.

REMERCIEMENTS

Le tableau 82.1 a pu être élaboré grâce à l'accord du Pr Megarbane.

Fiche 83

Intoxication au monoxyde de carbone et aux fumées

Points importants

- Toxicité essentiellement sur les organes fortement consommateurs d'oxygène comme le cerveau, le cœur.
- Pas de relation exacte entre la concentration d'HbCO et la toxicité clinique.
- Des troubles neurologiques déficitaires peuvent survenir plusieurs semaines après l'exposition.
- Taux d'HbCO : mauvais reflet de la sévérité de l'atteinte clinique mais les symptômes apparaissent le plus souvent vers 10 % d'HbCO.
- On n'évoque pas assez souvent ce diagnostic aux urgences.
- La base du traitement repose sur l'oxygénothérapie normobare qui doit être débutée sans délai et au moindre doute.

Définitions

- Le monoxyde de carbone (CO) : gaz incolore, inodore issu de la combustion de produits organiques.
- Sa production entraîne un appauvrissement en oxygène (favorisé par la diminution du taux d'oxygène lors d'une combustion dans un espace clos).
- Fixation réversible à l'hémoglobine avec grande affinité pour l'hémoglobine et la myoglobine cardiaque (très supérieure à celle de l'oxygène) : une faible concentration de CO peut entraîner des niveaux élevés de carboxyhémoglobine.
- Intoxications au CO principalement dues : feux, dysfonctionnements de chauffage au gaz ou gaz d'échappement automobile.
- Les accidents s'observent dans des espaces mal ventilés ou parfois dans un contexte d'autolyse.

Diagnostic

Démarche diagnostique [1]

Anamnèse

- Contexte d'intoxication possible : élément fondamental.
- Chauffage défaillant ou fonctionnant avec une flamme, poêle, cheminée, cuisinière, dans une salle mal aérée.
- Soudaineté, variabilité des symptômes touchant plusieurs personnes en un lieu donné : évocatrices.

Clinique

- Dans 30 % des cas : pas de symptôme.
- Céphalées (45 %).
- Vertiges.
- Douleurs musculaires.
- Palpitations, tachycardie, hypotension ou hypertension artérielle.
- Confusion, agitation, perte de connaissance (7 %).
- Troubles visuels.
- Troubles digestifs à type de diarrhée, nausées, vomissements (30 %).
- L'examen physique recherche :
  - hyperthermie ;
  - OAP non cardiogénique ;
  - troubles neurologiques : mémoire, instabilité émotionnelle, altération des fonctions cognitives, mouvements anormaux, rigidité extrapyramidale, apraxie, agnosie, troubles auditifs ou vestibulaires. Ces troubles neurologiques peuvent persister plusieurs jours à plusieurs semaines (risque de séquelles définitives).
- En cas d'intoxication avérée : rechercher une intoxication associée par les fumées, du cyanure (état de choc chez un patient extrait d'un incendie, le cyanure étant libéré par la combustion de rideaux principalement) ou contexte d'une autolyse (intoxication associée par l'alcool ou les médicaments).

Examens biologiques

- Détermination du taux d'HbCO dans le sang veineux par spectrophotométrie :
  - taux élevé > 10 % : exposition au CO, mais un taux normal ne l'élimine pas, surtout si le patient a été soustrait à la zone d'intoxication et a reçu une oxygénothérapie préalable ;
  - Sujets tabagiques : taux d'HbCO de base jusqu'à 10 %.
- SaO_2 calculée normale : pas d'hypoxémie en dehors des intoxications graves avec hypoventilation.
- GDS uniquement en cas de dyspnée.
- Si intoxication au CO confirmée : NFS, ionogramme sanguin, CPK, troponine, lactacidémie, RX thorax.
- Recherche d'un taux anormal de CO dans le lieu source suspecté : effectué par les autorités sanitaires ou les premiers secours (pompiers).

ECG

Tachycardie, troubles du rythme, troubles diffus de la repolarisation, infarctus du myocarde possible.

Diagnostic différentiel

Méconnaissance du diagnostic fréquente du fait de la variété des symptômes : peut évoquer un syndrome grippal.

Éléments de gravité

- Risque de décès plus important chez le sujet âgé (> 75 ans), en cas de morbidité cardiorespiratoire.
- Toxicité accrue chez le nouveau-né et le fœtus.
- Les signes de gravité :
  - troubles de la conscience ou de convulsions;
  - détresse respiratoire, œdème pulmonaire;
  - collapsus cardiovasculaire, insuffisance coronarienne clinique ou électrique, troubles du rythme ventriculaire;
  - hypothermie.

Prise en charge thérapeutique [2]

- Oxygénothérapie à haute concentration (FiO_2 : 90–100 % soit 15 L/min avec un ballon-réservoir) :
  - pendant une durée d'environ 6 h;
  - administrée le plus rapidement possible, sans attendre les résultats de l'HbCO.
- L'administration d'oxygène hyperbare a des avantages théoriques par rapport à l'oxygène normobare mais son intérêt n'a pu être définitivement démontré.
  - Indication :
    - intoxication sévère avec troubles neurologiques ou de manifestations coronariennes aiguës.
    - femme enceinte ou nourrisson (indication large).
    - doit être précédée d'un bilan : radiographie de thorax, ECG, examen des tympans, dosage de l'HbCO et voie veineuse posée avec obturateur.
    - doit être suivie d'une oxygénothérapie normobare.
- En cas d'intoxication aux fumées (contexte de feu), hydroxycobalamine (Cyanokit®) :
  - en cas d'intoxication cyanhydrique associée :
    - signes neurologiques;
    - arrêt cardiaque;
    - collapsus;
    - coma, PC initiale;
    - dyspnée;
    - lactacidémie > 8 mmoles/L.
  - 5 g en 30 min IVSE à renouveler une fois en cas de collapsus.

Consignes

- Pas de signe de gravité : retour à domicile.
- Signe de gravité : discuter oxygénothérapie hyperbare et passage en réanimation.

- Demander au patient de consulter une quinzaine de jours plus tard pour une évaluation neurologique (séquelles déficitaires possibles).
- Informer le patient ou son entourage de la nécessité de réparer l'appareil défectueux ou de la source de monoxyde de carbone, éventuellement par déclaration sanitaire.

RÉFÉRENCES

[1] Ducluzeau R, Delafosse B. Intoxication au monoxyde de carbone. Encycl Méd Chir (Elsevier, Paris) 2013 ; 8(3) : 1–14. Médecine d'urgence. article 45545.
[2] Conseil supérieur d'hygiène publique de France. Groupe des experts chargés d'élaborer les référentiels de la prise en charge des intoxications oxycarbonées. Repérer et traiter les intoxications oxycarbonées. opac.invs.sante.fr/doc_num.php?explnum_id=5590

Syndromes rhumatologiques

Fiche
84

Lombosciatique

Points important

- Les lombosciatiques dites « communes, les plus fréquentes, sont liées à un conflit discoradiculaire ou à une arthrose vertébrale.
- Les lombalgies et lombosciatiques dites « symptomatiques » peuvent être témoins de fractures, de tumeurs ou d'infections.
- Il existe des urgences diagnostiques et thérapeutiques : sciatique hyperalgique, paralysante et sciatique avec syndrome de la queue de cheval.

Définition

- La lombosciatique est définie par une douleur lombaire avec une irradiation douloureuse distale dans le membre inférieur de topographie radiculaire L5 ou S1.
- Le caractère aigu inclut une durée brève de moins de trois mois.
- La hernie discale, cause la plus fréquente, principalement entre 30 et 40 ans à l'origine de la compression radiculaire, est une saillie postérobasale du *nucleus pulposus*.

Diagnostic

Démarche diagnostique

Anamnèse

- Siège et trajet de la douleur à préciser : lombalgies associées, radiculalgie uni- ou bilatérale.
- Mode de début (brutal suite à un effort de soulèvement).
- Intensité de la douleur (EVA), caractère mécanique (diurne, augmentant avec l'activité) ou inflammatoire (nocturne, réveil matinal).
- Degré d'incapacité fonctionnelle.
- Recherche de signes en faveur d'une lombosciatique symptomatique (tableau 84.1).

Examen clinique

- Degré de rigidité rachidienne; contracture paravertébrale, douleur à la pression des vertèbres lombaires.
- Irradiation de la douleur dans le membre inférieur :
  - L5 : fesse, postéro-externe de la cuisse, externe ou antéro-externe de la jambe, dos du pied puis trois premiers orteils;
  - S1 : fesse, postérieure de la cuisse, postérieur du mollet, talon, plante ou bord externe du pied vers le 5e orteil;

Tableau 84.1 Éléments en faveur d'une lombosciatique secondaire.

Fracture, tassement	Sujet > 70 ans, ostéoporose, traumatisme, corticoïdes
Tumeur osseuse	Sujet > 50 ans, altération de l'état général, perte de poids inexpliquée, antécédent tumoral (poumon, rein, sein, prostate), lombalgie non strictement mécanique et échec du traitement symptomatique
Spondylodiscite	Lombalgies inflammatoires, fièvre, frissons, prise d'immunosuppresseurs, diabète, infiltration, toxicomanie IV ou foyer infectieux extra-osseux
Méningoradiculites infectieuses (herpès, zona, VIH, maladie de Lyme)	Contexte infectieux, morsure de tique, irradiation pluri-radiculaire, lésions cutanées

- pluriradiculaire (lombosciatique symptomatique);
- nombreux tableaux intermédiaires.

- Attitude antalgique, signe de Lasègue.
- Déficit moteur :
  - releveur du pied et fibulaire latéraux : L5;
  - extenseur du pied (abolition de l'achilléen) : S1.
- Déficit sensitif :
  - face antéro-externe de la jambe et du dos du pied jusqu'au gros orteil : L5
  - uniquement bord externe du pied : S1

Rechercher une urgence

- Sciatique hyperalgique : douleur ressentie comme insupportable et résistant aux antalgiques majeurs (opiacés).
- Sciatique paralysante : déficit moteur d'emblée supérieur à 3 (incapacité de lutter contre la pesanteur et/ou comme la progression d'un déficit moteur).
- Sciatique avec syndrome de la queue de cheval : apparition de troubles sphinctériens (surtout incontinence et rétention d'urines); hypoesthésie périnéale ou des organes génitaux externes.

Diagnostic différentiel

Lombocruralgie

- 50–60 ans.
- L3 : douleur partie supéro-externe de la fesse face antérieure de la cuisse et face interne du genou vers la jambe.
- L4 : douleur partie moyenne de la fesse, face externe de la cuisse face antérieure du genou, face antéro-interne de la jambe, face antéro-interne du coup de pied.
- Abolition du rotulien (L3 ou L4).

- Hypoesthésie de la fesse antérieure de la cuisse.
- Déficit du quadriceps.
- Biologie : syndrome inflammatoire.
- Imagerie par IRM ou à défaut TDM : hernie discale ou causes extra-rachidiennes : hématome ou abcès du psoas, tumeur, anévrisme de l'aorte.

Spondylarthrite ankylosante
Réveil nocturne, diminution de la mobilité latérale du rachis, atteinte radiologique du sacro-iliaque associée à une lombalgie de plus de trois mois, une raideur du rachis et/ou une ampliation thoracique anormalement basse.

Examens biologiques

- Lombosciatique commune : aucun.
- Lombosciatique symptomatique : NFS, CRP, EPP, ionogramme sanguin, fonction rénale et glycémie.

Imagerie [1]

Lombosciatique commune :

- il n'y a pas lieu de demander d'examens d'imagerie dans les 7 premières semaines d'évolution dans le cadre des lombosciatiques communes, sauf quand les modalités du traitement choisi (comme manipulation et infiltration) exigent d'éliminer fermement toute lombalgie symptomatique;
- une imagerie précoce n'est justifiée que chez l'adolescent, le sujet de plus de 65 ans; elle doit être réalisée sans délai en cas de complications urgentes;
- l'IRM est l'examen de référence ou à défaut la TDM : le conflit peut se situer dans le canal rachidien, le récessus sus-latéral ou le foramen. Précise le type de hernie (sous ou extraligamentaire, migrée ou exclue); l'IRM évalue le retentissement sur la racine nerveuse;
- une imagerie standard du rachis lombaire F + P et du bassin, TDM ou IRM lombaire sont nécessaires en cas de lombosciatique symptomatique en fonction de la cause suspectée.

Prise en charge thérapeutique (figure 84.1)

Lombosciatique commune

- Le repos systématique au lit n'a pas démontré d'effets bénéfiques. Une activité ordinaire compatible avec la douleur semble souhaitable.
- Traitement médicamenteux :
  - les antalgiques, les AINS sont utilisés en première intention;
  - injection locale d'un corticoïde (infiltration épidurale) en deuxième intention.

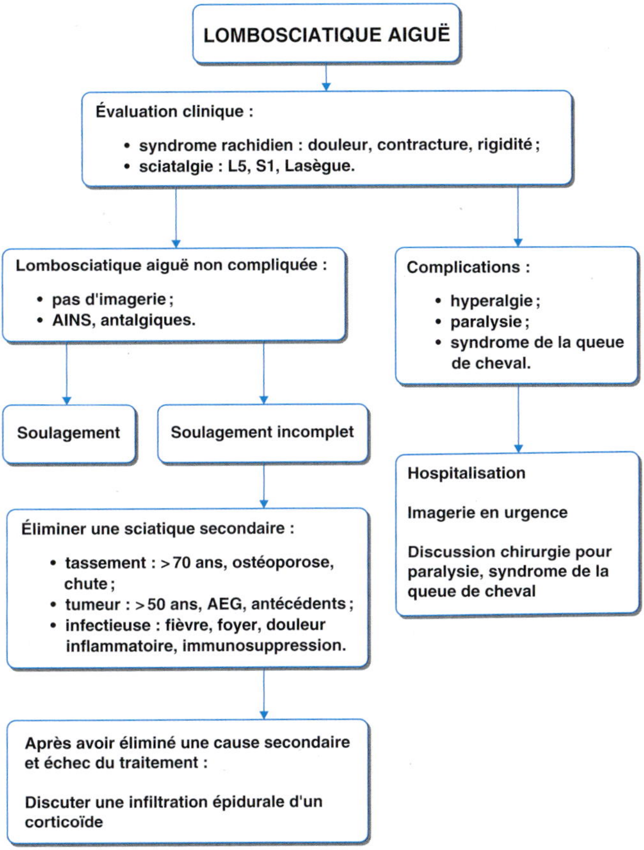

Figure 84.1 **Algorithme de la lombosciatique aiguë.**
Source : ANAES. Recommandations pour la pratique clinique. Prise en charge diagnostique et thérapeutique des lombalgies et lombosciatiques communes de moins de trois mois d'évolution. Février 2000.

- Prescription d'une orthèse lombaire rigide.
- En cas de lombosciatique aiguë compliquée (sciatique paralysante, sciatique avec syndrome de la queue de cheval) : imagerie urgente et intervention chirurgicale à discuter.

Lombosciatique symptomatique

Fonction de la cause.

RÉFÉRENCE

[1] Recommandations pour la pratique clinique. Prise en charge diagnostique et thérapeutique des lombalgies et lombosciatiques communes de moins de trois mois d'évolution. In : ANAES ; 2000.

Névralgie cervicobrachiale

Points importants

- Distinguer :
  - névralgies cervicobrachiales (NCB) communes : origine arthrosique ou origine discale ;
  - les NCB symptomatiques (d'origine inflammatoire, infectieuse ou tumorale).
- L'examen clinique permet le diagnostic topographique de l'atteinte radiculaire.
- L'imagerie est indiquée en cas de NCB symptomatique ; l'examen de référence est l'IRM.

Définition

La NCB correspond à la souffrance d'une racine nerveuse du plexus brachial (5e, 6e, 7e, 8e cervicale ou 1re thoracique).

Diagnostic

Démarche diagnostique [1]

Examen clinique

- Associe :
  - un syndrome cervical : douleur cervicale associée souvent à une douleur débord interne de l'omoplate et une raideur cervicale ;
  - une radiculalgie.
- L'examen des réflexes, des déficits moteurs et du territoire sensitif permet de préciser la racine en cause (tableau 85.1) :

Tableau 85.1 Topographie de l'atteinte radiculaire en fonction des signes cliniques.

Racine	Réflexes	Déficit moteur	Territoire sensitif
C5	Bicipital	Abduction du bras, rotateur de l'épaule	Moignon de l'épaule, face externe du bras
C6	Styloradial	Flexion du coude, supination, flexion du pouce	Face externe du membre supérieur jusqu'au pouce
C7	Tricipital	Extension du coude, du poignet et des doigts, pronation	Face postérieure du membre supérieur jusqu'aux 2e et 3e doigts
C8-D1	Cubitopronateur	Flexion-écartement des doigts	Face interne du membre supérieur jusqu'aux 4e et 5e doigts

- déficit moteur localisé à une racine ou touchant plusieurs racines;
- recherche d'une infiltration cellulalgique (manœuvre du roulé-pincé de la peau supérieure du dos);
- examen du thorax, du coude et creux sus-claviculaire axillaire, de la motricité des membres inférieurs;
- caractère commun ou symptomatique (voir encadré ci-dessous).

Éléments en faveur du caractère non commun ou secondaire d'une névralgie cervicobrachiale

- Douleur de type inflammatoire.
- Signes infectieux.
- Immunodépression.
- Antécédent de cancer.
- Atteinte pluriradiculaire.
- Douleurs rebelles.
- Adénopathies sus-claviculaires ou axillaires.
- AEG.
- Syndrome inflammatoire.

Examens biologiques

- En cas de NCB commune, aucun autre examen complémentaire.
- En cas de NCB symptomatique : NFS, ionogramme sanguin, glycémie, CRP, EPP.

Imagerie

- En cas de NCB commune : radiographie face + profil + 3/4, analyse des foramens (sans urgence).
- En cas de NCB symptomatique : IRM indiquée.

Diagnostic différentiel

- Pathologie de la coiffe des rotateurs, traumatisme (trajet C5 ou C6).
- Épicondylalgie, canal carpien (trajet C6).
- Syndrome de la traversée thoracobrachiale : compression intermittente des structures vasculonerveuses (trajet C8).

Étiologique de NCB symptomatique

- Traumatisme cervical (fracture, luxation).
- Spondylodiscite infectieuse.
- Tumeurs malines (métastase, myélome) ou bénigne (ostéome ostéoïde et kyste anévrismal). Névralgie C8 intense et rebelle, tumeur apexienne du poumon, syndrome de Claude-Bernard-Horner.
- Méningoradiculite (herpès, zona, maladie de Lyme).
- Infection neurologique (syringomyélie, neurinome).

Prise en charge thérapeutique

Traitement de la NCB commune

- Collier souple d'immobilisation nocturne.
- AINS.
- Corticothérapie générale parfois nécessaire (prednisone 0,5 mg/kg/j pendant deux à trois semaines).
- Infiltration périradiculaire de corticoïdes après échec des traitements précédents et par équipes entrainées (risque neurologique).
- Traitement chirurgical : échec du traitement médical, déficit moteur important; résection des ostéophytes ± arthrodèse.

NCB symptomatique

Selon la cause.

RÉFÉRENCE

[1] Leveau P. Rachialgies en urgence. Encycl Méd Chir (Elsevier, Paris) Médecine d'urgence 2012 ; 7(4) : 1–12. [article 25-160-A-30].

Fiche
86

Épanchement articulaire aigu du genou

Points important

Le genou est une articulation superficielle ; un épanchement sera donc visible, palpable, susceptible d'être ponctionné.

L'orientation étiologique dépend en grande partie de l'analyse biologique du liquide de ponction. Ce geste doit être systématique dès la fin de l'examen clinique.

La priorité est d'éliminer une arthrite septique.

Définition

- Un épanchement articulaire du genou correspondant soit à une inflammation (arthrite) ou à du sang (hémarthrose).
- Le caractère aigu se définit par l'existence de l'épanchement depuis moins de 3 mois.
- Une mono-arthrite ne touche qu'une articulation ; dès que deux articulations sont touchées, il s'agit d'une polyarthrite.

Diagnostic

Démarche diagnostique [1]

Anamnèse

- Douleur : début, durée, intensité.
- Signes infectieux : fièvre, frissons.
- Notion de traumatisme.
- Antécédents (goutte, rhumatologique, arthrose, infectieux, etc.).
- Traitement en cours (antibiotique, anticoagulant).
- Troubles de l'hémostase (acquis, congénital).
- Troubles digestifs, génito-urinaire.

Examen clinique

- Examen comparatif.
- Douleur : spontanée, à la mobilisation, à la pression.
- Chaleur (intensité de l'inflammation).
- Rougeur.
- Tuméfaction :
  - mesurable par comparaison avec le côté opposé (le gonflement est secondaire à la synovite et à l'épanchement liquidien) ;

- visible : prenant un aspect en fer à cheval ouvert en bas autour de la partie supérieure de la rotule lorsqu'il est volumineux;
- palpable : choc rotulien.
- Examen général :
  - autres atteintes articulaires;
  - foyer infectieux;
  - examens génito-urinaires;
  - cutané : éruption, livedo, érythème, nodule, psoriasis.

Examens biologiques

Ponction articulaire, prolongation de l'examen clinique (voir « Ponctions aux urgences »)

- Pratiquée avec une asepsie rigoureuse, le plus souvent dans le coin supéro-externe latéral de la rotule.
- Examen macroscopique : aspect hémorragique, trouble ou citrin; apprécie sa viscosité.
- Examen cytologique, microbiologique, biochimique et recherche de microcristaux (tableau 86.1).

Autres examens

- NFS, CRP.
- Ionogramme sanguin, fonction rénale, hémostase.
- En fonction de l'orientation : uricémie, facteurs rhumatoïdes, anticorps antinucléaires, etc.

Imagerie

- Une radiographie standard debout, un profil couché, une incidence axiale à 30°, recherche :
  - une déminéralisation épiphysaire, un gonflement des parties molles, une opacité du cul-de-sac quadricipital sur le profil;

Tableau 86.1 Caractères différentiels des liquides articulaires « mécaniques » et « inflammatoires ».

	Liquide mécanique	Liquide inflammatoire
Aspect	Clair	Plus ou moins trouble (dépend du nombre d'éléments)
Viscosité	Forte	Faible
Éléments/mm^3	< 1 000	> 1 000
Cellules	Cellules synoviales, lymphocytes	Polynucléaires (> 50 %)
Cristaux	Absence	Parfois présence (arthrites microcristallines)
Germes	Absence	Parfois présence (arthrites septiques)
Protéines	Pauvre < 40 g/L	Riche > 40 g/L

  - la présence précoce d'un pincement global des interlignes, d'érosions, de géodes doit orienter vers une cause bactérienne infectieuse.
- Secondairement, c'est l'IRM qui est susceptible de fournir le plus de renseignements étiologiques.

Diagnostic différentiel

Inflammation aiguë péri-articulaire

- Bursite aiguë prérotulienne.
- Bursite de la patte d'oie; douleur en haut et en dedans du tibia
- Dermohypodermite infectieuse ou inflammatoire (érythème noueux).
- Kyste poplité rompu simulant un tableau de phlébite.

Lésion osseuse

- Ostéite infectieuse.
- Tumeur osseuse : bénigne ou surtout maligne.
- Infarctus osseux.
- Maladie de Paget (augmentation de volume et chaleur cutanée).
- Fracture de fatigue.

Arthropathie pseudo-inflammatoire

Algodystrophie.

Diagnostic étiologique (figure 86.1)

Le liquide est inflammatoire, deux diagnostics principaux

- Arthrites infectieuses :
  - pyogènes :
    - secondaires à une infiltration (1 cas sur 2),
    - signes infectieux locaux et généraux,
    - impotence fonctionnelle totale,
    - liquide purulent; la culture est positive dans les formes typiques permettant un antibiogramme;
  - virus : polyarthrites, sauf rubéole et parvovirus B19 chez l'adulte;
  - arthrite de Lyme : piqûre de tique et manifestations variées (érythème chronique migrateur, méningoradiculite : sérologie spécifique).
- Arthrites microcristallines :
  - goutte :
    - uricémie (> 420 µmol/L = 70 mg/L),
    - microcristaux d'urate dans le liquide articulaire,
    - si doute : test thérapeutique aux AINS;
  - chondrocalcinose articulaire :
    - calcification des cartilages articulaires et des ménisques,
    - microcristaux de pyrophosphate de calcium dans le liquide articulaire.

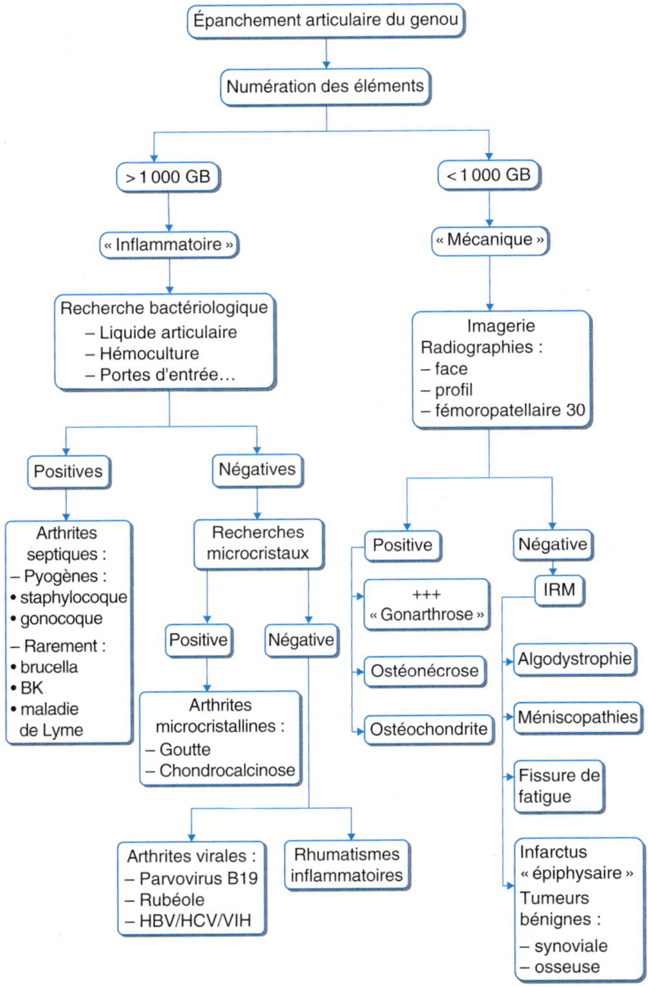

Figure 86.1 **Conduite à tenir devant un épanchement articulaire du genou.**

Autres étiologies moins fréquentes

- Mono-arthrite inaugurale d'un syndrome de Fiessinger-Leroy-Reiter ou d'une arthrite réactionnelle à HLA-B27 : homme jeune; diarrhée, balanite circinée;
- Maladie de Behçet : aphtose bipolaire et uvéite;
- Rectocolite hémorragique et maladie de Crohn;
- Maladie périodique : douleurs abdominales et terrain particulier (sujets originaires du pourtour méditerranéen);
- Spondylarthrite ankylosante (SPA) : radiographies des sacro-iliaques.

Le liquide est « mécanique »

- Gonarthrose avec poussée inflammatoire :
  - douleur mécanique, trouble statique ou traumatisme ancien. Douleur à la descente d'un escalier évocatrice;
  - RX défilé fémoro-patellaire : pincement localisé à un seul compartiment, ostéophytes, condensation de l'os sous-chondral;
  - mise en décharge, AINS, antalgiques.
- Autres causes, IRM en ambulatoire :
  - méniscopathie dégénérative;
  - arthropathie de chondrocalcinose;
  - nécrose épiphysaire;
  - ostéochondrite disséquante : adolescent ou grand enfant;
  - fissure osseuse épiphysaire spontanée; sujet âgé ostéoporotique ou chez le sportif surentraîné.

Le liquide est hémorragique

- Éliminer une cause traumatique (fractures articulaires, rupture des croisés);
- Éliminer un trouble de l'hémostase :
  - congénital, hémophilie A ou B; maladie de Willebrand :
  - acquis, anticoagulant :
    - épanchements franchement sanglants, âge jeune;
- Affections articulaires susceptibles de provoquer un saignement intra-articulaire :
  - chondrocalcinose articulaire diffuse;
  - arthrose fémoropatellaire;
  - tumeurs synoviales bénignes ou dystrophies.

RÉFÉRENCE

[1] Collège français des enseignants de rhumatologie. Rhumatologie. 5e édition. Issy-les-Moulineaux : Elsevier Masson; 2015.

Fibromyalgie

Points important

- **La fibromyalgie est l'une des pathologies douloureuses chroniques diffuses les plus fréquentes.**
- **La prévalence féminine est nettement plus élevée que celle de l'homme.**
- **La fibromyalgie est un syndrome multifactoriel caractérisé par des phénomènes de sensibilisation centrale.**
- **Son étiologie est controversée. Il s'agit d'une atteinte dysfonctionnelle qui n'est pas bien appréhendée par l'approche cartésienne des maladies.**
- **Les consultations pour exacerbation aiguë de douleur sont les situations les plus fréquentes pour les urgences ; le problème diagnostique initial ne se pose que très rarement aux urgences.**
- **Les examens complémentaires doivent être très limités, notamment au service des urgences.**

Définition

Syndrome douloureux diffus depuis plus de trois mois réparti sur l'ensemble du corps avec une prédominance axiale associée à des douleurs à la pression (allodynie) qui est une perception d'une douleur à la palpation d'au moins 11 points douloureux sur les 18 identifiés.

Démarche diagnostique [1]

Anamnèse

- Ancienneté des douleurs.
- Suivi habituel (fréquent nomadisme médical). Préciser le centre ou le référent du patient.
- Traitement en cours.

Examen clinique

- La douleur est le signe cardinal :
  - le plus souvent constante, ressentie comme sévère, à prédominance axiale paravertébrale dans les régions rachidiennes et lombofessières ;
  - peut évoluer par intermittence, être migratrice ;

– les signes associés sont :
  - une asthénie dans plus de ¾ des cas,
  - des troubles du sommeil,
  - un dérouillage matinal,
  - des céphalées de tension,
  - des troubles digestifs fonctionnels,
  - parfois un acrosyndrome vasomoteur et des dysménorrhées.
- Le questionnaire *Fibromyalgia rapid screening tool* en permet le dépistage.

Diagnostic différentiel

Éliminer une douleur neurologique : échelle DN4 (tableau 87.1).

Biologie

Pas d'examen en urgence.

Imagerie

- L'imagerie est inutile pour le diagnostic.
- Les examens complémentaires ne sont prescrits que si des pathologies associées sont suspectées.

Tableau 87.1 Échelle DN4.

Question 1 (interrogatoire) – la douleur présente-t-elle une ou plusieurs des caractéristiques suivantes ?
Brûlure Sensation de froid douloureux Décharges électriques
Question 2 (interrogatoire) – la douleur est-elle associée, dans la même région, à un ou plusieurs des symptômes suivants ?
Fourmillements Engourdissements Picotements Démangeaisons
Question 3 (examen) – la douleur est-elle localisée dans un territoire où l'examen met en évidence :
Hypoesthésie au tact Hypoesthésie à la piqûre
Question 4 (examen) – la douleur est-elle provoquée ou augmentée par :
Le frottement
1 point par réponse « oui » ; total sur 10 Résultat : le diagnostic de douleur neuropathique (DN) et porté si le score du patient est ≥ 4/10 (sensibilité de 83 %, spécificité de 90 %)

Prise en charge thérapeutique [2]

- La prise en charge doit être multimodale :
  - médicamenteuse ;
  - exercices physiques ;
  - approche cognitivocomportementale ;
  - relaxation, méditation.
- Le traitement de la crise aiguë fait appel aux antalgiques :
  - le tramadol est le mieux documenté [2], paracétamol, néfopam, opioïdes faibles, etc. Il n'y a pas d'AMM pour cette indication ;
  - les opioïdes forts et les corticoïdes sont à éviter ; en cas de douleur suraiguë, privilégier la kétamine à la morphine ;
  - surtout, il convient d'adresser le patient à la structure de prise en charge habituelle de la douleur chronique ou d'un centre d'évaluation et de traitement de la douleur.
- Le traitement de fond :
  - antidépresseurs, tricycliques et inhibiteur du récepteur de la sérotonine et de la noradrénaline (venlafaxine, duloxétine, milnacipran) ;
  - anti-épileptiques : gabapentine ;
  - hypnotiques sur les troubles du sommeil.

RÉFÉRENCES

[1] Häuser W, Thieme K, Turk DC. Guidelines on the management of fibromyalgia syndrome – a systematic review. Eur J Pain 2010 ; 14 : 5–10.

[2] Carville SF, Arendt-Nielsen L, Bliddal H, et al. EULAR evidence-based recommendations for the management of fibromyalgia syndrome. Ann Rheum Dis 2008 ; 67 : 536–41.

Urgences dermatologiques

Fiche
88

Allergie

Points importants

- La clinique regroupe des symptômes variés (cutanés, respiratoires, cardiovasculaires et digestifs) plus ou moins marqués selon le grade.
- Le choc anaphylactique est une urgence vitale de survenue brutale. Traitement par remplissage et adrénaline.
- L'urticaire aiguë sans choc n'est pas grave en soi.
- Les allergènes sont le plus souvent médicamenteux, notamment les antibiotiques.
- Piqûres d'hyménoptères : gravité toxique (quantité importante de venin), asphyxique (piqûre au niveau de la bouche ou de la langue) et allergique.
- Ne pas confondre une allergie cutanée avec un angio-œdème bradykinique.

Diagnostic

Démarche diagnostique [1]

Anamnèse

- Recherche d'un allergène :
  - médicament en particulier antibiotique et AINS ;
  - aliments (arachide, œuf, additif, etc.) ;
  - piqûres d'hyménoptère (tableau 88.1) ;
  - produits de contraste iodés, curares, latex ;
  - produits de remplissage vasculaires (dextran et gélatine) ;
  - vitamines B1, B12, sérothérapies.
- Antécédents allergiques, comorbidité.
- Début, mode évolutif.

Examen clinique

- Urticaire : éruption papulo-érythémateuse localisée ou généralisée (pas un critère de gravité) prurigineuse, fugace et mobile, typiquement pale au centre.
- Œdème de Quincke : œdème de la face et/ou des muqueuses buccopharyngolaryngées (luette) avec possible dysphonie et/ou dysphagie et/ou dyspnée inspiratoire.
- ORL, respiratoire :
  - bronchoconstriction : *a minima* toux sèche avec sibilants et au maximum à un bronchospasme avec silence auscultatoire ;
  - augmentation des sécrétions bronchiques.

Tableau 88.1 Réactions aux piqûres d'hyménoptères.

Définition	Piqûres par les apidés (abeilles), les vespidés (guêpes, frelons), les formicidés (fourmis, pratiquement inoffensives en Europe)
Signes cliniques	Réactions non allergiques : – inflammations locales par venin riche en histamine, peptides vasoactifs, enzymes – réactions locales régressant en quelques heures : douleur, rougeur, prurit; dangerosité : localisation pharyngée – toxique (liées à la quantité de venin, piqûres multiples > 30) troubles digestifs, HTA, insuffisance rénale, coagulopathie, défaillance multiviscérale Réactions allergiques (premières minutes à plusieurs heures) : 4 stades
Facteurs de gravité	Patients sous β-bloquants Allergie aux hyménoptères Terrain atopique, apiculteurs
Traitement des réactions précoces	Retrait du dard, désinfection locale Réaction locale : antalgiques, glaçage, surélévation du membre Réaction générale : voir « Prise en charge thérapeutique »
Traitement préventif	Désensibilisation VAT à vérifier Kit d'adrénaline

- Hémodynamique : Caractérise la gravité : vasodilatation artériolaire et augmentation de la perméabilité capillaire, ralentissement de la conduction auriculoventriculaire, effet inotrope négatif et vasoconstricteur coronaire : hypotension avec au maximum choc anaphylactique (voir « Choc, insuffisance circulatoire aiguë »).

Examens biologiques

- Pas de dosage si pas d'élément de gravité.
- NFS, ionogramme sanguin, transaminases, tryptase sérique, histamine plasmatique, IgE spécifiques, LTE4 (les 4 derniers regroupés dans la terminologie « choc sac ») en cas d'allergie grave.

Gravité

Grade de sévérité (tableau 88.2).

Diagnostic différentiel

- Syndrome des poissons scombridés : pseudo-allergie avec éruption urticarienne et signes digestifs quelques minutes après la prise de thon, saumon, maquereau; sensible aux antihistaminiques; durée spontanée 6–8 h.

Tableau 88.2 Grade de sévérité des réactions allergiques.

Grade I	Signes cutanéomuqueux : érythème étendu, urticaire localisée ou étendue, avec ou sans angio-œdème
Grade II	Atteinte multiviscérale modérée : signes cutanéomuqueux, hypotension artérielle, tachycardie, toux, dyspnée, sibilants, signes digestifs (nausées, vomissements, diarrhée)
Grade III	Atteinte mono- ou multiviscérale grave : collapsus cardiovasculaire, tachycardie, troubles du rythme cardiaque, bronchospasme, signes digestifs Les signes cutanéomuqueux peuvent être initialement absents et apparaître au moment de la restauration hémodynamique ; possible bradycardie
Grade IV	Arrêt cardiaque

- Toxidermie médicamenteuse.
- Angio-œdème bradykinique [2] :
  - œdème sous-cutané ou sous-muqueux non prurigineux, ni inflammatoire, touchant préférentiellement la face et le tube digestif (douleur abdominale) ; l'atteinte laryngée en fait la gravité ; résiste à l'adrénaline et les corticoïdes ;
  - malade généralement au courant de sa maladie ;
  - héréditaire ou acquis (prise d'IEC à rechercher systématiquement) ;
  - traitement aux urgences :
    - acide tranexamique (Exacyl®) 1 g/6 h PO ou IV (si pas de maladie thromboembolique) faible niveau de preuve,
    - si atteinte laryngé, de la face ou douleur abdominale > 5 : icatibant (Firazyr®) 30 mg en SC ou concentré de C1Inh (Bérinert® 500 U) en IVL : 20 UI/kg (doit être reconstitué) ; contrôle des voies aériennes ; si urgences, injection de Bérinert® au moment de l'induction (AMM pour les étiologies héréditaires et de faible niveau de preuve pour les étiologies acquises)..

Prise en charge thérapeutique [3] (figure 88.1)

- Arrêt de l'exposition à l'allergène.
- VPP ; remplissage vasculaire par NaCl 0,9 % si grade II ou III.
- Oxygénothérapie au masque 6–8 L/min si gêne respiratoire avec objectif SpO_2 > 92 %.
- Antihistaminique type dexchlorphéniramine (Polaramine® 5 mg/mL) 5 à 10 mg IV (soit 1 à 2 ampoules).
- Monothérapie si grade I ; l'urticaire est inquiétante pour le patient (le rassurer et le prévenir des poussées ultérieures possibles).
- En association à l'adrénaline si grade II ou III.

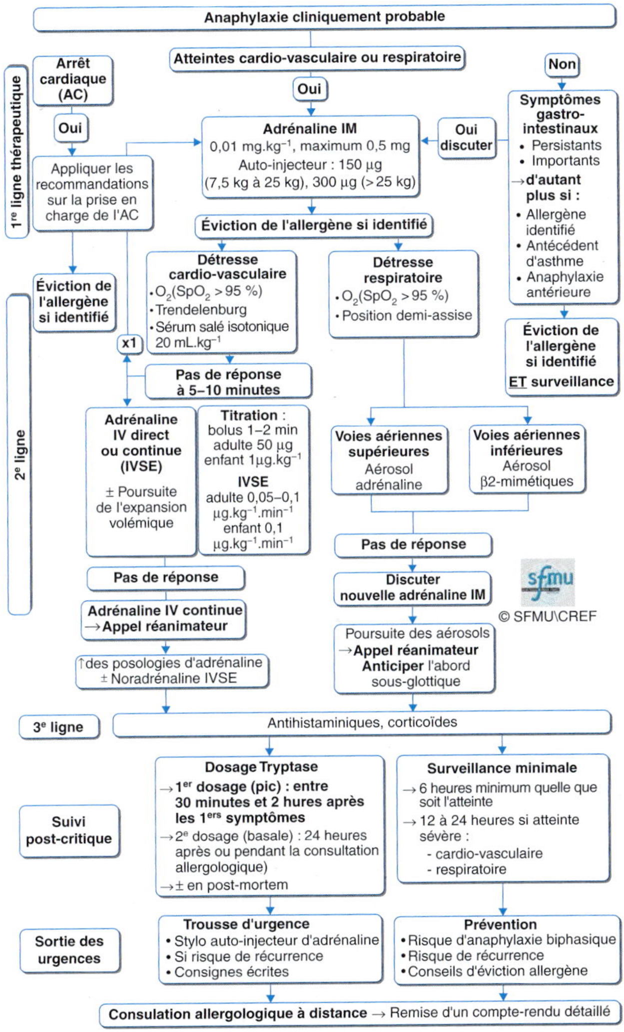

Figure 88.1 Algorithme de prise en charge d'une anaphylaxie en structure d'urgence.
Source : © SFMU/CREF.

Corticoïdes

Méthylprednisolone (pas de corticoïdes comprenant des sulfites type Soludécadron®) :

- non indiqué si grade I;
- 1 mg/kg si grade II ou III, œdème de Quincke;
- effet retardé de quelques heures;
- ne pas donner de corticoïde en cas d'urticaire (favorise la récidive).

Adrénaline : médicament majeur en cas d'allergie grade II ou III

D'emblée : adrénaline IM : 0,01 mg/kg, maximum 0,5 mg/kg.
Si pas de réponse à la détresse cardiovaculaire, en titration 1 mg dans une seringue de 10 mL avec 9 mL de NaCl 0,9 % (1 mL de la solution = 0,1 mg d'adrénaline). Injecter 0,01 mg/kg en IM ou des bolus de 0,1 mg IV répété toutes les 1–2 min selon réponse (voir « Choc, insuffisance circulatoire aiguë »).

Cas de bronchospasme

Salbutamol en nébulisation ou IV si grave d'emblée.

Cas particuliers

- Coronarien : l'adrénaline doit être utilisée avec prudence.
- Patients traités par β-bloquants : glucagon (hors AMM et faible niveau de preuve) en cas d'inefficacité de l'adrénaline : 1 à 2 mg en IV à renouveler toutes les 5 min ou relai par une perfusion continue de 0,3 à 1 mg par heure.
- Une femme enceinte doit bénéficier des mêmes modalités qu'en dehors de la grossesse; installer la patiente en décubitus latéral gauche ou en surélevant la hanche droite avec un coussin afin d'améliorer le retour veineux et augmenter le débit cardiaque.

Consignes et surveillance

- Surveillance :
  - si manifestations systémiques : 8 h (réaction biphasique);
  - si choc anaphylactique : au moins 24 h.
- Consultation allergologique en ambulatoire.
- Adrénaline auto-injectable (0,3 mg IM) si situation allergène repéré avec manifestations sévères.

RÉFÉRENCES

[1] Croguenec Y, Darmedru T, Arnould F, et al. Les réactions allergiques : les bonnes pratiques. Congrès Urgences. Paris : Société française de médecine d'urgence; 2012, www.sfmu.org/upload/70_formation/02_eformation/02_congres/Urgences/urgences2012/donnees/fs-recherche/fs_109_croguennec2.htm

[2] Javaud N, Achamlal J, Reuter PG, et al. Angioedema related to angiotensin-converting enzyme inhibitors : attack severity, treatment, and hospital admission in a prospective multicenter Study. Medicine (Baltimore) 2015 ; 94(45). e1939.
[3] Prise en charge de l'anaphylaxie en médecine d'urgence. Recommandations de la Société française de médecine d'urgence (SFMU) en partenariat avec la Société française d'allergologie (SFA) et le Groupe francophone de réanimation et d'urgences pédiatriques (GFRUP), et le soutien de la Société pédiatrique de pneumologie et d'allergologie (SP2A). Ann Fr Med Urgence 2016 ; 6 : 342–64, www.sfmu.org/upload/consensus/rfe_anaphylaxie_sfmu2016.pdf

Fiche 89

Dermatoses vésiculeuses et bulleuses

Points importants

- Les lésions dermatoses vésiculeuses ou bulleuses révèlent des pathologies diverses dont certaines ont un pronostic particulièrement sévère.
- L'orientation diagnostique se base sur l'âge, sur un interrogatoire poussé (prise médicamenteuse, exposition, infections, etc.).
- Le diagnostic est difficile sur les muqueuses où les lésions sont trop facilement prises pour des « aphtes ». L'existence d'une collerette décollable à la pince signe une bulle.
- La gravité est en partie liée au terrain : comorbidité, extrême de la vie.

Définition

- La vésicule est une collection liquidienne superficielle d'un diamètre inférieur à 5 mm dont le contenu est clair, siégeant sur une peau saine ou lésée ou sur une muqueuse. Le plus souvent hémisphérique, elle est peut être acuminée « conique » ou ombiliquée avec une dépression centrale.
- La bulle est une lésion supérieure à 5 mm contenant un liquide clair ou sérohématique localisée sur la peau ou les muqueuses.

Diagnostic

Démarche diagnostique [1]

Anamnèse

- Notion d'agression exogène : brûlures, exposition solaire, agents de contact.
- Prise de médicaments.
- Antécédents familiaux de maladies bulleuses (épidermolyse bulleuse héréditaire de l'enfant).
- Mode évolutif : signes fonctionnels associés.

Examen clinique

- Précise les lésions élémentaires primitives avec leur aspect
- Topographie.
- Atteinte des muqueuses (œil, ORL, génitale, anale).

- Recherche d'un signe de Nikolsky (élément de gravité) qui est un décollement cutané important des muqueuses dans un contexte infectieux.
- Fragilité anormale de la peau alors que la peau alentour semble normale (décollement en peau d'apparence « saine »).
- État général : paramètres vitaux (pouls, pression artérielle, température, hydratation, dénutrition sepsis).

Examens biologiques

- NFS, ionogramme sanguin, fonction rénale, glycémie.
- GDS et lactatémie en cas de lésions sévères à la recherche d'une acidose métabolique.
- Prélèvements bactériologiques et virologiques en cas de point d'appel infectieux.

Diagnostic étiologique (figure 89.1) [1]

Lésions vésiculeuses

Cause infectieuse :

- varicelle :
  - très contagieuse survient généralement entre 1 et 14 ans; incubation de 14 jours,
  - touche l'ensemble du revêtement cutané et des muqueuses,
  - aspirine contre-indiquée,
  - pneumopathie varicelleuse, potentiellement grave souvent chez l'adulte;
- zona :
  - éruption érythématovésiculeuse au niveau des métamères associée à un syndrome algique,
  - selon le dermatome, on distingue le zona intercostal, cervical, ophtalmique, du ganglion géniculé, des membres,
  - gravité liée au terrain immunodéprimé;
- herpès : gingivostomatite, kératoconjonctivite, primo-infection herpétique génitale;
- syndrome de Kaposi-Juliusberg : surinfection virale disséminée à *Herpes simplex virus* avec dermatose sous-jacente généralement atopique.

Dermatose bulleuse

Agents externes

- Brûlure (voir « Brûlures »).
- Photosensibilisation :
  - exposition solaire;
  - usage de topiques cosmétiques;
  - prise de médicaments : cyclines, AINS, psychotropes, quinolones, etc.
- Phytodermatose touchant les zones cutanées en contact avec les plantes.
- Dermatite caustique (chimique, bombe d'autodéfense, allergènes végétaux).

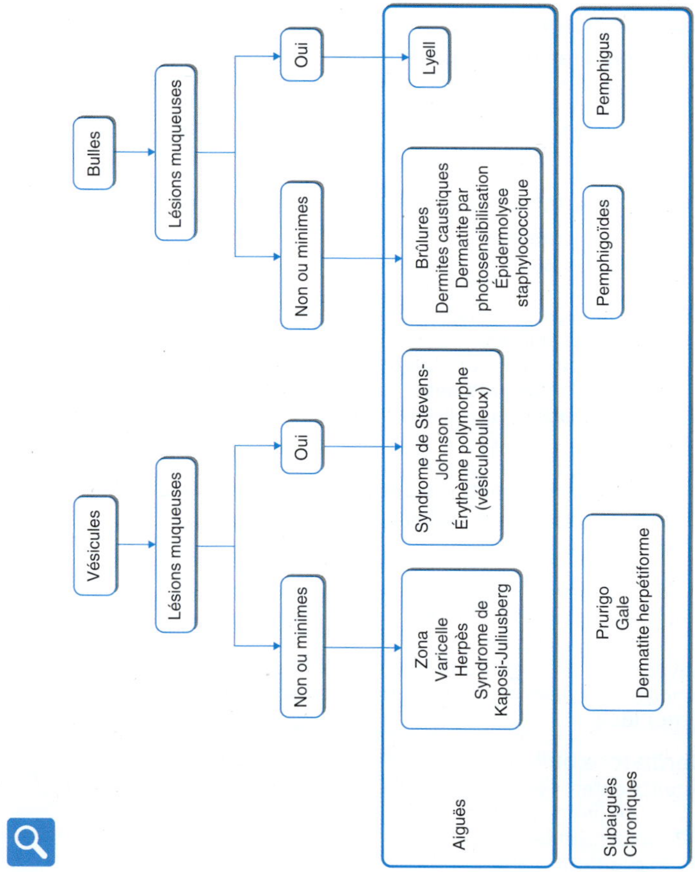

Figure 89.1 Dermatoses vésiculeuses et bulleuses.

Réaction médicamenteuse

- Nécrolyse épidermique toxique : syndrome de Lyell :
  - gravité +++, liée à l'étendue des lésions;
  - médicaments à risque : allopurinol, névirapine, lamotrigine, carbamazépine, phénobarbital, phénytoïne, sulfamides, AINS, de la famille des oxycams;
  - début : une dizaine de jours après la prise du médicament.

Cause infectieuse

- Érysipèle et dermohypodermite :
  - liés au streptocoque béta-hémolytique;
  - placard inflammatoire mal limité; l'association à des bulles est un signe de gravité faisant suspecter une dermohypodermite nécrosante;
  - pénicilline A ou G (pristinamycine en cas d'allergie aux β-lactamines).
- Impétigo bulleux hyperdermolyse staphylococcique aigu évoluant vers un impétigo croûteux :
  - forme croûteuse : vésiculobulle superficielle sur base érythémateuse d'âge différent évoluant vers la formation de croûtes méli-cériques (couleur de miel); peu douloureuses et isolées; surtout chez l'enfant de moins de 10 ans; survient par épidémies dans les écoles ou les crèches;
  - forme bulleuse.

Causes inflammatoires

- Érythème polymorphe :
  - lésion en cocarde comprenant 3 zones concentriques avec un centre inconstamment bulleux;
  - répartition symétrique au niveau des mains, des pieds, des genoux, du cou et du visage;
  - évolution spontanément favorable, avec récurrence fréquente (30 %).
- Vascularite cutanéosystémique :
  - purpura infiltré associé à des vésiculobulles hémorragiques secondairement nécrotiques;
  - insuffisance rénale, hypertension artérielle, hématurie;
  - causes : bactérienne, virale, maladie du système, cryoglobulinémie, etc.
- Dermatose bulleuse héréditaire.
- Épidermolyse bulleuse héréditaire.

Causes auto-immunes

Pemphigoïde bulleuse : gravité.

Causes métaboliques

- Diabète.
- Porphyries cutanées.
- Acrodermatite entéropathique.

Diagnostic de gravité

- Éléments témoignant d'une destruction épidermique dont le retentissement est le plus important aux extrêmes de la vie :
  - perte hydro-électrolytique, hypovolémie sur insuffisance rénale fonctionnelle, hypercatabolisme;
  - déperdition thermique.
- Gravité des lésions : extension, atteinte muqueuse, infection systémique.

Démarche thérapeutique

Traitement symptomatique

- Hospitalisation en fonction de l'étendue et du retentissement.
- Réhydratation, nutrition.
- Contrôle de la douleur (voir « Traitement de la douleur aiguë »).
- Prévention des infections par soins locaux.
- Antibiothérapie générale en cas d'infection systémique suspectée :
  - antibioprophylaxie antistaphylococcique méti-S :
    - oxacilline ou cloxacilline (8 à 12 g/j),
    - en cas d'allergie, clindamycine (10 mg/kg).
- Réchauffement.

Traitement spécifique

- Arrêt d'un médicament suspect, traitement antiviral chez le patient, suspect d'infection virale immunodéprimée ou présentant des comorbidités.
- Orientation en milieu spécialisé pour les dermatoses graves et les dermatoses bulleuses auto-immunes.
- Recherche étiologique à poursuivre à l'aide d'examen complémentaire dans des services spécialisés.

RÉFÉRENCE

[1] Sbidian E, Roujeau JC. Dermatoses vésiculeuses et bulleuses aux urgences. In : Encycl Méd Chir. Paris : Elsevier; 2010. p. 1–12. Médecine d'urgence. [article 25-040-A-30].

Tête et cou

Diagnostic d'une douleur de la face

Points importants

- Repose sur 4 cadres étiologiques différents : neurologique, vasculaire, ORL et stomatologique.
- Primordialité de l'interrogatoire.
- Examens complémentaires uniquement pour les formes atypiques.
- Morphiniques utilisés en phase aiguë sans niveau de preuve dans ces indications.
- Traitements spécifiques validés dans certaines indications : triptans, oxygénothérapie.
- D'autres névralgies possibles, mais incidence très faible (multiplicité des ramifications sensitives de nerfs crâniens).

Définition

Recensée dans plusieurs classifications [1, 2], elle peut être définit comme : « une expression sensorielle et émotionnelle désagréable associée à une lésion réelle ou potentielle des tissus, ou décrites en termes d'une telle lésion. »
Par la richesse de l'innervation, carrefour de nombreuses pathologies d'origine neurologique, vasculaire, ORL ou stomatologique. Douleurs le plus souvent primaires parfois secondaires; savoir penser à rechercher la pathologie sous-jacente déclenchante.

Diagnostic

Démarche diagnostique

Anamnèse : caractérisation de la douleur (tableau 90.1)

- Temporalité : première crise, durée, périodicité.
- Localisation et irradiation.
- Type de douleur et intensité.
- Évolution : aiguë, brutale, chronique.
- Éléments déclenchants : chaud, froid, mastication, contact, météorologie, activité physique, fatigue, stress, position.
- Facteurs associés : goût, salivation, claquement de la mâchoire, signes ORL (rhinorrhée, acouphènes) ou ophtalmologiques (rougeur, acuité visuelle, larmoiement), signes vasomoteurs (larmoiement, injection conjonctivale, congestion nasale ou rhinorrhée, œdème palpébral).
- Impact de la douleur : sommeil, concentration, fatigue, qualité de vie.
- Traitements habituellement utilisés, efficacité, fréquence.

Tableau 90.1 Comparatifs cliniques des principales algies de la face [3].

	Névralgie du V	Névralgie d'Arnold	Algie vasculaire de la face	Sinusite
Sex-ratio	F > H	2 F/1 H	1 F/5 H	F = H
Durée	2–3″ par salves 2'	2–3″ à 2'	15–180'	Quelques heures-jours
Fréquence	5–100/j tous les j	5–100/j tous les j	1 à 8/j tous les j	Douleur constante
Latéralité	Unilatérale	Unilatérale	Unilatérale	Uni- ou bilatérale
Topographie	V2, V3 > V1	Occipitofrontale	Orbitotemporale	Frontale, maxillaire
Type de douleur	Décharges électriques	Décharges électriques	Broiement-arrachement	Pression voir pulsatile
Intensité	+++	++	+++	++ à +++
Signes vasomoteurs	Aucun	Aucun	Présents	Très rares
Nausées	Aucunes	Aucunes	Possibles	Aucunes
Photo-phonophobie	Aucune	Aucune	Possible	Aucun
Conséquences immédiates	Sidération brève	Activité conservée mais plainte importante	Activité impossible et agitation	Activité conservée mais plainte importante
Facteurs déclenchants	Zones gâchettes, mastication, parole, etc.	Traumatisme (50 %) ou viral	Rien ou prise d'alcool	Infection

Examen clinique

- Examen général :
  - température;
  - foyer infectieux;
  - affection générale.
- Examen neurologique, à la recherche de signes de gravité :
  - vigilance;
  - signe de Claude-Bernard-Horner (ptosis, myosis, énophtalmie);

- examen des paires crâniennes (voir « Vertige »);
- signes de localisation, état de la nuque.

• Examen locorégional :
  - odontologique (dentaires et articulation temporomandibulaire);
  - souffle carotidien;
  - palpation bidigitale et bilatérale des globes oculaires;
  - palpation des artères temporales;
  - éruption cutanée (vésicules);
  - palpation des sinus;
  - obstruction nasale unilatérale.

Examens biologiques

Pas d'indication.

Imagerie

Rarement nécessaire et dépend de l'étiologie suspectée (IRM cérébrale, panoramique dentaire, TDM sinus) notamment en cas de douleur symptomatique ou secondaire ou lors du premier épisode [3].

Étiologies et prise en charge thérapeutique

Algie vasculaire de la face (AVF)

• Clinique :
  - évolution cyclique de quelques semaines suivie de période de rémission de plusieurs mois;
  - début et fin brutale de la crise;
  - signes vasomoteurs dans 95 % des cas;
  - horaire fixe au sein du cycle.

• Prise en charge thérapeutique [4] :
  - éradication de l'alcool;
  - sumatriptan 6 mg/0,5 mL par voie sous-cutanée (efficacité en 5 à 10 min), 2 injections maximum par 24 h avec intervalle d'1 h minimum entre les 2 injections;
  - oxygénothérapie de 12–15 L/min au masque à haute concentration pendant 15 min à 20 min;
  - si traitement de fond nécessaire : vérapamil recommandé en première intention et faisant l'objet d'une RTU. 120 mg 2/j avec max 960 mg/j.

Algie d'origine neurologique

• Névralgie du trijumeau [5] :
  - à l'âge mur, peut concerner une ou plusieurs branches
  - par salves « électriques » entraînant une attitude figée, avec souvent un point « trigger »
  - chaque crise douloureuse (de courte durée, de quelques secondes à 2 min) suivie par une période réfractaire;
  - examen clinique normal;

- IRM 3T : à la recherche étiologique car parfois secondaire ;
- prise en charge thérapeutique :
  - mettre dans une ambiance calme,
  - les morphiniques classiquement utilisés rarement efficaces,
  - lors de la crise lidocaïne 8 %, 2 instillations intranasales [6] ou sumatriptan 3 mg en sous-cutané [7], les 2 avec faible niveau de preuve, ou fosphénytoïne IV,
  - carbamazépine à dose progressive à la recherche de la dose minimale efficace (200 à 1 200 mg/j), afin de réduire le nombre de crises,
  - d'autres alternatives en cas d'inefficacité mais de faible niveau de preuve [8, 9].
- Névralgie glossopharyngée :
  - beaucoup plus rare que le V ;
  - territoire amygdale, CAE, base de la langue avec irradiation dans l'oreille ;
  - même caractéristique que la précédente ;
  - déclenchants : parole, déglutition.
- Névralgie d'Arnold :
  - souvent classée dans les algies de la face car irradiation possible V1 ;
  - zone gâchette en occipital sous le scalp ;
  - AINS ou infiltration cortisonée.
- Névralgie postzostérienne :
  - antiviraux (valaciclovir) dans les 72 h du début d'un zona : réduction de 40 % l'incidence des douleurs postzostérienne ;
  - en moyenne 3 mois après le zona ;
  - troubles sensitifs associés.

Algie d'origine ORL, ophtalmologique ou stomatologique

- Sinusite :
  - souvent incriminée par excès ;
  - majorée par la position penchée et la pression des sinus en causes ;
  - possible jetage postérieur avec d'autant plus de valeur si elle est unilatérale et/ou sensation d'obstruction nasale ;
  - prise en charge thérapeutique [10] :
    - traitement symptomatique en première intention si persistance ou aggravation des symptômes après 48 h ; si maxillaire : amoxicilline 2 à 3 g/j en 2 à 3 prises/j pendant 7 jours, si associée à une infection dentaire, frontale, ethmoïdale ou sphénoïdale ; amoxicilline-acide clavulanique (7 jours),
    - si hyperalgiques associés, corticoïdes oraux en cure courte (1 mg/kg pendant 5 j) ;
  - sinusites graves : syndrome méningé, exophtalmie, œdème palpébral, troubles de la mobilité occulaire, douleurs insomniantes ; prélèvements bactériologiques, imagerie et hospitalisation.
- Glaucome aigu à fermeture de l'angle (voir « Œil rouge et douloureux »).

- Pathologies dentaires :
  - infectieuse ou traumatique;
  - pas de preuve de l'intérêt d'une antibiothérapie lors de pulpite ou de parodontite [11];
  - traitement antalgique seul.
- Lithiase glande salivaire :
  - douleur intermittente;
  - prédominant en sous-mandibulaire;
  - paroxysme préprandial;
  - 75 % calcique;
  - orthopantomogramme;
  - AINS.
- Dysfonction de l'appareil manducateur :
  - sujet féminin, 20–40 ans;
  - trouble articulaire ou spasme musculaire;
  - sensation de claquements articulaires;
  - douleur à la pression des articulations temporomandibulaires;
  - et/ou à la palpation des muscles masticatoires, souvent oubliée;
  - avis spécialisé obligatoire (orthodontie);
  - traitement médicamenteux peu efficace [12] contrairement aux traitements orthopédiques [13].

Éléments de gravité et pronostic

- Névralgie du V ou IX : en dehors de la symptomatologie classique, avis spécialisé car il s'agit là névralgie symptomatique.
- Devant toute algie de la face atypique avec signe de Claude-Bernard-Horner, suspecter une dissection carotidienne interne. Diagnostic confirmé par écho-Doppler, IRM ou angio-IRM.
- Pronostic :
  - AVF : 70 % uniquement épisodiques;
  - névralgie du V : 50 % maximum 2 crises et 25 % plus de 4.

Conseils et surveillance

Soit pour un premier épisode ou pour une exacerbation d'une pathologie connue, un passage dans un SAU doit enclencher une réévaluation spécialisée.

RÉFÉRENCES

[1] Headache Classification Subcommittee of the International Headache Society. The International Classification of Headache Disorders. In : Cephalalgia Int J Headache. 2nd ed, 24, 2004, p. 9–160. [Suppl. 1].

[2] Merskey H, Bogduk N. Descriptions of chronic pain syndromes and definitions of pain terms. Classification of chronic pain. Seattle : IASP Press; 1994.

[3] Valade D. Algie faciale : conduite diagnostique. Encycl Méd Chir - AKOS (traité de médecine) 2011 ; 1(0190) : 1–4.

[4] Donnet A, Demarquay G, Ducros A, et al. Recommandations pour le diagnostic et le traitement de l'algie vasculaire de la face. Douleurs Eval - Diagn - Trait 2015 ; 16(1) : 3–20.
[5] Bendtsen L, Zakrzewska JM, Abbott J, et al. European Academy of Neurology guideline on trigeminal neuralgia. Eur J Neurol juin 2019;26(6):831-49.
[6] Niki Y, Kanai A, Hoshi K, et al. Immediate analgesic effect of 8 % lidocaine applied to the oral mucosa in patients with trigeminal neuralgia. Pain Med Malden Mass 2014 ; 15(5) : 826–31.
[7] Kanai A, Saito M, Hoka S. Subcutaneous sumatriptan for refractory trigeminal neuralgia. Headache avr 2006 ; 46(4) : 577–82. discussion 583–4.
[8] Zhang J, Yang M, Zhou M, et al. Non-antiepileptic drugs for trigeminal neuralgia. Cochrane Database Syst Rev 2013 ; 12 : CD004029.
[9] Derry S, Wiffen PJ, Moore RA, et al. Topical lidocaine for neuropathic pain in adults. Cochrane Database Syst Rev 2014 ; 7 : CD010958.
[10] Haute Autorité de santé. Choix et durées d'antibiothérapie préconisés dans les infections bactériennes courantes. Août 2021. Disponible sur www.has-sante.fr/jcms/p_3278764/fr/choix-et-durees-d-antibiotherapie-preconisees-dans-les-infections-bacteriennes-courantes (consulté le 3 novembre 2022).
[11] Cope AL, Francis N, Wood F, Chestnutt IG. Systemic antibiotics for symptomatic apical periodontitis and acute apical abscess in adults. Cochrane Database Syst Rev 27 sept 2018 ;9 : CD010136.
[12] Mujakperuo HR, Watson M, Morrison R, et al. Pharmacological interventions for pain in patients with temporomandibular disorders. Cochrane Database Syst Rev 2010 ; 10. CD004715.
[13] Dinsdale A, Costin B, Dharamdasani S, et al. What conservative interventions improve bite function in those with temporomandibular disorders? A systematic review using self-reported and physical measures. J Oral Rehabil avr 2022;49(4):456-75.

Fiche 91

Paralysie faciale périphérique

Points importants et pièges

- Diagnostic avant tout clinique.
- Doit être différencié d'une paralysie faciale (PF) centrale (qui prédomine sur le territoire inférieur).
- La plus fréquente est la paralysie faciale *a frigore* qui doit rester un diagnostic d'élimination.
- Instauration d'une corticothérapie le plus précocement possible.
- PF *a frigore* généralement de bon pronostic (régression parfois sur plusieurs mois, voire incomplète).

Définition

- Le nerf facial est le VIIe nerf crânien, nerf mixte avec une action :
  - motrice prédominante : mimique et accessoirement muscle de l'étrier;
  - sensitive : 2/3 antérieur de la langue et zone cutanée de Ramsay-Hunt correspondant à la partie postérieure du conduit auditif externe et une partie de l'oreille (conque, tragus, anti-tragus, anthélix);
  - végétative : glandes lacrymales, glandes de la cavité nasale, glandes sous-maxillaires et sublinguales.
- La PF périphérique (atteinte en aval du noyau du nerf) présente un déficit moteur homogène (territoire inférieur et supérieur) avec une intensité variable.

Diagnostic

Démarche diagnostique

Anamnèse

- Antécédents : personnels ou familiaux de PF (14 % des cas), pathologies ou chirurgies otologiques, diabète, maladie de système, VIH, médicaments.
- Histoire de la maladie : ancienneté, notion de piqûre de tique et érythème migrant récents. PF périphérique : installation temps court sinon possiblement secondaire.

Examen clinique

- Confirmation de la PF périphérique (réalisation de l'examen au repos et à la mimique avec majoration des signes) :
  - paralysie plus ou moins importante, mais toujours homogène de l'hémiface (contrairement à la PF centrale qui ne concerne que le territoire inférieur), s'accentuant à la commande;

- signe de Charles Bell, pathognomonique : globe oculaire vers le haut et l'extérieur lors de l'action de fermeture des yeux;
- absence d'une dissociation automatico-volontaire : rires volontaire ou réflexe sont abolis contrairement à une forme centrale où le rire réflexe est conservé;
- coter la sévérité de l'atteinte faciale (classification de House et Brackmann).

• Caractérisation lors de formes frustes :
  - fente palpébrale légèrement élargie;
  - signes des cils de Souques (cils plus visibles côté atteint lors la fermeture volontaire des yeux);
  - clignement de l'œil du côté atteint retardé;
  - réflexe du paucier de Babinski (à l'éversion forcée de la lèvre inférieure, disparition du relief des muscles pauciers du cou du côté atteint). À noter que le releveur de la paupière dépend du III et est donc préservé.
• Signes extrafaciaux : troubles du goût sur les 2/3 antérieurs de la langue, œil sec, hypoesthésie de la zone de Ramsay-Hunt, hyperacousie douloureuse.
• Examen neurologique : obligatoire.

Examen général

Recherche systématique de lésions vésiculaires dans la zone de Ramsay-Hunt.

Examens biologiques

Exceptionnellement nécessaires, dépend du contexte clinique. Avis expert : NF, glycémie, HbA1c [1].

Imagerie

Accord professionnel [1], PF périphérique, IRM trajet du nerf facial sans urgence (dans le mois), diagnostic positif et élimination pathologie tumorale.

Diagnostic différentiel ou d'exclusion

Paralysie faciale centrale :
• brutale : AVC, AIT, encéphalite, thrombophlébite cérébrale, hypoglycémie;
• progressive : tumeur, hématome sous-dural chronique, abcès.

Étiologies (tableau 91.1) [2]

• Idiopatiques : 50 à 60 % des PF périphériques; diagnostic d'élimination; sex-ratio = 1; incidence maximale vers la quarantaine; facteurs favorisants possibles : exposition au froid, extraction dentaire, lien avec virus de l'herpès hypothétique. Examen des autres nerfs crâniens normal.

Tableau 91.1 Étiologies des paralysies faciales.

Idiopatiques *a frigore*	
Infectieuses	Virale : HSV, VZV, EBV, VIH, oreillons Bactérienne : otite, mastoïdite, maladie de Lyme, méningite
Traumatiques	Fracture du rocher, barotraumatisme, plaie pénétrante
Tumorales	Cholestéatome, méningiome, carcinome parotidien, métatastases
Métaboliques	Diabète, grossesse
Autres	Sarcoïdose, SEP, syndrome de Guillain-Barré, monoxyde de carbone

- Infectieuses :
  - paralysie zostérienne : 15 % des PF périphériques, chez le sujet âgé immunodéprimé, éruption vésiculeuse dans la zone de Ramsay avec parfois une extension sur le cou. Otalgie intense fréquente ;
  - maladie de Lyme : atteinte des nerfs crâniens majoritairement sur le VII, avec bilatéralité dans 30 % des cas. Apparition 4 à 6 semaines après la contamination.
- Traumatiques : 30 à 50 % lors de fracture transversale du rocher souvent associée avec une surdité et une otorragie, indication opératoire si déficit immédiat et complet.

Éléments de gravité et pronostic

- Gravité : dépend de la rapidité d'installation et de l'intensité. Aucune exploration électrophysiologique ne peut évaluer le pronostic.
- Pronostic :
  - PF *a frigore* généralement de bon pronostic surtout si incomplète. Début de la récupération de 8 à 15 jours et guérison dans les 2 mois, récidive rare (6 %) ;
  - facteurs de mauvais pronostic des PF *a frigore* : âge ≥ 50 ans ; HTA ; déficit complet initial ; atteinte gustative initiale ; douleur autre que la douleur auriculaire classique ; récupération tardive au-delà de 4 semaines ;
  - PF zostériennes de plus mauvais pronostic que les PF *a frigore*.

Prise en charge thérapeutique

- PF *a frigore* : indication d'une corticothérapie orale (type prednisolone), d'autant plus efficace que débutée précocement, pendant 10 jours (1 mg/kg/j) [3] avec un bon niveau de preuve. L'association avec les antiviraux (aciclovir, valaciclovir en particulier dans les formes sévères vues précocement > 72 h) [1] semble montrer un intérêt [4]. D'autres traitements tels que l'acupuncture ou l'oxygénothérapie hyperbare ont été évalués sans succès [5, 6].

- Étiologique :
  – paralysie zostérienne : si < 72 h valaciclovir 500 mg 2 cp matin, midi et soir pendant 7 jours, associée à une corticothérapie orale (2 mg/kg/j) ;
  – maladie de Lyme : amoxicilline 1 g × 3/jour ou doxycycline 100 mg × 2/jour pendant 14 à 21 jours.

Consignes et surveillance

- Prévention de la kératite (+++) : occlusion palpébrale nocturne, larmes artificielles 6 fois par jour ± pommade vitamine A.
- Rééducation : exercice de mimique, massage, chewing-gum. Niveau de preuve modéré dans les formes peu sévères [7].
- L'absence d'amélioration ou une récidive doivent faire reconsidérer le diagnostic de PF *a frigore*.
- Avis spécialisé ORL dans les formes sévères.

RÉFÉRENCES

[1] Fieux M, Franco-Vidal V, Devic P, Bricaire F, Charpiot A, Darrouzet V, et al. French Society of ENT (SFORL) guidelines. Management of acute Bell's palsy. Eur Ann Otorhinolaryngol Head Neck Dis déc 2020;137(6):483-8.

[2] Lagarde J, Améri A. Paralysie faciale. Encycl Méd Chir - AKOS (traité de médecine) 2012 ; 7(2) : 1–7.

[3] Madhok VB, Gagyor I, Daly F, et al. Corticosteroids for Bell's palsy (idiopathic facial paralysis). Cochrane Database Syst Rev 2016 ; 7. CD001942.

[4] Fu X, Tang L, Wang C, Li M, Wu H, Li J, et al. A Network Meta-Analysis to Compare the Efficacy of Steroid and Antiviral Medications for Facial Paralysis from Bell's Palsy. Pain Physician. nov 2018 ; 21(6) : 559–69.

[5] Chen N, Zhou M, He L, Zhou D, Li N. Acupuncture for Bell's palsy. Cochrane Database Syst Rev 2010 ; 8. CD002914.

[6] Holland NJ, Bernstein JM, Hamilton JW. Hyperbaric oxygen therapy for Bell's palsy. Cochrane Database Syst Rev 2012 ; 2. CD007288.

[7] Teixeira LJ, Valbuza JS, Prado GF. Physical therapy for Bell's palsy (idiopathic facial paralysis). Cochrane Database Syst Rev 2011 ; 12. CD006283.

Fiche
92

Œil rouge et/ou douloureux

Points important

- **Anamnèse, acuité et tonicité oculaire : trépied diagnostique.**
- **Le plus souvent de cause bénigne sans conséquence pour le pronostic visuel.**
- **Examen comparatif des 2 yeux systématique.**
- **Œil rouge douloureux avec baisse de l'acuité visuelle associé à des troubles digestifs : glaucome aigu à fermeture de l'angle jusqu'à preuve du contraire.**
- **Pas de traitement symptomatique sans diagnostic précis.**
- **Respect de la durée d'administration des collyres.**
- **Pas de collyre à base de corticoïdes sans avis spécialisé.**
- **Œil rouge avec abaissement de l'acuité visuelle (AV) : consultation spécialisée obligatoire.**

Définition

Signe d'appel fréquent pour des pathologies oculaires diverses.

Démarche diagnostique (figure 92.1) [1]

Anamnèse

- Prise médicamenteuse récente.
- Antécédents ophtalmologiques.
- Mode d'apparition de la rougeur, uni- ou bilatérale avec ou non un intervalle libre, sectorielle ou diffuse.
- Caractéristiques et intensité de la douleur (superficielle ou profonde).
- Modification de l'AV : mode d'apparition, uni- ou bilatérale, avec ou sans intervalle libre, permanente ou intermittente.
- Diplopie, photophobie, phosphènes (éclairs lumineux), métamorphopsies (déformation ligne droite).
- Signes généraux associés (digestifs, prurit, céphalées, fièvre, etc.).

Examen clinique

- Toujours bilatéral.
- AV de près et de loin.
- Conjonctive (vascularisation concentrique péricornéen : cercle périkératique).

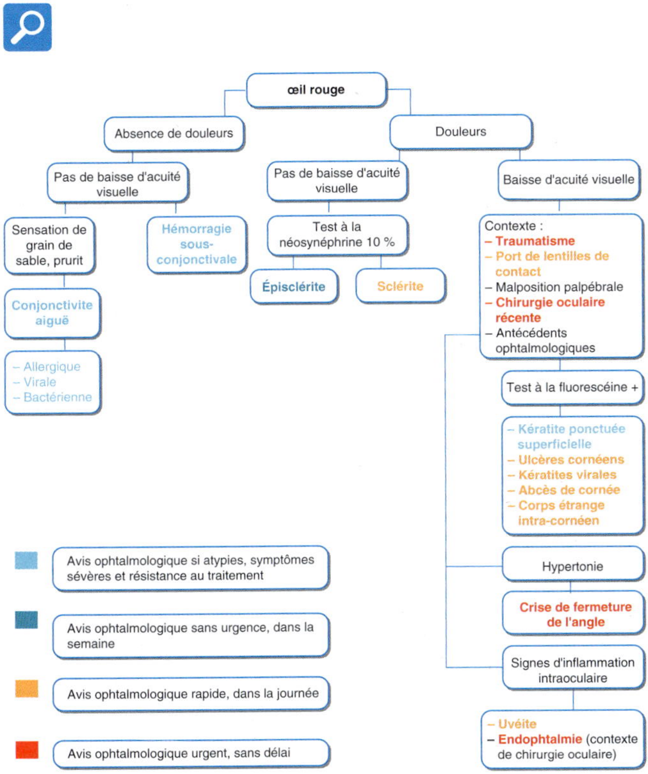

Figure 92.1 Algorithme : œil rouge et/ou douloureux.
Source : EMC Urgences ophtalmologiques M. Lott V. Saunier et A. Trinh-Duc Médecine d'urgence, 2021-03-01, Volume 15, Numéro 1, Pages 1-16.

- Cornée (transparence, sensibilité, dépôts rétrocornéen).
- Tonus oculaire (bidigital ou mieux tonomètre à l'air).
- Examen à lampe à fente après instillation de fluorescéine.
- Examen chambre antérieure.
- Examen de la conjonctive palpébrale.
- Le fond d'œil le plus souvent réservé à la consultation spécialisée.

Étiologies et prise en charge thérapeutique

Œil rouge, non douloureux, sans baisse de l'acuité visuelle

Hémorragie sous-conjonctivale

- Diagnostic :
  - fréquente;
  - banale (issue de sang entre la sclère et la conjonctive);
  - d'apparition le plus souvent spontanée sans signe associé;
  - recherche de CE systématique;
  - si notion traumatique : avis spécialisé en urgence.
- Traitement : régresse en quelques semaines sans traitement.

Conjonctivite bactérienne

- Diagnostic :
  - trés fréquente chez les enfants;
  - favorisée par mauvaise hygiène des mains et le port de lentilles, risque de contagion familiale;
  - sensation de grains de sable;
  - prurit;
  - hyperémie conjonctivale;
  - sécrétions mucopurulentes collantes du réveil;
  - souvent Gram +.
- Traitement : collyre antibiotique à large spectre, type rifamycine ou gentamycine (3 à 4/j 5 à 7 j) même si évolution favorable sans traitement en moins de 7 jours [2, 3].

Œil rouge douloureux, unilatéral, sans baisse de l'acuité visuelle

Épisclérite : zone sous la conjonctive

- Diagnostic :
  - douleur modérée;
  - rougeur sectorielle;
  - disparition de la rougeur avec collyre vasoconstricteur (néosynéphrine);
  - évolution vers sclérite.
  - test néosynéphrine : la rougeur disparaît à l'œil nu en 5 min après l'instillation.
- Traitement :
  - prise en charge spécialisée;
  - adapté à l'étiologie (souvent maladie de système) aucun traitement local.

Sclérite (figure 92.2)

- Diagnostic :
  - douleur souvent lancinante, majorée à la mobilisation oculaire, photophobie;

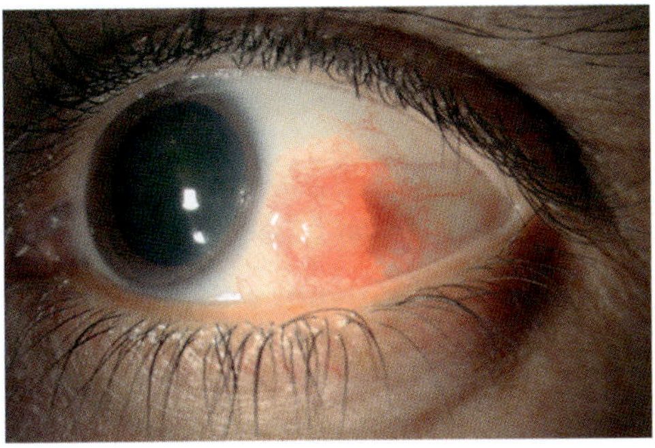

Figure 92.2 **Sclérite nodulaire.**
Source : R. Nicolau, A. Brézin. Œil rouge, œil douloureux. EMC - AKOS (Traité de Médecine) 2015; 10(4) : 1-7 [Article 1-0840]. © 2015 Elsevier Masson SAS. Tous droits réservés.

- pas de modification avec collyre néosynéphrine;
- rougeur plus intense voire violacée;
- souvent dans le cadre d'une maladie de système.
- Traitement : *idem* épisclérite.

Yeux rouges bilatéraux, sans baisse de l'acuité visuelle

Conjonctivite virale

- Diagnostic :
  - très fréquente (80 % des conjonctivites);
  - très contagieuse;
  - bilatérale en 2 temps, chémosis;
  - sécrétions claires avec adénopathies prétragiennes évocatrices avec parfois infection ORL associée.
- Traitement :
  - lavage des mains régulier (évite la contamination);
  - lavage des yeux et collyre antiseptique (picloxydine).

Conjonctivite allergique

- Diagnostic :
  - terrain atopique;
  - saisonnier;
  - prurit;
  - chémosis (œdème conjonctival);
  - sécrétions claires;
  - hypertrophie des papilles de la conjonctive tarsale (versant paupière).
- Traitement :
  - éviction de l'allergène si possible;
  - rinçage préalable des yeux au sérum physiologique;
  - collyre antiallergique (cromoglicate de sodium) 2 à 6/j.

Syndrome sec : involution sénile des glandes lacrymales

- Diagnostic :
  - douleurs superficielles;
  - sensation de grains de sable.
- Traitement :
  - larmes artificielles en gel;
  - protection des facteurs irritants (soleil, air sec, climatisation).

Œil rouge douloureux pouvant entraîner une baisse de l'acuité visuelle

Kératite aiguë : atteinte de la cornée avec ulcérations superficielles

Adénovirus

- Diagnostic :
  - complication d'une conjonctivite virale;
  - douleur intense unilatérale, photophobie et larmoiements importants;
  - contexte de petite épidémie;
  - aspect kératite ponctuée superficielle à la lampe à fente;
  - évolution souvent favorable.
- Traitement :
  - lavages des mains;
  - collyre antiseptique (picloxydine);
  - pommade cicatrisante (vitamine A).

Herpétique (figure 92.3)

- Diagnostic :
  - aspect ulcération dendritique typique;
  - aggravée par les collyres corticoïdes;

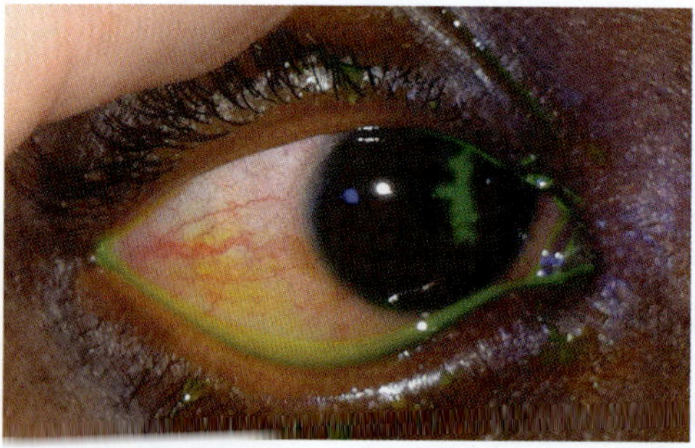

Figure 92.3 Kératite herpétique.
Source : J.-R. Fénolland, J.-P. Renard. Œil rouge. EMC - AKOS (Traité de Médecine) 2013; 8(3) : 1-7 [Article 6-0031]. © 2013 Elsevier Masson SAS. Tous droits réservés.

– risque de récidives;
– évolution favorable même sans traitement.
- Traitement :
  – aciclovir pommade ophtalmique 5/j jusqu'à 3 j après la cicatrisation (1 à 2 s);
  – valaciclovir 500 mg 2 cp × 3/j pendant 7 j si zona associé.

Bactérienne

- Diagnostic :
  – secondaire à une ulcération traumatique (lentille);
  – symptômes brutaux;
  – plage blanchâtre « prenant » la fluorescéine;
  – parfois hypopion (pus sédimenté en chambre antérieure).
- Traitement :
  – après prélèvements collyres antibiotiques associant une quinolone à de la tobramycine ou gentamicine (dans les formes précoces);
  – pas de preuve de l'intérêt de l'adjonction de corticoïdes en collyre [4].

Uvéite antérieure (figure 92.4)

– Uni- ou bilatérale parfois à bascule, d'origine variée : savoir penser aux maladies de système.
– Diagnostic : voir tableau 92.1.
– Traitement : compte tenu de la variété des étiologies, pas de traitement avant l'avis spécialisé.

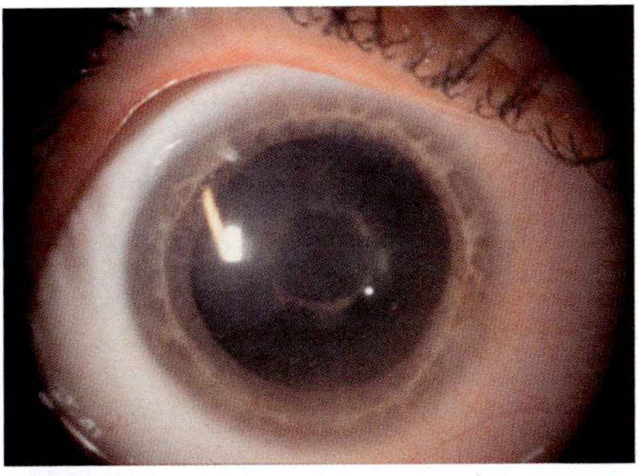

Figure 92.4 Uvéite antérieure.
Source : N. Pogorzalek, M. Labetoulle. Urgences ophtalmologiques. EMC - Médecine d'urgence 2008 : 1-18 [Article 25-120-A-10]. © 2008 Elsevier Masson SAS. Tous droits réservés.

Tableau 92.1 Présentation clinique d'un œil rouge douloureux avec baisse de l'AV.

Diagnostic	AV	Douleur	Tonicité	Clinique
Glaucome	Effondrée et brutale	Aiguë, intense, associée à des signes digestifs	++++ (« bille d'acier »)	Pupille semi-mydriase aréflexique, diminution de la transparence de la cornée
Endophtalmie	Effondrée	Intense	± normal	Œdème palpébral, chémosis, effet Tyndall (précipités inflammatoires rétrocornéen)
Kératite	Abaissée	Superficielle mais importante	Normale	Larmoiement, blépharospasme, photophobie, diminution de la transparence de la cornée
Uvéite	Variable (dépend de l'importance de l'inflammation)	Profonde et variable	Variable	Transparence normale, myosis, chémosis, effet Tyndall, cercle périkératique, cornée claire

Glaucome à fermeture de l'angle (figure 92.5)

- Diagnostic : rare mais grave en l'absence de traitement précoce (tableau 92.1).
- Traitement :
  - pièce fortement éclairée ;
  - voie veineuse périphérique ; bilan préthérapeutique NFS, iono, créatinine ;
  - acétazolamide 500 mg IVL toutes les 8 h avec relais PO lorsque la pression diminue 250 mg toutes les 6 h ;
  - Diffu-K 3/j ;
  - Mannitol si CI à l'acétazolamide ou persistance malgré acétazolamide) 20 % 100 à 200 mL soit 1 à 2 g/kg IV en 20 min ;
  - collyres hypotonisants : béta bloquants (Timolol 0,5 %) ;
  - collyres myotiques de pilocarpine une fois la pression diminuée :
    - œil malade : 1 goutte toutes les 10 minutes la 1re heure, puis 1 goutte toutes les heures pendants 6 heures, et 1 goutte toutes les 6 h.
    - œil controlatéral : 1 goutte toutes les 6 h.

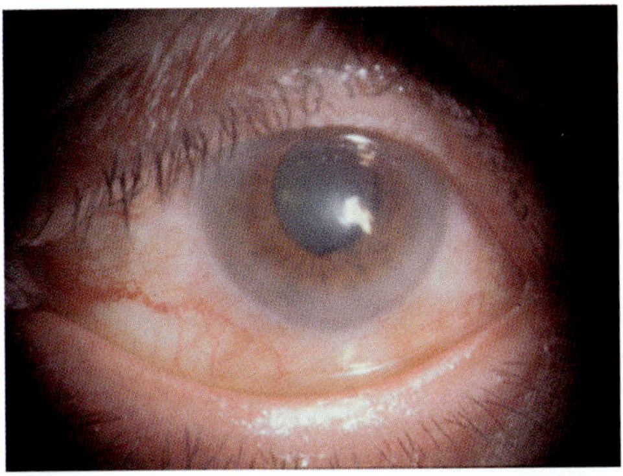

Figure 92.5 Glaucome aigu avec fermeture de l'angle irido-cornéen.
Source : N. Pogorzalek, M. Labetoulle. Urgences ophtalmologiques. EMC - Médecine d'urgence 2008 : 1-18 [Article 25-120-A-10]. © 2008 Elsevier Masson SAS. Tous droits réservés.

Endophtalmie

- ATCD de chirurgie oculaire (même ancienne < 1 an ou plaie)
- Rare mais sévère.
- Diagnostic : voir tableau 92.1.
- Traitement : antibiotique intravitréen type vancomycine-ceftazidime après prélèvements.

Tumefactions palpébrales

Chalazion

- Obstruction du canal d'une glande Meibomius (glande sébacée).
- Nodule inflammatoire palpébral supérieur sensible et circonscrit. Avec granulome sous palpébral.
- Drainage mécanique avec massage paupière compresses chaudes 15 min 2 à 4 fois par jour pendant 1 mois.
- Association possible avec pommade (déxamethasone-oxytétracycline).

Orgelet

- Folliculite staphylococcique à la base d'un cil.
- Rare.
- Massages avec parfois pommade antibiotique.

Dacryocystite aiguë

- Abcès du sac lacrymo-nasal (Staphylococcus).
- Secondaire à une obstruction du canal lacrymal.
- Tuméfaction rouge douloureuse en dessous de l'angle interne de l'œil. Douleur exquise à la palpation parfois associée avec syndrome infectieux général.

- Antibiothérapie systémique. Amoxicilline acide clavulanique 1 g 3×/j 10 j associée à un traitement local (rifamycine 4×/j 10 j).

Éléments de gravité et pronostic

- Seul le glaucome aigu à fermeture de l'angle nécessite un traitement en urgence avant l'avis spécialisé.
- Pronostics les plus sévères : glaucome aigu, kératite et uvéite.

Consignes et surveillance

- Lavage des mains avant les soins.
- Respecter la durée des traitements malgré l'amélioration.
- Contrôle spécialisé à court terme souvent souhaitable (en dehors des pathologies bénignes : conjonctivite et hémorragie sous-conjonctivale).

RÉFÉRENCES

[1] EMC Urgences ophtalmologiques M. Lott V. Saunier et A. Trinh-Duc Médecine d'urgence, 2021-03-01, Volume 15, Numéro 1, Pages 1-16.

[2] Collyres et autres topiques antibiotiques dans les infections oculaires superficielles. Médecine Mal Infect 2004 ; 34(12) : 608–11. Recommandations.

[3] Azari AA, Barney NP. Conjunctivitis : a systematic review of diagnosis and treatment. JAMA 2013 ; 310(16) : 1721–9.

[4] Herretes S, Wang X, Reyes JMG. Topical corticosteroids as adjunctive therapy for bacterial keratitis. Cochrane Database Syst Rev 2014 ; 10. CD005430.

Traumatisme de l'œil

Points importants

- Circonstances de survenue déterminantes pour orientation diagnostique.
- Dans 9 cas sur 10 après un examen minutieux prise en charge thérapeutique par urgentiste.
- Plaie transfixiante ou corps étranger métallique intraoculaire : risque majeur d'endophtalmie donc antibioprophylaxie.
- Vérification acuité visuelle et examen lampe à fente obligatoires.
- Lavages abondants les plus précoces possible si agression chimique ou corps étranger (CE) faible cinétique.
- Ne pas oublier l'examen oculaire lors de polytraumatisme.
- Rappeler les mesures préventives lors de métiers à risques.

Définition

Trois causes possibles : physique, chimique ou mécanique entraînant un traumatisme à globe ouvert ou à globe fermé (lésion pleine épaisseur de la cornée/sclère ou pas) [1].

Diagnostic

Démarche diagnostique

Anamnèse

- Circonstances déclenchantes.
- Précision de la nature exacte de l'objet responsable (taille, densité, bords tranchants).
- Heure du traumatisme.
- Vérification de la vaccination antitétanique si plaie.
- Nature des signes fonctionnels oculaires (douleur, rougeur, baisse de l'acuité visuelle [BAV]).
- Autres signes fonctionnels lors de traumatisme multiple.
- Contexte du traumatisme (accident de travail = déclaration).

Examen clinique

Souvent difficile par la présence de la douleur.

- Acuité visuelle :
  - valeur médicolégale ;
  - appréciation de la gravité potentielle ;
  - vision de loin et de près ;
  - même si cela se limite à une vision lumineuse (intérêt pronostique).

- Examen physique oculaire :
  - anesthésie locale souvent nécessaire (chlorhydrate d'oxybuprocaïne 1 à 2 gouttes dans le cul-de-sac conjonctival inférieur, en demandant au patient de regarder vers le haut et en tirant légèrement la paupière inférieure vers le bas, permet une anesthésie de 10 minutes après un délai d'attente de 1 minute);
  - examen minutieux de la conjonctive et de la sclère avec une lampe à fente d'abord à la lumière naturelle puis à la lumière bleue après instillation d'une goutte de fluorescéine;
  - recherche du signe de Seidel spontané ou provoqué par appui doux sur la paupière supérieure (dilution de la fluorescéine par l'humeur aqueuse si plaie transfixiante de la cornée);
  - régularité de l'iris et vérification du réflexe pupillaire des 2 yeux;
  - identification d'un hyphéma (présence de sang dans la chambre antérieure);
  - évaluation de la pression oculaire souhaitable;
  - reste de l'examen ophtalmologique uniquement par le spécialiste.
- En fonction du contexte :
  - examen stomatologique;
  - atteinte neurologique des paires crâniennes correspondantes.

Imagerie

- Échographie oculaire :
  - recommandée mais d'usage spécialisé;
  - en l'absence de plaie transfixiante;
  - pour recherche corps étranger (CE) intraoculaire et lors d'atteinte de la tonicité oculaire.
- TDM de la face :
  - préférer à l'imagerie standard type Blondeau;
  - recherche de CE intraoculaire;
  - lors de traumatisme complexe du massif facial.

Étiologies et prise en charge thérapeutique

Traumatismes à globe fermé (fréquence > 90 %)

Plaie superficielle de la conjonctive ou de la cornée (CE ou coups d'ongle)

- Diagnostic :
  - le plus fréquent;
  - lors de polissage (métaux, plastique ou bois), jardinage (végétaux) ou aéroportés;
  - sensation de CE;
  - larmoiement, blépharospasme (clignements des yeux involontaires et répétées);

- hyperémie conjonctivale ;
- symptomatologie parfois modérée entraînant un retard de prise en charge (entraînant un dépôt de rouille sur la cornée lors d'éclat métallique) ;
- CE généralement facilement repérable (figure 93.1) ;
- éverser systématiquement la paupière (CE sous le tarse) : stries de la cornée à la fluorescéine, ulcère superficiel de la cornée (KPS).

• Traitement :
- sous anesthésie locale, ablation à l'aiguille du CE à l'aide d'une lampe à fente ;
- gratter à l'aiguille sous-cutanée la rouille résiduelle si besoin ;
- CE sous le tarse retrait avec coton-tige en général suffisant ;
- collyre antibiotique (type tobramycine 4/j), larmes artificielles (4 à 6/j) et cicatrisant (vitamine A le soir au coucher) 7 jours [2] ;
- pansement oculaire à visée antalgique (le temps nécessaire).

Brûlures oculaires

• Diagnostic :
- par agent chimique (acide : lésions d'emblée maximales mais généralement peu graves ou caustiques, retardées et évolutives). Nature, concentration, quantité du produit projeté et soins sur place immédiats ;
- par agent physique (figure 93.2) (rayonnement : coup d'arc avec symptomatologie retardée de quelques heures) ;
- douleur intense, photophobie et blépharospasme – souvent bilatérale – kératite ponctuée superficielle (KPS) – si produit inconnu mesure du pH des larmes avec bandelettes réactives type Labstix®.

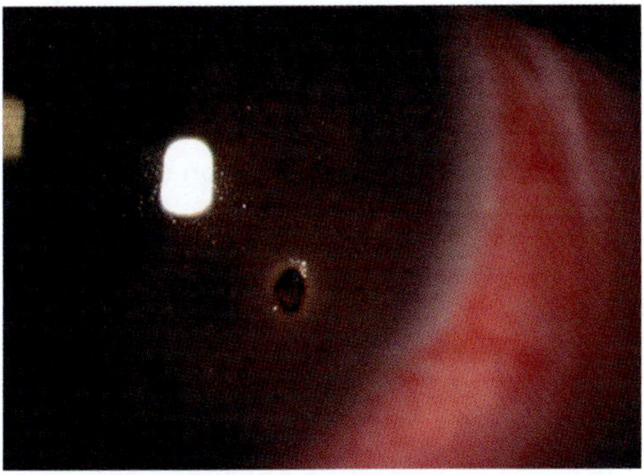

Figure 93.1 Corps étranger : limaille cornéenne.
Source : R. Nicolau, et al. Œil rouge, œil douloureux. EMC - AKOS (Traité de Médecine) 2015; 10(4) : 1–7 [Article 1-0840].

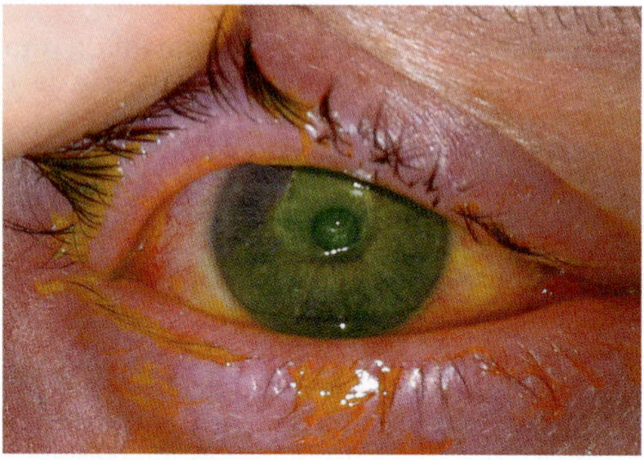

Figure 93.2 **Kératite ponctuée superficielle.**
Source : J.-R. Fénolland, J.-P. Renard. Œil rouge. EMC - AKOS (Traité de Médecine) 2013 ; 8(3) : 1–7 [Article 6-0031].

- Traitement :
  - lavage immédiat pendant 15 minutes avec sérum physiologique ; à poursuivre aux urgences avec NaCl (1 l) après instillation d'un anesthésiant topique ;
  - antalgiques adaptés à l'intensité douloureuse ;
  - collyre cicatrisant et antibiotique (*idem* CE) ;
  - contrôle rapproché en cas de produits caustiques ;
  - pansement oculaire à visée antalgique ;
  - avis spécialisé urgent doit être demandé en dehors des brûlures physiques (coup d'arc).

Contusion : balle de tennis, golf, coup de poing

- Diagnostic :
  - hémorragie sous-conjonctivale si contusion conjonctivale (généralement bénigne) ;
  - baisse de l'acuité visuelle variable
  - hyphéma (présence d'une accumulation de sang, visible à l'œil nu, sous forme d'un niveau liquidien rouge) à degrés différents (60 % des cas, {1/3} de la chambre antérieure) ;
  - hypertonie immédiate ou retardée (mesure systématique de la pression oculaire) ;
  - hématocornée si traumatisme important (cornée devient opaque).
- Traitement :
  - après avis spécialisé ;
  - ambulatoire ;
  - port d'une coque de protection oculaire 24 h ;
  - repos strict position demi-assise ;
  - boissons abondantes ;
  - surveillance tonus oculaire.

Traumatismes à globe ouvert [3]

Corps étranger intraoculaire

- Diagnostic :
  - classiquement éclats métalliques ou pierre lors d'utilisation marteau/burin;
  - souvent baisse de l'AV;
  - peu douloureux;
  - signe de Seidel;
  - hypotonie oculaire;
  - parfois déformation pupillaire;
  - imagerie systématique en fonction du plateau technique disponible.
- Traitement :
  - urgence chirurgicale pour suture avec ± retrait du CE;
  - à jeun;
  - antibioprophylaxie (pipéracilline 4 g IV + lévofloxacine 500 mg PO);
  - vérification vaccination antitétanique.
  - œil protégé par pansement et coque oculaire occlusive, sans compression, position déclive à éviter;
  - anti-émétiques et antalgiques afin d'éviter les efforts de vomissements.

Plaie pénétrante ou perforante

- Diagnostic :
  - circonstances de survenue notamment AVP;
  - pas d'appui intempestif sur le globe oculaire;
  - à suspecter si hyphéma, hypotonie du globe, hémorragie sous-conjonctivale précoce et isolée, plaie de la paupière.
- Traitement : *idem* à la prise en charge CE intraoculaire.

Plaie de paupière

- Diagnostic
  - Par objet contondant ou tranchant, souvent associée à un œdème palpébral douloureux.
  - Rechercher plaie du globe et/ou voies lacrymales.
- Traitement :
  - avis ophtalmo systématique.

Éléments de gravité et pronostic

- Avis spécialisés obligatoires lors de suspicion de traumatisme à globe ouvert, contusion oculaire et projection de produits caustiques [4].
- Pronostic : pour les CE intraoculaires ou les plaies transfixiantes : risques de cataracte, hypertonie oculaire ou décollement de la rétine.
- Conditionnement du pronostic lors de projection de produit chimique par la précocité et l'abondance du lavage (eau ou sérum physiologique).

Consignes et surveillance

- Le plus souvent, pas de réévaluation spécialisée (CE superficiel, KPS).
- Ne pas oublier, en fonction, la déclaration accident du travail ou certificat médical initial.
- Vérification de la vaccination antitétanique (voir « Tétanos »).
- Rappels des consignes de sécurité au travail.

RÉFÉRENCES

[1] Kuhn F, Morris R, Witherspoon CD, et al. A standardized classification of ocular trauma. Ophthalmology 1996 ; 103(2) : 240–3.

[2] EMC Urgences ophtalmologiques M. Lott V. Saunier et A. Trinh-Duc Médecine d'urgence, 2021-03-01, Volume 15, Numéro 1, Pages 1-16.

[3] Parke DW, Flynn HW, Fisher YL. Management of intraocular foreign bodies : a clinical flight plan. Can J Ophthalmol J Can Ophtalmol 2013 ; 48(1) : 8–12.

[4] Bourges J-L, Boutron I, Monnet D, et al. Consensus on Severity for Ocular Emergency : The BAsic SEverity Score for Common OculaR Emergencies [BaSe SCOrE]. J Ophthalmol 2015 ; 2015. 576983.

Otalgie

Points importants

- **Ne pas limiter son examen à une cause otologique.**
- **Examen otoscopique normal impose un examen cervico-facial et pharyngé.**
- **Risque infectieux cartilage pavillon devant toute effraction cutanée.**
- **Otalgie réflexe fait souvent appel à un avis spécialisé.**
- **Ne pas oublier les causes carcinologiques, devant une otalgie persistante.**

Définition

- Douleur de l'oreille :
  - otodynie : douleur en lien avec une pathologie de l'oreille externe ou moyenne;
  - otalgie réflexe ou projetée.
- Innervation sensitive de l'oreille complexe : multiplicités des étiologies d'otalgie réflexe.

Diagnostic

Démarche diagnostique

Anamnèse

- ATCD pathologie ORL.
- Facteurs de risque néoplasique : tabac, alcool.
- Date de début.
- Circonstance de survenue : contexte infectieux, traumatique.
- Caractéristiques de la douleur : progressive, brutale, sensation de brûlure, lancinante.
- Intensité.
- Signes d'accompagnement locaux : otorrhée, otorragie.
- Acouphènes, hypoacousie, prurit, lésions cutanées.
- Signes d'accompagnement généraux : fièvre, dysphonie, dysphagie, obstruction nasale, épistaxis.

Examen clinique

Examen otologique

- Pavillon : lésion cutanée, majoration de la douleur à la palpation-traction (lobe, tragus).
- Conduit auditif externe (CAE) : écoulement, œdème, corps étranger.
- Tympan : normal, mat, collecté, perforé.

Examen cervicofacial

Recherche origine d'otalgie réflexe, minutieux par zone anatomique.
- Péri-auriculaire : articulation temporo-mandibulaire, parotide et mastoïde.
- Palpation des chaînes ganglionnaires : sous mandibulaire, sous digastrique, jugulocarotidienne, spinale.
- Cavité buccale : dents, gencives, langue.
- Oropharynx (base de la langue, voile du palais, amygdales) et rhinopharynx.

Examens biologiques

Pas nécessaire lors d'otodynie.

Imagerie

Orthopantomogramme si examen clinique non contributif, puis TDM cervico-faciale avec injection ou IRM avec injection après avis spécialisé.

Étiologies et prise en charge thérapeutique

Otodynie

Traumatisme

- Otohématome : hématome entre périchondre et cartilage du pavillon de l'oreille secondaire à une contusion (boxe, rugby). Disparition des reliefs. Évacuation dans les meilleurs délais (sinon séquelles esthétiques) avec pansement compressif (évite récidive) et antibioprophylaxie (amoxicilline-acide clavulanique).
- Plaie du lobe de l'oreille : si perte de substance, lambeau de recouvrement du cartilage et antibioprophylaxie.
- Corps étranger : si plaie du CAE associée en général pas de suture ni d'antibioprophylaxie.
- Perforation tympanique, *blast* tympanique : douleur intense associée à une otorragie. La présence de vertiges est signe de gravité (avis ORL). Atteinte labyrinthique à évaluer par un audiogramme [1]. Tympanoplastie à 6 mois en l'absence de cicatrisation. Pas d'indication d'antibiothérapie locale ou générale ni toute autre instillation auriculaire [2]. En cas de surdité post-traumatique, une corticothérapie orale (1 mg/kg) peut être prescrite (voir « Surdité brusque »).

Infection

- Otite externe :
  - bactérie : affection bénigne et fréquente surtout en été (baignade). Dermoépidermite aiguë d'origine bactérienne. Otalgie souvent intense et lancinante majorée par la pression du tragus et la traction du lobe de l'oreille. Apyrexie et otorrhée modérée. CAE souvent œdématié, rendant impossible l'examen otoscopique. Antalgiques et traitement local par gouttes auriculaires

associant antibiotiques, xylocaïne et corticoïdes (exemple : ciprofloxacine-dexaméthasone 3 mg/1 mg/mL, 4 gouttes dans la ou les oreilles atteintes, 2 fois/jour pendant 7 jours, Ciloxadex®) [3]. Une mèche expansive type Pop-oto-wick® dans un CAE sténosé, imbibée par les gouttes auriculaires répétées (4/j) pendant 48 h apporte un soulagement rapide. Gouttes poursuivies 1 semaine. Risque d'ostéite nécrosante (immunodéprimé, diabète). Attention en ces d'otite externe traînante, avec granulomes du CAE et réaction inflammatoire : avis spécialisé [4];
  - mycose : associée à un prurit et une otorrhée cotonneuse. CAE non inflammatoire. Après élimination des dépôts, gouttes ou poudre d'une association d'antibactériens, de corticoïdes et d'antifongiques (Auricularum®) 2 fois/j pendant 7 j.
- Otite moyenne aiguë : diagnostic simple à l'otoscope (tympan congestif, purulent opaque bombant ou perforé), fièvre avec ou sans écoulement. Majoritairement virale. Antalgiques niveau 2 par voie orale. Antibiotiques par voie locale non indiqués [2] contrairement aux antalgiques [5].
- Périchondrite : inflammation du cartilage de l'oreille consécutif à une effraction cutanée. Réaction inflammatoire parfois importante du pavillon sans atteinte du lobule (dépourvu de cartilage). Traitement antibiotique (amoxicilline-acide clavulanique) par IV au début car risque de destruction du cartilage. À différencier des piqûres d'insecte (atteinte du lobule associée).
- Zona : zone Ramsay-Hunt (territoire sensitif du VII). Présences de vésicules douloureuses du CAE et d'une partie du pavillon. De manière décalée, possibilité de vertiges, PF périphérique et surdité associés. Valaciclovir 500 mg, 2 cp 3 fois/j, 7 j.

Tumeur

Personne âgée, carcinome basocellulaire (évolution locale) ou spinocellulaire (risque métastatique) parfois douloureux si ulcération. Avis spécialisé indispensable.

Otalgie réflexe

Cavité buccale pharynx

- Tumeur :
  - carcinome épidermoïde de l'amygdale, de la langue ou de l'hypopharynx : les plus fréquents, otalgie comme point de départ. Contexte alcoolotabagique, recherche d'induration et/ou d'adénopathies satellites. Avis spécialisé même si examen clinique négatif;
  - cancer rhinopharynx : carcinome indifférencié de l'adulte jeune sans facteur de risque. Otalgie avec otite séromuqueuse et adénopathie. Avis spécialisé.
- Infection-inflammation :
  - pathologies dentaires : toutes par irritation du nerf mandibulaire (V3). Clinique ± orthopantomogramme;
  - angine et pharyngite : fibre du IX.

Cervicofacial

- Parotide : infection, inflammation, néoplasie. Induration, douleur et augmentation de volume.
- Adénopathie cervicale : par compression ou irradiation d'une branche sensitive du plexus cervical superficiel.
- Fracture du rocher : contexte évocateur, otorragie, vertiges et acouphènes parfois associés. TDM mastoïde.

Articulation temporomandibulaire (ATM)

Douleur à la palpation de l'interligne articulaire en avant du tragus, un craquement ou une déviation à l'ouverture. Souvent en lien avec un trouble de l'articulé dentaire. Traitement médicamenteux antalgique, fonctionnel voire chirurgical.

- Arthrite, arthrose : otalgie homolatérale.
- Syndrome algodysfonctionnel de l'ATM : femme jeune avec otalgie parfois bilatérale.

Causes rares

Cervicarthrose, névralgie essentielle.

RÉFÉRENCES

[1] EMC médecine Otalgie Blanc F, Mondain M. 2021-09-01, Volume 24, Issue 4, 1-5.

[2] Antibiothérapie locale en ORL. Médecine Mal Infect 2004; 34(12) : 571–2. Recommandations.

[3] Chu L, Acosta AM, Aazami H, Dennis P, De Valle O, Ehmer D, et al. Efficacy and Safety of Ciprofloxacin Plus Fluocinolone Acetonide Among Patients With Acute Otitis Externa : A Randomized Clinical Trial. JAMA Netw Open 1 juill 2022 ; 5(7) : e2221699.

[4] Rosenfeld RM, Schwartz SR, Cannon CR, et al. Clinical practice guideline : acute otitis externa executive summary. Otolaryngol Head Neck Surg 2014; 150(2) : 161–8.

[5] Best evidence topic reports. Bet 1. The role of topical analgesia in acute otitis media. Emerg Med J 2008 ; 25(2) : 103–4.

Vertiges

Points important

- Préciser s'il s'agit de vertiges (illusion de mouvements) ou d'une impression vertigineuse (sensation d'ébriété).
- L'évolution des symptômes plus informative que leurs intensités.
- Le VPPB de loin la première cause de vertige.
- L'IRM préconisée dans les formes atypiques.
- Peut être le symptôme d'un accident ischémique du tronc cérébral ou du cervelet.
- Explorations complémentaires vestibulaires complexes mais non systématiques.

Définition

Illusion de mouvement qui se manifeste par une impression de rotation. Il s'accompagne habituellement de signes neurovégétatifs, sans perte de conscience au cours de la crise. Dysfonctionnement unilatéral aigu, brutal du système vestibulaire – périphérique (canaux semi-circulaires) – centrale (noyaux du bulbe, cervelet).

Diagnostic (figure 95.1)

Démarche diagnostique

Anamnèse

Étape primordiale pour orienter le diagnostic en particulier en dehors de la crise : interrogatoire ciblé et méticuleux.

- ATCD neurologiques (migraines, sclérose en plaques) ou ORL, facteurs de risques cardiovasculaires.
- Vertige ou trouble de l'équilibre (sensation de tournis ou non).
- Circonstances :
  - préciser la position ou un changement de celle-ci;
  - stress (maladie de Ménière).
- Vertiges connus et identiques, contexte de pathologie infectieuse ORL ou générale (virose), traumatisme crânien, prise de médicaments ou de toxiques.
- Signes associés : acouphènes, hypoacousie, surdité, migraine, nausées, troubles neurologiques (déficit, paires crâniennes, syndrome cérébelleux).

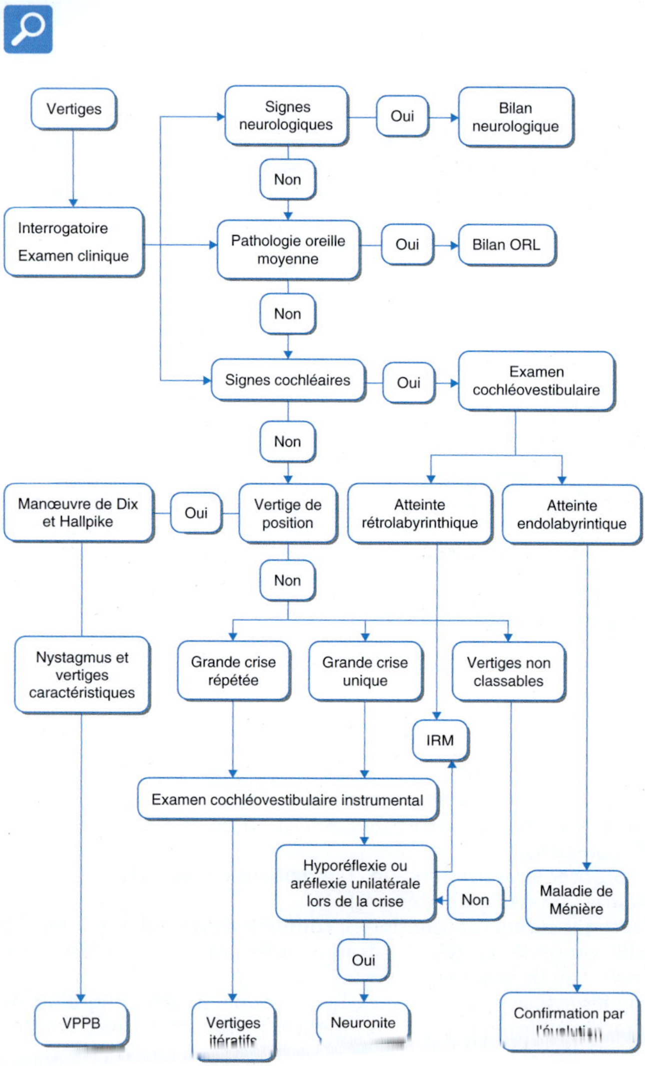

Figure 95.1 **Stratégie diagnostique devant un vertige de l'adulte.**

Examen clinique

Pathologie de l'oreille moyenne (otoscopie)

Signes vestibulaires

- Nystagmus :
  - mouvements synchrones des 2 yeux avec phase lente et phase de retour rapide (détermine le sens du nystagmus);
  - ne pas chercher dans les regards extrêmes (> 30° de rotation des yeux) car risque de nystagmus physiologique;
  - parfois inhibé par la fixation du regard (lunettes de Frenzel empêche la fixation oculaire : éclairantes et grossissantes donc vision trouble). Test en position assise, au repos puis après agitation rapide *(head shaking)* de la tête à l'horizontale pendant 10 à 20 s).
- Déviations segmentaires : déviations des index (debout yeux fermés et les index tendus en avant à l'horizontale) et signe de Romberg (pieds joints, inclinaison latérale du corps après quelques secondes d'occlusion oculaire, dans le même sens que la déviation des index).

Test de HINTS

- *Head impulse* :
  - brusque rotation passive de la tête (10–20°) effectuée par l'examinateur pendant que le sujet fixe un objet stationnaire;
  - normal : les yeux restent fixés sur l'objet, pas de mouvement d'ajustement (cause centrale);
  - pathologique : les yeux ne restent plus fixés sur l'objet. Le patient corrige avec des mouvements oculaires saccadés.
- Nystagmus :
  - observation des yeux dans chaque direction du regard (nystagmus uni- ou pluridirectionnel);
  - nystagmus multidirectionnel : origine centrale.
- *Test of skew* :
  - le patient fixe un objet stationnaire pendant que l'examinateur recouvre alternativement l'un de ses yeux. Il observe si un mouvement vertical de refixation de l'œil couvert se produit;
  - divergence verticale : origine centrale.

L'algorithme STANDING [1] semble apporter une plus grande précision pour différencier un vertige périphérique d'un vertige central avec par ailleurs une méta-analyse confirmatoire [2] en médecine d'urgence (figure 95.2).

- Analyse du nystagmus couché (lunettes de Frenzel).
- Manœuvres positionnelles.
- *Head impulse* si unidirectionnel.
- Pour tout patient en incapacité à tenir debout, le vertige était considéré comme central.

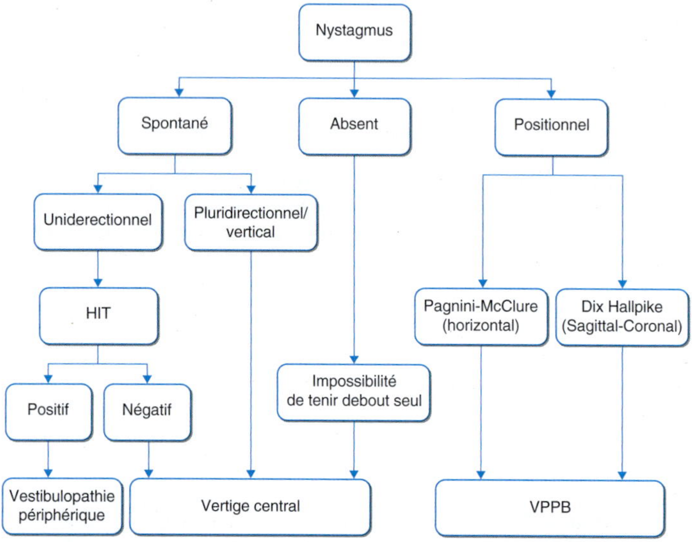

Figure 95.2 Algorithme STANDING.

Vanni S, Pecci R, Casati C, Moroni F, Risso M, Ottaviani M, et al. STANDING, a four-step bedside algorithm for differential diagnosis of acute vertigo in the Emergency Department. Acta Otorhinolaryngol Ital Organo Uff Della Soc Ital Otorinolaringol E Chir Cerv-facc. déc 2014;34(6):419-26.

Signes neurologiques

Examen clinique détaillé avec en particulier recherche :

- signes cérébelleux : dysmétrie (doigt-nez; pied tibia) et adiadococinésie (« marionnettes ») en particulier;
- examen des paires crâniennes (tableau 95.1).

Prise tension artérielle

Recherche d'hypotension orthostatique (voir « Syncopes »).

Imagerie

Dans leurs formes cliniques caractéristiques, pas d'indication d'imagerie des vertiges isolés ou associés à des signes cochléaires (acouphènes, hypoacousie, surdité). Lors de signes neurologiques associés ou de formes atypiques, l'IRM de la fosse postérieure est recommandée.

Diagnostic différentiel ou d'exclusion : impression vertigineuse

- Hypoglycémie.
- Syndrome vagal.
- Hypotension orthostatique.

Tableau 95.1 Examen des paires crâniennes.

1. Olfactif	Anosmie bilatérale (TC)
2. Optique	Acuité visuelle et champ visuel (chaque œil séparément)
3. Oculomoteur commun	– Atteinte intrinsèque : mydriase – Atteinte extrinsèque : impossibilité de déplacer l'œil en dedans en haut et en bas donc ptosis, diplopie verticale ou oblique, strabisme divergent (souvent incomplète)
4. Pathétique	Impossibilité de déplacer l'œil vers le bas
5. Trijumeau	– Sensibilité de la face et du pharynx (V1, V2 et V3) – Motricité : masticateurs
6. Moteur oculaire externe	Impossibilité de déplacer l'œil vers l'extérieur
7. Facial	Motricité faciale
8. Auditif	– Cochléaire : épreuves de Rinne et de Weber (voir « Surdité ») – Vestibulaire : signe de Romberg, marche en ligne, nystagmus, déviation des index
9. Glosso-pharyngien **10. Pneumogastrique**	Phonation, déglutition, sensibilité {1/3} postérieur de la langue, du voile et du pharynx (contraction du voile et nauséeux)
11. Spinal	Paralysie du SCM (rotation tête) et trapèze (hausser les épaules)
12. Grand hypoglosse	Paralysie de l'hémilangue (protraction de la langue)

Étiologies

Origine centrale ou périphérique (figure 95.2, tableaux 95.2 et 95.3)

Atteinte périphérique

Souvent grand vertige rotatoire horizontal unidirectionnel, diminué ou aboli par la fixation oculaire – jamais vertical pur –, en cas de syndrome vestibulaire harmonieux (phase lente nystagmus et déviation des index du même côté : côté lésionnel).

Atteinte centrale

Pas de cohérence entre nystagmus et déviation segmentaire (disharmonieux). Nystagmus multidirectionnel, non fixable et non épuisable.

Tableau 95.2 Caractéristiques habituelles des vertiges centraux et périphériques [3].

Caractéristiques	Périphérique	Central
Sévérité	Sévère	Modérée
Mode d'installation	Brutal	Progressif
Durée	Secondes	Semaines à mois
Positionnel	Oui	Non
Fatigable	Oui	Non
Symptômes associés	Auditif	Neurologique ou visuel
Nystagmus associés	Horizontal	Vertical

Tableau 95.3 Critèressémiologiques principaux en fonction des étiologies de vertiges.

	Nystagmus	Déviation corporelle	Signes cochléaires	Signes neurologiques
VPPB	Positionnel	Aucune	Aucun	Aucun
Névrite	Spontané	Côté lésionnel	Aucun	Aucun
Ménière	Spontané	Côté lésionnel	Surdité	Aucun
AVC	Spontané non fixable	Côté lésionnel	Aucun	Oui
Migraine	Spontané	Côté lésionnel	Aucun	Parfois
Fracture translabyrinthique	Spontané	Côté lésionnel	Surdité de perception	PF possible

Selon les recommandations de l'ANAES [4]

Vertiges isolés ou associés à des signes cochléaires : les plus fréquents

- VPPB :
  - prévalence chez la femme de 50–60 ans : 70 % idiopathiques, 20 % secondaires à un TC, une atteinte virale ou une manipulation cervicale. Vertiges intenses et nystagmus positionnel déclenché à la fin de changement de position de la tête (avec petit temps de latence), de durée brève (< 60 s), dans des conditions stéréotypées pour un même patient, pas de signes neurologiques ou cochléaires. Signes neurovégétatifs associés (nausées, pâleur, sueurs, etc.). Manœuvres de Dix et Hallpike : – temps de latence minimal (1 s) associé à un

vertige – durée brève (< 1 min) – composante rotatoire « géotropique » (phase rapide bat vers l'oreille la plus basse) et côté vertige – vertiges et nystagmus fatigables (intensité moindre à la répétition de la manœuvre). La manœuvre doit être appliquée des 2 côtés. La positivité de la manœuvre suffit à confirmer le diagnostic. 90 à 95 % au niveau du canal semi-circulaire postérieur (alors variante de la manœuvre d'Hallpike : rotation tête à 45° et bascule de la tête en arrière avec la tête en extension de 30° par rapport à l'horizontale). Le nystagmus s'inverse au retour en position assise ;
  - les manœuvres diagnostiques et thérapeutiques font l'objet d'une recommandation de bonnes pratiques de la HAS en 2017 [5].
- Névrite ou neuronite vestibulaire : lors de l'âge moyen, également réparti entre les 2 sexes :
  - vertiges (souvent progressif) sévères et prolongés (plusieurs jours) avec nystagmus évident (bat du côté opposé à la lésion et inhibé par la fixation) ;
  - absence de surdité, d'acouphènes ou autres signes neurologiques ;
  - association fréquente récente ou contemporaine avec infection voies aériennes supérieures ;
  - signes neurovégétatifs ;
  - confirmer par l'épreuve calorique (hypoexcitabilité ou inexcitabilité calorique unilatérale).
- Maladie de Ménière, [6] rare (< 10 %) :
  - au minimum 2 épisodes paroxystiques de vertiges spontanés ;
  - durée quelques heures (minimum 20 minutes) voire quelques jours ;
  - acouphènes ou sensation de plénitude au niveau de l'oreille concernée ;
  - une hypoacousie unilatérale démontrée au moins une fois à un audiogramme. Vertiges plus invalidants que le VPPB. L'hypoacousie et les acouphènes s'aggravent avec la répétition des crises.
- Les vertiges itératifs ou récurrents : pas de consensus dans la littérature sur critères diagnostiques. Vertiges méniériformes sans signe cochléaire.

Vertiges associés à une pathologie de l'oreille moyenne (infectieuse, traumatique, malformative)

Nécessite le plus souvent un bilan ORL (fracture du rocher, labyrinthite).

Vertiges associés à des signes neurologiques

- Facteurs évocateurs en plus des signes neurologiques :
  - nystagmus violent vertical et inférieur ou changeant de position sans mouvement de la tête ;

  - nystagmus spontané permanent non provoqué;
  - céphalées ou nausées en dehors des épisodes.
- Bilan neurologique à la recherche : accident ischémique, fosse postérieure (tronc cérébral : syndrome de Wallenberg, cérébelleux, dissection de l'artère vertébrale), sclérose en plaques, processus expansif de la fosse postérieure.

Vertiges ou troubles de l'équilibre de cause générale

- Sujet âgé :
  - souvent plurifactoriels;
  - informations vestibulaires sous-utilisées.
- Migraine : accompagnée de troubles de l'équilibre et/ou de vertiges positionnels. Diagnostic d'élimination.

Éléments de gravité et pronostic

- Ne pas négliger l'hypothèse d'un AVC de la fosse postérieure, pour lequel traitement en urgence nécessaire.
- Attention vertige positionnel à la suite d'un effort associé à une nucalgie unilatérale de la femme jeune : possible dissection de l'artère vertébrale.
- Pronostic : évolution favorable des VPPB (98 %) après manœuvres libératoires (souvent nécessaire de répéter les manœuvres).
- Le diagnostic de maladie de Ménière ne peut être posé qu'après avoir éliminé une cause tumorale, malformative, vasculaire ou inflammatoire.

Prise en charge thérapeutique

Syndrome vestibulaire central

IRM en urgence et prise en charge en unité neurovasculaire.

Syndrome vestibulaire périphérique

VPPB

Niveau de preuve élevé de la manœuvre libératoire d'Epley [7] ou de Lempert en fonction du canal semi-circulaire atteint (postérieur : Epley; horizontal : Lempert); elle doit être réalisée par une personne formée (médecin ou kinésithérapeute).

Vertiges de durée prolongée

- Névrite vestibulaire, crise de Ménière, vertiges itératifs.
- Mise au repos dans l'obscurité.
- Mise en place d'une perfusion d'antivertigineux (acétylleucine IV 500 mg/5 mL) et antiémétiques (type métopimazine 10 mg/1 mL).
- Relai *per os* : bétahistine 24 mg, 1 cp matin et soir.
- Pour la maladie de Ménière, pour diminuer les symptômes,les diurétiques peuvent être utilisés (hydrochlorothiazide, acétazolamine).

Vertiges associés à une pathologie ORL

Traitement de la cause.

Consignes et surveillance

- En cas de névrite, lever et rééducation vestibulaire précoce (1re semaine) et quotidienne [8]. Éviter les médicaments antivertigineux (opposition à la compensation vestibulaire). Évaluation de la fréquence des séances par le kinésithérapeute au terme de la 1re semaine.
- Rééducation vestibulaire moins consensuelle pour les névrites itératives et les crises de Ménière.
- Les VPPB disparaissent spontanément dans 30 % des cas sous 7 jours.
- Maladie de Ménière : régime hyposodé et diminution des excitants (caféine), rythme nycthéméral respecté et activité physique régulière en dehors des crises.

RÉFÉRENCES

[1] Vanni S, Pecci R, Casati C, Moroni F, Risso M, Ottaviani M, et al. STANDING, a four-step bedside algorithm for differential diagnosis of acute vertigo in the Emergency Department. Acta Otorhinolaryngol Ital 2014 ; 34(6) : 419–26.
[2] Nakatsuka M, Molloy EE. The HINTS examination and STANDING algorithm in acute vestibular syndrome: A systematic review and meta-analysis involving front-line point-of-care emergency physicians. PloS One 2022 ; 17(5) : e0266252.
[3] Chawla N, Olshaker JS. Diagnosis and management of dizziness and vertigo. Med Clin North Am 2006 ; 90(2) : 291–304.
[4] Chauplannaz G, Legent F. Vertigo in adults : diagnostic strategies, role of vestibular rehabilitation. Work Group assembled by the National Agency for Health Accreditation and Evaluation (ANAES). Ann Oto-Laryngol Chir Cervico Faciale Bull Société Oto-Laryngol Hôp Paris 1998 ; 115(Suppl 1) : S5–21.
[5] HAS. Vertiges positionnels paroxystiques bénins : manœuvres diagnostiques et thérapeutiques. Décembre 2018. www.has-sante.fr/portail/jcms/c_2819896/fr/vertiges-positionnels-paroxystiques-benins-manoeuvres-diagnostiques-et-therapeutiques.
[6] Société française d'ORL et de chirurgie de la face et du cou. Recommandations pour la pratique clinique : stratégie diagnostique et thérapeutique dans la maladie de Ménière, www.orlfrance.org/wp-content/uploads/2017/06/Maladie-de-Meniere-stategie-diagnostique-et-therapeutique.pdf
[7] Hilton MP, Pinder DK. The Epley (canalith repositioning) manoeuvre for benign paroxysmal positional vertigo. Cochrane Database Syst Rev 2014 ; 12. CD003162.
[8] McDonnell MN, Hillier SL. Vestibular rehabilitation for unilateral peripheral vestibular dysfunction. Cochrane Database Syst Rev 2015 ; 1. CD005397.

Fiche 96

Épiglottite

Points importants

- Urgence infectieuse et respiratoire qui peut engager le pronostic vital par obstruction brutale des voies aériennes supérieures.
- Douleur pharyngée associée à une douleur cervicale à la palpation.
- Étiologie infectieuse largement la plus fréquente.
- Intérêt de la radiographie du rachis cervical de profil pour éliminer le diagnostic : « signe du pouce ».
- Traitement de base : antibiotiques + corticoïdes.
- Même si l'évolution est souvent favorable, vigilance accrue car dégradation rapide possible.
- Intubation à risque au bloc opératoire par équipe entraînée.

Définition

Inflammation de l'épiglotte et des structures avoisinantes, le terme le plus exact devrait être supraglottite (comme dans le MeSH : *Medical Subject Headings*) ou laryngite supraglottique. Augmentation de l'incidence chez l'adulte, avec une prédominance chez l'homme. Pas de caractère de saisonnalité. Effets de la vaccination anti *Hæmophilus influenzæ* de l'enfant non encore perceptibles dans la population adulte.

Diagnostic

Démarche diagnostique

Anamnèse

ATCD de tabac ou de terrain immunodéprimé, absence d'immunisation *Hæmophilus*, circonstances de survenue.

Examen clinique

- Début brutal (80 % moins de 48 h), mal de gorge intense, odynophagie avec stase salivaire, habituellement fébrile. D'autres signes cliniques moins fréquents : dyspnée, dysphonie, dysphagie, toux.
- L'attitude prise par le patient est à respecter : position assise ou débout, penchée vers l'avant, bouche ouverte, langue pendante, nuque en extension.
- Prise des constantes hémodynamiques et respiratoires.

Méga-guide pratique des urgences

- Présence d'adénopathies cervicales avec surtout douleur à la palpation du cou.
- En présence de signes de détresse respiratoire, la libération des voies aériennes supérieures est prioritaire.

Examens biologiques

Bilan préopératoire systématique, hémocultures et prélèvements bactériologiques pharyngés (réalisations délicates). NFS, CRP classiquement réalisées mais non indispensables.

Imagerie (lorsque l'état clinique du patient le permet)

Radiographie standard de profil du rachis cervical (peu pénétré : dit mou)

Excellente valeur prédictive négative (94,7 %) [1]. « Signe de pouce » (figure 96.1) traduit l'œdème de l'épiglotte et la réduction de défilé laryngé. Associé au cortège clinique confirme le diagnostic.

Échographie en coupe longitudinale du larynx

« Signe du P en langage des signes » (figure 96.2) peut aider au diagnostic [2].

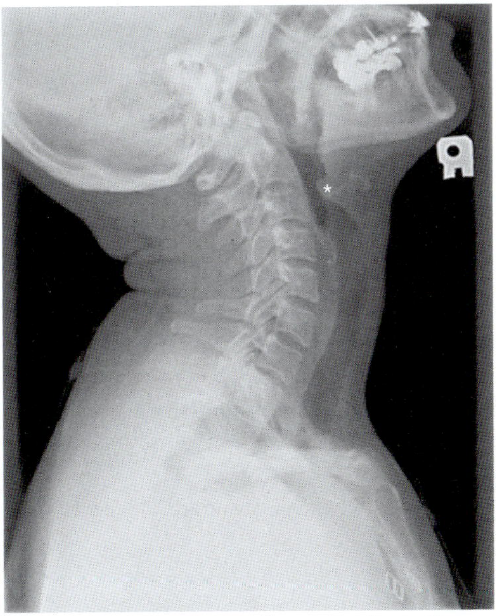

Figure 96.1 Signe du pouce sur une radiographie de profil.

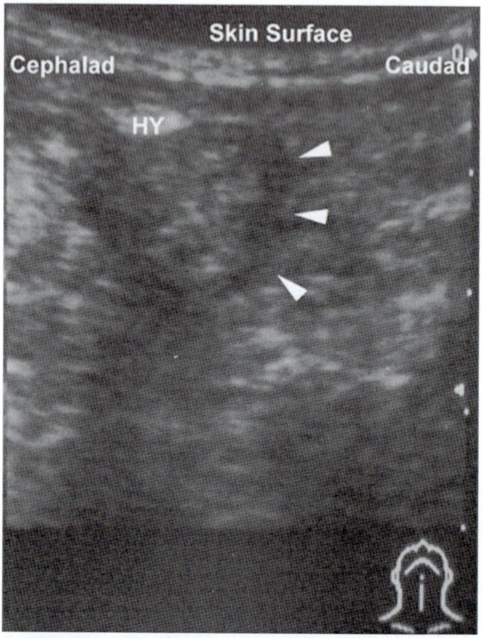

Figure 96.2 Signe échographique du P dû à l'ombre acoustique de l'os hyoïde.

TDM du cou

Recherche d'abcès de l'épiglotte (principale complication) ou de fasciite nécrosante cervicale.

Fibroscopie

Non systématique, en général en cas de nécessité d'intubation.

Diagnostic différentiel ou d'exclusion

Croup ou laryngite sous-glottique

Plutôt en hiver, d'évolution plus progressive avec une toux aboyante, une absence de dysphagie et de stase salivaire.

Inhalation d'un CE

L'histoire clinique et le cliché standard de profil permettent la confirmation.

Traumatisme laryngé

Hématome rétropharyngé
Patient sous anticoagulant.

Autres causes infectieuses locales
Pharyngite, angine, abcès périamygdalien.

Autres causes infectieuses rares
Diphtérie, tétanos, MNI.

Étiologies

Infectieuse : majoritaire (même si rarement mise en évidence <50 %)
- Bactérienne : streptocoque béta hémolytique du groupe A en premier lieu avec *streptococcus pneumoniae*, suivi de l'*Hæmophilus parainfluenzæ* de type b ; nombreuses autres bactéries possibles.
- Virale, en particulier le virus *Herpès simplex*.
- Fungique : *Candida albicans* ou *aspergillus*.

Non infectieuse
- Toxique : inhalation de produits caustiques, crack-cocaïne.
- Thermique : ingestion de produits brûlants.
- Allergique de gravité variable.
- Effet de la radiothérapie.

Éléments de gravité et pronostic

- Critères de gravité habituellement retenus selon Friedman (tableau 96.1) [3].
- Obstruction des voies aériennes supérieures et détresse respiratoire : critères prédictifs d'assistance ventilatoire [4] (11 % des cas) : diabète, stridor, abcès épiglottique.

Tableau 96.1 Critères de gravité de Friedman.

	Fréquence respiratoire	Signes de détresse respiratoire	Conduite à tenir
Stade I	<20 cycles/min	Absent	Surveillance
Stade II	Entre 20 et 30	Léger	Intubation au bloc opératoire
Stade III/IV	>30	Modérées/sévères ou cyanose ou pCO_2 >45 mmHg	Intubation immédiate

- Difficulté d'identifier le moment opportun de l'IOT : « à titre préventif », semble augmenter la durée d'hospitalisation et la mortalité; si trop tardive, risque d'ACR, d'intubation impossible avec trachéotomie obligatoire.
- Pronostic :
  - majoritairement de bon pronostic en quelques jours lorsque non compliquée;
  - mortalité entre 1,2 et 7 %;
  - devant un œdème majeur, un érythème et des crépitants sous-cutanés du cou, suspecter une fasciite nécrosante cervicale. Soit comme mode de présentation initial soit en l'absence d'amélioration malgré un traitement bien conduit et confirmés par une TDM cervicale. Prise en charge médicochirurgicale.

Prise en charge thérapeutique

- Critères de gravité (tableau 96.1) retenus dans la littérature mais non validés, car uniquement sur des études rétrospectives. Le sens clinique doit primer.
- Prise en charge multidisciplinaire notamment dans les formes sévères avec détresse respiratoire.
- Filière laryngée étroite : envisager toutes techniques d'intubation difficile [5]. En dernier recours cricothyrotomie et trachéotomie.
- Oxygénothérapie humidifiée avec un objectif de SpO_2 à 95 %.
- Antibiothérapie par voie générale : amoxicilline-acide clavulanique (1 g 3 fois/j) ou C3G-métronidazole (500 mg 3 fois/j) pendant 48 h suivie de 7 jours par voie orale (à adapter en fonction des résultats bactériologiques et de l'évolution clinique).
- Corticothérapie : couramment utilisée même si amélioration seule de la durée de séjour en soins intensifs (niveau de preuve est faible). Méthylprednisolone ou prednisolone. Posologie habituelle (1 mg/kg/j pendant 3 à 5 j).
- Aérosols d'adrénaline d'usage empirique associés aux corticoïdes semblent améliorer la dyspnée [6] (3 mL adrénaline à 0,1 % dans 2 mL de sérum physiologique avec un débit de 9 L/min d'air ou d'oxygène en fonction des besoins).
- Bonne hydratation afin de fluidifier les sécrétions muqueuses.

Consignes et surveillance

- En dehors d'un stade I, hospitalisation en soins intensifs obligatoire avec disponibilité d'en spécialiste en ORL.
- En cas d'épiglottite récidivante, suspecter une maladie de système ou une tumeur.

RÉFÉRENCES

[1] Fujiwara T, Okamoto H, Ohnishi Y, et al. Diagnostic accuracy of lateral neck radiography in ruling out supraglottitis : a prospective observational study. Emerg Med J 2015 ; 32(5) : 348–52.
[2] Hung TY, Li S, Chen PS, et al. Bedside ultrasonography as a safe and effective tool to diagnose acute epiglottitis. Am J Emerg Med 2011 ; 29(3) : 359.e1. 3.
[3] Friedman M, Toriumi DM, Grybauskas V, et al. A plea for uniformity in the staging and management of adult epiglottitis. Ear Nose Throat J 1988 ; 67(12) : 873–4. 876–7, 880.
[4] Sideris A, Holmes TR, Cumming B, Havas T. A systematic review and meta-analysis of predictors of airway intervention in adult epiglottitis. Laryngoscope Feb 2020 ; 130(2) : 465–73.
[5] Henderson JJ, Popat MT, Latto IP, et al. Difficult Airway Society guidelines for management of the unanticipated difficult intubation. Anaesthesia 2004 ; 59(7) : 675–94.
[6] Templier F, Lentz T, Tazarourte K, et al. Intérêt du traitement médicamenteux anti-œdémateux au cours de l'épiglottite aiguë de l'adulte. Ann Fr Anesth Réanimation 2004 ; 23(10) : 1003–6.

Fiche 97

Pharyngites et angines

Points important et pièges

- Affection très fréquente de guérison le plus souvent spontanée.
- De cause virale majoritairement, mais la symptomatologie ne permet pas d'éliminer une origine bactérienne.
- Les critères de Mac Isaac permettent de décider de la nécessité ou non d'un streptotest.
- L'antibiothérapie ne se justifie qu'en cas de streptotest positif.
- En cas de présentation inhabituelle ou de terrain à risque d'IST, penser à évoquer une infection à EBV, CMV, gonocoque ou VIH.

Démarche diagnostique

Anamnèse

- Odynophagie majorée par la déglutition.
- Fièvre.
- Fatigue.
- Céphalées.
- Cervicalgies.
- Sujets jeunes : 50 % des cas avant 18 ans, âge moyen chez l'adulte : 40 ans.

Examen clinique

- Pharynx inflammatoire.
- Exsudat amygdalien.
- Uvulite : inflammation et œdème de la luette donnant une sensation de corps étranger dans la gorge. Le plus souvent d'origine virale ou bactérienne (streptocoque, *Haemophilus*), mais aussi toxique (tabac, cannabis) ou allergique.
- Recherche d'adénopathies cervicales.
- Examen pulmonaire.
- Recherche de signes méningés.

Critères de Centor modifiés Mac Isaac [1]

- Chaque item vaut 1 point : au-delà de 45 ans retirer 1 point, en dessous de 15 ans ajouter 1 point.
  - Fièvre ≥38 °C (constatée ou rapportée par le patient).
  - Exsudat amygdalien.
  - Adénopathies cervicales douloureuses.
  - Absence de toux.

- Probabilité clinique de présence du streptocoque du groupe A.
  - 0 ou 1 point : <5 %.
  - 2 points : 25 %.
  - 3 points : 40 %.
  - 4 points : 60 %.

Streptotest [2]

- Sensibilité 90 %, spécificité 95 % pour la présence de streptocoque du groupe A.
- Nécessité de frotter les deux amygdales et le fond du pharynx.
- Le test ne se fait qu'à partir d'un score de Mac Isaac ≥2 (voire >2 pour certains).

Étiologies

- Virale : 80 % des cas :
  - virus respiratoires y compris COVID : majoritaires. Présence d'autres symptômes : toux, rhinorrhée, otalgie, enrouement;
  - virus Epstein-Barr : responsable de la mononucléose; durée : 2 à 3 semaines;
  - cytomégalovirus : pharyngite modérée mais fièvre prolongée;
  - VIH : pharyngite présente lors de l'infection aiguë chez 40 % des patients. Présence d'ulcérations pharyngées à base blanche et pourtour érythémateux.
- Bactérienne :
  - streptocoque du groupe A : 5 à 15 %. Peut se compliquer de suppurations (abcès péri-amygdalien, cellulite, otite, méningite, sinusite), de rhumatisme articulaire aigu, de glomérulonéphrite;
  - streptocoque des groupes C et G : plus rare, touche des sujets jeunes, non associée au rhumatisme articulaire aigu ni à la glomérulonéphrite;
  - *Fusobacterium* et *Borrelia vincentii* : germes anaérobies responsables de l'angine de Vincent; ulcération amygdalienne avec enduit nécrotique grisâtre (fausses membranes), haleine fétide, mauvais état dentaire;
  - mycoplasme et *chlamydia pneumoniae* : associés souvent à une infection des voies respiratoires;
  - gonocoque et syphilis : y penser chez les patients à risque d'IST.
- Causes non infectieuses :
  - allergies saisonnières;
  - reflux gastro-œsophagien;
  - tabagisme ou exposition aux fumées;
  - prise d'inhibiteurs de l'enzyme de conversion de l'angiotensine;
  - maladies auto-immunes : fièvre périodique, Behçet.

Diagnostic différentiel

Stomatite

- Infectieuse :
  - virale : primo-infection herpétique (vésicules), varicelle, coxsackie (pied-main-bouche), VIH (ulcérations);
  - bactérienne : syphilis (chancre);
  - mycosique : candida albicans (plaques blanchâtres).
- Toxique : chimio et radiothérapies.
- Aphteuse : Behçet.
- Signes de gravité : fièvre, bulles (phemphigus), immunodépression.

Éléments de gravité et pronostic

Clinique

- Voix étouffée « patate chaude ».
- Hypersalivation.
- Déviation médiale de la luette et de l'amygdale.
- Odynophagie sévère.
- Fièvre élevée.
- Otalgie.
- Trismus (pathognomonique de l'abcès chez l'adulte).

Étiologies

- Cellulite (phlegmon) : réaction inflammatoire tissulaire entre l'amygdale et les muscles pharyngés, en réponse à une infection, mais sans accumulation de pus. Fait suite à une amygdalite.
- Abcès péri amygdalien : collection purulente, le plus souvent au niveau du pôle supérieur de l'amygdale. Stade ultime de la cellulite. Germes aérobies et anaérobies souvent associés.

Démarche diagnostique

- Adresser le patient rapidement à un ORL.
- Aspiration à l'aiguille par l'ORL au mieux réalisée, sous échographie intra-orale ou sous mandibulaire pour distinguer une cellulite d'un abcès périamygdalien; attitude recommandée [3].
- TDM injectée parfois demandée par l'ORL avant intervention, notamment en cas de trismus.

Prise en charge thérapeutique

Cellulite et abcès péri-amygdaliens

- Pose d'une voie veineuse.
- Amoxicilline-acide clavulanique : 1 g intraveineux.
- Perfalgan 1 g.

Pharyngites et angines

- Antibiothérapie.
  - Uniquement si streptotest positif.
  - Amoxicilline 1 g matin et soir, 6 jours.
  - Azithromycine 500 mg, une fois par jour, 3 jours ou Céfuroxime 500 mg × 2 par jour, 6 jours, si allergie au bêta-lactamines.
  - Amoxicilline-acide clavulanique si suspicion d'angine de Vincent.
- Traitement symptomatique [4].
  - Paracétamol : 1 g toutes les 6 à 8 h. Diminue l'odynophagie de 50 % après 3 h.
  - Bien qu'efficaces sur la douleur, les AINS et corticoïdes ne sont pas recommandés en France, en raison de leur risque de complications infectieuses graves.
  - Traitements topiques (pastilles, sprays) : procurent un soulagement rapide (1 à 10 min) mais bref (<2 h). Les composants les plus actifs sont : le menthol, la dyclonine, la benzocaïne et l'hexylrésorcinol pour leur effet anesthésique (figure 97.1).

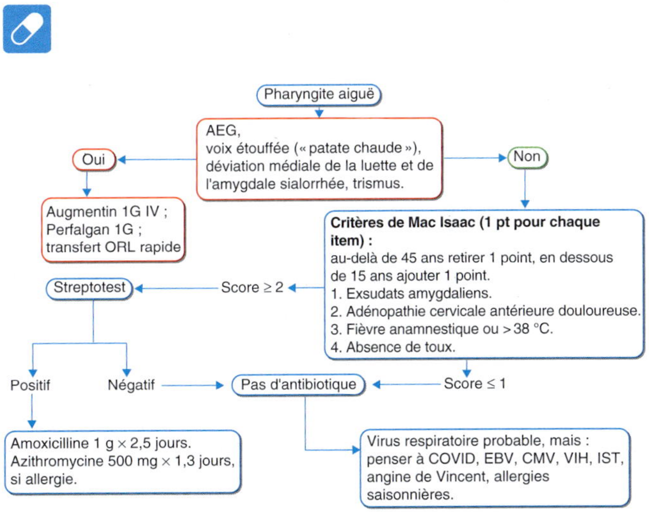

Figure 97.1. Conduite à tenir devant une pharyngite.

Motifs de recours

RÉFÉRENCES

[1] ESCMID Sore Throat Guideline Group, Pelucchi C, Grigoryan L, et al. Guideline for the management of acute sore throat. Clin Microbiol Infect 2012 ; 18 Suppl 1:1.
[2] Shulman ST, Bisno AL, Clegg HW, et al. Clinical practice guideline for the diagnosis and management of group A streptococcal pharyngitis: 2012 update by the Infectious Diseases Society of America. Clin Infect Dis 2012 ; 55 :1279.
[3] Costantino TG, Satz WA, Dehnkamp W, Goett H. Randomized trial comparing intraoral ultrasound to landmark-based needle aspiration in patients with suspected peritonsillar abscess. Acad Emerg Med 2012 ; 19:626.
[4] Thomas M, Del Mar C, Glasziou P. How effective are treatments other than antibiotics for acute sore throat? Br J Gen Pract 2000 ; 50:817.

Épistaxis

Points importants

- Très fréquent : la majorité de la population a eu une épistaxis dans sa vie et le plus souvent bénigne, mais 6 % requièrent une surveillance médicale.
- Répétition, persistance et/ou abondance peuvent en faire la gravité (décompensation d'une tare).
- Pas de bilan de la coagulation systématiquement.
- Épistaxis postérieure rare et complexe.
- Le mouchage et la pression bidigitale souvent suffisent.

Définition

Extériorisation sanguine provenant des fosses nasales.

Diagnostic

Démarche diagnostique [1, 2]

Anamnèse

- ATCD hématologiques (anémie connue, maladie de la coagulation), cardiovasculaires (HTA mal équilibrée), maladie de Rendu-Osler (télangiectasies hémorragiques héréditaires), insuffisance hépatique, carcinome des cavités nasales.
- Traitements en cours : anti-agrégant et/ou anticoagulant, anti-hypertenseur, AINS.
- Âge et antériorité d'épistaxis.
- Mode de survenue, durée, abondance et répétition.

Examen clinique

- Évaluation du retentissement hémodynamique : pression artérielle, fréquence cardiaque, SpO_2, taux d'hémoglobine capillaire.
- En position demi-assise ou assise, examen des cavités nasales après mouchage avec éclairage frontal : siège de l'épistaxis antérieur, postérieur, unique ou bilatéral.
- Recherche d'un saignement postérieur à l'examen de la cavité orale.

Examens biologiques

Guidés par l'anamnèse et l'examen clinique; si saignement abondant : groupe Rh, RAI, NFS, bilan d'hémostase simple (TP ou INR, TCA).

Imagerie

Angio-TDM des troncs supra-aortiques dans les épistaxis graves et réfractaires [3] en vue d'un traitement endovasculaire ou d'une chirurgie.

Diagnostic différentiel ou d'exclusion

- Hématémèse : extériorisation lors d'efforts de vomissements.
- Hémoptysie : extériorisation lors d'efforts de toux.

Étiologies

- 70 % d'origine essentielle localisée sur la tâche vasculaire favorisée par le soleil, le grattage ou l'éternuement.
- Causes secondaires :
  - locales : traumatisme, tumeur maligne, maladie de Rendu-Osler, postopératoires, corps étranger;
  - générales : iatrogénie médicamenteuse, insuffisance hépatique, coagulopathies, HTA mal équilibrée sans lien de causalité direct, infectieuse (rhinosinusite).

Éléments de gravité et pronostic

- Décompensation cardiaque possible en lien avec la perte sanglante.
- Épistaxis postérieure (10 %) : hémorragie plus abondante, bilatérale et se poursuit malgré un tamponnement antérieur.
- Pronostic : 25 % des épistaxis postérieures (dits « réfractaires ») nécessitent un geste d'embolisation ou chirurgical.

Prise en charge thérapeutique

Stabilisation des fonctions vitales

- Si nécessaire (voir « Choc »).
- Demander au patient de pencher, en position 1/2 assise, la tête en avant.

Mouchage

Pour évacuer les caillots.

Arrêt de l'hémorragie

- Tamponnement antérieur selon la technique adaptée au produit utilisé; aucun n'a fait la preuve de sa supériorité, choisir le moins traumatisant :
  - en cas de coagulopathie ou de prise d'anti-agrégant, préférer un tamponnement résorbable [5];
  - tamponnement non résorbable : alginate de calcium (Algostéril®) ou tampon qui se dilate à l'humidification (Mérocel®) Sous anesthésie locale car douloureux;

  - tamponnement résorbable : Surgicel® ou Coalgan® (coagulopathie ou anti-agrégants);
  - si le saignement diminue mais ne cède pas, mécher la narine controlatérale pour augmenter la pression internarinaire.
- Gestes par ordre croissant de son abondance :
  - compression bidigitale pendant 10 min (en regard de la tâche vasculaire);
  - méchage avec compresse imbibée de xylocaïne 5 % + naphtazoline pendant 10 min : favorise la vasoconstriction et anesthésie (facilite si besoin le tamponnement antérieur). Suivi ensuite d'une mèche grasse (tulle gras 20 × 20). Introduite toujours à l'horizontale avec pince Politzer, parallèle au plancher de la cavité nasale, laissée en place quelques heures. Vérification l'arrêt de l'épistaxis postérieur au niveau de l'oropharynx;
  - l'action locale de l'acide tranéxamique semble avoir un intérêt pour réduire le saignement [4]. La voie systémique est une alternative;
  - tamponnement antérieur et postérieur avec sonde à double ballonnet si échec au précédent. Anesthésie locale à la Xylocaïne naphtazolinée®, le ballonnet distal est gonflé en premier (sérum physiologique), blocage au niveau des choanes et gonflage ballonnet antérieur. Vérification de l'absence d'hémorragie postérieure au niveau de la cavité buccale (efficacité 90 %). Maximum 48 à 72 h afin de prévenir une nécrose ou une infection. Noter l'heure de pose et le volume injecté dans les ballonets;
  - embolisation sélective des artères sphénopalatines en radiologie interventionnelle ou chirurgie pour des épistaxis graves (conséquences hémodynamiques) et réfractaires (résistants aux tamponnements après 48 h).

Antibiothérapie

Pour des tamponnements entre 48 et 72 h, en particulier avec du matériel résorbable, l'antibiothérapie reste controversée [6, 7]. Si c'est le cas, elle sera prescrite pendant le méchage jusqu'à 5 jours après.

Consignes et surveillance

Traitement conservateur

Application douce de vaseline et surveillance 30 min avant la sortie du patient.

Méchage antérieur

- Conseils de surveillance pour le patient : température, saignement, majoration de la douleur.

- Ablation à 48 h du méchage antérieur en le maintenant humide (sérum physiologique : facilite le retrait).

Traitement de la cause

- Conseils aux patients pour prévenir les récidives :
  - humidification des cavités nasales avec sérum physiologique voire lubrifiant nasal;
  - mouchage doux;
  - ne pas déloger les croûtes manuellement;
  - ne pas prendre de médicaments ayant une action sur la coagulation;
  - toux ou éternuements bouche ouverte.
- Hospitalisation en ZSTCD, épistaxis tarie mais à risques de récidives précoces (anti-agrégants plaquettaire ou anti-coagulants).

RÉFÉRENCES

[1] Malard O. Épistaxis : conduite à tenir. Encycl Méd Chir - AKOS (traité de médecine) 2017-07-01, Volume 20, Issue 3, 1-6.
[2] Prades J-M, Gavid M. Épistaxis. Encycl Méd Chir (Elsevier, Paris). Oto-Rhino-Laryngol 2017-02-01, Volume 32, Issue 1, 1-10.
[3] Reyre A, Michel J, Santini L, et al. Épistaxis, du diagnostic à la thérapeutique. Imag Urgences Vasc 2015; 96(3-4) : 315–32.
[4] Joseph J, Martinez-Devesa P, Bellorini J, Burton MJ. Tranexamic acid for patients with nasal haemorrhage (epistaxis). Cochrane Database Syst Rev. 31 déc 2018;12 : CD004328.
[5] Société Française d'ORL et de chirurgie de la face et du cou. Recommandations pour la pratique clinique - Prise en charge des épistaxis de l'adulte, www.orlfrance.org/wp-content/uploads/2017/06/Prise-en-charge-des-epistaxis-adulte.pdf; 2016.
[6] Cohn B. Are prophylactic antibiotics necessary for anterior nasal packing in epistaxis? Ann Emerg Med 2015; 65(1) : 109–11.
[7] Biggs TC, Nightingale K, Patel NN, Salib RJ. Should prophylactic antibiotics be used routinely in epistaxis patients with nasal packs? Ann R Coll Surg Engl 2013; 95 : 40–42.

Surdité brusque

Points importants

- Anamnèse et examen clinique permettent d'éliminer une surdité de transmission.
- Majoritairement unilatérale, souvent associée à des acouphènes.
- La surdité de perception nécessite un avis ORL dans la semaine (audiométrie).
- L'étiologie idiopathique de la surdité de perception de loin la plus fréquente n'empêche pas la recherche d'une cause secondaire.
- Dans les deux tiers des cas récupération spontanée dans les 3 semaines.
- Aucune thérapeutique avec niveau de preuve fort en dehors des causes secondaires évidentes.

Définition

Perte d'auditive de 30 dB sur 3 fréquences audiométriques successives dans un délai < 72 h, majoritairement unilatérale (95 %) et sans cause évidente.

Diagnostic

Démarche diagnostique

Anamnèse

- Niveau de profondeur modérée, moyenne ou sévère. Les fréquences affectées sont variables. Peut être associée à des acouphènes et/ou un vertige atypique. Évaluer la variabilité de l'intensité et la répétition.
- Mise en évidence souvent lors de l'usage du téléphone.
- Circonstances de survenue : traumatisme, infection, traitements en cours.
- ATCD otologiques (surdité de perception connue, chirurgie otologique récente, otospongiose, otite chronique).
- Signes associés : troubles neurologiques, ORL (otalgie, otorrhée, acouphènes, vertiges, fièvre).

Examen clinique

- Otoscopie : anomalie du CAE, examen du tympan.
- Examen acoumétrique pour une surdité unilatérale (diapason de 250 à 500 Hz) :

Tableau 99.1 Côté où le son est le mieux entendu.

	Surdité de transmission	Surdité de perception
Test de Weber	Homolatéral	Controlatéral
Test de Rinne	Mastoïde > CAE	CAE > mastoïde

- test de Weber : diapason sur le vertex, le front ou le menton;
- test de Rinne : côté suspecté diapason sur la mastoïde puis les branches à 2 cm du CAE;
- côté où le son est le mieux entendu (tableau 99.1).

- Examen neurologique si surdité de perception : paires crâniennes (voir fiche 95), vertige central ou vestibulaire, oculomotricité, stabilité, nystagmus, troubles sensitivomoteurs de la face.
- Audiométrie tonale et vocale :
  - confirme le diagnostic de surdité de perception aussitôt que possible;
  - ne doit pas retarder la thérapeutique;
  - renouveler à distance pour quantifier la perte séquellaire.

Examens biologiques

Dépend des hypothèses diagnostiques, généralement aucun bilan biologique systématique.

Imagerie

Non systématique, en fonction du contexte clinique.

- TDM des rochers si notion traumatique.
- IRM de l'angle pontocérébelleux avec injection de gadolinium si suspicion de schwannome vestibulaire ou diagnostic douteux.

Diagnostic différentiel ou d'exclusion

- Surdité de transmission :
  - CAE : bouchon de cérumen, corps étranger, otite externe;
  - oreille moyenne : perforation tympanique, otorrhée, otite, cholestéatome, dysfonction de la trompe d'Eustache.
- AVC sur le territoire de l'artère cérébelleuse antérieure mais cortège de signes neurologiques.

Étiologies

- 70 à 90 % d'origine idiopathique en fonction des cohortes.
- Maladie infectieuse (13 %) : maladie de Lyme, méningite bactérienne, virus ourlien, herpès.
- Traumatique (4 %) : fracture du rocher (trait labyrinthique : surdité définitive), commotion labyrinthique, traumatisme sonore, barotraumatisme (parfois associé à des vertiges).
- Maladie du système auto-immun.
- Vasculaire ou hématologique : thrombose, hémorragie notamment si contexte cardiovasculaire.

- Tumorale : schwannome vestibulaire (tumeur bénigne du vestibulaire dans le conduit auditif interne) récupération dans 50 % des cas.
- Ototoxicité : aminosides en gouttes auriculaires sur tympan perforé.

Éléments de gravité et pronostic

- Pronostic de récupération (tableau 99.2).
- Récupération dépend de l'éventuelle pathologie favorisante.

Prise en charge thérapeutique

Adaptée à l'étiologie secondaire suspectée.
Si idiopathique :

- corticothérapie orale classiquement prescrite même si le niveau de preuve reste modéré [1]. Prednisolone à la posologie de 1 mg/kg dans la semaine qui suit le début du symptôme et pour une durée d'environ 15 jours. Une supériorité de la voie systémique [1] sur la voie intratympanique; la voie intratympanique semble avoir une place lors de la prise en charge retardée en thérapie de sauvetage (2 à 6 semaines du début des symptômes) d'une surdité;
- antiviraux type aciclovir associés dans la littérature aux corticoïdes n'ont pas d'effet bénéfique prouvé [2];
- oxygénothérapie hyperbare [3] : même si un effet existe, pas toujours cliniquement significative. Doit être débutée dans les 2 semaines qui suivent le début des symptômes. N'a pas été évalué sur les acouphènes. Peut être plus efficace chez adulte jeune avec surdité sévère (> 60 dB). Est toujours associée à une corticothérapie systémique [4].

Consignes et surveillance

- Avis spécialisé nécessaire pour toute surdité de perception.
- Préciser les précautions d'emploi et effets secondaires des corticoïdes si prescrits.

Tableau 99.2 Pronostic de récupération.

Bon pronostic	Mauvais pronostic
– Début de traitement précoce – Association avec acouphènes – Perte < 40 dB – Schwannome vestibulaire – 70 % des idiopathiques retrouvent une audition normale entre 15 j et 3 semaines sans traitement	– Une récidive de surdité brusque – Vertiges associés à une perte > 90 dB – Âge > 60 ans, vertige paroxystique bénin lors de surdité idiopathique

- Audiogramme de contrôle à 2 mois lors de surdité idiopathique.
- Arrêt de travail d'une semaine pour laisser l'oreille au repos.

RÉFÉRENCES

[1] Plontke SK, Meisner C, Agrawal S, Cayé-Thomasen P, Galbraith K, Mikulec AA, et al. Intratympanic corticosteroids for sudden sensorineural hearing loss. Cochrane Database Syst Rev. 22 juill 2022 ; 7 : CD008080.

[2] Awad Z, Huins C, Pothier DD. Antivirals for idiopathic sudden sensorineural hearing loss. Cochrane Database Syst Rev 2012 ; 8. CD006987.

[3] Bennett MH, Kertesz T, Perleth M, et al. Hyperbaric oxygen for idiopathic sudden sensorineural hearing loss and tinnitus. Cochrane Database Syst Rev 2012 ; 10. CD004739.

[4] Chandrasekhar SS, Tsai Do BS, Schwartz SR, Bontempo LJ, Faucett EA, Finestone SA, et al. Clinical Practice Guideline : Sudden Hearing Loss (Update). Otolaryngol Head Neck Surg août 2019 ;161(1_suppl) : S1-45.

Partie III

Traumatologie

Traumatologie

Fiche 100

Dix règles d'or en traumatologie

1 – Un(e) patient(e) n'a jamais rien !

Une radiographie normale n'est pas synonyme d'absence de lésion. Une contusion fait mal ; un traumatisme ligamentaire ou tendineux provoque une impotence fonctionnelle. Il faut identifier ou évoquer la lésion et proposer une conduite à tenir.

2 – Poser les bonnes questions

Pas de bonne évaluation traumatologique sans anamnèse (mécanisme direct ou indirect) ni estimation de l'énergie cinétique.

3 – Un site lésionnel peut en cacher un autre

À partir du point d'impact, l'énergie cinétique traverse le membre et peut créer des lésions à distance. Il faut toujours chercher des lésions associées.

4 – Éliminer le grand classique

Pour chaque région anatomique, il existe une lésion prépondérante (entorse latérale pour la cheville). Il est naturel de la rechercher en premier, mais elle ne doit pas être un diagnostic systématique ou de facilité en l'absence d'inspiration (l'entorse ne représente que 40 % des lésions de la cheville).

5 – Appliquer les règles prédictives

Lorsqu'elles existent, elles doivent être utilisées sans réserve. Leur sensibilité, généralement proche de 100 %, garantit l'absence de lésion significative et permet de sursoir à l'imagerie (Ottawa, Nexus, Pittsburg, NOR, etc.).

6 – Des radiographies de qualité

Pas d'interprétation correcte sans clichés corrects ; les critères de réussite doivent être connus (centrage, position du membre, incidence du rayon).

7 – Éviter les pièges

Ne pas confondre arrachement osseux et os surnuméraires; un arrachement osseux, même de petite taille, est une lésion ligamentaire ou tendineuse grave. Sur un cliché, une fracture peut en cacher une autre ! Masquer la fracture visible et regarder autour à la recherche d'une autre.

8 – Communiquer

Il est préférable de décrire une fracture avec un vocabulaire anatomique que de la désigner par un nom propre (risque d'erreur ou d'approximation) ; proximale/distale, latérale/médiale, type de trait, déplacement (position du fragment distal par rapport au fragment proximal).

9 – Mettre au repos

La mise en décharge (membre inférieur) ou l'immobilisation (membre supérieur ou inférieur) sont les mesures antalgiques les plus efficaces.

10 – Organiser un circuit de consultation post-urgences

En l'absence de diagnostic évident ou de risque de complication, il est impératif de pouvoir revoir un(e) patient(e) dans un délai court, en consultation post-urgence.

Fiche 101

Polytraumatisme

Points importants

- Première cause de décès chez le sujet de moins de 40 ans.
- Décès le plus souvent dû au choc hémorragique : la rapidité de l'hémostase (en règle générale au bloc opératoire ou initialement par compression–garrot) est un élément pronostique fondamental.
- La prise en charge doit être rapide, précoce et de qualité (équipes entraînées, régulation médicalisée) : orientation vers un centre de traumatologie en lien avec la régulation du SAMU.
- À gravité identique, la mortalité du polytraumatisé augmente avec l'âge.
- La notion de gravité d'un polytraumatisé est évolutive car des détresses (en particulier hémodynamique) peuvent se révéler secondairement : évaluation répétée.

Définition

Le polytraumatisé se définit comme :

- un patient blessé porteur de plusieurs lésions traumatiques dont une, au moins, met en jeu le pronostic vital à court terme;
- un patient ayant eu un traumatisme dont le mécanisme ou la violence laisse penser que de telles lésions peuvent exister [1].

Évaluation initiale de la gravité

Paramètres vitaux

- Score de Glasgow, PA, FC, FR, SpO_2, température, glycémie capillaire, hémoglobinémie capillaire (HemoCue®), pâleur, marbrures;
- Glasgow < 13, PAS < 90 mmHg, SPO_2 < 90 % font d'emblée qualifier un traumatisme comme grave.

Circonstance du traumatisme

Cinétique, hauteur de la chute.

Terrain

Comorbidité, traitement antithrombotique, à visée cardiovasculaire.

Examen clinique

- Examen hémodynamique répété; monitorage.
- État respiratoire :
  FR, SpO_2, cyanose)
  - signes de lutte (tirage, sueurs, balancement thoraco-abdominal) et des signes d'épuisement (troubles de la conscience, somnolence, bradypnée);
  - asymétrie et/ou silence à l'auscultation; emphysème sous-cutané.

- État neurologique :
  - conscience, score de Glasgow ;
  - signes de localisation ; état des pupilles ;
  - tétraplégie ou paraplégie ;
  - ROT, sphincter.
- Palpation abdominale :
  - hématome, douleur, défense.
- Examen du thorax, du rachis, du bassin et des membres (pouls périphériques).

Critères de gravité (tableau 101.1)

Tableau 101.1 Critères de gravité des patients traumatisés (critères de Vittel) [2].

	Critères de gravité
Variables physiologiques	– Score de Glasgow < 8 – PAS < 90 mmHg – SpO_2 < 90 %
Éléments de cinétiques	– Éjection du véhicule – Passager décédé dans le véhicule – Chute > 6 m – Victime projetée ou écrasée – Appréciation globale (déformation véhicule, vitesse estimée, absence de ceinture de sécurité) – *Blast*
Lésions anatomiques	– Traumatisme pénétrant de la tête, du cou, du thorax, de l'abdomen, du bassin, du bras ou de la cuisse – Volet thoracique – Brûlure sévère, inhalation de fumées associée – Fracas du bassin – Suspicion d'atteinte médullaire – Amputation au niveau du poignet, de la cheville ou au-dessus – Ischémie aiguë de membre
Prise en charge préhospitalière	– Ventilation assistée – Remplissage > 1 000 mL de colloïdes – Catécholamines – Pantalon antichoc gonflé
Terrain	– Âge > 65 ans – Insuffisance cardiaque ou coronarienne – Insuffisance respiratoire – Grossesse (2e et 3e trimestres) – Trouble de la crase sanguine

Mise en condition et prise en charge thérapeutique [1]

- Deux voies veineuses périphériques de bon calibre (cathéter intra-osseux en cas d'accès veineux périphérique impossible);
- Remplissage vasculaire par cristalloïde (NaCl 0,9 %). Maintien d'une PAS >90 mmHg; en cas de traumatisme crânien grave, maintien d'une PAS >110 mmHg.
- En cas de choc hémorragique persistant malgré un litre de remplissage : noradrénaline (voir Fiche 4) avec un objectif de PAM supérieure ou égale à 60 mmHg en cas de traumatisme pénétrant et PAM >90 mmHg en cas de traumatisme crânien associé.

Garrot sur les membres et pansement compressif

En cas d'hémorragie active.

Liberté et protection des voies aériennes

Intubation orotrachéale après induction en séquence rapide avec stabilisation manuelle en ligne systématique du rachis cervical en cas de détresse respiratoire aiguë, de score de Glasgow <8 ou d'analgésie impossible en ventilation spontanée. Étomidate et kétamine, hypnotiques de référence et succinylcholine, curare de référence (voir « Intubation »).

Oxygénothérapie

QSP SpO_2 >95 %.

Immobilisation du rachis

Avec attelle cervicothoracique. Immobilisation des membres traumatisés.

Analgésie

Voir « Douleur aux urgences ».

Pansements protecteurs des plaies

Après désinfection.

Mise en place d'une sonde nasogastrique

Contre-indiquée par voie nasale en cas de traumatisme maxillo-facial associé.

Mise en place d'une sonde urinaire

Par voie naturelle en l'absence de fracture du bassin.

Transfusion

- CG : pour maintien de l'hémoglobinémie entre 7 et 10 g/dL; 10 g/dL si TC.

- Un PFC pour deux culots globulaires. Transfusion de plaquettes si taux < 50 000 mm^3 (100 000 mm^3 ainsi que TC associé).
- Calcium : maintenir la calcémie > 0,9 mmoles/L.

Administration d'acide tranéxamique

1 g IVL en 10 minutes, 1 g/8 h IVSE en cas de choc hémorragique traumatique. Le plus tôt possible et jamais après la 3e heure.

Antibioprophylaxie

En cas de fracture ouverte (amoxicilline-acide clavulanique).

Hypothermie, acidose, hypocalcémie, coagulopathie

Doivent être combattues précocement chez le traumatisé grave.

Statut vaccinal antitétanique

Vérification du statut vaccinal antitétanique.

Lésion oculaire et lentilles de contact

Vérification de l'absence de lésion oculaire et de lentilles de contact.

Examens complémentaires

Examens biologiques

- Groupe ABO Rhésus RAI.
- NFS, plaquettes.
- GDS, lactatémie.
- TP-TCA, fibrinogène.
- Ionogramme sanguin : calcémie, transaminase, LDH, CPK, troponine, lipasémie, lactatémie.
- Dosage éventuel de toxiques sanguins et d'alcoolémie.

ECG

Imagerie

Sans délai : radiographie de thorax (hémothorax-pneumothorax; déviation médiastinale, pneumomédiastin, contusion pulmonaire, lésions osseuses), radiographie de bassin de face (50 % des fractures postérieures non vues).

- Échographie de type E-FAST à la recherche d'un épanchement abdominal et/ou pleural (*Extended Focused Assessment with Sonography for Trauma*). Recherche d'épanchement et de PNT. Sonde abdominale convexe en coupe sagittale repère de la sonde vers la tête du patient.
- Quadrant supérieur droit (B) doit visualiser le foie, le rein droit et le diaphragme : épanchement pleural ? Épanchement péritonéal

dans l'espace de Morrison (entre le foie et le rein droit), récessus pariéto-colique au niveau du pôle inférieur du rein.

- Quadrant supérieur gauche (C) au niveau des dernières côtes en zone postérieure (parfois nécessiter de coulisser vers le haut ou le bas) doit visualiser la rate (liquide périsplénique), le rein gauche (liquide dans le récessus spléno-rénal), gouttière pariétocolique (pôle inférieur du rein) et le diaphragme (épanchement pleural).
- Pelvis (D) : 2 coupes sagittales (épanchement devant l'utérus et la vessie chez la femme et devant la vessie chez l'homme) et transversales (épanchement au-dessus de la vessie).
- Sous-xyphoïdienne (A) (si possible sonde cardiaque) : épanchement péricardique et VCI (voir fiche 4).
- Vues pulmonaires (E) : sonde abdominale coupe sagittale antérieure droit et gauche (2e et 3e EICG et Dt ligne médioclaviculaire) (voir fiche 9).
- Réalisation en 3 à 5 min (figures 101.1 et 101.2).

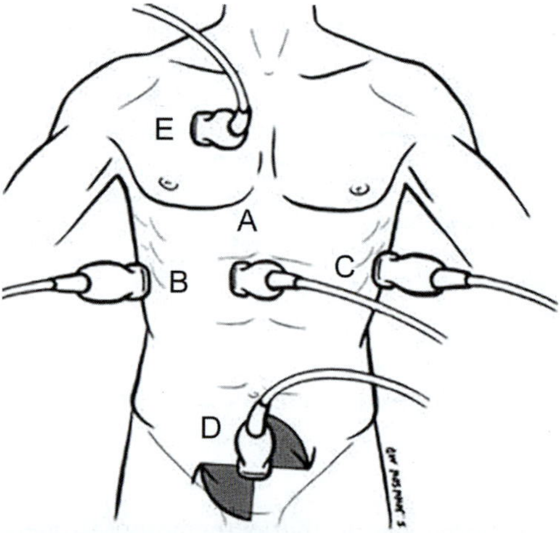

Figure 101.1 **Positionnement de la sonde.**
A. Veine cave inférieure longitudinale. B. FAST (*Focused Assessment by Sonography for Trauma patient*)/quadrant supérieur droit et vue pleurale. C. FAST/quadrant supérieur gauche et vue pleurale. D. FAST pelvis. E. Pneumothorax et œdème pulmonaire.
Source : Perera P, Mailhot T, Riley D, Mandavia D. The RUSH exam : Rapid ultrasound in shock in the evaluation of the critically ill. Emerg Med Clin North Am. 2010 Feb; 28(1) : 29-56.

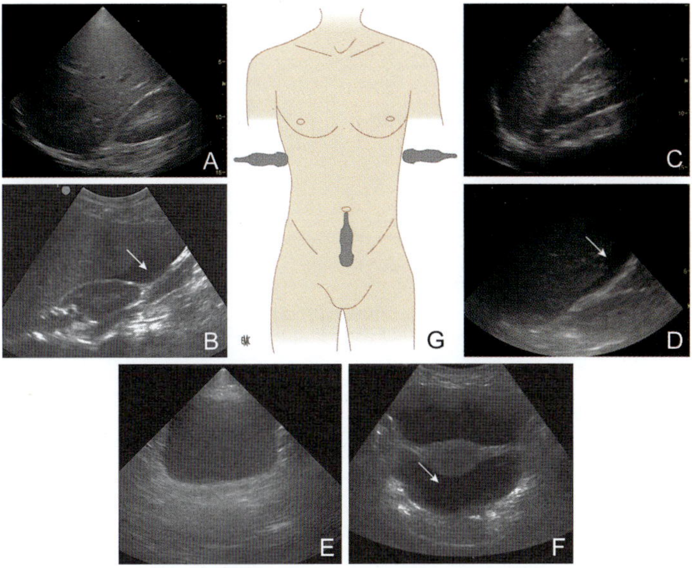

Figure 101.2 **Échographie clinique en médecine d'urgence péritonéale (A à G).**
A. Quadrant supérieur droit normal. B. Quadrant supérieur droit avec épanchement dans l'espace de Morrison (flèche). C. Quadrant supérieur gauche normal. D. Quadrant supérieur gauche avec épanchement dans l'espace de Kolher (flèche). E. Quadrant sus-pubien normal. F. Quadrant sus-pubien avec épanchement dans le cul-de-sac de Douglas (flèche).
Source : X. Bobbia, et al. Échographie clinique en médecine d'urgence. EMC Médecine d'urgence 2022; 16(4) : 20-010-F-10.

- Bilan lésionnel complet doit comporter une TDM du corps entier si la stabilité hémodynamique le permet (figure 101.3) :
  - TDM crâniocérébrale et du massif facial sans injection de produit de contraste;
  - TDM cervicothoraco-abdominopelvienne avec injection de produit de contraste permettant de réaliser un angio-TDM par reconstruction.
- Fibroscopie bronchique indiquée en cas de traumatisme thoracique.

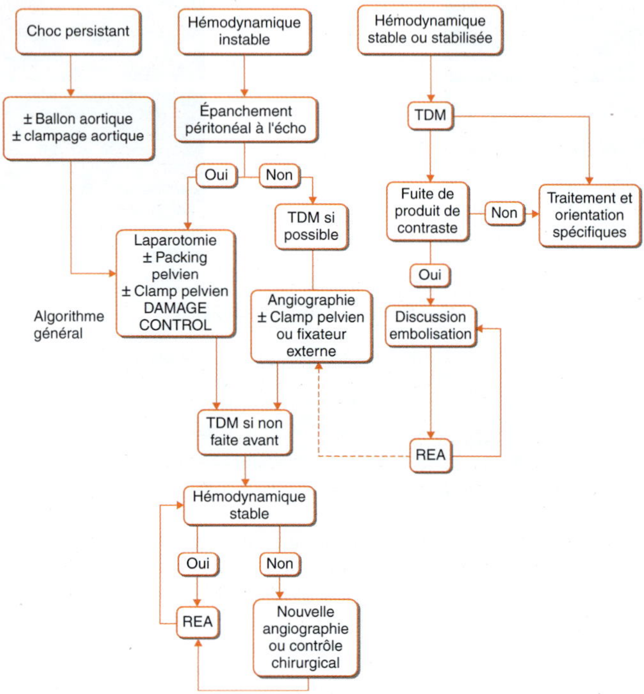

Figure 101.3 **Algorithme de prise en charge d'un traumatisme de l'abdomen [2].**

Traumatismes abdominaux

- 15 à 20 % des lésions traumatiques, rarement isolés avec mortalité de l'ordre de 20 %. Principal risque : hémorragie par lésion du foie ou de la rate (hémorragie intrapéritonéale 80 % et rétropéritonéale, 20 % en cas du traumatisme du bassin associé).
- Un traumatisme fermé de l'abdomen peut être la conséquence d'un choc direct, d'une décélération, d'une hyperpression ou d'un cisaillement [3].

Évaluation de la gravité

- Traumatisme abdominal isolé : instabilité hémodynamique = urgence vitale nécessitant un avis chirurgical immédiat et un passage au bloc rapide.
- Rôle essentiel du FAST-écho pour le diagnostic d'épanchement intrapéritonéal.
- Algorithme de prise en charge (figure 101.3).

Lésions

- Traumatisme splénique : lésion intra-abdominale la plus fréquente.
- Gravité du traumatisme hépatique avec mortalité comprise entre 10 et 20 %. Intérêt du *damage control* (chirurgie d'hémostase d'attente avant transfert en milieu chirurgical spécialisé) pour les lésions hépatiques avec hémorragie active.
- Traumatisme du pancréas : rare et de diagnostic difficile/TDM.
- Traumatisme rénal :
  - hématurie macroscopique: signe clinique d'appel non corrélé avec la gravité; douleurs lombaires et présence d'une ecchymose;
  - gravité du traumatisme rénal, Uro-TDM :
    - contusion simple (hématome avec intégrité de la capsule, hématurie microscopique) : surveillance simple,
    - trait de fracture dans le parenchyme, fragment du parenchyme exclu ou lésion vasculaire : avis urologique en urgence;
- Rupture diaphragmatique : cinétique importante.
- Un traumatisme fermé avec atteinte organes creux n'est jamais isolé. Le diagnostic retardé majore le risque de sepsis.
- Lésions bassin [4] :
  - contention initiale par ceinture;
  - bilan TDM, risque hémorragique grave en quelques heures;
  - traitement :
    - saignement artériel : embolisation,
    - saignement veineux : contention orthopédique et/ou *packing* extrapéritonéal.
- Syndrome du compartiment abdominal :
  - dû à l'augmentation importante de la pression intra-abdominale > 20–25 cmH_2O. Les conséquences sont multiples;
  - cliniquement, tension abdominale, dyspnée, tachycardie et parfois hypotension artérielle, un œdème des membres inférieurs et du périnée :
    - œdème intestinal par blocage du drainage lymphatique,
    - stase veineuse,
    - ischémie si la pression abdominale devient supérieure à la pression artérielle,

- altération de la fonction hépatique,
- oligurie par insuffisance rénale aiguë fonctionnelle,
- altération de la ventilation par la remontée du diaphragme.

RÉFÉRENCES

[1] Jouffroy R, Langeron O, Riou B, et al. Prise en charge hospitalière du traumatisé grave au cours des 24 premières heures. Encycl Méd Chir (Elsevier, Paris). Anesthésie-Réanimation 2014; [article 59045].

[2] SFAR. Actualisation des recommandations pour la pratique clinique : prise en charge des traumatisés crâniens graves à la phase précoce, sfar.org/wp-content/uploads/2016/09/2_PDF_PRISE-EN-CHARGE-DES-TRAUMATISES-CRANIENS-GRAVES.pdf; 2016.

[3] Actualités en médecine d'urgence. Traumatismes abdomino-pelvien. In : Urgences vitales traumatiques. Paris : SFMU; 2010.

[4] SFMU-SFAR. Recommandations formalisées d'experts : prise en charge des traumatisés pelviens graves à la phase précoce, sfar.org/wp-content/uploads/2017/09/2_RFE-BASSIN-SFAR-SFMU.pdf; 2017.

Traumatismes thoraciques

Points importants

- Il n'y a pas de corrélation entre la présentation initiale et l'évolution secondaire ; une lésion pariétale ne prédit pas une lésion intrathoracique.
- Tout traumatisme thoracique doit être considéré comme évolutif et nécessite donc une réévaluation clinique.
- Une anticipation de l'évolution clinique au vu du mécanisme du traumatisme et du terrain du patient est indispensable pour permettre une orientation précoce adaptée.
- L'échographie thoracique initiale est devenue incontournable dans la stratégie diagnostique.
- S'il n'y a pas de fracture de côte évidente et la clinique rassurante, le traumatisme est *a priori* bénin. Des consignes de surveillance pour reconsulter doivent toujours être données au patient sortant des urgences.
- La surveillance en UHCD doit être envisagée pour le sujet âgé ou sous anticoagulant/anti-agrégant, même en l'absence de complication immédiate.

Diagnostic [1]

Présentations

- Polytraumatisme ou accident à cinétique élevée : une lésion intrathoracique directe (contusion) ou indirecte (décélération) est systématiquement suspectée.
- Traumatismes pénétrants nécessitant un avis chirurgical urgent.
- Traumatisme isolé à basse énergie cinétique chez un patient âgé ou ayant des antécédents pulmonaires : risque de complications majeur.
- Traumatisme pariétal isolé à basse énergie cinétique du sujet jeune et sain.

Anamnèse

- Circonstances du traumatisme : niveau d'énergie cinétique, chute, AVP, sport à risque, activités de la vie courante.
- Mécanisme lésionnel : pénétrant, écrasement, contusion, décélération, *blast*.
- Terrain : âge, antécédents pulmonaires, prise d'anticoagulant, d'anti-agrégants.

Examen clinique

- Doit être répété en cas de négativité initiale.
- Recherche de signe de gravité d'emblée :
  - fréquence respiratoire > 25/min ;
  - saturation < 90 % ;
  - PAS < 100 mmHg ;
  - insuffisance circulatoire aiguë ;
  - volet costal ;
  - plus de deux fractures de côtes (patient > 65 ans) ;
  - plaie pénétrante.
- Signes en faveur d'une lésion thoracique :
  - ecchymose thoracique ;
  - emphysème sous-cutané thoracique, voire cervical ;
  - palpation du gril costal : recherche de fracture ;
  - auscultation : recherche d'asymétrie ;
  - percussion thoracique.
- Une douleur thoracique avec la présence d'au moins un signe physique et une saturation < 94 % témoigne toujours d'une lésion thoracique significative.

Examens biologiques

- GDS.
- NFS.
- Groupe, Rhésus, RAI.
- Hémostase.
- Ionogramme sanguin.
- Calcémie.
- Troponine.

Imagerie

Échographie pulmonaire (voir fiches 15 et 16)

- Dans le cadre d'une procédure FAST élargie.
- Réalisable rapidement dès l'arrivée du patient.
- Très sensible pour la détection d'épanchements pleuraux, même minimes.
- L'examen clinique associé à l'échographie a une meilleure performance diagnostique pour la détection d'un pneumothorax ou d'une contusion pulmonaire que l'examen clinique associé à la radiographie pulmonaire.
- Détecte l'épanchement péricardique et abdominal.

Radiographie de thorax

- Réalisée au lit du malade.
- Peu sensible pour la détection d'épanchement (50 %).

- Peut visualiser des fractures costales.
- Signes de lésion médiastinale.

TDM

Dans le cadre d'un examen du corps entier du polytraumatisé ou secondairement :

- mesure le volume des épanchements;
- détaille les lésions bronchiques, pulmonaires et vasculaires.

Devant une lésion thoracique isolée, sans signe de gravité clinique, les recommandations actuelles sont de faire une échographie pleuro-pulmonaire et de ne pas réaliser de radiographie du thorax.

ECG

Systématique, recherche de complications post-traumatiques.

Bilan lésionnel

Fractures costales

- Toujours suspecter une lésion intrathoracique associée.
- L'échographie est recommandée en première intention en l'absence de signe de gravité.
- La radiographie du thorax n'est pas systématique si l'examen clinique de la victime ne met en évidence qu'une lésion pariétale bénigne isolée sans critère de gravité.
- Les grils costaux ont peu d'intérêt; en cas de suspicion de fractures multiples, la TDM sera indispensable. En cas de point douloureux unique, l'imagerie ne change pas la prise en charge.
- Facteurs de gravité :
  - plus de 4 côtes cassées;
  - volet costal;
  - fractures de la première ou deuxième côte;
  - fracture du sternum ou de l'omoplate associée;
  - patient âgé;
  - pathologie pulmonaire évolutive.

Pneumothorax

- Résulte d'une lésion bronchique ou pulmonaire.
- Peut entraîner un collapsus pulmonaire responsable d'une détresse ventilatoire.
- Une décompression urgente est indiquée en cas de détresse vitale.

Hémothorax

- Par rupture d'une artère intercostale, plaie viscérale ou des gros vaisseaux.
- Peut devenir compressif.

- Le drainage est toujours nécessaire pour éviter le caillotage entretenant le saignement par l'activation de la fibrinolyse.

Contusion pulmonaire

- Peut provoquer un effet *shunt* (zone perfusée non ventilée).
- L'hématome intrapulmonaire s'accompagne d'un œdème périphérique.
- Risque de nécrose par thrombose vasculaire.
- Surinfection fréquente (pneumopathie post-traumatique).

Insuffisance circulatoire

- Choc hémorragique : plaies vasculaires, cardiaques.
- Choc cardiogénique : contusion myocardique, tamponnade, pneumothorax compressif.

Lésions myocardiques

- Contusion myocardique.
- Plaies du cœur.
- Lésions valvulaires : rares.

Lésions des gros vaisseaux

- Lésion de décélération.
- Rupture de l'isthme aortique.

Prise en charge thérapeutique [2]

Mise en condition

- Monitorage non invasif : fréquence cardiaque et respiratoire, SpO_2 et pression artérielle.
- Voies veineuses périphériques avec sérum salé isotonique.
- Oxygénothérapie pour un objectif $SpO_2 > 94$ %.
- Prise en charge de la douleur.
- Position demi-assise.

Traitements spécifiques

Drainage thoracique

- Décompression urgente à l'aiguille en cas de pneumothorax suffocant.
- Drainage par voie axillaire de tout épanchement aérique ou sanguin responsable d'un retentissement ventilatoire ou hémodynamique (voir « Drainage »).

Ventilation non invasive

- Pour corriger l'hypoxémie.
- Une fois le bilan lésionnel réalisé (TDM) et un épanchement drainé.
- Patient coopérant et stable.

- Mode VS-AI (6 cmH_2O)-PEEP (4 mmHg).
- Gain attendu : 20 % en termes d'oxygénation.

Ventilation mécanique

- En l'absence d'amélioration par la VNI à H1.
- D'emblée si :
  - PO_2 <60 mmHg malgré l'oxygénation ;
  - PCO_2 >45 mmHg ;
  - détresse respiratoire ou circulatoire avec troubles neurologiques.

Prise en charge du choc

Voir « Choc, insuffisance circulatoire aiguë ».

Orientation

Traumatisme pariétal isolé

- En l'absence de complication immédiate et de risque lié au terrain : retour à domicile avec consignes de surveillance pour reconsulter en cas d'évolution.
- Chez un patient âgé ou à risque de saigner (traitement, anomalie de la coagulation), une surveillance hospitalière les 24 premières heures en UHCD peut s'imposer.
- En cas de mauvaise tolérance, notamment chez un patient âgé, un avis du réanimateur doit être demandé pour une admission en soins continus.

Traumatisme grave ou potentiellement grave

- Ces patients doivent être orientés précocement vers des centres adaptés à leur prise en charge (chirurgie thoracique ou cardiaque).
- L'anticipation du transfert est un facteur d'amélioration de la morbimortalité.
- Il est dangereux de faire « traîner » ces patients aux urgences et d'attendre l'aggravation pour transférer.

RÉFÉRENCES

[1] Avaro JP, Bonnet PM. Prise en charge des traumatismes fermés du thorax. Rev Mal Respir 2011 ; 28 : 152–63.

[2] Société française d'anesthésie et de réanimation. Traumatisme thoracique : prise en charge des 48 premières heures. Anesth Reanim 2015 ; 1 : 272–87.

Fiche 103

Traumatismes des organes génitaux externes

Points importants

- L'examen clinique ne permet pas de s'affranchir de l'imagerie.
- Seule l'imagerie précise le type de lésion et guide le choix thérapeutique.
- 80 % des lésions génito-urinaires résultent d'un traumatisme contondant.
- Chez la femme les lésions génito-urinaires résultent le plus souvent de fractures du bassin. Une blessure contondante doit faire suspecter une agression sexuelle.
- La rupture de l'albuginée est une indication formelle à l'exploration chirurgicale.

Diagnostic [1]

Anamnèse

- Circonstances du traumatisme : AVP, accident sportif, accident sexuel.
- Mécanisme lésionnel, traumatisme fermé ou ouvert.
- Terrain : âge, antécédents.

Examen clinique

- Descriptif essentiellement.
- Peu sensible pour le diagnostic des lésions.
- Ne doit pas retarder la réalisation de l'échographie.
- Cotation de la douleur.

Imagerie

Écho-Doppler :

- examen de référence;
- indispensable pour faire le diagnostic et poser l'indication chirurgicale.

Urétrographie rétrograde ou urétroscopie à la recherche d'une lésion de l'urètre souvent associée.

Diagnostics lésionnels

Traumatismes testiculaires

- Choc direct le plus souvent.
- Clinique :
  - douleur syncopale ou simple gène à la marche;
  - bourse augmentée de volume;
  - ecchymose;
  - palpation testiculaire douloureuse;
  - faible sensibilité clinique pour la recherche d'hématocèle.
- L'échographie fait le diagnostic et précise l'importance de la lésion :
  - hématome scrotal;
  - hématome des tuniques ou du cordon;
  - hématocèle : présence de sang entre le testicule et l'enveloppe vaginale témoignant d'une rupture de l'albuginée (membrane au contact du testicule);
  - fracture testiculaire;
  - les volumes testiculaires doivent être comparés;
  - examen de hautes sensibilité et spécificité.
- Traitement :
  - l'hématocèle nécessite une évacuation chirurgicale;
  - l'albuginée doit être suturée à cette occasion;
  - 80 % des fractures opérées dans les 48 h ont un bon pronostic.

Fracture des corps caverneux

- Traumatisme direct sur pénis en érection : faux pas du coït.
- Constitue une urgence urologique.
- Âge moyen de survenue : 34 ans.
- Risque important de rupture de l'albuginée qui, en érection, s'étire et s'amenuise devenant plus fragile.
- Présentation :
  - douleur souvent importante;
  - tuméfaction « aubergine » plus ou moins étendue;
  - l'albuginée rompue peut être palpée comme un petit nodule dur;
  - déviation du pénis en aval et controlatérale à la lésion;
  - lésions distales de meilleur pronostic que les proximales.
- L'échographie :
  - confirme l'impression clinique;
  - recherche une lésion vasculaire (rupture de la veine dorsale du pénis) ou urétrale associée.
- Le traitement chirurgical est privilégié.

Rupture du frein

- Le frein unit le gland au prépuce sur la partie ventrale du pénis.
- Survient au décours d'un rapport sexuel.
- La déchirure provoque un saignement plus ou moins important.
- L'hémostase par compression suffit généralement.
- Lors du premier épisode, le traitement est médical : antalgique, abstinence pendant 3 à 4 semaines.
- En cas de récidive, une plastie peut être proposée.

Traumatismes vulvaires

- Toute blessure contondante externe chez la femme doit faire suspecter une agression sexuelle.
- En dehors des agressions, ces traumatismes peuvent être consécutifs à des accidents de cheval ou de vélo.
- La vulve est une zone très vascularisée qui expose, en cas de blessure, à des saignements importants et à des hématomes.
- La réparation des plaies doit être réservée aux spécialistes.

RÉFÉRENCE

[1] Simonin O, Carcenac A, Delapparent T. Traumatismes de la verge et des organes génitaux. Andrologie 2006; 16 : 187–96.

Prise en charge des plaies

Points important s

- Toute plaie en regard d'un trajet nerveux, vasculaire ou tendineux doit être explorée chirurgicalement.
- Un lavage mécanique à l'eau et au savon est indispensable avant toute fermeture.
- La dose de lidocaïne infiltrée localement ne doit pas excéder 200 mg.
- L'anesthésie locorégionale doit être privilégiée, sous réserve que les praticiens soient formés et pratiquent régulièrement.
- L'antibioprophylaxie doit être réservée aux situations à risque et de courte durée.

Description

Localisation

- Sites à risque de complication nécessitant une évaluation minutieuse et souvent un avis spécialisé :
  - les mains :
    - face dorsale : risque de section tendineuse, d'ouverture articulaire, de lésions sensitives ulnaire et radiale,
    - face palmaire : suspicion de lésions des nerfs, des vaisseaux et des tendons fléchisseurs;
  - la face en regard :
    - des parotides,
    - des branches du trijumeau,
    - du canal de Sténon,
    - du nerf facial;
  - l'œil et les paupières (atteinte musculaire);
  - le cou en regard :
    - de la filière aérienne,
    - des gros vaisseaux;
  - l'abdomen et le thorax;
  - les membres : en regard d'une articulation, de vaisseaux ou de tendons.
- Pour tous les autres sites sans risque anatomique, les complications restent d'ordre infectieux et esthétique.
- Place de l'échographie clinique : recherche de corps étranger non radiovisible ou abcès :
  - sonde plate vasculaire;

- zones hyperéchogènes (avec ou sans cône d'ombre et/ou artéfacts de réverbération) qui se trouvent dans des localisations ne correspondant à aucune structure anatomique habituelle. Difficile à identifier si corps étranger < 2-3 mm;
- abcès sous forme hypoéchogène avec renforcement échogénicité autour. Pas de couleur en effet Doppler.

Type

- Coupure : par un agent tranchant, superficielle ou profonde.
- Abrasion : par frottement cutané, le plus souvent superficiel.
- Morsure : animale ou humaine.
- Griffure : risque d'inoculation important.
- Écrasement : par un objet contondant; fracture ou contusion viscérale sous-jacentes.
- Amputation : concerne surtout les doigts (voir « Traumatisme de la main et infections aiguës des parties molles »).

Risque infectieux

- Les contaminations à germes banals augmentent avec le délai de fermeture, le caractère souillé ou non de la plaie et le terrain du patient.
- Complication infectieuse des plaies simples : 3,5 %; pas de place pour l'antibioprophylaxie.
- Tétanos : plaies souillées, telluriques. Vérifier l'état vaccinal (tableau 104.1) (voir « Tétanos »).
- Morsures (voir « Morsures et griffures »).

Signes de gravité

- Hémorragie.
- Ischémie.
- Sepsis.
- Fracture associée.

Tableau 104.1 Recommandations pour la prévention du tétanos devant une plaie, d'après l'avis du HCSP [1].

État vaccinal	Plaie simple	Plaie grave
Patient < 65 ans : vaccin < 20 ans	0	0
Patient > 65 ans : vaccin < 10 ans	0	0
Non à jour	VAT	VAT + 250 UI gamma TS

Prise en charge thérapeutique

Premiers soins systématiques

- Traiter la douleur.
- Laver la plaie :
  - lavage mécanique : brossage ou à la seringue;
  - le lavage à la seringue fait mieux que l'essuyage par compresses en termes d'infection secondaire;
  - au savon ou avec de la Bétadine Scrub® (providone iodée);
  - eau du robinet et sérum physiologique équivalents en termes d'infection secondaire;
  - appliquer un antiseptique type Bétadine Dermique® (providone iodée) ou chlorhexidine sur la plaie propre et sèche.

Préparer la fermeture

L'opérateur

- Lavage des mains et solution hydro-alcoolique.
- Gants : pour les plaies simples, pas d'intérêt des gants stériles en termes d'infection secondaire [2].
- Bavette : conseillée pour les interventions prolongées (évite la contamination oropharyngée).
- Manches courtes.

Parage

- Plaies souillées, contuses ou vues tardivement.
- Exciser les zones souillées avec parcimonie.
- Changer de matériel entre le parage et la suture.

Exploration

- Recherche une atteinte tendineuse, vasculaire, nerveuse. Nécessité de bien voir le fond de la plaie.
- Noter les éventuels déficits avant de faire l'anesthésie.
- Ne pas hésiter à élargir la plaie pour l'explorer correctement.
- Un garrot arrêtant le saignement peut aider à mieux voir.
- Seule une vision totale jusqu'au fond de la plaie autorise la fermeture aux urgences.

Drainage

- En cas de décollement hématique important.
- Fermeture sur crins de Florence posés au fond de la plaie.
- Ablation à 48 h.

Zones pilleuses

- Éviter de raser les zones pilleuses (risque de microcoupures pouvant s'infecter).
- Utiliser la tondeuse si besoin.

Analgésie

Anesthésie locale

- Rechercher un déficit sensitif ou moteur au préalable.
- Lidocaïne : 10 mg/mL ou 20 mg/mL.
- Infiltration des berges non souillées.
- Pour les plaies de petites tailles.
- Contre-indications : infection locale, troubles de l'hémostase, troubles neurologiques mal étiquetés.
- Délai d'action : 2 à 5 min.
- Durée d'action : 30 à 60 min.
- Dose maximale : 200 mg (1 flacon de 20 mL à 1 %).

Anesthésie locorégionale

- Nécessite une formation théorique et pratique.
- Pour les plaies étendues.
- Plaies souillées ou contre-indiquant l'infiltration locale.
- Pas de distension des berges.
- Volumes réduits d'anesthésiques locaux injectés.
- Les techniques adaptées à l'urgence (voir « Anesthésie locorégionale ») :
  - blocs de la face : supra-orbitaire, infra-orbitaire, mentonnier;
  - blocs du membre supérieur : médian, ulnaire, radial;
  - bloc du membre inférieur : iliofacial.

MEOPA

- Analgésie de surface et anxiolyse.
- Délai d'action : 3 min.
- Effets secondaires : nausées, vomissements, hilarité, excitation, dysesthésies des membres inférieurs.
- Pour des actes douloureux de courte durée.

Techniques de fermeture

Fils

- Résorbables tressés : Vicryl Rapide™ pour les muqueuses et la peau.
- Non résorbable monofilament : sutures cutanées.
- Technique de référence.
- Plusieurs types de points en fonction de la plaie.
- Durée :
  - 5 jours : visage;
  - 7 jours : cuir chevelu;
  - 12 à 14 jours : membre supérieur, mains, oreille;
  - 15 à 21 jours : membre inférieur.

Agrafes

- Technique rapide.
- Pas sur le visage.
- Résultats comparables aux sutures par fil en matière esthétique, de risque d'infection et de cicatrisation.

Colles [3]
- Pour des plaies simples peu profondes.
- Ne saignant pas.
- Sans tension.
- Risque de déhiscence.
- Résultats comparables aux sutures par fil en matière esthétique et de risque d'infection.

Bandes adhésives
- Pour des plaies sans tension.
- Risque de déhiscence élevé.
- Aussi utilisées en complément d'autres techniques.

Cicatrisation dirigée
- Lorsque la plaie ne peut être fermée :
  - morsures sans préjudice esthétique;
  - plaies très souillées;
  - perte de substance importante.
- Détersion, parage, pansement gras.
- À la phase de bourgeonnement : nettoyage à l'eau stérile et pansements occlusifs jusqu'à la réépithélialisation.

Antibioprophylaxie

Uniquement pour les situations à risque
- Morsures animales et humaines.
- Fractures ouvertes.
- Corps étrangers.
- Plaies articulaires ou tendineuses.
- Terrain immunodéprimé.
- Agent contaminant.
- Retard de prise en charge.
- Tissus dévitalisés.

Pendant 3 à 5 jours
Amoxicilline-acide clavulanique : 1 g × 2.

En cas d'allergie
- Pristinamycine 1 g × 2.
- Ou ciprofloxacine 500 mg × 2 + clindamycine 600 mg × 3.

RÉFÉRENCES
[1] Guide pour l'immunisation en post-exposition, vaccination et immunoglobulines, www.hcsp.fr/Explore.cgi/avisrapportsdomaine?clefr=548; 2016.
[2] Perelman VS, Francis GJ, Rutledge T, et al. Sterile versus nonsterile gloves for repair of uncomplicated lacerations in the emergency department : a randomized controlled trial. Ann Emerg Med 2004; 43(3) : 362–70.
[3] Farion K, Osmond MH, Hartling L, et al. Tissue adhesives for traumatic lacerations in children and adults. Cochrane Database Syst Rev 2002; 3. CD003326.

Traumatologie

Fiche 105

Tétanos

Points importants

- Devant une plaie, l'administration immédiate d'une dose d'anatoxine tétanique est recommandée lorsque la personne n'est pas à jour de ses vaccinations selon le calendrier vaccinal en cours [1].
- Si la plaie est majeure ou susceptible d'avoir été contaminée par des germes d'origine tellurique, l'administration d'une dose d'immunoglobulines tétaniques complètera cette prévention.
- Outre la prévention immédiate du tétanos, l'administration d'anatoxine tétanique doit s'inscrire dans une optique de mise à jour du statut vaccinal de la personne concernée.
- Les personnes sont considérées comme des personnes à jour de leur vaccination lorsqu'elles ont reçu une dose de vaccin contenant une valence tétanique depuis moins de vingt ans si elles sont âgées de moins de 65 ans, et de moins de 10 ans lorsqu'elles sont âgées de plus de 65 ans.

Schéma de prise en charge de la prévention du tétanos en cas de plaie (figure 105.1)

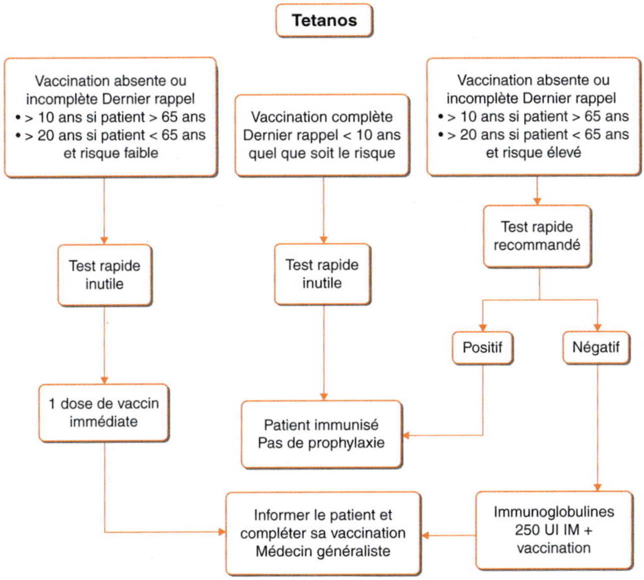

Risque faible :
- Plaie sans contact direct ou indirect avec la terre
- Plaie traumatique avec objet contendant, coup de poing, sans contact avec le sol
- Plaie par écharde, verre, métal (maison ou local exempt de terre)
- Plaie traumatique : prise en charge dans les 6 h

Risque élevé :
- Plaie avec contact direct ou indirect avec le sol
- Plaie supérieure à 6 h
- Plaie par écharde ou épine lors du jardinage
- Griffure ou morsure animale
- Plaie exposée secondairement à de la terre

Figure 105.1 Prise en charge de la prévention du tétanos en cas de plaie.

RÉFÉRENCE

[1] Avis du Haut Conseil de la santé publique relatif au rappel de vaccin antitétanique dans le cadre de la prise en charge des plaies du 22 mai 2013.

Fiche 106

Traumatisme crânien léger

Points important

- On recense annuellement en France 100 000 traumatismes crâniens légers (TCL) ; ils représentent 80 % des traumatismes crâniens.
- Une commotion cérébrale se manifeste par des altérations transitoires des fonctions neurologiques, spontanément résolutives en quelques minutes à quelques heures, sans qu'aucune lésion ne soit détectable en imagerie.
- Une commotion cérébrale peut être la conséquence d'un TCL, mais peut aussi résulter d'un impact sur un autre endroit du corps, par transfert d'énergie cinétique à la masse encéphalique.
- La perte de connaissance n'a aucun lien avec la commotion cérébrale. Elle n'est retrouvée que dans moins de 10 % des TCL et manque une fois sur deux en cas de lésion vue en TDM.
- Deux enjeux majeurs pour l'urgentiste : ne pas méconnaître une lésion neurochirurgicale rare mais grave ; dépister les complications cognitives, fréquentes mais ignorées.
- Les conséquences neuropsychologiques des TCL sont très souvent sous-estimées. La répétition des commotions non prises en charge, en particulier chez les sportifs, peut aboutir à des complications neurologiques graves à long terme.
- Chez 20 % des patients des troubles physiques et émotionnels persistent au-delà d'un mois.
- Les règles prédictives pour la prescription de scanner cérébral ont une sensibilité proche de 100 % rendant leur utilisation performante et fiable.

Définitions

- Un TCL peut résulter :
  - d'un choc direct sur un crâne immobile, la face ou le cou ;
  - indirectement par secousse de la masse encéphalique, consécutive à une brusque accélération/décélération, rotation ou lors d'un *blast*.
- Le qualificatif léger s'applique par convention pour les patients ayant [1] :
  - un score de Glasgow entre 13 et 15 dans les 30 min suivant le traumatisme ;
  - une amnésie post-traumatique inférieure à 20 min.

- Une commotion cérébrale post-TCL se manifeste par [2, 3] :
  - des altérations neurologiques transitoires dues à des lésions axonales de cisaillement;
  - spontanément résolutives en quelques minutes à quelques heures;
  - sans lésion détectable en imagerie;
  - des troubles cognitifs invalidants peuvent perdurer à long terme.

Diagnostic

Démarche diagnostique

Anamnèse

Circonstances du traumatisme

- Niveau d'énergie cinétique.
- AVP : 20 à 45 % (jeunes).
- Whiplash (voir traumatismes du rachis cervical)
- Chutes : 30 à 38 % (personnes âgées).
- Accidents de travail : 10 %.
- Accidents de loisir : 10 %.
- Agressions : 5 à 17 %.
- Sports [4] :
  - sports de contact : rugby, football, boxe, hockey, football américain;
  - 20 % des athlètes pratiquant ces sports auront au moins un TCL durant une saison;
  - fréquence des TCL en milieu scolaire et amateur : de 5 à 45 %.
- Chez les militaires engagés dans des opérations extérieures, la fréquence des TCL serait de 5 à 10 % (*blast*, AVP, traumatisme balistique).

Terrain

- Antériorité de TCL.
- Intoxication.
- Troubles de la coagulation, prise d'anticoagulant ou d'antiagrégant plaquettaire.
- L'âge moyen est de 27 ans pour les hommes et de 32 ans pour les femmes.

Signes de commotion cérébrale

- Apparaissent immédiatement au décours du traumatisme ou après un intervalle libre (quelques minutes à quelques heures).
- Lorsqu'ils sont très brefs, passent inaperçus ou sont minimisés.
- L'interrogatoire est capital :
  - amnésie post-traumatique, amnésie rétrograde;
  - sensation d'avoir été KO et d'avoir recouvré ses esprits rapidement;

- perte de connaissance;
- confusion brève;
- des troubles cognitifs peuvent ensuite apparaître : troubles de l'attention, de la concentration, de la mémoire, du raisonnement, ralentissement psychomoteur;
- ces troubles n'ont aucun lien avec une éventuelle perte de connaissance les précédant (celle-ci n'est retrouvée que dans moins de 10 % des TCL et manque une fois sur deux en cas de lésion vue en TDM).

• D'autres symptômes sont fréquemment retrouvés : isolément, aucun n'est prédictif de lésion intracrânienne :
- céphalées;
- vertiges;
- nausées et vomissements.

Examen clinique

• Score de Glasgow : corrélation formelle entre le score et la gravité. La probabilité de lésion cérébrale double entre 15 et 14, quadruple entre 14 et 13.
• Recherche de déficit neurologique, de trouble de l'équilibre.
• Examen des pupilles.
• Recherche de signes de fracture de la base du crâne.
• Palpation du cuir chevelu.
• Examen du rachis cervical.
• Lésions associées : faciale, cervicale, fractures périphériques.

Tests neuropsychologiques

• Outils permettant d'évaluer les fonctions cognitives.
• Le score SCAT5, utilisé chez les sportifs, permet d'effectuer une bonne évaluation clinique et cognitive après un TCL. Le score obtenu doit être comparé au score de référence réalisé en début de saison. En l'absence de valeur de référence chez le blessé, il n'existe pas de seuils permettant d'apprécier la gravité de la commotion cérébrale.
• Aux urgences, la version abrégée de la *Westmead post-traumatic amnesia scale* s'est avérée utile. Simple et rapide, ses résultats sont corrélés avec les tests neuropsychologiques. Elle combine le score de Glasgow, dans lequel la réponse verbale est jugée orientée si la victime peut répondre aux 5 questions suivantes : quel est votre nom ? où sommes-nous ? pourquoi êtes-vous là ? quel est le mois ? quelle est l'année ? avec la reconnaissance de 3 images. Le tout donne un score sur 18 (15 + 3). Une réponse incorrecte témoigne d'une défaillance cognitive. Un score < 18 nécessite une réévaluation et un suivi posturgences.
• L'échec aux tests n'est pas prédictif de lésion neurochirurgicale.

Examens biologiques

- Le dosage de la protéine S-100B permet d'écarter le risque de lésion intracrânienne et d'éviter la TDM pour un *cut-off* à 0,12 µg/L avec une sensibilité de 99 % et une spécificité de 19,7 %. Il peut, lorsqu'il est disponible, éviter le recours à la TDM chez les patients à risque intermédiaire. En revanche, son utilité n'est pas démontrée comme prédictive de l'évolution d'une commotion cérébrale.
- Bilan d'hémostase si traitement en cours.

Imagerie

- Après un TCL, le risque de lésion neurochirurgicale est rare mais grave. Une stratégie de prescription de l'imagerie est donc indispensable.
- Deux règles prédictives sont largement utilisées; sensibilité commune, proche de 100 %, permettent la détection de toutes les lésions neurochirurgicales importantes [5] :
  - *Canadian CT head rules* (voir encadré ci-dessous) : plus spécifiques, permettent d'éviter davantage de scanners mais n'identifient que 50 % des lésions mineures;
  - *New Orleans rules* (voir encadré ci-dessous) : trouvent plus de lésions au prix de plus d'examens.
- Le délai moyen de la TDM cérébrale permettant de détecter une lésion neurochirurgicale se situe entre 3 et 4 h dans les études précédentes. La quasi-totalité des lésions étant détectée dans les 8 h. Cependant, la réalisation de la TDM le plus tôt possible est recommandée chez les patients à risque de complications (âgés, anticoagulés, cinétiques violentes) [6].
- Les patients sous AVK ou sous anti-agrégants plaquettaires :
  - TDM et dosage de l'INR dans les meilleurs délais;
  - surveillance de 24 h recommandée;
  - TDM de contrôle entre 12 et 24 h.

Canadian CT head rules

TDM en présence d'au moins un des signes suivants

- Risque élevé d'intervention neurochirurgicale.
- Score de Glasgow < 15, 2 h après le traumatisme.
- Suspicion de fracture du crâne.
- Signes de fracture de la base du crâne.
- Plus de deux vomissements.
- Âge > 65 ans.

Risque intermédiaire de lésion au scanner

- Amnésie rétrograde > 30 min.
- Mécanisme dangereux : piéton renversé, occupant éjecté, chute de grande hauteur.

Non applicable

- Hors contexte traumatique.
- Score de Glasgow < 13.
- Âge < 16 ans.
- Patient sous anticoagulant.

New Orleans rules

Critères d'inclusion

- Âge > 18.
- Score de Glasgow : 15.
- Traumatisme crânien survenu dans les 24 h.

Règle

Le scanner n'est pas nécessaire si aucune des conditions suivantes n'est présente :

- céphalées ;
- vomissement ;
- âge > 60 ans ;
- intoxication (drogue ou alcool) ;
- amnésie post-traumatique persistante ;
- présence d'un traumatisme sus-claviculaire ;
- convulsions.

Éléments de gravité et pronostic

Complications

- 10 % des TCL ont une lésion vue au scanner.
- 1 % subit une intervention neurochirurgicale.
- Liées à la commotion cérébrale, les jours suivant le traumatisme :
  - céphalées ;
  - vertiges ;
  - cervicalgies ;
  - flou visuel ;
  - fatigue ;
  - troubles cognitifs : difficultés de concentration, de mémorisation, troubles du sommeil ou de l'humeur (anxiété, irritabilité, dépression).
- Syndrome post-commotionnel :
  - persistance des symptômes au-delà d'un mois ;
  - dans 20 % des cas, soit environ chez 15 000 patients/an ;
  - non liés à la gravité, mais plus fréquent :
    - après un AVP,
    - chez la femme,
    - chez le patient âgé,
    - chez le patient en attente d'indemnisation,
    - patients aux antécédents de commotions cérébrales répétées ou de troubles psychiatriques ;

- symptomatologie variée :
  - céphalées,
  - vertiges,
  - acouphènes,
  - nausées,
  - anxiété, irritabilité,
  - insomnie,
  - difficultés de concentration, de mémorisation et dépression ;
- origine probablement mixte : détérioration structurelle et biochimique avec désordres psychologiques ;
- en l'absence de prise en charge spécialisée, installation dans la durée ;
- identification des facteurs pronostics capitale pour sa détection ;
- 30 % des patients symptomatiques le sont encore à 3 mois et 15 % à un an.

• À long terme, en cas de traumatismes répétés, non pris en charge, peut se développer une encéphalopathie traumatique chronique, évoluant vers une démence.

• Convulsions post TCL dans moins de 5 % des cas :
  - la moitié apparaît dans les 24 h, le quart dans l'heure suivant le traumatisme ;
  - doublent le risque de survenue d'une épilepsie séquellaire dans les 5 ans.

Facteurs pronostics globaux de survenu d'un syndrome post-commotionnel (tableau 106.1)

Tableau 106.1 Facteurs pronostics globaux après un TCL.

Liés au terrain	Liés à la gravité initiale	Liés à la violence du traumatisme
– Troubles de la coagulation, prise d'anticoagulant – Âge < 2 ans ou > 60 ans – Intoxication (alcool/drogues) – Personne isolée socialement ou vivant des difficultés importantes dans son environnement – Stress ou dépression au moment de l'accident	– Score de Glasgow < 15 – Céphalées – Vomissements – Perte de connaissance – Déficit neurologique focal – Convulsions – Amnésie post-traumatique persistante – Amnésie rétrograde > 30 minutes – Fracture céphalique, faciale ou cervicale	– Vitesse du véhicule > 50 km/h – Chute de vélo > 30 km/h – Piéton ou cycliste renversé par une voiture – Désincarcération, véhicule gravement endommagé – Agression – Chute > 6 m – Circonstances imprécises

Conseils et surveillance

- Un traitement symptomatique doit être prescrit, notamment antalgique.
- Les hypnotiques, les anti-inflammatoires et l'aspirine doivent être proscrits.
- Repos strict sans activité sportive ni intellectuelle pendant 48 heures.
- Éviter les jeux vidéo et la conduite d'un véhicule pendant 24 heures.
- Consommation d'alcool interdite pendant 48 heures.
- Une surveillance attentive est nécessaire pendant les 24 premières heures pour dépister toute complication bien que leur survenue soit rare.
- Il est souhaitable de ne pas rester seul(e) la première nuit.
- En cas de persistance des troubles au-delà d'un mois, les patients doivent être adressés en consultation spécialisée.
- Le traitement repose sur une prise en charge neuropsychologique.

RÉFÉRENCES

[1] Servadei F, Teasdale G, Merry G, et al. Defining acute mild head injury in adults : a proposal based on prognostic factors, diagnosis, and management. J Neurotrauma 2001 ; 18 : 657.

[2] McCrory P, Meeuwisse WH, Aubry M, et al. Consensus statement on concussion in sport : the 4th International Conference on Concussion in Sport held in Zurich, November 2012. Br J Sports Med 2013 ; 47 : 250–8.

[3] Vos PE, Battistin L, Birbamer G, et al. EFNS guideline on mild traumatic brain injury : report of an EFNS task force. Eur J Neurol 2002 ; 9 : 207.

[4] Giza CC, Kutcher JS, Ashwal S, et al. Summary of evidence-based guideline update : évaluation and management of concussion in sports : report of the Guideline Development Subcommittee of the American Academy of Neurology. Neurology 2013 ; 80 : 2250.

[5] Stiell IG, Clement CM, Rowe BH, et al. Comparison of the Canadian CT Head Rule and the New Orleans Criteria in patients with minor head injury. JAMA 2005 ; 294(12) : 1511–8.

[6] Recommandation de pratiques professionnelles de la Société française de médecine d'urgence en association avec la Société française d'anesthésie et de réanimation : prise en charge des patients présentant un traumatisme crânien léger de l'adulte. 2022.

Traumatismes maxillofaciaux

Points importants

- L'examen des cavités faciales et la recherche de déficit sensitif ou moteur doivent être systématiques devant un traumatisme de la face.
- La plupart des fractures du massif facial sont considérées comme ouverte du fait de la communication créée avec les cavités faciales.
- Les traumatismes maxillofaciaux peuvent être responsables d'une commotion cérébrale qu'il faudra prendre en compte.
- Une description initiale précise des lésions dentaires est indispensable pour la prise en charge de la réparation du préjudice.
- Les plaies de la joue en arrière d'une ligne allant du bord latéral de l'orbite au bord antérieur de la mandibule doivent être explorées par le spécialiste (nerf facial et canal de Sténon).

Diagnostic

Démarche diagnostique

Présentations

- Polytraumatisme ou accident à cinétique élevée : traumatise facial isolé ou associé à d'autres lésions; risque vital par asphyxie (obstruction des voies aériennes supérieures par du sang ou des débris osseux) ou choc hémorragique.
- Traumatisme localisé avec atteinte fonctionnelle : articulé dentaire, lésions dentaires (fractures, luxations), lésions ophtalmologiques (diplopie, plaies palpébrales), déficit sensitif ou moteur (trijumeau, nerf facial).
- Traumatisme localisé à basse énergie cinétique sans complication fonctionnelle évidente.

Anamnèse

- Circonstances du traumatisme : agression, AVP, sport à risque.
- Mécanisme lésionnel : niveau d'énergie cinétique, plaie.
- Terrain : âge, antécédents, risque hémorragique.

Examen clinique

Inspection

- Déformation des reliefs (en se plaçant en face du/de la patient(e) puis au-dessus de lui/d'elle avec une vision plongeante pour une meilleure vision des massifs zygomatiques).
- Hémorragie extériorisée : épistaxis, otorragie, stomatorragie.
- Œdème, hématome, emphysème sous-cutané.
- Plaies (« Prise en charge des plaies »).

Palpation

- Condyles mandibulaires.
- Mandibule.
- Mobilisation de la pyramide nasale.
- Cadres orbitaires.
- Zygomatiques.

Examen des cavités

- Bouche : dents, muqueuses, langue.
- Narines : hématome de cloison, déformation.
- Oreille : plaie, otorragie.
- Orbite : lésions oculaires ou palpébrales.

Recherche d'atteinte fonctionnelle

- Troubles visuels : diplopie (incarcération muscles oculomoteurs), anomalies pupillaires, défaut d'occlusion palpébrale (plaies).
- Articulé dentaire : défaut d'occlusion, trismus.
- Lésions dentaires : fractures, luxations, avulsions.
- Nasale : obstruction, anosmie.
- Déficit sensitif ou moteur : lésion du trijumeau ou du nerf facial.

Imagerie

Radiographie

Seuls quelques clichés gardent encore un intérêt.

- Orthopantomogramme (panoramique dentaire) : expose la mandibule dans son ensemble ainsi que la denture.
- OPN : cliché de profil, centré sur la pyramide nasale.
- Gosserez : rayon horizontal tangentiel à la face (tête en extension); montre la pyramide nasale de façon axiale; visualise les déplacements.

TDM

- Supplante à présent les clichés conventionnels.
- Absence de superposition.
- Souvent associé à l'examen cérébral.
- Indications :
  - fracas faciaux;
  - suspicion de fracture du 1/3 moyen de la face (classification de Lefort);
  - atteinte ophtalmique.

Diagnostics lésionnels [1]

Fractures de la mandibule

Fractures du corps (région dentée)

- Par choc direct (coup de poing).
- Fractures ouvertes le plus souvent.
- Plaie gingivale en regard avec hémorragie.

- Œdème localisé.
- Douleur à la palpation et à l'ouverture buccale.
- Trismus.
- Perception d'une mobilité osseuse.
- Trouble sensitif dans le territoire du V3.
- Diagnostic radiologique :
  - orthopantomogramme ou défilé mandibulaire;
  - TDM en cas de doute persistant ou d'autres lésions associées.
- Traitement :
  - le plus souvent urgent;
  - référer systématiquement au spécialiste;
  - antibioprophylaxie par amoxicilline-acide clavulanique en l'absence d'allergie;
  - laisser à jeun;
  - chirurgie ou blocage maxillaire pour les fractures déplacées;
  - traitement fonctionnel en l'absence de déplacement.

Fracture des condyles

- Fractures fermées.
- Parfois bilatérales.
- Classiquement suite à une chute sur le menton.
- Douleur locale et tuméfaction.
- Impotence mandibulaire, trouble de l'articulé.
- Diagnostic radiologique :
  - face basse, défilé mandibulaire ou orthopantomogramme;
  - TDM en cas de doute ou de lésions associées.
- Traitement :
  - référer au spécialiste;
  - fonctionnel ou chirurgical.

Fractures de la branche montante hors condyles

- Tableau clinique comparable aux fractures condyliennes.
- Complications moins fréquentes.
- Traitement non urgent : prise en charge différée de 24/48 h.

Fractures dentaires

Couronne

- Douleur intense si la pulpe est exposée : adresser au spécialiste pour dévitalisation et traitement endodontique rapides.
- Pulpe non exposée : protection dentaire par vernis nécessaire.
- Réparation de la couronne dès que possible.

Racine

- Douleur majorée par la mobilisation de la dent.
- Diagnostic par cliché rétro-alvéolaire.
- Pronostic moins bon pour les fractures distales.

Luxation dentaire

- Complète ou non.
- Réimplantation au mieux dans l'heure.
- Conserver la dent dans du sérum physiologique ou la salive du patient.

Fracture alvéolo-dentaire

Mobilité de plusieurs dents.

Fractures de l'étage moyen

Fractures zygomatomaxillaires (auparavant dénommées « fractures du malaire »)

- Fractures latéro-faciales.
- Associées à un enfoncement du sinus maxillaire.
- Considérée comme une fracture ouverte (sinus).
- Choc direct sur la pommette.
- Clinique :
  - douleur localisée ;
  - modification du relief de la pommette ;
  - épistaxis homolatérale ;
  - trismus ;
  - risque d'atteinte de l'oculomotricité ;
  - hypo-esthésie du V2 :
  - La TDM fait le diagnostic.
  - Traitement :
    - antibioprophylaxie ;
    - réduction urgente si atteinte oculaire.

Fractures isolées du plancher de l'orbite

- Par traumatisme direct sur l'orbite.
- L'hyperpression sur le globe entraîne une fracture du plancher de l'orbite ± la paroi médiale.
- Risque d'incarcération musculaire (notamment chez le jeune) responsable d'une diplopie.
- Dans les fractures largement ouvertes, la chute du globe oculaire se traduit par une énophtalmie.
- Avis spécialisé urgent en cas d'incarcération.

Fractures des os propres du nez

- Choc direct antéropostérieur.
- Craquement perçu.
- Douleur exquise.
- Mobilisation de la pyramide douloureuse.
- Épistaxis par plaie muqueuse (ouverture dans les fosses nasales)
- Obstruction nasale.
- Toujours rechercher un hématome de cloison qui nécessite une prise en charge ORL urgente.
- L'imagerie n'est pas urgente en cas de traumatisme isolé.

- En l'absence de complication :
  - consultation ORL dans les 3 à 5 jours ;
  - avec radiographies OPN et Gosserez ;
  - amoxicilline en cas de fracture avec épistaxis.

Fractures centrofaciales complexes

- Lésions au-delà de la pyramide nasale.
- Enfoncement de l'ethmoïde et des parois internes des orbites.
- Signes de fracture du nez.
- Œdème palpébral.
- Élargissement interorbitaire.
- Peuvent être compliquées de diplopie, de rhinorrhée cérébrospinale, d'anosmie.
- TDM diagnostique.
- Antibioprophylaxie.
- Tamponnement de l'épistaxis.
- Avis spécialisé rapide.

Fractures occlusofaciales de Le Fort (maxillaire)

- Séparent le plateau palatin de la base du crâne.
- Considérés comme des fractures ouvertes (passent par les cavités faciales).
- Sous-types :
  - Le Fort 1 : fracture horizontale basse détachant le plateau palatin ;
  - Le Fort 2 : détache la pyramide nasale et le plateau palatin ;
  - Le Fort 3 : détache le massif facial du crâne.
- Clinique :
  - impotence fonctionnelle ;
  - trouble de l'articulé dentaire constant ;
  - épistaxis ;
  - mobilité anormale du maxillaire ;
  - ecchymose péri orbitaire ;
  - atteinte oculaire, anosmie, rhinorrhée cérébrospinale possible selon la gravité de la lésion.
- TDM indispensable.
- Prise en charge spécialisée.
- Antibioprophylaxie.
- Tamponnement de l'épistaxis.

RÉFÉRENCE

[1] Collège des enseignants hospitalo-universitaires français de chirurgie maxillo-faciale et stomatologie. Traumatologie maxillo-faciale ; 2010.

Fiche 108

Traumatismes du rachis cervical

Points important

- La prévalence des lésions significatives du rachis cervical post-traumatique serait de 2 %.
- Du fait de modifications dégénératives anatomiques et physiologiques rachidiennes, la prévalence de ces fractures double après 65 ans. Il s'agit majoritairement de fractures sur le segment C1-C2 [1].
- 3 à 25 % des lésions médullaires surviendraient durant la prise en charge.
- 8 % des lésions cervicales passent inaperçues durant l'évaluation initiale.
- L'association à un traumatisme crânien est fréquente chez les patients âgés.

Diagnostic

Démarche diagnostique

Présentation

- À l'origine du traumatisme : 42 % d'AVP, 27 % de chutes, 7 % d'accidents de sport, 15 % d'agressions.
- 78 % des victimes de lésion médullaire post-traumatique sont des hommes jeunes.
- 1,5 à 3 % des polytraumatisés ont une lésion cervicale.

Anamnèse

- Circonstances du traumatisme : niveau d'énergie cinétique, agression, AVP, sport.
- Terrain : âge, intoxication.
- Lésions associées : traumatisme crânien, facial, fractures périphériques.

Examen clinique

- Douleur cervicale.
- Recherche de déficit sensitif ou moteur, de trouble sphinctérien : en cas de déficit, le score ASIA, la localisation et le suivi de l'évolution.
- Évaluation hémodynamique et ventilatoire en cas d'atteinte neurologique.

Éléments de gravité

- AVP moteur > 56 km/h.
- Présence de morts sur les lieux de l'accident.

- Chute de plus de 3 m.
- TC grave.
- Déficit neurologique.
- Fractures pelviennes ou multiples des extrémités.

Amplitudes articulaires du rachis cervical

- 65° en flexion, 40° en extension.
- 50° en rotation latérale.
- 35° en inclinaison latérale.

Imagerie

- L'utilisation des règles prédictives d'absence de lésion, Nexus (tableau 108.1) ou *Canadian C-spine rules* (CCR) est fiable et sûre; sensibilité (> 99 %), valeur prédictive négative (> 99,9 %) pour les deux [2, 3] (figure 108.1).
- Nexus est plus simple à retenir.
- CCR plus spécifique, permet un moindre recours à l'imagerie [4].
- Ces règles de prédiction clinique sont des outils permettant d'évaluer une probabilité clinique prétest d'une lésion cervicale traumatique [5]. Elles ne sauraient se substituer au jugement clinique et parfois au bon sens du praticien.
- Lorsque les critères ne sont pas réunis pour permettre d'exclure une lésion, l'examen de choix sera le scanner plus sensible (99,9 %) et plus spécifique (99,9 %) que la radiographie pour la détection de lésions cervicales.
- Les radiographies du rachis cervical n'identifient qu'environ un tiers des fractures détectées par TDM. Elles doivent rester un choix de deuxième intention, en cas d'indisponibilité ou de difficulté à obtenir un scanner [6].
- Trois incidences sont nécessaires : face, profil, bouche ouverte.
- La mauvaise qualité des clichés est considérée comme la première raison pour laquelle les lésions ne sont pas vues.

Tableau 108.1 Critères de Nexus : une réponse positive aux cinq items dispense de radiographie.

1	Absence de douleur sur la ligne des épineuses
2	Absence de déficit neurologique focal
3	Absence de trouble de conscience
4	Absence d'intoxication ou de sédation
5	Absence d'autre lésion traumatique pouvant masquer la douleur cervicale

Traumatologie

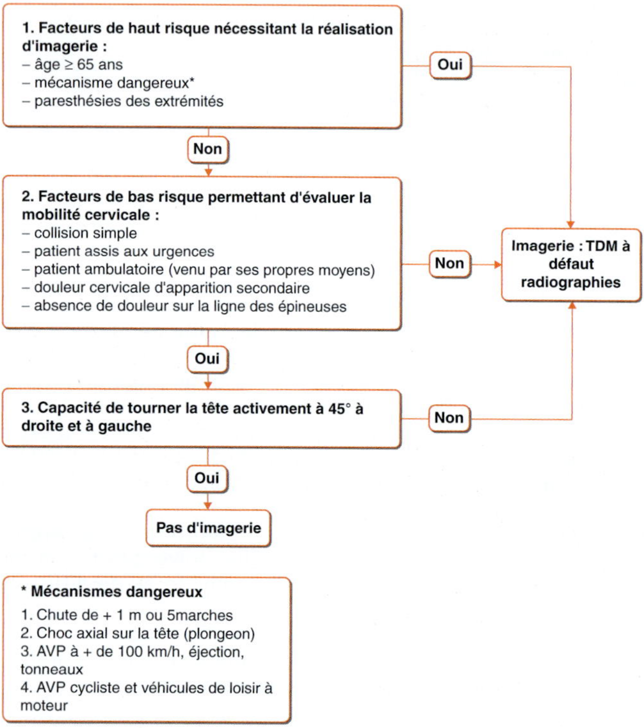

Figure 108.1 Critères des *Canadian C-spine rules*.

Diagnostics lésionnels

Fractures de l'atlas

- Fracture des arcs postérieurs par compression entre l'occiput et C2, lors d'une hyperextension. Trait de fracture vertical visible sur la radiographie de profil ; lésion stable.
- Fracture de Jefferson : compression axiale (plongeon). Fractures des arcs antérieurs et postérieurs détachant les masses latérales de façon divergente. Sur le cliché bouche ouverte, glissement externe des masses latérales dépassant le bord latéral de C2. Lésion instable.

Fractures de l'axis

- Fractures de l'odontoïde, mécanisme en flexion–rotation :
  - type 1 : avulsion du sommet de la dent; stable;
  - type 2 : fracture transverse de la base; instable;
  - type 3 : fractures traversant le corps vertébral et les facettes articulaires; instables;
  - visibles au mieux sur le cliché bouche ouverte. Sur le profil, recherche d'une inclinaison antérieure.
- Fracture du pendu (*Hangman's fracture*) : mécanisme en hyperextension. Sur le cliché de profil, trait vertical séparant l'arc du corps vertébral. Au maximum, le disque C2-C3 et le ligament longitudinal dorsal sont rompus provoquant un antérolisthésis. Lésions pouvant aussi se voir lors de chute ou d'AVP résultant de mécanismes différents.

Fractures du rachis cervical inférieur (C3 à C7)

- Tassement antérieur du corps vertébral consécutif à une hyperflexion; lésion stable sans risque neurologique.
- Fracture du corps vertébral par compression axiale. Lésion verticale, horizontale ou comminutive. Risque de migration d'un fragment osseux dans le canal médullaire.
- Fracture *tear-drop*, lors d'une hyperflexion-compression. La partie antéro-inférieure du corps vertébral se casse. Dans le même temps les structures ligamentaires postérieures sont arrachées. La vertèbre recule dans le canal médullaire. Lésion très instable.
- Luxation articulaire unilatérale par flexion-rotation : la facette articulaire supérieure passe devant la facette inférieure. La stabilité dépend du degré de lésion ligamentaire associé. Sur le cliché de face, l'épineuse apparaît décalée latéralement.
- Luxation articulaire bilatérale : la vertèbre supérieure passe devant l'inférieure. Les structures ligamentaires sont arrachées. Les lésions médullaires sont de règle.

Entorses cervicales

Lésions les plus fréquentes lors des mécanismes en flexion-extension. La gravité est liée à l'instabilité résultante du degré d'atteinte ligamentaire; recherche d'antélisthésis ou d'augmentation de l'espace interépineux sur le cliché de profil.

Whiplash

« Coup du lapin » survenant lorsque le véhicule du patient est percuté par l'arrière.

- L'énergie cinétique traverse le véhicule et atteint les passagers au niveau lombaire, les projetant en haut et en avant (éjection), de la même façon qu'une balle qui est frappée, s'élève, retombe puis roule.
- Le tronc s'élève et comprime le rachis cervical sur la tête.
- L'axe de rotation vertébral, normalement situé au niveau de la vertèbre inférieure et permettant le glissement des facettes

articulaires l'une sur l'autre est déplacé vers la vertèbre supérieure verrouillant la flexion et l'extension.
- Il n'y a donc pas d'entorse cervicale dans le *whiplash*. C'est un traumatisme en compression.
- Les symptômes retrouvés (cervicalgies, vertiges, céphalées, acouphènes, paresthésies, troubles cognitifs) sont très proches de ceux de la commotion cérébrale et possiblement en rapport avec l'ébranlement de la masse encéphalique.
- Le traitement est symptomatique. Le port de collier et plus encore de minerve est inutile.
- L'évolution est toujours favorable en cas de Whiplash pur, mais 40 % des patients peuvent être encore symptomatiques à 3 mois.
- Un AVP avec choc frontal provoque une lésion en flexion-extension (entorse) et non un Whiplash.

Traitement et préconisations

- Le traumatisme initial serait considéré comme le seul responsable des lésions. L'aggravation secondaire serait due davantage à l'évolution naturelle de la lésion (œdème, hématome, ischémie) qu'au défaut d'immobilisation.
- La minerve ne limite que 70 % des mouvements de flexion-extension et 50 % des mouvements de rotation. Le rachis doit être maintenu par un matelas coquille ou au minimum par des cales-tête.
- Des effets secondaires du collier cervical sont prouvés : augmentation de la PIC, retard à l'intubation, lésions cutanées.
- Recommandations internationales en faveur d'une immobilisation sélective (présence d'éléments de gravité) plutôt que systématique.
- Un traitement symptomatique doit être prescrit, notamment antalgique.
- En dehors des lésions stables et sans risque médullaire, l'avis orthopédique doit être systématique [7].

RÉFÉRENCES

[1] Schrag SP, Toedter LJ, McQuay N. Cervical spine fractures in geriatric blunt trauma patients with low energy mechanism : are clinical predictors accurate ? Am J Surg 2008 ; 195 : 170–3.

[2] Ryken TC, Hadley MN, Walters BC, et al. Radiographic Assessment. Neurosurgery 2013 ; 72(Suppl 2) : 54–72.

[3] Anderson PA, Muchow RD, Munoz A, et al. Clearance of the asymptomatic cervical spine : a meta-analysis. J Orthop Trauma 2010 ; 24 : 100–6.

[4] Stiell IG, Wells GA, Vandemheen KL, et al. The Canadian C-spine rule for radiography in alert and stable trauma patients. JAMA 2001 ; 286 : 1841–8.

[5] Podichetty VK, [illegible] in cervical spine injury. BMJ 2009 ; 339 : b4139.

[6] Griffen MM, Frykberg ER, Kerwin AJ, et al. Radiographic clearance of blunt cervical spine injury : plain radiograph or computed tomography scan ? J Trauma 2003 ; 55(2) : 222–6.

[7] Pimentel L, Diegelmann L. Evaluation and management of acute cervical spine trauma. Emerg Med Clin North Am 2010 ; 28 : 719–38.

Analyse radiologique du rachis cervical

Bonnes pratiques

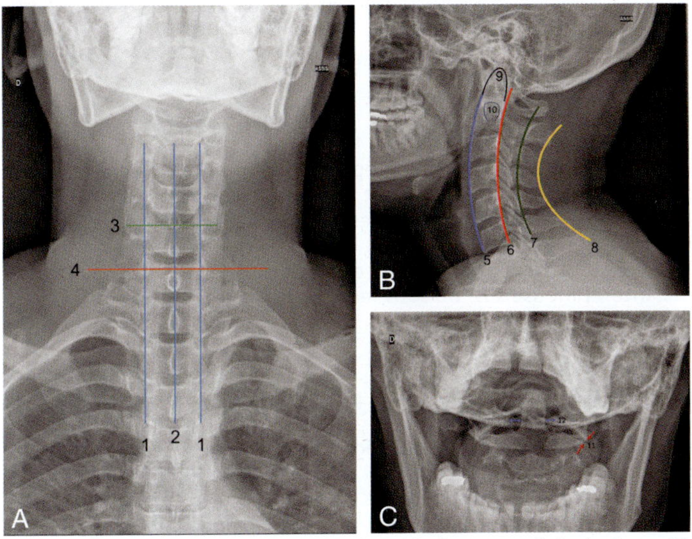

Figure 109.1 Rachis cervical : A. Radiologie de face. B. Radiologie de profil. C. Radiologie de face bouche ouverte.

Positions

- **Face** : patient assis ou debout, cou en rectitude, tête contre plaque.
- **Profil** : patient assis ou debout, épaules basses.
- **Bouche ouverte** : patient assis ou debout, bouche grande ouverte.

Critères de réussite

- **Face** :
  - apophyses épineuses alignées verticalement ;
  - position médiane de la trachée ;
  - maxillaires symétriques ;
  - bonne visibilité des articulaires C3C4 et C7D1.

- **Profil** :
  - superposition des apophyses articulaires droites et gauches;
  - superposition des angles maxillaires;
  - dégagement des interlignes discaux et interapophysaires;
  - visualisation de C7 et du plateau supérieur de D1.
- **Bouche ouverte** :
  - superposition du bord inférieur des incisives et de la face inférieure de l'occipital;
  - l'odontoïde et l'apophyse épineuse de C2 sont alignées.

Grille de lecture

- **Face** :
  - ligne verticale passant par les pédicules de chaque vertèbre (figure 109.1A : 1);
  - ligne verticale joignant les épineuses (figure 109.1A : 2);
  - les plateaux vertébraux sont horizontaux (figure 109.1A : 3);
  - ligne horizontale joignant les pédicules de chaque côté des vertèbres (figure 109.1A : 4);
  - la distance interépineuse ne doit pas excéder 50 % de la distance interépineuse sus- ou sous-jacente.
- **Profil** :
  - ligne longeant le bord antérieur des corps vertébraux (figure 109.1B : 5);
  - ligne longeant le bord postérieur des corps vertébraux (figure 109.1B : 6);
  - ligne spinolamélaire longeant la base des épineuses (figure 109.1B : 7);
  - ligne reliant les extrémités des processus épineux (figure 109.1B : 8);
  - en avant des corps vertébraux, les tissus mous ont une épaisseur de 7 mm de C1 à C4 et de 22 mm de C5 à C7;
  - la dent de C2 (figure 109.1B : 9) est encadrée par les deux premières lignes;
  - à la base de la dent de C2 (odontoïde) se trouve l'anneau de Harris (figure 109.1B : 10) incomplètement fermé dans la portion 5 h–7 h. Une rupture dans une autre portion de cet anneau doit faire chercher une fracture de la dent;
  - la distance entre le bord postérieur du corps de C1 et le bord antérieur de la dent ne doit pas dépasser 3 mm chez l'adulte.
- **Bouche ouverte** :
  - les bords latéraux de C1 et C2 doivent être alignés (figure 109.1C : 11);
  - l'écart entre la dent et les masses latérales de C1 doit être équivalent de chaque côté (figure 109.1C : 12). Une asymétrie peut résulter d'une inclinaison ou une rotation de la tête. Dans ce cas, les bords latéraux de C1 et C2 restent alignés.

Traumatismes du rachis dorsolombaire

Points importants

- L'immobilisation de la colonne rachidienne sur un plan dur doit être la règle jusqu'à la réalisation de l'imagerie.
- Le niveau lésionnel est déterminé par le score ASIA.
- 2/3 des lésions se situent au niveau de la charnière T12-L1.
- 85 à 90 % des fractures dorsolombaires sont bénignes et traitées par méthode fonctionnelle (antalgie et rééducation).
- Le bénéfice d'une kyphoplastie doit être envisagé, en matière d'antalgie et de récupération fonctionnelle, devant un tassement ostéoporotique.

Diagnostic

Démarche diagnostique

Présentations

- Polytraumatisme ou accident à cinétique élevée : une lésion rachidienne est systématiquement suspectée, *a fortiori* si elle n'est pas au premier plan (patient dans le coma).
- Traumatisme rachidien isolé avec complications neurologiques d'emblée.
- Traumatisme rachidien à basse énergie cinétique sans complication neurologique évidente.

Anamnèse

- Circonstances du traumatisme : mécanisme lésionnel, niveau d'énergie cinétique, chute, AVP, sport à risque, activités de la vie courante (ostéoporose).
- Terrain : âge, ostéoporose, antécédents, traitement en cours (corticoïdes, IPP).

Examen clinique

- Il est dominé par la recherche d'une atteinte médullaire :
  – palpation du rachis et localisation du segment douloureux;
  – les douleurs de la charnière dorsolombaire sont souvent projetées en bas du rachis lombaire;
  – recherche d'un niveau déficitaire moteur et/ou sensitif (score ASIA)
  – tonus sphinctériens;
  – caractère complet ou incomplet des déficits [1].

- Complications de l'atteinte médullaire :
  - ventilatoire :
  - hémodynamique : vasoplégie par disparition de l'activité sympathique en cas de lésion au-dessus de T6;
  - hypothermie;
  - rétention aiguë d'urine;
  - iléus paralytique;
  - la présence d'un ou plusieurs de ces signes doit faire rechercher une lésion médullaire même en l'absence de point d'appel vertébral.
    - paralysie diaphragmatique : niveau < C4,
    - paralysie muscles intercostaux : T1 à T10,
    - paralysie muscles abdominaux : T6 à T12;
- Chez le patient âgé ostéoporotique :
  - notion de traumatisme souvent absente;
  - douleurs dorsolombaires;
  - douleur à la marche ou station debout;
  - diminution de mobilité en raison de douleurs.

Imagerie

- Outre le diagnostic lésionnel, elle détermine le risque d'instabilité de la fracture.
- Les radiographies de face et de profil du rachis dorsal et lombaire permettent d'orienter le diagnostic mais sont insuffisantes pour la prise en charge thérapeutique.
- La TDM est indispensable pour effectuer un bilan lésionnel exhaustif.
- L'IRM est l'examen de choix pour visualiser les lésions médullaires, notamment lorsqu'aucune lésion osseuse n'est détectée en présence d'un déficit neurologique.

Diagnostics lésionnels

Les fractures vertébrales sont classées selon le mécanisme lésionnel :

- par compression (type A) :
  - A1 : tassement isolé du corps vertébral,
  - A2 : fracture-séparation verticale du corps vertébral,
  - A3 : fracture comminutive avec risque d'atteinte médullaire,
  - A1 et A2 sont stables, A3 est potentiellement instable;
- par distraction (type B) :
  - flexion-distraction avec arrachement discoligamentaire,
  - flexion-distraction avec fracture du corps vertébral ou des pédicules,
  - extension-distraction du disque,
  - ce sont des fractures instables;

- par rotation (type C) :
  - rotation et compression,
  - rotation et distraction,
  - rotation et cisaillement.

Orientations thérapeutiques

- Les fractures stables bénéficient d'un traitement fonctionnel (antalgie, kinésithérapie).
- Traitement chirurgical en cas d'atteinte neurologique et/ou lésion instable.
- Traitement orthopédique avec décubitus et corset ou traction à discuter selon le potentiel d'instabilité.

Prise en charge du blessé médullaire

- Maintenir la contention rachidienne.
- Hémodynamique : remplissage, vasopresseurs pour maintenir une PAS $\geq$ 120 mmHg ou PAM $\geq$ 80 mmHg.
- Ventilation : éviter l'hypoxémie.
- Les corticoïdes à forte dose donnés précocement, malgré leur effet sur la récupération motrice, ne sont plus recommandés en raison de leurs effets secondaires.

Prise en charge des tassements ostéoporotiques

- Traitement antalgique, paliers 2 à 3 souvent nécessaires mais peu efficaces.
- Calcitonine, réduit les douleurs et améliore la mobilité.
- Bisphosphonates, réduisent le risque de récidive fracturaire.
- Kyphoplastie, restaure le volume du corps vertébral ostéoporotique tassé par gonflement d'un ballon [2] :
  - diminue les douleurs;
  - améliore la qualité de vie des patients;
  - restaure l'autonomie;
  - plus efficace que le traitement médical;
  - adresser les patients en consultation d'orthopédie pour avis.

RÉFÉRENCES

[1] Kirshblum SC, Burns SP, Biering-Sorensen F, et al. International standards for neurological classification of spinal cord injury (Revised 2011). J Spinal Cord Med 2011; 34(6) : 535–46.

[2] Wardlaw D, Cummings SR, Van Meirhaeghe J, et al. Efficacy and safety of balloon kyphoplasty compared with non-surgical care for vertebral compression fracture : a randomised controlled trial. Lancet 2009; 373(9668) : 1016–24.

Traumatologie

Fiche
111

Analyse radiologique du rachis dorsolombaire

Bonnes pratiques

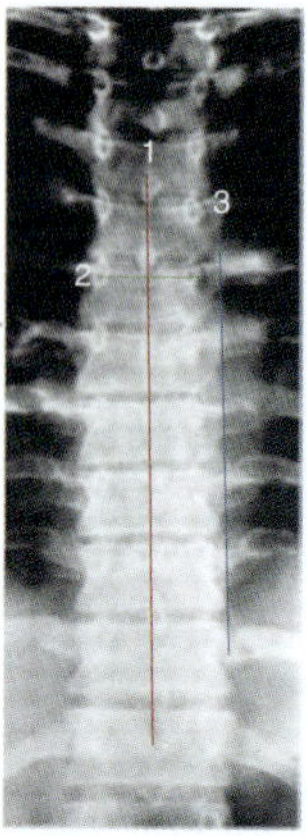

Figure 111.1
Radiologie de face du rachis thoracique.

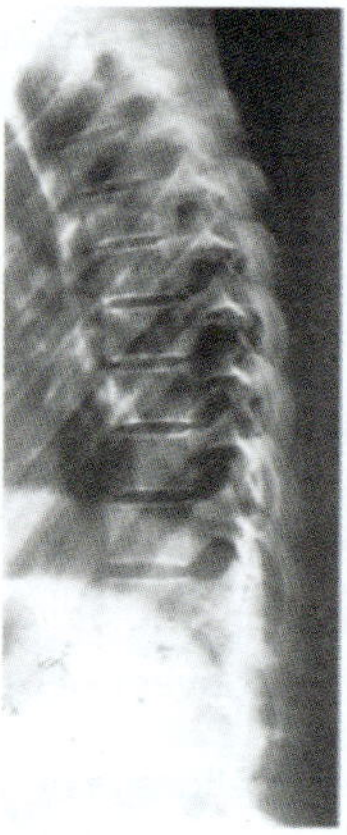

Figure 111.2
Radiologie de profil du rachis thoracique.

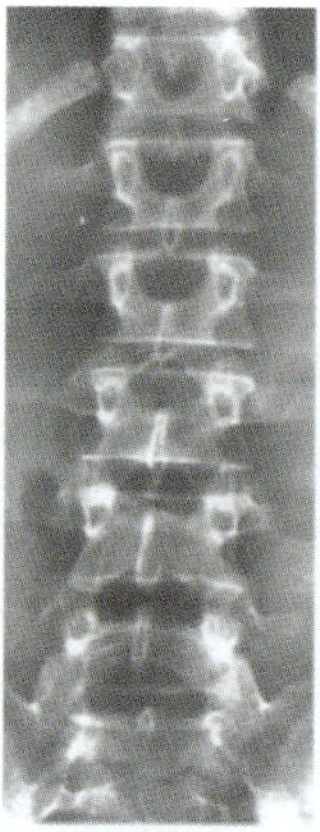

Figure 111.3
Radiologie de face du rachis lombaire.

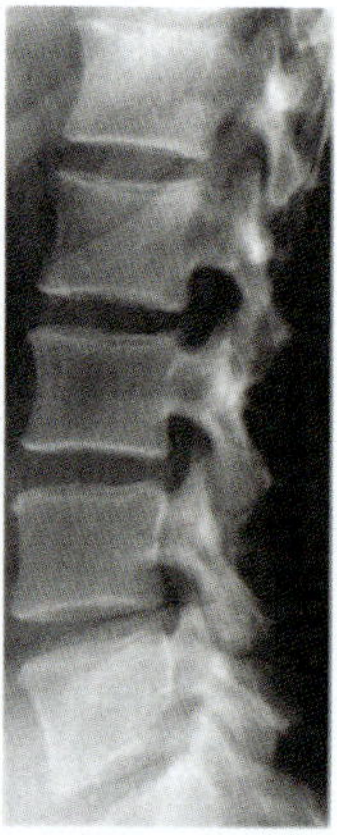

Figure 111.4
Radiologie de profil du rachis lombaire.

Positions

- **Face**, patient allongé hanches et genoux fléchis :
  - rachis thoracique : rayon centré 8 cm sous l'échancrure trachéale ;
  - rachis lombaire : rayon centré au niveau de la crête iliaque.
- **Profil**, patient allongé sur le côté gauche, bras étendus devant :
  - rachis thoracique : rayon centré au niveau de T7 ;
  - rachis lombaire : rayon centré au niveau de la crête iliaque.

Critères de réussite

- **Face** :
  - les épineuses sont toutes vues au centre du corps vertébral.
- **Profil** :
  - corps vertébraux superposés sans rotation ;
  - les disques intervertébraux sont visibles sur toute leur longueur.

Méga-guide pratique des urgences

Grille de lecture

- **Face** :
  - les corps vertébraux sont alignés l'un sur l'autre;
  - la ligne des épineuses n'est pas rompue (figure 111.1 : 1);
  - la distance interpédiculaire est fixe (figure 111.1 : 2); une augmentation sur une vertèbre témoignerait d'une fracture;
  - à l'étage dorsal :
    - la ligne paravertébrale gauche est verticale. Un refoulement localisé évoque un hématome. Cette ligne n'existe pas à droite (figure 111.1 : 3);
  - à l'étage lombaire :
    - l'écart interpédiculaire augmente de L1 à L5,
    - il n'y a pas de ligne paravertébrale,
    - les apophyses transverses sont vérifiées dans leur intégralité.
- **Profil** :
  - les corps vertébraux sont rectangulaires, et alignés antérieurement et postérieurement;
  - le mur vertébral postérieur est légèrement concave;
  - les disques intervertébraux sont visibles sur toute leur longueur;
  - les courbures dorsale (cyphose) et lombaire (lordose) sont appréciées.

Fiche 112

Traumatismes de l'épaule

Points importants

- La ceinture scapulothoracique protège un ensemble vasculonerveux « sensible » ainsi que les viscères thoraciques. Un traumatisme de cinétique élevée fera systématiquement rechercher une atteinte associée de ces structures.
- L'épaule est le complexe articulaire le plus mobile du corps ; la prévalence des lésions ligamentaires s'en trouve très élevée.
- La plupart des traumatismes de l'épaule peuvent être traités orthopédiquement avec un bon résultat fonctionnel.
- La rééducation précoce améliore la récupération fonctionnelle après immobilisation.

Diagnostic

Démarche diagnostique

Anamnèse

- Circonstances du traumatisme : niveau d'énergie cinétique, chute, AVP, sport.
- Terrain : âge, antécédent de luxation.

Examen clinique

- Douleur.
- Déformation.
- Recherche de lésion nerveuse :
  - axillaire : sensibilité du moignon de l'épaule et motricité du deltoïde ;
  - nerf sus-scapulaire : innervation supra-épineux et infra-épineux (coiffe des rotateurs) ;
  - nerf long thoracique : innervation du dentelé antérieur (décollement de la scapula lors d'un appui des mains contre un mur) ;
  - médian : sensibilité de la pulpe du pouce et opposition du pouce ;
  - radial : sensibilité dorsale de la première commissure et extension des doigts ;
  - ulnaire : sensibilité face ulnaire du cinquième doigt et écartement des doigts.
- Recherche de lésion vasculaire.
- Les amplitudes de mobilité de l'épaule sont :
  - 0 à 60° en flexion et 0 à 90° en abduction dans la scapulohumérale ;
  - de 60 à 120° de flexion et de 90 à 150° d'abduction, mise en jeu du scapulum ;
  - au-delà de 120° de flexion ou de 150° d'abduction, inclinaison du rachis.

Imagerie

- Épaule de face : tête humérale en rotation neutre ou latérale apparaît asymétrique et parallèle à la cavité glénoïde. L'interligne glénohuméral est parfaitement visible.
- Profil des Lamy : la tête humérale se projette au centre d'un Y formé en bas par l'écaille de la scapula, en avant par l'apophyse coracoïde, en arrière par l'acromion.
- Ou profil de Garth, dit aussi « apical oblique » : dégage davantage la glène et la tête humérale et permet une meilleure détection des fragments osseux détachés.
- Dans les deux cas, ces clichés ne nécessitent pas de mobilisation du bras traumatisé contrairement au profil axial classique.
- La TDM complète le plus souvent le bilan en cas de fracture.
- L'échographie et au mieux l'IRM complètent le bilan, à distance, lors des pathologies tendineuse et ligamentaire.

Diagnostics lésionnels

Fractures de l'extrémité supérieure de l'humérus

- Concernent plus fréquemment le sujet âgé; troisième cause de fracture chez les personnes âgées. Les femmes sont 2 à 3 fois plus touchées que les hommes [1].
- Font suite à une chute avec réception sur la main, bras en abduction.
- Chez le sujet jeune, ces fractures font suite à un traumatisme à haute énergie cinétique.
- Patient(e) se présentant bras en adduction, mobilisation douloureuse et ecchymose.
- La recherche d'une lésion vasculaire ou nerveuse doit être systématique.
- Décrire la fracture (figure 113.9) :
  - articulaire ou extra-articulaire;
  - déplacée ou non : angulation >45° et/ou écartement de plus d'un centimètre de la position anatomique;
  - nombre de fragments;
  - existence ou non d'une luxation associée.
- Environ 80 % de ces fractures sont peu ou pas déplacées et relèvent d'un traitement orthopédique.
- Le résultat fonctionnel est jugé correct chez près de 90 % des patients à un an [2].
- Immobilisation par un gilet prenant l'épaule et l'avant-bras pendant 6 à 12 semaines en fonction de la consolidation.
- Le cal apparaît en moyenne entre 4 et 6 semaines.
- Consultation entre 4 et 7 jours avec une radiographie, afin de dépister un déplacement secondaire.
- La mobilisation de l'épaule se fait au mieux au septième jour, classiquement à partir de la troisième semaine.

- Les fractures du col anatomique qui ont un risque d'ostéonécrose élevé, les fractures multifragmentaires déplacées, voire luxées, doivent être proposées au chirurgien, *a fortiori* s'il existe une lésion vasculaire ou nerveuse.

Fractures de la clavicule

- Fractures de l'enfant et de l'adulte jeune principalement [3].
- Chute sur le moignon de l'épaule.
- Palpation du fragment proximal ascensionné sous la peau.
- Diagnostic sur le cliché d'épaule de face. Le défilé claviculaire, plus spécifique, peut s'avérer utile lorsque la suspicion clinique n'est pas clairement confirmée par le cliché de face.
- Recherche de complications locorégionales :
  - en premier lieu cutanées;
  - nerveuses (plexus brachial);
  - vasculaire;
  - pulmonaires (hémopneumothorax);
  - osseuses (cotes, scapula).
- Les fractures du tiers moyen :
  - ce sont les plus fréquentes (70 %);
  - le fragment interne est attiré vers le haut et par le sterno- cléido-mastoïdien; le fragment externe vers le bas par le deltoïde et la pesanteur;
  - lorsque ce déplacement est inversé, une lésion du plexus brachial est à redouter;
  - en l'absence de déplacement ou de complications, le traitement est fonctionnel [4];
  - la présence d'un troisième fragment, d'une souffrance ou d'une ouverture cutanée, d'un déplacement de plus de la largeur de l'os feront discuter le traitement chirurgical.
- Les fractures du quart externe (figure 113.10) :
  - elles représentent 27 % des fractures de la clavicule;
  - trois sous-groupes selon la localisation du trait de fracture par rapport aux ligaments coracoclaviculaires :
    - les fractures de type II nécessitent un avis chirurgical; risque de pseudarthrose (10 à 20 %) lorsqu'elles ne sont pas opérées [5, 6],
    - les types I et III sont traités orthopédiquement.
- Les fractures du tiers proximal :
  - rares, témoignent d'un traumatisme à haute énergie cinétique;
  - doivent faire rechercher d'autres sites lésionnels dont la prise en charge serait prioritaire;
  - TDM indispensable pour rechercher d'éventuelles lésions viscérales associées.

- Le traitement fonctionnel :
  - contrôle de la douleur par la réduction de la mobilité et la prescription d'antalgiques;
  - écharpe maintenant le membre supérieur, coude au corps fléchi à 90°. L'immobilisation du coude peut provoquer son enraidissement. Pour limiter les complications, il faut demander au patient, dès que possible, de mobiliser son coude plusieurs fois dans la journée, en flexion-extension et pronosupination;
  - les anneaux claviculaires n'ont pas d'intérêt supplémentaire. Le risque de trop serrer les sangles peut entraîner des lésions cutanées, un œdème du bras, voire une compression du plexus brachial.

Fractures de l'omoplate

- Conséquences d'un choc direct.
- Souvent difficiles à voir, suspectées par la palpation de la scapula.
- Traitement fonctionnel dans la majorité des cas.
- Indication chirurgicale pour les fractures de la glène déplacées ou du col de l'omoplate ou lorsqu'existe un décalage dans la continuité de l'anneau glénoïdien.

Luxation acromioclaviculaire

- Secondaire à une chute sur le moignon de l'épaule ou bras tendu.
- Les sports de contact, de lancer et le cyclisme sont de grands pourvoyeurs de lésion acromioclaviculaires.
- La désunion acromioclaviculaire provoque la classique touche de piano, celle coracoclaviculaire un tiroir antérieur.
- Lorsque les deux systèmes ligamentaires sont rompus (stades III à VI de Rockwood), l'épaule chute; ce n'est pas la clavicule qui s'ascensionne, contrairement à l'impression visuelle.
- Classification de Rockwood :
  - type I : élongation ligamentaire simple;
  - type II : rupture acromioclaviculaire;
  - type III : rupture acromio- et coracoclaviculaire; la clavicule apparaît déplacée;
  - type IV : rupture ligamentaire totale de type III avec déplacement postérieur de l'extrémité latérale de la clavicule;
  - type V : type III avec grand déplacement vertical de la clavicule (supérieur à la hauteur de l'acromion) qui vient s'incarcérer dans la chape deltotrapézoïdienne;
  - type VI : type III avec déplacement inférieur de la clavicule qui vient s'enclaver sous la coracoïde [7].
- C'est l'importance du déplacement qui détermine le traitement.
- Sur le cliché d'épaule de face, un interligne acromioclaviculaire supérieur à 8 mm est pathologique dans un contexte traumatique. Les bords inférieurs de l'acromion et de la clavicule doivent être alignés. La distance coracoclaviculaire doit être inférieure à 1,3 cm.

- Sur des clichés comparatifs, un espace coracoclaviculaire supérieur de plus de 5 mm d'un côté est en faveur d'une lésion.
- Indications thérapeutiques :
  - les stades IV à VI relèvent de la chirurgie ;
  - au stade III, l'intervention chirurgicale sera discutée pour des patients ayant un travail de force, travaillant les bras en l'air ou si la touche de piano ne se réduit pas en abduction à 90°.
- Le traitement fonctionnel consiste à côté des mesures antalgiques (antalgiques, glaçage, écharpe) à mobiliser progressivement toutes les articulations du membre supérieur dans les limites de la douleur. La période de récupération dure de 2 à 6 semaines selon la gravité de l'atteinte ligamentaire. Le *strapping* abaissant la clavicule ne sert évidemment à rien.

Luxation sternoclaviculaire

- La rupture du très solide ligament sternoclaviculaire témoigne toujours d'un traumatisme violent.
- Une tuméfaction sternoclaviculaire rend difficile l'appréciation du déplacement antérieur ou postérieur de la clavicule.
- Le scanner permet le diagnostic.
- La luxation antérieure se traite par la mise en écharpe du bras pendant 4 à 6 semaines. La réduction n'est pas nécessaire en raison d'un rapport bénéfice/risque défavorable.
- La luxation postérieure expose à des complications médiastinales, pulmonaires et cardiovasculaires potentiellement graves. La réduction est constamment chirurgicale.

Luxation glénohumérale antérieure

- Elle fait souvent suite à une chute sur le bras tendu en abduction.
- Le patient se présente bras en abduction et rotation latérale.
- Déformation en épaulette avec un aspect de coup de hache deltoïdien, vide sous-acromial typique.
- L'examen clinique doit confirmer la présence d'un pouls distal et rechercher une lésion du nerf axillaire (innervation motrice du deltoïde, responsable de l'abduction de l'épaule et innervation sensitive du moignon de l'épaule). Complication présente à un degré divers chez près de la moitié des patients, mais serait résolutive après réduction dans la majorité des cas.
- Réduction en urgence toujours après visualisation de la radiographie, sauf exceptions ci-dessous.
- La radiographie confirme le diagnostic et élimine une fracture associée qui pourrait nécessiter une réduction au bloc opératoire. Le risque de déplacer une fracture du col anatomique lors de manœuvres intempestives, avec pour conséquence une nécrose de la tête humérale, justifie à lui seul la réalisation systématique d'un cliché de face.

- Il est possible de se passer de radiographie si [8] :
  - le diagnostic de luxation est cliniquement évident;
  - il s'agit d'une récidive;
  - chez un patient de moins de 40 ans;
  - en l'absence de mécanisme traumatique;
  - si ces quatre conditions sont réunies, la valeur prédictive négative pour le risque de fracture associée atteint 97 %.
- Les complications rencontrées au cours de la luxation sont [9] :
  - l'arrachement du bord antéro-inférieur de la glène, dite lésion de Bankart;
  - la fracture du tubercule majeur, lieu d'insertion des muscles supra-épineux (abducteur), infra-épineux et petit rond (rotateurs latéraux);
  - l'encoche de Malgaigne (ou de Hill-Sachs), conséquence de l'impaction postérolatérale de la tête humérale sur la glène lors de la luxation. Il s'agit d'une véritable fracture et non d'un simple enfoncement de la tête;
  - la coiffe des rotateurs est fréquemment lésée au-delà de 40 ans. Le labrum le serait dans près de 90 % des cas.
- Réduction :
  - la préférence se porte sur les techniques simples, rapides, n'utilisant pas la force et ne nécessitant aucun matériel ni aucune médication. Il est conseillé de ne pas s'acharner au-delà de trois échecs :
    - technique en rotation externe : le patient est allongé sur le dos. Le coude est fléchi à 90°. L'opérateur maintient le bras en adduction en tenant le coude avec une main. Son autre main saisie le poignet. Le patient laisse tomber sa main latéralement, sur le bord du brancard. L'opérateur guide doucement la course de l'avant-bras en tenant le poignet et en s'arrêtant dès que les muscles se contractent. Cette méthode est réputée sûre et rapide (5 à 10 min),
    - technique de Milch : le bras est monté lentement en abduction pour porter la main derrière la tête. Un certain degré de rotation latérale est nécessaire. La réintégration est facilitée en appuyant sur la tête humérale avec son pouce,
    - manipulation de la scapula : la tête humérale devient le point fixe et c'est la scapula qui est mobilisée en direction de la tête humérale. La manipulation se fait sur un patient soit en décubitus ventral soit assis; en position assise, le patient cale son côté indemne contre un mur ou le dossier du brancard relevé à 90°. Côté luxé, le coude est fléchi à 90°. L'opérateur simultanément pousse le bord libre de la scapula vers le rachis avec une main et abaisse l'acromion de l'autre. Une aide peut tirer le bras vers le bas,
    - technique de Cunningham : sans traction ni sédation; fondée sur l'obtention d'un relâchement musculaire. Le patient est assis face à l'opérateur. Il pose sa main, coude fléchi, côté luxé sur l'épaule de l'opérateur. Le médecin procède à une série de massages,

du trapèze, du deltoïde puis du biceps jusqu'à obtenir la réduction. L'interaction patient-médecin est décisive pour la réussite de la méthode. Le concept tend à prouver que l'obtention du relâchement musculaire est plus important que la méthode mécanique;
- immobilisation deux semaines coude au corps;
- consultation de suivi à 15 jours (ablation du gilet orthopédique) et à 6 semaines (contrôle de l'abduction active).

Luxation postérieure

- Pathologie rare, de diagnostic difficile.
- Un grand nombre (60 à 80 %) passe inaperçu.
- Consécutif à une contraction violente des rotateurs internes (crises d'épilepsie, électrochocs, électrisations).
- Tableau clinique initial moins bruyant que la luxation antérieure.
- Le patient se présente coude au corps, en rotation interne fixée.
- Perte de rotation externe coude au corps.
- Abduction limitée et impossibilité de mettre l'avant-bras en supination complète, le coude étant en extension.
- Bilan radiologique, épaule de face et profil :
  - de face, la tête est en rotation interne, avec un aspect d'ampoule électrique ou d'allumette;
  - les berges de l'interligne articulaire ne sont plus parallèles, elles se chevauchent;
  - le profil confirme le diagnostic.
- La réduction doit se faire en urgence par traction dans l'axe du bras qui est porté en adduction avec une pression postéro-antérieure au niveau de la tête. Il faut éviter toute rotation interne qui peut entraîner une fracture de la tête.
- Après réduction, contention en rotation externe-abduction 2 à 4 semaines.

RÉFÉRENCES

[1] Palvanen M, Kannus P, Niemi S, et al. Update in the epidemiology of proximal humeral fractures. Clin Orthop Relat Res 2006; 442 : 87–92.
[2] Lefevre-Colau MM, Babinet A, Fayad F, et al. Immediate mobilization compared with conventional immobilization for the impacted nonoperatively treated proximal humeral fracture. A randomized controlled trial. J Bone Joint Surg Am 2007; 89 : 2582–90.
[3] Robinson HCM. Fractures of the clavicle in the adult. Epidemiology and classification. J Bone Joint Surg Br 1998; 80 : 476–84.
[4] Zlowodzki M, Zelle BA, Cole PA, et al. Evidence-Based Orthopaedic Trauma Working Group Treatment of acute midshaft clavicle fractures : systematic review of 2144 fractures : on behalf of the Evidence-Based Orthopaedic Trauma Working Group. J Orthop Trauma 2005; 19 : 504–7.
[5] Chen CH, Chen WJ, Shih CH. Surgical treatment for distal clavicle fracture with coracoclavicular ligament disruption. J Traumam 2002; 52 : 72–8.
[6] Throckmorton T, Kuhn JE. Fractures of the medial end of the clavicle. J Shoulder Elbow Surg 2007; 16 : 49–54.

[7] Clarke HD, Mc Cann PD. Acromioclavicular joint injuries. Orthop Clin North Am 2000 ; 31(2) : 177–87.
[8] Hendey GW. Necessity of radiographs in the emergency department management of shoulder dislocations. Ann Emerg Med 2000 ; 36(2) : 108–13.
[9] Perron AD, Ingerski MS, Brady WJ, et al. Acute complications associated with shoulder dislocation at an academic Emergency Department. J Emerg Med 2003 ; 24(2) : 141–5.

Fiche 113

Analyse radiologique de l'épaule

Bonnes pratiques

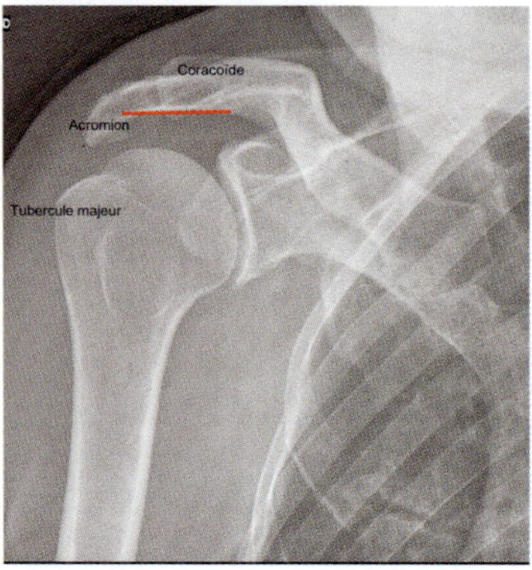

Figure 113.1 Radiologie de face de l'épaule.

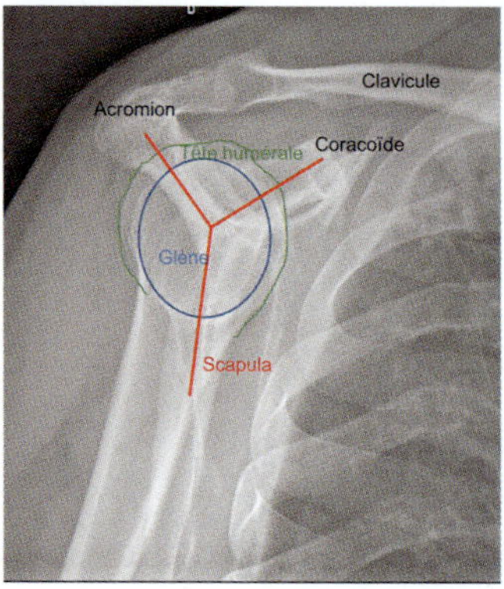

Figure 113.2 Radiologie de profil de l'épaule.

Positions

- **Face** : patient debout, épaule contre la plaque, bras en rotation neutre, paume contre la cuisse. Le patient fait un angle de 30° par rapport à la plaque.
- **Profil – profil de Lamy** : épaule face plaque à 45°, rayon antéro-postérieur perpendiculaire à la plaque.

Critères de réussite

- **Face** :
  – la tête humérale n'est pas symétrique;
  – l'interligne gléno-huméral est dégagé. Les corticales inférieures de l'acromion et de la clavicule sont alignées.
- **Profil** :
  – vue frontale de l'articulation gléno-humérale;
  – les éléments de la scapula – écaille, épine, acromion, coracoïde – forment un Y.

Grille de lecture

- **Face** :
  – aspect en crosse de la tête humérale;
  – surfaces articulaires humérale et glénoïdale non superposées;
  – surfaces inférieures, acromion et clavicule, alignées;
  – corticales régulières.

- **Profil** :
  - cage thoracique en avant;
  - le Y formé par la scapula se projette au centre de la tête humérale;
  - la tête humérale recouvre la cavité glénoïde.
- Incidences complémentaires :
  - **face** : cliché en rotation médiale. La tête humérale apparaît ronde comme une allumette, le tubercule majeur est vu de face;

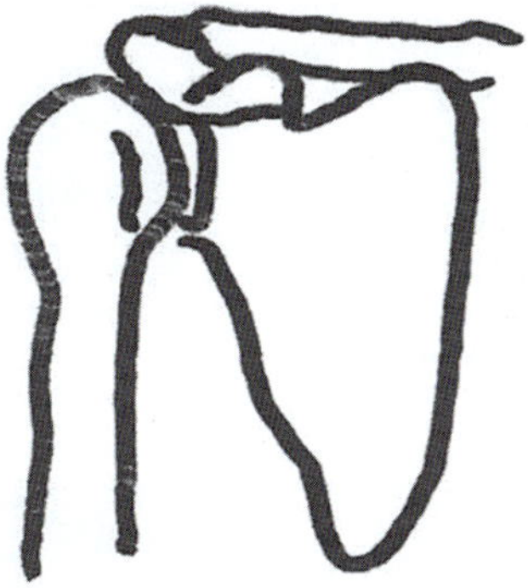

Figure 113.3 Rotation médiale.

  - **profil axial** : patient assis, bras en abduction, plaque sous le creux axillaire, rayon vertical incliné de 10° vers le coude. Permet de mieux voir les petits fragments détachés de la tête humérale et de la glène.

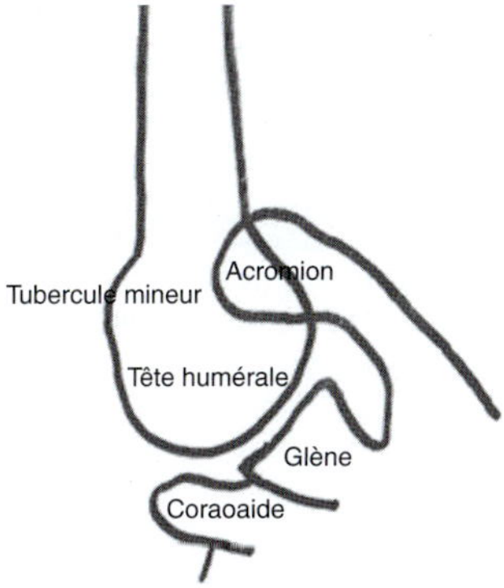

Figure 113.4 Profil axial.

Traumatologie de l'épaule

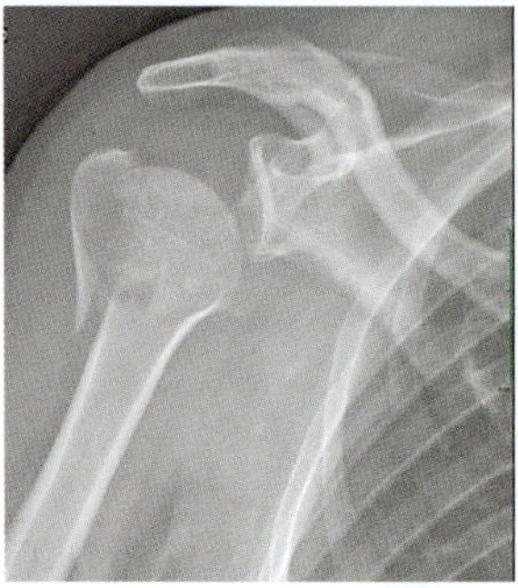

Figure 113.5 Fractures des tubercules majeur et mineur.

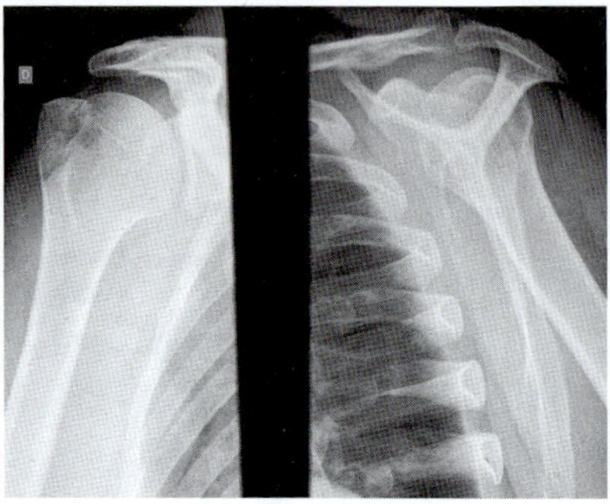

Figure 113.6 Fracture du tubercule majeur.

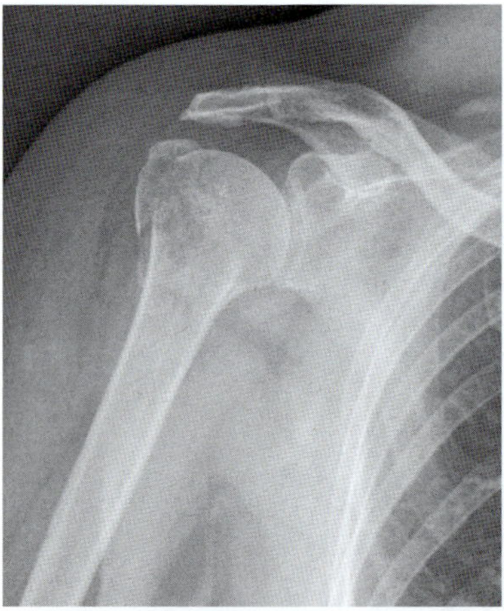

Figure 113.7 Fractures du col chirurgical et du tubercule majeur.

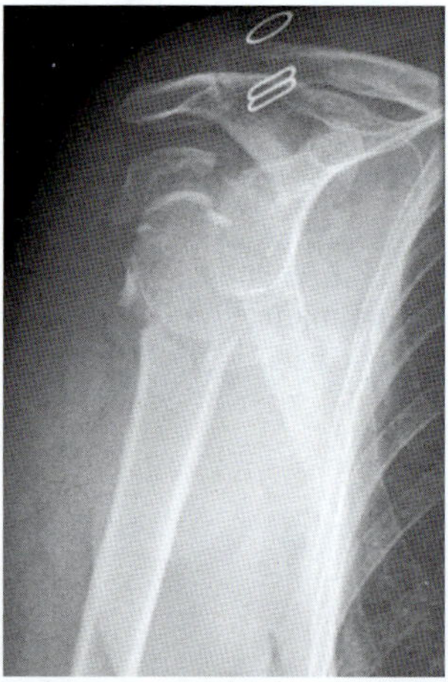

Figure 113.8 Fracture céphalo-tubérositaire : 4 fragments.

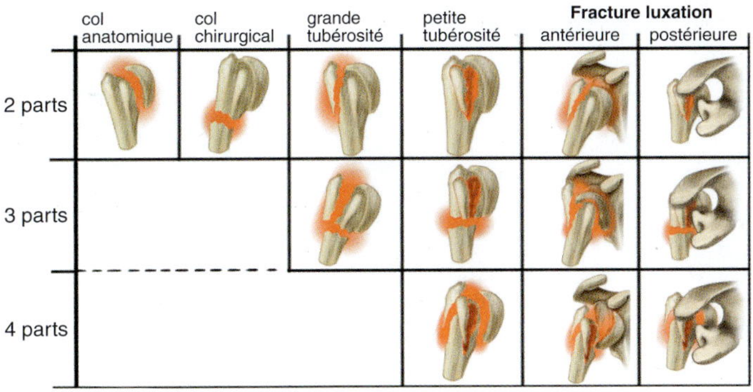

Figure 113.9 **Classification des fractures de l'extrémité supérieure de l'humérus.**
Source : Clément Babin.

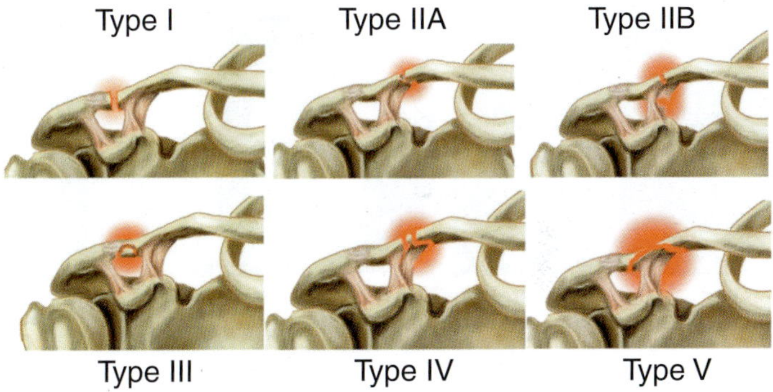

Figure 113.10 **Classification des fractures du quart externe de clavicule.**
Source : Clément Babin.

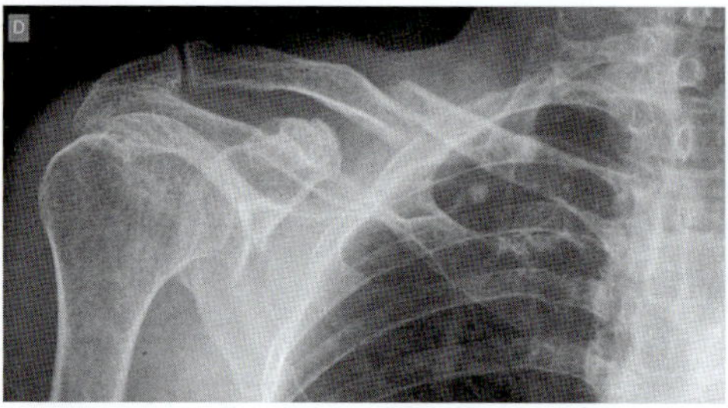

Figure 113.11 Fracture du tiers moyen de la clavicule.

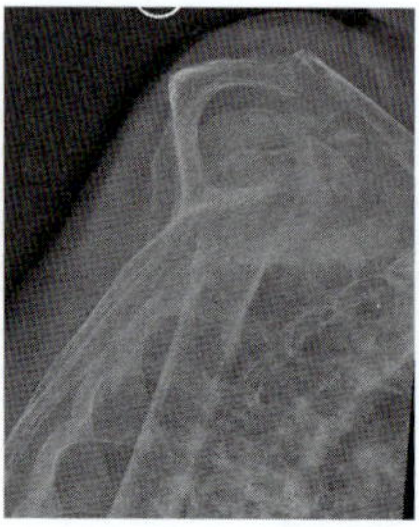

Figure 113.12 Fracture de Latarjet.
Présence d'un 3e fragment à la face inférieure de la clavicule (plaque coracoïdienne).

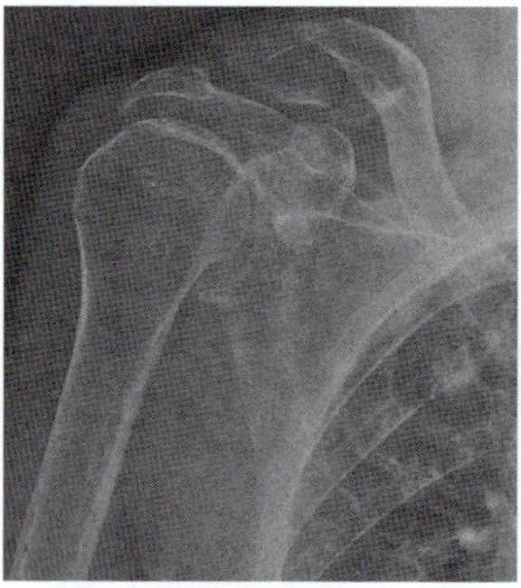

Figure 113.13 Fracture du quart externe de clavicule.

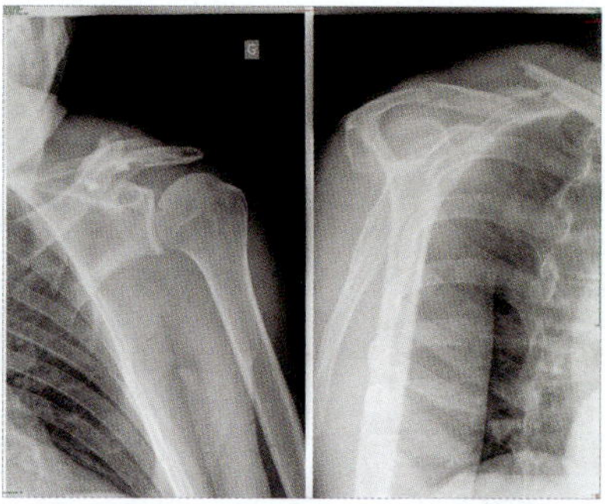

Figure 113.14 Fracture de la clavicule en 3 fragments.

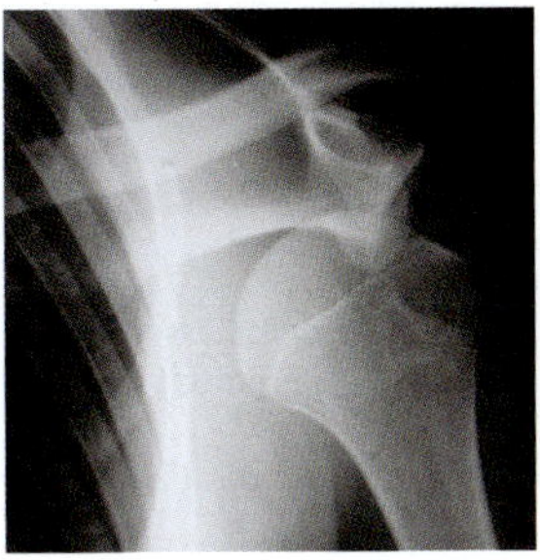

Figure 113.15 Luxation antérieure.

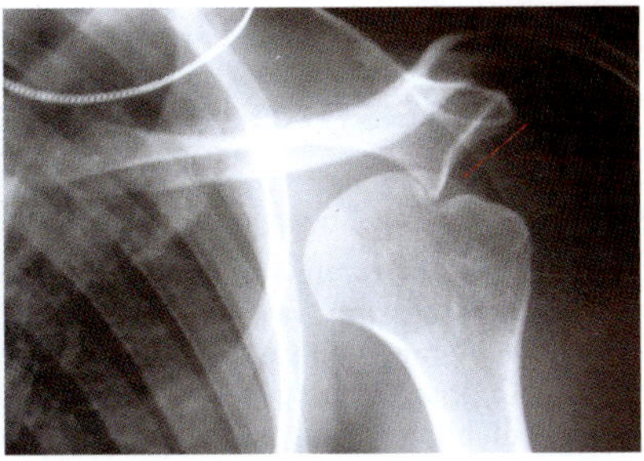

Figure 113.16 Luxation antérieure. Encoche de Malgaigne.

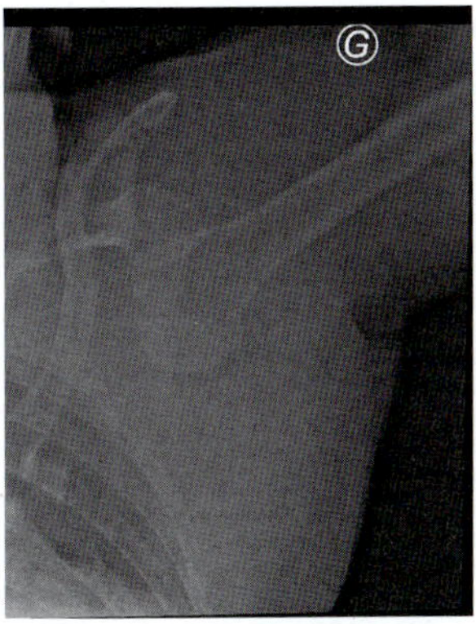

Figure 113.17 Luxation Erecta.

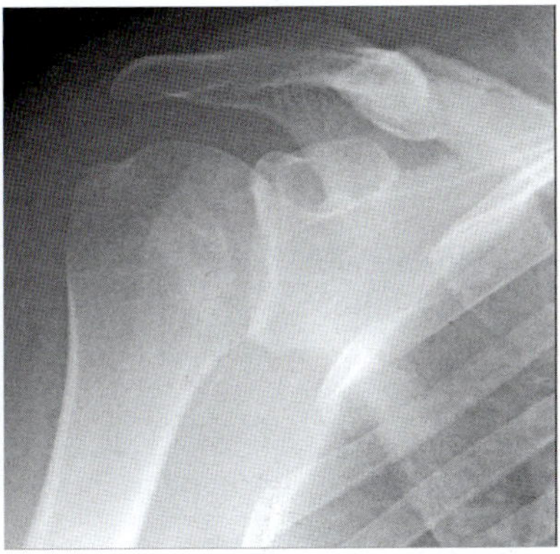

Figure 113.18 Luxation postérieure. Tête arrondie en allumette. Disparition de l'interligne.

Fiche 114

Traumatismes du coude

Points importants

- Le coude est un ensemble articulaire dont les éléments osseux, ligamentaires, vasculaires et nerveux sont particulièrement vulnérables en cas de traumatisme.
- La prise en charge d'une luxation en urgence ne doit pas dispenser du bilan radiologique.
- Tout traumatisme du coude à radiographies normales est une fracture de la tête radiale jusqu'à preuve du contraire.
- Le coude s'enraidit très rapidement en cas d'immobilisation intempestive.
- La luxation du coude expose au risque de lésions nerveuses et vasculaires ainsi que de syndrome de loge.

Diagnostic

Éléments anamnestiques

- Circonstances du traumatisme : niveau d'énergie cinétique.
- Terrain, âge.

Examen clinique

- Douleur.
- Déformation.
- Recherche de déficit neurologique (ulnaire, médian, radial) et vasculaire.
- Recherche de sites lésionnels associés en rapport avec le mécanisme traumatique.
- Amplitudes articulaires : 0 à 120° en flexion–extension, 0 à 90° en pronosupination.
- Vérifier la capacité d'extension active du coude pour exclure une lésion ostéo-articulaire : le patient assis, avant-bras en supination, étend ses deux coudes. Une extension complète et symétrique élimine une fracture avec une valeur prédictive négative de 98,4 %. Le risque de fracture est de 1,6 % (IC 95 % : 0,5–3,7). Aucune imagerie n'est alors nécessaire, sous réserve que le patient puisse être revu dans les 7 à 10 jours en cas de persistance de symptômes. *A contrario*, en cas d'extension incomplète, le risque de fracture est de 48 % imposant la réalisation de radiographies.

Imagerie

Radiographie face en extension et profil à 90° de flexion.

Diagnostics lésionnels [1]

Luxation du coude

- C'est une urgence.
- Déformation caractéristique accompagnée d'une douleur intense.
- Représente 10 à 25 % des lésions du coude; dans 90 % des cas est postérieure ou postérolatérale.
- Survient lors d'un traumatisme à haute énergie cinétique comme une chute sur la main en hyperextension.
- L'examen clinique initial recherche des lésions nerveuses (médian ou ulnaire) et/ou vasculaires.
- Les radiographies en urgence, avant réduction, recherchent une lésion osseuse associée (fractures de la tête radiale, de la coronoïde, arrachements des épicondyles) pouvant justifier la réalisation d'un scanner.
- Réduction en urgence, idéalement au bloc, sous anesthésie générale permettant le *testing* après réduction. Une réparation ligamentaire et musculaire peut être nécessaire si le coude se luxe à nouveau en extension, y compris en pronation.
- La manœuvre consiste à tracter l'avant-bras dans sa position traumatique (ni extension ni flexion), l'humérus étant maintenu. La translation latérale est d'abord corrigée, puis l'avant-bras est poussé vers le bas en appuyant sur la coronoïde.
- Le traitement chirurgical peut être nécessaire en cas de fracture associée.
- Immobilisation par écharpe simple ou plâtre selon le patient pour 10 à 15 jours, suivie d'une rééducation active précoce.
- La complication la plus fréquente est un enraidissement en extension.
- La récidive est rare.

Fractures de l'humérus distal

- Tuméfaction globale douloureuse du coude après un traumatisme à haute énergie chez l'adulte jeune, ou à basse énergie chez la personne âgée ostéoporotique.
- Recherche de lésion nerveuse (ulnaire) ou vasculaire.
- Les radiographies de face et de profil font le diagnostic :
  - articulaires : sus- et intercondyliennes; uni- ou bicondylienne, en T ou Y;
  - extra-articulaires : supracondyliennes, fracture de l'épicondyle médial ou latéral.
- Le traitement chirurgical est quasi constant.
- Le traitement orthopédique ne concerne que les fractures peu ou pas déplacées, notamment chez des patients âgés; immobilisation 6 semaines par plâtre brachio-antébrachio-palmaire (BABP). L'enraidissement articulaire est inévitable.

Fractures de l'olécrâne

- Consécutives à un choc direct le plus souvent.
- Fractures peu douloureuses pouvant passer inaperçues chez le sujet âgé.
- Mobilité active souvent conservée.
- Dépression sous-cutanée à la palpation.
- Déplacement constant du fait de la traction du fragment proximal par le triceps.
- Parfois associées à une fracture de la tête radiale.
- Traitement le plus souvent chirurgical (haubanage) jusqu'à 80 ans, du fait du déplacement.
- Au-delà, bandage compressif et écharpe simple.

Fractures du processus coronoïde

- Fracture rare, souvent associée à une luxation dorsale du coude ou une fracture de l'ulna.
- Une lésion significative aura comme conséquence une instabilité du coude.
- Systématiquement rechercher par l'examen clinique, voire par une imagerie complémentaire, une lésion associée ostéo-ligamentaire dont l'origine pourrait être une luxation du coude spontanément réduite.
- La fracture provoque une impotence fonctionnelle douloureuse en flexion-extension.

Classification :

- type I : fracture de la pointe du processus coronoïde;
- type II : fragment d'une hauteur inférieure à 50 % de celle du processus coronoïde;
- type III : fragment d'une hauteur supérieure à 50 % de celle du processus coronoïde.

Les fractures de type 3 relèvent de la chirurgie du fait de leur instabilité.

Les fractures de type 2 ou 1 avec instabilité ou association lésionnelle nécessitent un avis chirurgical.

Un traitement orthopédique peut être décidé si le fragment n'est pas trop gros ni déplacé et le coude stable.

Immobilisation brachio-palmaire d'une à trois semaines, suivie de rééducation.

Les fractures de type 1 isolées et donc stables sont traitées fonctionnellement par mobilisation précoce après une éventuelle brève immobilisation brachio-palmaire antalgique d'une semaine.

Fractures de la tête radiale

- Le plus souvent dues à un traumatisme indirect avec chute sur la main.
- Peuvent être associées à une fracture ou luxation de l'ulna.

- Peut s'accompagner d'une déchirure de la membrane interosseuse responsable d'une luxation radio-ulnaire distale (syndrome d'Essex-Lopresti).
- Fréquente, passe souvent inaperçue si elle est isolée.
- Tout traumatisme du coude à radiographies normales est une fracture de la tête radiale jusqu'à preuve du contraire [2].
- Impotence fonctionnelle; flexion active possible mais douloureuse, supination difficile et très douloureuse.
- Cause majeure de raideur du coude par méconnaissance diagnostique ou du fait d'une immobilisation trop longue.
- Sur la radiographie de profil, l'hémarthrose refoule vers l'avant le liseré graisseux présent au niveau de l'humérus distal (signe de la voile) et rend visible le liseré postérieur. En l'absence de fracture visible, un épanchement fait toujours suspecter une lésion significative.
- La classification de Mason oriente le traitement (figure 115.8) :
  - type I : fracture parcellaire non déplacée < 2 mm; traitement fonctionnel avec antalgique et écharpe 5 jours puis mobilisation. Consultation de suivi à 10 jours pour vérifier l'absence de déplacement secondaire et d'enraidissement articulaire;
  - type II : fracture parcellaire déplacée. Traitement chirurgical (ostéosynthèse par minivissage). Mobilisation immédiate;
  - type III : fracture comminutive déplacée avec lésions associées fréquentes; traitement chirurgical;
  - type IV : fracture du col; traitement chirurgical par ostéosynthèse ou prothèse avec rééducation précoce.

Rupture bicipitale

- Après une flexion contrariée.
- Douleur brutale au pli du coude.
- Le plus souvent chez des patients âgés de 40 à 60 ans.
- La corde tendineuse du muscle biceps brachial n'est plus retrouvée à la palpation.
- La flexion possible (brachial antérieur et brachioradial toujours fonctionnels).
- Le diagnostic peut être confirmé par la réalisation d'une échographie ou d'une IRM.
- Traitement chirurgical puis immobilisation pendant 45 jours, dans une orthèse en légère flexion.

Rupture du tendon du triceps

- Forme extra-articulaire des fractures de l'olécrâne. Elle se présente comme une avulsion osseuse au niveau de la pointe olécrânienne.
- Gonflement douloureux local retrouvé à l'inspection.
- Mobilité passive conservée, en revanche, l'extension contrariée contre pesanteur, main au-dessus de la tête, est limitée douloureusement, voire impossible.
- Le traitement consiste le plus souvent en une réinsertion chirurgicale.

Tendinopathies

Épicondylite latérale

- L'épicondyle latéral est le lieu d'insertion des muscles extenseurs du poignet et des doigts.
- Le tendon le plus fréquemment touché est celui du muscle court extenseur radial du carpe qui s'insère distalement sur la base du troisième métacarpien.
- Touche des adultes entre 45 et 54 ans.
- Survient à la suite de mouvements répétitifs. Les facteurs favorisants les plus souvent retrouvés sont :
  - le tabagisme, le port de charge de plus de 20 kg plus de 10 fois par jour, les mouvements de pronosupination du poignet répétés plus de 2 heures par jour (tournevis), la frappe de clavier, le tennis elbow ;
  - douleur au niveau de l'épicondyle latéral irradiant vers l'avant-bras ; majorée par la flexion passive du poignet et par l'extension contre résistance du poignet. La force de préhension est diminuée, les amplitudes articulaires sont conservées.
- Tests cliniques reproduisant la douleur :
  - *Cozen's test* : avant-bras posé sur une table, tenir le coude avec un pouce sur l'épicondyle latéral et demander au patient de porter le poing fermé en pronation, extension et inclinaison radiale contre résistance ;
  - *Mill test* : l'avant-bras est porté passivement en pronation puis le poignet est fléchi et le coude étendu. La manœuvre met en tension le court et le long extenseur radial du carpe provoquant une douleur au niveau de leur insertion proximale (sensibilité 53 %, spécificité 100 %) ;
  - test de Maudsley : extension du troisième doigt contre résistance, coude en extension. Teste électivement le tendon du court extenseur radial du carpe ;
  - test de soulèvement en pronation d'un objet lourd comme un livre (*book test*) ou une chaise ; déclenche la douleur au niveau de l'épicondyle latéral.
- Imagerie inutile si clinique explicite. En cas de doute, échographie (sensibilité 66 %, spécificité 82 %) ou IRM (sensibilité 90 à 100 %, spécificité 83 à 100 %).
- Traitement initial repose : mise au repos des tendons sursollicités, correction des postures pathogènes et ajustements biomécaniques chez les sportifs.
- Traitement symptomatique par antalgiques, glaçage et bracelets de compression posés au niveau du tiers proximal de l'avant-bras. L'intérêt des AINS n'est pas démontré.
- Physiothérapie.

- Les injections de corticoïdes n'apportent qu'une amélioration transitoire.
- Le traitement chirurgical ne concerne que les formes rebelles aux traitements.

Épicondylite médiale

- Plus rare que son homologue latérale. Le sport n'est en cause que dans 10 % des cas.
- Les facteurs favorisants sont :
  - le tabac, l'obésité, la tranche d'âge 45–64 ans, les mouvements répétés de flexion-extension du coude. Le côté dominant est davantage touché ;
  - les sports pourvoyeurs : baseball, le golf, sports de raquette, tir à l'arc, escalade ;
  - en cause une pronation forcée et répétitive altérant les tendons du rond pronateur et du fléchisseur radial du carpe.
- Douleur au niveau de l'épicondyle médial reproduite en extension terminale passive et flexion-pronation contre résistance du poignet, coude en extension complète.
- Les tests diagnostiques utiles sont :
  - le *book test* inversé : porter un livre coude tendu, avant-bras en supination ;
  - le *golfer's elbow test* : avant-bras posé sur la table, le patient ferme le poing, le porte en supination avec déviation ulnaire puis effectue une flexion contrariée par l'examinateur.
- Traitements superposables à ceux de l'épicondylite latérale y compris pour la physiothérapie qui cible les groupes musculaires atteints.

L'hygroma

- Tuméfaction en regard de la pointe de l'olécrâne, plus ou moins douloureuse, extra-articulaire n'entravant pas la mobilité du coude. Elle n'est pas inflammatoire.
- Suspecter une bursite infectée en présence de fièvre, dermo-hypodermite, adénopathie et d'un bilan inflammatoire biologique ; une ponction s'impose dans ce cas. Un drainage chirurgical sous couverture antibiotique est la règle le plus souvent.
- Conséquence de microtraumatismes, telles des frictions répétitives du coude chez des hommes jeunes (contexte professionnel) et en cas de maladies inflammatoires chroniques.
- Traitement : mise au repos du coude, glaçage suivi d'un bandage compressif et prescription d'antalgique et d'anti-inflammatoires en l'absence de contre-indications.
- La ponction n'est pas recommandée car l'épanchement se reforme et le risque infectieux est majoré. En cas d'échec du traitement, une infiltration de corticoïde sous échographie peut être discutée. Dans les formes récidivantes, la chirurgie peut être indiquée.

RÉFÉRENCES

[1] Goldflam K. Evaluation and treatment of the elbow and forearm injuries in the emergency department. Emerg Med Clin North Am 2015; 33 : 409–21.
[2] Itamura J, Roidis N, Mirzayan R, et al. Radial head fractures : MRI evaluation of associated injuries. J Shoulder Elbow Surg 2005; 14 : 421–4.

Analyse radiologique du coude

Bonnes pratiques

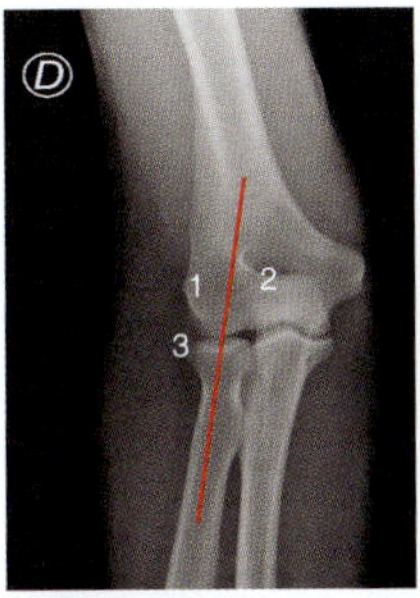

Figure 115.1 Radiologie de face du coude.

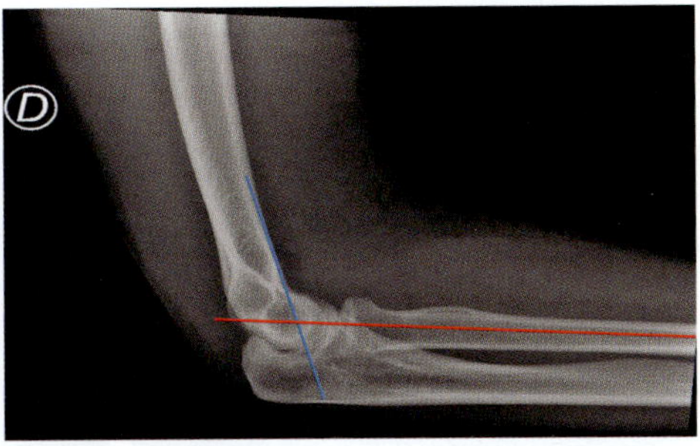

Figure 115.2 Radiologie de profil du coude.

Positions

- **Face** :
  - coude en extension;
  - avant-bras en supination.
- **Profil** :
  - coude à 90°;
  - épicondyles perpendiculaires au film;
  - avant-bras en demi-supination (pouce en l'air).

Critères de réussite

- **Face** :
  - coude en extension complète;
  - pas de superposition radio-ulnaire.
- **Profil** :
  - coude fléchi à 90°;
  - épicondyles médial et latéral se superposent.

Grille de lecture

- **Face** :
  - alignement axe du radius centre du capitulum (figure 115.1 : 1);
  - olécrâne masqué par l'humérus;

- articulation capitulum–tête radiale (figure 115.1 : 2) visible et régulière ;
- articulation trochlée (figure 115.2 : 3) – ulna visible et régulière.

- **Profil** :
  - superposition trochlée–capitulum ;
  - l'axe du radius passe par le centre du capitulum ;
  - 1/3 du capitulum en avant de la ligne humérale antérieure.

Traumatologie du coude

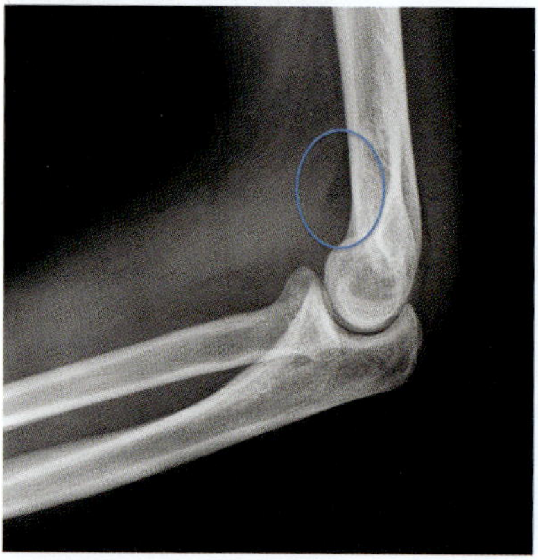

Figure 115.3 **Épanchement. Signe de la voile.**

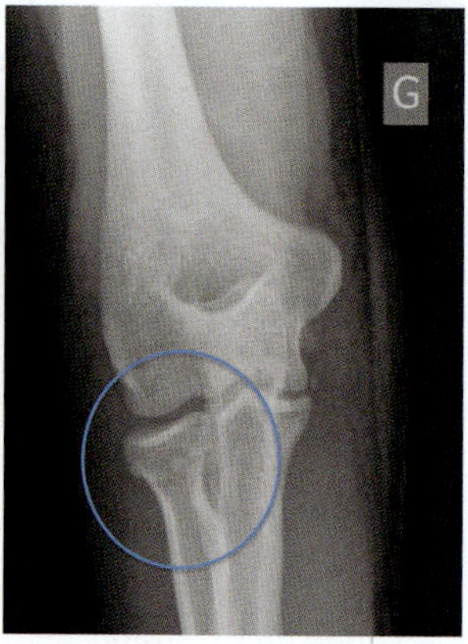

Figure 115.4 **Fracture de la tête radiale.**

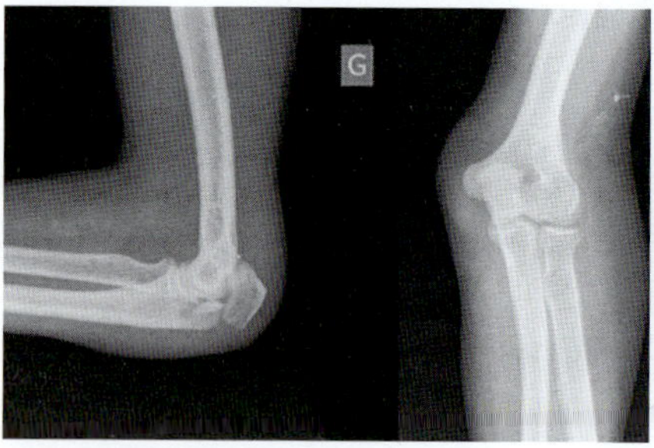

Figure 115.5 **Fracture de l'olécrâne.**

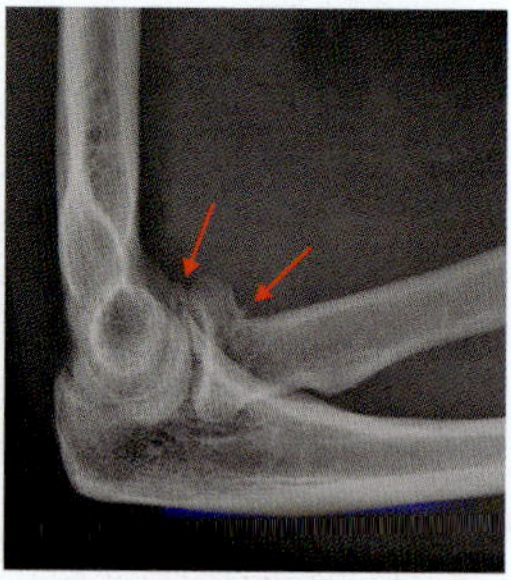

Figure 115.6 **Fracture de la tête radiale et du processus coronoïde.**

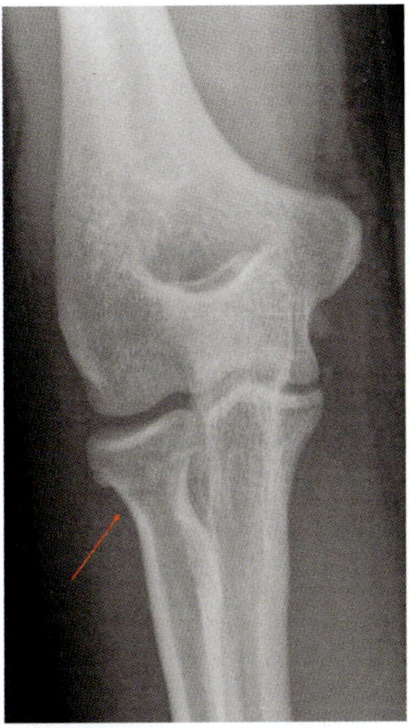

Figure 115.7 Fracture de la tête radiale de type Mason I.

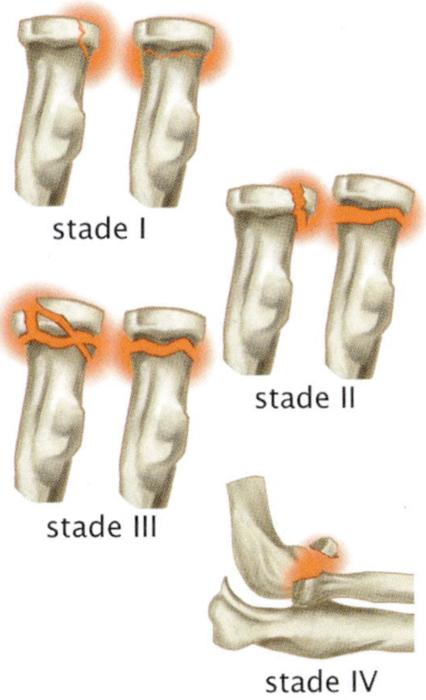

Figure 115.8 Classification des fractures de la tête radiale.
Source : Clément Babin.

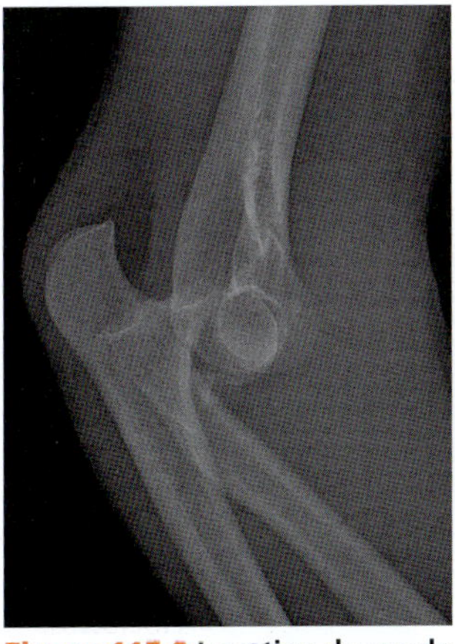

Figure 115.9 Luxation du coude avec fracture de la tête radiale.

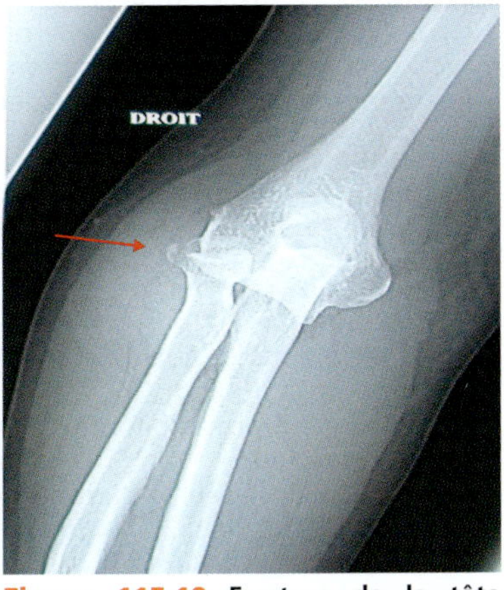

Figure 115.10 Fracture de la tête radiale articulaire.

Fiche 116

Traumatismes du poignet

Points importants

- « L'entorse du poignet » n'existe pas en tant que telle et ne doit en aucun cas être un diagnostic par défaut en l'absence de lésion radiologique visible.
- Une fracture occulte est retrouvée dans 40 % des traumatismes du poignet à radiographies normales.
- 95 % des traumatismes du carpe se produisent autour du scaphoïde.
- La fracture du radius distal est plus fréquente chez la femme ménopausée.
- La luxation périlunaire est une urgence. Elle peut passer inaperçue chez le polytraumatisé, notamment le motard.
- Les lésions ligamentaires intracarpiennes sont décelables sur les clichés standard.

Diagnostic

Démarche diagnostique

Présentations

- Déformation : immobilisation et radiographies urgentes à la recherche d'une fracture de l'extrémité inférieure du radius et surtout d'une luxation du carpe.
- Dans tous les autres cas, quelle que soit l'importance de la tuméfaction et de l'impotence fonctionnelle, une fracture ou une lésion ligamentaire intracarpienne ne peuvent être exclues cliniquement.

Anamnèse

- Circonstances du traumatisme : mécanisme lésionnel, niveau d'énergie cinétique, chute, AVP, sport.
- Terrain : âge, sportif, ostéoporose, droitier ou gaucher.

Examen clinique

- Niveau d'impotence fonctionnelle : peut ou non se servir de sa main.
- Cotation de la douleur.
- Inspection : déformation, œdème, hématome.
- Palpation ciblée :
  - extrémités inférieures du radius et de l'ulna ;
  - scaphoïde ;
  - lunatum ;
  - sans oublier le coude.
- Les amplitudes de mobilité du poignet sont de 80° en flexion, 50° en extension, 15° en abduction, 40° en adduction.

Imagerie

- Incidences de face et de profil.
- Incidences scaphoïdes :
  - Schreck 1 : poignet de face en pronation et inclinaison ulnaire, pouce dans l'axe du radius;
  - Schreck 2 : main en position d'écriture, pouce dans l'axe du radius.

Diagnostics lésionnels

Fracture de l'extrémité inférieure du radius [1]

- Fracture la plus fréquente chez l'adulte.
- Quatre fois plus fréquente chez la femme que chez l'homme.
- Associée à l'ostéoporose. Traiter une fracture du radius distal doit faire traiter l'ostéoporose.
- Fracture simple; chute d'une femme âgée sur la main.
- Fracture complexe : cinétique violente chez un jeune.
- Suspicion clinique souvent forte.
- Le diagnostic est radiologique.
- Il faut décrire la fracture :
  - fractures métaphysaires sus-articulaires :
    - déplacement postérieur : dite « de Pouteau-Colles »,
    - déplacement antérieur : dite « de Goyrand-Smith »,
    - avec fracture du processus styloïde ulnaire : dite de « Gérard-Marchant »;
  - fractures métaphyso-épiphysaires articulaires :
    - marginales antérieure ou postérieure,
    - cunéennes;
  - complexes comminutives :
    - en T sagittal,
    - en T frontal,
    - en croix.
- Des lésions ligamentaires périlunaires, facteur d'instabilité, sont associées dans 75 % des cas.
- La restitution anatomique doit être l'objectif thérapeutique afin de permettre la reprise de l'activité et le maintien de l'autonomie.
- Seul le sujet très âgé et dépendant peut déroger à ce dogme.
- La fracture non déplacée se définit radiologiquement :
  - de face : par l'absence d'horizontalisation de la pente radiale et un index ulnaire compris entre –2 mm et +2 mm;
  - de profil : antéversion de la glène radiale conservée avec une tolérance de 10° par décade au-delà de 60 ans.
- Le traitement de ces fractures non déplacées consiste en une immobilisation par manchette plâtrée de 6 semaines avec contrôle de l'absence de déplacement secondaire à 1, 2 et 4 semaines.
- Pour les autres, le traitement doit être chirurgical.

Fracture du scaphoïde

- Fracture la plus fréquente des os du carpe (70 %).
- Survient le plus souvent chez un patient jeune, après une chute sur la main, poignet en extension et inclinaison radiale.
- Le pôle proximal mal vascularisé est à risque élevé de nécrose et de pseudarthrose en cas de fracture.
- Clinique peu spécifique : douleur à la pression de la tabatière anatomique et à la traction/compression de la colonne du pouce.
- Le diagnostic est radiologique. Il permet de classer la fracture en précisant :
  - le siège du trait : col (70 %), proximal (20 %), distal (10 %);
  - la direction du trait;
  - le déplacement.
- Les fractures du pôle proximal et les fractures déplacées bénéficient d'un traitement chirurgical.
- Les fractures non déplacées (hormis les proximales) sont traitées par une immobilisation de type manchette simple pendant 6 semaines ± 6 semaines selon l'évolution.
- Les fractures du tubercule, même déplacées, sont traitées par manchette pendant 1 mois.
- Contrôle clinique et radiographique (aspect du trait) réalisé à 3 et 6 semaines avec changement de plâtre :
  - si le trait a disparu, prescription d'une orthèse amovible 1 mois;
  - si le trait est toujours visible, l'immobilisation est poursuivie.
- En cas de doute diagnostique, revoir le patient dans la semaine et, s'il reste douloureux, envisager une imagerie plus sensible comme le scanner, la scintigraphie ou l'IRM, selon le plateau technique disponible. Le dogme du contrôle radiographique à 7 jours a vécu [2].

Fracture des autres os du carpe

- Elles sont beaucoup plus rares.
- Le triquétrum représente 15 % de ces fractures, les autres os, 5 % chacun.
- Une TDM est nécessaire pour préciser le diagnostic.
- Les fractures non déplacées sont immobilisées par manchette 4 semaines.
- Les fractures déplacées peuvent être chirurgicales.

Luxations périlunaire et lunaire du carpe

- C'est une urgence en raison du risque de lésion vasculonerveuse et de nécrose du lunatum;
- Résultent d'un traumatisme à haute énergie cinétique en hyperextension du poignet;
- Les radiographies font le diagnostic :
  - de face : le lunatum apparaît triangulaire, les lignes de Gilula se croisent et ne sont plus harmonieuses, les interlignes entres les os de la première rangée du carpe ont disparu,

- de profil : perte de contact entre le capitatum et le lunatum. Il n'y a plus d'alignement radius-lunatum-capitatum. Le lunatum est bien visible sous forme d'un croissant basculé vers l'avant.

- Le traitement est toujours chirurgical en urgence [3].

Lésions ligamentaires intracarpiennes

- Chute sur le talon de la main.
- Le ligament lésé dépendra de l'inclinaison radiale ou ulnaire de la main au moment du choc.
- Il s'agit principalement des lésions scapholunaire ou lunotriquétrale [4].
- À chaud, un examen clinique fin, recherchant une douleur localisée, un ressaut, une mobilité anormale est difficile.
- Il faut chercher des signes indirects sur les clichés standard :
  - de face : le tubercule du scaphoïde se projette alors sous forme d'un anneau sur le cliché de face; l'espace scapholunaire ou lunotriquétral est supérieur à 2 mm; les lignes de Gilula ne sont plus harmonieuses;
  - de profil : le scaphoïde est horizontalisé, le lunatum se tourne vers l'arrière en DISI (rupture scapholunaire) ou vers l'avant en VISI (rupture lunotriquétrale).
- Un avis chirurgical est indispensable.
- Dans l'immédiat le poignet est immobilisé par une manchette.
- L'instabilité et son retentissement fonctionnel guideront le choix thérapeutique.

RÉFÉRENCES

[1] Rettig ME, Raskin KB. Acute fractures of the distal radius. Hand Clin 2000; 16(3) : 405–15.

[2] Baldassarre Randall L, Hughes Tudor H. Investigating suspected scaphoid fracture. BMJ 2013; 346 : f1370.

[3] Herzberg G, Comtet JJ, Linscheid RL, et al. Perilunate dislocations and fracture-dislocations : a multicenter study. J Hand Surg 1993; 18(5) : 768–79.

[4] Meldon SW, Hargarten SW. Ligamentous injuries of the wrist. J Emerg Med 1995; 13(2) : 217–25.

Fiche 117

Analyse radiologique du poignet

Bonnes pratiques

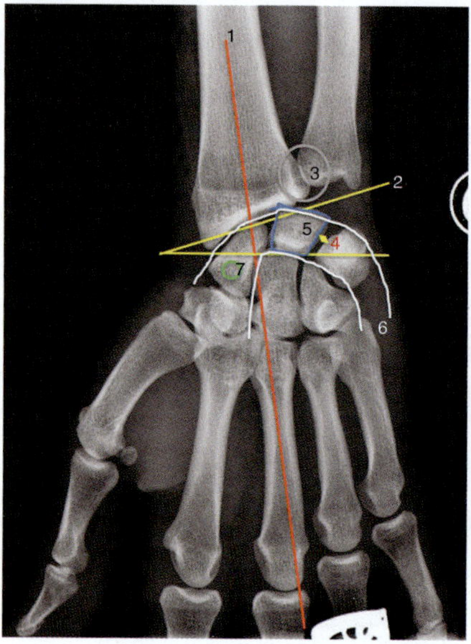

Figure 117.1 Radiologie de face du poignet.

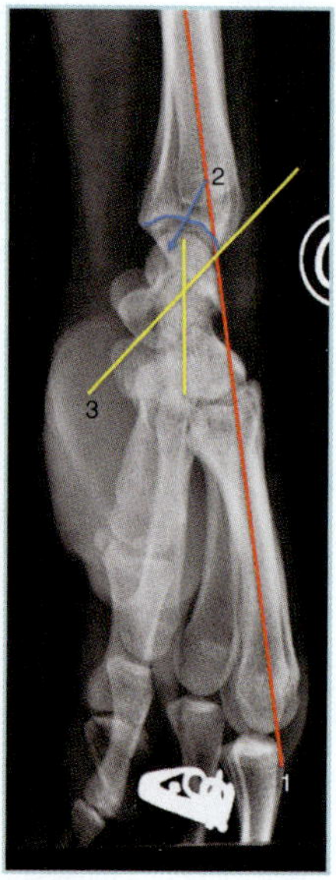

Figure 117.2 Radiologie de profil du poignet.

Positions

- **Face** : main en pronation à plat sur le film styloïde ulnaire le long du bord ulnaire.
- **Profil** : Poignet en demi-pronation, bord ulnaire de la main contre la plaque.

Critères de réussite

- **Face** :
  - le radius est aligné avec le 3e métacarpien (M3), l'articulation radio-ulnaire ne présente ni écart ni superposition ;
  - le lunatum se projette sous la radio-ulnaire.
- **Profil** :
  - le bord dorsal de l'ulna est situé 1 à 3 mm en arrière du radius ;
  - les bords dorsaux des métacarpiens sont parallèles au bord dorsal du radius.

Grille de lecture

- **Face** :
  - le radius est aligné avec M3 (figure 117.1 : 1) ;
  - le radius descend plus bas que l'ulna ;
  - la ligne bistyloïdienne est inclinée de 30° par rapport à l'horizontal (figure 117.1 : 2) ;
  - l'articulation radio-ulnaire ne présente ni écart ni superposition (figure 117.1 : 3) ;
  - les interlignes articulaires sont uniformes (1 à 2 mm) (figure 117.1 : 4) ;
  - le lunatum est de forme trapézoïdale (figure 117.1 : 5) ;
  - les 3 arcs de Gilula (ligne longeant le bord supérieur de la première rangée du carpe, le bord inférieur de la première rangée et le bord supérieur de la deuxième rangée) sont réguliers et superposés. Ils ne se croisent jamais (figure 117.1 : 6) ;
  - en cas de rupture scapho-lunaire, le scaphoïde bascule en flexion et un anneau apparaît (figure 117.1 : 7).
  - l'index radio-ulnaire normal est compris entre −4 et +2 mm (figure 117.1 : 8).
- **Profil** :
  - le radius, le lunatum, le capitatum et le rayon du troisième métacarpien sont alignés (figure 117.2 : 1) ;
  - la surface articulaire du radius regarde en bas et en avant (figure 117.2 : 2) ;
  - l'angle scapho-lunaire varie de 30 à 60°. Une horizontalisation du scaphoïde témoigne d'une rupture du ligament scapho-lunaire (figure 117.3 : 3) ;
  - l'angle radio-lunaire varie de −10° en dorsal (*dorsiflexed intercalary segment instability* ou DISI) à +25° en palmaire (*volarflexed intercalary segment instability* ou VISI). Au-delà de ces valeurs, il faut évoquer une instabilité statique ;
  - le plus souvent, la surface articulaire inférieure du lunatum regarde en bas à 6 h.

Traumatologie du poignet

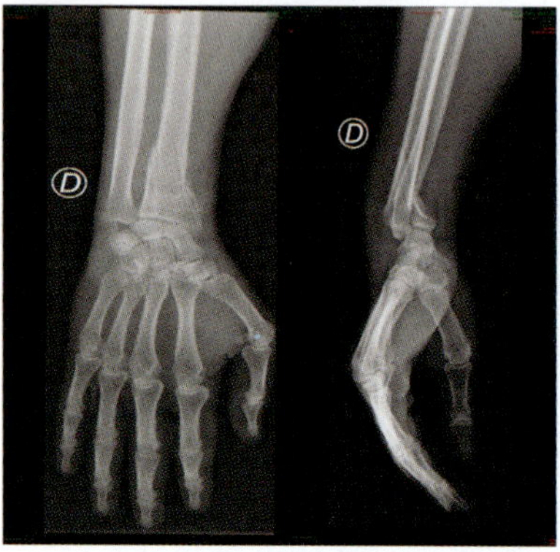

Figure 117.3 Fracture de Pouteau-Colles. Rupture corticale du radius; horizontalisation de la ligne bistyloïdienne; bascule postérieure de l'épiphyse radiale; surface articulaire radio-carpienne intègre.

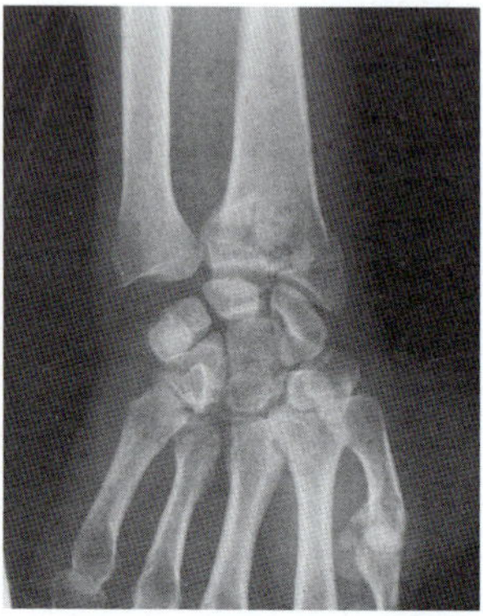

Figure 117.4 Fracture articulaire de l'extrémité inférieure du radius. Rupture corticale du radius; horizontalisation de la ligne bistyloïdienne; refend articulaire de l'épiphyse radiale; fracture en T.

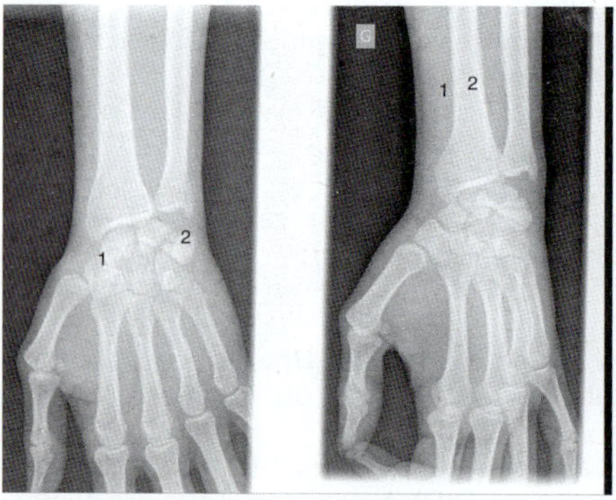

Figure 117.5 Fracture du scaphoïde (1) et du triquétrum (2).
Lorsqu'une fracture est trouvée, la masquer avec un doigt et continuer à examiner le cliché à la recherche d'autres lésions.

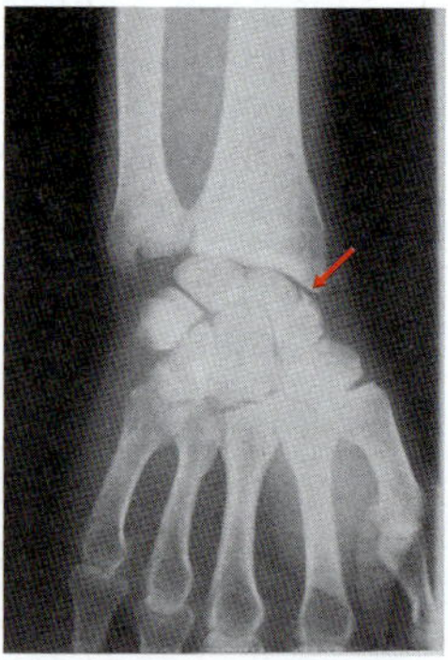

Figure 117.6 Fracture du scaphoïde.
Transversale, complète non déplacée, type III.

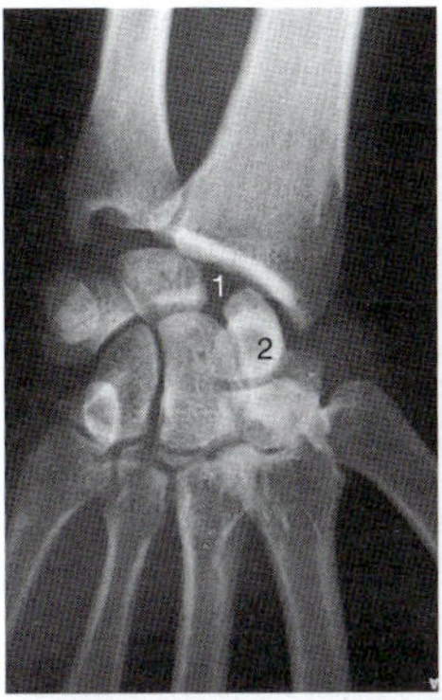

Figure 117.7 **Rupture scapho-lunaire.**
Diasthasis scapho-lunaire (1); croisement des arcs de Gilula; signe de l'anneau (2).

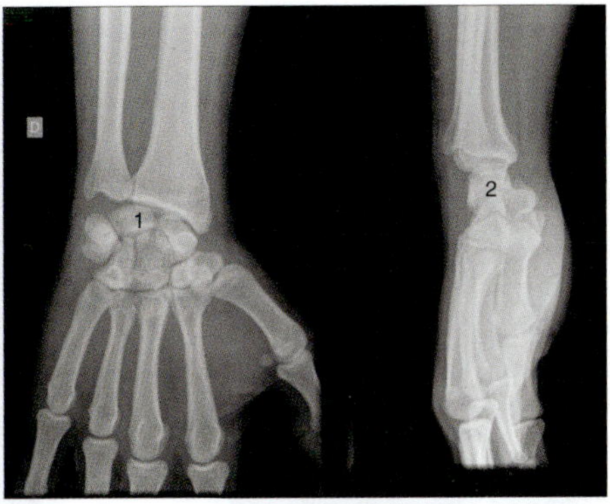

Figure 117.8 **Rupture scapho-lunaire.**
Croisement des arcs de Gilula (face); signe de l'anneau (face); triangulation du lunatum (face) (1); horizontalisation du scaphoïde (profil) (2).

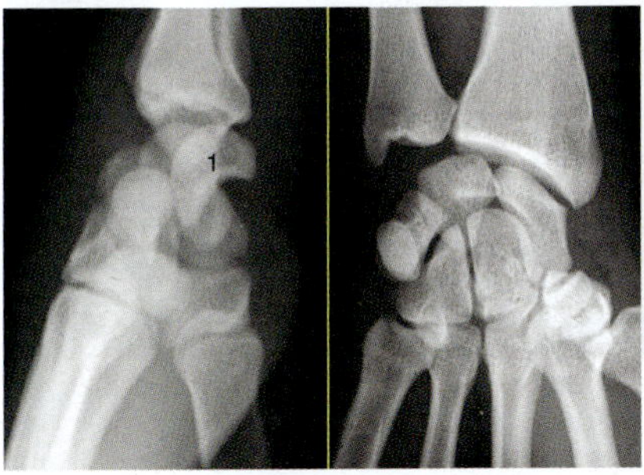

Figure 117.9 **Luxation rétro-lunaire du carpe.**
Perte de l'alignement radius lunatum métacarpien (profil); bascule du lunatum (profil) (1); croisement des arcs de Gilula (face); triangulation du lunatum (face).

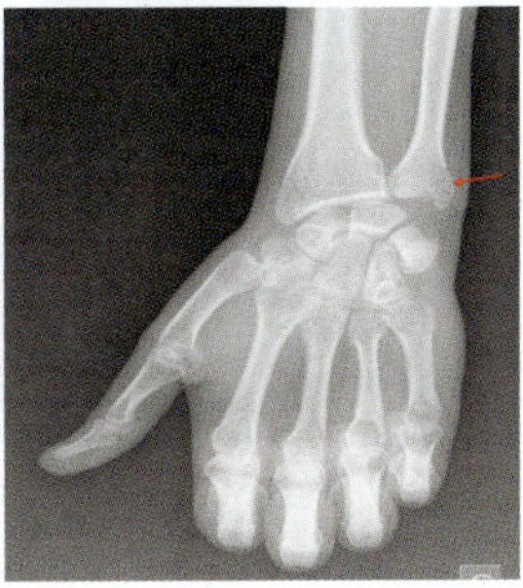

Figure 117.10 **Fracture styloïde ulnaire.**

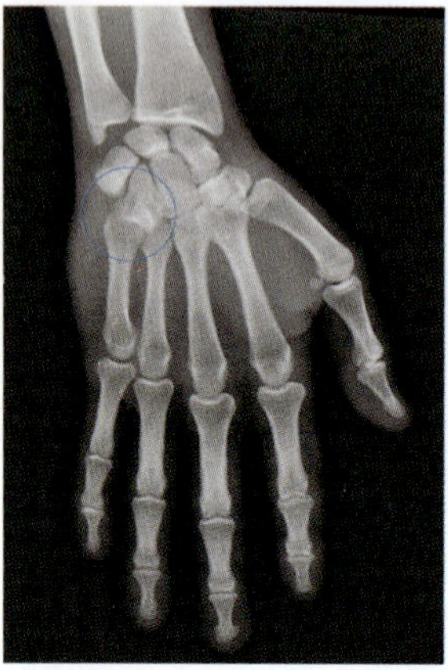

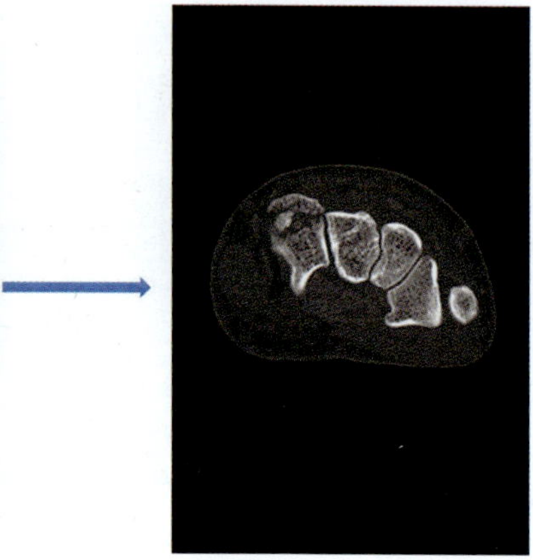

Figure 117.11 **Fracture de l'hamatum.**
La zone claire autour de l'apophyse unciforme et le point exquis douloureux local conduisent à la réalisation d'un scanner.

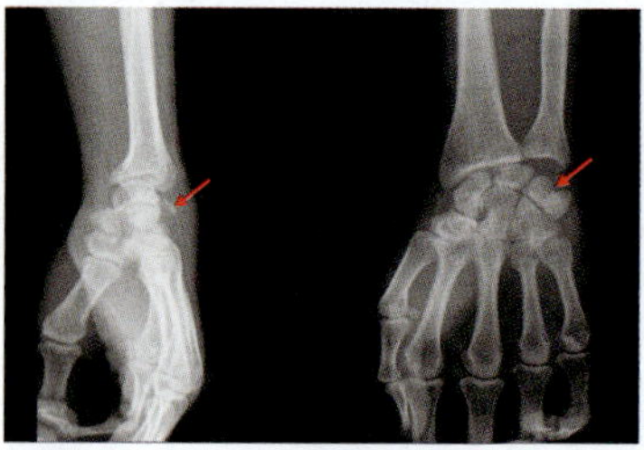

Figure 117.12 **Fracture du triquétrum.**
La localisation de l'avulsion osseuse sur le cliché de profil fait rechercher une lésion sur la première rangée du carpe sur le cliché de face.

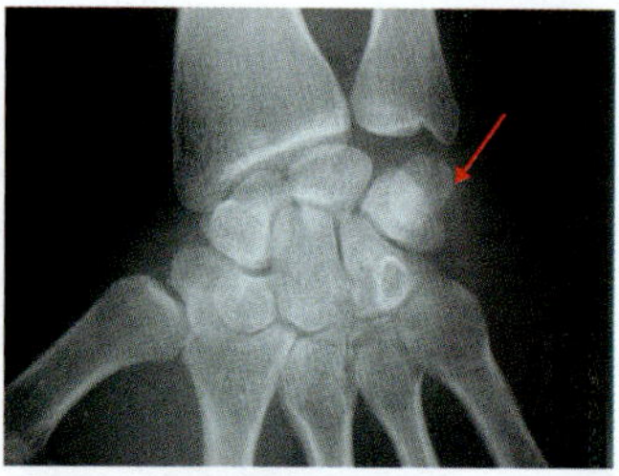

Figure 117.13 **Fracture du pisiforme.**
Lieu d'insertion du fléchisseur ulnaire du carpe et de l'abducteur du 5e doigt.

Traumatismes de la main

Points important

- **Toute plaie de main est une lésion potentielle des pédicules vasculonerveux et des tendons jusqu'à preuve du contraire.**
- **Toute fracture instable doit être revue par un chirurgien spécialisé dans les 48 heures.**
- **Toute fracture associée à une plaie doit être opérée dans les 6 heures.**
- **Les lésions ligamentaires des doigts doivent être impérativement réévaluées après une immobilisation courte.**

Diagnostic

Présentations

- Traumatisme à haute énergie cinétique : AVP en deux roues; risque de luxation carpométacarpienne et de fractures. Prise en charge urgente, d'autant que les lésions sont ouvertes.
- Traumatisme direct; coup de poing ou écrasement; rechercher des fractures des doigts ou des métacarpiens ± associé à des plaies qui majorent le degré d'urgence.
- Traumatisme indirect : torsion, hyperextension des doigts, avec impotence fonctionnelle locale (lésion ligamentaire, entorse ou luxation des doigts).

Anamnèse

- Circonstances du traumatisme : mécanisme lésionnel, niveau d'énergie cinétique, chute, AVP, sport.
- Terrain : main dominante, travailleur manuel, état vaccinal antitétanique.

Examen clinique

- Présence ou non d'une plaie; évaluation du risque selon sa localisation.
- Cotation de la douleur.
- Inspection : déformation, œdème, hématome.
- Palpation ciblée : carpe, métacarpe, doigts.
- Les amplitudes de mobilité de la main sont :
  - dans la carpométacarpienne :
    - pouce : 50° en flexion (porte le métacarpien vers la paume), 60° en abduction,
    - rayon II à V : mobilité quasi nulle;

– dans la métacarpophalangienne :
  - pouce : 50 à 75° en flexion,
  - doigts II à V : 90° en flexion, 30° en extension, 30 à 40° en abduction ;
– dans les interphalangiennes :
  - proximale : 120° en flexion, 0° en extension,
  - distale : 80° en flexion, 5° en extension.

Imagerie

- Pour la main, clichés de face et d'oblique, visualisant le métacarpe et les phalanges.
- Pour les doigts et le pouce, clichés de face et de profil centré sur le doigt en question.

Diagnostics lésionnels

Plaies de main [1]

Délabrements et amputations

- L'exploration aux urgences est inutile et fait perdre du temps.
- Recueillir les éléments anamnestiques précis sur l'agent vulnérant.
- La prise en charge au bloc opératoire ou, à défaut, le transfert vers un centre spécialisé doit s'organiser en urgence (moins de 6 heures).
- Emballer la main dans un pansement légèrement compressif.
- Le fragment amputé est placé dans une compresse et déposé dans un sac plastique. Ce sac est posé sur un autre sac contenant de la glace (refroidir sans congeler).
- Radiographier la main et le segment amputé.

Plaies « simples »

- Toute plaie, même d'apparence bénigne, doit être explorée.
- L'absence d'anomalie clinique ne garantit pas l'absence de lésion (rupture en deux temps).
- Évaluer la mobilité, la sensibilité et la vascularisation.
- Au moindre doute, ou en l'absence de vision correcte des structures anatomiques, un avis chirurgical doit être demandé.
- Une plaie palmaire fait craindre une lésion des pédicules nerveux et des tendons fléchisseurs.
- Une plaie dorsale fait craindre une atteinte articulaire et une lésion des tendons extenseurs.
- La radiographie à la recherche de corps étrangers ou d'atteinte osseuse doit être d'indication large.
- Vérification de la vaccination antitétanique.

Lésions du pouce

Luxation trapézométacarpienne

- Déformation évocatrice.
- La radiographie confirme l'absence de fracture.

- Réduction simple, mais instable.
- Traitement le plus souvent chirurgical par broche.

Fractures de la base du premier métacarpien

- Le plus souvent subluxées; le fragment médial reste solidaire du trapèze, alors que le métacarpien est tiré par le long abducteur du pouce.
- Articulaire type Bennett (un fragment) ou Rolando (plurifragmentaire).
- Extra-articulaire de la métaphyse proximale (fracture de Winterstein).
- Traitement chirurgical, le plus souvent en raison de leur instabilité.
- En cas de traitement orthopédique : immobilisation par gantelet, main en position de fonction (comme tenant un verre), prenant P1 du pouce; limite supérieure : tête des métacarpien, limite inférieure : pli de flexion du poignet.

Luxation métacarpophalangienne (MCP)

- Dorsale dans la majorité des cas.
- La réduction se fait impérativement en mettant la phalange en hyperextension puis en la faisant glisser vers le bas.
- Une traction intempestive risque d'incarcérer les sésamoïdes.
- Immobilisation par gantelet prenant la première colonne pour 3 semaines.

Entorse métacarpophalangienne

- Classique lésion du skieur pris dans sa dragonne. Traumatisme en hyperabduction.
- La lésion la plus fréquente est médiale.
- Un hématome à la face médiale de la MCP témoigne d'un arrachement du ligament.
- On recherche une laxité en immobilisant le métacarpien avec une main et en imprimant des mouvements d'abduction avec l'autre main.
- Les clichés face et profil recherchent un arrachement osseux, le plus souvent au niveau de la phalange.
- Lorsque le ligament médial est rompu en plein corps, il peut se rétracter au-dessus de l'aponévrose de l'adducteur, ce qui rend sa cicatrisation impossible (effet Stener).
- Des clichés dynamiques avec *testing* sous anesthésie locale mesurent la laxité et guident l'indication thérapeutique.
- Un avis chirurgical à court terme est toujours souhaitable.

Fractures des doigts longs [2]

Fractures diaphysaires de métacarpiens

- Le diagnostic est radiologique.
- Cliniquement, il faut vérifier l'absence de trouble rotatoire en flexion de la MCP.

- Les fractures déplacées et/ou avec troubles de la rotation sont chirurgicales.
- Les autres fractures peuvent être traitées par attelle intrinsèque plus (poignet en extension 20°, MP en flexion 60°, IPP et IPD en extension, pouce en abduction et antéflexion 45°) et syndactylie.

Fracture du col du cinquième métacarpien

- Fréquente ; c'est la fracture du coup de poing.
- Un trouble rotatoire doit être recherché.
- Une angulation supérieure à 30° fait discuter le brochage.
- En l'absence de déplacement, une syndactylie pendant 1 mois semble suffisante. Si une immmobilisation est préférable, attelle intrinsèque plus.

Fractures de phalanges

- Évaluer les déplacements (rotation, raccourcissement, angulation) et l'intégrité des surfaces articulaires.
- En l'absence de déplacement, immobilisation par attelle de Thomine (poignet en extension 20°, MP fléchies 60°, limite supérieure : têtes P1 ; IPP et IPD libres, limite inférieure : 1/3 moyen avant-bras) pour prévenir le déplacement secondaire en recurvatum. Une syndactylie solidarise les doigts [3].
- Les fractures de P2 peuvent être immobilisées par une attelle intrinsèque plus avec syndactylie.
- Au moindre doute sur un déplacement, demander un avis chirurgical.

Lésions ligamentaires des doigts longs

Luxation de l'interphalangienne proximale

- Le plus souvent dorsale, parfois latérale.
- Réduction en maintenant la première phalange (P1) avec l'index et en poussant P2 avec le pouce.
- Immobilisation par syndactylie ou attelle segmentaire de l'interphalangienne proximale (IPP) pendant 15 jours suivie d'une réévaluation clinique de la laxité.

Entorses de l'interphalangienne proximale

- Lésion des ligaments collatéraux ou de la plaque palmaire.
- Traumatismes sportifs souvent.
- Les radiographies recherchent un arrachement osseux.
- Rechercher et quantifier la laxité.
- Immobilisation par syndactylie ou attelle segmentaire pendant 15 jours.

Lésions tendineuses des doigts longs

Mallet finger

- Rupture de l'insertion distale de l'extenseur sur la base de P3. Le doigt est en semi-flexion.

- Traumatisme axial, doigt en extension.
- Immobilisation en extension de l'interphalangienne distale (IPD) par attelle de Stack® pendant 2 mois.

Jersey finger

- Avulsion de l'insertion distale du fléchisseur profond de la base de P3.
- Accident de rugby : le doigt accroche le maillot de l'adversaire.
- Traitement chirurgical.

Doigt en boutonnière

Rupture de la bandelette médiane de l'extenseur en plein corps tendineux. Le doigt se rétracte en flexion de l'IPP. Les bandelettes latérales se tendent mettant l'IPD en extension.

RÉFÉRENCES

[1] Obert L. La main. In : Traumatologie de la main à l'épaule chez l'adulte. Paris : Springer; 2012. p. 79–84.

[2] Bernstein ML, Chung KC. Hand fractures and their management : an international view. Injury 2006; 37 : 1043.

[3] Thomine YM. Fractures, entorses, luxations de la main et des doigts. Encycl Med Chir (Paris) App Locom 14047C10 1992; .

Fiche 119

Traumatismes du bassin et de la hanche

Points importants

- Le bassin abrite de nombreuses structures nobles viscérales, nerveuses, vasculaires; l'hypothèse d'une lésion de ces structures doit toujours être envisagée.
- Les fractures du bassin sont rarement uniques du fait de sa forme annulaire. Il faut systématiquement chercher d'autres fractures par une imagerie adéquate.
- Chez le sujet jeune, les lésions du bassin et de la hanche résultent toujours d'un traumatisme à haute énergie cinétique devant faire rechercher d'autres sites lésionnels.
- Une fracture du col fémoral chez le sujet âgé doit être opérée dans les 48 heures; au-delà le risque de complications est majeur.
- Une impotence fonctionnelle avec douleur du bassin chez le sujet âgé avec radiographie «normale» est l'indication en semi-urgence d'une TDM pour éliminer une fracture du col engrenée ou d'une branche du bassin.

Diagnostic

Démarche diagnostique

Présentations

- Traumatisme à haute énergie cinétique : sujets jeunes; fracture de l'anneau pelvien chez 30 % des polytraumatisés, luxation de hanche; mortalité élevée.
- Traumatisme à basse énergie cinétique : chute du sujet âgé; fractures du col fémoral, trochantériennes ou des branches pubiennes, luxation de prothèse de hanche.

Anamnèse

- Circonstances du traumatisme : mécanisme lésionnel, niveau d'énergie cinétique, chute, AVP.
- Terrain : âge, antécédents.

Examen clinique

- Niveau d'impotence fonctionnelle : appui possible ou non, clinostatisme.
- Cotation de la douleur.
- Inspection comparative : déformation en rotation latérale, raccourcissement du membre.
- Les amplitudes de mobilité de la hanche sont :
  - 90° (jambe en extension) à 120° (jambe fléchie) de flexion;
  - 15° d'extension;

- 45° de rotation latérale;
- 35° de rotation médiale;
- 45 à 90° (cuisse fléchie) d'abduction;
- 20 à 30° (cuisse fléchie) d'adduction.

Imagerie

Bassin de face et profil de hanche.

Incidence bassin de face

L'anneau principal est régulier.
Les interlignes sacro-iliaques sont symétriques.
Les bords supérieurs des branches pubiennes sont alignés.
L'interligne pubienne ne dépasse pas 5 mm.
Les trous sacrés forment des arches régulières ; la rupture signe une fracture du sacrum.
Le col fémoral a des corticales régulières, des travées osseuses continues.
Apprécie le degré d'ostéoporose.

Profil de hanche

Corticales régulières et travées osseuses continues.

Diagnostics lésionnels

Luxations de hanche

- C'est une urgence; réduction dans les 6 heures en raison du risque vasculaire (nécrose de la tête fémorale).
- Majoritairement postérieure (accident de tableau de bord).
- Lésions associées : fracture du cotyle, de la colonne postérieure, tête fémorale, atteintes viscérales possibles, nerf sciatique.
- Raccourcissement et rotation médiale du membre.
- Mobilisation hyperalgique.
- La radiographie fait le diagnostic, la TDM objective les fractures associées.
- Réduction sous anesthésie générale suivie d'une mise en traction pendant 3 semaines.
- Traitement chirurgical en cas de fractures associées.

Fracture de l'anneau pelvien [1]

- Dans le cadre d'un traumatisme grave : 50 % au cours d'AVP.
- Risque important de lésions intrapelviennes (vaisseaux, nerfs, organes) faisant le pronostic.
- Nécessite une surveillance hémodynamique rapprochée.
- Diagnostic radiologique : bassin de face complété par des incidences *inlet* (rayon dirigé de la tête vers le centre du bassin) et *outlet* (rayon dirigé des pieds vers la symphyse pubienne).
- La TDM est indispensable pour apprécier les lésions postérieures.

- Les fractures sont classées selon leur mécanisme et leur degré d'instabilité :
  – fracture simple stable : fractures parcellaires (épines iliaques, ischion, cadre obturateur) par compression latérale ;
  – instabilité rotatoire dans le plan frontal avec ouverture ou fermeture de l'hémibassin, type *open book* : traumatismes antéropostérieurs ;
  – instabilité rotatoire et verticale : rupture en deux points de l'anneau entraînant une ascension verticale de l'hémibassin.
- Ces lésions dans le cadre d'un polytraumatisme sont prises en charge au sein de réveils chirurgicaux.
- Les lésions stables isolées relèvent d'un traitement orthopédique.

Fractures du cotyle

- Traumatisme à haute énergie cinétique.
- Isolées ou associées à d'autres fractures du bassin.
- Les lésions de la paroi postérieure sont plus fréquentes et plus instables.
- La TDM est nécessaire pour décider du traitement.
- L'avis chirurgical est indispensable.

Fractures du col du fémur [2]

- Patients âgés ostéoporotiques essentiellement.
- Déformation souvent typique en raccourcissement et rotation latérale.
- Impossibilité de décoller le talon du brancard (clinostatisme).
- Classification radiologique de Garden :
  – type 1 : *coxa valga* ; verticalisation des travées ;
  – type 2 : engrenée, travées toujours alignées ;
  – type 3 : coxa vara ; travées horizontalisées ;
  – type 4 : déplacée.
- L'angle du trait de fracture avec l'horizontale sur le cliché de face apprécie le degré de stabilité (classification de Pauwels). Risque de pseudarthrose proportionnelle à l'ouverture de l'angle : faible < 30°, élevé 50°.
- Prise en charge thérapeutique du sujet âgé :
  – identifier les patients à risque de complications dès les urgences ;
  – degré d'autonomie, comorbidités ;
  – prévoir l'intervention précoce du gériatre ;
  – opérer le plus tôt possible : augmentation importante de la mortalité et des complications au-delà de 48 heures ;
  – mieux vaut transférer que de laisser « traîner » un patient dans un lit de médecine ;
  – traitement chirurgical :
    - Garden 1 et 2 : ostéosynthèse en place. Appui immédiat complet,
    - Garden 3 et 4 : prothèse céphalique chez les sujets peu ou pas autonomes ; prothèse totale de hanche chez les autres.
- Chez le sujet jeune : ostéosynthèse par vis plaque pour conserver la tête.

Fractures trochantériennes

- Extracapsulaires : ne lèse pas les vaisseaux nourriciers de la tête. Risque d'ostéonécrose faible.
- Classées en :
  - cervicotrochantériennes;
  - pertrochantériennes;
  - trochantérodiaphysaires.
- Le nombre de fragments est pris en compte.
- Traitement chirurgical par ostéosynthèse dans les 48 heures.

Fractures des branches ischio- et iliopubiennes [3]

- Diagnostic différentiel des fractures du col chez une personne âgée.
- Responsable d'une impotence fonctionnelle douloureuse.
- En l'absence de lésion postérieure associée, le traitement consiste en une décharge partielle, une antalgie adaptée et une prévention des complications thromboemboliques.

Fractures du sacrum

- Le plus souvent associées à d'autres fractures du bassin ou du rachis lombaire.
- Les fractures isolées sont consécutives à un choc postérieur : trait horizontal au niveau des 3e et 4e trous sacrés.
- La bascule du fragment inférieur peut comprimer les racines sacrées et engendrer une rétention d'urine.
- Rechercher une anesthésie en selle.
- Cliché de profil assis sur un billaud pour apprécier le déplacement.
- La TDM sera systématique en cas de troubles neurologiques.
- La réduction de la luxation du fragment inférieure se fait sous anesthésie générale en combinant manœuvres externes et intrarectales.
- Traitement chirurgical pour décomprimer les racines nerveuses.

Fractures du coccyx

- Chute sur les fesses.
- Rares.
- Diagnostic radiologique parfois difficile.
- Traitement antalgique simple.
- Coccygodynies secondaires rebelles.

RÉFÉRENCES

[1] Giannoudis PV, Grotz MR, Tzioupis C, et al. Prevalence of pelvic fractures, associated injuries, and mortality : the United Kingdom perspectives. J Trauma 2007; 63 : 875–83.
[2] Keller JM, Sciadini MF, Sinclair E, et al. Geriatric trauma : demographics, injuries. and mortality J Orthop Trauma 2012; 26(9) : e161–5.
[3] Aschkenasy MT, Rothenhaus TC. Trauma and falls in the elderly. Emerg Med Clin North Am 2006; 24(2) : 413–32.

Analyse radiologique de la hanche

Bonnes pratiques

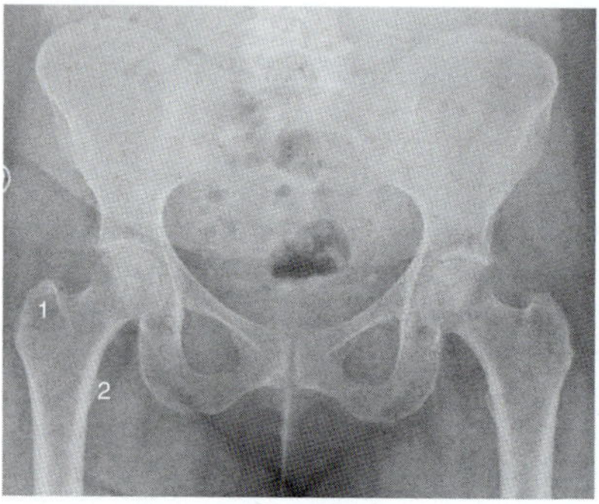

Figure 120.1 Radiologie de face de la hanche.

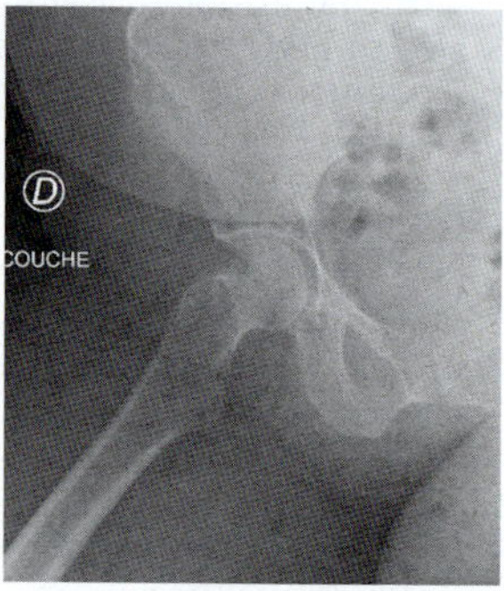

Figure 120.2 Radiologie de profil de la hanche.

Positions

- **Face** :
  - jambe allongée;
  - hanche en rotation médiale de 15°.
- **Profil** :
  - hanche et genou fléchis;
  - hanche en abduction rotation latérale.

Critères de réussite

- **Face** :
  - le bassin est entièrement visible et symétrique;
  - le col fémoral est bien visible;
  - le grand trochanter (figure 120.1 : 1) est de profil;
  - le petit trochanter (figure 120.1 : 2) est visible partiellement sur la face interne.
- **Profil** : grand trochanter en projection axiale et superposé au col fémoral.

Grille de lecture

- **Face** :
  - les corticales sont régulières sans décroché;
  - les travées osseuses sont continues;
  - alignement de la tête et du col;

- angle cervico-diaphysaire normal de 120° ;
- cintre cervico-diaphysaire harmonieux ;
- espace articulaire médial deux fois plus large qu'au niveau supérieur : intégrité des branches ilio- (supérieure) et ischio- (inférieure) pubiennes.

• **Profil** :
- corticales régulières ;
- travées continues ;
- intégrité des branches ilio- (supérieure) et ischio- (inférieure) pubiennes.

Traumatologie de la hanche

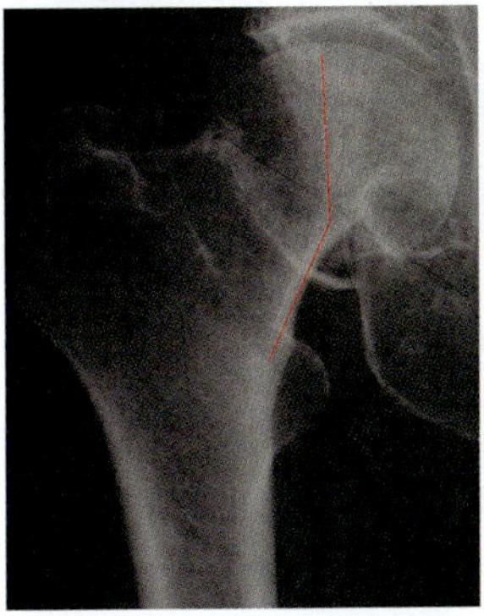

Figure 120.3 Fracture Garden 1. Travées en coxa valga ; verticalisation.

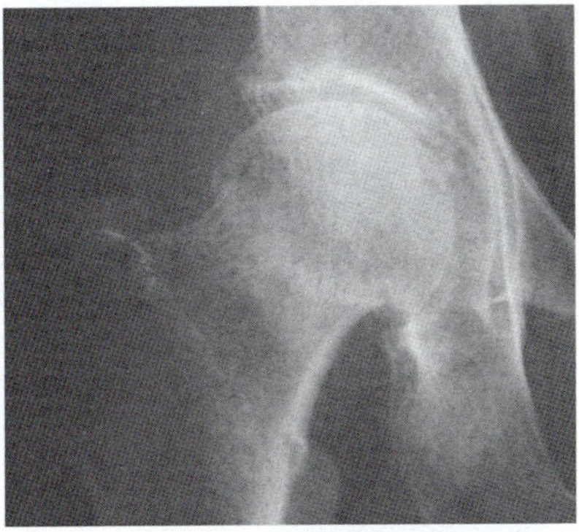

Figure 120.4 Fracture Garden 2. Pas de déplacement des travées.

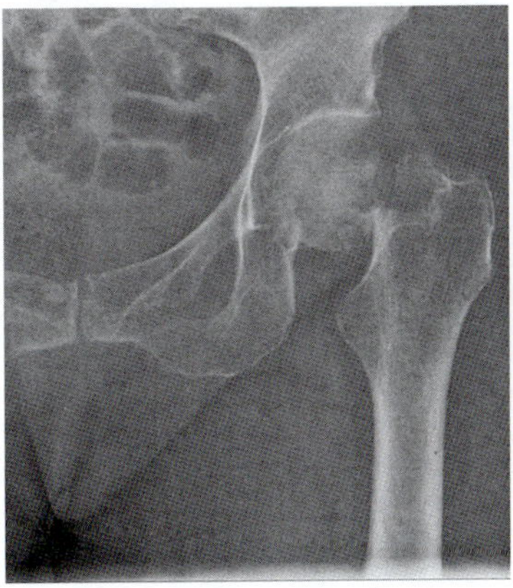

Figure 120.5 Fracture Garden 3. Travées en coxa vara ; horizontalisation.

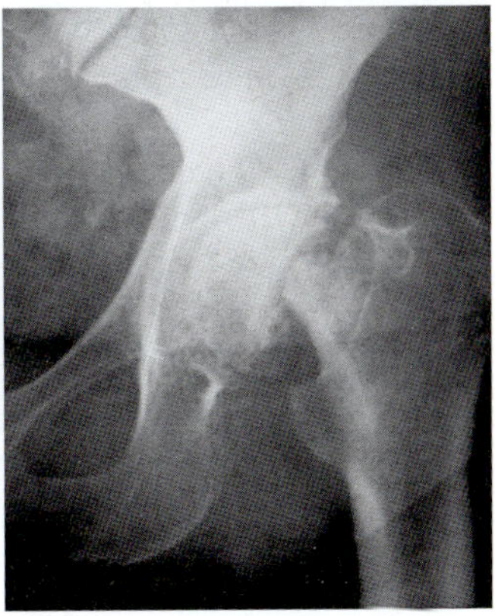

Figure 120.6 Fracture Garden 4. Dissociation tête col.

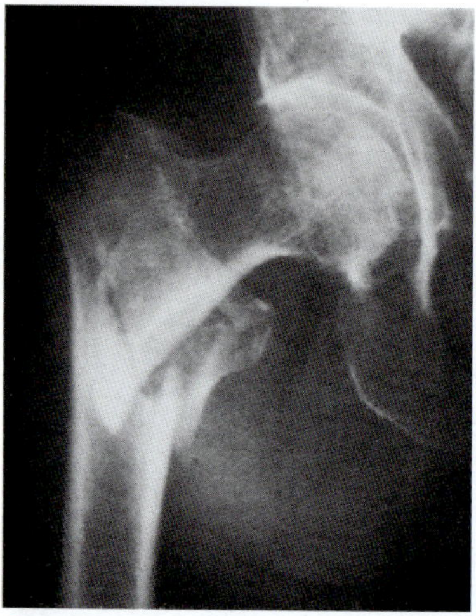

Figure 120.7 **Fracture pertrochantérienne. Sujet âgé.**

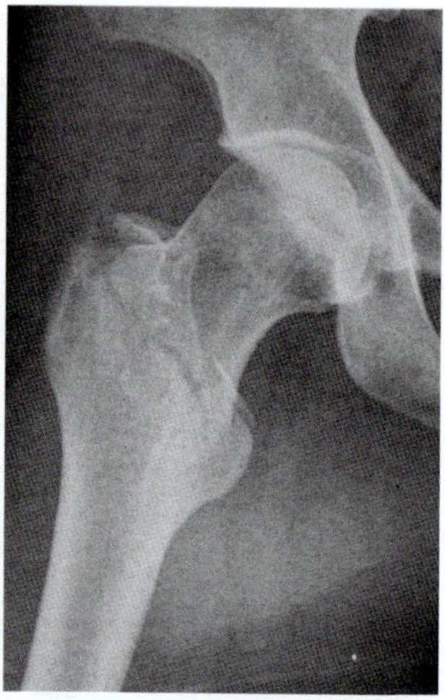

Figure 120.8 **Fracture pertrochantérienne. Sujet jeune.**

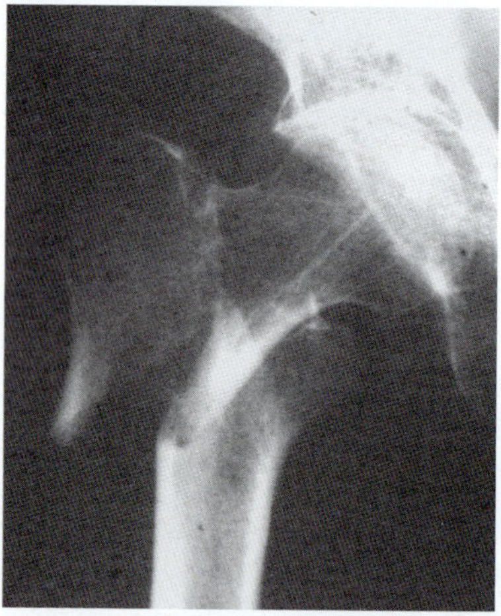

Figure 120.9 **Fracture sous-trochantérienne.**

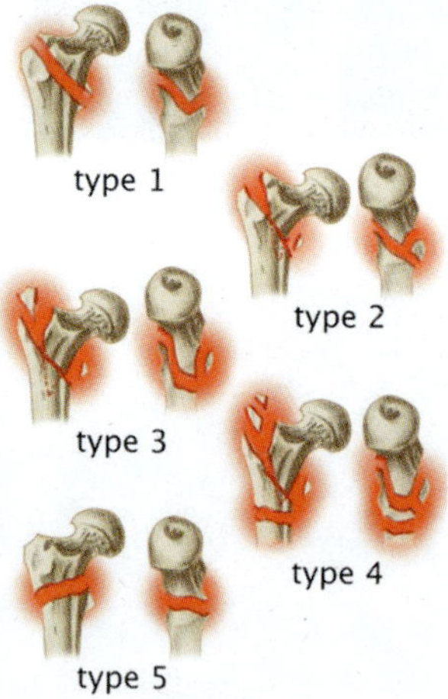

Figure 120.10 **Classification des fractures trochantériennes.**
Source : Clément Babin.

Traumatismes du genou

Points important

- L'examen du genou doit toujours être comparatif avec le côté sain.
- Les règles d'Ottawa sont fiables et doivent être utilisées.
- L'examen clinique ne permet de faire le diagnostic que dans 50 % des cas.
- Le traitement fonctionnel initial conjugué à la kinésithérapie est devenu la règle pour les lésions ligamentaires.
- L'IRM ne doit pas être prescrite systématiquement aux urgences, mais le plus souvent discutée à froid après réévaluation par l'orthopédiste.
- La réduction d'une luxation de genou doit se faire sans délai, afin de restaurer une vascularisation correcte et de limiter les lésions nerveuses.

Diagnostic

Démarche diagnostique

Présentations

- Déformation : toute luxation doit être réduite sans délai, le plus souvent sous anesthésie au bloc opératoire. Angio-TDM systématique après réduction.
- Tuméfaction diffuse avec impotence fonctionnelle totale : immobilisation puis radiographies à la recherche d'une fracture.
- Œdème localisé, impotence partielle : examen clinique à la recherche de lésion ligamentaire ou tendineuse ± radiographies.

Anamnèse

- Circonstances du traumatisme : mécanisme lésionnel, niveau d'énergie cinétique, chute, AVP, sport.
- Terrain : âge, sportif, antécédents.

Examen clinique

- Niveau d'impotence fonctionnelle : appui possible ou non.
- Cotation de la douleur.
- Inspection comparative : modification des reliefs, déformation, œdème, hématome.
- Notion de blocages.
- Dérobement, instabilité.
- Recherche d'un choc rotulien témoignant d'un épanchement articulaire (hémarthrose).
- Palpation ciblée : rotule, appareil extenseur, interlignes articulaires, tête de la fibula, plateaux tibiaux, ligaments latéraux, creux poplité, patte d'oie.

- Recherche de laxité centrale et périphérique : donnée objective si comparative. Témoigne de la gravité de la lésion. En aigu, test de Lachman et *varus/valgus* à 30° de flexion.
- Tests méniscaux : *grinding test*, Mac Murray.
- La plupart des tests cliniques ne sont pas réalisables à chaud. Une réévaluation à J7 est indispensable pour affiner les hypothèses diagnostiques et de cibler les examens complémentaires.
- Les amplitudes de mobilité du genou sont :
  - 120 à 150° en flexion;
  - 0 à 5° en extension;
  - 30 à 40° de rotation latérale (genou fléchi à 90°);
  - 0 à 10° de rotation médiale (genou fléchi à 90°).

Imagerie

- Elle est guidée par les règles prédictives d'Ottawa ou de Pittsburg (tableau 121.1). Elles ont une sensibilité proche de 100 % [1].
- Incidences de face et profil.
- Incidence axiale (défilé fémoropatellaire à 30°) : utile pour démasquer une lésion de la patella suspectée cliniquement mais non visible sur les clichés de face et de profil.
- La patella peut être de façon congénitale en deux (*bipartita*) ou trois (*tripartita*) parties. Ces variantes anatomiques résultent de la non-fusion des noyaux d'ossification. Ces noyaux non fusionnés sont bien corticalisés.
- La fabella est un os sésamoïde situé derrière le genou, dans le tendon du gastrocnémien.

Diagnostics lésionnels

Luxations du genou

- C'est une urgence; risque vasculaire majeur (40 % au cours des luxations sagittales) et nerveux (SPE) engageant le pronostic fonctionnel.

Tableau 121.1 Application des règles prédictives (un seul des critères est suffisant pour la réalisation d'une imagerie).

Ottawa	Pittsburg
– Âge > 55 ans – Douleur tête fibula – Douleur isolée rotule – Impossibilité de fléchir au-delà de 90° – Ou impossibilité de faire 4 pas aux urgences	Chocs directs ou chute et : – âge < 12 ou > 50 ans – impossibilité de faire 4 pas aux urgences
Sensibilité : 97 % (90–99) Spécificité : 27 % (23–30)	Sensibilité : 99 % (94–100) Spécificité : 60 % (56–64)
Valable chez l'enfant : – sensibilité : 100 %	La prise en compte du mécanisme augmente la spécificité

- Les lésions ligamentaires sont toujours très importantes.
- Une fois réduites, une artériographie sera quasi systématique.

Luxation de patella

- Traumatisme en valgus-flexion-rotation latérale et dysplasie fémoropatellaire.
- Se luxe surtout en latéral.
- Douleur du bord médial.
- Réduction spontanée fréquente, sinon porter le genou en hyperextension.
- La radio recherche une lésion ostéochondrale rotulienne ou fémorale latérale : l'incidence axiale doit être demandée en cas de suspicion clinique non confirmée par les clichés de face et de profil.

Fractures du fémur distal

- Traumatisme à haute énergie cinétique chez le sujet jeune ou chute chez le patient âgé.
- Consécutive à un AVP dans 70 % des cas.
- Fracture ouverte dans 20 à 40 % des cas.
- Supracondyliennes, uni- ou intercondyliennes.
- Complications vasculaires et nerveuses (10 %).
- Tableau clinique évocateur : déformation du membre, tuméfaction, impotence totale.
- Traitement chirurgical.

Fractures des plateaux tibiaux

- Ce sont des fractures articulaires.
- Traumatisme par compression axiale ou latérale ; peut être associé à des fractures du talus ou du calcanéus en cas de chute de grande hauteur.
- Trois grands types :
  - unitubérositaires, le plus souvent latérales ;
  - bitubérositaires, les plus fréquentes ;
  - spinotubérositaires, séparant l'épiphyse en deux.
- Lésions ligamentaires et méniscales souvent associées ; intérêt de l'IRM pour parfaire le bilan.
- Rechercher rapidement des lésions nerveuses d'aval.
- Traitement chirurgical.

Fractures de patella

- Traumatisme par choc direct responsable également de lésions cutanées : contusions, hématomes, plaies ;
- Genou tuméfié avec épanchement et douleur localisée sur la Patella. L'extension de jambe est au minimum douloureuse, voire impossible.

- Diagnostic fait sur les radiographies standards auxquelles peut s'ajouter un cliché axial de patella en cas de doute. Ne pas confondre avec une patella *bi-* ou *tripartita* (aspect bien corticalisé).
- Traitement chirurgical, sauf pour les fractures non déplacées (moins de 3 mm de séparation des fragments et/ou moins de 2 mm de décroché articulaire) ou verticales , plus rares, n'affectant pas l'appareil extenseur.
- Traitement orthopédique par genouillère plâtrée ou attelle amovible pendant 6 semaines avec soulagement de la charge par cannes anglaises.

Ruptures de l'appareil extenseur

- Perte de l'extension active du genou.
- Rupture musculaire quadricipitale :
  - lésion haute du corps musculaire ou distale tendineuse;
  - perte généralement incomplète de l'extension;
  - palpation d'une zone douloureuse, parfois déhiscence musculaire;
  - diagnostic échographique ou par IRM;
  - traitement : cannes anglaises, glaçage, antalgiques, attelle.
- Rupture du tendon rotulien :
  - lésion proximale tendineuse (sous rotulienne);
  - ascension de la rotule sur le cliché de profil;
  - traitement chirurgical.

Lésions méniscales

- Médiales plus fréquentes que latérales.
- Mécanisme lésionnel variable en intensité et en direction.
- Lésions le plus souvent postéro-inférieures.
- Blocages (une fois sur deux); répétitifs, de durée variable, cédant soit spontanément soit après manœuvres empiriques du patient.
- Épanchements récurrents.
- Dérobements fugaces.
- Douleur horizontale latéralisée au niveau de l'interligne fémoro-tibiale, mécanique, reproduite par la palpation lors de l'extension active du genou.
- Positivité des tests méniscaux :
  - Mac Murray : genou en flexion, pouce sur l'interligne, on étend la jambe en faisant des mouvements alternés de rotation latérale et médiale du pied : recherche d'un ressaut;
  - *Grinding test* : patient en décubitus ventral, genou à 90°, on recherche une douleur d'un compartiment en exerçant une pression verticale sur le pied que l'on porte en rotation latérale et médiale.
- Orientation et traitements :
  - traitements : antalgique, cannes anglaises et rééducation;
  - immobilisation, si besoin, de durée brève (inférieure à 7 j) par attelle en rectitude; l'attelle à 20° de flexion est à proscrire pour

limiter la survenue de l'AMI (*Arthrogenic Muscle Inhibition*) qui provoque une contraction réflexe des ischio-jambiers et une inhibition du vaste médial en réponse à la douleur. La conséquence est un flexum de genou difficile à réduire.
- IRM dès que possible pour préciser le type de lésion;
- consultation orthopédique;
- le traitement conservateur, réparation, méniscectomie partielle dépend de l'âge, du type de lésion, de l'existence d'une laxité ou non;
- en cas de blocage aigu irréductible avec *flexum* important; dans l'impossibilité d'obtenir une IRM, l'arthroscopie diagnostique et thérapeutique sera proposée.

Lésions ligamentaires

Ligament croisé antérieur (LCA) [2]

- Isolée ou associée à des lésions capsuloligamentaires périphériques.
- Mécanisme en hyperextension (*shoot* dans le vide) ou *varus*-flexion-rotation latérale (pas de patineur).
- Craquement parfois perçu.
- Impotence fonctionnelle.
- Choc rotulien : 80 % des hémarthroses post-traumatisme sportif sont le fait de ruptures isolées du LCA.
- Lachman positif : spécificité élevée pour une rupture du LCA, même à chaud.
- Radiographies : l'intérêt réside dans la recherche de signes indirects comme la fracture de Segond (fracture par avulsion du condyle tibial antérolatéral). Cette fracture est pathognomonique d'une rupture du LCA.
- IRM à distance et consultation orthopédique (10 à 15 jours).
- Traitement fonctionnel initial : antalgiques, glaçage, attelle de Zimmer 0°, rééducation proprioceptive immédiate (12 séances).
- Traitement chirurgical : lésions graves du sujet sportif de moins de 45 ans. Différé de quelques semaines, le temps de récupérer une bonne mobilité.

Ligament croisé postérieur

- Lésion peu fréquente et rarement isolée.
- Les atteintes associées font la gravité (points d'angle, ligaments périphériques, LCA).
- Mécanisme : choc direct antérieur faisant reculer le tibia.
- Douleur, craquement mais impotence modérée.
- Inspection : recul de la tubérosité tibiale antérieure du côté lésé, visible de profil genoux à 90°.
- Tiroir postérieur.
- IRM à distance pour un bilan lésionnel précis.
- Traitement fonctionnel initial : antalgiques, glaçage, attelle de Zimmer, rééducation proprioceptive (12 séances).
- Traitement chirurgical différé chez le sujet jeune, sportif.

Lésions ligamentaires médiales

- 90 % des lésions ligamentaires du genou concernent le compartiment médial.
- Mécanisme de torsion en *valgus*-flexion-rotation latérale (pas de patineur).
- Les lésions progressent de l'extérieur vers l'intérieur : faisceau superficiel du ligament collatéral tibial (LCT) > faisceau profond du LCT > point d'angle postéromédial > désinsertion ménisque médial > LCA.
- Atteinte superficielle du LCT : laxité modérée possible à 30°, disparaissant en extension complète, douleur localisée.
- Atteinte profonde du LCT : associée à d'autres lésions (ménisque, LCA). Laxité présente aussi en extension (rupture totale du plan médial), hémarthrose.
- L'échographie aux urgences peut permettre de visualiser la lésion ligamentaire jusqu'à la rupture.
- Traitement fonctionnel initial : antalgiques, glaçage, cannes anglaises, attelle de Zimmer 0° si instabilité, rééducation proprioceptive (12 séances).
- Consultation orthopédique dans les 10 jours où sera discuté l'intérêt de l'IRM.

Lésions ligamentaires latérales

- Peu fréquentes et rarement isolées.
- Mécanisme : *varus*-flexion-rotation médiale (pied bloqué dans le sable en rotation médiale ; beach-volley).
- Recherche de laxité en varus à 30° de flexion.
- Les atteintes graves associent des lésions du point d'angle postérolatéral, du ménisque latéral, du LCA et une laxité en extension.
- L'échographie aux urgences peut permettre de visualiser la lésion ligamentaire jusqu'à la rupture.
- Traitement fonctionnel initial : antalgiques, glaçage, cannes anglaises, attelle de Zimmer 0° si instabilité, rééducation proprioceptive (12 séances).
- Consultation orthopédique dans les 10 jours où sera discuté l'intérêt de l'IRM.

Lésions tendineuses

Tendinite de la patte d'oie

- Située sur la partie supéro-médiale du tibia.
- Terminaison commune des muscles sartorius, gracile et semi tendineux.
- Douleur localisée et reproduite lors de la flexion-rotation médiale du genou contrarié.
- Traitement : repos, antalgique, gel anti-inflammatoire, kinésithérapie.

Tendinite du tractus iliotibial (syndrome de l'essuie-glace)

- Terminaison tendineuse du grand glutéal (grand fessier) et du tenseur du *fascia lata*.
- Insertion face latérale du tibia.
- Pathologie des coureurs de fond.
- Frottement de la bandelette sur le condyle lors des flexions extensions répétées.
- Aggravation progressive.
- Test de Renne : douleur en appui monopodal, genou fléchi à 30°.
- Douleur à la palpation du condyle latéral lors de l'extension passive.
- Traitement : repos sportif, glaçage, antalgique, gel anti-inflammatoire, kinésithérapie, infiltrations de corticoïdes.

RÉFÉRENCES

[1] Stiell IG, Wells GA, Hoag RH, et al. Implementation of the Ottawa knee rule for the use of radiography in acute knee injuries. JAMA 1997 ; 278 : 2075–9.

[2] Haute Autorité de santé. Prise en charge thérapeutique des lésions méniscales et des lésions isolées du ligament croisé antérieur du genou chez l'adulte. Recommandations professionnelles. Saint-Denis : HAS ; 2008.

Fiche 122

Analyse radiologique du genou

Bonnes pratiques

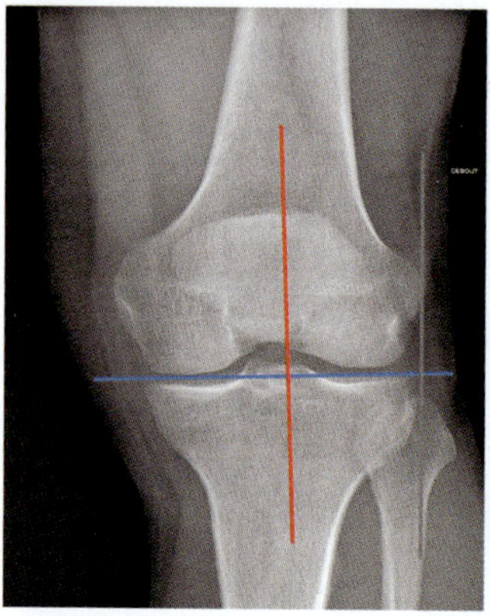

Figure 122.1 Radiologie de face du genou.

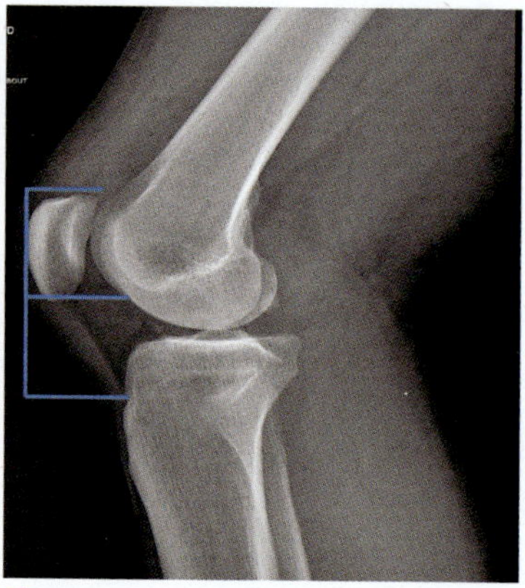

Figure 122.2 Radiologie de profil du genou.

Positions

- **Face** :
  - patient allongé;
  - jambe étendue;
  - plaque sous le genou.
- **Profil** :
  - genou fléchi entre 20 et 30°;
  - plaque du côté médial;
  - rayon horizontal.

Critères de réussite

- **Face** :
  - les épines tibiales sont proches de la ligne médiane verticale;
  - l'interligne articulaire fémoro-tibial est horizontal et régulier;
  - la patella se projette légèrement médialement de la ligne médiane verticale qu'elle croise;
  - le bord latéral du tibia ne dépasse pas de plus de 5 mm le bord du condyle.

- **Profil** :
  - le genou est fléchi à 30° ;
  - les condyles sont superposés ;
  - les plateaux tibiaux sont superposés ;
  - le condyle médial apparaît légèrement plus large que le condyle latéral ;
  - la patella est devant le condyle fémoral, séparée par un espace.

Grille de lecture

- **Face** :
  - recherche de discontinuité sur les plateaux tibiaux ;
  - les travées tibiales médiales sont naturellement plus denses que les travées latérales (davantage de poids en médial). Une densité osseuse plus importante en latéral peut témoigner d'une fracture ;
  - inspecter l'espace articulaire à la recherche de fragments ;
  - la corticale des condyles fémoraux est régulière.
- **Profil** :
  - corticales régulières ;
  - le tendon du quadriceps est bien visible entre la graisse sous-cutanée et la bourse suprapatellaire (plus claires) ;
  - la patella est devant les condyles fémoraux ;
  - la hauteur de la patella doit être égale à plus ou moins 20 % de la distance entre son pôle inférieur et la tubérosité tibiale antérieure ; une anomalie de ces proportions peut témoigner d'une rupture du tendon rotulien ;
  - une toute petite partie de la tête de la fibula recouvre le tibia (un recouvrement important doit faire suspecter une luxation tibio-fibulaire supérieure) ;
  - un épanchement se manifeste par une opacité sous le tendon quadricipital.

Traumatologie du genou

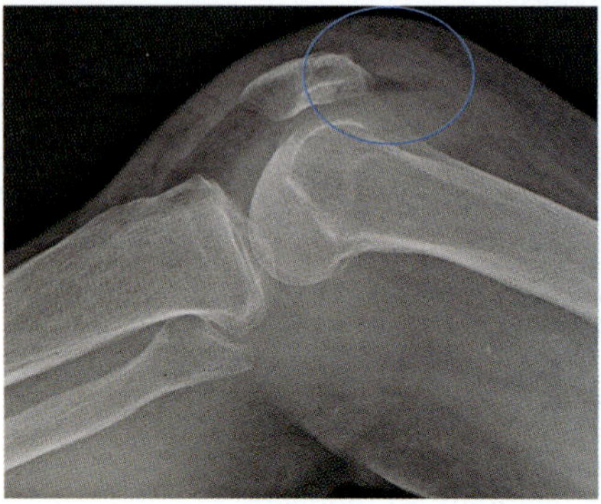

Figure 122.3 Fracture de la rotule. Lipohémarthrose.

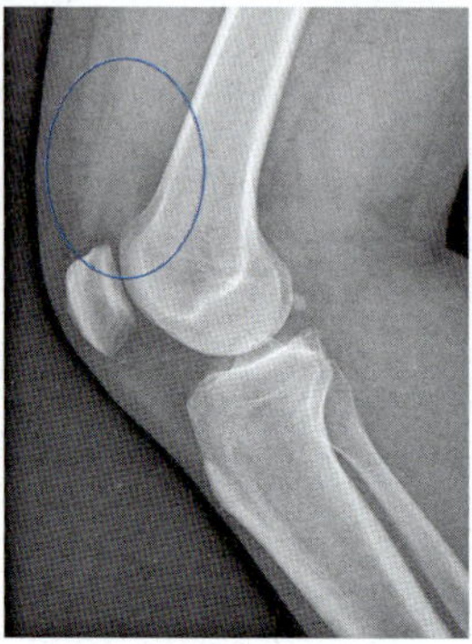

Figure 122.4 Épanchement. Augmentation de la densité sous le tendon quadricipital.

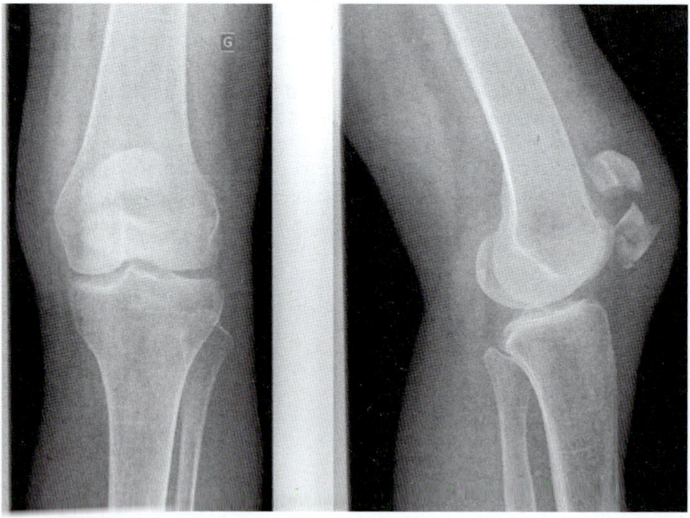

Figure 122.5 Fracture de la rotule. Rupture de l'appareil extenseur.

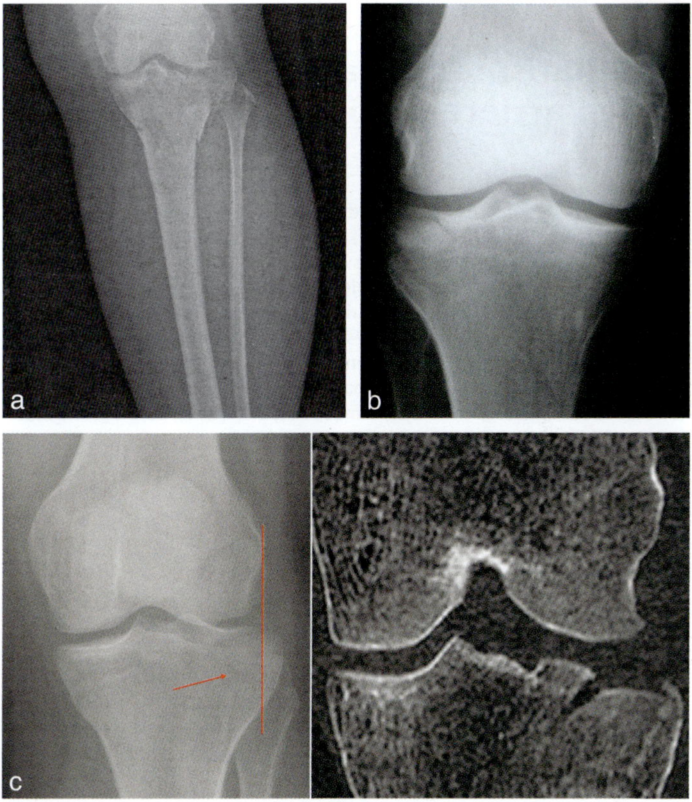

Figure 122.6 Fractures des plateaux tibiaux.

Traumatismes de la cheville et de l'arrière du pied

Points importants

- La réduction d'une luxation de cheville doit se faire sans délai, avant même la radiographie, afin de restaurer une vascularisation correcte et limiter les lésions cutanées.
- Les règles d'Ottawa sont fiables et doivent être utilisées.
- Le traitement orthopédique des fractures de cheville n'est possible qu'en cas de préservation des rapports anatomiques.
- L'entorse latérale ne représente que 40 % des traumatismes de cheville ; si l'on ne cherche pas de fracture, on n'en trouve pas.
- La lésion isolée de la syndesmose doit être recherchée devant tout tableau d'entorse.

Diagnostic

Démarche diagnostique

Présentations

- Déformation : toute luxation doit être réduite sans délai, avant même la radiographie, par la manœuvre du tire-botte puis immobilisée avant l'imagerie.
- Tuméfaction diffuse avec impotence fonctionnelle totale : immobilisation puis radiographies à la recherche d'une fracture.
- Œdème localisé, impotence partielle : examen clinique à la recherche de lésion ligamentaire ou tendineuse ± radiographies.

Anamnèse

- Circonstances du traumatisme : mécanisme lésionnel, niveau d'énergie cinétique, chute, AVP, sport.
- Terrain : âge, sportif, antécédents.

Examen clinique

- Niveau d'impotence fonctionnelle : appui possible ou non.
- Cotation de la douleur.
- Inspection : déformation, œdème, hématome.
- Palpation ciblée : malléoles, syndesmose, talus, calcanéus, médiotarse latéral (base du cinquième métatarsien) et médial (naviculaire), fibula dans son ensemble jusqu'à la tibiofibulaire supérieure.
- Les amplitudes de mobilité de la cheville sont :
  - 20 à 30° en dorsiflexion ;
  - 30 à 50° en extension plantaire ;
  - elles se mesurent genou fléchi. La mobilité passive gagne 10° supplémentaires.

Imagerie

- Elle est guidée par les critères d'Ottawa (voir encadré ci-dessous). Ils ont une sensibilité proche de 100 % ; en l'absence de critère positif, les radiographies seront normales ou, rarement, révèleront une avulsion osseuse minime (moins de 3 mm) sans conséquence fonctionnelle [1].
- Incidence de face pied en rotation médiale de 20°, dit cliché de mortaise et de profil strict.
- Des petits os surnuméraires sont souvent visibles en périphérie des malléoles et du médiotarse. Ils ne doivent pas être confondus avec une avulsion osseuse. Leur aspect bien corticalisé et l'absence de caractère douloureux à la palpation rassurent.

Critères d'Ottawa de la cheville

Une radiographie de la cheville ou du pied est indiquée en présence d'un des signes ou symptômes suivants :

- douleur de la malléole latérale ou rétromalléolaire sur les 6 cm distaux ;
- douleur malléole médiale ou rétromalléolaire sur les 6 cm distaux ;
- incapacité de faire 4 pas ;
- douleur à la base du cinquième métatarsien ;
- douleur du naviculaire.

Diagnostics lésionnels

Dans l'ordre, il faut éliminer : une luxation, une fracture, une lésion ligamentaire, une lésion tendineuse, une contusion.

Luxations talocrurale et sous-talienne

- Toute luxation de cheville est une urgence ; risque vasculaire et cutané engageant le pronostic fonctionnel.
- Généralement associées à des fractures (bimalléolaires, talus, calcanéus).
- Une fois réduit, l'ensemble ostéo-articulaire reste très instable. L'immobilisation est réalisée au mieux par une botte plâtrée qui sera bivalvée pour prévenir l'œdème et posée sur une triple épaisseur de jersey, sans *soft bande* afin d'obtenir un meilleur moulage, gage de stabilité.
- Le traitement est le plus souvent chirurgical.

Fractures malléolaires

- Évaluation :
  - uni- ou bimalléolaires et leurs équivalents, avec ou sans arrachement ligamentaire ;

- sont classées en fonction de la situation du trait de fracture de la malléole latérale par rapport aux ligaments tibiofibulaires avec trois possibilités : sus-, inter- ou sous-ligamentaire;
- les traits sont transversaux, spiroïdes ou comminutifs;
- la stabilité de l'anneau ostéoligamentaire talotibial s'évalue radiologiquement sur les clichés de face et de profil en étudiant les traits de fracture, le centrage du talus (test de Skinner) et en appréciant l'espace articulaire de la mortaise qui doit être régulier et constant aux alentours de 4 mm.

• Fractures sous-ligamentaires (Weber A) :
  - les plus rares;
  - mécanisme en inversion type entorse;
  - arrachement horizontal latéral;
  - ± fracture verticale médiale.
• Fractures interligamentaires (Weber B) :
  - les plus fréquentes (70 %);
  - mécanisme en rotation latérale prédominante ± abduction;
  - atteinte constante de la syndesmose.
• Fractures sus-ligamentaires (Weber C) :
  - mécanisme en abduction prédominante ± rotation latérale;
  - traits de fracture horizontaux;
  - la fracture de la fibula peut être très haute (fracture de Maisonneuve). Penser à demander un cliché de jambe devant une fracture isolée de la malléole médiale;
  - rupture de la syndesmose avec diastasis tibiofibulaire.
• Traitement :
  - l'avis chirurgical doit être systématique. Une restitution anatomique est primordiale afin de prévenir une arthrose secondaire;
  - les fractures isolées de la malléole latérale (symptomatologie localisée au plan latéral uniquement) sont traitées orthopédiquement (botte) sauf en cas : de fracture déplacée, de trait oblique ou de comminution (risque de consolidation vicieuse), d'atteinte du plan médial et/ou de la syndesmose, de diastasis tibiofibulaire ou talomalléolaire médial, de fracture sus-ligamentaire instable (rupture de l'anneau talotibial) [2].

Fractures du talus

• Fractures du col :
  - les plus fréquentes, résultent d'un traumatisme à haute énergie cinétique; il faut rechercher des fractures associées;
  - mécanisme en hyperflexion dorsale de cheville provoquée par un choc axial violent;
  - la TDM permet une évaluation précise des lésions. Elle est devenue systématique;
  - risque d'ostéonécrose important en raison d'une vascularisation précaire, mais aussi de cal vicieux;
  - un avis chirurgical est indispensable;

- les fractures non déplacées ni luxées peuvent être traitées orthopédiquement par botte plâtrée.

- Fractures du corps :
  - elles impactent les articulations talocrurale et subtalaire;
  - le retentissement mécanique s'apprécie en TDM;
  - les complications sont identiques aux fractures du col;
  - seules les fractures non déplacées échappent à la chirurgie.
- Fractures parcellaires :
  - elles concernent les processus latéraux et postérieurs;
  - souvent méconnues, elles s'intègrent dans un tableau d'entorse;
  - le diagnostic se fait par le scanner, en l'absence d'amélioration d'une supposée entorse latérale.
- Fractures du dôme supérolatéral du talus :
  - elles surviennent au cours d'une entorse grave avec rupture des faisceaux antérieur et moyen du ligament collatéral latéral;
  - la radiographie précise un éventuel déplacement;
  - leur recherche doit être systématique; non vues, elles sont à l'origine de douleurs, de blocages et d'instabilités chroniques invalidantes;
  - un avis chirurgical est nécessaire pour décider de l'option thérapeutique;
  - dans l'immédiat, immobilisation antalgique par botte plâtrée.

Fractures du calcanéus

- Le plus souvent consécutive à une chute de grande hauteur avec réception sur le pied. Le talus vient s'impacter sur le calcanéus.
- La fracture principale est sagittale transthalamique plus ou moins latéralisée [3].
- Des traits de fractures accessoires peuvent être associés.
- Le bilan d'imagerie comprend un cliché de cheville de profil permettant de calculer l'angle de Böhler (normalement supérieur à 30°) et un cliché rétromalléolaire. Une TDM est souvent nécessaire pour mieux visualiser les lésions.
- Le risque de séquelles fonctionnelles est très important.
- L'avis chirurgical est indispensable.
- Seules les fractures non déplacées peuvent bénéficier d'un traitement orthopédique.

Entorse latérale

- Notion de traumatisme en inversion.
- Clinique : craquement, douleur pouvant être syncopale, œdème périmalléolaire, ecchymose sous-malléolaire, hématome (œuf de pigeon), douleur plan médial (contraction réflexe des éverseurs), impotence fonctionnelle.
- Il n'existe aucune corrélation entre la présentation clinique et la gravité des lésions. De fait, l'évaluation initiale est imprécise.

- Une réévaluation à 5 jours a une sensibilité de 96 % et une spécificité de 84 % pour la détection de rupture ligamentaire grave.
- Comparativement, les tests d'imagerie (échographie, *varus* forcé, IRM arthrographie) n'apportent que peu d'informations supplémentaires en aigu. Ils seront indiqués en l'absence d'amélioration malgré un traitement bien conduit.
- Penser aux pièges diagnostics :
  - lésion de la syndesmose (voir *infra*) ;
  - entorse médiotasienne (ligament bifurqué, ligament talonaviculaire) ;
  - avulsion du tendon du court extenseur des orteils au niveau de la face supéro-latérale du calcanéus (en dessous et en avant de la pointe malléolaire) ;
  - les fractures du processus latéral du talus (en dessous et arrière du sinus du tarse) ;
  - les fractures de la base du cinquième métatarsien.
- Traitement :
  - d'abord symptomatique : application du protocole « RICE » (repos, glaçage, chaussettes de contention [si œdème important], élévation) durant 3 à 5 jours. Appui soulagé par cannes anglaises ;
  - paracétamol toujours ; les AINS ont un mauvais rapport bénéfice/risque sauf sous forme topique ;
  - en l'absence d'amélioration à 5 jours, une nouvelle imagerie est réalisée à la recherche d'une fracture passée inaperçue ou d'une lésion ligamentaire importante (syndesmose), dont le traitement sera généralement orthopédique (botte) ;
  - dans les autres cas, le traitement fonctionnel a montré sa supériorité sur l'immobilisation et la chirurgie en matière de récupération fonctionnelle, de délai de reprise sportive, d'intensité de la douleur, de durée des œdèmes, de satisfaction du patient [4] ;
  - c'est l'instabilité qu'il faut traiter et non la laxité ;
  - l'orthèse stabilisatrice : utilisée pour stabiliser la talocrurale dans le plan sagittal et stimuler la proprioception par compression des récepteurs cutanés ;
  - utilisation possible des résines semi-rigides ;
  - prescrire 12 séances de rééducation proprioceptive avec ± de physiothérapie antalgique. La rééducation sera axée spécifiquement, par le professionnel, sur ce qui dysfonctionne au niveau biomécanique.

Entorse médiotarsienne

- Mécanisme en supination brutale, talon décollé du sol, pieds nus ou dans une chaussure à semelles souples.
- Douleur constante en appui.
- Œdème ecchymotique sur l'interligne calcanéocuboïdien.
- Douleur en pronosupination et ad/abduction de l'avant-pied.

- Rechercher une laxité ou une douleur provoquée .
- L'immobilisation n'a d'intérêt qu'en cas d'arrachement osseux.
- Traitement fonctionnel : RICE, appui soulagé initial, chaussure à décharge de l'avant-pied.

Lésion isolée de la syndesmose

- Traumatisme en flexion dorsale et rotation latérale [5].
- Peut se présenter comme une entorse latérale; rechercher une douleur en flexion dorsale du pied au niveau de l'interligne talocrural.
- Douleur au niveau du LTFAI (ligament tibio-fibulaire antéro-inférieur): sensibilité 92 %, spécificité 29 %.
- *Squeeze test* + : compression proximale du mollet qui provoque un écartement distal douloureux.
- Douleur en rotation latérale du pied genou fléchi à 90° (test de Kleiger).
- *Cross leg test* : la jambe est posée sur le genou opposé, pied dans le vide. Le poids du pied pourra ouvrir une syndesmose rompue.
- La combinaison, douleur à la palpation du LTFAI, douleur en rotation latérale cheville dorsi fléchie, *squeeze test* positif et impossibilité de faire un saut sur la jambe blessée s'est révélée performante pour le diagnostic.
- Une douleur du LTFAI associée ou non à test de rotation latérale en dorsiflexion positif justifie la prescription de radiographies tant le risque de fracture est élevé.
- Radiographies idéalement réalisées en charge. En l'absence de fracture, les critères diagnostics sur un cliché de mortaise (face en rotation médiale de 20°) sont:
  - un espace clair tibio-fibulaire >6 mm (sensibilité 82 %, spécificité 75 %);
  - un espace libre médial >2,8 mm (sensibilité 73 %, spécificité 59 %);
  - un chevauchement tibio-fibulaire <1 mm.
- L'imagerie de référence est l'IRM ; sensibilité 100 % pour les lésions du LTFAI et du LTFPI (ligament tibio-fibulaire postéro-inférieur), spécificité de 93 %.
- Traitement:
  - grade 1 : douleur à la palpation du LTFAI, tests cliniques négatifs et radios normales (85 %). La syndesmose est stable, le traitement est orthopédique par botte 1 à 3 semaines sans appui puis 3 semaines avec appui et rééducation;
  - grade 2 : douleur à la palpation du LTFAI, test de Kleiger et/ou *squeeze test* positifs, radios normales. Il existe un doute sur la stabilité de la syndesmose ; immobilisation et réévaluation régulières ou IRM pour rechercher une instabilité et décider d'une prise en charge chirurgicale;
  - grade 3 : tous les tests sont positifs et il existe un diastasis sur les radios. La syndesmose est instable, le traitement est chirurgical.

Lésions tendineuses

- Tendinopathie achilléenne :
  - concerne la partie anatomique située entre 2 et 7 cm au-dessus du point d'insertion calcanéen;
  - pathologie spécifique à différencier des ruptures de la jonction myo-tendineuse en amont et des bursites rétro calcanéennes ou avulsions osseuses du tendon d'Achille en aval;
  - lésions d'origine dégénérative plutôt qu'inflammatoire;
  - pic de fréquence aux alentours de 40 ans. Rupture plus fréquente chez les hommes.
  - Ruptures dues aux fluoroquinolones rares ; 12 cas pour 100 000 traitements. Apparition des symptômes au bout de 6 jours de traitement. Guérison dans les 2 mois suivant l'arrêt de la fluoroquinolone. La prescription concomitante de corticoïdes et l'âge avancé majoreraient le risque.
  - Cliniquement, douleur, épaississement, parfois crépitation. Si rupture, la compression du mollet, patient allongé sur le ventre, les pieds dépassant du brancard, ne provoque pas de flexion plantaire (test de Thompson) (sensibilité 96 %, spécificité 93 %). La flexion plantaire parfois conservée grâce aux muscles tibial postérieur et fibulaire.
  - Diagnostic confirmé par l'imagerie, IRM ou échographie.
  - Le traitement : réduction d'activité, glaçage, port de talonnettes et antalgiques. Les AINS soulageraient la douleur due à l'inflammation du péri tendon, à court terme, mais aucun effet lorsque la tendinopathie se chronicise. Les corticoïdes n'ont pas d'intérêt. Ils favoriseraient les ruptures.
  - Les ruptures partielles ou totales doivent bénéficier d'un avis chirurgical. Dans une méta-analyse de 2021 avec un suivi à 12 mois, le traitement chirurgical avait un taux de recidive de rupture de 3,5% vs 12,1% dans le groupe non chirurgical.
- Luxation des tendons fibulaires :
  - les fibulaires sont en position rétromalléolaire latérale;
  - rare : < 1 % des traumatismes de cheville; passe souvent inaperçue initialement. Confondu avec une entorse latérale. Diagnostic fait à distance;
  - prédomine chez les hommes jeunes;
  - fait suite à une dorsiflexion brutale, pied en inversion avec contraction réflexe des fibulaires;
  - la lésion principale est un arrachement du rétinaculum;
  - douleur rétromalléolaire;
  - la luxation peut être reproduite en testant les fibulaires (éversion contrariée);
  - sur le cliché de face, une écaille osseuse en regard de la malléole latérale, témoigne de l'arrachement. Signe rare mais pathognomonique;
  - traitement chirurgical le plus souvent.

- Tendinite des fibulaires :
  - insertions : base cinquième métatarsien (court), base premier métatarsien (long);
  - douleur lors de l'éversion contrariée et à la palpation sur le trajet sous-malléolaire latéral;
  - traitement antalgique, physiothérapie locale (kinésithérapie);
  - immobilisation ou contention initiale (résine souple) parfois nécessaire.
- Tendinite du tibial postérieur :
  - insertion médiale sur le naviculaire;
  - douleur en inversion contrariée du pied;
  - traitement antalgique et topique anti-inflammatoire local, physiothérapie locale (kinésithérapie);
  - immobilisation ou contention initiale si besoin.
- Tendinite du tibial antérieur :
  - insertion sur la base du premier métatarsien et du cunéiforme médial;
  - douleur en flexion contrariée du pied au niveau du coup de pied;
  - traitement antalgique et topique anti-inflammatoire local, physiothérapie locale (kinésithérapie);
  - immobilisation ou contention initiale si besoin.

RÉFÉRENCES

[1] Bachmann LM, Kolb E, Koller MT, et al. Accuracy of Ottawa ankle rules to exclude factures of the ankle and mid foot : systematic review. BMJ 2003; 326 : 417–9.

[2] Rouxel Y. Fracture de la malléole latérale : indications thérapeutiques. In : Rodineau J, Besch S, editors. La cheville traumatique : les certitudes en traumatologie du sport. Paris : Masson; 2008. p. 123–35.

[3] Lelièvre H. Fractures du calcanéus. In : Bendahou M, Saidi K, Besch S, Khiami F, editors. Traumatismes de la cheville. Paris : Springer-Verlag; 2013. p. 109–20.

[4] Kerkhoffs GM, Struijs PA, Marti RK, et al. Functional treatments for acute ruptures of the lateral ankle ligament : a systematic review. Acta Orthop Scand 2003; 74(1) : 69–77.

[5] Porter D, Jaggers R, Fitzgerald Barnes A. Optimal management of ankle syndesmosis injuries. Open Access J Sports Med 2014; 5 : 173–82.

Fiche 124

Analyse radiologique de la cheville

Bonnes pratiques

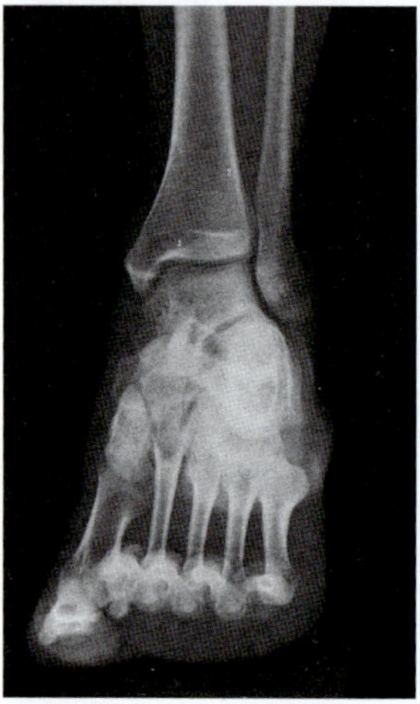

Figure 124.1 Radiologie de face de la cheville.

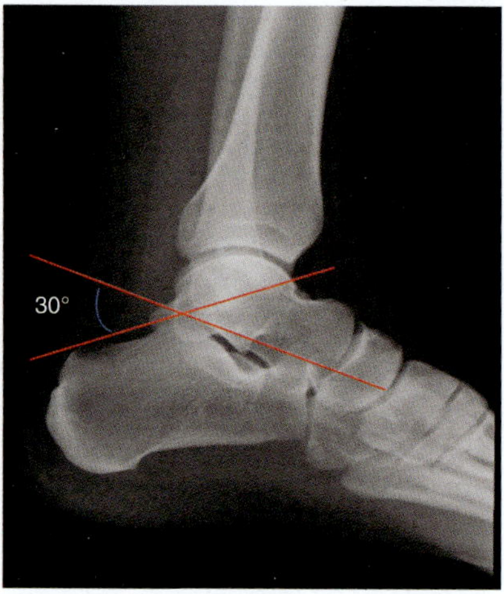

Figure 124.2 Radiologie de profil de la cheville.

Positions

- **Face** :
  - jambe allongée, pied en dorsiflexion et en rotation médiale de 20°;
  - film perpendiculaire à la plante.
- **Profil** :
  - jambe en position latérale;
  - film perpendiculaire à la plante.

Critères de réussite

- **Face** :
  - le dôme talien est vu dans son ensemble;
  - l'espace articulaire péritalien est régulier, symétrique et totalement dégagé;
  - recouvrement tibio fibulaire ≥ 1 mm.
- **Profil** :
  - la malléole latérale descend plus bas que la médiale;
  - la fibula se superpose en arrière du tibia, permettant de dégager l'espace sous-talien;

– la partie postérieure du tibia est bien visible;
– les interlignes articulaires, tibio-talien, sous-talien et talo-naviculaire, sont dégagés;
– le calcanéus est vu dans son intégralité.

Grille de lecture

- **Face** :
  – les corticales, notamment des malléoles, sont régulières sans décroché (90 % des fractures concernent les malléoles);
  – le dôme talien est lisse; vérifier les angles à la recherche de fragments;
  – l'espace articulaire de la mortaise (figure 124.1 : 1) est de largeur constante (≈ 4 mm);
  – l'espace clair tibio-fibulaire (a) entre le bord médial de la fibula et la corticale latérale antérieure du tibia ne doit pas excéder 6 mm, 1 cm au-dessus de l'interligne articulaire; l'espace entre le tibia et la fibula (figure 124.1 : 2) doit être <6 mm (intégrité de la syndesmose).
  – le recouvrement tibio-fibulaire entre la corticale médiale de la fibula et le bord le plus latéral du tibia doit être supérieur à 1 mm (b);
  – l'espace articulaire libre médial doit être inférieur à 5 mm (c).
- **Profil** :
  – les corticales et les surfaces articulaires sont lisses et régulières; rechercher une avulsion osseuse notamment au niveau des malléoles, du talus et de l'os naviculaire;
  – la malléole latérale descend plus bas que la malléole médiale et doit se projeter sur la moitié postérieure du tibia. Ceci rend visible le sinus du tarse et dégage l'articulation sous talienne;
  – la base du 5e métatarsien peut être le siège d'un arrachement du tendon du court fibulaire, au niveau de l'apophyse styloïde, ou d'une fracture plus en aval;
  – le calcanéus est vu dans son intégralité; l'angle de Böhler est ≥30° (Figure 124.2).

Traumatologie de la cheville

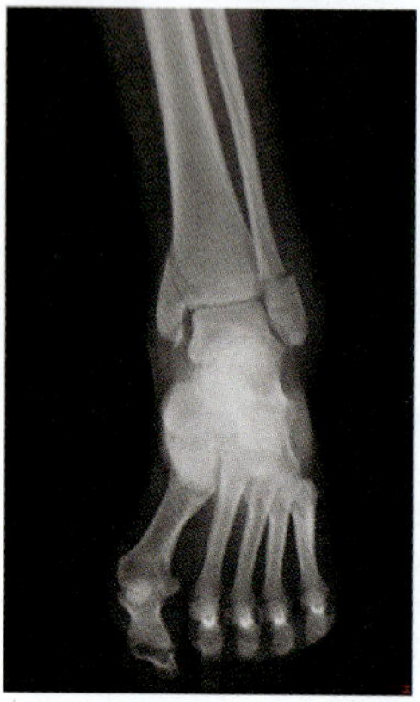

Figure 124.3 Fracture bimalléolaire.
Interligamentaire ; mécanisme en rotation latérale. Type de fracture le plus fréquent (70 %).

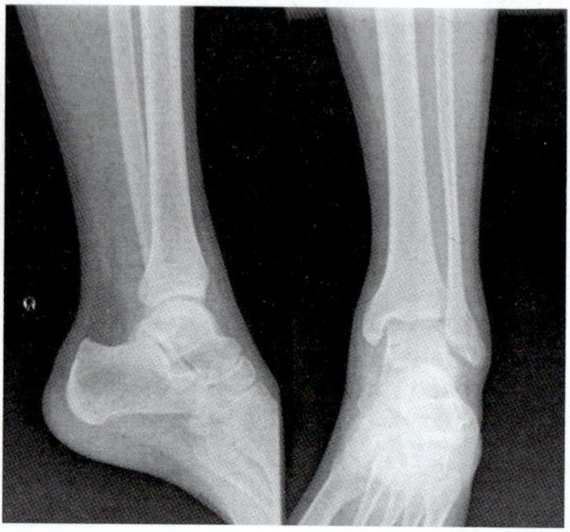

Figure 124.4 Fracture de la malléole latérale.
Sous-ligamentaire ; mécanisme en adduction.

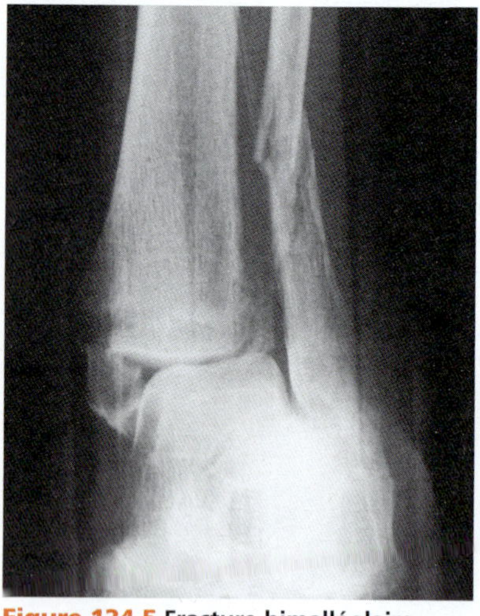

Figure 124.5 Fracture bimalléolaire.
Sus-ligamentaire, mécanisme en abduction.

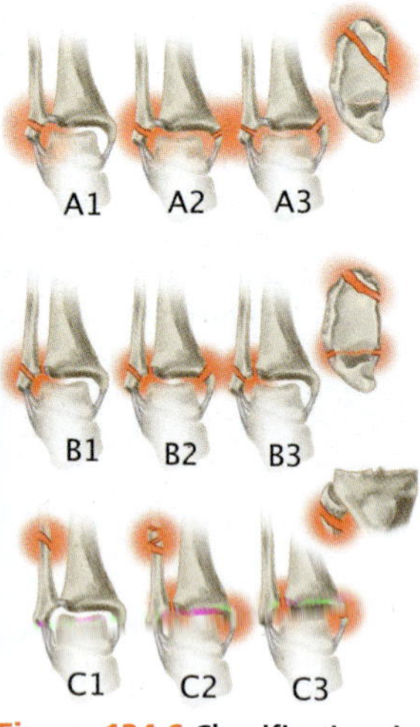

Figure 124.6 Classification des fractures bimalléolaires.
Source : Clément Babin.

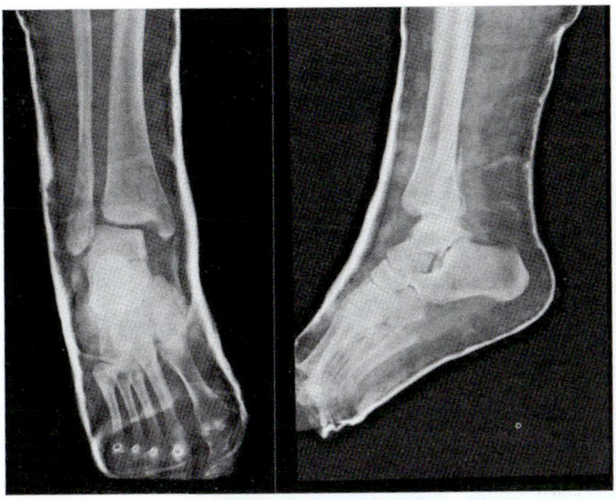

Figure 124.7 **Fracture luxation réduite.**

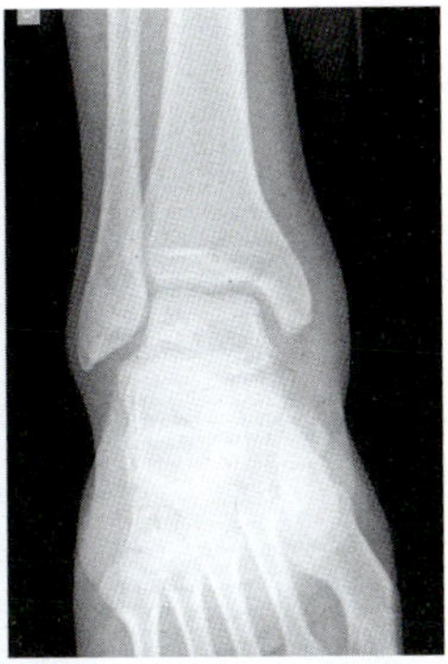

Figure 124.8 **Fracture malléolaire médiale.** Rechercher une fracture haute sur la fibula (Maisonneuve).

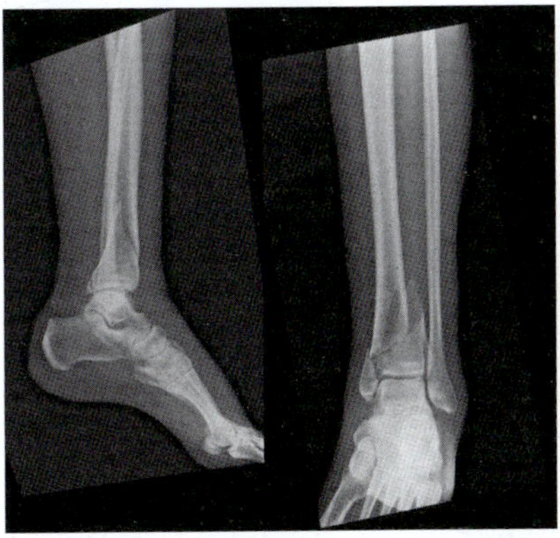

Figure 124.9 **Fracture de l'extrémité inférieure du tibia.**

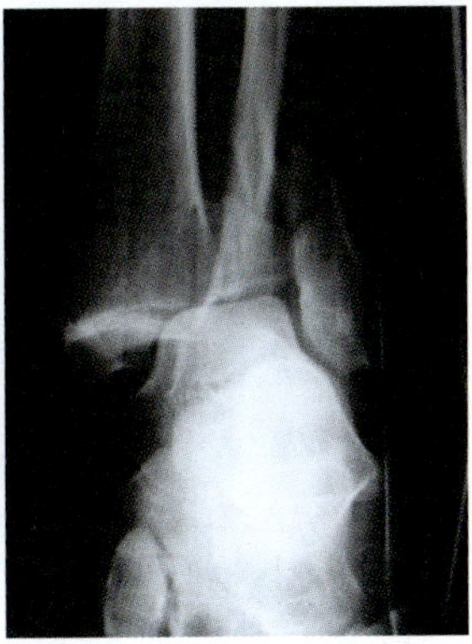

Figure 124.10 **Fracture du pilon tibial.**

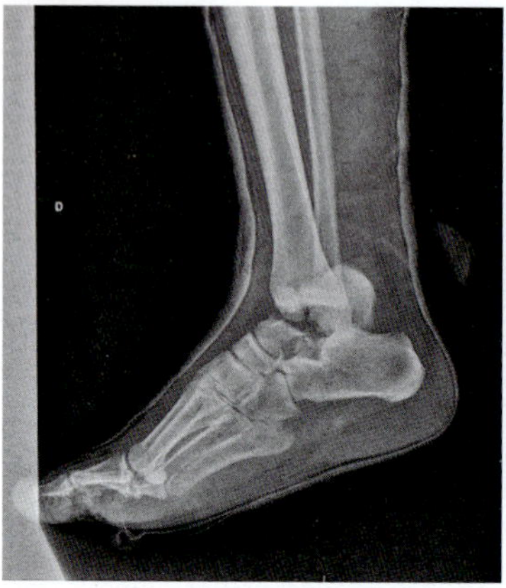

Figure 124.11 Fracture déplacée du talus.

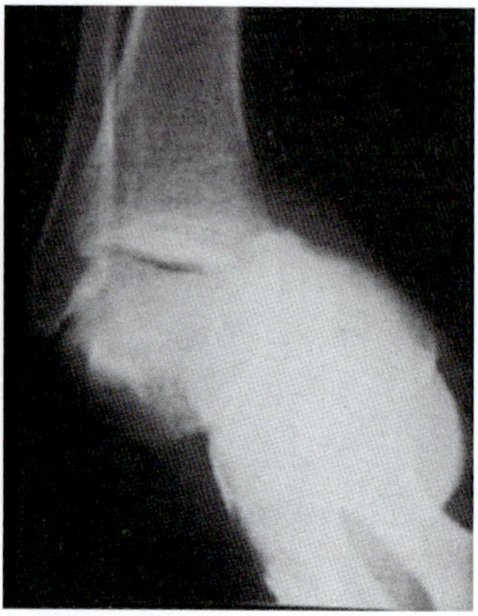

Figure 124.12 Luxation sous-talienne.

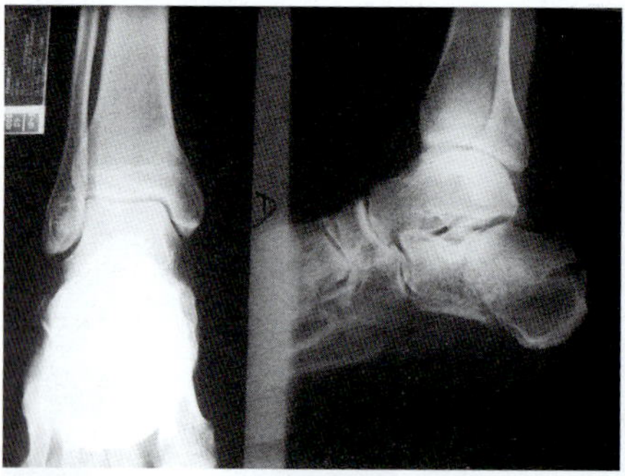

Figure 124.13 Fracture du calcanéus verticale.

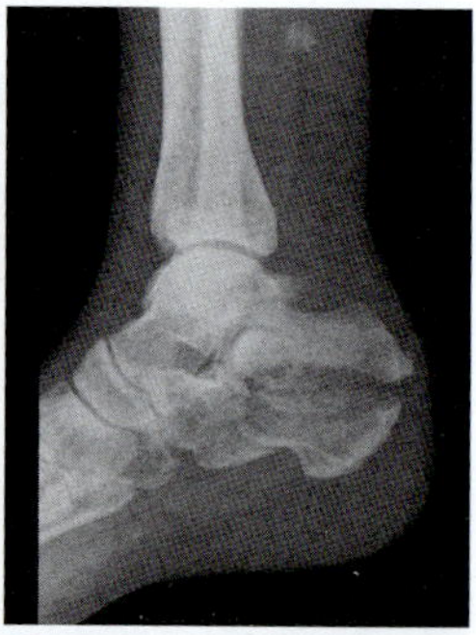

Figure 124.14 Fracture du calcanéus horizontale.

Traumatismes de l'avant-pied

Points important s

- Porter atteinte au pied entrave immédiatement l'autonomie quelle que soit la gravité du traumatisme. De fait, la perte d'un appui remet en cause l'équilibre et la déambulation privant l'individu d'une de ses fonctions primordiales.
- Il est montré que parmi les patients traumatisés, ceux ayant une lésion du pied ont significativement plus de complications ultérieures [1]. La rigueur de l'évaluation clinique et radiologique prend toute son importance dans ces conditions.
- Les lésions du Lisfranc ne sont pas rares mais passeraient inaperçues dans 20 % des cas [2].
- Une fracture de la base du deuxième métatarsien est, elle, pathognomonique d'une rupture du complexe ligamentaire tarsométatarsien.
- 50 % de la charge axiale se porte sur l'avant-pied dont 2/3 sur la tête du premier métatarsien et 1/3 sur la tête du cinquième métatarsien. L'autre moitié se répartit sur l'arrière-pied. Toute lésion qui aura un impact sur la statique et la dynamique de la voûte plantaire sera considérée comme grave.

Diagnostic

Présentations

- Une déformation du pied doit être considérée comme une urgence. Les radiographies doivent être obtenues sans délai dans le but de réduire une luxation.
- Une tuméfaction localisée avec impotence fonctionnelle totale et œdème doit faire rechercher une fracture.
- Une douleur localisée chez un patient qui marche doit faire discuter l'intérêt de l'imagerie.

Anamnèse

- Circonstances du traumatisme : mécanisme lésionnel, niveau d'énergie cinétique, chute, AVP, sport.
- Terrain : âge, sportif, antécédents.

Examen clinique

- Niveau d'impotence fonctionnelle : appui possible ou non.
- Cotation de la douleur.
- Inspection : déformation, œdème, hématome.
- Palpation ciblée : naviculaire, cuboïde, zone tarsométatarsienne, métatarses, orteils, hallux.

- Les amplitudes de mobilité du pied sont :
  - 15 à 20° d'abduction et d'adduction;
  - 50° de rotation médiale (pronation), 20° de rotation latérale (supination);
  - l'inversion combine rotation médiale et adduction; l'éversion, rotation latérale et abduction [3].

Imagerie

- Incidence du pied de face.
- Cliché oblique interne du tarse.

Diagnostics lésionnels

Fractures du naviculaire

- Le diagnostic est constamment radiologique. La présentation clinique n'est pas spécifique; douleurs exquises, œdème et ecchymose localisée.
- Fractures complètes : consécutives à une impaction du pied. Le plus souvent horizontales. L'avis chirurgical est nécessaire.
- Fractures partielles :
  - arrachement dorsal, associé à une entorse médiotarsienne;
  - arrachement du tibial postérieur sur le tubercule médial;
  - traitement : immobilisation par botte plâtrée pendant un mois.

Fractures du cuboïde

- Les fractures isolées sont exceptionnelles.
- Elles sont la conséquence de chocs violents avec compression latérale ou écrasement.
- Le diagnostic est constamment radiologique. La présentation clinique n'est pas spécifique; douleurs exquises, œdème et ecchymose localisée.
- Le traitement est habituellement orthopédique par botte plâtrée, 6 semaines.

Fractures des cunéiformes

- Les fractures isolées sont exceptionnelles.
- Elles s'intègrent plus volontiers dans un tableau lésionnel multiple ostéoligamentaire au cours de traumatismes violents de la région tarsométatarsienne.
- Ne doivent pas être confondues avec une image construite par les nombreuses superpositions radiologiques à ce niveau. La dissociation radioclinique lève le doute.
- Seule l'absence de déplacement autorise un traitement orthopédique par botte plâtrée pour 6 semaines.

Luxations tarsométatarsiennes

- Consécutives à un traumatisme à haute énergie cinétique.
- La luxation est isolée ou associée à des fractures du tarse ou des métatarses (dans 30 % des cas, il s'agit du deuxième métatarsien).
- Ces fractures passeraient inaperçues chez 20 % des victimes.
- Il existe une déformation et un œdème important de l'avant-pied. La douleur est très importante.
- On distingue trois formes cliniques [4] :
  - luxation totale homolatérale; les cinq métatarsiens ont glissé du même côté, le plus souvent en latéral;
  - luxation partielle médiale (dite « columnaire »), où seul le premier métatarsien se luxe, ou partielle latérale (dite « spatulaire »), où les quatre métatarsiens se luxent;
  - luxation divergente; le premier métatarsien se luxe médialement et les quatre autres latéralement.
- Les radiographies font le diagnostic en montrant une perte d'alignement du bord médial du troisième métatarsien avec le bord médial du cunéiforme latéral sur l'incidence oblique. Une fracture de la base du deuxième métatarsien est fréquemment associée.
- La présence d'un fragment osseux détaché d'une base d'un des quatre premiers métatarsiens doit faire suspecter une luxation du Lisfranc.
- La réduction est chirurgicale.

Fractures des métatarsiens

- Consécutives à un traumatisme direct du pied sur le sol ou par réception d'un objet sur la face antérieure.
- Douleur localisée sur l'avant-pied mais, souvent, l'œdème rend difficile la palpation.
- La présence d'une ecchymose sur la voûte plantaire est évocatrice.
- Une fracture de la base doit faire suspecter une lésion du Lisfranc; une TDM sera nécessaire pour faire le bilan précis des lésions.
- Une modification post-traumatique des zones d'appui aura des conséquences sur la statique générale et le déroulement du pas. La restauration anatomique ad integrum revêt donc un caractère fonctionnel primordial.
- Les arrachements du court fibulaire de la styloïde du cinquième métatarsien bénéficient d'un traitement fonctionnel; antalgique, glaçage, appui soulagé par cannes anglaises les premiers jours, puis reprise de la marche.
- Les fractures déplacées du premier ou du cinquième métatarsien doivent faire discuter un traitement chirurgical [5].
- Pour les autres métatarsiens, dont la fracture de la base du cinquième (fracture de Jones), un traitement orthopédique par botte plâtrée ou chaussure à décharge de l'avant-pied durant 3 à 4 semaines est recommandé.

Luxations des phalanges

- Conséquence d'un mouvement d'hyperextension des orteils.
- Le diagnostic est clinique; l'inspection montre un orteil en dos de fourchette et la palpation retrouve une saillie de la phalange.
- La radiographie de face met en évidence l'absence de visibilité de l'interligne articulaire; de profil la superposition des orteils rend la lecture plus difficile.
- La réduction est réalisée après anesthésie locorégionale (interdigitale) ou sous MEOPA en poussant le segment distal à partir de la phalange proximale.
- L'immobilisation se fait par syndactylie pendant 4 à 6 semaines.

Fractures des phalanges

- Le plus souvent par traumatisme direct.
- L'examen met en évidence une douleur élective d'un orteil, avec présence d'un œdème et parfois d'une déformation.
- Le diagnostic de certitude est radiologique. En l'absence de complication évidente, l'intérêt des clichés est discutable, le traitement étant pratiquement toujours fonctionnel.
- Lors d'un déplacement transversal ou en rotation, une réduction après anesthésie locale ou inhalation de MEOPA.
- Une syndactylie est réalisée et un traitement antalgique prescrit +/– chaussure à semelle rigide.

Entorse de la métatarsophalangienne de l'hallux *(turf toes)*

- Il s'agit d'un traumatisme en hyperextension. Le pied se bloque brutalement sur le sol et le corps est projeté en avant.
- La lésion produite est une entorse de gravité variable allant de la simple distension à la déchirure capsuloligamentaire du complexe métatarsosésamoïdien.
- Le traitement est initialement fonctionnel par syndactylie. Une chaussure à décharge de l'avant-pied peut être utile en cas de douleur mal supportée.
- Une échographie, voire une IRM, peut être nécessaire à distance pour visualiser la gravité des lésions.

Fractures des sésamoïdes

- Les sésamoïdes sont deux petits os situés sous la tête du premier métatarsien en position médiale et latérale. Les muscles abducteur et fléchisseur de l'hallux s'insèrent dessus. Les sésamoïdes ont un rôle dynamique et statique lors de la marche.
- Les fractures font suite à un traumatisme par compression verticale, le sésamoïde étant bloqué sous le métatarsien par la contraction du fléchisseur de l'hallux [6].

- La douleur est brutale et reproduite par la dorsiflexion de l'hallux.
- Radiologiquement, la fracture ne doit pas être confondue avec une forme bipartita du sésamoïde. En cas de doute, des incidences axiales (Guntz et Walter-Muller) sont utiles.
- Le traitement est orthopédique puis fonctionnel, la mobilisation intempestive du gros orteil et l'appui sur les sésamoïdes devant être évités. Une chaussure à décharge de l'avant-pied convient dans ce cas.
- En cas d'échec ou de nécrose, l'indication chirurgicale sera discutée.

RÉFÉRENCES

[1] Douglas J, Grimm MS, Fallat L. Injuries of the foot and ankle in occupational medicine : a 1-year study. J Foot Ankle Surg 1999; 38(2) : 102–8.
[2] Englanoff G, Anglin D, Huston HR. Lisfranc fracture-dislocation : a frequently missed diagnosis in the emergency department. Ann Emerg Med 1995; 26 : 229.
[3] Kamina P. Précis d'anatomie clinique. Paris : Maloine. 2004.
[4] Barsotti J, Dujardin C, Cancel J. Fractures du tarse antérieur. In : Guide pratique de traumatologie. Paris : Masson; 2001. p. 26–231.
[5] Wedmore IS, Charrette J. Emergency department evaluation and treatment of ankle and foot injuries. Emerg Med Clin North Am Feb 2000; 18(1) : 85–113.
[6] Mittlmeier T, Haar P. Sesamoid and toe fractures. Injury 2004; 35(Suppl 2) : SB87–97.

Fiche
126

Analyse radiologique du pied

Bonnes pratiques

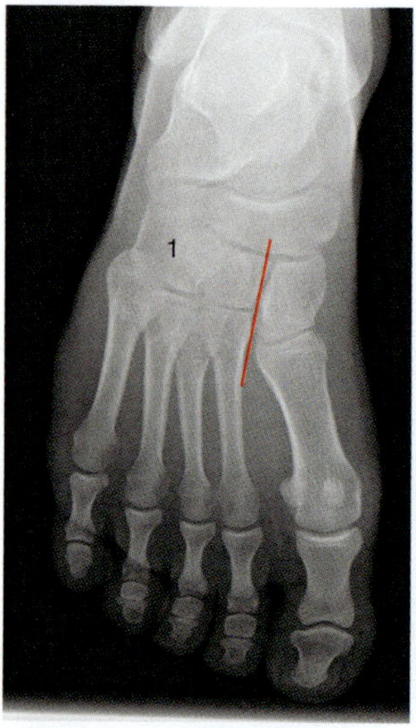

Figure 126.1 Radiologie de face du pied.

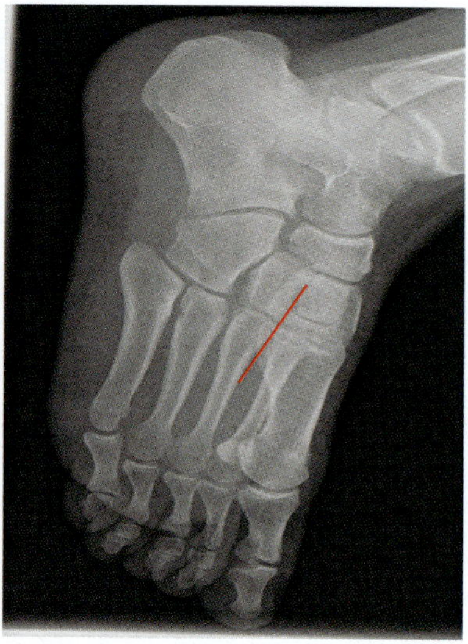

Figure 126.2 Radiologie de profil du pied.

Positions

- **Face** :
  - patient allongé ou assis, genou fléchi ;
  - film contre la plante.
- **Oblique** :
  - patient allongé ou assis ;
  - le film est contre le bord médial du pied ;
  - le bord latéral du pied est soulevé de 30°.

Critères de réussite

- **Face** :
  - les 2 premiers métatarsiens sont dégagés ;
  - les 3 derniers sont superposés ;
  - le bord médial du 2e métatarsien est aligné avec le bord médial du cunéiforme intermédiaire ;
  - cuboïde et cunéiformes sont superposés (figure 126.1 : 1).

- **Oblique** :
  - les 3 derniers métatarsiens sont dégagés ;
  - les 2 premiers métatarsiens sont superposés ;
  - le bord médial du 3e métatarsien est aligné avec le bord médial du cunéiforme latéral ;
  - le naviculaire, le cuboïde et le cunéiforme latéral sont dégagés.

Grille de lecture

- **Face** :
  - les corticales sont régulières sans décroché ;
  - recherche de fracture sur les métatarsiens et les phalanges ;
  - l'alignement des bases des métatarsiens avec les cunéiformes et le cuboïde est vérifié ;
  - recherche de luxation tarso-métatatarsienne.
- **Oblique** :
  - la base du 5e métatarsien est inspectée à la recherche de fracture ;
  - recherche d'avulsion sur le naviculaire et le cuboïde ;
  - recherche de luxation tarso-métatatarsienne.

Traumatologie du pied

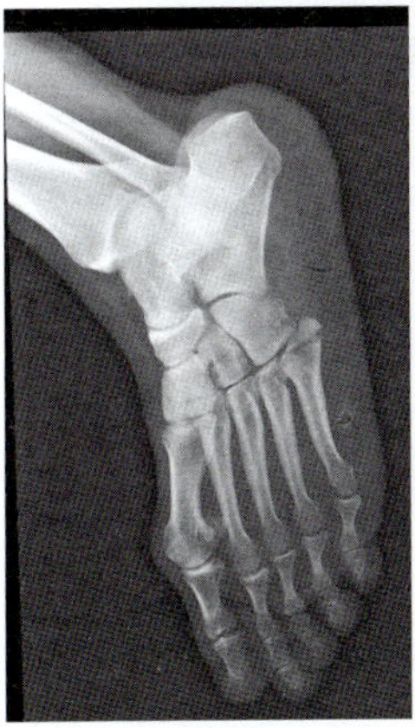

Figure 126.3 Fracture base du 5e métatarsien.

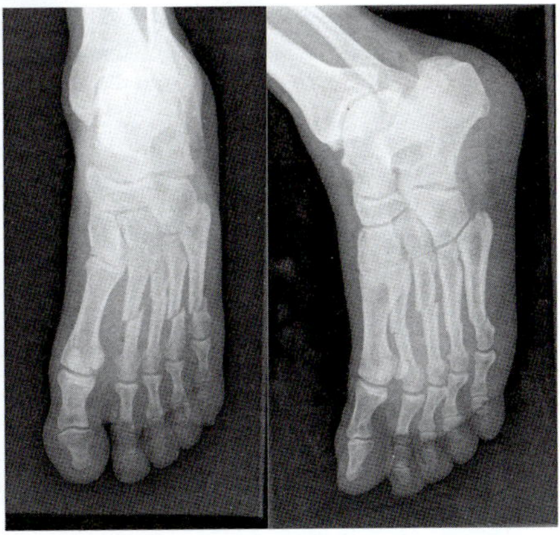

Figure 126.4 Fractures du corps des 4 derniers métatarsiens.

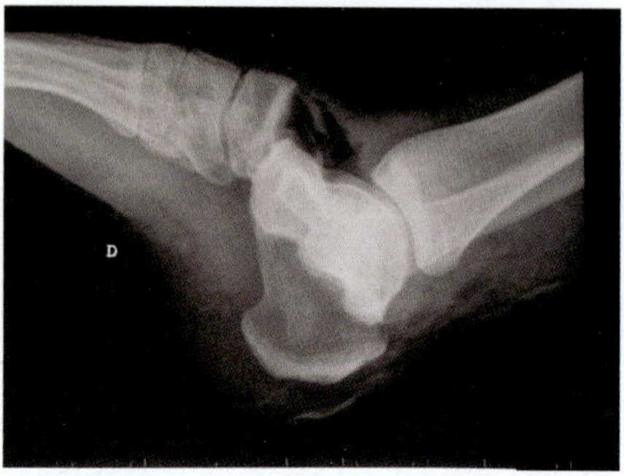

Figure 126.5 Luxation talo-naviculaire.

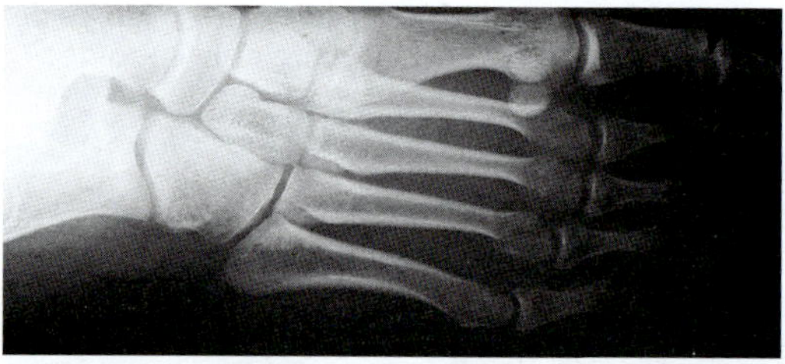

Figure 126.6 Fracture de la tête du 4e métatarsien.

Fractures de l'enfant

Points important

- Le cartilage de croissance est plus fragile que l'os et est préférentiellement atteint aux extrémités des os. Il existe un risque d'épiphysiodèse avec création d'un pont osseux définitif. Ceci peut entraîner un arrêt prématuré de la croissance osseuse, associé le plus souvent d'un défaut d'axe.
- Évoquer une maltraitance en cas de fracture chez l'enfant de moins de 2 ans.
- Fractures spécifiques : bois vert (deux os de l'avant-bras), motte de beurre (quart inférieur du radius), incurvation traumatique (ulna, fibula), fracture sous-périostée.
- Discordance entre le mécanisme traumatique (énergie) et la lésion constatée : évoquer une fracture pathologique.
- Les entorses vraies et les luxations isolées sont beaucoup plus rares que les fractures.
- Tout traumatisme du coude avec déformation est une fracture supracondylienne jusqu'à preuve du contraire. Il existe un risque majeur de complication si elle est déplacée.
- Les fractures de cheville doivent avoir une exploration complémentaire par TDM.

Définitions

La traumatologie chez l'enfant est un motif très fréquent de consultation aux urgences avec un sex-ratio de deux garçons pour une fille. Le type d'accident varie en fonction de l'âge :
- fracture avant deux ans : évoquer une maltraitance;
- 3–7 ans : traumatismes de la main (doigt de porte), AVP piéton;
- adolescents : accidents sportifs, scooter, VTT, etc.

Diagnostic [1]

Interrogatoire

- Circonstances traumatiques.
- Mécanisme :
  - discordance entre le mécanisme traumatique (énergie) et la lésion constatée : évoquer une fracture pathologique (ostéogenèse imparfaite, kyste osseux, tumeur maligne primitive ou secondaire);
  - fracture avant 2 ans ou multiple : évoquer une maltraitance.

Examen clinique

- Attitude antalgique, points douloureux, déformations osseuses ou articulaires.
- Rechercher une lésion cutanée.
- Rechercher des complications vasculonerveuses.

Imagerie

Radiographie

- Le bilan complet (deux incidences minimum) s'efforce de donner des incidences orthogonales.
- Comprend systématiquement les articulations sus- et sous-jacentes.
- Les lésions du cartilage de croissance sont radiotransparentes.
- La classification de Salter et Harris tient compte du dessin du trait de fracture. Elle est indépendante du déplacement (tableau 127.1) :
  - précieuse pour l'indication thérapeutique (orthopédique : type 1 et 2; chirurgicale : type 3 et 4);
  - liée au risque de complication (progressif de 1 à 5).
- Noter l'épaississement des parties molles (œdème).

Échographie

Peut être utile pour les lésions des parties molles.

Prise en charge thérapeutique

Traitement orthopédique

- Priorité au traitement orthopédique immobilisation avec ou sans réduction.
- Immobilisation prolongée : dangereuse uniquement en cas de fracture articulaire. Il est possible dans tous les autres cas de « bloquer » une articulation plusieurs mois sans risque d'enraidissement.
- Complications thromboemboliques exceptionnelles : pas de prévention en général.
- Immobiliser l'articulation sus- et sous-jacente.
- Plâtre circulaire : règle générale à préférer en urgence lors du traitement initial; attelles en solution d'attente antalgique (pas assez solides pour un traitement au long cours).
- Résines plutôt réservées aux immobilisations des contusions ou en complément d'une ostéosynthèse.
- Durée d'immobilisation :
  - consolidation plus rapide chez le petit enfant;
  - durée moyenne plus courte pour les décollements épiphysaires et les lésions métaphysaires (motte de beurre);
  - consolidation des fractures diaphysaires équivalente à l'adulte. Les fractures de jambes ou des deux os de l'avant-bras doivent être immobilisées 90 jours…

Tableau 127.1 Classification des fractures selon Salter et Harris [2].

Classification selon Salter et Harris	Définition	Risque d'épiphysiodèse	Traitement	Exemple
1	Décollement épiphysaire pur ; trait passant exclusivement par la zone de croissance	Très faible	Réduction orthopédique	Malléole externe
2	Trait passant dans tous les cartilages de croissance, mais remontant à une extrémité et détachant un coin métaphysaire	Faible	Réduction orthopédique	Extrémité distale du radius
3	Fracture intra-articulaire, séparant en deux l'épiphyse Le trait de fracture effectue ainsi un décollement épiphysaire dans le cartilage de croissance	Important	Nécessite une réduction anatomique et le plus souvent une contention interne associée (broches ou vis)	Extrémité distale du tibia
4	Fracture articulaire avec un trait oblique qui sépare en coin l'épiphyse et la métaphyse ; cette fracture traverse le cartilage de croissance. Elle est épiphysométaphysaire	Majeur	Impose une réduction anatomique parfaite, éventuellement par un abord chirurgical	Malléole médiale
5	Écrasement du cartilage de croissance dû à un mécanisme de compression	Constant		Fractures à grand déplacement

Traitement chirurgical

Indications principales :

- fractures diaphysaires fémorales au-delà de l'âge de 5–7 ans ;
- fractures articulaires qui nécessitent une restitution anatomique (coude) ;
- fractures dont la réduction orthopédique est instable (avant-bras).

RÉFÉRENCES

[1] Chrestian P, de Billy B. Fractures des membres de l'enfant. Guide illustré. Montpellier : Sauramps Médical ; 2002.
[2] de Billy B. Urgences et défaillances viscérales aiguës, UE11. MED-LINE Editions ; 2015.

Partie IV

Terrains spécifiques

Section
15

Urgences de la femme enceinte

Fiche 128

Médicaments d'urgence chez la femme enceinte

Points importants

- Risques spécifiques des médicaments chez la femme enceinte :
  – pour l'embryon ou le fœtus : risque tératogène, risque abortif, effet indésirable avant la naissance ;
  – pour le nouveau-né : effet indésirable survenant au moment et après la naissance ;
  – pour la mère : modification de l'effet de certains médicaments du fait de la grossesse.
- La prescription des médicaments chez la femme enceinte doit être réduite au minimum nécessaire, même si peu de médicaments sont réellement tératogènes ou fœtotoxiques.
- Pour des raisons éthiques évidentes, aucune étude clinique ne peut être menée chez la femme enceinte. Chaque situation doit être appréciée sur la base d'une analyse bénéfice-risque qui est essentielle.
- La gravité de la situation doit être prise en compte pour l'utilisation de médicaments déconseillés, voire exceptionnellement contre-indiqués.
- La consultation du site du centre de référence sur les agents tératogènes est conseillée pour chaque interrogation sur l'utilisation des médicaments pendant la grossesse ou l'allaitement [1].

Les médicaments d'urgence chez la femme enceinte sont listés dans le tableau 128.1.

Tableau 128.1 d'urgence chez la femme enceinte, Médicaments d'après [1].

Médicaments	1er trimestre	2e trimestre	3e trimestre	Naissance
Système nerveux central, douleur et analgésie sédation Pas de sédation profonde chez la femme enceinte de plus de 20 SA (estomac plein)				
Phénothiazines	A	A	S (baisse des posologies)	S
Benzodiazépines	[illegible]	A	A (baisse des posologies)	S
Corticoïdes	A	A	A	S

Tableau 128.1 Suite.

Médicaments	1er trimestre	2e trimestre	3e trimestre	Naissance
AINS	D	D (durée limitée)	CI	
Salicylés	D	D (CI dès 5e mois)	CI	
Paracétamol	A	A	A	
Antalgiques (pallier 2) (codéine, tramadol)	A	A	A	S
Morphine	A	A	A	S
Anesthésiques locaux (lidocaïne)	A	A	A	
MEOPA	A	A	A	
Étomidate	A	A	A	A
Kétamine 1,5 mg/kg	A	A	A	A
Propofol	A	A	A	A
Célocurine	A	A	A	A
Anti-épileptiques : risque tératogène; un traitement efficace ne doit pas être brutalement interrompu, l'attitude sera modulée en fonction des molécules après avis spécialisé				
Benzodiazépines	A	A	A (baisse des posologies)	S
Lamotrigine (molécule qui soulève le moins d'inquiétude)	S	S	S	
Carbamazépine	S	S	S	
Lévétiracétam	S	S	S	
Autres anti-épileptiques	D	D	D	
Système respiratoire				
β-mimétiques	A	A	A	S
Cétirizine	A	A	A	A

(*Suite*)

Tableau 128.1 Suite.

Médicaments	1er trimestre	2e trimestre	3e trimestre	Naissance
Système cardiovasculaire				
Digoxine	A	A	S	
β-bloquants	A	A	A	S
Méthyldopa	A	A	A	
Furosémide	S	S	S	S
Alpha-bloquants	D	D	D	
Inhibiteurs calciques	D	D	D	
IEC	CI	CI	CI	
Sartans	CI	CI	CI	
Héparine	S	S	S	
HBPM	S	S	S	
Antivitamines K	CI	CI	CI	
AOD (anticoagulants oraux directs)	CI	CI	CI	
Anti-infectieux				
Pénicillines (+ acide clavulanique)	A	A	A	
Céphalosporines	A	A	A	
Macrolides	A	A	A	
Imidazolés	S	S	S	
Fluoroquinolones	A	A	A	
Nitrofurantoïne	A	A	A	
Aminosides	D	D	D	
Glycopeptides	D	D	D	
Cyclines	CI	D	D	
Sulfaméthoxazole-triméthoprime	CI	D	D	
Aciclovir	S	S	S	
Chloroquine	A	A	A	

Médicaments	1er trimestre	2e trimestre	3e trimestre	Naissance
Malarone	A	A	A	
Savarine	A	A	A	
Appareil digestif				
Oméprazole	A	A	A	
Antispasmodiques	A	A	A	
Métoclopramide	A	A	A	
Zophren	A	A	A	

A : non contre-indiqué ; S : surveillance ; D : déconseillé ; CI : contre-indication.

La réalisation d'une TDM thoraco-abdomino-pelvienne doit s'appuyer sur une indication claire et la prise en compte d'une balance bénéfice risque, sachant que le risque lié à l'irradiation d'un scanner notamment low dose est faible.

RÉFÉRENCE

[1] Centre de référence sur les agents tératogènes (CRAT) www.lecrat.org

Fiche 129

Accouchement inopiné

Points important

- Non exceptionnel en France : 3 000–3 500 naissances par an.
- 95 % des accouchements sont en présentation céphalique.
- Accouchement eutocique le plus souvent.
- Bas niveau socio-économique, deni de grossesse ou grossesse non suivie.
- Risque d'hémorragie de la délivrance.
- Appel au 15 en cours de grossesse : penser qu'il peut s'agir d'un accouchement imminent.
- Connaître les manœuvres qui sauvent un siège.

Évaluer l'imminence de l'accouchement

Aide à la régulation

- Évaluer si l'accouchement se produira dans l'heure.
- Score de Malinas (figure 129.1) [1] :
- accouchement imminent si score de Malinas ≥ 7;
  - ne prend pas en compte certaines informations : envie de pousser, terme, rapidité des accouchements antérieurs;
  - construction empirique;
  - bonne valeur prédictive de l'absence de risque d'accouchement dans l'heure.
- Score prédictif de l'imminence d'un accouchement (SPIA) [2] :
  - modéliser à partir du score de Malinas;
  - algorithme informatisé, calculateur en ligne, support informatique;
  - à privilégier en régulation [3];
  - tient compte du terme;
  - propose une conduite à tenir en fonction des résultats du score.

Prise en charge de la mère pour l'accouchement [4, 5]

Interrogatoire

ATCD maternels

- Diabète.
- HTA.

ATCD maternels obstétricaux

- Grossesses et accouchements antérieurs.
- Pathologie de la grossesse.
- Utérus cicatriciel.

Cotation	0	1	2
Parité	I	II	III et +
Durée du travail	< 3 h	3 à 5 h	≥ 6 h
Durée des contractions	< 1 min	1 min	> 1 min
Intervalle entre les contractions	> 5 min	3 à 5 min	< 3 min
Perte des eaux	non	récente	> 1 h

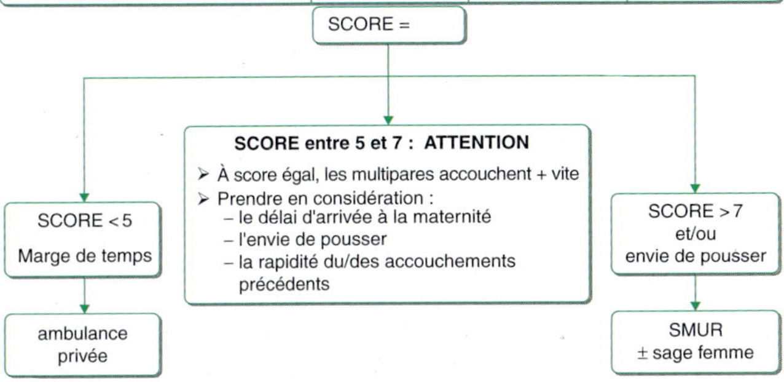

Figure 129.1 Score de Malinas A [1].
Évaluation de l'imminence de l'accouchement à l'interrogatoire.

Grossesse actuelle

- Terme.
- Parité.
- Grossesse multiple.
- Présentation : céphalique, siège.
- Dossier de suivi de grossesse : échographie, biologie, sérologies.
- HTA.
- Diabète.
- Traitements en cours.

Examen clinique

- Paramètres vitaux : FC, TA, température.
- Abdominal :
  - contractions rapprochées, envie de pousser;
  - RCF : Doppler fœtal.
- Toucher vaginal :
  - apprécier la présentation;
  - apprécier la dilatation;

Dilatation de.......	primipare	deuxième pare	multipare
5 cm ... à DC	4 h	3 h	1 h30
7 cm ... à DC	2 h	1 h	30 min
9 cm ...à DC	1 h	30 min	quelques min

Délai < 1 heure
Accouchement
sur place

ATTENTION
Prendre en considération :
– Le délai d'arrivée à la maternité
– L'envie de pousser
– La rapidité du/des accouchements précédents

Délai > 1 heure
Transport en DLG
+ oxygène si SFA

Figure 129.2 Score de Malinas B [1].
Évaluation clinique de l'éminence de l'accouchement. DC : dilatation du col.

– rupture de la poche des eaux, liquide claire ou teinté;
– engagement;
– score de Malinas B (figure 129.2) : évaluation clinique de l'imminence de l'accouchement.

Décision d'accouchement

- Installation : allongée en position gynécologique cuisses repliées sur l'abdomen ou assise au bord du lit; une femme ne peut accoucher allonger sur un lit.
- Préparation du matériel pour la mère et l'enfant :
  – kit prêt à l'emploi :
    - champs stériles,
    - ciseaux à épisiotomie,
    - clamps de Barr,
    - pinces Kocher,
    - sac de recueil,
    - bonnet bébé, sac polyéthylène, couverture de survie,
    - thermomètre-stéthoscope pédiatrique;
  – aspirateur de mucosités.
- Voie d'abord maternelle, Ringer lactate.
- Attitude rassurante de l'équipe médicale.
- Faire pousser pendant une contraction, contrôler le périnée :
  – expulsion de la tête;
  – vérifier circulaire du cordon;
  – restitution spontanée de la tête;
  – dégagement de l'épaule antérieure;
  – dégagement de l'épaule postérieure.

- Présentation du siège :
  - expulsion le plus souvent spontanée : attendre;
  - les pieds de l'enfant vers le sol;
  - laisser progresser jusqu'à apparition des omoplates;
  - en l'absence d'expulsion spontanée complète, utiliser les manœuvres suivantes :
    - manœuvre de dégagement des bras de Lovset : tenir l'enfant avec les 2 mains au niveau du bassin, faire une rotation à 45° du bassin vers la droite puis la gauche pour faire apparaître l'épaule. Faire glisser un doigt le long de l'humérus jusqu'au coude pour abaisser le bras, faire de même de l'autre côté,
    - manœuvre de dégagement de la tête de Mauriceau : enfant à cheval sur l'avant-bras de l'opérateur; dans l'ordre abaisser l'enfant et fléchir sa tête à l'aide de l'index dans sa bouche, puis le relever à la verticale.
- Épisiotomie :
  - non systématique;
  - anesthésie locale.
- Délivrance :
  - 10 à 15 min après la naissance;
  - reprise des contractions;
- Délivrance dirigée :
  - oxytocine (Syntocinon®) : 5 UI en IVD au dégagement de l'épaule antérieure ou juqu'à une minute après la naissance;
  - après délivrance, vérification du placenta qui doit être entier :
    - oxytocine (Syntocinon®) : 10 à 20 UI dans 500 mL de Ringer lactate en 2 h,
    - confier le placenta à la maternité.

Prise en charge de l'enfant

- Noter l'heure de la naissance.
- Surveillance rapprochée.
- Score d'Apgar (tableau 129.1) à 1 min, 5 min, 10 min de vie :
  - apprécie la ventilation;
  - le tonus;
  - la coloration;
  - la fréquence cardiaque;
  - la réponse à l'excitation;
  - un score de 10 témoigne d'un nouveau-né en bonne santé, un score de 0 d'un état de mort apparente;
  - score reproductible et évolutif.
- Prévenir l'hypothermie :
  - sécher;
  - couvrir;
  - bonnet, sac en polyéthylène.

Tableau 129.1 Score d'Apgar.

	0	1	2
Coloration	Pâle ou cyanosé	Cyanose des extrémités	Rose
Respiration	Nulle	Lente et irrégulière	Vigoureux avec cri
Fréquence cardiaque	<60 battements/min	<100 battements/min	>100 battements/min
Tonus	Nul	Faible	Fort
Réponse à l'excitation	Nulle	Faible	Vive

Asepsie

Soins du cordon.

Examen de l'enfant

- Respiration autonome efficace.
- Recherche de souffle cardiaque.
- Pouls fémoraux.
- Recherche de malformation : fente palatine, *spina bifida*, atrésie des choanes, paroi abdominale.

Glycémie

- Après 20 à 30 min de vie.
- Risque accru si prématuré, hypotrophie, mère diabétique, détresse respiratoire, hypothermie.
- Hypoglycémie si glycémie ≤2,2 mmol ou 0,40 g/L :
  - glucose 10 %, 10 mL à la seringue *per os*.
- Mise au sein si la mère le souhaite et enfant sans détresse.

Éléments de gravité et pronostic

- Présentation :
  - siège ;
  - face ;
  - transverse.
- Hémorragie du post-partum immédiat.
- Détresse néonatale.

Orientation

- Maternité de suivi en l'absence de complication.
- Rédaction du certificat de naissance.

RÉFÉRENCES

[1] Malinas Y, Bourbon JL. ABC des urgences obstétricales. Paris : Masson ; 1990.
[2] Calculateur SPIA, www.sfmu.org/calculateurs/SPIA.htm#accueil
[3] Berthier F, Hamel V, Legeard E, et al. Régulation pour accouchement imminent hors maternité. In : Actualités en réanimation pré-hospitalière. SAMU SMUR et Périnatalité. Paris : SFEM éditions ; 2004. p. 45–63.
[4] Recommandations formalisées d'experts 2010 : urgences obstétrical extrahospitalières. Ann Fr Med Urgences 2011 ; 1 : 141–55.
[5] Schaal JP, Ceres C, Hoffmann P. Gynécologie obstétrique en urgence. Montpellier : Sauramps médical ; 2009.

Fiche 130

Éclampsie et pré-éclampsie sévère

Points importants

- Toute crise convulsive après 20 semaines d'aménorrhée (SA) est une éclampsie jusqu'à preuve du contraire.
- Elle est liée à une ischémie placentaire, une micro-angiopathie systémique avec un retentissement viscéral, neurologique, cardiorespiratoire (OAP), rénal, hépatique, hématologique.
- Affection grave de la fin du 2e et du 3e trimestre de la grossesse.
- Morbi-mortalité maternelle et fœtale élevée, 2e cause de mortalité maternelle en France.
- Pathologie dynamique et évolutive.
- L'accouchement est le traitement maternel, la guérison étant la règle après la naissance.
- Le pronostic de l'enfant est lié à l'importance de la prématurité.

Définitions

HTA gravidique

HTA : PAS $\geq$ 140 mmHg et/ou PAD $\geq$ 90 mmHg survenant après 20 SA et disparaissant avant la fin de la 6e semaine du post-partum.

Pré-éclampsie

Forme grave d'HTA gravidique associant à des degrés divers après 20 SA :

- une HTA sévère $\geq$ 140/90 ;
- un syndrome néphrotique rapidement évolutif : protéinurie massive, œdèmes massifs, prise de poids brutale, oligurie ;
- des signes fonctionnels : céphalées, phosphènes, acouphènes, ROT vifs, douleur épigastrique en barre.

Pré-éclampsie sévère [1]

Pré-éclampsie accompagnée d'au moins l'un des signes témoin des dysfonctionnements d'organe suivants :

- HTA sévère (PAS $\geq$ 160 mmHg, et/ou PAD $\geq$ 110 mmHg) ;
- atteinte rénale sévère : oligurie (< 500 mL/24 h), créatinine > 90 µmol/L, ou protéinurie > 3 g/24 h ;
- trombopénie < 100 000/mm^3 ;
- cytolyse hépatique avec ASAT/ALAT > 2N ;
- barre épigastrique persistante ou intense et/ou douleur de l'hypochondre droit ;

- douleur thoracique, dyspnée, OAP;
- signes neurologiques : ROT vifs, signe de localisation, crise convulsive active, récidivante, troubles de la conscience prolongés >30 min, syndrome méningé.

Éclampsie (peut survenir en post-partum)

- Crise convulsive tonicoclonique dans le cadre d'une HTA gravidique.
- Coma inexpliqué survenant au cours de la grossesse dans un contexte de pré-éclampsie.

Diagnostic

Démarche diagnostique [2]

Anamnèse

- Antécédents personnels, maladie générale (immunodépression, diabète, cancer, etc.).
- Facteurs de risque : HTA antérieure à la grossesse, néphropathies, obésité, insulinorésistance, maladie auto-immune, syndrome des anticorps antiphospholipides, consommation de cocaïne ou de méthamphétamine.
- Maladie épileptique ou pathologie neurologique connue.
- ATCD obstétricaux personnel ou familiaux (mère, sœurs) : hypotrophie fœtale, mort *in utero*, hématome rétroplacentaire, prééclampsie, éclampsie, HELLP syndrome, diabète gestationnel.
- Déroulement de la grossesse actuelle : âge (âge élevé = risque), terme, grossesse multiple, HTA, protéinurie, échographie obstétricale croissance *in utero*. Facteur de risque : primiparité, insémination artificielle par donneur.

Examen clinique

- État général : état de conscience, PA, FC, température.
- Recherche de protéinurie à la bandelette.
- Œdème des membres et/ou du visage.
- Recherche de signe neurologique : ROT vifs, signe de localisation, crise convulsive active, récidivante, troubles de la conscience prolongés >30 min, syndrome méningé.
- Trace de traumatisme crânien.
- Signe d'OAP.
- Douleur épigastrique ou hypochondre droit.
- Examen obstétrical :
  - contractilité utérine;
  - rupture de la poche des eaux;
  - mouvements fœtaux actifs.

Terrains spécifiques

Diagnostic biologique

- NFS, plaquettes, groupe sanguin, RAI, TP, TCA, fibrinogène, D-dimères.
- Ionogramme sanguin, urée créatinine, uricémie, bilirubinémie, transaminases.
- Protéinurie des 24 h.

Imagerie

Échographie obstétricale

Vitalité fœtale, recherche d'hématome rétroplacentaire.

Enregistrement du rythme cardiaque fœtal (ERCF)

Recherche d'anomalies.

Échographie abdominale

En cas de barre épigastrique, recherche d'hématome sous capsulaire du foie, hématome intraparenchymateux.

Diagnostic différentiel

Crise comitiale chez une femme enceinte :
- épilepsie essentielle connue sous traitement;
- alcoolisation ou sevrage;
- intoxication (CO, tricyclique);
- troubles métaboliques;
- sepsis cérébral;
- traumatisme crânien;
- processus tumoral.

Facteurs de gravité et complications

Signes cliniques ou biologiques de gravité maternelle dans l'éclampsie sévère [1]

- HTA sévère ou non contrôlée (PAS 180 mmHg et/ou PAD 120 mmHg).
- Douleur abdominale épigastrique permanente et intense et/ou douleur de l'hypochondre droit.
- Céphalées sévères, des troubles visuels ou auditifs persistants, un déficit neurologique, des troubles de la conscience, des réflexes ostéotendineux vifs, diffusés et polycinétiques.
- Une détresse respiratoire, un OAP.
- HELLP syndrome.
- Insuffisance rénale aiguë.

Complications maternelles

CIVD, insuffisance rénale, œdème pulmonaire, AVC, hémorragie cérébrale.

Complications fœtales

Prématurité, séquelles d'une anoxie anténatale, mort fœtale.

Prise en charge thérapeutique

Mise en condition [3]

- Repos strict en décubitus latéral gauche.
- Libération des voies respiratoires et oxygénothérapie.
- Voie veineuse périphérique avec cristalloïde.
- Monitorage : PNI, FC, saturation, scope, score de Glasgow.

Traitements maternelles [4, 5]

- Sulfate de magnésium : traitement de référence des crises convulsives de l'éclampsie et de la prévention des récidives. Action de neuroprotection fœtale dans les naissances prématurées. Bolus : 4 g en 15 à 20 min puis relai 1 g/h en perfusion continue.
  - Traitement préventif de l'éclampsie (si signes neurologiques, céphalées rebelles, ROT polycinétiques, troubles visuels).
  - Traitement curatif de la crise convulsive.
  - Pour une neuroprotection fœtale si naissance avant 33 semaines [6].
- Si récidive de crise, clonazépam (Rivotril®) : 1 mg en IV.

Intubation nécessaire

- Absence de reprise de conscience :
  - pré-oxygénation;
  - sédation analgésie par kétamine ou thiopental et célocurine;
  - risque d'intubation difficile majorée, sonde de diamètre inférieur (6–6,5 max. 7).

Traitement de l'HTA [1, 2] (tableau 130.1)

Fœtale

- La morbimortalité périnatale est liée à la sévérité de la pré-éclampsie et à l'âge gestationnel.
- Bétaméthasone (Célestène®) : 12 mg en IM à la mère deux fois à 24 h d'intervalle.
- Extraction fœtale doit être envisagée à tout moment :
  - anomalie du rythme cardiaque fœtal;
  - retard de croissance in utéro sévère.
- Dans la pré-éclampsie modérée, la règle est l'expectative.
- Dans la pré-éclampsie sévère : dépend du terme (discussion avec l'équipe périnatale).

Tableau 130.1 Agents antihypertenseurs pour contrôler l'HTA dans la pré-éclampsie et pré-éclampsie sévère.

Agent antihypertenseur	Contre-indication	Si PAS 160–170 mmHg Et/ou PAD 100–110 mmHg Absence de signes de gravité	Si PAS ≥ 180 mmHg et/ou Si PAD ≥ 120 mmHg ou signes de gravité
Labétolol (Trandate®) **En première intention**	Asthme, BPCO Bradycardie ATCD de trouble de conduction intracardiaque Réaction d'hypersensibilité	*Per os* : 200 à 600 mg/j IVSE : 0,5 à 1 mg/kg/h	1er bolus: 20 mg IV en > 2 min Si échec 2e bolus 40 mg IV en > 2 min Si échec 3e bolus 80 mg IV en > 2 min Si échec 4e bolus 80 mg IV en > 2 min Si échec 1 mg/Kg/h et ajout 2e antihypertenseur
Nicardipine (Loxen®) **En deuxième intention ou en association**	Sténose aortique Réaction d'hypersensibilité	*Per os* : 60 à 90 mg/j IVSE : 0,5 à 4 mg/h	Bolus 0,5 mg en IV > 2 min, à répéter 3 fois si besoin Si échec 4 mg/h et ajout 2e antihypertenseur
Urapidil (Eupressyl®) **En deuxième intention ou en association**	Sténose aortique Réaction d'hypersensibilité	10 à 60 mg/h	Bolus de 6,25 à 12,5 mg en IV sur > 2 min Si échec 50 mg/h et ajout 2e antihypertenseur

Objectifs tensionnels : PAS < 160 mmHg et/ou PAD < 110 mmHg au repos pendant plus de 15 min.
D'après les recommandations de la SFAR et du CNGOF 2020 [1].

Orientation

- Réseaux de santé régionaux périnataux : gynécologue, pédiatre, anesthésiste-réanimateur.
- Organisation du transfert médicalisé en lien avec le SAMU (voir encadré ci-dessous).

Organisation du transfert vers une maternité en fonction du niveau de gravité

Transfert vers une maternité de niveau IIa ou IIb

Pré-éclampsie modérée :

- contexte éclamptique avec âge gestationnel supérieur à 34 SA;
- le transfert vers une maternité de niveau II est acceptable si une maternité de niveau III n'est pas disponible. Si le pronostic maternofœtal est engagé, le but est l'extraction fœtale en urgence. Un transfert secondaire de la mère et ou de l'enfant est toujours possible ultérieurement.

Transfert vers une maternité de niveau III

- Pré-éclampsie sévère.
- Éclampsie lors d'une prise en charge initiale à domicile.
- Toute grossesse avant 32 SA dans un contexte éclamptique.

RÉFÉRENCES

[1] SFAR. Guidelines for the management of women with severe preeclampsia. Anaesth Crit Care Pain Med 2020;40(5):100901.

[2] Recommandations de pratiques professionnelles 2022. Prise en charge des urgences obstétricales en médecine d'urgence. Recommandations de pratiques professionnelles (RPP) de la Société française de médecine d'urgence (SFMU). En association avec la Société française d'anesthésie et de réanimation (SFAR) et le Collège national des gynécologues et obstétriciens français (CNGOF). Ann Fr Med Urgence 2022;12:249-65.

[3] Sibai B, Dekker G, Kupferminc M. Pre-eclampsia. Lancet 2005; 365(9461): 785–99.

[4] The Magpie trial: a randomised placebo-controlled trial. Do women with pre-eclampsia, and their babies, benefits from magnésium sulphate? Lancet 2002; 98:1877.

[5] Duley L, Henderson-Smart DJ, Walter GJ, Chou D. Magnesium sulfate versus diazepam for eclampsia. Cochrane Database Syst Rev 2010;2010(12).

[6] Magee LA, De Silva DA, Sawchuck D, Synnes A, von Dadelszen P. N° 376 - Recours au sulfate de magnésium aux fins de neuroprotection fœtale. J Obstet Gynaecol Can. 2019 Apr;41(4):523-542.

Hémorragies de la grossesse

Points importants

- Les hémorragies de la grossesse sont des urgences diagnostiques et thérapeutiques.
- L'hémorragie du post-partum est la 1re cause de mortalité maternelle en France.
- La fausse couche spontanée concerne 10 à 20 % des grossesses cliniques.
- Sous-estimation des pertes sanguines.
- Retentissement clinique tardif du saignement.
- Diagnostic positif de grossesse et douleur abdominale : grossesse extra-utérine (GEU) jusqu'à preuve du contraire.
- Le toucher vaginal est proscrit dans les métrorragies des 2e et 3e trimestres sans localisation échographique du placenta.
- Prévention de l'allo-immunisation.

Définitions

- Métrorragies : tout saignement génital en dehors des règles.
- *Placenta prævia* : placenta implanté partiellement ou totalement sur le segment inférieur de l'utérus.
- Hémorragie de la délivrance : saignement de plus de 500 mL dans les 24 h qui suivent la naissance.

Hémorragie du 1er trimestre [1]

Diagnostic

Démarche diagnostique

Anamnèse

- DDR.
- Présence de métrorragies.
- Douleur abdominale.
- Douleur pelvienne latéralisée.
- Fièvre.

Antécédents gynéco-obstétricaux

- Infection génitale.
- Chirurgie tubaire.
- Fausse couche spontanée.
- GEU.

Antécédents médicochirurgicaux

- Tabac.
- Trouble de l'hémostase.

Examen clinique
- Recherche de signe de choc hémorragique.
- Recherche de douleur abdominale, défense.
- Toucher vaginal :
  - métrorragies;
  - douleur latéro-utérine;
  - douleur utérine.

Examens biologiques
- β-hCG.
- NFS plaquettes.
- Groupe RAI.

Imagerie
Échographie endovaginale :
- grossesse endo-utérine évolutive;
- visualisation d'une GEU;
- épanchement intrapéritonéal;
- grossesse arrêtée.

Étiologies

GEU

Diagnostic
- Démarche diagnostique :
  - douleur abdominale;
  - douleur latéro-utérine;
  - douleur à la décompression abdominale;
  - défense abdominale généralisée.
- Examens biologiques :
  - test de grossesse positif;
  - β-hCG positive : un seuil >2500 UI/mL, sans sac gestationnel IU (écho par voie abdominale) doit faire évoquer une GEU. En dessous de ce seuil, écho non informative, refaire le dosage à 48 h.
- Imagerie échographique :
  - masse latéro-utérine;
  - absence de sac endo-utérin;
  - épanchement intra-abdominal, *fast echo* par l'urgentiste.

Prise en charge thérapeutique
- Traitement antalgique.
- Remplissage vasculaire.
- Traitement conservateur.
- GEU intratubaire non compliquée :
  - l'expectative possible si β-hCG inférieure à 1500 U et/ou décroissante;
  - cœliochirurgie : salpingotomie;
  - méthotrexate 1 mg/kg en IM;
  - surveillance de la décroissance des β-hCG.

- Traitement non conservateur :
  - cœliochirurgie avec salpingectomie;
  - laparotomie en cas de choc hémorragique, salpingectomie.

Fausse couche spontanée [2]

Diagnostic

- Démarche diagnostique :
  - douleur abdominale;
  - pas de douleur latéro-utérine;
  - douleur utérine.
- Échographie endovaginale :
  - essentielle pour le diagnostic;
  - sac gestationnel sans embryon;
  - embryon avec activité cardiaque arrêtée.

Prise en charge thérapeutique

- Antalgique.
- Traitement ambulatoire :
  - métrorragie modérée sans retentissement clinique;
  - misoprostol 200 µg en endovaginale pour favoriser l'expulsion;
  - surveillance échographique;
  - si patiente Rh négatif gamma globuline anti-D (Rophylac®).
- Curetage : métrorragie importante.
- Prise en charge psychologique.

Menace de fausse couche

Diagnostic

- Démarche diagnostique : métrorragie isolée.
- Imagerie :
  - embryon avec activité cardiaque;
  - implantation placentaire normale.

Prise en charge thérapeutique

- Surveillance échographique.
- Repos.

Pathologies cervicales ou vaginales

- Ectropion.
- Tumeurs cervicales.
- Tumeurs vaginales.

Hémorragie des 2e et 3e trimestres

Diagnostic

Démarche diagnostique

Anamnèse

- Caractères des métrorragies :
  - sang rouge;

  - présence de caillots;
  - sang noirâtre;
  - abondance.
- Caractères des douleurs :
  - non douloureuses;
  - douleurs abdominales intenses :
    - permanentes,
    - intermittentes.
- Notion de traumatisme récent :
  - chute sur l'abdomen;
  - traumatisme violent : AVP.

Antécédents
- Antécédents médicochirurgicaux :
  - thrombophilie;
  - troubles de l'hémostase.
- Antécédents gynéco-obstétricaux :
  - hématome rétroplacentaire;
  - antécédent de curetage.
- Mode de vie : tabagisme.

Facteurs favorisants
- Utérus cicatriciel.
- Multiparité.
- Grossesse multiple.

Déroulement de la grossesse actuelle
- Notion de *placenta prævia* connu.
- Échographie obstétricale.
- HTA gravidique pré-éclampsie.
- Traitement en cours.

Examen clinique
- Abdomen souple.
- Utérus de bois.

Examens biologiques
- NFS plaquettes.
- Hémostase.
- Groupe sanguin.
- RAI.
- Ionogramme, urée, créatinine.

Imagerie
- Échographie obstétricale.
- Rythme cardiaque fœtal.
- Monitorage des contractions.

Étiologies

Placenta prævia

- Clinique :
  - métrorragies :
    - sang rouge,
    - caillots,
    - modérées à importantes,
    - non douloureuses.
- Contre-indication : toucher vaginal.
- Évolution imprévisible.

Hématome rétroplacentaire

- HTA gravidique, pré-éclampsie.
- Traumatisme.
- Hypertonie utérine, utérus de bois.

Rupture utérine

- Rare.
- Accident de la voie publique.
- Utérus cicatriciel.

Prise en charge thérapeutique

Traitement symptomatique [3, 4]

- Envoi d'une équipe SMUR à domicile.
- Deux voies d'abord veineuses.
- Remplissage vasculaire par des cristalloïdes.
- Antalgiques.
- Oxygénothérapie.
- Décubitus latéral gauche.

Prise en charge obstétricale (tableau 131.1)

- Orientation rapide vers la maternité la plus proche.
- Extraction ou expectative sont possibles.
- Césarienne en urgence est souvent la règle.

Hémorragie de la délivrance

Diagnostic

Démarche diagnostique

Anamnèse

- Déroulement de la grossesse actuelle.
- Déroulement de l'accouchement.
- Noter l'heure de la naissance.
- Noter l'heure de la délivrance.
- Épisiotomie.
- Utilisation de forceps.

Tableau 131.1 Orientation diagnostique devant des métrorragies des 2e et 3e trimestres.

	Placenta prævia	Hématome rétroplacentaire	Rupture utérine
Antécédents	Métrorragies de la grossesse Multiparité	Thrombophilie maternelle	Cicatrice utérine
Circonstances	Spontané Contractions utérines	HTA gravidique Prééclampsie-éclampsie Traumatisme	Traumatisme violent
Hémorragie	Sang rouge Modérée Abondante Caillots	Sang noir Peu abondante Différée Incoagulable	Sang rouge Peu abondante
Douleurs	Absente Intermittentes : contraction utérine	Brutales Importantes Permanentes	Importantes
Utérus	Souple Indolore en dehors des contractions	Contracture Hypertonie utérine Utérus de bois	Rétracté Palpation du fœtus
Vitalité fœtale	Présente Bonne	Anomalies du rythme cardiaque fœtal Mort fœtale	Mort fœtale
État maternel	En rapport avec l'importance du saignement	Choc hémorragique	Choc hémorragique

Antécédents

- Antécédents obstétricaux : hémorragie de la délivrance.
- Antécédents personnels : troubles de l'hémostase.

Facteurs de risque

- Antécédents d'hémorragie de la délivrance.
- Surdistension utérine :
  - grossesse gémellaire ;
  - hydramnios.
- Multiparité.
- Travail prolongé ou très rapide.
- Traitement par bêtamimétique.
- Chorioamniotite.
- Utérus fibromateux.
- Âge maternel supérieur à 39 ans.

- Anomalie d'insertion placentaire :
  - *placenta prævia* ;
  - *placenta accreta*.
- Troubles de la coagulation

Examen clinique

- Quantifier le saignement : sac de recueil gradué.
- Bonne tonicité utérine.

Examens biologiques

- NFS plaquettes.
- Groupe RAI.
- Hémostase : TP TCA.
- Fibrinogène.

Étiologies

- Atonie utérine.
- Rétention placentaire.
- Plaie de la filière génitale.
- Trouble de l'hémostase.
- Rupture utérine.

Éléments de gravité et pronostic

- Saignement persistant.
- Choc hémorragique non contrôlé.
- CIVD.

Prise en charge thérapeutique : prise en charge avec procédures standardisées

Maintien des fonctions vitales

- Remplissage vasculaire.
- Procédure de transfusion massive.
- Oxygénothérapie.

Traitements spécifiques [3, 5]

- Délivrance artificielle si la délivrance n'a pas eu lieu.
- Vacuité vésicale : sondage aller-retour.
- Massage utérin externe.
- Oxytocine (Synthocinon®) : 5 à 10 UI en perfusion lente (40 UI maximum).
- Sulprostone 500 gamma en 1 h après échec et arrêt de l'oxytocine, puis 100 gamma/h.
- Acide tranexamique (Exacyl®) : 1 g en IVL sur 20 min.

Traitements obstétricaux

Essentiel.

Révision utérine

- Examen sous valve.
- Recherche de lésion de la filière ou du col :
  - suture des lésions génitales;
  - méchage compressif;
  - ballon de Bakri.

Chirurgie d'hémostase

- Chirurgie conservatrice :
  - Ligature des artères utérines;
  - Capitonnage utérin.
- Chirurgie non conservatrice :
  - Hystérectomie d'hémostase.

Traitement

Par artério-embolisation.

Transfert médicalisé

- État hémodynamique stable.
- Traitements obstétricaux effectués.
- Décision pluridisciplinaire : gynécologue, radiologue, anesthésiste, médecin régulateur du SAMU et médecin du SMUR.

Prévention : la délivrance dirigée

- Raccourcit la période entre la naissance de l'enfant et la délivrance.
- Oxytocine (Syntocinon®) 5 UI en IV lente au moment du dégagement de l'épaule antérieure ou au plus tard à une minute de vie de l'enfant.
- Oxytocine (Syntocinon®) : 10 UI dans 250 mL de Ringer lactate à débuter après la délivrance complète.

RÉFÉRENCES

[1] Benoît G, Cheret-Benoist A, Beucher D, et al. Hémorragie du premier trimestre de la grossesse : orientations diagnostiques et prise en charge. Journal de Gynécologie Obstétrique et Biologie de la Reproduction 2010; 39S : F33–9.
[2] Beucher G. Prise en charge des fausses couches spontanées du premier trimestre. J Gyn 2010; 39S : F3–10.
[3] Recommandations de pratiques professionnelles 2022. Prise en charge des urgences obstétricales en médecine d'urgence. Recommandations de pratiques professionnelles (RPP) de la Société française de médecine d'urgence (SFMU) en association avec la Société française d'anesthésie et de réanimation (SFAR) et le Collège national des gynécologue et obstétriciens français (CNGOF). Ann. Fr. Med. Urgence (2022); 12:249–265.
[4] Schaal JP, Ceres C, Hoffmann P. Gynécologie et obstétrique en urgence. Montpellier : Sauramps médical; 2009.
[5] Les hémorragies du post-partum. RPC CNGOF 2014. Réanimation du choc hémorragique. RFE SFAR 2014 Sentilhes L, Vayssière C, Deneux-Tharaux C, Guy Aya A, Bayoumeu F, Bonnet MP, et al. Postpartum Hemorrhage: Guidelines for clinical practice from the French College of Gynaecologists and Obstetricians (CNGOF). Eur J Obstet Gynecol Reprod Biol 2016;198:12-21.

Fiche 132

Menace d'accouchement prématuré (MAP)

Points importants

- Première cause d'hospitalisation durant la grossesse.
- Seuil de viabilité fœtale : 22 SA pour la loi, 24 SA pour les néonatalogues.
- Considérations éthiques : informations et prise de décisions avec les parents.
- Les modalités de transfert des patientes sont formalisées.
- Le transfert *in utero* améliore le pronostic de l'enfant.

Définitions

- Contractions utérines douloureuses, rapprochées, persistantes.
- Modification du col.
- Sans traitement l'issue est un accouchement prématuré.
- Transferts *in utero* (TIU) :
  - transfert de la mère avant l'accouchement pour grossesse pathologique ;
  - organisation régionale des transferts *in utero* ;
  - réseaux de périnatalité.

Diagnostic

Démarche diagnostique

Diagnostic clinique

Interrogatoire

- Antécédents personnels.
- Antécédents obstétricaux.
- HTA gravidique, pré-éclampsie.
- Diabète gestationnel.
- Accouchement prématuré.

Déroulement de la grossesse actuelle

- Terme le plus précis possible, échographie de datation.
- Gémellaire.
- HTA, pré-éclampsie.
- Diabète.
- Infection.
- Mode de vie.
- Traumatisme (chute, AVP, violence conjugale).

Facteurs de risques [1]

- Obstétricaux :
  - accouchement prématuré ;
  - avortement spontané tardif, accouchement rapide ;
  - béance du col, cerclage ;
  - malformations utérines (utérus bicorne, cloisonné).
- Liés à la grossesse :
  - Gémellaire ;
  - *placenta prævia.* ;
  - macrosomie, hydramnios ;
  - FIV.
- Personnel :
  - mode de vie, longs trajets en voiture ;
  - stress, surmenage.

Examen clinique

- Toucher vaginal : présentation, modification cervicale importante.
- Palpation abdominale : recherche de contractions.

Examens biologiques

- Prélèvements vaginaux.
- ECBU
- NFS plaquettes.
- CRP
- TP TCA.
- Groupe RAI.
- Ionogramme urée créatinine.
- Hémocultures, sérologies.

Imagerie

- Échographie endovaginale : évalue la longueur du col.
- Échographie fœtale : vitalité, poids fœtal.

Monitorage

- Enregistrement des contractions.
- Enregistrement du rythme cardiaque fœtal.

Diagnostic différentiel

- Contracture utérine (HRP).
- Douleur abdominale non obstétricale.

Éléments de gravité et pronostic

- Morbimortalité néonatale étroitement liée à l'âge gestationnel.
- Meilleur pronostic fœtale au-delà de 32 SA.

Prise en charge thérapeutique

- Diminue la morbimortalité fœtale et néonatale.
- Repos-hospitalisation.
- Tocolyse [2, 3] :
  - nifédipine *per os* est recommandée. Surveillance : pouls, PNI;
  - atosiban (Tractocile®), antagoniste de l'ocytocine;
    - bolus : 6,75 mg;
    - entretien : 18 mg/h au PSE pendant 3 h, puis réévaluation;
    - pas de surveillance particulière;
  - les β-mimétiques et la nicardipine ne sont plus recommandés.

Traiter une cause identifiée

- Traiter la fièvre par le paracétamol.
- Traitement antibiotique adapté si besoin.

Maturation fœtale

Bétaméthasone : 12 mg en IM à la mère, 2e injection 24 h plus tard.

Surveillance

- Évaluation à 48 h : échographie du col et échographie fœtale.
- Monitorage et enregistrement des contractions.
- Monitorage et enregistrement du rythme cardiaque fœtal.

Orientation : transfert [5]

Transfert *in utero* (TIU)

- Organisé par l'intermédiaire de réseaux de soins périnataux régionaux regroupant les maternités d'une même région.
- Concertation obstétricien-régulateur SAMU.
- Évaluer la faisabilité du transport (voir encadré ci-après) :
  - dilatation du col;
  - contractions;
  - durée du transfert;
  - terme de la grossesse.
- Non-indication du transport :
  - souffrance fœtale;
  - hématome rétroplacentaire (HRP);
  - mère instable;
  - extraction sur place et envoie d'un SMUR néonatal;
  - accouchement imminent : préférer un accouchement sur place que pendant le transport.

Maternité de destination [4]

Maternité de type 3

- Terme : entre 24 SA et 31 SA et 6 jours.

Type de transport

La médicalisation des transferts inter-hospitaliers pour MAP n'est pas systématique.

- classe 1, ambulance simple :
  - rupture isolée de la poche des eaux;
  - placenta prævia sans hémorragie;
  - MAP stable sous tocolyse par antagoniste de l'ocytocine.
- classe 2, transfert infirmier interhospitalier (T2IH) :
  - surveillance nécessitant les compétences d'une sage-femme ou d'un infirmier.
- classe 3, SMUR :
  - nécessité de soins médicaux : hémorragie active sur prævia; pré-éclampsie; traitement antihypertenseur intraveineux; MAP sévère avec traitement lourd.

- Poids fœtal <1 500 g.
- Grossesse triple.

Maternité de type 2

- À partir de 32 SA.
- Poids fœtal >1 500 g.

RÉFÉRENCES

[1] Larroque B, Samain H. Étude Épipage mortalité des enfants grands prématurés et état d'avancement du suivi. J Gynecol Obstet Biol Reprod (Paris) 2001 ; 30 : S33–41.
[2] CNGOF. État des lieux et expertise sur l'utilisation hors AMM des inhibiteurs calciques en obstétriques. Mises à jour en gynécologie médicale. Trentehuitièmes Journées nationales du CNGOF, Paris, 2014. p. 735-741.
[3] Recommandations pour la pratique clinique : prévention de la prématurité spontanée et de ses conséquences (hors rupture des membranes) CNGOF — Texte des recommandations 06/12/16 Doi : 10.1016/j.jgyn.2016.09.011.
[4] Circulaire ministérielle no DHOS/01/2006 du 21 juin 2006 relative à l'organisation des transports périnatals des mères.
[5] Recommandations de pratiques professionnelles 2022. Prise en charge des urgences obstétricales en médecine d'urgence (SFMU) (SFAR) (CNGOF). Ann. Fr. Med. Urgence (2022) 12:249–265

Fièvre et grossesse

Points important

- La grossesse induit des modifications immunitaires favorisant les infections.
- La pyélonéphrite : première cause de fièvre durant la grossesse [1].
- Toute fièvre ou syndrome grippal chez une femme enceinte doit faire évoquer le diagnostic de listériose.
- Toute fièvre pendant la grossesse entraîne un risque fœtal.
- Les causes chirurgicales sont de diagnostic plus difficile.

Définitions

- Fièvre : température supérieure ou égale à 38 °C en dehors du travail.
- Chorioamniotite : infection materno fœtale bactérienne, atteignant la cavité ovulaire et le placenta.
  - Transmission hématogène ou ascendante.
  - Favorisée par une rupture de la poche des eaux.
  - Diagnostic difficile.
  - Risque de prématurité.
  - Risque d'infection néonatale.

Diagnostic

Démarche diagnostique

Antécédents

Antécédents personnels

- Statut sérologique (toxoplasmose, rubéole, VIH, hépatites).
- Infection urinaire.
- Appendicectomie.
- Diabète.
- HTA gravidique.

Antécédents gynéco-obstétricaux

- Déroulement de la grossesse actuelle.
- Notion d'infection urinaire.

Diagnostic clinique [1]

Anamnèse

- Caractéristiques de la fièvre :
  - intermittente ou permanente en plateau, par pics;
  - intensité.

- Circonstances d'apparition :
  - voyage récent à l'étranger (paludisme, zika, chikungunya, dengue, maladie parasitaire).
  - contage infectieux familial (grippe, varicelle).
  - type d'alimentation (listériose).
- Signes d'accompagnement :
  - sueurs, tachycardie, polypnée ;
  - pulmonaire : toux, expectoration ;
  - urinaire : brûlures mictionnelles, douleurs lombaires ;
  - digestif : douleur abdominale spontanée diffuse ou localisée ;
  - méningé : céphalées, vomissements, phonophotophobie ;
  - syndrome grippal : myalgies, arthralgies ;
  - gynécologiques : leucorrhées, métrorragies.

Examen clinique

- Recherche de signes de gravité maternelle :
  - fièvre élevée permanente ;
  - frissons, polypnée, tachycardie, signe de choc ;
  - troubles de la conscience.
- Recherche de points d'appel infectieux :
  - ORL : rhinorrhée, angine, phlegmon amygdalien, otite ;
  - ganglionnaires : recherche d'adénopathie ;
  - pulmonaire : foyer de pneumopathie, pleurésie ;
  - cardiaque : recherche de souffle, de frottement péricardique ;
  - abdominal : défense, douleur à la palpation lombaire ou abdominale (appendicite, cholécystite) ;
  - neurologique : raideur de nuque, signe de localisation (méningite) ;
  - dermatologique : recherche d'éruption cutanée, de purpura.
- Examen obstétrical :
  - vitalité fœtale (mouvements actifs) ;
  - contractions ressenties ;
  - inspection vulvaire : herpès, bartholinite ;
  - rechercher une contracture utérine ;
  - examen au spéculum : recherche d'écoulement de liquide amniotique ou de leucorrhées purulentes.

Examens biologiques

- NFS plaquettes.
- TP TCA.
- CRP.
- Ionogramme urée créatinine.
- Transaminases.
- Frottis goutte-épaisse en cas de retour d'un pays impaludé.
- ECBU avec antibiogramme.
- Prélèvements vaginaux.
- Hémocultures avec recherche de listériose.
- Sérologies selon le contexte : rubéole, toxoplasmose, hépatites, CMV, VIH.

- PCR COVID-19, grippe (le vaccin contre la grippe et le vaccin ARNm contre le SARS-CoV-2 sont recommandés pendant la grossesse quel que soit le terme).

Imagerie

En fonction de l'orientation clinique : mettre en balance le bénéfice risque de l'irradiation *versus* l'apport diagnostique.
- Radiographie du thorax.
- Scanner abdominopelvien.
- Scanner ou IRM cérébral.

Rythme cardiaque fœtal et contractions

Enregistrement du rythme cardiaque fœtal et des contractions.

Diagnostic différentiel

Embolie pulmonaire : fébricule.

Éléments de gravité et pronostic [2, 3]

Maternels

- Choc septique.
- Troubles de la conscience.

Fœtaux

- Tachycardie fœtale corrélée à la fièvre.
- Anomalie du rythme cardiaque fœtal, souffrance fœtale.
- Mort *in utero*.

Prise en charge thérapeutique

Traitement symptomatique

- Indication large à l'hospitalisation.
- Maintien des fonctions vitales.
- Traiter la fièvre par le paracétamol.

Traitement étiologique

Listériose

- Au moindre doute, devant une fièvre inexpliquée.
- Après les prélèvements bactériologiques.
- Amoxicilline : 3 g/j.
- Après confirmation bactériologique adjonction possible d'un aminoside pendant 5 jours (gentamicine 3 mg/kg).
- Traitement pendant 4 semaines, voire jusqu'à l'accouchement.

Pyélonéphrite aiguë

- Antibiothérapie probabiliste.

- Céphalosporine de 3e génération ou amoxicilline acide clavulanique.
- À réajuster avec l'antibiogramme.

Chorio-amniotite

- Urgence obstétricale.
- Bi-antibiothérapie IV.
- Extraction fœtale rapide, prévoir prise en charge néonatale immédiate.

Orientation

- Hospitalisation : indications larges.
- Maternité de niveau 2 ou 3 en fonction du terme et de la gravité.

RÉFÉRENCES

[1] Girard B, Dreyfus M. Fièvre et grossesse. hors-série J Gynecol Obst Biol Reprod 2008 ; 37: 1 F41–F48.

[2] Charbonneau P, Guillotin D, Daubin C, et al. Sepsis sévère et grossesse. Réanimation 2008 ; 16 : 403–7.

[3]. Bertholom C. Covid-19 et grossesse. Option/Bio. 2022 Jun;32(653):15–7. French. doi: 10.1016/S0992-5945(22)00131-3. Epub 2022 Aug 5. PMCID: PMC9354390.

Urgences du cirrhotique

Fiche 134

Complications de la cirrhose

Points importants

- Chaque complication peut entraîner une poussée d'insuffisance hépatique qui peut être au premier plan (ictère, encéphalopathie, ascite).
- Les complications sont :
  - soit directement liées à la cirrhose : hémorragie digestive, encéphalopathie, syndrome hépatorénal ;
  - soit favorisées par la cirrhose : infections.
- Les complications iatrogènes sont particulièrement fréquentes.

Troubles de la vigilance

Encéphalopathie

- Première cause de trouble de vigilance en cas de cirrhose.
- Astérixis, confusion, obnubilation, ROT vifs, voire coma; EEG : ondes triphasiques.
- Rechercher d'autres causes de troubles de la vigilance (TDM) :
  - alcoolémie : indication très large;
  - traumatisme crânien : y penser systématiquement;
  - méningites à pneumocoque plus fréquentes sur terrain éthylique;
  - troubles ioniques : hyponatrémie, hypoglycémie.
- Recherche d'un facteur déclenchant : infection bactérienne, hémorragie digestive, trouble métabolique favorisé par la prise de diurétique, insuffisance rénale et prise de médicaments sédatifs ou d'IPP.
- Totalement réversible le plus souvent.

Traitement

- Traitement de son facteur déclenchant.
- Lactulose ou rifamixine en cas d'encéphalopathie minime ou en prophylaxie primaire en cas d'hémorragie digestive [1].

Rétention hydro-sodée, syndrome hépatorénal

Poussée d'ascite [2]

- Tournant évolutif de la maladie, l'insuffisance hépatique et l'hypertension portale concourent à sa constitution.
- Autres facteurs favorisants : apport sodé excessif, médicament favorisant la rétention hydrosodée (AINS).
- Traitement de la rétention hydrosodée :
  - restriction sodée (2 à 3 g de sel par jour);
  - restriction hydrique en cas d'hyponatrémie et en l'absence d'insuffisance rénale;

- diurétiques :
  - d'emblée en l'absence d'insuffisance rénale, d'hyponatrémie < 125 mmol/L, d'encéphalopathie et d'hypotension,
  - Spironolactones en première intention : aldactone 100 à 200 mg (action retardée de 48 h),
  - en cas de non réponse, utilisation du furosémide (Lasilix®) de 40 à 80 mg/j,
  - surveillance ionique, de la fonction rénale et appréciation clinique de l'effet des diurétiques (poids, pression artérielle et encéphalopathie);
- ponctions évacuatrices (voir « Ponctions aux urgences ») :
  - indiquées aux urgences en cas de caractère compressif retentissant sur la fonction respiratoire ou de mise sous tension d'une hernie ombilicale,
  - en cas de ponctions > 2 L : expansion volémique par albumine humaine à 20 % recommandée (6 g par litre d'ascite évacuée).

Syndrome hépatorénal [3]

- Stade tardif de la cirrhose et lorsqu'il existe une insuffisance hépatique sévère et une ascite irréductible.
- Critères majeurs du diagnostic :
  - diminution de la filtration glomérulaire avec clairance de la créatinine < 40 mL/mn;
  - absence d'autres causes (choc, sepsis, hypovolémie absolue, médicament néphrotoxique);
  - absence de réponse à une expansion volémique après arrêt diurétique.
- S'accompagne d'une diurèse < 500 mL/j avec natrémie < 130 mEq/L et natriurèse < 10 mEq/L.
- Discuter d'autres causes d'insuffisance rénale : néphropathies glomérulaires de type diabétique, mésangiale à dépôt d'IgA (patients alcooliques) ou en rapport avec une cryoglobulinémie (hépatite C).
- Anticiper la toxicité de certains médicaments, en particulier aminosides, AINS, injection de produit iodé, soluté de remplissage répété par hydroxyéthylamidons.
- Traitement :
  - dévirés de la vasopressine (terlipressine) : reprise de la diurèse et diminution de la créatinémie en 1 à 2 j;
  - seul véritable traitement du syndrome hépatorénal : transplantation hépatique.

Infection du liquide d'ascite (ISLA) [4]

- Complication redoutable justifiant que tout malade atteint de cirrhose vu aux urgences pour une poussée d'ascite ait une ponction exploratrice.
- Signes cliniques peu spécifiques (voir encadré ci-dessous).

Prévalence des signes cliniques en cas d'infection spontanée de liquide d'ascite

- Ictère : 70 %.
- Fièvre ou hypothermie : 70 %.
- Douleurs abdominales : 60 %.
- Encéphalopathie : 60 %.
- Majoration de l'ascite : 40 %.
- Diarrhée : 30 %.
- Hypotension : 30 %.

- Diagnostic : > 250 polynucléaires neutrophiles/mm^3. La négativité de l'examen bactériologique direct ne remet pas en cause le diagnostic (asciculture).
- Taux de protides dans l'ascite < 10 g/L (n'augmente pas en cas d'infection) et hémorragie digestive : facteurs favorisants.
- Traitement : antibiotique et perfusion d'albumine :
  - céfotaxime (Claforan®) 1 g 4 fois/j pendant 5 jours; efficacité du traitement à vérifier à la 48e heure par une nouvelle ponction (diminution du taux de polynucléaires neutrophiles d'au moins 50 %). Absence d'amélioration : évoquer un entérocoque (amoxicilline);
  - albumine : 1,5 g/kg à J1 puis 1 g/kg à J2 et J3.

Complications pulmonaires

- Hydrothorax hépatique : présence d'ascite dans la cavité pleurale (même composition); situé à droite dans la majorité des cas; peut s'infecter (même critères); même traitement que celui de l'ascite;
- Syndrome hépatopulmonaire :
  - défini par une hypoxémie sévère (PaO_2 < 70 mmHg), une vasodilatation pulmonaire, et une augmentation du gradient alvéolo-capillaire d'oxygène au-dessus de 20 mmHg,
  - hypoxémie corrigée par oxygénothérapie (*shunt* fonctionnel); radiographie du thorax normale,
  - facteur indépendant de mortalité en cas de cirrhose. Mortalité à 3 ans de l'ordre de 50 %. Traitement par oxygénothérapie discontinue puis continue; réversible après transplantation;
- Hypertension porto-pulmonaire :
  - définie par une élévation de la pression artérielle pulmonaire moyenne au-delà de 25 mmHg,
  - aucune manifestation clinique jusqu'à ce qu'elle dépasse 40 à 50 mmHg : dyspnée d'effort, PFR normaux ou hypoxémie modérée,
  - pronostic particulièrement sévère (habituellement contre-indication à la transplantation hépatique); arrêt des β-bloquants. Prostacycline réduit les anomalies hémodynamiques sans bénéfice démontré sur la survie.

Conduites à tenir par symptôme

Douleurs abdominales

- Certaines pathologies abdominales telles que l'ulcère gastroduodénal, la pancréatite aiguë et chronique et la lithiase vésiculaire sont plus fréquentes sur ce terrain.
- La prise en charge d'une douleur abdominale chez le malade atteint de cirrhose est largement conditionnée par l'existence d'une ascite (voir encadré ci-dessous).

Causes de douleurs abdominales chez un patient atteint de cirrhose consultant en urgence

- Avec ascite, ponction exploratrice :
  - infection spontanée du liquide d'ascite;
  - hémopéritoine d'un carcinome hépatocellulaire;
  - pancréatite;
  - insuffisance cardiaque congestive;
  - thrombose portale ou mésentérique;
  - infarctus splénique.
- Sans ascite, examens morphologiques (échographie ± secondairement TDM) :
  - ulcère gastroduodénal;
  - complication d'une lithiase vésiculaire;
  - hépatite alcoolique;
  - carcinome hépatocellulaire (envahissement de la capsule);
  - thrombose portale ou mésentérique;
  - iatrogène : biopsie, vasoconstricteurs.
- Causes communes aux autres malades.

Fièvre

- Motif de recours assez fréquent chez ces patients; une infection peut exister sans qu'il y ait de fièvre.
- Infection (fréquent facteur de décompensation d'une cirrhose) : urinaire, pneumopathie, ISLA (voir encadré ci-dessous).

Examens complémentaires à pratiquer chez un malade atteint de cirrhose consultant aux urgences pour une fièvre

- Examens pratiqués d'emblée :
  - NFS plaquettes;
  - hémostase;
  - ionogramme sanguin et fonction rénale;
  - hémoculture;
  - ECBU;

- bilirubinémie ;
- transaminases ;
- radiographie de thorax ;
- si ascite : ponction exploratrice.
- Examens pratiqués selon le contexte :
  - échographie abdominale ;
  - TDM (attention à l'injection d'iode) ;
  - PL ;
  - ponction pleurale.

- Fréquence élevée des infections sur ce terrain (40 %, alors qu'elle n'est que de 10 % dans la population générale en cas d'hospitalisation) et gravité potentielle justifiant une indication large de l'antibiothérapie en cas de doute.
- Hépatite alcoolique : diagnostic différentiel à envisager, surtout s'il existe des douleurs abdominales associées : polynucléose, augmentation modérée des transaminases et insuffisance hépatique ; ne doit pas être confondue avec une complication lithiasique biliaire car une intervention chirurgicale serait catastrophique.

Anomalie de l'hémostase

- Diminution de la synthèse des facteurs II, IV, IX et X et du facteur V (indépendant de la vitamine K ; plus spécifique de l'insuffisance hépatique).
- L'administration parentérale de vitamine K ne permet pas de corriger les anomalies des facteurs liés à l'insuffisance hépatique.
- Diminution de synthèse des facteurs anticoagulants (protéine S, C et antithrombine III) : accidents thromboemboliques non rares en cas de cirrhose.
- Thrombopénie : le plus souvent liée à une séquestration des plaquettes par hypersplénisme ou toxicité de l'alcool.
- Les anomalies d'hémostase sont rarement responsables d'accidents hémorragiques graves et l'administration de facteur de coagulation ou la transfusion de plaquettes à titre préventif n'est pas justifiée, sauf en cas de geste invasif ou d'une intervention chirurgicale.

RÉFÉRENCES

[1] Francoz C, Durand F. Encéphalopathie hépatique : comment optimiser la prise en charge en réanimation ? Réanimation 2007 ; 16 : 498–503.

[2] Moore KP, Wong F, Gines P, et al. The management of ascites in cirrhosis ; report on the consensus conference of the International [illegible]. Hepatology 2003 ; [illegible]

[3] Moreau R. Hepatorenal syndrome in patients with cirrhosis. J Gastroenterol Hepatol 2002; 17 : 739–47.
[4] Conférence de consensus. Complications de l'hypertension portale chez l'adulte. Gastroenterol Clin Biol 2004; 28 : B324–34.

Urgences hématologiques

Accidents hémorragiques sous anticoagulants

Points importants

- En 2007, les AVK correspondaient à la plus forte incidence d'hospitalisations pour des événements indésirables (12,3 %).
- Les indications des antagonistes des anticoagulants (AC) s'appliquent pour des hémorragies graves ou des chirurgies urgentes à risque hémorragique.
- Un INR ≥ 5 est associé à un risque hémorragique.
- L'antagonisation des AVK par des concentrés de complexe prothrombinique doit toujours être associée à une administration de vitamine K.
- Anticoagulants oraux directs (AOD) : le dabigatran bénéficie d'un antagoniste spécifique : idarucizumab mais avec un niveau de preuve faible [1]. D'autres ont obtenu l'AMM (andexanet alpha, antagoniste des anti-Xa) mais non commercialisés en France.
- Des recommandations d'experts, en attendant un antagoniste, ont été validées pour les anti-Xa oraux. Il faut prendre en compte leur demi-vie pour évaluer la durée du risque (importance de préciser l'heure de la dernière prise).

Diagnostic

Démarche diagnostique

Anamnèse

- Sans que cela retarde la prise en charge, rechercher la cause du surdosage (en particulier médicamenteuse).
- Heure de la dernière prise en particulier pour les AOD.
- Compte tenu de sa fréquence rencontrée, il est important de connaître la prise en charge des surdosages des AVK asymptomatiques (tableau 135.1).

Tableau 135.1 Mesures correctrices recommandées en cas de surdosage en AVK asymptomatique en fonction de l'INR mesuré et l'INR cible [2].

INR mesuré	Mesures correctrices	
	INR cible 2,5 (Fenêtre entre 2 et 3)	INR cible ≥ 3 (Fenêtre 2,5–3,5 ou 3–4,5)
INR < 4	Pas de saut de prise Pas d'apport de vitamine K	
INR ≤ 4 et < 6	Saut d'une prise Pas d'apport de vitamine K	Saut d'une prise Pas d'apport de vitamine K

(*Suite*)

Tableau 135.1 Suite.

INR ≤6 et <10	Arrêt du traitement par AVK 1 à 2 mg de vitamine K *per os* (1/2 à 1 ampoule buvable forme pédiatrique)	Saut d'une prise Un avis spécialisé (ex. : cardiologue si le patient est porteur d'une prothèse valvulaire mécanique) est recommandé pour discuter un traitement éventuel par 1 à 2 mg de vitamine K *per os* (1/2 à 1 ampoule buvable forme pédiatrique)
INR ≥10	Arrêt du traitement par AVK 5 mg de vitamine K *per os* (1/2 ampoule buvable forme adulte)	Un avis spécialisé sans délai ou une hospitalisation est recommandé

Examen clinique

- Apprécier la gravité du saignement (voir encadré ci-dessous).

Critères de l'hémorragie grave

Au moins un des critères suivants :
- hémorragie extériorisée non contrôlable par les moyens usuels;
- instabilité hémodynamique : PAS <90 mmHg ou diminution de 40 mmHg par rapport à la PAS habituelle, ou PAM <65 mmHg, ou tout signe de choc;
- nécessité d'un geste hémostatique urgent : chirurgie, radiologie interventionnelle, endoscopie;
- nécessité de transfusion de culots globulaires;
- localisation menaçant le pronostic vital ou fonctionnel, par exemple :
  - hémorragie intracrânienne et intraspinale,
  - hémorragie intraoculaire et rétro-orbitaire,
  - hémothorax, hémo- et rétropéritoine, hémopéricarde,
  - hématome musculaire profond et/ou syndrome de loge,
  - hémorragie digestive aiguë,
  - hémarthrose.

S'il n'existe aucun de ces critères, l'hémorragie est qualifiée de non grave.

Examens biologiques

- NFS, groupe Rh, fonction rénale, ionogramme sanguin, calcémie.
- En fonction de la nature des AC : INR, activité anti-Xa, TQ, TCA, temps de thrombine dilué ou, au mieux, quand cela est possible, les dosages spécifiques des ADO (prendre contact avec le laboratoire d'hémostase local) (tableaux 135.2 et 135.3).

Tableau 135.2 Caractéristiques pharmacologiques des AOD.

	Dabigatran Anti-IIa direct	Rivaroxaban Anti-Xa direct	Apixaban Anti-Xa direct	Edoxaban Anti-Xa direct
Élimination rénale	85 %	33 %	25 %	27 %
Demi-vie d'élimination	12–14 h	5–9 h sujet jeune 11–13 h sujet âgé	10–14 h	12 h
Taux minimal	12–24 h après la prise, si fonction rénale normale	16–24 h après la prise	12–24 h après la prise	12–24 h après la prise
Hémodialyse	Possible	Non	Non	Peu efficace

Tableau 135.3 Tests d'hémostases possibles [3].

	TQ	TCA	TT	Tests spécifiques (quantitatifs)
Dabigatran	++	+++	++++	Temps de thrombine diluée Temps d'écarine
Rivaroxaban	+++	+	–	Activité anti-Xa calibrée
Apixaban	±	±	–	Activité anti-Xa calibrée

TQ : temps de Quick ; TCA : temps de céphalée activée ; TT : temps de thrombine.

Imagerie

Dépend des points d'appel clinique des hémorragies.

Éléments de gravité et pronostic

- L'incidence d'hémorragie grave est de 25 à 47/1 000 personnes/année [4].
- Pronostic : la mortalité à 30 jours est de 13 % pour les hémorragies en lien avec un surdosage en AVK et 9 % avec un surdosage en dabigatran.

Prise en charge thérapeutique

Mesures générales

Voir « Choc, insuffisance circulatoire aiguë ».

Traitements non médicamenteux

Gestes d'hémostase endoscopiques ou chirurgicaux doivent être privilégiés.

Anticoagulants injectables

Héparines et HBPM

Le sulfate de protamine solution injectable 1 000 unités antihéparine (UAH)/mL.

- Efficacité nettement inférieure en cas de surdosage avec HBPM (neutralisation de 50 à 60 % de l'activité anti-Xa).
- Risque anaphylactique, donc évaluation soigneuse du rapport bénéfice/risque.
- La dose injectée dépend de la dose d'héparine injectée (1 000 UAH neutralisent 1 000 U d'héparine) mais aussi du délai écoulé depuis la dernière injection (éventuellement réduction de dose d'antidote).
- La cinétique de résorption des HBPM peut nécessiter de fractionner la dose calculée en 2 à 4 injections sur 24 h.
- Le temps de thrombine normalisé confirme l'absence d'héparine dans la circulation.

Fondaparinux et bivalirudine

Pas d'antidote mais bivalirudine hémodialysable et une demi-vie de 35 à 40 min.

Anticoagulants oraux

AVK

Ils font l'objet de recommandations nationales (figure 135.1) [2].

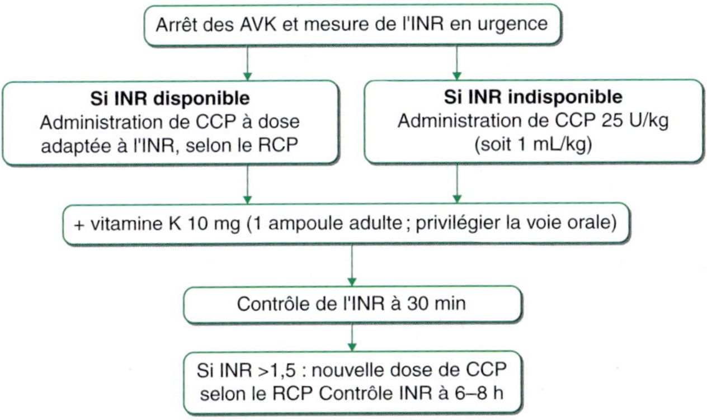

CCP : concentrés de complexe prothrombinique, aussi appelé PPSB.
L'administration accélérée des CCP est possible en cas d'extrême urgence.

Figure 135.1 Prise en charge hospitalière d'une hémorragie grave sous AVK (objectif INR < 1,5) [2].

AOD

- Dabigatran : idarucizumab 2,5 g/50 mL solution injectable/pour perfusion, l'agent de réversion spécifique du dabigatran est indiqué chez les patients adultes traités par dabigatran étexilate quand une réversion rapide de ses effets anticoagulants du dabigatran est requise (voir encadré ci-dessous).

Indications d'antagonisation du dabigatran [5]

- Pour une **urgence chirurgicale ou des procédures urgentes** ne pouvant pas être différée(s) de plus de 8 h telles que par exemple :
  - neurochirurgie (incluant les hématomes intracérébraux, sous-duraux aigus ou chroniques et extraduraux, chirurgie intraoculaire) ;
  - chirurgie dans un contexte de sepsis ;
  - chirurgie cardiaque ;
  - chirurgie orthopédique à haut risque hémorragique ;
  - chirurgie digestive à haut risque hémorragique (ex. : rupture splénique, rupture hépatique) ;
  - chirurgie vasculaire de localisation cervicale, thoracique, abdominale ou pelvienne ;
  - polytraumatisme.
- En cas de **saignements menaçant le pronostic vital** et/ou fonctionnel d'un organe tels que par exemple :
  - choc hémorragique ;
  - complication hémorragique de localisation neurologique au cours d'une navigation endovasculaire ou de geste interventionnel neuroradiologique ;
  - hémorragie majeure non accessible à un geste hémostatique ;
  - hémorragie intracrânienne et hémorragie intraspinale ;
  - hémorragie intraoculaire ou rétro-orbitaire.

- Posologie : la dose recommandée d'idarucizumab est de 5 g (2 × 2,5 g/50 mL). L'administration d'une deuxième dose de 5 g d'idarucizumab peut être envisagée dans les cas suivants :
- Initiation du traitement : la décision d'administrer idarucizumab, conformément aux indications mentionnées dans la rubrique 4.1 du RCP, est basée sur des éléments cliniques. Cependant, des prélèvements visant à documenter l'hémostase par un test non spécifique (TCA), et lorsque disponible, par un test spécifique comme le temps de thrombine diluée, sont encouragés.

- Réapparition d'un saignement cliniquement pertinent en même temps qu'un allongement des temps de coagulation;
- ou lorsqu'un nouveau saignement risque de menacer le pronostic vital et qu'un allongement des temps de coagulation est observé;
- ou des patients nécessitant une deuxième intervention chirurgicale ou des procédures urgentes alors que les temps de coagulation sont allongés.
- Anti-Xa oraux : rivaroxaban (Xarelto®), apixaban (Eliquis®), edoxaban (Lixiana®).
  - L'andexanet alpha, antidote pour les anti-Xa, non commercialisé en France.
  - Font l'objet de propositions par le Groupe d'intérêts en hémostase péri-opératoire (GIHP) [6] (figures 135.2 à 135.5). Ses stratégies sont toujours d'actualités en 2022 :
    - les stratégies proposées en l'absence de dosage spécifique sont de procédures dégradées qui ne garantissent pas de manière formelle le contrôle ou l'absence de complications hémorragiques;
    - les TP-TCA peuvent être perturbés pour d'autres raisons que les AOD. Dans un 2e temps, possible dosage activité anti-Xa; si dosage normal cela correspond à une concentration de rivaroxaban < 30 ng/mL [6].

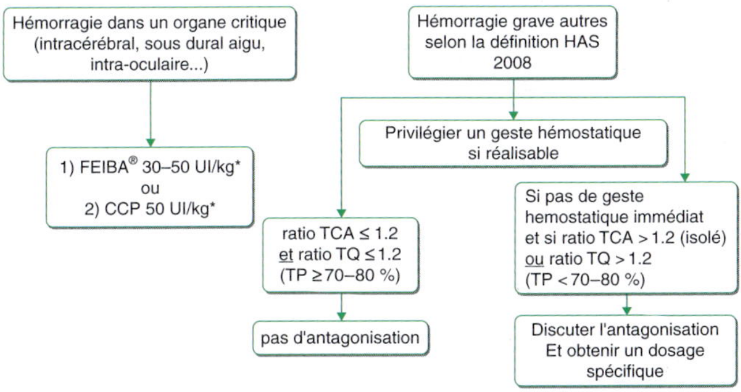

* Fonction de la disponibilité. Pas de données disponibles sur le risque thrombotique des fortes doses de CCP ou de FEIBA, chez ces patients Éventuellement renouveler une fois à huit heures d'intervalle.
Le rFVIIa n'est pas envisagé en première intention

Figure 135.2 **Hémorragie sous anti-Xa oral en l'absence de dosage spécifique.**

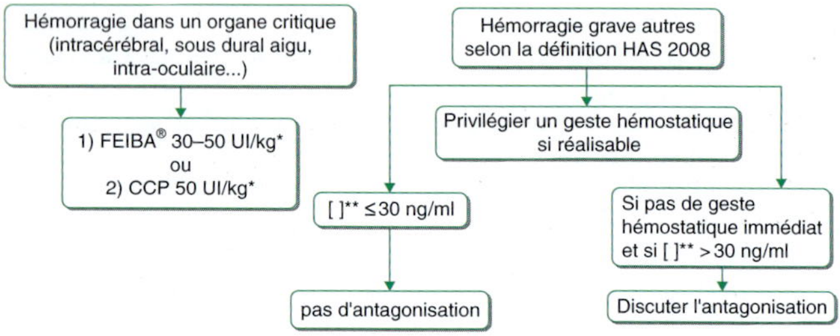

* Fonction de la disponibilité. Pas de données disponibles sur le risque thrombotique des fortes doses de CCP ou de FEIBA, chez ces patients

** [ ] signifie concentration

Le rFVIIa n'est pas envisagé en première intention

Figure 135.3 Hémorragie sous anti-Xa oral à partir de dosage spécifique.

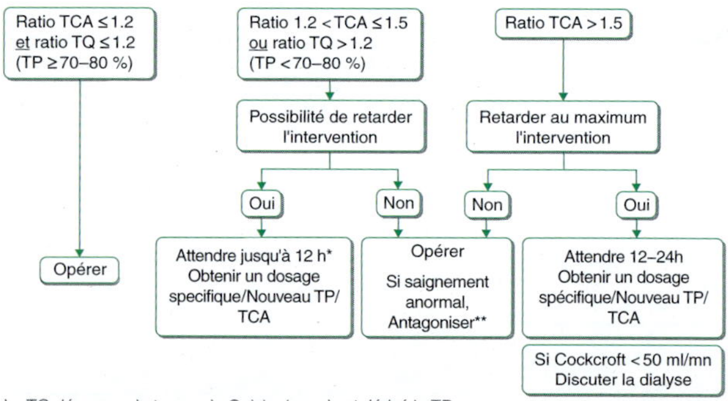

Le TQ dénomme le temps de Quick, duquel est dérivé le TP

* Il n'est pas possible de déterminer avec précision le délai d'obtention d'un seuil TCA ≤ 1.2 et ratio TQ ≤ 1.2 (TP 70–80 %), d'où la mention « jusqu'à 12 h »

** Cette proposition s'applique essentiellement dans les situations d'urgence où l'on ne peut pas attendre :

CCP = 25–50 UI/kg ou FEIBA = 30–50 UI/kg en fonction de la disponibilité

Pas de données disponibles sur le risque thrombotique de fortes doses se CCP ou de FEIBA, chez ces patients

L'antagonisation par CCP ou FEIBA ne corrige pas complètement les anomalies biologiques de l'hémostase

Le rFVIIa n'est pas envisagé en première intention

Figure 135.4 Chirurgie urgente (< 48 h) à risque hémorragique sous anti-Xa oral sans dosage spécifique.

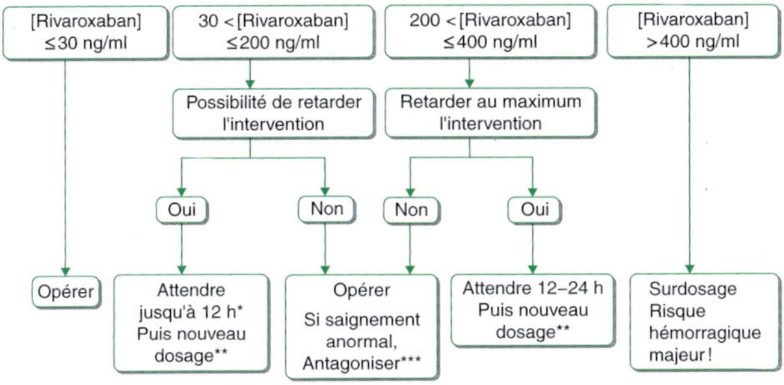

*Il n'est pas possible de déterminer avec précision le délai d'obtention d'un seuil de 30 ng/ml, d'où la mention «jusqu'à 12 h»

**Ce deuxième dosage peut permettre d'estimer le temps nécessaire à l'obtention du seuil de 30 ng/ml

***Cette proposition s'applique essentiellement aux situations d'urgence où l'on ne peut pas attendre :

- CCP = 25–50 UI/kg ou FEIBA = 30–50 UI/kg en fonction de la disponibilité
- Pas de données disponibles sur le risque thrombotique de fortes doses se CCP ou de FEIBA, chez ces patients
- L'antagonisation par CCP ou FEIBA ne corrige pas complètement les anomalies biologiques de l'hémostase
- Le rFVIIa n'est pas envisagé en première intention

Figure 135.5 Chirurgie urgente (<48 h) à risque hémorragique sous anti-Xa oral avec dosage spécifique.

Consignes et surveillance

- Reprendre les AC dans un délai évalué en fonction du risque de récidive hémorragique et de l'indication des AC (classiquement une semaine).
- Rappels lors de la sortie du bon usage des AC.

RÉFÉRENCES

[1] Pollack CV, Reilly PA, Eikelboom J, Glund S, et al. Idarucizumab for dabigatran reversal. N Engl J Med 2015; 373 : 511–20.

[2] Pernod G, Godier A, Gozalo C, et al. Prise en charge des surdosages en antivitamines K, des situations à risque hémorragique et des accidents hémorragiques chez les patients traités par antivitamines K en ville et en milieu hospitalier : recommandations HAS 2008. J Mal Vasc 2008; 33 : S70–1.

[3] Baglin T. The role of the laboratory in treatment with new oral anticoagulants. J Thromb Haemost JTH 2013; 11(suppl 1) : 122–8.

[4] ANSM, CNAM. Étude «en vie réelle» du bénéfice/risque à court terme des nouveaux anticoagulants oraux (dabigatran, rivaroxaban) chez les patients débutant un traitement et non précédemment traités par des antivitamines K. Étude NACORA-BR du projet NACORA (nouveaux anticoagulants oraux et

risques associés). Juin 2014. ansm.sante.fr/content/download/64713/828917/version/3/file/NACORA_CNAMTSjuillet2014.pdf

[5] Agence nationale de sécurité du médicament et des produits de santé (ANSM) IDARUCIZUMAB 2,5 g/50 mL, solution injectable/pour perfusion. ansm.sante.fr/Activites/Autorisations-temporaires-d-utilisation-ATU/ATU-arretees/Liste-des-ATU-arretees/IDARUCIZUMAB-2-5-g-50-mL-solution-injectable-pour-perfusion

[6] Pernod G, Albaladejo P, Godier A, et al. Prise en charge des complications hémorragiques graves et de la chirurgie en urgence chez les patients recevant un anticoagulant oral anti-IIa ou anti-Xa direct. Propositions du Groupe d'intérêt en hémostase périopératoire (GIHP) - mars 2013. Ann Fr Anesth Réanimation 2013 ; 32 : 691–700.

Drépanocytose

Points important

Toute crise douloureuse vaso-occlusive peut précéder ou être révélatrice de complications qui sont à rechercher systématiquement.

Devant une suspicion d'infection, il est recommandé de débuter un traitement antibiotique de façon empirique sans attendre les résultats bactériologiques.

Définition

La drépanocytose est une maladie génétique de transmission autosomique récessive liée à une anomalie de structure de l'hémoglobine qui aboutit à la formation d'hémoglobine S (HbS).
Elle associe trois grandes catégories de manifestations cliniques :
- Anémie hémolytique chronique;
- Phénomènes vaso-occlusifs;
- Infections du fait d'une sensibilité accrue.

Diagnostic

Démarche diagnostique

Anamnèse

- Signes nécessitant une consultation en urgence :
  - douleur qui ne cède pas au traitement antalgique initial;
  - fièvre supérieure à 38,5 °C;
  - vomissements.
- Signes d'anémie aiguë :
  - pâleur, asthénie.
- Augmentation brutale du volume de la rate ou du volume de l'abdomen.
- Priapisme.

Examen clinique

- Crise vaso-occlusive :
  - douleurs intenses; peut précéder ou être révélatrice des complications à rechercher systématiquement;
  - anémie sévère, dont la séquestration splénique aiguë;
  - déshydratation;
  - complication neurologique (AVC, AIT, convulsions).

- Cholécystite
- Ophtalmologie :
  - douleur oculaire, perception de taches noires, chute brutale de l'acuité visuelle, traumatisme oculaire ou périoculaire (consultation ophtalmologique urgente).
- Ulcère de jambe
- Syndrome thoracique aigu
  - tachypnée, fièvre, douleur thoraco-abdominale; foyer pulmonaire à l'auscultation ou à la radiographie de thorax;
  - anémie aiguë en rapport avec une séquestration splénique aiguë : augmentation brutale de volume de la rate, de l'abdomen;
  - nécessite une surveillance au minimum en USC.
- Érythroblastopénie aiguë transitoire :
  - liée à l'infection à érythrovirus (parvovirus) B19.
- Suspicion d'accident vasculaire cérébral :
  - TDM ou IRM cérébrale.
- Hématurie :
  - nécrose papillaire, lithiase.

Diagnostic différentiel

- Ostéomyélite ou arthrite septique : à suspecter devant une douleur osseuse, fixe et durable malgré le traitement antalgique, chez un enfant fébrile; hémocultures, échographie osseuse ou articulaire à discuter au cas par cas en milieu orthopédique.
- Ostéonécrose de la tête fémorale ou de la tête humérale : douleurs subaiguës ou chroniques de la hanche ou de l'épaule, sans fièvre; radio ou IRM.

Biologie

- NFS, CRP radiographie du thorax et/ou GDS en cas de syndrome thoracique complété par hémocultures, BU ± ECBU en cas de fièvre.
- ECG en cas de douleur thoracique.

Prise en charge thérapeutique [1, 2]

Crise vaso-occlusive

- Boire abondamment, eau de Vichy.
- Perfusion : NaCl 0,9 % : puis G5 % en base (1 à 2 L/24 h) + 4 g NaCl et 2 g KCl/L.
- Antalgie :
  - MEOPA dès l'arrivée;
  - paracétamol;
  - AINS : kétoprofène amp. 100 mg, IVL, 1 mg/kg, toutes les 8 h;

- morphine en cas de douleur intense (voir « Traitement de la douleur aiguë »); intérêt d'un relai rapide par PCA (bolus de 0,03 à 0,05 mg/kg avec un intervalle minimal de 7 min, avec un débit de base à discuter d'environ 0,02 mg/kg/h, ou en l'absence de débit de base, bolus d'au moins 0,04 mg/kg);
- l'association de morphine à d'autres antidépresseurs du système respiratoire (benzodiazépines) est contre-indiquée.

• Oxygénothérapie proposée pour maintenir une saturation artérielle en oxygène ≥95 %.
• Spirométrie incitative (toutes les 2 h) en cas de douleurs thoraco-abdominales pour améliorer le drainage bronchique.
• Kinésithérapie respiratoire si infection associée.
• En cas de douleurs osseuses intenses, associer d'emblée paracétamol, AINS et morphiniques.
• En cas de douleurs abdominales : indication des morphiniques est à discuter (iléus reflexe), et le débit continu n'est pas recommandé; AINS avec prudence.
• Un échange transfusionnel en réanimation à discuter en cas d'anémie <6 g/dL, femme enceinte, absence d'amélioration au bout de 72 h, sepsis grave.

Cas particuliers

• Devant une suspicion d'infection, il est recommandé de débuter un traitement antibiotique de manière empirique sans attendre les résultats bactériologiques.
• Syndrome thoracique :
  - transfusion simple (ou un échange transfusionnel en cas défaillance viscérale) : transfusion doit être lente, par exemple 2 à 3 mL/kg/h;
  - Traitement antalgique et hydratation;
  - Antibiothérapie à large spectre active sur les germes intracellulaires et le pneumocoque (macrolide et céfotaxime ou ceftriaxone);
  - Oxygénothérapie pour maintenir une saturation artérielle en oxygène ≥95 %; spirométrie incitative;
  - β2-mimétiques au cas par cas.
• Aggravation, passage en unité de soins intensifs : une séquestration splénique aiguë impose la réalisation d'une transfusion sanguine pour corriger l'anémie et l'hypovolémie
• Infection à érythrovirus B19. Transfusion sanguine indiquée dans la majorité des cas. Surveillance de l'entourage de l'enfant infecté (contagiosité ++) pendant 15 jours.
• Ulcère de jambe. Repos au lit et la surélévation du membre atteint. Pansements humidifiés par du sérum physiologique, 2 ou 3 fois

Terrains spécifiques

par jour. Application d'antiseptiques locaux (les antibiotiques locaux ne sont pas recommandés). Un traitement antibiotique par voie générale, adapté au germe retrouvé en cas en de surinfection aiguë.

RÉFÉRENCES

[1] HAS. Recommandations pour la pratique clinique. In : Prise en charge de la drépanocytose chez l'enfant et l'adolescent; 2005, www.has-sante.fr/portail/upload/docs/application/pdf/Drepanocytose_reco.pdf

[2] Santin A, Lionnet F. Urgences dans la drépanocytose de l'adulte. EMC - Médecine d'urgence 2022;16(2):1-12 [Article 25-080-C-10].

Hémophilie

Points important

Traumatisme même minime notamment craniorachidien : danger.

Hémorragies profondes difficiles à diagnostiquer : danger.

AINS : contre-indiqués.

La prise en charge d'une hémorragie chez un hémophile passe par l'apport de facteur déficient par voie IV et le traitement hémostatique.

Possible acquisition d'anticorps anti-FVIII ou anti-FIX, autres produits (agents bypassants) : problème thérapeutique ;

Joindre le centre référent (utile : centre national et le site www.orpha.net [1]).

Définition

- L'hémophilie est une maladie hémorragique constitutionnelle liée au chromosome X, caractérisée par un déficit quantitatif ou qualitatif en facteur VIII (FVIII) pour l'hémophilie A et facteur IX (FIX) pour l'hémophilie B.
- Trois niveaux de sévérité :
  – sévère : activité du facteur de coagulation < 1 % ;
  – modérée : activité comprise entre 1 et 5 % ;
  – mineure : activité comprise entre 5 et 40 %.
- Accidents hémorragiques « spontanés » dans les formes sévères et modérées, post-traumatique en cas de déficit mineur : articulaires (70 %), musculaires (15 %) ou viscéraux (15 %).

Diagnostic

Démarche diagnostique

Anamnèse

- Récupérer le carnet de suivi et la carte d'hémophilie.
- Contacter rapidement le centre de traitement de l'hémophilie (carte et carnet) et le pharmacien du centre d'accueil pour mise à disposition du produit; le patient a parfois son produit de substitution.
- Numéro de téléphone du Centre coordonnateur du Centre national de référence de l'hémophilie : 04 72 11 73 38 (hôpital Édouard-Herriot, Lyon).

Examen clinique

- Préciser le problème hémorragique : examiner un membre traumatisé ou douloureux avec précaution.
- Pansement compressif sur les points de ponction ou plaie.
- Pas de prise de température rectale, pas d'IM.

Diagnostic de gravité

- Profondeur du déficit.
- Pronostic vital susceptible d'être engagé par l'abondance (hémopéritoine, hématome du psoas) ou la localisation de l'hémorragie (traumatisme crânien ou rachidien, cou, plancher de la bouche).
- Hématome de localisation dangereuse engageant le pronostic fonctionnel (œil, creux poplité, avant-bras, entorse, luxation grave, hémarthrose volumineuse et hyperalgique, etc.).
- Acquisition d'anticorps anti-facteurs.

Biologie

- NFS, Groupe, RAI, ionogramme sanguin.
- Hémostase avec dosage de FVIII ou FIX si le niveau de déficit n'est pas connu. Recherche d'anticorps anti-FVIII ou anti FIX sur avis spécialisé (ne pas attendre les résultats pour traiter).

Prise en charge thérapeutique [1]

Abord veineux périphérique uniquement (ni abord central, ni intramusculaire, ni abord artériel sans correction du déficit).

Traitement spécifique

- Compenser par voie IV lente (quelques minutes) le plus tôt possible le déficit en facteur de coagulation par l'injection de :
  - facteur VIII pour un hémophile A sévère ou modérée ;
  - facteur IX pour un hémophile B sévère ou modérée.
- Dose fonction du déficit et de la situation (tableau 137.1) ; toutes les injections de facteurs doivent être prescrites en chiffres ronds d'unités multiples de 500 ou 1 000 : arrondir au flaconnage supérieur le plus proche sans faire de dilution.

Traitements associés

- Antalgique local : glace, cryothérapie gazeuse.
- Antalgiques par voie générale.
- Anti-inflammatoires : préférer les corticoïdes pendant quelques jours (1 mg/kg).
- Risque d'hématome buccopharyngé lors de l'intubation justifiant une sédation parfaite et un opérateur expérimenté.

Tableau 137.1 Dose de facteur à apporter chez un patient en déficit moyen ou sévère en fonction de la situation hémorragique, d'après [1].

Situation	Dose de facteur à apporter
Urgence pouvant engager le pronostic vital ou fonctionnel Accident de la voie publique même bénin – Traumatisme crânien ou rachidien – Hématome intracrânien – Infection cérébroméningée – Traumatisme ou corps étranger intra–oculaire – Perte de connaissance avec chute – Polytraumatisme – Fracture – Saignement majeur ou non contrôlé, extériorisé ou non	Facteur VIII : **50 UI/kg** (hémophile A) Facteur IX : **100 UI/kg** (hémophile B)
Urgence engageant le pronostic fonctionnel associée à un risque hémorragique modéré Hématome du psoas (attention anémie parfois intense en cas de collection hématique volumineuse) – Hématome de localisation dangereuse (cou, base de langue, creux poplité, loge de l'avant–bras, etc.) – Entorse, luxation grave – Hématémèse, rectorragie, hémoptysie – Traumatisme, hémorragie ou chirurgie abdominale – Hémarthrose volumineuse et hyperalgique – Drain thoracique, cystocath, néphrostomie	Facteur VIII : **40 UI/kg** (hémophile A) Facteur IX : **80 UI/kg** (hémophile B)
Urgence engageant le pronostic fonctionnel associée à un risque hémorragique mineur Hémarthrose – Entorse, luxation bénigne – Plaie cutanée à suturer – Plaies buccales (frein langue ou lèvres) – Brûlures (selon étendue et degré) – Ponction lombaire – Ponction artérielle (gaz du sang) – Fibroscopie, endoscopie avec ou sans biopsies – Sondage urinaire – Extractions dentaires	Facteur VIII : **20 à 30 UI/kg** (hémophile A) Facteur IX : **40 UI/kg** (hémophile B)

Hémophile avec anticorps inhibiteur

Cas particulier de l'hémophile avec anticorps inhibiteur (anti-facteur VIII ou anti-facteur IX dont le titre est exprimé en unités Bethesda [UB]).

Avis spécialisé en urgence

Indispensable.

Schémas envisageables

Inhibiteur saturable (titre < 5 UB)

Faire un bolus = dose saturante + bolus correcteur où :

- dose saturante : titre de l'inhibiteur (UB/mL) × volume plasmatique (mL);
- le volume sanguin est de 70 à 80 mL/kg. Le volume plasmatique est égal au volume sanguin × (1 – hématocrite);
- bolus correcteur fonction de la situation. Pour une urgence pouvant engager le pronostic vital ou fonctionnel. Bolus correcteur : 50 UI/kg de FVIII (pour un hémophile A) ou 100 UI/kg de FIX (pour un hémophile B).

Inhibiteur non saturable (titre ≥ 5 ou 10 UB)

- Patient sous Feiba® : injection de 70–80 U/kg à renouveler toutes les 8 à 12 h si besoin. Ne pas dépasser en règle 200 U/kg/24 h.
- Patient sous eptacog alpha activé (NovoSeven®) : injection initiale de 90 à 270 µg/kg (selon la dose utilisée habituellement par le patient) puis si nécessaire 90 µg/kg toutes les 2 à 4 h.

Cas particuliers de l'hémophile A mineur

On peut généralement utiliser la desmopressine (DDAVP, Minirin®).

- Elle ne s'utilise que chez l'hémophile A mineur (facteur VIII > 5 %) reconnu préalablement comme bon répondeur lors d'une épreuve thérapeutique (exiger un document, carte ou carnet d'hémophile).
- Desmopressine acétate trihydrate (Minirin®) : 0,3 µg/kg dilué dans 50 mL de sérum physiologique à administrer en perfusion de 30 min.
- Desmopressine acétate (Octim®) spray nasal :
  - si poids < 50 kg → 1 pulvérisation intranasale;
  - si poids > 50 kg → 2 pulvérisations intranasales après mouchage si besoin.

Cas particulier de l'hématurie macroscopique

- Hyperhydratation orale en l'absence de douleurs, à limiter en cas d'épisodes douloureux.
- Pas d'injection systématique de facteur sauf en cas de déglobulisation ou de traumatisme associé, car risque de colique néphrétique.
- Une injection de FVIII ou de FIX à faible dose peut s'avérer nécessaire en cas de persistance de l'hématurie (10 à 20 UI/kg).
- Contre-indication habituelle des antifibrinolytiques car risque de colique néphrétique.

RÉFÉRENCE

[1] Orphanet portail des maladies rares et des médicaments orphelins. Hémophilie, www.orpha.net/data/patho/Pro/fr/RegulationHemophilie.pdf; 2009.

Troubles de l'hémostase

Points important

L'hémostase physiologique : ensemble des mécanismes qui permettent la conservation de l'intégrité vasculaire.

Classiquement, l'hémostase physiologique est assurée par une cascade d'événements que l'on regroupe en hémostase primaire (formation du clou plaquettaire par les plaquettes) suivie d'une coagulation plasmatique (anciennement hémostase secondaire), et de la fibrinolyse. L'ensemble de ces processus s'équilibrent en permanence.

Aux urgences, les troubles de l'hémostase s'observent soit :
- **lors d'une situation pathologique avec hémorragie ;**
- **par la constatation d'anomalies de l'hémostase qui influencent la prise en charge limitant la réalisation de certaines explorations invasives, en particulier diagnostiques.**

En cas de thrombopénie d'allure périphérique, le diagnostic de micro-angiopathie thrombotique est une urgence thérapeutique.

Exploration de l'hémostase

Exploration de l'hémostase primaire plaquettaire

Le temps de saignement, le plus utilisable en pratique clinique *in vivo* :
- méthode d'Ivy, incision normalisée au niveau de la face antérieure de l'avant-bras, réalisée tandis qu'une pression de 40 mmHg est appliquée sur le bras : saignement normal est inférieur à 10 min, allongé en cas d'anémie ou en cas d'utilisation d'héparine ;
- APFA-100 est un test plus récent permettant d'apprécier la fonction plaquettaire *in vitro* sur sang total.

Évaluation de la coagulation

Les voies intrinsèque et extrinsèque de la coagulation :
- TP explore la voie extrinsèque ;
- TCA la voie intrinsèque ; peut être allongée en cas de ponction traumatique ou de garrot laissé de façon prolongée ;
- INR utilisé pour la surveillance des traitements par AVK ;
- L'existence d'une anomalie d'un des tests de coagulation doit être affinée par un dosage plus précis des facteurs (facteurs II, VII, IX

et X : facteurs vitamino-K dépendants ainsi que les facteurs V, VIII et fibrinogène).

Évaluation de la fibrinolyse

- D-dimères par technique au latex. Leur augmentation traduit une activation de la fibrinolyse, notamment au cours des CIVD.
- Le temps de lyse des euglobulines est un test global de l'existence d'une fibrinolyse.

Démarche diagnostique

Anamnèse

- Anomalie familiale de l'hémostase :
  - maladie de Willebrand avec formes symptomatiques 1 ‰ de la population et formes frustes 1 % ;
  - hémophilies A et B. Le risque hémorragique dépend de la profondeur du déficit;
  - notion de saignements lors de gestes chirurgicaux précédents;
- Traitements en cours, antithrombotiques : anti-agrégants plaquettaires, héparine, AVK, AOD.

Examen clinique

Hémorragie suspecte :

- provoquée par des traumatismes mineurs;
- épistaxis bilatérale, spontanée, récidivante, et persistante plus de 10 minutes;
- ecchymoses et des hématomes parfois extensifs, souvent d'âge différent;
- hématuries ou saignements digestifs occultes répétés révélés par une anémie microcytaire ferriprive;
- purpura à rechercher sur tout le corps;
- saignement menaçant le pronostic vital : hémorragies cérébrales, hémorragies digestives hautes ou basses;
- reprise du saignement au niveau des zones préalablement coagulées (voies d'abord chirurgicales, points de ponction) ou un saignement diffus en nappe;
- un saignement muqueux et un purpura orientent vers une étiologie plaquettaire.

Biologie

- NFS plaquettes, TP, TCA. En cas d'hémorragie : groupe, RAI, ionogramme sanguin et fonction rénale.
- Si thrombopénie : frottis sanguin pour recherche de schizocytes.
- Les résultats de ces premiers examens permettent d'orienter vers la cause (voir encadré ci-dessous).

Orientation diagnostique en fonction du bilan initial d'hémostase

TP et TCA normaux, plaquettes normales

- Pathologie plaquettaire acquise ou congénitale maladie de von Willebrand :
  - faire un temps de saignement;
  - demander des tests d'agrégation plaquettaire.
- Pathologie vasculaire (syndrome d'Ehlers-Danlos, syndrome de Marfan).

TP et TCA normaux, plaquettes diminuées

- Thrombopénie centrale ou périphérique : PTI, Micro-angiopathie thrombotique, recherche de schizocytes.
- Possible CIVD chronique.

TP et plaquettes normaux, TCA allongé

- Mauvais prélèvement ?
- Anomalie de la voie intrinsèque de la coagulation (déficits en facteurs XII, kininogène et prékallikréine); pas d'hémorragie mais allongement du TCA :
  - héparine;
  - acquise autrement, due à un anticoagulant circulant de type anti-VIII ou anti-IX (risque hémorragique), antiphospholipide (risque thrombotique);
  - congénitale (hémophilie A et B, maladie de von Willebrand).

TCA et plaquettes normaux, TP anormal

- Origine médicamenteuse (AVK).
- Congénitale : déficit en facteur VII.
- Acquise : déficit en vitamine K, insuffisance hépatique, céphalosporines, CIVD.

Plaquettes normales, TP et TCA anormaux

- Anomalie possible du prélèvement, refaire TP, TCA + dosage fibrinogène et cofacteurs (II, V, VII + IX, TT, D-dimères ou PDF).
- D'origine médicamenteuse (AVK et héparine fortes doses, thrombolytiques).
- Pathologie acquise :
  - déficit sévère en vitamine K;
  - insuffisance hépatocellulaire;
  - CIVD;
  - fibrinolyse.
- Pathologie congénitale exceptionnelle (déficit en facteurs I et II).

TP, TCA et plaquettes anormaux

- Contrôler les résultats biologiques et compléter le bilan biologique (temps de thrombine, fibrinogène et cofacteurs, D-dimères, PDF).
- CIVD (± fibrinolyse associée).
- Insuffisance hépatocellulaire sévère (± associée à CIVD, fibrinolyse).

Situations pathologiques [1]

Thrombopénie et thrombopathie

Thrombopénies et thrombopathie congénitales : maladie de Willebrand

- Diagnostic évoqué sur un allongement du TCA pour les formes les plus sévères, latent en cas de taux de facteur supérieur à 20–30 %.
- Diagnostic formel est posé par une mesure d'activité cofacteur de la ristocétine (VWF RCo).
- Le taux de facteur VIII peut être abaissé du fait de son rôle de transporteur de facteur de von Willebrand, une thrombopénie est généralement associée.
- D'autres thrombopathies congénitales sont rares dont la thrombopathie de Glanzmann lié à un déficit de GpIIbIIIa.

Thrombopénies périphériques

Hypersplénisme

Les plaquettes circulantes restent fonctionnelles et hyperactives (pas hémorragique en soi).

Micro-angiopathie thrombotique (urgence thérapeutique)

- Thrombopénie, anémie hémolytique (schizocytose) à rechercher en urgence.
- Thrombi artériolocapillaires avec symptômes en rapport avec les thromboses.
- Idiopathique ou secondaire (infection, cancer, connectivites).
- Ne pas transfuser en plaquettes.

Purpura thrombocytopénique idiopathique auto-immun

- Intensité de la thrombopénie très variable mais tolérance persiste même pour des chiffres plaquettaires très bas. Pas de traitement si plaquettes > 30 000/mm³ ;
- Si plaquettes < 30 000 :
  - prednisone (Cortancyl®) PO 1 mg/kg ou méthylprednisolone 15 mg/kg IVD (en l'absence de QT long) ;
  - en cas d'hémorragie : immunoglobulines polyvalentes (Tégéline®), 1 g/kg (flacon de 200 mL de 10 g) ; passer 1 mL/kg/h pendant 30 min pour tester la tolérance puis 4 mL/kg/h ;
  - transfusion de plaquettes inefficace.
- Les thrombopénies d'origine médicamenteuse :
  - thrombopénie induite par l'héparine non fractionnée (5 %) et de bas poids moléculaires, par quinidiniques (0,1 %) et par dérivés de sels d'or ;
  - deux types de thrombopénies à l'héparine [2] :
    - thrombopénie de type I résulte de l'activation plaquettaire directe, précoce et transitoire, sans effet clinique,

- thrombopénie de type II, au bout de 4 à 12 jours de traitement, d'origine immunologique : responsable de phénomènes thrombotiques et emboliques artériels et veineux dans environ 2 % des cas. La mortalité peut atteindre 20 à 30 % ; diagnostic : basé sur le degré de thrombopénie, le caractère brutal de la chute des plaquettes, l'existence de thrombose et l'absence d'autre cause ; arrêt du traitement causal ; deux médicaments de substitution peuvent être proposés : le danaparoïde (Orgaran®), généralement utilisé en première intention ou l'hirudine.

Coagulopathies congénitales

Hémophilie A et B (voir « Hémophilie »).

Coagulation intravasculaire disséminée

- Syndrome d'activation systémique de la coagulation entraînant une consommation excessive de plaquettes et de facteurs de coagulation. La CIVD est d'abord biologique.
- Clinique en présence de manifestations hémorragiques (purpura, saignement diffus) ou thrombotiques et d'un contexte étiologique particulier (voir encadré ci-dessous).

Causes de CIVD

- Néoplasie : carcinome, tumeurs solides malignes (cérébrales, ovariennes, avec ascite néoplasique), leucémie.
- Infections sévères.
- Polytraumatismes.
- Chirurgicale : résection transurétrale de prostate, chirurgie.
- Tumorale (cérébrale, ovarienne), circulation extracorporelle.
- Obstétrique : rétention placentaire, mort fœtale *in utero*.
- Éclampsie et syndrome HELLP, décollement prématuré du placenta.
- Brûlures.
- Insuffisance hépatique.
- Hémolyse (incompatibilité ABO Rh, accès pernicieux palustre, etc.).
- Hypothermie sévère, coup de chaleur.
- Noyade.
- Solvant organique, aspirine, acidocétose diabétique.

- Diagnostic biologique : augmentation des D-dimères (> 500 mg/L au cours du test au latex), allongement du TP, baisse du taux de fibrinogène et des plaquettes signe la CIVD en cas d'absence d'insuffisance hépatocellulaire.
- Association d'un contexte clinique et d'anomalies biologiques ; manifestations thrombotiques et hémorragiques :

Terrains spécifiques

Accidents aux antithrombotiques, AVK, héparine, AOD

Voir « Accidents hémorragiques sous anticoagulant ».

Les troubles de l'hémostase chez le patient insuffisant hépatique sont multifactoriels

Oncohématologie

- La thrombopénie peut témoigner une insuffisance de production (envahissement médullaire, toxicité de la chimiothérapie).
- Risque hémorragique important en dessous de 10000 plaquettes/mm^3 et croît de façon exponentielle en dessous de 5000 plaquettes/mm^3.
- Association d'une fièvre, une infection, une mucite et le sexe féminin : facteurs favorisant l'hémorragie.
- CIVD, thrombopathie médicamenteuse (aspirine, céphalosporine, etc.) peuvent être impliqués.

RÉFÉRENCES

[1] Nathan N, Julia A. Trouble de l'hémostase aux urgences. Encycl Méd Chir (Elsevier, Paris). Médecine d'urgence ; 2007 [article 25-080-A-20].

[2] Lo GK, Juhl D, Warkentin TE. et al. Evaluation of pretest clinical score (4 T's) for the diagnosis of heparin-induced thrombocytopenia in two clinical settings. J Thromb Haemost 2006 ; 4 : 759–65.

Partie V

Urgences circonstancielles

Urgences circonstancielles

Fiche
139

Hypothermie

Points importants

Circonstances particulières :

- **accidentelle (naufragé, avalanche);**
- **en période de grand froid : précarité sociale (chute au domicile ou AVC d'une personne âgée, sans domicile fixe, victime bloquée en extérieur); rôle aggravant d'une alcoolisation aiguë ou d'une brûlure étendue associées;**
- **intoxications médicamenteuses;**
- **métabolique (hypothyroïdie, hypoglycémie).**

L'hypothermie profonde peut simuler la mort ++. Une fois le diagnostic fait, mesurer précisément le degré d'hypothermie par thermomètre hypotherme.

La correction de l'hypothermie doit être lente.

Définition

Chute de la température centrale <35 °C :

- modérée : entre 32 et 35 °C;
- grave : entre 28 et 32 °C;
- majeure : en dessous de 28 °C.

Diagnostic

Démarche clinique

Anamnèse

- Terrain.
- Circonstances de survenue.

Examen clinique

- Hypothermie modérée : téguments froids, horripilation, frissons, tachycardie, augmentation de la pression artérielle, vasoconstriction, polypnée, conscient.
- Hypothermie grave : lividité, cyanose, arrêt des frissons; bradycardie, hypotension, bradypnée avec encombrement bronchique; hypoxémie et hypercapnie progressive, troubles de vigilance, confusion, hypertonie musculaire, ROT diminués.
- Hypothermie majeure : état de mort apparente : coma calme, abolition des ROT, mydriase, froideur des téguments et rigidité. Apnée possible si température <25 °C, pouls difficilement perceptible, EEG plat à 20 °C; cependant, une anoxie cérébrale survient en 3 min à 37 °C et en 20 min à 20 °C.

Biologie

- Ionogramme sanguin (acidose, hypokaliémie); hyperglycémie, fonction rénale, CPK.
- NFS : thrombopénie, TP, TCA.
- GDS.

ECG

Allongement du PR, du QRS, du QT, fibrillation auriculaire, onde J d'Osborn (<30 °C) : crochetage de la branche descendante du QRS (D2 et V6), fibrillation ventriculaire.

Diagnostic différentiel

- AVC, toutes les autres causes de coma.
- États septiques graves ++.
- Y penser devant toute coma ou mort apparente.
- En l'absence d'étiologie évidente, penser au sepsis grave.

Critères de gravité

- L'âge, un mauvais état général ou la présence de lésions associées (polytraumatisme) sont de mauvais pronostic.
- Température <28 °C, coma.
- Arrêt cardiorespiratoire, fibrillation ventriculaire.

Prise en charge thérapeutique [1]

- Soustraire le patient à un environnement froid et l'isoler grâce à une couverture de survie (gain de 0,5 °C/h) qui assure un réchauffement progressif.
- Réchauffement progressif (1 à 2 °C/h) :
  - hypothermie modérée : réchauffement externe passif, couverture et atmosphère chauffée;
  - hypothermie grave : réchauffement externe actif, couvertures chauffantes (risque de chute tensionnelle lors du réchauffement avec vasodilatation;
  - hypothermie majeure : réchauffement interne (cristalloïdes chauffés, irrigation du tube digestif, insufflation d'air chaud ou circulation extracorporelle).
- Mesures générales :
  - le maintien des fonctions vitales; mobilisation du patient doivent être prudents à cause du risque majeur de survenue d'une fibrillation ventriculaire;
  - liberté des voies aériennes; oxygénothérapie : O_2 6 L/min avec pour objectif SpO_2 >92 %;
  - MCE si arrêt (à ne stopper qu'après retour d'une température >32 °C), les indications d'intubation endotrachéale et de ventilation mécanique doivent être larges dès l'apparition d'un trouble de conscience;
  - respecter l'hypokaliémie au début;

- l'utilisation de première intention de catécholamines est contre-indiquée à cause de l'hyperexcitabilité ventriculaire majorée par l'hypothermie;
- un collapsus sera corrigé par la perfusion prudente de macromolécules (500 mL);
- la bradycardie doit être respectée;
- en cas de fibrillation ventriculaire, les chocs électriques externes (CEE) sont en général inefficaces en dessous de 30 °C. Après échec de trois CEE successifs, le patient doit être réchauffé sous MCE avant de renouveler les défibrillations.

- Prise en charge des lésions traumatiques associées.
- Orienter le malade dans la structure adaptée (figure 139.1).

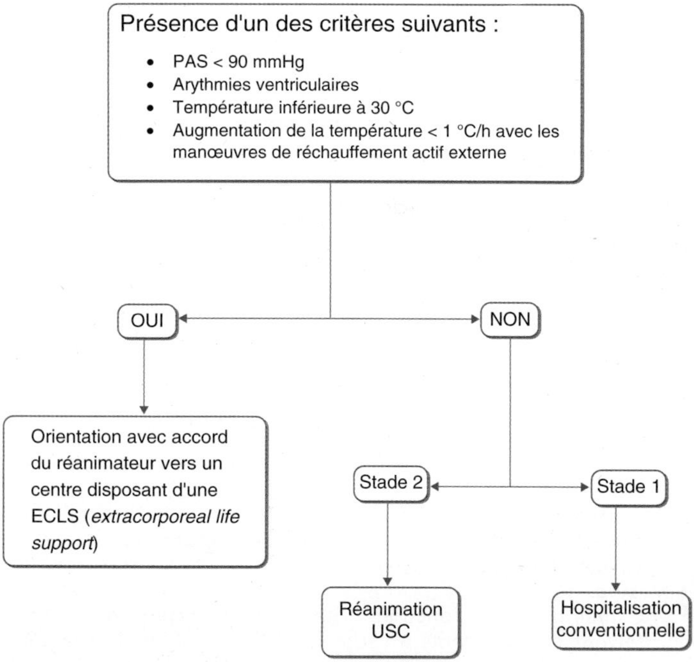

Figure 139.1 Orientation d'un malade en hypothermie.
ECLS: Extracorporeal Life Support; PAS: pression artérielle systolique; USC: unité de surveillance continue.

RÉFÉRENCE

[1] Savary D, Querellou E, Agnoli A, Soufflet F. Actualités en médecine d'urgence. Journées interactives et thématiques de la SFMU, pathologies circonstancielles, les hauts et les bas de température SFEM éditions 2012; 61–101.

Hyperthermie

Points importants

- **Pathologie sous-estimée associée à une morbidité et une mortalité élevée.**
- **On distingue le coup de chaleur classique dû aux conditions climatiques chaudes et le coup de chaleur d'exercice, touchant plutôt des sujets jeunes lors d'un exercice physique volontaire, éventuellement favorisé par les médicaments ou la prise de toxiques.**
- **L'hyperthermie est influencée par des facteurs individuels (âge, médicaments, etc.) et environnementaux (climat, etc.).**
- **Le traitement vise à corriger la déshydratation et l'hyperthermie.**

Définition

- Le coup de chaleur est une hyperthermie due à une élévation de la température extérieure.
- Le coup de chaleur d'exercice est associé à un exercice important et soutenu dans un contexte de conditions climatiques chaudes.
- L'hyperthermie est un déséquilibre entre production et élimination de la chaleur corporelle, appelée coup de chaleur dans sa forme grave (*heat stroke*). La température corporelle est alors supérieure à 40 °C avec la présence de signes neurologiques associés à une réponse inflammatoire systémique.
- Le coup de chaleur, dans sa forme modérée, est défini par une anomalie de contrôle de la température avec une hyperthermie supérieure à 37,5 °C et la présence de signes cliniques non spécifiques notamment asthénie.

Diagnostic

Démarche diagnostique

Anamnèse

- Signes évocateurs d'hyperthermie : anomalies neurologiques et contexte d'exposition à une atmosphère chaude et humide.
- Antécédents et prise médicamenteuse.
- Activité physique.

Examen clinique

- Niveau de gravité des effets de la chaleur (tableau 140.1).
- Coup de chaleur :

Tableau 140.1 Niveaux de gravité des effets de la chaleur [1].

Niveau 1	Coup de soleil, rougeurs et douleurs, dans les cas graves phlyctènes, fièvre (< 40 °C), céphalées
Niveau 2	Crampes, spasmes douloureux, forte transpiration
Niveau 3	Épuisement, forte transpiration, faiblesse, froideur et pâleur de la peau, pouls faible, évanouissements et vomissements
Niveau 4	Coup de chaleur, température du corps élevée (souvent > 40 °C), peau sèche et chaude, signes neurologiques centraux (obnubilation, coma)
Attention : un patient peut présenter un coup de chaleur sans avoir présenté les tableaux cliniques correspondant aux niveaux 1, 2 ou 3.	

Nous remercions la Haute Autorité de santé de nous avoir autoriser à reproduire ces informations. Le texte intégral est consultable sur le site www.has-sante.fr

– hyperthermie supérieure à 40 °C;
– syndromes neurologiques : confusion mentale, troubles de la conscience parfois signes de localisation trompeurs;
– troubles hémodynamiques : tachycardie > 150/min, hypotension artérielle, tachypnée;
– troubles cutanéomuqueux : téguments chauds, rouge, dilatation veineuse, sécheresse des téguments ou sueurs abondantes au début, muqueuses sèches et langue rôtie, perte de poids;
– signes digestifs non spécifiques : vomissements, diarrhées;
– contractures musculaires.

Facteurs de risque

Individuels

- Terrain génétique.
- Toxiques (alcoolisation, psychotropes).
- Patients âgés.
- Pathologies cardiovasculaires avec incapacité d'augmenter le débit cardiaque.
- Capacité sudorale limitée.
- Prise de médicaments : diurétiques, neuroleptiques, anticholinergiques, etc.

Environnementaux

- Température extérieure.
- Confinement, défaut d'aération.
- Vêtement ne permettant pas les échanges caloriques.
- Météorologiques (vague de chaleur)

Activité physique : effort sportif, travail de force exposé (bâtiment)

- Prise de toxiques (alcool, anticholinergiques, neuroleptiques, antidépresseurs, amphétamine, cocaïne).
- Obésité.

Examens biologiques

- NFS (hémoconcentration).
- Ionogramme sanguin :
  - hypernatrémie, hyperprotidémie;
  - hyponatrémies profondes peuvent être la conséquence d'une hyperhydratation orale hypotonique et du maintien d'un traitement diurétique;
  - kaliémie : souvent basse initialement, s'élevant en fonction de l'insuffisance rénale et d'une éventuelle rhabdomyolyse (CPK).
- Insuffisance rénale de type fonctionnel évoluant vers une insuffisance rénale organique.
- Acidose métabolique avec hyperlactatémie et alcalose respiratoire.
- Possible CIVD.
- ASAT, ALAT et bilirubine : possible cytolyse hépatique généralement retardée (2e ou 3e jour) et pouvant entraîner une insuffisance hépatocellulaire (chute TP, FV).
- CPK.
- Ponction lombaire indiquée devant des troubles neurologiques mal compris : généralement normale.

Diagnostic de gravité

- Coma profond, hyperthermie >42 °C, état de choc, CIVD, insuffisance hépatocellulaire, complications ischémiques (mésentérique, vasculaire cérébrale, myocardique).
- Hyperthermie d'origine médicamenteuse fait rechercher un syndrome malin des neuroleptiques ou des antécédents récents d'une anesthésie aux halogénés (traitement spécifique par dantrolène).

Prise en charge thérapeutique [1]

- Mise en place de mesures de réfrigération :
  - déshabillage complet du patient;
  - climatisation de la pièce;
  - bains froids si possible et s'ils sont compatibles avec l'état du patient;
  - application de glace au contact de la peau par-dessus un drap humidifié;
  - convexion utilisée à l'aide d'un ventilateur dirigé tangentiellement à la surface cutanée recouverte de linges humides sur les axes vasculaires;
  - application d'un courant d'air associé à une vaporisation d'eau constitue la meilleure méthode de réfrigération sur le plan théorique;
  - système de refroidissement intravasculaire : cristalloïdes refroidis au réfrigérateur;
  - pas d'intérêt des médicaments antipyrétiques; éviter paracétamol; aspirine, AINS.

- Réhydratation par cristalloïdes éventuellement refroidis : 1,5 L dans la première heure. Débuter par NaCl 0,9 % puis adapter en fonction de l'ionogramme et du niveau de déshydratation.
- Prévention des thromboses veineuses (HBPM ou héparine calcique en cas d'insuffisance rénale).
- Traitement des détresses vitales :
  – remplissage d'un état de choc par cristalloïdes;
  – oxygénation, masque à haute concentration, ventilation en cas de SDRA;
  – crise convulsive : benzodiazépines;
  – traitement des complications : complication infectieuse dans 50 % des cas (traitement au cas par cas).

RÉFÉRENCE

[1] Haut conseil de la santé publique. Recommandations sanitaires du Plan national canicule. 2014. social-sante.gouv.fr/IMG/pdf/Recommandations_sanitaires_Plan_canicule_2014.pdf

Explosion

Points importants

- La gravité d'une explosion est d'autant plus importante que :
  - la source est proche de la victime ;
  - le milieu est fermé.
- Les conséquences cumulent les effets du *blast*, de la projection de débris ou de la victime, de l'effondrement de structures et de l'effet thermique.
- Toute victime exposée, y compris asymptomatique, peut présenter une décompensation respiratoire secondaire : il est recommandé de les surveiller au moins 8 h.
- L'otoscopie fait partie de l'examen systématique mais l'absence de lésions du tympan n'élimine pas les lésions de *blast*.

Définition

Réaction physique caractérisée par une variation brutale de pression et de température. L'onde de choc est responsable des effets primaires de *blast*. L'onde de pression dynamique ou « vent » est responsable du déplacement de la victime et des objets et responsable des effets secondaires et tertiaires.

Démarche diagnostique [1]

Nature de l'explosif

Basse énergie

- Brûle rapidement et entraîne une déflagration.
- Poudre noire, napalm, cocktails Molotov, feux d'artifice.
- Lésions : brûlure, projection d'éclats, traumatismes fermés.

Haute énergie

- Combustion quasi instantanée.
- Libère une onde de choc majeure responsable du *blast* suivi d'une onde de pression responsable de la projection d'éclat et de l'effondrement de structures.
- Nitroglycérine, dynamite, trinitrotoluène (TNT), mélange ammonium-nitrate-fuel.

Effets d'une explosion (tableau 141.1)

Tableau 141.1 Lésions potentielles d'une victime d'explosion, d'après [1].

Type d'effets	Lésions observées
Effet primaire (*blast*)	Pulmonaires Tympaniques Organes creux (tube digestif)
Effets secondaires (projection)	Traumatisme pénétrant Polycriblage
Effets tertiaires (effondrement des structures)	Syndrome de compression Traumatismes pénétrants Fractures, amputations Traumatismes crâniens
Effets quaternaires	Brûlures Asphyxie Inhalation de toxique

Examen clinique

Paramètres vitaux

Conscience, pouls, PA, SpO_2.

Lésions de *blast*

Pulmonaire

- Organe le plus fréquemment atteint.
- Toux, dyspnée, hémoptysie, douleur thoracique (suspect en l'absence de traumatisme direct) ; auscultation.
- De quelques heures à 48 h.
- Pneumothorax, hémothorax, pneumomédiastin, emphysème, hémorragie alvéolaire, OAP lésionnels.

Tympan

- Acouphènes, hypoacousie, otalgie, vertige.
- Otoscopie systématique : rupture tympanique (présente dans seulement deux tiers des *blasts* avec lésions pulmonaires).

Digestif

- Douleur, nausées, hématémèse, signes péritonéaux ; diagnostic difficile.
- Hémorragie, perforation, ischémie retardée.

Trachéobronchique

- Témoigne de la gravité.
- Fibroscopie.

Oculaires

- Examen OPH.
- Plaie cornéenne, décollement de rétine, hémorragie intra-oculaire.

Lésions secondaires

Traumatiques par projection de débris.

Lésions tertiaires

- Liées à la projection de l'individu ou à l'effondrement de structures.
- Bilan traumatologique complet.

Lésions quaternaires

- Brûlures (voir « Brûlures »).
- Toxiques : cyanure, CO, etc.; nécessité de renseignement sur le type d'événement.

Biologie et imagerie

- Dans tous les cas :
  - radiographie de thorax;
  - otoscopie.
- Le reste du bilan dépend du bilan lésionnel initial et est dominé par la TDM qui fait au mieux le bilan pulmonaire et digestif et s'intègre dans le bilan d'un polytraumatisme en cas de lésions traumatiques associées.

Démarche thérapeutique

La prise en charge et l'orientation sont résumées dans la figure 141.1.

Conseil et surveillance

Évaluation à distance du stress post-traumatique.

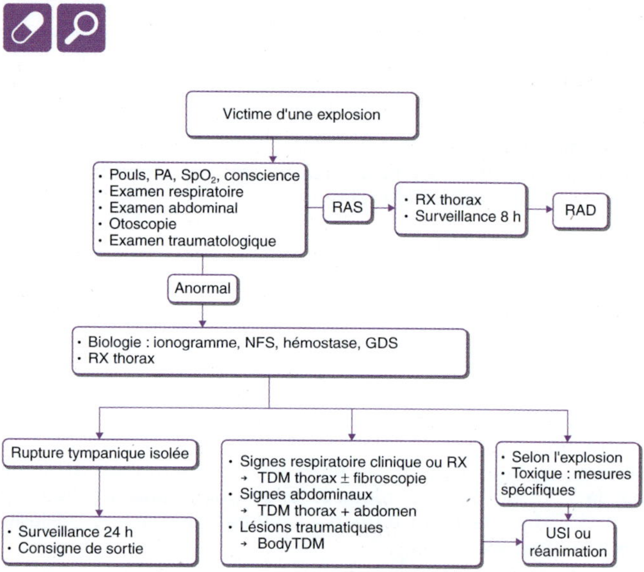

Figure 141.1 **Prise en charge et orientation de la victime d'une explosion, d'après [1].**

RÉFÉRENCE

[1] Ponsin P, Derely J, Daban J-L, et al. Blessures par explosion. EMC - Médecine d'urgence 2021;15(3):1-9 [Article 25-030-D-10].

Brûlures

Points importants

- Les premiers soins consistent à limiter l'aggravation des lésions par leur refroidissement et le traitement de l'hypovolémie.
- La gravité de la brûlure est jugée sur la surface et la profondeur des lésions, leur localisation et l'existence de lésions associées.
- La compensation des pertes liquidiennes, l'antalgie, la prise en charge de la ventilation sont les éléments fondamentaux du traitement initial.
- Les soins locaux tentent de prévenir une infection ou une ischémie.
- Les types de brûlure (thermique, électrique, chimique, radiologique) ont chacune des spécificités.

Définition

- La brûlure est une destruction traumatique de la peau.
- Réaction inflammatoire précoce majeure intense et prolongée, proportionnelle à la profondeur des brûlures et à leur étendue.
- La mortalité des brûlés hospitalisés en France est de l'ordre de 2 %.
- Trois déterminants de mortalité : âge, surface brûlée, inhalation de fumée d'incendie.

Diagnostic

Démarche diagnostique [1]

Anamnèse

- Contexte de la brûlure : polytraumatisme, incendie, brûlure électrique.
- Antécédents, traitements en cours.

Examen clinique

- Paramètres vitaux : PA, T°, SpO_2, FC, FR.
- Évaluation initiale des brûlés par la surface :
  - exprimer en pourcentage la surface corporelle totale;
  - estimation par la « règle de la paume de la main » ou chaque main sans les doigts représente 1 % de la surface cutanée totale (intéressante chez l'enfant pour les petites surfaces brûlées);

– évaluation selon la Société française d'étude et de traitement des brûlures (SFETB) (tableau 142.1) +++;
– évaluation des 9 de Wallace (9 % pour tête, chaque membre supérieur, cuisses, jambes; 18 % pour la face antérieure du tronc et la face postérieure du tronc; 1 % pour les OGE); surévaluation fréquente.

- Repérer les lésions de la face, des mains et du périnée.
- Évaluation de la profondeur :
  – des signes cliniques simples peuvent donner une orientation en profondeur (tableau 142.2);
  – la classification en degré oriente sur l'évolution de la brûlure :
    - une brûlure du 2e degré superficielle cicatrise spontanément en 3 semaines,
    - une brûlure du 2e degré profonde cicatrise de manière aléatoire et peut nécessiter des greffes chirurgicales,
    - une brûlure du 3e degré nécessite toujours une greffe cutanée au-delà de 1 %.

Tableau 142.1 **Estimation de la gravité de la brûlure : surface et profondeur de la brûlure (SFETB 1992 et 2006) [1].**

Âge	0–1 an	1–4 ans	5–9 ans	10–15 ans	Adulte
Tête	19 %	17 %	13 %	10 %	7 %
Cou	2 %	2 %	2 %	2 %	2 %
Tronc antérieur	13 %	13 %	13 %	13 %	13 %
Tronc postérieur	13 %	13 %	13 %	13 %	13 %
Fesse (chacune)	2,5 %	2,5 %	2,5 %	2,5 %	2,5 %
OGE	1 %	1 %	1 %	1 %	1 %
Bras (chacun)	4 %	4 %	4 %	4 %	4 %
Avant-bras (chacun)	3 %	3 %	3 %	3 %	3 %
Main (chacune)	2,5 %	2,5 %	2,5 %	2,5 %	2,5 %
Cuisse (chacune)	5,5 %	6,5 %	8,5 %	8,5 %	9,5 %
Jambe (chacune)	5 %	5 %	5,5 %	6 %	7 %
Pied (chacun)	3,5 %	3,5 %	3,5 %	3,5 %	3,5 %

Tableau 142.2 Évaluation de la profondeur selon la SFETB [1].

Stade	Histologie	Aspect clinique	Évolution
1er degré	Atteinte superficielle épidermique	Lésion érythémateuse douloureuse	Guérison sans cicatrice en 4 à 5 j après desquamation
2e degré superficiel	Atteinte totale de l'épiderme, écrêtement de la membrane basale, atteinte du derme papillaire	Phlyctènes à parois épaisses suintantes, fond rose /rouge douleurs intenses, saignement à la scarification	Guérison sans cicatrice en 10 à 14 j, dyschromies possibles
2e degré profond	Destruction de l'épiderme excepté au niveau des follicules pileux, destruction de la membrane basale plus ou moins complète, atteinte du derme réticulaire	Phlyctènes inconstantes à fond rouge-brun, quelques zones blanchâtres, anesthésie partielle, phanères adhérents	En l'absence d'infection, guérison lente en 21 à 35 j avec cicatrices majeures, s'approfondit en cas d'infection
3e degré	Destruction de la totalité de l'épiderme, destruction complète de la membrane basale, atteinte profonde du derme et parfois de l'hypoderme	Couleurs variables : du blanc au brun, parfois noire cartonné ; lésion sèche, cartonnée, aspect de cuir avec vaisseaux apparents sous la nécrose, absence de blanchiment à la vitropression, pas de saignement à la scarification, anesthésie à la piqûre, phanères non adhérents	Traitement chirurgical obligatoire

- Recherche d'une atteinte respiratoire :
  - signes respiratoires d'installation rapide : dysphonie, bradypnée inspiratoire ;
  - signes respiratoires bas d'installation retardée :
    - bronchorrhée,
    - expectorations sales,
    - dyspnée ou polypnée expiratoire ;
  - brûlure de la face.
- Recherche de lésions associées, traumatiques ou ophtalmologiques.

Examens biologiques

- Réalisés en cas de brûlures justifiant une hospitalisation.
- NFS, hémostase.
- Ionogramme sanguin ou fonction rénale.
- Groupe sanguin, RAI.
- GDS en cas de signes respiratoires.

Imagerie

- Radiographie de thorax.
- En cas de présence de suie, d'œdème de la glotte, des cordes vocales : fibroscopie ORL.
- En cas de présence de suie, d'hypersécrétion bronchique : endoscopie pulmonaire.

Éléments de gravité

- Surface corporelle brûlée au 2e ou au 3e degré supérieure à 10 %.
- Si plus de 60 ans ou moins de 3 ans.
- Localisation : face, mains, cou, périnée.
- Circonférentiel d'un membre.
- Brûlure électrique ou chimique.
- Brûlure lors d'une explosion, d'un accident de la voie publique ou d'un incendie en milieu clos (lésions associées).
- Pathologies associées.

Prise en charge thérapeutique [2] (figure 142.1)

Dans tous les cas, initialement

- Les vêtements non adhérents doivent être enlevés.
- Refroidissement le plus tôt possible et si possible avant la 30e minute après la brûlure, pendant au moins 5 min avec de l'eau courante (10 à 25 °C) sous surveillance de la température centrale.
- Vérifier vaccination antitétanique (voir « Tétanos »).

Brûlures simples

- Traitement de la douleur par antalgique : paliers 1 à 3.
- Traitement local : excision des phlyctènes, rinçage à l'eau du robinet, rasage des poils en périphérie de la brûlure, pansement antiseptique non alcoolisé, non coloré.
- Pansement non compressif doigts et orteils séparés, à contrôler à la 48e heure :
  - 1er degré : corps gras simple ;
  - 2e degré superficiel propre : une sulfadiazine argentique (Flammazine®) ;
  - 2e degré superficiel sale, 2e degré profond, 3e degré : avis spécialisé indispensable.

Brûlures étendues

- Oxygénothérapie au masque à haute concentration.
- Intubation si :
  - troubles de conscience (score de Glasgow <8) ;
  - détresse respiratoire ;
  - brûlures majeures du cou et de la tête ;

Contrôle et protection des voies aériennes :

Envisager intubation orotrachéale si :

- détresse respiratoire aiguë ;
- brûlure de la totalité du visage ET brûlure circulaire du cou OU obstruction des voies aériennes supérieures OU surface cutanée brûlée (SCB) > 40 %.

Succinylcholine autorisée dans les 48 premières heures.

↓

Maintien oxygénation et ventilation :

- oxygénation pour un objectif de 92–96 % ;
- ventilation protectrice FIO_2 pour un objectif de SpO_2 de 92–96 %

↓

Remplissage vasculaire :

- 2 voies veineuses périphériques OU cathétercentral OU intra-osseuse ;
- cristalloïde (Ringer Lactate) :
  - 20 mL/kg la première heure,
  - 1 à 2 mL/kg/% SCB de H1 à H24,
  - adaptation ultérieure au monitorage

↓

Traitements associés :

- cyanure : hydroxocobalamine Cyanokit® si arrêt cardiaque, état de choc ou coma ;
- monoxyde de carbone :
  - oxygénothérapie 6 à 12 h systématique,
  - discuter de l'oxygénothérapie hyperbare si grossesse intoxiquée sévèrement ;
- antalgiques : morphine, kétamine.

↓

Protection des zones brûlées :

- refroidissement des zones brûlées si SCB < 20 % ;
- retrait des bijoux ;
- évacuation vers un centre de traitement des brûlés :
  - emballer dans des champs stériles,
  - surélever les membres brûlés,
  - position demi-assise,
  - réchauffement externe,
  - sonde urinaire précoce si brûlures des organes génitaux externes,
  - prévention antitétanique.

Figure 142.1 Prise en charge thérapeutique d'un brûlé grave [3].
FIO_2 : fraction inspirée en oxygène; SCB : surface cutanée brûlée; SpO_2 : saturation pulsée en oxygène.
Source : Société française de médecine d'urgence. Brûlure & Électrisation & Foudroiement. In: Société française de médecine d'urgence. Pathologies circonstancielles. Journées thématiques interactives de la SFMU. Brest: SFEM Éditions; 2012. p. 9-58.

– dysphonie d'apparition rapide dans un contexte d'incendie;
– brûlure supérieure à 50 % de la surface cutanée.

- Remplissage vasculaire : cristalloïdes, Ringer lactate : 20 mL/kg la première heure, 1 à 2 mL/kg par pourcentage SCB (surface cutanée brûlée) de 1 à 24 h. Adaptation ultérieure au monitorage.
- Analgésie par morphine titrée et éventuellement kétamine : 0,25 mg/kg en IVL en association.
- Dans un contexte de fumée ou d'espace clos et d'arrêt cardiaque ou de troubles du rythme ou d'instabilité hémodynamique ou de troubles de la conscience : antidote par cyanure (voir « Intoxication au CO et fumée »).
- Sonde urinaire en cas de brûlures des organes génitaux externes. Surveillance du remplissage.
- Réchauffement du patient.
- Brûlures par produits adhérents (goudron, cire) : ne pas chercher à enlever les produits adhérents.
- Pas d'antibiothérapie en dehors d'infection avérée.

Localisation anatomique nécessitant un geste particulier

- Membres circulaires : nécessitant des incisions de décharge en cas de lésion du 3e degré (risque d'effet garrot).
- Face nécessitant une intubation endotrachéale en cas de lésion de 3e degré.
- Brûlures respiratoires : reposent essentiellement sur le contexte (notion de flammes et de fumée dans un espace clos).

Cas particuliers

- Acide sulfurique : ne pas mettre d'eau.
- Acide fluorhydrique : traitement par chlorure de calcium.

Orientation et hospitalisation suivant les critères d'hospitalisation de la SFETB

Adultes

- Surface brûlée > 20 %.
- Surface brûlée > 10 % AVEC brûlures profondes (2e degré profond ou 3e degré).
- Surface brûlée < 10 % ET critères de gravité :
  – atteinte d'une zone à risque fonctionnel :
    - mains,
    - pieds,
    - face,
    - périnée,
    - plis de flexion;
  – signes de gravité :
    - inhalation de fumées (suspectée ou avérée),
    - lésions circulaires;

– pathologie(s) associée(s) – liste non exhaustive :
  - polytraumatisme,
  - insuffisance respiratoire chronique,
  - cardiopathie/coronaropathie (sévère et /ou instable),
  - diabète;
– difficultés à mettre en œuvre un traitement ambulatoire :
– hyperalgie (nécessité de recourir aux antalgiques de palier 3),
– conditions de vie défavorables (SDF, manque d'hygiène),
– impossibilité à se rendre à la consultation (domicile éloigné, etc.);
– mécanisme lésionnel :
  - brûlures électriques (électrocution),
  - brûlures chimiques par acide fluorhydrique ou phosphorique;
– âge : adulte > 70 ans.

Enfants

- Enfant de moins de 5 ans si surface brûlée > 5 % et/ou brûlures profondes.
- Enfant de plus de 5 ans si surface brûlée ≥ 10 %.
- Enfant de plus de 5 ans si surface brûlée < 10 % et mêmes critères de gravité que pour l'adulte.

RÉFÉRENCES

[1] Référentiels et fiches de recommandations SFETB. sofia.medicalistes.fr/spip/IMG/pdf/Estimation_de_la_gravite_de_la_brulure_surface_et_profondeur_de_la_brulure_SFETB_.pdf.
[2] Société française de médecine d'urgence. Brûlure – Électrisation – Foudroiement. Dans : Pathologies circonstancielles. Journées thématiques interactives de la SFMU, 2012. SFEM, SFETB, p. 9–29.
[3] Recommandations de Pratiques Professionnelles, Société Française d'Anesthésie et Réanimation, Prise en charge du brûlé grave à la phase aiguë chez l'adulte et l'enfant, 2019 https://sfar.org/download/rpp-prise-en-charge-du-brule-grave/?wpdmdl=24465&refresh=63a02e2b7f2aa1671441963.

Fiche 143

Électrisation

Points importants

- En France, 6000 à 8000 victimes/an (dont 200 décès par électrocution).
- Accidents à basse tension (<1000 V), essentiellement domestiques; concernent avant tout l'enfant de moins de 6 ans : responsables de 70 % des décès.
- Accidents à haute tension (>1000 V), essentiellement professionnels.
- Les conséquences de l'électrisation sont déterminées par la nature du courant, la nature du conducteur et le contact courant-conducteur.
- « L'intensité du courant tue, la tension brûle ».
- Une mort subite retardée (8–12 h) par trouble du rythme est possible.

Définition

- L'électrisation est l'ensemble des manifestations physiopathologiques secondaires au passage d'un courant électrique à travers un organisme.
- Une électrocution est une électrisation entraînant le décès de la personne.

Diagnostic

Démarche diagnostique

Anamnèse

- Accident domestique ou professionnel ?
- Rechercher la tension du courant (volts) et de l'intensité (ampères).
- Modalité du contact :
  - direct : fil conducteur;
  - indirect : boitier;
  - arc électrique;
  - victime projetée;
  - victime agrippée.
- Évaluer la résistance au courant électrique :
  - humidité;
  - durée du contact;
  - protections.

- Évaluer le trajet :
  - long : vertical, main-pied ;
  - court : horizontal, main-main ;
  - sensation de passage électrique transthoracique.

Examen clinique

- Prise en charge des brûlures : étendue, nécrose des extrémités.
- Prise en charge des traumatismes : recherche de fracture et de luxations.
- Examen cardiovasculaire, palpation des pouls.
- Les brûlures au niveau de la langue/des lèvres (fréquentes chez l'enfant) nécessitent une hospitalisation (surveillance de l'œdème/risque hémorragique par chute d'escarre).
- Palper les masses musculaires (syndrome de loge).
- Examen des tympans, ophtalmologique.

Examens biologiques

Uniquement si le malade est symptomatique (ECG, neurologique, brûlures, lésions tissulaires) :

- NFS plaquettes ;
- TP TCA ;
- créatininémie, ionogramme sanguin ;
- CPK, troponine ;
- lactatémie ;
- BU : une myoglobinurie = sang à la bandelette.

Imagerie

- ECG : troubles du rythme, de conduction, ischémiques, pouvant survenir dans les jours suivants l'électrisation (répétition des ECG) ; ECG à 12 h.
- Échographie transthoracique : à discuter avec le cardiologue.

Diagnostic différentiel

Foudroiement : électrisation naturelle par la foudre à très haut voltage (plusieurs millions de volts, mais d'une durée très courte et avec un arc de contournement expliquant la brûlure des poils et des cheveux et « l'explosion des vêtements ». Les lésions traumatiques par éjection du patient sont fréquentes. L'arrêt cardiaque initial nécessite un MCE immédiat (pas de risque d'électrisation par contact du patient).

Éléments de gravité et pronostic

Les éléments de sévérité sont liés au courant et à l'électrisé.

Courant

- Haute tension.
- Tétanisation des mains sur le conducteur.
- Environnement mouillé ou humide.

Électrisé

- Anomalies ECG : arythmie supraventriculaire ou ventriculaire, ischémie, QT long, troubles de conduction.
- PC, convulsions, troubles de l'humeur, ralentissement intellectuel.
- Fractures, luxations.
- Brûlures.
- Trajet long du courant ou transcardiaque.
- Femme enceinte.

Prise en charge thérapeutique [1]

- Toujours suivre les instructions des équipes de la compagnie de distribution électrique, s'assurer de la mise hors tension et évaluer les dangers de chute, d'incendie avant toute intervention.
- Si élément de sévérité :
  - voie veineuse périphérique en zone saine ;
  - O_2 avec un objectif $SpO_2 > 92$ % ;
  - antalgiques en fonction de l'intensité douloureuse ;
  - en cas de brûlure, adaptation la règle des 9 de Wallace → NaCl 0,9 % : 12 mL/kg par pourcentage de surface brûlée/24 h dont la moitié dans les 8 : premières heures (lésions profondes sous-estimées) ;
  - intubation séquence rapide en cas de :
    - brûlures sur plus de 60 % du corps ou touchant face et/ou cou,
    - détresse vitale,
    - lésions délabrantes/hypertonie musculaire majeure.
- Prévention de l'insuffisance rénale myoglobinurique :
  - pose d'une sonde vésicale si nécessaire ;
  - hyperhydratation (NaCl 0,9 %) pour une diurèse 2–3 mL/kg/h ;
  - surveillance biologique étroite (créatininémie, kaliémie).
- Traitement chirurgical en cas de syndrome de loge : aponévrotomies et fasciotomies de décompression.

Consignes et surveillance

- Orientation en fonction de la gravité (figure 143.1)
- Si hospitalisé : scope.
- Si RAD, prévenir de la possibilité de brûlures profondes ne s'exprimant que les heures suivantes devant une brûlure cutanée minime.

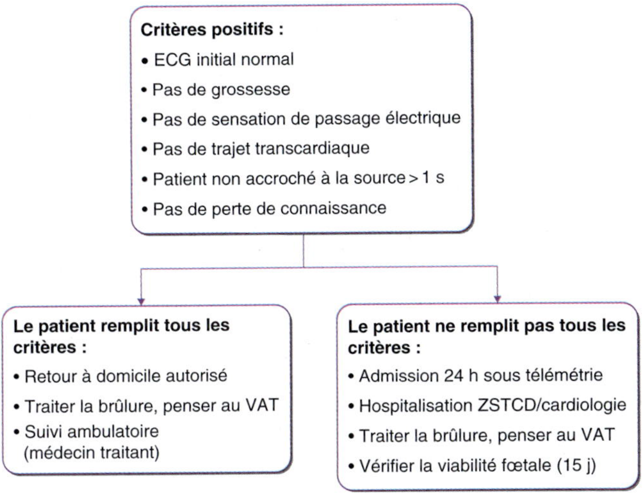

Figure 143.1 Orientation en fonction de la gravité, d'après [1].

RÉFÉRENCE

[1] Société française de médecine d'urgence. Brûlure – Électrisation – Foudroiement. Dans : Pathologies circonstancielles. Journées thématiques interactives de la SFMU. SFEM 2012 ; 9–58.

Pendaison

Points important

- **Le plus souvent liée à un suicide (80 %), elle peut être accidentelle (accident de toboggan) ou dans le cadre de jeux d'évanouissement chez l'enfant ou par pratique érotique.**
- **Immobilisation du rachis et TDM sont indispensables**
- **Score de Glasgow au moment de la prise en charge : facteur pronostic essentiel.**
- **La prise en charge est symptomatique.**
- **Intoxication médicamenteuse souvent associée.**
- **L'évaluation psychiatrique est indispensable.**

Définitions

- Force circulaire appliquée au cou associée à une force gravitationnelle liée au poids du corps.
- Associe plusieurs mécanismes physiopathologiques :
  - réaction vagale brutale;
  - ischémie cérébrale par compression des vaisseaux du cou;
  - asphyxie par compression des voies aériennes;
  - lésions rachidienne et médullaire.
- On en rapproche certains jeux dangereux de l'enfant ou jeu d'évanouissement qui consiste par une compression cervicale à l'aide d'un lien cervical.

Prise en charge [1]

- En cas de rigidité cadavérique et de pendaison supérieure à 30 min : pas de réanimation; éviter la perte d'indice pour une enquête.
- Dans les autres cas :
  - dépendaison en évitant tout traumatisme de chute;
  - si le score de Glasgow est à 15 :
    - immobilisation rachidienne,
    - repérer un sillon cervical, des pétéchies conjonctivales,
    - examen ORL,
    - surveillance en UHCD somatique et évaluation psychiatrique;
  - si le score de Glasgow est inférieur à 15 :
    - immobilisation rachidienne (5 % de fracture), matelas coquille,
    - en cas d'arrêt cardiaque : prise en charge non spécifique,
    - intubation si nécessaire (mandrin d'Eschmann, intubation sous vidéo-laryngoscopie),

- maintien d'une pression artérielle moyenne > 80 mmHg,
- évaluation neurologique : déficit moteur, pupilles,
- intérêt potentiel d'une hypothermie en cas de récupération d'un arrêt cardiaque,
- obstacle médico-légal systématique.

Examens biologiques

- Ionogramme sanguin, fonction rénale, hémostase.
- Dosage de toxique en fonction de la situation, alcoolémie.

Imagerie

- ECG.
- TDM systématique si le score de Glasgow est inférieur à 15 et en cas de suspicion d'atteinte cervicale :
  – sous-estimation initiale des lésions cérébrales, ;
  – évalue le traumatisme cervicocrânien éventuel à la dépendaison.
- Examen ORL.

Facteurs pronostiques

- Temps de pendaison : évolution généralement favorable si pendaison inférieure à 5 min, constamment létale si > 30 min.
- Arrêt cardiaque.
- Score de Glasgow : 1,5 % mortalité si score à 15 *vs* 29 % si score < 15.
- Lésions cérébrales à la TDM : HTIC, anoxie : mauvais pronostic.

Jeux d'évanouissement

- Réalisés en groupe ou solitaire, ils s'effectuent à la recherche de sensations : vertige, hallucinations, euphorie par hypoxie cérébrale et variation brutale de la capnie.
- Peuvent entraîner une perte de connaissance, des convulsions et une anoxie cérébrale.

Jeu du foulard

- Consiste à entraîner une perte de connaissance par auto- ou hétéro-strangulation avec un lien.
- Pas de profil particulier en dehors d'hyperactivité et de précocité intellectuelle.
- À suspecter en cas de malaise avec perte de connaissance peu claire, de chute non parée d'étiologie inconnue, de crise convulsive sans facteur déclenchant ou de troubles neurosensoriels.
- Avis pédopsychiatrique et prise en charge de l'entourage.

Autres jeux dangereux

Jeu de la tomate (devenir tout rouge)

- Touche les 4–8 ans : manœuvre de Valsalva à glotte fermée.
- Lésions capillaires, purpura ecchymotique cervico-facial, troubles cochléovestibulaires.

Jeu du sac

Perte de connaissance par mise de la tête dans un espace clos, type sac en plastique.

Manœuvre carotidienne

En général par compression, réalisant un malaise vagal provoqué.

RÉFÉRENCE

[1] Tazarourte K, Cesaréo E, Tourtier JP. Pendaison. Encycl Méd Chir (Elsevier, Paris). Médecine d'urgence 2012 ; 7 : 1–5. [article 25-030-D-60].

Ingestions de caustiques

Points importants

- **Gravité des ingestions volontaires.**
- **La nature du produit et sa dilution déterminent le potentiel de gravité.**
- **Ne pas oublier d'évaluer les lésions ORL.**
- **Endoscopie systématique chez les patients symptomatiques.**
- **Intérêt du scanner dans les formes sévères pour apprécier la vitalité du tractus digestif.**

Définition

- L'ingestion des caustiques acides ou alcalins provoque des lésions potentiellement sévères du tractus digestif supérieur.
- Majoritairement accidentelle chez l'enfant (problème de stockage des caustiques), le plus souvent volontaire chez l'adulte « l'enfant goûte et l'adulte déglutit ».
- Les bases fortes provoquent les lésions les plus sévères sous forme d'une nécrose en profondeur.

Diagnostic

Démarche diagnostique

Anamnèse

- Récupérer un échantillon du produit et en préciser la nature (centre antipoison).
- Apprécier la quantité ingérée et surtout les circonstances d'ingestion.
- Évaluer la concentration du produit.
- Préciser l'heure d'ingestion.
- Connaître les antécédents en particulier psychiatriques.

Examen clinique

- Des lésions locales : se situent à hauteur de la bouche, de la langue et des lèvres, du pharynx, de l'œsophage et de l'estomac.
  - Si projection : rechercher atteinte des yeux.
  - Une hypersialorrhée, des brûlures de la muqueuse buccale témoignent en général d'ulcérations œsophagiennes creusantes et confluentes (grade 2b) mais le parallélisme clinico-anatomique n'est pas bon.
- Douleur rétrosternale, dysphagie.
- Des manifestations générales.

- La détresse circulatoire est liée à l'étendue des brûlures provoquant une hypovolémie.
- La détresse respiratoire (dyspnée, cyanose) est consécutive à l'atteinte de la filière aérienne. Certains caustiques volatils comme l'ammoniaque sont responsables d'œdème pulmonaire de type lésionnel.
- L'état d'agitation est provoqué par l'hypoxie et la douleur.
- ECG systématique.
- Examen ORL si :
  - brûlures buccales;
  - signes fonctionnels ORL;
  - lésions digestives majeures.

Examens biologiques

- Uniquement dans les formes potentiellement sévères : ionogramme, NFS, créatinine, urée, glycémie, groupe sanguin et rhésus, RAI, gazométrie, lactatémie, ASAT, ALAT, bilirubinémie, hémostase.
- Troubles de l'équilibre acidobasique et augmentation des lactates : atteinte tissulaire.
- Troubles de l'hémostase : consommation des facteurs de la coagulation.
- En cas d'ingestion d'antirouille type acide fluorhydrique : calcémie indispensable (hypocalcémie sévère induite).

Imagerie

- Radiographie thoracique :
  - inhalation;
  - OAP lésionnel.
- TDM thoracique et abdominale avec injection en cas de suspicion de perforation. Son développement récent dans l'appréciation de la viabilité œsophagienne permet d'orienter l'indication d'un geste opératoire en urgence et d'éviter des œsophagectomies sur les seules données de l'endoscopie en précisant le caractère transpariétal de la nécrose.
- Endoscopie digestive haute [1]:
  - essentielle lors de l'ingestion de produits caustiques, chirurgien prévenu; permet de classer les lésions (tableau 145.1); effectuée au mieux 6 h après l'ingestion;
  - peut permettre d'affirmer l'absence de lésions ou de lésions minimes, autorisant la sortie du patient ou, au contraire, de visualiser des lésions asymptomatiques permettant une prise en charge précoce;
  - s'il n'existe aucun symptôme ou s'ils sont mineurs, notamment en cas d'ingestion involontaire d'un produit dilué : l'endoscopie peut être évitée.
- Endoscopie trachéobronchique : nécessaire pour toute lésion digestive importante (stades IIb, III) et pour toute symptomatologie respiratoire.

Tableau 145.1 Classification endoscopique des lésions caustiques digestives et conduite à tenir.

Stade	Lésions	Fréquence (%)
0	Absence de lésions	15
1	Œdème et d'hyperémie de la muqueuse	25
2a	Ulcérations, de phlyctènes localisées	15
2b	Ulcérations, de phlyctènes creusantes et confluentes	20
3a	Nécroses focales	15
3b	Nécrose étendue	10

Éléments de gravité et pronostic

Facteurs de gravité des ingestions de caustiques

- Caractère volontaire de l'ingestion.
- Nature du caustique, les bases fortes étant les plus agressives.
- Terrain : âge, score ASA.
- Perturbations hémodynamiques (choc) et respiratoires (nécessité d'une assistance ventilatoire).
- Score endoscopique.

Pronostic

Dépend de la gravité des lésions et est résumé sur la figure 145.1.

Prise en charge thérapeutique [3, 4]

- Proscrire l'absorption de liquide ou de produits neutralisant (eau, lait, antiacides etc.).
- Dans tous les cas, laver les yeux et la face à l'eau stérile.
- Mettre en position semi-assise pour prévenir les régurgitations.
- Si patient inconscient : s'assurer de la liberté des voies aériennes et mettre en position latérale de sécurité. Éventuelle protection des VAS par une IOT.
- Nettoyer la sphère buccale avec des compresses sèches.
- Ne pas faire vomir car cela aggrave les lésions et pourrait provoquer une inhalation bronchique.
- Laisser à jeun.
- Perfusion initiale avec antalgiques adaptés à l'EVA.
- Mise sous inhibiteurs de la pompe à protons pour éviter les lésions de reflux surajoutées.
- Prévenir l'endoscopiste et dans les formes sévères le chirurgien.
- Prévoir évaluation psychiatrique.

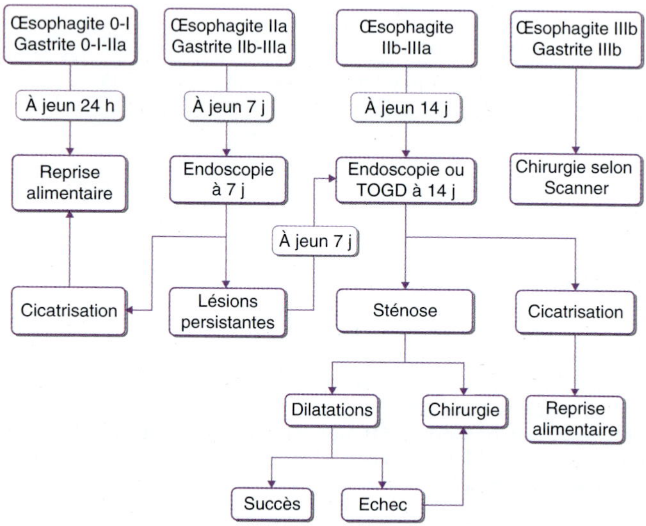

Figure 145.1 **Critères pronostiques de l'ingestion de caustiques [2].**

RÉFÉRENCES

[1] Betalli P, Falchetti D, Giuliani S. et al. Caustic ingestion in children : is endoscopy always indicated. The results of an Italian multicenter observational study Gastrointest Endosc 2008 ; 68 : 434–9.

[2] Rodriguez A, Thumerel M, Delcambre F. et al. Proposition de recommandations concernant la prise en charge thérapeutique des lésions œsophagiennes et gastriques après ingestion de caustique chez l'adulte. J Chir Thorac CardioVasc 2013 ; 17 : 139–50.

[3] Bonavina L, Chirica M, Skrobic O. et al. Foregut caustic injuries : results of the world society of emergency surgery consensus conference. World J Emerg Surg 2015 ; 10 : 44.

[4] Société française d'endoscopie digestive Consensus en endoscopie digestive : prise en charge des œsophagites caustiques. Acta Endosc 2011 ; 41 : 303–8.

Corps étrangers digestifs

Points important

- **Après déglutition, les corps étrangers (CE) passent 5 fois plus dans les voies digestives que dans les voies aériennes.**
- **La présentation clinique initiale est très variable et dépend du niveau de blocage du corps étranger [1].**
- **Dans la grande majorité des cas, ces CE sont éliminés par les voies naturelles sans complication ni séquelle.**
- **Néanmoins, les CE ingérés peuvent s'impacter, en particulier dans l'œsophage, et engendrer des complications, parfois graves, par pression mécanique sur la paroi qui entraîne un phénomène ischémique local.**
- **La gravité dépend de la localisation (œsophage), de la nature de l'objet avec un risque de perforation de la paroi (objets acérés) ou un phénomène chimique (piles).**

Définitions, épidémiologie

- L'ingestion de CE peut être le plus souvent accidentelle (95 %), parfois volontaire (terrain psychiatrique ou carcéral).
- Beaucoup plus fréquente chez les enfants qui portent les objets à la bouche (6 mois à 3 ans) : trois quarts de la population concernée.
- Chez l'enfant : surtout pièces de monnaie; facteurs de risques identifiés : anomalies anatomiques de l'œsophage, retard mental, hyperactivité, maltraitance, port de prothèse auditive (piles).
- Chez l'adulte : essentiellement les personnes âgées avec problèmes de dentition.
- L'impaction des CE dans l'œsophage concerne environ 10 % de la totalité des CE ingérés.
- Facteurs favorisants : consommation aiguë d'alcool, troubles de la motricité œsophagienne et anomalies anatomiques (sténose peptique, anneau de Schatzki, carcinome, achalasie ou spasme œsophagien); ingestions accidentelles chez les patients boulimiques ou dans certaines professions manipulant des clous ou des aiguilles.
- 90 % des CE passés dans l'estomac franchiront le pylore.

Anatomie

Œsophage

- Dans la majorité des cas, l'impaction se situe à la jonction du tiers supérieur et du tiers moyen, juste en dessous des insertions du muscle cricopharyngé (6e cervicale).

- Plus rarement, au niveau du rétrécissement œsophagien produit par le croisement de la bronche souche gauche et de la crosse aortique, au niveau de l'œsophage moyen (objets de grande taille).
- Le 3e site préférentiel d'impaction est le cardia.
- Toute cause sténose acquise peut être également le lieu de l'impaction.

Estomac

Le seul obstacle est le pylore (objets de plus de 5 cm).

Pour le reste du tube digestif

Seule la valvule de Bauhin (jonction grêle–côlon) est concernée.

Type des objets concernés [2]

- Le plus souvent : pièces de monnaie, objets métalliques, arrêtes de poisson, esquilles osseuses, objets en plastiques et piles.
- La nature, la forme et la taille interviennent dans le risque d'impaction :
  – objets acérés et pointus comme cure-dents, arêtes, os, prothèses dentaires : risque de perforation, notamment au niveau de l'œsophage;
  – objets à bords réguliers, pièces de monnaies, piles, boutons ou médicaments : problèmes liés à la taille ou la nature du CE;
  – en cas d'impaction de piles, trois mécanismes concourent à l'apparition de complications (nécrose de la paroi justifiant une extraction rapide de l'objet) :
    - compression locale,
    - brûlure due au courant de bas voltage,
    - effet corrosif lié à la production locale d'électrolytes.

Diagnostic

Diagnostic clinique

Œsophage [3]

Chez l'enfant

- Reflux alimentaire, gêne à la déglutition et parfois hypersialorrhée. Vomissements.
- En cas de compression de la paroi membraneuse de la trachée, les signes respiratoires (toux, stridor, tachypnée) peuvent dominer le tableau clinique.

Chez l'adulte

- Douleurs cervicales et cervicothoraciques, rétrosternale et la sensation d'un corps étranger persistant.
- Dysphagie.

- Dans tous les cas, recherche de syndrome d'ingestion du corps étranger.
- L'examen physique est souvent pauvre. Les douleurs abdominales témoignent généralement d'une complication.

Prise en charge initiale

- Laisser le malade en position demi-assise s'il existe une gêne respiratoire ou à la déglutition.
- Privilégier la liberté des voies aériennes.
- En cas d'hypersialorrhée, une sonde d'aspiration buccale peut être utile.

Estomac

Symptomatologie pauvre ou inexistante en dehors de l'anxiété liée à l'ingestion du CE et le syndrome de pénétration.

Imagerie

- Ne doit pas retarder un traitement endoscopique urgent.
- Non nécessaire si impaction alimentaire non compliquée.
- Autres cas : radiographie cou et du thorax face + profil précise la présence, la localisation, la taille et le caractère radio-opaque d'un corps étranger et les signes en faveur de complication.
- TDM utile en cas de CE radio-transparent (reconstruction d'image en 3D) ou de suspicion de complications.
- Produits de contraste : non indiquée en première intention; peut interférer avec la vision endoscopique et peut entraîner des complications s'il existe une perforation ou une inhalation; à ne réaliser qu'avec une extrême prudence.

Explorations endoscopiques

- Les indications à une extraction des CE sont indiquées dans l'encadré ci-dessous et le tableau 146.1.

Tableau 146.1 Indication d'un geste d'extraction des corps étrangers digestifs en fonction de leur situation et de leur nature.

Localisation du CE Nature du CE	Œsophage	Estomac
Pièce	Immédiat si symptomatique < 24 h si asymptomatique	< 20 mm : 3 semaines > 20 mm : 1 semaine
Aliments	Immédiat si aphagie; < 12 h si déglutition possible	
CE acérés	Immédiat	Immédiat
Piles	Immédiat	Immédiat : pile altérée ou > 20 mm Nature de la pile
Drogues	Pas de tentative	Pas de tentative

- Une radiographie sans préparation hebdomadaire permet de suivre l'évolution du CE dans les cas où l'indication de l'endoscopie n'est pas posée.
- Les éléments à prendre en compte : taille, nature, contours, situation anatomique du CE et expérience de l'endoscopiste.
- En cas de CE en dessous du muscle cricopharyngien : extraction par endoscopie digestive souple sous sédation-analgésie ou anesthésie générale avec, au mieux, intubation, indispensable chez l'enfant.
- En cas de CE radiotransparent, l'endoscopie permet de confirmer l'ingestion et de localiser le CE dans l'œsophage.
- Recours à la chirurgie exceptionnel en dehors des complications.

Corps étrangers nécessitant une extraction sans délai

- CE de l'hypopharynx et de l'œsophage, obstructifs.
- CE coupants ou tranchants.
- Piles.
- CE d'épaisseur supérieure à 2,5 cm ou de longueur supérieure à 6 cm.
- Impaction alimentaire avec aphagie.

Évolution

Complications

- Facteurs de risque de complications : durée de blocage prolongée (> 24 h) au niveau de l'œsophage, existence d'une pathologie sous-jacente, les CE tranchants, pointus, radiotransparents, piles.
- Abrasions et ulcérations œsophagiennes sont les plus fréquentes : douleur et la sensation de CE persistant. Des lacérations plus profondes peuvent provoquer des vomissements teintés de sang.
- Perforation œsophagienne [4] :
  - redoutable (moins de 5 % des patients ayant un CE œsophagien) ;
  - facteurs favorisants : objets pointus ou acérés, impaction prolongée et nature du corps étranger (piles) ;
  - parfois dans des délais courts inférieurs à 24 h ou peut être plus tardive ;
  - lorsque la perforation se situe dans l'œsophage cervical, il existe une douleur rétrosternale irradiant vers le cou, augmentée par la respiratoire et associée à un emphysème sous-cutané ;
  - aboutit à une médiastinite et à un état septique grave ;
  - le recours à la chirurgie d'urgence est nécessaire :
    - les CE œsophagiens (arêtes ou esquilles) peuvent provoquer des fistules aérodigestives vers la trachée (au niveau de l'arcade aortique),

- sténoses cicatricielles : impaction œsophagienne prolongée,
- dans tous les cas d'obstruction partielle ou totale de l'œsophage : risque d'inhalation trachéobronchique et de pneumopathie.

- la perforation gastrique ou grêlique donne un tableau de péritonite aiguë peu septique initialement.

CE rectaux

- Très largement volontaires, plutôt entre 20 et 30 ans.
- Risques : hémorragie, perforation, infection.
- Symptomatologie : syndrome rectal ou liée aux complications.
- Anamnèse : type d'objet, manœuvres d'extraction entreprises, durée d'insertion, fièvre, douleurs, rectorragie.
- Examen de la marge anale, TR.
- ASP pour localiser l'objet et en préciser le volume et TDM en cas de suspicion de complications.
- Extraction :
  - extraction par voie naturelle en l'absence de complication ;
  - éléments du succès de l'extraction : visualisation endoscopique du CE et sédation ;
  - réalisée sous anesthésie locale ou générale avec dilatation sphinctérienne (chirurgien) ;
  - moyens utilisés adaptés aux types d'objet : doigts de l'opérateur, pinces à CE, anses à lasso, sondes à ballonnet gonflée en amont de l'objet ;
  - après extraction, contrôle rectoscopique.

Indications chirurgicales

- Stigmates de perforation de dilacération ou d'infection.
- Position rectale haute du CE ou échec d'extraction.
- Objets en verre, cassables ou friables, acérés.

Cas particuliers de la drogue (*body packer*)

- Ne jamais tenter de manœuvre d'extraction.
- Surveillance régulière des selles.
- En cas de perforation d'un sac : indication à extraction chirurgicale d'extrême urgence.

RÉFÉRENCES

[1] Dray X, Cattan P. Foreign bodies and caustic lesions. Best Pract Res Clin Gastroenterol 2013 ; 27 : 679–89.

[2] ASGE Standards of Practice Committee. Ikenberry SO, Jue TL, et al. Management of ingested foreign bodies and food impactions : guidelines. Gastrointest Endosc 2011 ; 73 : 1085–91.

[3] Zgarni L, Letard JC, Happy Nono M, et al. Corps étrangers de l'œsophage. Encycl Méd Chir (Elsevier, Paris). Gastroentérologie 2009 ; [article 9-203-D-10].
[4] Lachaux A, Letard JC, Laugier R, et al. Les corps étrangers ingérés. Fiche de recommandations de la SFED. Acta Endoscopica 2007 ; 37 : 91–3.

Morsures et griffures

Points important

- Double risque : traumatique (plaie contuse) et infectieux.
- Morsures de chien (80 % des morsures, s'infectant dans environ 25 % des cas) et morsures et griffures de chat (15 % des morsures, s'infectant dans 50 % des cas).
- L'antibiothérapie doit être orientée de façon empirique sur les germes suspectés en fonction de « l'agresseur » et les germes telluriques.
- Les morsures humaines (3 % des cas) sont particulièrement septiques (infection 1/3 des cas) et peuvent transmettre de plus les virus VHB, VHC, VIH.
- Les facteurs aggravants sont les extrêmes de la vie, le retard de prise en charge, le diabète et l'immunodépression.

Définition

- Tout animal mordeur, c'est-à-dire animal à dents, quelle que soit sa taille, domestique ou sauvage, y compris l'homme, qui peut être à l'origine de morsure.
- Le membre supérieur et la main droite sont les parties du corps les plus attaquées.

Démarche diagnostique [1]

Anamnèse

- Date, heure et lieu.
- Animaux en cause : chien, chat, renard, rongeur, chauve-souris, homme.
- Caractère sauvage ou domestique de l'animal, vaccination antirabique.
- Troubles du comportement de l'animal, devenir de l'animal : identifié, mort, capturé, etc.
- Antécédents du patient, vaccination antitétanique, immunodépression, traitement en cours.
- Délai entre morsures et apparition des symptômes (tableau 147.1).

Examen clinique

- Localisation et aspect de la plaie : berges, inflammation, zones nécrotiques, crépitation.
- Douleur.

Tableau 147.1 Délai entre morsure et apparition des symptômes d'infection.

Agent infectieux concerné	Délai
Pasteurellose	<6 h
Dermohypodermite nécrosante bactérienne	3–14 j
Clostridium (gangrène)	Quelques heures
Tétanos	15 j
Rage	20–90 j
Maladie de la griffe du chat	7 à 60 j

- Adénopathie satellite; adénopathies inflammatoires dans le territoire de drainage d'une griffure de chat.
- Signes infectieux généraux.

Prise en charge thérapeutique

- Désinfection : polyvidone iodée (Bétadine® dermique 10 %) ou chlorhexidine avec brossage si souillée.
- Si membre supérieur, enlever les bagues.
- Exploration chirurgicale, profondeur de la plaie, atteinte structures nobles, parage.
- Si plaie petite : suture.
- Si perte de substance : différer la réparation.
- Contre-indication à la suture : plaies profondes, examinée tardivement (>24 h), plaies de la main, signes d'infection locale.
- Antibiothérapie (tableau 147.2).
- Vérifier la vaccination antitétanique (voir « Tétanos »); prévention systématique.
- Vérifier le risque rabique :
  - animal d'importation;
  - morsure de chauve-souris;
  - zone d'endémie : Amérique centrale et du sud, Afrique, Moyen-Orient, Asie du sud-est;
  - morsures tête cou et mains.
- Orienter vers un centre antirabique (Institut Pasteur).
- Conduite à tenir vis-à-vis de l'animal (tableau 147.3).

Surveillance dans tous les cas

Consultation systématique : J3–J5.

Tableau 147.2 Choix de l'antibiothérapie dans les morsures.

Provenance	Agent pathogène	Traitement empirique
Chien	*Pasteurella* Streptocoques Staphylocoques Anaérobies	Acide clavulanique (Augmentin®) cp 1 g (1 g × 2/j pendant 5 j) Si allergie : doxycycline cp 100 mg (100 mg × 2/j pendant 5 j)
Chat	*Pasteurella* Streptocoques Staphylocoques Anaérobies *Bartonella henselæ* = maladie des griffes du chat *Capnocytophaga* + *Eikenella*	Acide clavulanique (Augmentin®) cp 1 g (1 g × 2/j pendant 5 j) Si allergie : doxycycline cp 100 mg (100 mg × 2/j pendant 5 j) Si maladie des griffes du chat : zithromycine (Zithromax®) cp 250 mg (500 mg/j J1 puis 250 mg/j de J2 à J5)
Morsure humaine	Anaérobies Streptocoques Staphylocoques Corynébactéries *Eikenella*	Acide clavulanique (Augmentin®) cp 1 g (1 g × 2/j pendant 5 j) Si allergie : pristinamycine (Pyostacine®) cp 500 mg (1 g × 3/j pendant 5 j)
Tique	*Borrella burgdorferi* (maladie de Lyme) *Rickettsia conorii* (fièvre boutonneuse méditerranéenne) Encéphalite virale européenne Ehrlichiose Tularémie	Pas de prévention recommandée systématique de la maladie de Lyme [2], sauf chez la femme enceinte : amoxicilline (Clamoxyl®) cp 500 mg (500 mg × 3/j pendant 10 j)

Tableau 147.3 Prise en charge de l'animal et conduite à tenir après contage rabique.

Animal inconnu et disparu dans un contexte à risque	Vaccination du patient
Animal mort	Analyse encéphalique à l'Institut Pasteur Vaccination du patient si cerveau atteint
Animal vivant, capturé	Observation vétérinaire et vaccination du patient en cas d'apparition de signes évocateurs chez l'animal (troubles du comportement)
Animal vivant et suspect	Vaccination du patient

RÉFÉRENCES

[1] Dydymski S, Beytout J. Blessures d'origine animale. Encycl Méd Chir - AKOS (traité de médecine) 2011 ; 1–5. [article 4-0940].
[2] Choutet P, Christmann D. Borréliose de Lyme : démarches diagnostiques, thérapeutiques et préventives. Rev Neurol (Paris) 2007 ; 163(12) : 1273–9.

Fiche 148

Noyade

Points importants

- **La noyade est la première cause de décès accidentel après les accidents de la circulation.**
- **Les noyades sont classées en quatre stades de gravité, la mortalité est de 1 % pour les deux premiers et de 30 % pour les deux derniers.**
- **On distingue les noyades primaires par immersion accidentelle et les noyades secondaires qui font suite à un malaise (intoxication, crise comitiale, syncope cardiaque y compris thermodifférentielle, traumatisme, accident de plongée, AVC).**

Définition

- La noyade est définie par la pénétration de liquide dans l'arbre trachéobronchique. Elle évolue en trois temps : un spasme laryngé, qui peut durer jusqu'à 2 min, une déglutition importante dans l'estomac de liquide et une inhalation alvéolaire lors de la levée du laryngospasme avec hypoxie sévère.
- Les quatre stades de la noyade sont indiqués dans le tableau 148.1.
- Les causes les plus fréquentes de noyades :
  - chutes dans l'eau;
  - entraînement par un courant;
  - épuisement lors d'une baignade;
  - survenue d'un malaise;
  - personne ne sachant pas nager.

Démarche diagnostique

Examen clinique

- Rareté des lésions cervicales retrouvées (en dehors de conditions traumatiques identifiées : plongeon, sports de glisse, etc.) ce qui amène à recommander une extraction la plus rapide possible du

Tableau 148.1 Stade de gravité d'une noyade.

Stade 1 : aquastress	Pas d'inhalation liquidienne, angoisse, hyperventilation, tachycardie, tremblements
Stade 2 : petite noyade	Encombrement liquidien bronchopulmonaire, cyanose des extrémités, hypothermie
Stade 3 : grande noyade	Obnubilation, coma, détresse respiratoire aiguë
Stade 4 : anoxie	Arrêt cardiorespiratoire en cours, coma aréactif

milieu aquatique. La réanimation prime sur l'immobilisation du rachis cervical.
- L'immobilisation du rachis cervical n'est recommandée qu'en cas de forte suspicion de traumatisme crânien ou cervical.
- Les victimes doivent être le plus possible positionnées verticalement afin de les préserver d'une inhalation du contenu gastrique.
- Les stades 3 à 4 nécessitent l'installation immédiate en salle de déchocage.
- L'aspiration des voies aériennes supérieures est nécessaire lorsque l'immersion a été complète et que la victime est en état de mort apparente. Dans d'autres cas, l'aspiration n'est pas recommandée.
- Recherche d'une insuffisance respiratoire aiguë pouvant faire recourir à la ventilation mécanique d'emblée ou la mise en place d'une ventilation non invasive (VNI).
- Selon le stade [1] :
  - stade 1 : réchauffer, rassurer, oxygénothérapie au masque à haute concentration;
  - stade 2 : remplissage prudent par sérum physiologique, sonde nasogastrique pour une vidange gastrique;
  - stade 3 :
    - maintien hémodynamique par remplissage prudent au sérum physiologique : 1 L en une heure,
    - intubation en cas de score de Glasgow <10, en cas d'agitation importante ou en cas de $SPO_2 < 90$ % sous 2 L d'O_2 ou en cas de température <33 °C,
    - en cas de score de Glasgow >10, envisager la VNI,
    - en cas de syndrome de détresse respiratoire aiguë (SDRA), ventilation mécanique; pas d'antibiothérapie initiale systématique;
  - stade 4 : prise en charge d'un arrêt cardiorespiratoire avec une réanimation prolongée en cas d'hypothermie sévère.

Biologie

Stade 2 à 4 : NFS, ionogramme sanguin (acidose métabolique, dysnatrémie, dyskaliémie, souvent résolutives spontanément), hémostase, GDS (hypoxie, hypercapnie).

Imagerie

Radiographie thorax : recherche d'une image alvéolaire bilatérale.

Gravité

Selon Szpilman (figure 148.1) [2].

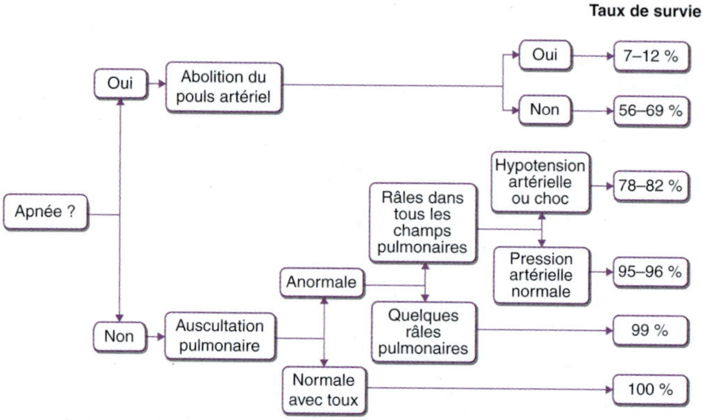

Figure 148.1 Algorithme de l'évaluation de la gravité selon Szpilman [2].
Source : © 2012 Massachussets Medical Society. Reprinted with permission.

Orientation

- Stade 1 : surveillance simple.
- Stade 2 : hospitalisation en unité de soin continu.
- Stades 3 et 4 : réanimation.

RÉFÉRENCES

[1] Jaffrelot M. Société française de médecine d'urgence. Noyades. In : Pathologies circonstancielles. Journées thématiques interactives de la SFMU. SFEM; 2012. p. 131–42.

[2] Szpilman D, Bierens JJ, Handley AJ. et al. Drowning. N Eng J Med 2012; 366 : 2102–10.

Accident transfusionnel

Points importants

- **La transfusion est un acte médical délégué au personnel infirmier sur prescription écrite. Cet acte impose qu'un médecin puisse intervenir à tout moment.**
- **La transfusion doit commencer toujours lentement et doit être surveillée tout au long de l'acte. Cette surveillance doit être particulièrement attentive dans les 15 premières minutes.**
- **Le patient transfusé doit recevoir une information claire portant en particulier sur l'intérêt de la transfusion et les différents types risques.**

Types d'accidents transfusionnels

Immunologiques

Deux classes selon la gravité (tableau 149.1).

Conflit érythrocytaire : hémolyse

- Résulte d'un conflit immunologique entre les antigènes présents sur la membrane des hématies transfusées et les anticorps présents dans le plasma du patient.
- Les plus rares et les plus graves sont liés aux anticorps naturels du système ABO : risque de choc avec collapsus dans les minutes ou heures qui suivent la transfusion avec insuffisance rénale aiguë, CIVD. Apparition, d'un ictère hémolytique en 24 h.
- Conflit immunologique par anticorps immuns irréguliers du système Rhésus, Kell, Duffy, Kidd, moins sévère parfois limité à une simple inefficacité de la transfusion.

Accident immunologique cardiopulmonaire

- TRALI : *transfusion-related acute lung injury* réalisant des œdèmes pulmonaires lésionnels post-transfusionnels.

Tableau 149.1 Classification des accidents immunologiques.

Accident immédiat – aigu	Accident ABO Allergies TRALI Surcharge Allo-immunisation antileucocytaire
Accident retardé – chronique	Allo-immunisation antigène érythrocytaire, allo-immunisation leucocytaire HLA ou HNA, allo-immunisation plaquettaire HLA ou HPA

- Détresse respiratoire et du post-transfusionnel (<6 h) : toux, dyspnée, hypoxie, hypotension et fièvre.
- Infiltrat diffus à la radiographie sans signe de surcharge.

Immunisation anti leucocytaire provoquant une réaction fébrile non hémolytique

Frissons intenses survenant surtout après transfusion de concentré plaquettaire.

Accidents non immunologiques

Accident infectieux

- Transmission virale : hépatite C, VIH, hépatite B, chikungunya, dengue, désormais très rares.
- Infections parasitaires exceptionnelles.
- Infection bactérienne par contamination des produits sanguins labiles :
  - exceptionnelle avec les concentrés de globules rouges; non exceptionnelle avec les concentrés plaquettaires;
  - 1 à 2 h après le début de la transfusion, survenue d'un sepsis allant du syndrome de réponse inflammatoire systémique (SIRS) au choc septique.

Excédent de surcharge

Surcharge volémique :

- TACO : *transfusion-associated circulatory overload*.
- Première cause d'accident de la transfusion et de mortalité.
- Tableau de sub-OAP ou d'OAP survenant dans les 24 h après transfusion.
- Patient ayant des antécédents d'insuffisance cardiaque ou d'insuffisance rénale, généralement âgé. Cependant il n'est pas recommandé d'associer préventivement un diurétique à la transfusion de façon systématique.

Accident métabolique

Surcharge en citrates :

- compliquait les transfusions massives; devenue exceptionnelle;
- paresthésie, tremblements, troubles du rythme cardiaque.

Règle de transfusion [1]

- Disposer des antécédents, éléments cliniques et biologiques pour poser l'indication.
- Connaître les antécédents de transfusion et une éventuelle allo-immunisation.
- Disposer des groupes sanguins, des résultats de recherche d'agglutinine irrégulière datant de moins de 72 h.
- Prescription écrite des produits sanguins labiles.
- Informer le patient de l'intérêt de la transfusion, des risques et tracer l'information dans le dossier transfusionnel.

- Recueillir le consentement du patient ou de son représentant (garder une trace écrite).

Conduite à tenir en cas de transfusion mal tolérée

Signes de mauvaise tolérance très variables

- Hyperthermie avec ou sans frissons.
- Douleur lombaire ou thoracique.
- Troubles hémodynamiques, tachycardie, agitation, sensation de chaleur, pâleur.
- Dyspnée, toux, nausées ou vomissements.
- Prurit, éruption cutanée.
- Saignement au point de ponction.

Devant l'apparition d'un de ces signes

- Arrêt immédiat de la transfusion et maintien d'une voie d'abord pour perfusion d'un soluté.
- Appréciation de l'hémodynamique, auscultation cardiorespiratoire, examen des urines.
- Envoi des poches (en cours de transfusion ou déjà transfusées), des dispositifs des contrôles ultimes et de tubes de sang disponibles au site transfusionnel (EFS).
- Transmission des unités de sang au laboratoire de microbiologie de référence, au laboratoire d'immunohématologie en cas de suspicion d'accident immunohémolytique.
- Déclaration d'incident grave.

Examens biologiques

- Bandelette urinaire, hémoglobinurie.
- Numération plaquettaire, TP et TCA, D-dimères latex (CIVD), fibrinogène.
- Ionogramme sanguin et de la fonction rénale.
- Bilirubine, haptoglobine, LDH.
- Hémocultures en cas de fièvre ou de frissons.
- Prélever un tube sec et un tube citraté pour le sang de transfusion sanguine.

Radiographie de thorax

En cas de signes respiratoires.

Prise en charge thérapeutique

Traitement symptomatique

- Antihistaminique, antipyrétique.
- Remplissage vasculaire.

- Oxygénothérapie en cas de désaturation.
- Déplétion par diurétique de l'anse en cas de surcharge.

Traitement du choc (voir « Chocs, insuffisance circulatoire aiguë »)

Remplissage, noradrénaline (voir Fiche 4).

Antibiothérapie

Systématique dès qu'une origine infectieuse est possible :
- pas de choc : pipéracilline/tazobactam (Tazocilline®) IV 4 g IV × 3/j ;
- avec choc : imipénème (Tienam®), 1 g IV × 3/j et amikacine (Amiklin®), 15 mg/kg IVL.

RÉFÉRENCE

[1] Transfusion de globules rouges homologues : produits, indications alternatives. In : HAS. Recommandations de bonnes pratiques. 2014. www.has-sante.fr/portail/upload/docs/application/pdf/2015-02/transfusion_de_globules_rouges_homologues_-_produits_indications_alternatives_-_recommandations.pdf

Contraception d'urgence et IVG

Points importants

- **Malgré une prévalence contraceptive élevée (75 % des femmes en âge de procréer utilisent une méthode de contraception moderne), les échecs contraceptifs sont fréquents : 1 grossesse sur 3 est non prévue et parmi celles-ci la moitié fait l'objet d'une IVG.**
- **La pilule contraceptive d'urgence (PCU) agit principalement en inhibant l'ovulation. Elle n'est pas efficace à 100 % et son efficacité est d'autant plus grande que sa prise a été faite plus précocement après le rapport non protégé.**
- **La contraception d'urgence dépanne mais ne remplace pas une contraception régulière. Elle ne protège pas des maladies sexuellement transmissibles (gonocoque, VIH, hépatite B etc.).**
- **L'IVG peut être pratiquée avant la fin de la 12e semaine de grossesse, soit avant la fin de la 14e semaine d'aménorrhée.**
- **Toute femme, majeure ou mineure, peut demander à un médecin l'interruption de sa grossesse. Elle seule peut en faire la demande.**

Définitions [1]

- Contraception de « rattrapage », utilisable par les femmes en situation d'urgence dans les quelques jours qui suivent un rapport sexuel non ou mal protégé pour éviter une grossesse non prévue.
- Deux méthodes de contraception d'urgence sont disponibles : la PCU et le dispositif intra-utérin (DIU) au cuivre.

Contraception en urgence

- Rupture de préservatif, pilule oubliée ou pas de contraception : risque de grossesse. Dans les 3 à 5 jours, il est possible d'avoir recours à une contraception d'urgence :
  – deux types de PCU sont disponibles en France :
    - le lévonorgestrel (progestatif) NorLevo® ou son générique jusqu'au 3e jour suivant le rapport : un comprimé de 1,5 mg; disponible en pharmacie sans prescription depuis 1999. Pas de contre-indication formelle; déconseillé en cas d'atteinte hépatique sévère;
    - l'ulipristal acétate (modulateur des récepteurs de la progestérone), EllaOne®, efficace pendant 5 jours après le rapport sexuel non ou mal protégé : un comprimé de 30 mg; produit relativement récent pour lequel il existe moins de données de sécurité d'emploi, il est disponible en pharmacie sans prescription depuis 2015.

- Des dispositions juridiques particulières autorisent la délivrance gratuite de la PCU aux mineures désirant garder le secret par les pharmaciens en cas d'urgence, aux élèves de l'enseignement secondaire par les infirmiers/ères scolaires dans les cas de « détresse caractérisée », et aux étudiants des universités par les services de médecine préventive.
- Doit être prise le plus tôt possible (efficacité maximum dans les 24 premières heures).
- La PCU délivrée sans ordonnance n'est pas remboursée. Si elle est prescrite, elle est remboursée à 65 %. Pour les mineures, elle est délivrée gratuitement et anonymement (sans vérification de leur identité).
- Sa fiabilité relative (95 % d'efficacité dans les 24 premières heures) nécessite un test de grossesse 3 semaines après le rapport non protégé.
- En cas d'oubli de pilule et rapports dans les 5 jours avant cet oubli : prendre le dernier comprimé oublié + la pilule d'urgence + continuer la plaquette jusqu'à la fin.

IVG [2]

- Toute femme, majeure ou mineure, peut demander à un médecin l'interruption de sa grossesse. Elle seule peut en faire la demande.
- Peut être pratiquée avant la fin de la 12e semaine de grossesse, soit avant la fin de la 14e semaine d'aménorrhée.
- Pour les mineures, le consentement d'un parent (père ou mère) ou du tuteur légal est la règle. Cependant, si la mineure veut garder le secret ou si elle ne peut obtenir le consentement parental ou tutorial, elle doit se faire accompagner d'une personne majeure de son choix. Un entretien avec une conseillère conjugale est obligatoire.
- Deux méthodes en établissements de santé (hôpitaux ou cliniques agréées) :
  - chirurgicale est possible jusqu'à la 12e semaine de grossesse, par aspiration sous anesthésie locale ou générale ;
  - médicamenteuse (mifépristone à J1 puis misoprostol, de 36 à 48 h plus tard) : peut être réalisée jusqu'à la 5e semaine de grossesse sans hospitalisation et jusqu'à la 7e semaine de grossesse avec quelques heures d'hospitalisation. Possible en centre de planification, centres de santé ou en cabinet médical en ville.
- En pratique :
  - prendre rapidement contact avec une structure pratiquant des IVG ;
  - première consultation médicale proposée avec examens de laboratoire, échographie (groupe sanguin et Rhésus indispensables). Le médecin remet une lettre de synthèse de la consultation ;

- entretien avec une conseillère ou une assistante sociale proposé, au moins 48 h avant l'IVG. Facultatif pour les majeures, obligatoire pour les mineures;
- délai obligatoire de réflexion est de 7 jours à compter de la première consultation. Il peut être réduit à 2 jours en cas d'urgence;
- consultation médicale suivante confirme la demande et l'IVG peut débuter;
- consultation médicale de contrôle : 3 à 4 semaines après l'IVG. C'est l'occasion d'un échange sur les différentes méthodes de contraception et d'un suivi gynécologique adapté;
- remboursé par l'assurance maladie à 100 % (méthodes chirurgicale et médicamenteuse). Actes complémentaires (analyses biologiques, échographie) et certaines consultations médicales ne sont pas pris en charge à 100 %;
- couverture maladie universelle (CMU) ou aide médicale de l'État (AME) et pour les mineures sans autorisation parentale, prise en charge à 100 %.

RÉFÉRENCES

[1] HAS. Synthèse des recommandations en santé publique. In : Améliorer l'information sur la contraception d'urgence; 2013. www.has-sante.fr/portail/upload/docs/application/pdf/2013-04/contraception_durgence_-_fiche_de_synthese.pdf

[2] Ministère des Affaires sociales et de la Santé. Interruption volontaire de grossesse médicamenteuse hors établissement de santé. Livret d'information à l'attention des médecins et des sages-femmes. Février 2017. ivg.gouv.fr/IMG/pdf/guide_ivg_hors_etablissement_2017-2.pdf

Fiche
151

Risque épidémique et biologique

Points importants

- **L'évolution d'une épidémie dépend en grande partie de la prise en charge précoce des premiers patients suspects.**
- **Les 5 axes majeurs de la prise en charge d'un patient suspect d'infection à risque épidémique et biologique sont : dépister, protéger, prendre en charge, alerter, orienter.**
- **Patient suspect = symptomatologie compatible et exposition compatible (géographie, délai d'incubation).**
- **Ne pas méconnaître un diagnostic alternatif, souvent plus probable et potentiellement grave (paludisme).**
- **Une fois le patient suspect identifié, les mesures de protection permettent de protéger le soignant et la collectivité en général.**
- **Fait l'objet de recommandations professionnelles multidisciplinaires opérationnelles intitulées : « Procédure générique standardisée de prise en charge par les médecins de première ligne des patients suspects d'infections à risque épidémique et biologique (REB) – les 10 points clés » [1].**
- **La pandémie du COVID-19 fait l'objet d'un chapitre spécifique dans cet ouvrage (voir chapitre 66)**

Définitions

- Épidémie : développement et propagation rapide d'une maladie contagieuse, le plus souvent d'origine infectieuse, dans une population.
- Pandémie : épidémie mondialisée.
- Agent infectieux à risque épidémique et biologique (REB) : agent pathogène naturel ou modifié (bactérie, virus, champignon, parasite) pouvant potentiellement entraîner une pathologie infectieuse possiblement grave avec un risque de transmission communautaire ou nosocomiale.

Prise en charge

Organisation des institutions impliquées

- Au niveau national, Santé publique France (SpF) est un centre de référence et d'expertise en santé publique ayant pour mission de protéger efficacement la santé des populations :
  – surveillance épidémiologique et veille;

- dispositifs de prévention et de préparation à l'urgence sanitaire;
- mesure de l'état de santé de la population.

• Au niveau régional, les agences régionales de santé (ARS) assurent les missions suivantes :
  - organisation de la réponse aux urgences sanitaire et gestion des crises sanitaires;
  - actions de prévention en santé publique;
  - veille et sécurité sanitaire.
• Au niveau zonal (16 zones en France métropolitaine et 3 zones en outre-mer), les établissements de santé de référence (ESR) remplissent les missions suivantes :
  - assistance technique à l'ARS de zone;
  - expertise technique sur la préparation à la gestion des crises et des situations sanitaires exceptionnelles;
  - actions de formation à la gestion des situations sanitaires exceptionnelles;
  - organisation de la prise en charge médicale des patients, des examens biologiques, radiologiques, toxicologiques proposée aux ARS de zone;
  - diagnostic et prise en charge thérapeutique des patients.

Diagnostic

• Dépistage : conjonction de symptômes compatibles (fièvre, signes respiratoires) et d'une exposition compatible (zone géographique et délai).
• Sensibilisation préalable des soignants au risque épidémique et biologique (rôle de l'infirmière organisatrice de l'accueil).
• Classement du patient suspect :
  - réalisé en concertation entre le médecin de première ligne, le médecin régulateur du SAMU–centre 15, l'infectiologue référent de l'établissement ou de l'ESR ou de la SpF;
  - le patient est classé en :
    - « cas exclu » : la prise en charge médicale peut continuer avec les mesures de précautions d'hygiène habituelle,
    - « cas de patient suspect RFB » : application de mesures d'hygiène proposées,
    - « cas possible » restant en vigueur jusqu'à la levée du doute : organisation du transport du patient et de sa prise en charge dans un ESR ou un établissement de santé habilité avec un transport sécurisé organisé par le SAMU territorialement compétent (vecteur adapté et personnel protégé). La traçabilité des personnels soignants est établie.
• Principales épidémies concernées :
  - arboviroses : Lassa, Ebola, chikungunya, dengue, Zika;
  - grippes aviaires.
• Principaux syndromes cliniques des agents de bioterrorisme : ils sont présentés dans le tableau 151.1.

Tableau 151.1 Tableau des principaux syndromes cliniques des agents de bioterrorisme.

Variole (transmission contact et respiratoire)	Charbon, forme pulmonaire (si inhalation de spores)	Botulisme (si dissémination aérosol)	Peste pulmonaire (si inhalation)
– Tout cas suspect est une suspicion d'acte de bioterrorisme – Incubation 12 j – Phase prééruptive, très contagieuse : • syndrome grippal • prostration • faciès vultueux • injection conjonctivale – Phase éruptive : • énanthème • éruption généralisée, lésions du même âge	– Durée d'incubation : 1 à 6 j, jusqu'à 60 j après inhalation – Pas de transmission interhumaine – Médiastinite hémorragique, hémoptysie – 95 % de mortalité	– Infection neuro-paralysante – Syndrome anticholinergique avec atteinte neuro-motrice	– Primitive ou secondaire à une bactériémie – Contagieuse – Pneumopathie d'apparition brutale – Décès fréquent

- Diagnostic biologique : la confirmation ou l'infirmation microbiologique du diagnostic suspecté ne doit pas retarder la recherche d'un diagnostic alternatif. Les prélèvements sont envoyés, après accord préalable, au Centre national de référence du pathogène (CNR), ou vers les laboratoires P2 ou P3 des établissements de santé correspondants. Conditionnement triple emballage. Limiter les prélèvements.
- Diagnostic différentiel : ne pas méconnaître un diagnostic alternatif dont le retard de prise en charge thérapeutique pourrait avoir des conséquences graves +++. Évoquer les pathologies infectieuses correspondant à la zone d'exposition en fonction de la région géographique. Paludisme à envisager systématiquement.

Traitement

Mesures de protection

- patient suspect : mise en place de mesures de protection en l'absence d'urgence vitale avant tout contact (tableau 151.2);

Tableau 151.2 Mesures barrières AIR et CONTACT dans l'hypothèse d'une infection à virus respiratoire émergent.

Mesures de protection individuelle
– Port d'un appareil de protection respiratoire (APR) de type FFP2 – Port de surblouse à usage unique, avec un tablier plastique en cas de soins à risque d'être mouillant ou souillant – Hygiène des mains par désinfection avec produit hydro-alcoolique avant et après les soins – Port de lunettes de protection lors des gestes à risque de projection (intubation, prélèvements naso-pharyngés…) – Port systématique de gants à usage unique
Isolement du patient
– Isolement géographique du malade en box ou chambre individuelle, avec un renouvellement d'air correct et, si possible, un sas (pour l'habillage et le déshabillage des intervenants auprès du patient). Une chambre à pression négative sera utilisée si un tel équipement est disponible – S'il est indispensable pour le malade de quitter sa chambre, lui faire porter un masque chirurgical et réaliser une friction des mains avec le produit hydro-alcoolique et limiter la durée du déplacement (pas d'attente sur le site des investigations complémentaires)

- traitement symptomatique : prise en charge thérapeutique la plus précoce possible du patient avec mesures de réanimation si nécessaire;
- traitement curatif dépendant de l'agent REB identifié.

RÉFÉRENCE

[1] Mission COREB nationale. Procédure générique standardisée de prise en charge par les médecins de première ligne des patients suspects d'infections à risque épidémique et biologique (REB) – les 10 points clés. In : 30 mai. 2018 www.sfmu.org/upload/consensus/coreb-procgen_180501.pdf

Fiche 152

Exposition nucléaire radiologique et chimique

Points importants

- **Des plans de secours spécialisés concernent le risque nucléaire et radiologique et le risque chimique pour le préhospitalier (en lien avec le plan ORSEC) et l'hôpital (en lien avec le plan ORSAN).**
- **Le risque nucléaire et radiologique industriel naturel est omniprésent : productions civile et militaire ; transports de matières chimiques radioactives ; catastrophes naturelles. Il existe également un risque terroriste : bombe sale ou attaque d'une centrale nucléaire.**
- **Il existe trois types d'exposition aux rayonnements ionisants :**
  - **l'irradiation externe liée à une source de rayonnement extérieure et à distance du patient ;**
  - **la contamination externe dont la source de rayonnement se trouve sur le patient (vêtements, peau ou muqueuse) ;**
  - **la contamination interne par ingestion/inhalation de la source de rayonnement.**
- **Le risque chimique est industriel ou terroriste [1].**
- **Il existe des antidotes pour certains agents chimiques.**

Définitions

- La radioactivité est produite par la désintégration des noyaux d'atomes. Elle provoque :
  - des rayonnements gamma à fort pouvoir de pénétration mais qui ne transfèrent que peu d'énergie ;
  - des rayonnements alpha à une très faible pénétration mais transférant beaucoup d'énergie ;
  - des rayonnements bêta, intermédiaires, pénétrant de quelques centimètres les tissus avec un transfert important d'énergie.
- Les agents chimiques sont de plusieurs types : neurotoxiques organophosphorés, vésicants, suffocants, toxiques cellulaires, stimulants du système nerveux central ou incapacitants.

Typologie des accidents

Penser à une exposition nucléaire, radiologique ou chimique, devant une « épidémie » de patients ayant des symptômes identiques : respiratoires, cutanés, oculaires, brûlures. Alerter la hiérarchie.

- Expositions radiologique et nucléaire [2] :
  - accident lors de la manipulation d'une source radioactive (médicale ou industrielle);
  - mauvais confinement des sources radioactives (industrie et centrale nucléaire);
  - accident de centrale nucléaire;
  - vol ou perte de sources radioactives.
- Expositions chimiques :
  - arme chimique ou terrorisme;
  - expositions accidentelles; accident dans un site industriel;
  - substances (tableau 152.1).

Prise en charge d'une exposition radionucléaire

- Décontamination :
  - décontamination du sujet irradié par des équipes spécialisées du rayonnement afin de limiter les réactions cutanées et d'éviter la contamination interne;

Tableau 152.1 Tableaux cliniques réalisés lors des intoxications par agents chimiques.

Substances	Toxidrome
Agents suffocants ou asphyxiants : chlore, chloropicrine, phosgène	– Irritation au niveau oculaire, ORL, trachée et bronches – Œdème de la glotte, toux, dyspnée, cyanose – Hypoxie par altération de la membrane alvéolo-capillaire – OAP lésionnel avec hémoptysie jusqu'au SDRA retardé) – Signes généraux
Agents neurotoxiques organophosphorés : – agents G (sarin, cyclosarin, soman, tabun), liquides volatils : danger par voie percutanée et par vapeur – agents V ou A (VX ou VR) : danger percutané	– Exposition faible : triade myosis, rhinorrhée, bronchospasme – Exposition à de fortes concentrations : hypersécrétion, fasciculations et myoclonies, paralysie des centres respiratoires, troubles cardiovasculaires, crises convulsives généralisées, décès en quelques minutes
Agents vésicants : ypérite, lewisite	– Irritation sévère de la peau, des yeux et des muqueuses, en particulier au niveau des voies respiratoires – Brûlures, vésications et nécroses – Bronchospasme, OAP lésionnel – SDRA en 24–48 heures – Atteinte digestive et hématologique

OAP : œdème aigu pulmonaire; SDRA : syndrome de détresse respiratoire aigu.

– déshabillage complet avec mise à l'abri de ses effets personnels (élimine 90 % de la contamination);
– lavage corporel (douche pour compléter la décontamination);
– utilisation de substances aux pouvoirs d'absorption (alginate, hydroxyde d'aluminium) pour réduire la contamination interne.
- Traitement :
  – non spécifique;
  – en cas d'irradiation globale, prise en charge des patients comme les patients en anaplasie médullaire;
  – en cas d'irradiation partielle, prise en charge comparable à celle des grands brûlés.

Prise en charge des expositions chimiques (figure 152.1)

- Décontamination :
  – détection par le service spécialisé sur le terrain pour identifier la famille chimique du toxique;

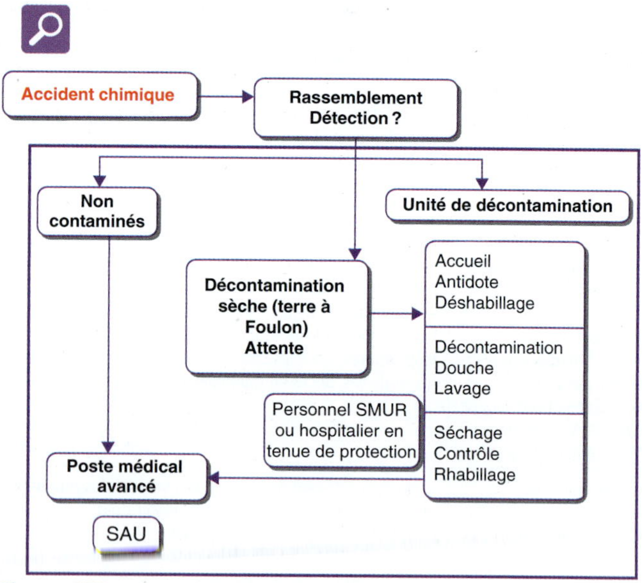

Figure 152.1 Organisation de la prise en charge d'une exposition chimique.

- mise en place de mesures de protection individuelles et collectives;
- protection des intervenants, retrait des victimes de la zone dangereuse, maintien des fonctions vitales, décontamination et, enfin, recours éventuel aux antidotes;
- décontamination sèche par autodécontamination à l'aide de poudrage (terre à foulon), déshabillage partiel encadré par du personnel protégé;
- décontamination humide avec marche en avant, accueil, déshabillage, douche, séchage, contrôle et rhabillage.

• Traitement :
- non spécifique pour le maintien des fonctions vitales;
- spécifiques selon la nature de l'agent;
- organophosphorés : antagonisés par la pralidoxime, l'atropine et le diazépam;
- troubles respiratoires provoqués par les vésicants : inhalation de β2-mimétiques;
- lésions cutanées : soins spécialisés identiques aux grands brûlés;
- intoxication par le cyanure : hydroxocobalamine;
- antidote de la lewisite est le British anti-lewisite (BAL), chélateur de métaux lourds;
- suffocants : la réanimation respiratoire est entreprise. Le danger de contamination secondaire des personnels soignants est minime dans ce cas;
- incapacitants : utilisation de benzodiazépines.

RÉFÉRENCES

[1] Laroche P, Gagna G, Castagnet X, Amabile JC. Risque radiologique : prise en charge médicale des victimes d'accidents radiologiques. Encycl Méd Chir 2013; 8(4) : 1–12. (Elsevier, Paris). Médecine d'urgence. article 25-030-H-60.
[2] Baker DJ, Telion C, Carli P. Organisation médicale face au terrorisme toxique. MAPAR 2004; 387–97.

Fiche 153

Agressions collectives par armes de guerre

Points importants

- **Les recommandations s'appuient largement sur le vade-mecum portant sur les agressions collectives par armes de guerre rédigé à la demande de la Direction générale de la santé en mars 2018 [1].**
- **Ce vade-mecum a fait l'objet d'un travail collaboratif entre les services de santé des armées et le Collège national de l'urgence hospitalière.**
- **Ce chapitre a pour objectif de reprendre les points apparus comme les plus importants de ce vade-mecum, ils sont donc repris le plus souvent à l'identique. Il en va de même pour les figures et tableaux.**

Plans et organisations des secours médicaux

Voir « Organisation des structures d'urgence en France ».

Un plan ORSEC NOVI « attentat » interservices (forces de l'ordre, SAMU et pompiers) doit être établi pour chaque département. Il prévoit notamment l'intervention et la répartition des équipes médicales en cas d'événement multisite. Les particularités de ce plan sont les suivantes :

- SAMU et secouristes sont des forces concourantes aux forces de l'ordre;
- le partage de l'information en interservices et avec les équipes de terrain est fondamental;
- engagement raisonné des moyens dans un contexte d'un événement multisite, potentiel ou avéré, et de risque de sur-attentat;
- le SAMU zonal coordonne les renforts au sein de chaque secteur à partir des SAMU-SMUR situés en périphérie de chaque site et la mobilisation des structures hospitalières;
- un zonage rapide et correct pour à la fois ne pas exposer les secours au danger, mais ne pas non plus retarder l'accès aux victimes. Initié par les primo-intervenants, il relève ensuite de l'expertise des forces de l'ordre. Les secours et équipes médicales interviennent en zone de soutien (verte), et des « couloirs d'extraction » peuvent permettre ponctuellement et le plus brièvement possible leur engagement sous protection policière en zone contrôlée (orange). La zone d'exclusion (rouge) est réservée aux forces de l'ordre.

Principe de régulation au centre 15

- Récupérer rapidement des informations fiables : nombre et localisation précise des sites attaqués, nombre de victimes visibles ou estimé, zones et axes à risque ou sous le feu, présence de terroristes, d'engins explosifs.

- Engagement raisonné des moyens (risque de sur-attentat, poursuite de l'activité habituelle).
- Appui du SAMU de zone.
- Communication interservices : essentielle.
- Communication précise avec les équipes de terrain : lieux et axes sécurisés, et évolution ultérieure.
- Évacuation des EU la plus rapide possible vers le plateau technique adapté sans passer par le poste médical avancé ou PMA *(« scoop, care, sort and run »)*; l'établissement d'un PMA n'est donc pas systématique. Il peut servir à accueillir les urgences relatives (UR) et, en cas de très nombreuses urgences absolues (UA), à commencer à traiter les UA les moins graves en attendant leur évacuation.
- Régulation des évacuations par « lots » et non pas nominativement, et mutualisation des moyens d'évacuation (plusieurs victimes par vecteur); évacuations en convoi (sans retarder les prises en charge urgentes) et idéalement sous protection policière.

Spécificités des armes de guerre : projectiles, explosions

Selon le document *Agressions collectives par armes de guerre - Conduite à tenir pour les professionnels de santé* des ministères de l'Intérieur, des Armées, des Solidarités et de la Santé :

- « La reconstitution du trajet d'une plaie par balle et les hypothèses de lésions en fonction de l'aspect des orifices et de leurs nombres sont très aléatoires. »
- « La prise en charge est identique à tout polytraumatisé ou polyblessé : selon l'adage de Lyndsey, "on traite une plaie et non une arme. »
- « Le bilan lésionnel se fait au mieux par un scanner en particulier pour les polycriblages et les traumatismes par explosion (si le patient est stable ou stabilisé). »
- « Toute plaie par projectile est souillée et impose un parage large et une non-fermeture immédiate. »
- « La seule exception au parage est le polycriblage qui nécessite un brossage à la Bétadine® sans exciser tous les orifices et en ne parant que les plus gros. »
- « La réanimation d'un polyblessé par explosion n'a pas de spécificité. L'otoscopie n'a de valeur que pour le diagnostic du *blast* sans lien avec sa gravité. »

Principes du *damage control*

- C'est une stratégie développée par les chirurgiens militaires pour le traitement des blessés par armes de guerre et qui a permis d'en diminuer la mortalité de manière significative.

- Il se caractérise par une prise en charge en trois temps :
  - un temps de réanimation, débuté dès le terrain, pour lutter contre la triade létale – coagulopathie, acidose métabolique, hypothermie – et rétablir une stabilité physiologique ;
  - un temps chirurgical précoce d'hémostase et aussi de coprostase et d'aérostase ;
  - un temps de réparation chirurgicale définitive secondairement.
- Il s'appuie d'une part sur les acteurs de terrain en capacité d'effectuer des gestes d'hémostase externe, d'autre part sur une organisation fondée sur le triage permettant de prioriser les blessés nécessitant une chirurgie urgente.
- Il doit être envisagé pour tous les traumatisés graves et présente peu d'inconvénients à être une technique utilisée par excès.

Triage et régulation des afflux

Selon le document *Agressions collectives par armes de guerre - Conduite à tenir pour les professionnels de santé* des ministères de l'Intérieur, des Armées, des Solidarités et de la Santé :

- « Le triage est un acte médico-organisationnel dynamique qui s'inscrit tout au long de la chaîne, visant à établir les priorités de traitement lors de la prise en charge d'un afflux de blessés. »
- « Le triage permet de répartir les victimes en groupes homogènes selon le niveau d'urgence chirurgicale, permettant de préserver au mieux le pronostic vital et fonctionnel du plus grand nombre. »
- À chaque étape de prise en charge un triage est effectué (tableau 153.1).

Tableau 153.1 Triage selon l'étape de prise en charge.

Étape de prise en charge	Type de triage	Objectifs	Outil
Temps secouriste	Repérage secouriste	Identification des valides, invalides sans détresse et invalides présentant une détresse	Méthode STARTlike : rouge, jaune, vert, noir
Prise en charge SMUR	Triage médical	Priorisation des soins et des évacuations	Catégorisation UA (EU/U1), UR
Accueil hospitalier	Triage médico-chirurgical	Priorisation des soins médicaux, de l'imagerie, des traitements chirurgicaux	Catégorisation UA (EU/U1), UR
Prise en charge hospitalière	Filière de soins	Évaluation générale du niveau de gravité	Catégorisation par type de service d'hospitalisation : [illegible], CHIR/MED, AMBU

AMBU : ambulatoire ; CHIR/MED : chirurgie/médecine ; EU : extrême urgence ; REA : réanimation ; U : urgence ; UA : urgence absolue ; UR : urgence relative.
Source : *Agressions collectives par armes de guerre - Conduite à tenir pour les professionnels de santé.* Ministère de l'Intérieur, ministère des Armées, ministère des Solidarités et de la Santé ; 2018, p. 73.

Triage et gestes secouriste sur la zone d'extraction

- Triage secouriste (tableau 153.2).
- Gestes secouriste de l'avant : algorithme « MARCHE » (figure 153.1).
- Le meilleur moyen d'hémostase d'une hémorragie de membre en ambiance peu sécurisée est le garrot (<2 h = complications exceptionnelles).
- Les garrots de type tourniquet et pneumatiques sont à privilégier, idéalement 5 cm en amont de la lésion la plus proximale. Un second peut être posé en amont si le premier est inefficace. Noter l'heure de pose et vérification régulière de son efficacité.
- Les règles de conversion d'un garrot de l'avant (avant la fin de la 2e heure) ainsi que l'utilisation du garrot, de la ceinture pelvienne et des pansements hémostatiques sont détaillées dans le vade-mecum [1].

Tableau 153.2 Code couleur du repérage secouriste.

Code couleur	État et devenir immédiat de la victime
(noir)	Victimes dont le décès ne fait aucun doute (tête séparée du tronc, victime déchiquetée, victime démembrée)
(rouge)	Victimes qui ont perdu connaissance et victimes conscientes qui présentent une détresse vitale évidente (Fr > 30 ou Fc > 120 chez l'adulte) Elles doivent faire l'objet d'une prise en charge médicale en priorité au PRV ou au PMA, les premiers gestes immédiats pouvant être réalisés
(jaune)	Victimes conscientes qui ne peuvent pas se déplacer par leurs propres moyens et qui ne présentent pas de signes de détresse vitale Elles doivent bénéficier d'un examen médical dès que possible, après acheminement vers un PRV ou un PMA
(vert)	Victimes valides, capables de se déplacer avec ou sans aide à la marche Elles seront dirigées vers une zone sécurisée où elles seront rassemblées et bénéficieront, secondairement, d'une prise en charge médicale

PMA : poste médical avancé ; PRV : point de rassemblement des victimes.
Source : *Agressions collectives par armes de guerre - Conduite à tenir pour les professionnels de santé.* Ministère de l'Intérieur, ministère des Armées, ministère des Solidarités et de la Santé ; 2018, p. 73.

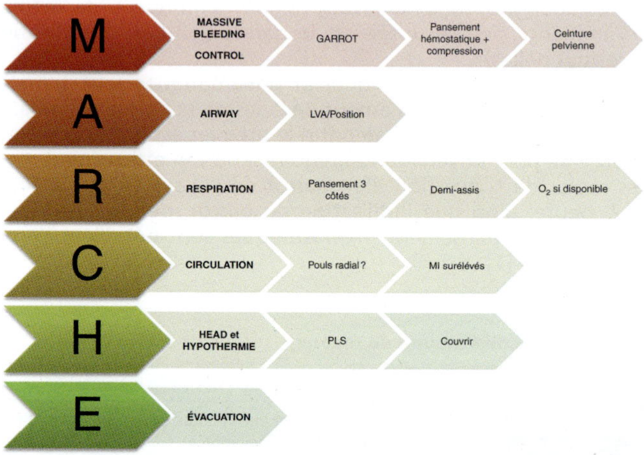

Figure 153.1 Processus de prise en charge secouriste à l'avant : MARCHE.
Source : Agressions collectives par armes de guerre - Conduite à tenir pour les professionnels de santé. *Ministère de l'Intérieur, ministère des Armées, ministère des Solidarités et de la Santé ; 2018, p. 83.*

Tri médical préhospitalier et hospitalier

Catégorie de tri	État de la victime	Devenir
EU	Détresse vitale (circulatoire ou respiratoire) nécessitant une prise en charge immédiate	Évacuation immédiate Prise en charge immédiate
UA (éventuellement U1 en hospitalier)	Risque vital ou fonctionnel si pas de prise en charge rapide	Évacuation la plus rapide possible Prise en charge rapide
UR (éventuellement déclinées en U2 et U3 en hospitalier)	Pas de risque vital	Évacuation après les UA Prise en charge secondaire
Victime impliquée	Pas de blessure physique	Prise en charge par la CUMP et les associations de secourisme
Victime décédée	Victime décédée	Prise en charge par la police scientifique

CUMP : cellule d'urgence médico-psychologique ; EU : extrême urgence ; U : urgence ; UA : urgence absolue.

Damage control préhospitalier

Selon le document *Agressions collectives par armes de guerre - Conduite à tenir pour les professionnels de santé* des ministères de l'Intérieur, des Armées, des Solidarités et de la Santé :

- « La très grande majorité des décès liés à une hémorragie massive surviennent avant l'arrivée à l'hôpital et près d'un quart d'entre eux est dû à des lésions qui, plus précocement traitées, n'auraient pas entraîné le décès. »
- « Le *damage control* préhospitalier, inscrit dans une stratégie collective et multidisciplinaire, vise à traiter précocement, sommairement et efficacement les lésions rapidement mortelles tout en assurant un transport rapide vers la structure de soins adaptée à l'orientation lésionnelle clinique. »
- « Les principes du *damage control* préhospitalier sont de : réaliser les gestes d'hémostase externe, contrôler l'hypothermie, assurer l'oxygénation et maintenir la perfusion tissulaire, optimiser l'hémodynamique et l'hémostase dès la prise en charge sur le terrain. »
- « L'"hypotension permissive" vise à d'une part assurer une perfusion tissulaire suffisante, d'autre part limiter le volume de remplissage pour minimiser la dilution des facteurs de coagulation avec comme objectif de pression artérielle systolique : 80 mmHg et, pour les traumatisés crâniens graves, un objectif de pression artérielle moyenne $\geq$80 mmHg. »
- « L'administration de vasopresseur (noradrénaline, voir Fiche 4) doit être précoce (dès les 1 000 mL de solutés) évitant ainsi la dilution des facteurs de la coagulation, acidose hyperchlorémique. »
- « L'administration d'un antifibrinolytique (acide tranéxamique 1 g IV) est recommandée de manière systématique dans les 3 premières heures suivant le traumatisme ; la transfusion préhospitalière de produits sanguins labiles peut être discutée au cas par cas, mais ne doit jamais retarder l'évacuation de la victime. »

Accueil hospitalier du blessé par armes de guerre

Selon le document *Agressions collectives par armes de guerre - Conduite à tenir pour les professionnels de santé* des ministères de l'Intérieur, des Armées, des Solidarités et de la Santé :

- « À la phase intrahospitalière, le *damage control* est le prolongement direct des mesures prises dès le préhospitalier et poursuivies de l'admission à la chirurgie à la réanimation péri-opératoire ; l'objectif n'est pas la normalisation des fonctions vitales, mais le maintien en vie du patient jusqu'à l'hémostase chirurgicale, sans retarder l'accès au bloc opératoire. »
- « Le conditionnement du patient comprend la protection thermique, la mise en place de voies veineuses périphériques (voire centrales de gros calibre), d'un cathéter artériel permettant

le monitorage de la pression artérielle sans retarder le geste chirurgical, et l'intubation après induction en séquence rapide, en utilisant des hypnotiques adaptés à l'état hémodynamique. La ventilation mécanique est protectrice (VT de 6 à 8 $mL.kg^{-1}$ de poids idéal théorique et une pression expiratoire positive d'au moins 5 cmH_2O). »

- « Le remplissage vasculaire, assuré en premier lieu par des cristalloïdes, est limité et réalisé préférentiellement par la transfusion de produits sanguins labiles en urgence vitale immédiate ; il se limite à un objectif de pression artérielle systolique de 80 mmHg tant que l'hémostase chirurgicale n'est pas réalisée, et est soutenu, à partir de la perfusion de 1 000 mL, par l'introduction de la noradrénaline (voir Fiche 4) au PSE. »
- « La réponse médicochirurgicale hospitalière nécessite une conduite opérationnelle pilotée, selon le plan AMAVI, par un état-major médical, sous la responsabilité éventuelle d'un directeur médical de crise, qui propose au directeur et au président de la commission médicale d'établissement (CME) une réorganisation des soins pour faire face à la situation sanitaire exceptionnelle. »

Prise en charge péri-opératoire du blessé par armes de guerre et stratégie transfusionnelle

Selon le document *Agressions collectives par armes de guerre - Conduite à tenir pour les professionnels de santé* des ministères de l'Intérieur, des Armées, des Solidarités et de la Santé :

- « L'hémorragie est la première cause de mortalité évitable après blessure par armes de guerre. La rapidité de la correction par transfusion de CGR en groupe O dans l'attente de la détermination du groupe du receveur, est un facteur d'amélioration de la survie. »
- « Le maintien d'un hématocrite élevé concourt à la constitution d'un caillot et une hémoglobinémie de 11 g/dL à l'arrivée du patient à l'hôpital est considérée comme un facteur prédictif de transfusion massive. »
- « La correction de la coagulopathie doit commencer le plus tôt possible selon un ratio plaquettes/plasma/CGR se rapprochant de 1/1/1 (ce qui correspond à une unité plaquettaire pour 6 CGR). »
- « L'utilisation précoce des thérapeutiques adjuvantes (acide tranéxamique, fibrinogène, corrections de l'hypothermie, de l'hypocalcémie et de l'hypocalcémie) et le monitorage rapide de l'hémostase (idéalement basé sur la thromboélastographie) trouvent toute leur place afin de limiter les effets adverses de la transfusion massive. »
- « La mise en œuvre d'une stratégie transfusionnelle adaptée au volume et à la gravité des blessés pris en charge passe par le repérage des blessés hémorragiques, le respect strict des règles d'identitovigilance, une gestion rigoureuse des stocks et une planification des besoins en fonction de la gravité de chaque patient. »

Damage control chirurgical

Selon le document *Agressions collectives par armes de guerre - Conduite à tenir pour les professionnels de santé* des ministères de l'Intérieur, des Armées, des Solidarités et de la Santé :

- « À l'échelle individuelle, la décision de réaliser une procédure de *damage control* chirurgical doit être prise avant l'intervention ou peu de temps après le début de l'intervention sur des critères physiologiques et lésionnels. »
- « L'indication d'une procédure de *damage control* chirurgical peut être collective, en cas d'afflux saturant ou non, afin d'écourter le temps opératoire, d'augmenter les capacités de prise en charge, de limiter et de prévenir un phénomène de saturation. »
- « L'ensemble des gestes chirurgicaux ne doit pas excéder 60 minutes. »
- « Les réparations sont temporaires voire sommaires et visent essentiellement à réaliser l'hémostase, contrôler le sepsis, restaurer l'hématose et la vascularisation, immobiliser les membres et prévenir l'engagement cérébral. »
- La fermeture est temporaire.

Spécificités pédiatriques du *damage control*

Selon le document *Agressions collectives par armes de guerre - Conduite à tenir pour les professionnels de santé* des ministères de l'Intérieur, des Armées, des Solidarités et de la Santé :

- « Au-dessous de l'âge de 10 ans, les enfants victimes de blessures par armes de guerre présentent des lésions plus sévères et un taux de traumatismes crâniens plus élevé que les adultes. »
- « La fragilité particulière des enfants aux saignements, à l'hypothermie et à l'hypoxie en fait une priorité de traitement. »
- « La surveillance de la fréquence cardiaque et le pincement de la différentielle tensionnelle, sont un meilleur reflet des pertes sanguines que la mesure de la pression artérielle non invasive, qui est longtemps conservée grâce aux qualités particulières du tonus sympathique du jeune enfant, et qui doit être mesurée avec un brassard adapté. »
- « La prise en charge des détresses hémodynamiques avec, comme objectifs minimums, une pression artérielle moyenne de 45 mmHg avant 2 ans et de 55 mmHg après 2 ans (+ 10 mmHg en cas de traumatisme crânien), passe par un bolus de 10 mL/kg de cristalloïdes isotoniques ou de macromolécules, éventuellement soutenu par un vasoconstricteur comme la noradrénaline, et suit les mêmes règles de transfusion et de correction de la coagulopathie que pour les adultes. »
- « Du fait des capacités d'hémostase spontanée du foie et de la rate chez l'enfant, le *packing* est le geste à privilégier en cas de laparotomie pour contrôle hémorragique. »

Prise en charge médico-psychologique des victimes d'attentat

Selon le document *Agressions collectives par armes de guerre - Conduite à tenir pour les professionnels de santé* des ministères de l'Intérieur, des Armées, des Solidarités et de la Santé :

- « De présentations diverses, avec un vécu particulier à chacun, la rencontre traumatique, définie comme l'instant fugace et violent d'un péril vital ressenti ou observé chez un tiers, est une rupture dans l'existence d'un sujet et demande une prise en charge « sur mesure ».
- « Le soutien médico-psychologique des blessés psychiques ou des impliqués s'articule en respectant trois temps : des soins immédiats ayant pour objectifs de soulager la souffrance psychique éprouvée, des soins post-immédiats consistant en un débriefing médico-psychologique débouchant sur un protocole de prise en charge individuel, et une prise en charge à distance débutant par un bilan des répercussions et visant à diminuer la virulence du syndrome de répétition traumatique. »
- « Les procédures de réparation, l'accompagnement des conséquences socio-professionnelles et le soutien à l'entourage occupent une place importante dans le parcours de soins des blessés psychiques. »
- « L'accent doit être mis sur la sensibilisation de la population exposée à un événement potentiellement traumatique, la formation des professionnels de santé et la systématisation des modalités de repérage chez les blessés psychiques potentiels et des modalités de prise en charge globale n'excluant pas certaines techniques au profit d'autres. »

RÉFÉRENCE

[1] Agressions collectives par armes de guerre - Conduite à tenir pour les professionnels de santé. Ministère de l'Intérieur, ministère des Armées, ministère des Solidarités et de la Santé ; 2018, 230 p. solidarites-sante.gouv.fr/IMG/pdf/Agressions-collectives.pdf

Partie VI

Annexes

Techniques

Fiche 154

Voies d'abord

Points important

- La pose d'un cathéter veineux périphérique (CVP) est un acte de soin réalisé sur prescription médicale écrite, datée et signée.
- Son utilisation est fréquente et peut être à l'origine d'infections locales ou systémiques potentiellement sévères.
- Hygiène des mains et ports de gants (prévention AES).
- Le choix de la voie et de la taille du cathéter dépend des objectifs thérapeutiques.

Définitions

La mise en place d'une voie d'abord permet de disposer d'un abord veineux à visée diagnostique et/ou thérapeutique.

Voie veineuse périphérique (VVP)

Choix du site

- Privilégier un site d'insertion aux membres supérieurs plutôt qu'aux membres inférieurs.
- Il est recommandé de ne pas insérer un cathéter :
  - en regard d'une articulation;
  - à proximité de lésions cutanées infectieuses suintantes.
- Il est fortement recommandé de ne pas insérer un cathéter sur un membre :
  - sur lequel un curage ganglionnaire ou une radiothérapie a été réalisé;
  - sur lequel une tumeur maligne a été diagnostiquée;
  - sur lequel une fistule artérioveineuse a été réalisée;
  - sur lequel une prothèse orthopédique a été posée;
  - paralysé;
  - porteur d'une phlébite.

Choix de la taille du cathéter (tableau 154.1)

Tableau 154.1 Choix de la taille du cathéter.

Code couleur	Gauge (G)	Longueur (mm)	Débit max. mL/min	Indications courantes
Orange	14	45	330	En urgence pour réaliser des transfusions sanguines ou des perfusions de liquide visqueux ou de remplissage rapide

(*Suite*)

Tableau 154.1 Suite.

Gris	16	45	215	En urgence pour réaliser des transfusions sanguines ou des perfusions de liquide visqueux ou du remplissage
Vert	18	30 45	105 97	Transfusion sanguine Perfusion de volumes importants de fluides ≥ 3 L/j
Rose	20	30 48	62 55	Perfusions courantes de 2 à 3 L/j
Bleu	22	25	36	Perfusions en pédiatrie et adultes à petites veines
Jaune	24	19	24	Veines de faible calibre (pédiatrie, néonatologie, gériatrie)

Technique (voir encadré ci-dessous)

Technique de pose d'un CVP

- Faire une friction des mains avec une solution hydro-alcoolique (SHA).
- Préparer le matériel.
- Mettre en place la protection.
- Repérer la veine.
- Faire une friction des mains avec une solution hydro-alcoolique.
- Réaliser l'antisepsie en 5 temps (2 en cas de peau saine et indication de courte durée).
- Mettre en place le garrot.
- Mettre des gants à usage unique, ou gants stériles si le site d'insertion doit faire l'objet d'une palpation après l'antisepsie cutanée.
- Piquer la veine, puis la cathétériser tout en reculant le trocart.
- S'assurer d'un retour veineux.
- Ôter le garrot en place.
- Évacuer immédiatement le mandrin métallique dans le container (DASRI).
- Raccorder le prolongateur avec le robinet trois voies préalablement purgé, ou rincé.
- Mettre le bouchon obturateur.
- Fixer avec les bandelettes adhésives.
- Mettre un pansement adhésif occlusif, transparent et stérile.
- Ôter les gants et les évacuer.
- Faire une boucle de sécurité.
- Éliminer les déchets.
- Faire une friction des mains avec une SHA.

Changement de cathéter [1]

- Il est recommandé de changer ou de retirer le cathéter :
  - dès que possible, si posé dans des conditions incorrectes d'asepsie;
  - après évaluation quotidienne de la pertinence du maintien du dispositif;
  - en cas de complications locales ou générales;
  - en cas de souillure, de fuite ou d'écoulement;
  - au maximum toutes les 96 heures chez l'adulte;
  - chez le(la) patient(e) au capital veineux limité et pour l'enfant, sur prescription médicale et sous réserve d'une surveillance attentive du site d'insertion et en l'absence de complication, il est possible de laisser le cathéter en place au-delà de cette durée en assurant une traçabilité et en argumentant le motif.
- Le prolongateur est changé en même temps que le cathéter car il est considéré comme faisant partie de celui-ci.
- Il est recommandé de changer le dispositif de perfusion (tubulures et annexes) :
  - à chaque changement de cathéter;
  - toutes les 96 heures si le cathéter est laissé en place au-delà de ce délai;
  - immédiatement après une perfusion de produits sanguins labiles;
  - dans les 24 heures, dans le cas d'administration d'émulsions lipidiques.

Complications

Immédiates

- Hématome par perforation veineuse.
- Extravasation du liquide de perfusion.

Secondaires

- Infection locale.
- Lymphangite.
- Septicémie.
- Phlébite du membre supérieur.
- Obstruction du cathéter.

Place de l'échographie

Les recommandations internationales proposent l'échographie en première intention pour les abords vasculaires centraux, notamment au niveau jugulaire. La place de l'échographie pour les voies veineuses périphériques est indiquée après échec de la méthode standard ou si *a priori* difficile.

VVP

- Sonde vasculaire réglée à une profondeur minimale (2 cm) et un gain permettant une lumière vasculaire la plus sombre possible.
- Différenciation artère/veine par la compressibilité de la 2e.
- Choix de la taille du cathéter qui doit être de < 50 % du diamètre de la veine.
- Être bien installé, écran zone de ponction dans le même plan.
- Sonde désinfectée et gel stérile (quantité minimale).
- La main directrice tient le cathéter et l'autre la sonde (qui doit être posée sur un plan fixe pour contrôler la pression appliquée sur la veine).
- Coupe transversale, veine au centre de l'écran.
- Piquer au milieu de la sonde (centre de l'écran) à 1 cm avant la sonde avec un angle de 45°.
- Le cathéter hyperéchogène va apparaître à l'écran (petits mouvements de va-et-vient permettent de le repérer).
- Quand la pointe pénètre dans la veine (retour veineux).
- La rotation à 90° de la sonde permet de visualiser la veine dans son grand axe et le positionnement correct du cathéter.

VVC : jugulaire interne droite (dans l'axe de la VCS)

- Sonde plate sur le SCM classiquement 3 cm au-dessus de la clavicule en coupe transversale ou court axe.
- Position de la veine : au-dessus et en dedans de l'artère carotide, et compressible.
- Le passage en long axe permet de visualiser le guide correctement positionné.

KTA radial

- Réglage profondeur minimale et gain adapté.
- Repérage de l'artère et de ses deux petites veines radiales facilement compressibles en coupe transversale ou court axe.
- Artère centrée au milieu de l'image.
- Possibilité de le faire en grand axe après le repérage en court axe.
- Lorsque l'aiguille est en place, ne pas lâcher la sonde et changer de main pour introduire le guide (elle est suffisamment stabilisée pour ne pas bouger) : risque de déplacement.

Voie intra-osseuse (KTIO)

Indication :

- patient(e) en arrêt cardiaque, après échec de pose de VVP, avant la pose d'une voie centrale;
- alternative à l'abord vasculaire périphérique quand celui-ci ne peut être pratiqué;
- peut rester en place 24 heures.

Voie veineuse centrale

Indications

- État de choc, traumatisme crânien grave.
- Nécessité de perfusion de produit veinotoxique.
- Impossibilité d'accès veineux périphérique (penser au KTIO).

Pas de contre-indication absolue, évaluation B/R.

Échoguidage

Recommandé ++++.

- Possible échorepérage, non stérile avant désinfection cutanée.
- Sonde linéaire haute fréquence.
- Réglage vasculaire.
- Gel non stérile au contact de la sonde, gel stérile au contact du patient.
- **Asepsie stricte.**

KT 3 voies (en général)

- Voie proximale : réservée aux amines, classiquement 18G (débit max 28 ml/min).
- Voie médiale : réservée pour la sédation, idem proximale.
- Voie distale : autres traitements (transfusion, remplissage), 16G (46 ml/min).

Contrôle radio thorax après la pose (PNT).

Choix de la voie

- La pose de VVP est plus rapide, plus facile et moins risquée que la VVC. Dans l'arrêt cardiorespiratoire (ACR), l'ILCOR [2] recommande la VVP, de *flusher* chaque médicament avec au moins 20 cm^3 et de surélever le membre pendant 10 à 20 secondes pour faciliter l'accès à la circulation centrale. Si cet accès est difficile ou impossible, envisager KTIO.
- Dans le choc hémorragique : il est recommandé [3] que la pose d'un cathéter veineux central ne retarde pas le traitement étiologique et la stabilisation hémodynamique (remplissage vasculaire et vasopresseur) de l'état de choc si des voies veineuses périphériques sont disponibles rapidement. L'administration de noradrénaline est recommandée sur une voie veineuse centrale (voir Fiche 4). Cependant, dans un contexte d'urgence, et dans l'attente de la pose d'un accès central, il est recommandé d'utiliser une voie périphérique. La pose d'une voie d'abord intra-osseuse en situation d'urgence apparaît être associée à un temps d'insertion plus court et un taux de succès de pose plus élevé que celle d'un cathéter veineux central lorsqu'un abord veineux périphérique de bon calibre n'est pas possible. D'où la recommandation : en préhospitalier, il faut probablement privilégier l'accès intra-osseux

au cathéter veineux central lorsqu'un abord veineux périphérique de bon calibre est impossible.

- Dans le choc septique, il est recommandé [4] de mettre en place les éléments physiques de la surveillance : voie veineuse centrale, remplissage précoce sur des objectifs prédéterminés, imposant le recueil de paramètres multiples dont certains issus d'une VVC (pression veineuse centrale, SVO_2).
- Dans le choc anaphylactique [5], l'administration de la première dose d'adrénaline doit se faire en intramusculaire.

RÉFÉRENCES

[1] Hajjar J, Aggoune M, Andremont A, et al. Surveiller et prévenir les infections associées aux soins. Hygienes 2010 ; XVIII(4) : 3–167.
[2] Perkins GD, Gräsner JT, Semeraro F, Olasveengen T, Soar J, Lott C, et al. European Resuscitation Council Guidelines 2021 : Executive summary. Resuscitation avr 2021 ; 161 : 1–60.
[3] Duranteau J, Asehnoune K, Pierre S, et al. Recommandations sur la réanimation du choc hémorragique. Anesth Réanimation 2015 ; 1(1) : 62–74.
[4] Lepape A. Choc septique : des recommandations à la pratique. Ann Fr Anesth Réanimation 2007 ; 26(4) : 376–80.
[5] Cardona V, Ansotegui IJ, Ebisawa M, El-Gamal Y, Fernandez Rivas M, Fineman S, et al. World allergy Organization Anaphylaxis Guidance 2020. World Allergy Organ J oct 2020 ; 13(10) : 100472.

Fiche 155

L'ECG et ses pièges

Points importants

- Maîtriser l'interprétation tout en sachant appréhender ses pièges et ses subtilités.
- Rappel de l'ensemble des principales anomalies rencontrées.

Approche méthodique et systématique, règles de réalisation de l'ECG et interprétation

- Indispensable avant même l'analyse de toute anomalie détectée afin de pouvoir assurer l'interprétation du tracé réalisé.
- Rappel des règles de base de la réalisation d'un ECG :
  – vérification de la possibilité d'interpréter le tracé :
    - vitesse et amplitude du tracé : 25 mm/s et 10 mm/mv,
    - le bon positionnement des électrodes (figure 155.1) : ECG 17 ou 18 dérivations,
    - la morphologie des QRS de V1 à V6 (figure 155.2) : avoir une évolution harmonieuse des QRS avec augmentation de l'amplitude de l'onde R de V1 à V4 puis diminution jusqu'en V6 et augmentation de l'amplitude de l'onde S de V1 à V3 puis diminution jusqu'en V6,
    - le parasitage du tracé (tableau 155.1);
  – association à chaque étape de l'analyse (tableau 155.2) :
    - d'un ou plusieurs éléments à observer,
    - des informations à garder en mémoire,
    - des conseils pratiques ou des orientations.

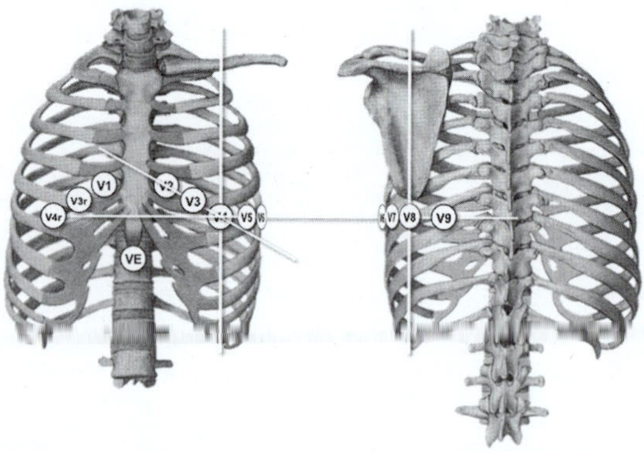

Figure 155.1 Bon positionnement des électrodes.

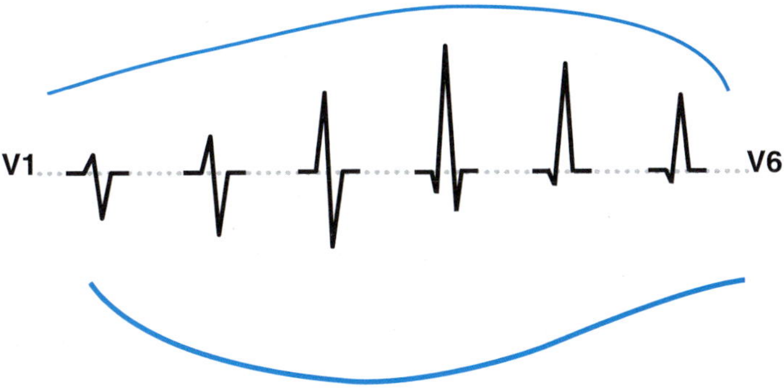

Figure 155.2 Morphologie des QRS de V1 à V6.

Tableau 155.1 Le parasitage du tracé.

Causes	Solutions
– Mouvements des fils ou du(de la) patient(e) – Absence de filtre – Forte pilosité – Mauvais contact sur la peau – Tremblements musculaires – Hypo– ou hyperthermie – Maladie neurologique	– Éviter le chevauchement des fils – Sélectionner filtre actif – Rasage des poils – Dégraissage de la peau – Repositionnement des électrodes : position de Lung (racine des membres)

Tableau 155.2 Étapes d'interprétation de l'ECG.

Étape	Question	Réponses ou attendus	Explications ou solutions
Fréquence cardiaque	Régulière ou non	Intervalle RR	
Rythme	Sinusal ou non	Onde P avant chaque QRS	
Onde P	Visible ou non	– Négative en aVR, positive en D1 et D2 – DII : durée < 120 ms, amplitude < 2,5 mm – Parfois peu visible	– Inversion d'électrodes (bras droit et gauche le plus fréquent) – bloc intra-auriculaire si > 120 ms ou bifide, surcharge auriculaire droite si > 2,5 mm – Position de LIAN = le rouge au 3e EICD

(Suite)

Annexes

Tableau 155.2 Suite.

Espace PR	120 à 200 ms		
Complexe QRS	Jusqu'à 100 ms		
Segment ST	Ascendant, concave, proportionnel à S	Jamais de sous décalage de V1 à V3	Penser à faire un tracé 17 ou 18 dérivations
Repolarisation	Onde T asymétrique, amplitude proportionnelle à R, polarité suit celle des QRS	Peut être négative en V1, V2 ou V3 (âge, sexe, ethnie)	
Conclusion	Toujours une conclusion d'interprétation du tracé en rapport avec les symptômes présentés et tenant compte de l'âge, du sexe, des antécédents, des médicaments, de l'existence d'un stimulateur cardiaque		

Électrocardiogrammes anxiogènes

Bloc de branche gauche (BBG)

- Interruption de l'influx dans la branche gauche du faisceau de His secondaire à une atteinte organique ou parfois fonctionnelle.
- Les signes électriques associent (figure 155.2) :
  - durée des QRS ≥ 120 ms;
  - aspect RR' en V5V6DI et aVL (retard gauche) et rS en V1;
  - axe des QRS est soit normal, soit dévié à gauche.
- Les critères de Sgarbossa [1] :
  - en cas de suspicion de SCA avec sus décalage du segment ST, en présence d'un BBG;
  - alerte du clinicien grâce à l'un des 3 signes électriques (basée sur la discordance appropriée entre la repolarisation et l'axe des QRS). Ainsi, pour tout QRS positif, l'onde T sera négative et inversement (figure 155.3 [2]) :
    - sus-décalage de ST ≥ 1 mm avec QRS concordant,
    - sous-décalage de ST ≥ 1 mm en V1, V2 ou V3,
    - sus-décalage de ST ≥ 5 mm avec QRS discordant;
  - la dérogation à cette règle laisse envisager un potentiel infarctus du myocarde en phase aiguë.
- Critère additionnel de Smith : amélioration du critère de majoration de la discordance (3e critère de Sgarbossa) en privilégiant le ratio des amplitudes entre le segment ST et l'onde S (ST/S) en V1V2V3. Ainsi, dès lors que le ratio d'amplitudes ST/S dans une dérivation est ≥ 0,25, le diagnostic d'infarctus avec BBG est très probable (sensibilité 91 %, spécificité 90 %) (figure 155.4A et B) [3, 4].

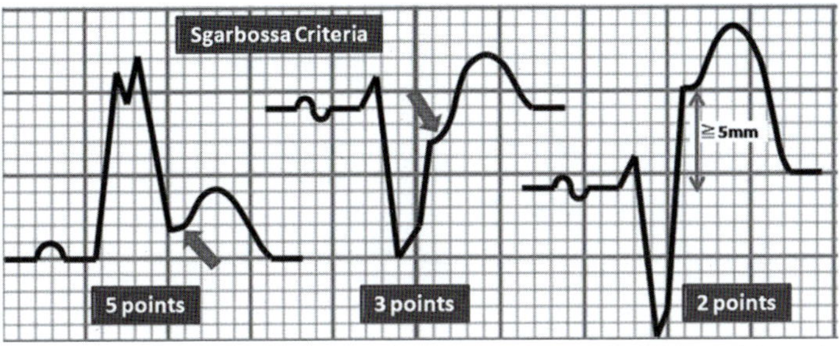

Figure 155.3 Suspicion de SCA dans un contexte de BBG : critères de Sgarbossa [2].

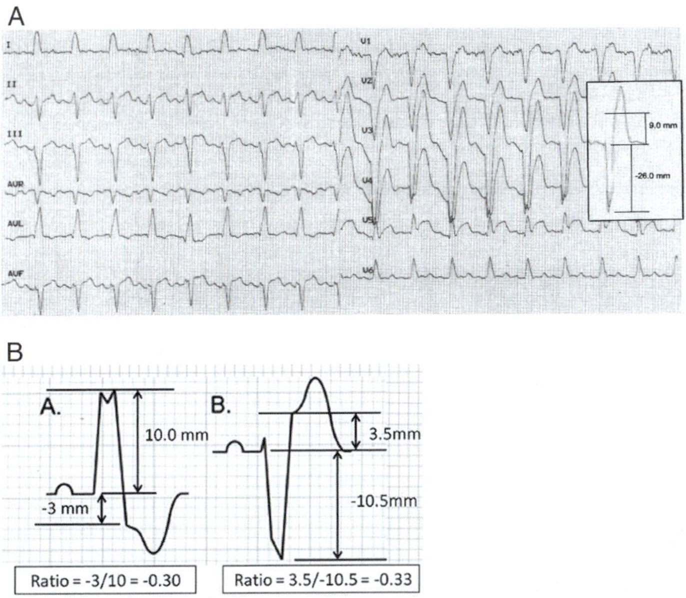

Figure 155.4 Amélioration du critère de discordance en privilégiant le ratio des amplitudes entre le segment ST et l'onde S, d'après [3] pour A et [4] pour B.

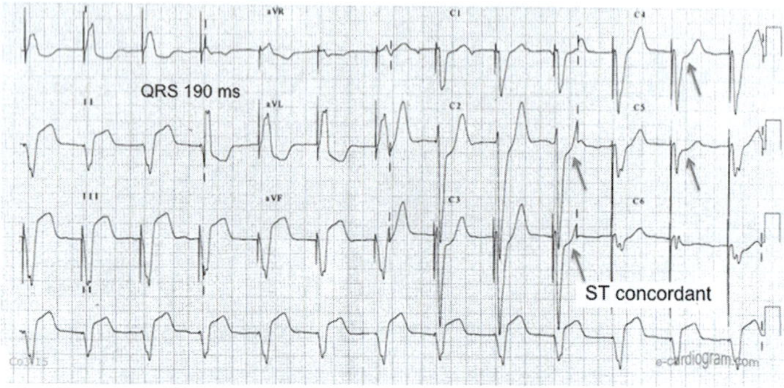

Figure 155.5 Applicabilité des critères de Sgarbossa chez les patient(e)s porteurs/porteuses d'un pacemaker.

- Le stimulateur cardiaque (pacemaker) (figure 155.5) :
  - majorité des sondes ventriculaires positionnées dans le ventricule droit : courant de dépolarisation du ventriculaire droit (VD) au ventriculaire gauche (VG), donnant un aspect de BBG ;
  - applicabilité des règles décrites ci-dessus au/à la patient(e) porteur d'un pacemaker.

Ischémie sous-épicardique à tort

- Trouble secondaire de la repolarisation à type d'ischémie sous épicardique décrit par Kanu Chatterjee pouvant amener à poser, à tort, un diagnostic de SCA [5].
- Encore appelé effet mémoire du cœur chez un(e) patient(e) ayant présenté une anomalie transitoire de dépolarisation sur la branche gauche du faisceau de His (bloc de branche gauche, extrasystole ventriculaire, tachycardie ventriculaire, pré-excitation, pacemaker).
- En cas de doute avec une ischémie myocardique, la combinaison (figure 155.6)
  - d'une onde T positive en VL ;
  - d'une onde T positive ou isoélectrique en DI ;
  - d'une amplitude de l'onde T inversée précordiale maximale supérieure à celle de l'onde T inversée en DIII qui permettrait de redresser le diagnostic en faveur d'un effet mémoire chez un(e) patient(e) électro-entraîné(e) (sensibilité : 92 % ; spécificité : 100 %).
- L'interrogatoire **indispensable** pour orienter le diagnostic.

La repolarisation précoce (figure 155.7)

- Présence d'un aspect d'empâtement ou de crochetage à la fin du QRS avec sus-décalage du segment ST dit « en hamac ».

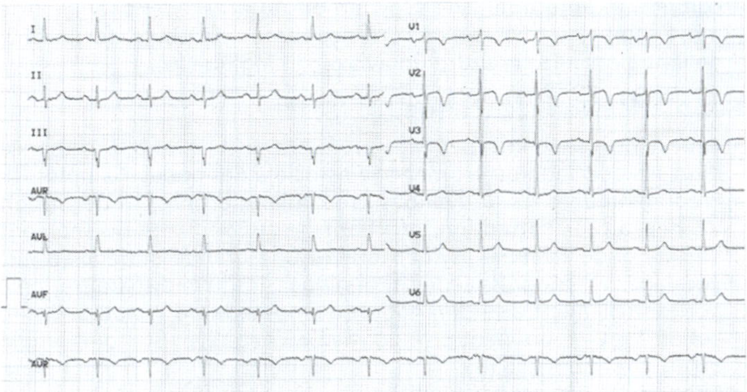

Figure 155.6 Ischémie sous-épicardique : effet Chatterjee.

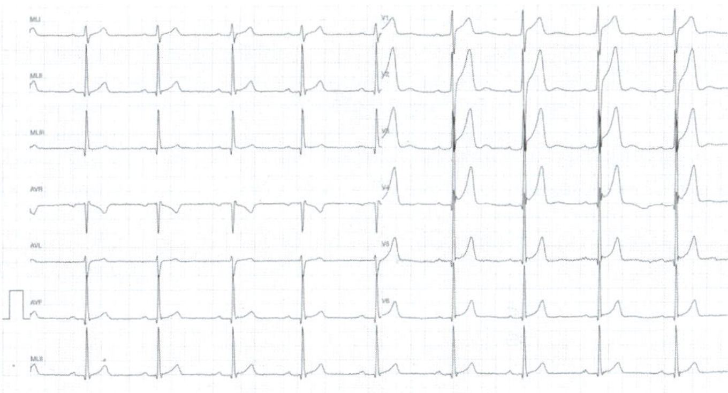

Figure 155.7 Repolarisation précoce.

- Dérivations V2 à V5 surtout concernées avec une attention particulière sur la dérivation V4 où l'onde R est prédominante. Il n'y a pas de miroir.
- QTc normal.
- Onde J <60 ms.
- Sous-décalage du ST, qui peut s'observer cependant en D3.
- Décrit dès 1936, il est considéré comme une variante de la normale, souvent retrouvé chez l'homme jeune, chez le sportif et les sujets noirs.
- Surrisque de mortalité cardiovasculaire quand un aspect de repolarisation précoce est retrouvé dans les dérivations inférolatérales. Certains critères, dits « de malignité », sont à prendre en compte

comme un antécédent de syncope ou un antécédent familial de mort subite ou encore l'importance du sus-décalage du point J, devant alors faire prendre un avis cardiologique [6].

Repolarisation masculine [7]

- Aspect qui peut interpeller à première vue devant la présence d'un sus-décalage du segment ST associé à des ondes T amples.
- Prédomine dans les dérivations précordiales droites. La dérivation V2 doit attirer l'attention, affichant un sus-décalage du segment ST, une onde T ample asymétrique et une grande onde S. Le sus-décalage va progressivement diminuer jusqu'à disparaître proportionnellement à la diminution d'amplitude de l'onde S. Enfin, l'onde T en V1, qui peut être positive ou négative est moins ample qu'en V6 (figure 155.8).
- Chez les hommes jeunes.

Hypertrophie ventriculaire gauche

Épaississement du muscle du VG qui peut se voir au cours de diverses affections (HTA, rétrécissement aortique, cardiomyopathie hypertrophique) mais aussi chez des sportifs très entrainés. Les aspects ECG peuvent égarer le diagnostic avec un SCA. Les signes sur l'ECG peuvent associer un élargissement et un hypervoltage des QRS, une déviation de l'axe des QRS vers la gauche, un indice de Sokolow-Lyon (SV1 + RV5/V6) > 35 mm voire > 45 mm chez le jeune sportif, un indice de Cornell (RVL + SV3) > 20 mm chez la femme ou > 28 mm chez l'homme. On recherchera la présence d'une discordance appropriée comme pour le bloc de branche gauche, c'est-à-dire l'opposition entre la polarité du QRS et celle du segment ST/T (figure 155.9).

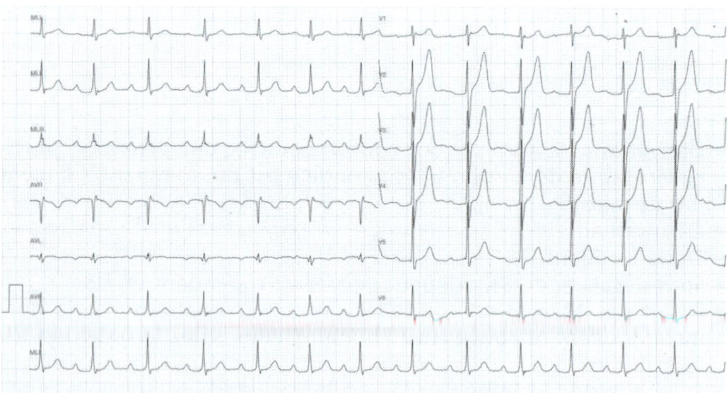

Figure 155.8 Repolarisation précoce masculine [7].
Source : Reprinted with permission. Massachussets Medical Society.

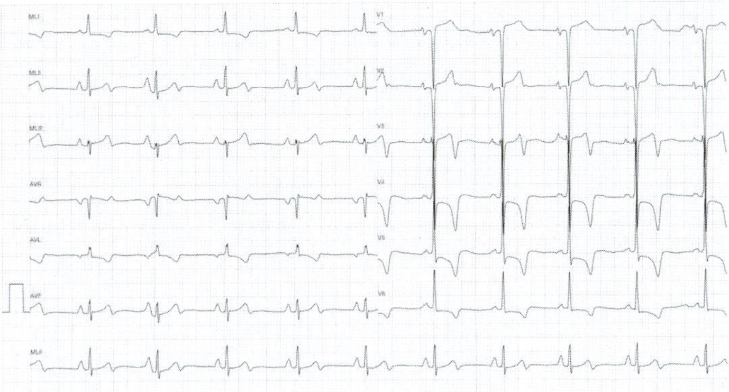

Figure 155.9 **Hypertrophie ventriculaire gauche.**

Tableau 155.3 Tachycardies à complexe QRS larges : critères.

Critères de Vereckei [8] (QRS en aVR)	Critères de Brugada [9] (QRS en précordiales)
Si onde R initiale = TV OU Si onde r ou q initiale > 40 ms = TV OU Si crochetage branche descendante du QRS = TV OU Si Vi > Vt = TSV (amplitude des 40 premières et dernières ms du QRS)	Si pas d'aspect RS = TV OU Si durée RS > 100 ms = TV OU Si dissociation AV = TV OU Si aspect de bloc de branche (aspect QRS en V1-V2 et V6) = TSV

Tachycardies à complexes QRS larges

- FC > 100 bpm et un élargissement des QRS > 120 ms.
- Rythme irrégulier ou pas, sinusal ou non.
- Tachycardie supraventriculaire (TSV) ou une tachycardie ventriculaire (TV) : **critères en cascades** (tableau 155.3).

L'attitude thérapeutique dépendra de l'état clinique et du diagnostic ECG (figure 155.10). **Attention** : il existe des faux positifs (TSV avec BB très large, les traitements par digitaliques et anti-arythmiques de classe I, la tachycardie réciproque antidromique) et des faux négatifs (TV fasciculaires et TV septales).

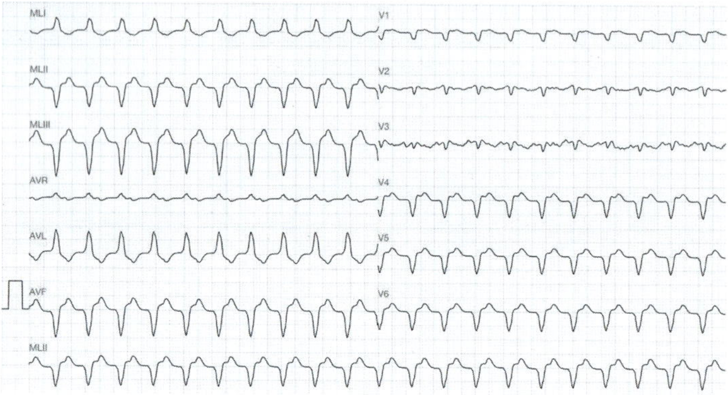

Figure 155.10 Tachycardie à complexes QRS larges : TSV.

RÉFÉRENCES

[1] Sgarbossa EB, Pinski SL, Barbagelata A, et al. Electrocardiographic diagnosis of evolving acute myocardial infarction in the presence of left bundle-branch block. GUSTO-1 (Global Utilization of Streptokinase and Tissue Plasminogen Activator for Occluded Coronary Arteries) Investigators. N Engl J Med 1996 ; 334(8) : 481–7.

[2] Cai Q, Mehta N, Sgarbossa EB, et al. The left bundle-branch block puzzle in the 2013 ST-elevation myocardial infarction guideline : from falsely declaring emergency to denying reperfusion in a high-risk population. Are the Sgarbossa Criteria ready for prime time. Am Heart J 2013 ; 166 : 409–13.

[3] Smith SW, Dodd KW, Henry TD, et al. Diagnosis of ST-elevation myocardial infarction in the presence of left bundle branch block with the ST-elevation to S-wave ratio in a modified Sgarbossa rule. Ann Emerg Med 2012 ; 60(6) : 766–76. © Elsevier-Science Direct.

[4] Meyers HP, Limkakeng Jr. AT, Jaffa EJ, et al. Validation of the modified Sgarbossa criteria for acute coronary occlusion in the setting of left bundle branch block : A retrospective case-control study. Am Heart J 2015 ; 170 : 1255–64.

[5] Shvilkin A, Ho KKL, Rosen MR, et al. T-vector direction differentiates postpacing from ischemic T-wave inversion in precordial leads. Circulation 2005 ; 111(8) : 969–74.

[6] Haïssaguerre M, Derval N, Sacher F, et al. Sudden cardiac arrest associated with early repolarization. N Engl J Med 2008 ; 358(19) : 2016–23.

[7] Wang K, Asinger RW, Marriott HJL. ST-segment elevation in conditions other than acute myocardial infarction. N Engl J Med 2003 ; 349(22) : 2128–35.

[8] Vereckei A, Duray G, Szénási G, et al. Application of a new algorithm in the differential diagnosis of wide QRS complex tachycardia. Eur Heart J 2007 ; 28(5) : 589–600.

[9] Brugada P, Brugada J, Mont L, et al. A new approach to the differential diagnosis of a regular tachycardia with a wide QRS complex. Circulation 1991 ; 83(5) : 1649–59

REMERCIEMENTS
L'iconographie a été mise à disposition par Pierre Taboulet (Cardiologs Technology), compléments sur son site (www.e-cardiogram.com).

Fiche
156

Défibrillateur

Points important s

- **Une défibrillation précoce (dans les 3 à 5 min) après un arrêt cardiorespiratoire (ACR) par troubles du rythme permet un taux de survie de 50 à 70 % [1].**
- **Indication en cas d'ACR lié à une fibrillation ventriculaire ou à une tachycardie ventriculaire sans pouls.**
- **La mise en place du défibrillateur est une priorité.**
- **Pendant la réanimation, réduire au minimum les interruptions de compressions thoraciques.**
- **Encourager son utilisation lors d'ACR par le grand public et sur un lieu public.**

Définition

Défibrillation externe correspond à la délivrance d'un choc électrique par voie transthoracique grâce à deux électrodes de grandes tailles. Elle entraîne une dépolarisation simultanée de toutes les cellules myocardiques afin de reproduire un rythme coordonné.

Législation

- Circulaire du 6 janvier 1962 relative à l'autorisation d'utilisation des défibrillateurs semi-automatique (DSA).
- Décret n° 98-239 du 27 mars 1998 fixant les catégories de personnes non médecins habilitées à utiliser un DSA.
- Le décret 2007-705 du 4 mai 2007 met fin à la restriction d'utilisation d'un défibrillateur automatisé externe (DAE) – entièrement automatique – et modifie le Code de la santé publique : « toute personne, même non médecin, est habilitée à utiliser un DAE correspondant aux caractéristiques définis dans l'article 6311–14. »
- LOI n° 2018-527 du 28 juin 2018 relative au défibrillateur cardiaque crée une base de données répertoriant leurs lieux d'implantation et accessibilité sur le territoire des DAE : GéoDAE.
- Le ministère de la Santé rappelle (MaJ en 06/2022) toute la réglementation concernant les DAE [2].

Formation

Même si la loi autorise son utilisation sans formation depuis 2007, elle est intégrée dans le programme de formation au premier secours pour public.

Tout soignant, lors de sa formation initiale, dans le cadre de la formation aux gestes et soins d'urgence de niveau 2 (attestation de formation aux gestes et soins d'urgence ou AFGSU).

Facteurs influençant la défibrillation [3]

Type d'onde de défibrillation

Les ondes biphasiques (inversion du passage du courant d'une électrode à l'autre lors de la décharge) sont plus efficaces et doivent être privilégiées. Elles permettent de délivrer des chocs de basse énergie (120–156 J).

Énergie délivrée

En cas de FV réfractaires, il est possible d'augmenter les doses progressivement 100–156–200 J [4]. L'appareil adapte, selon les modèles, soit la puissance ou le temps de délivrance du choc lors de l'analyse (impédance), l'intervenant ne peut agir sur le réglage de la puissance.

Matériels

- Mêmes caractéristiques techniques, efficacités identiques avec messages visuels, écrits ou vocaux.
- Ils disposent d'une mémoire qui permet une analyse rétrospective de l'événement mais également le suivi de la matériovigilance.
- Les algorithmes de détection ont une spécificité proche de 100 % et une sensibilité >95 %. Avec une durée moyenne de détection <30 s.
- DAEDA : à disposition du grand public car supprime la réticence si indication de choc.
- DSA : à disposition des secouristes formés car nécessite un déclenchement manuel. Évite ainsi la délivrance du choc si l'état du/de la patient(e) le contre indique.

Mise en œuvre du défibrillateur (voir « Arrêt cardiocirculatoire »)

- Mettre une électrode sous la clavicule droite sur la partie antérieure du thorax et l'autre en bas à gauche à l'emplacement de V6 au niveau de la ligne axillaire moyenne.
- Pendant leurs mises en place, les autres sauveteurs poursuivent la RCP.
- Les sauveteurs s'écartent pendant l'analyse à la demande du défibrillateur.
- Reprendre la RCP après l'analyse et arrêter seulement au moment de la charge, si le choc est indiqué.

- Reprendre ensuite, immédiatement, la RCP pendant 2 min avant une nouvelle analyse.

Précautions d'emploi

- La surface cutanée qui reçoit les électrodes doit être parfaitement sèche (aucun dispositif médicamenteux).
- Dans un véhicule, défibrillation possible que si le véhicule a le moteur arrêté.
- Utilisation du DAE interdite en cas de risque explosif dans l'environnement (risque d'émanations de gaz ou vapeur), déplacer alors la victime (ex. : proche des pompes à essence).
- Sur un sol humide, pas de risque pour le sauveteur s'il ne touche pas la victime, en revanche le courant va partir dans le sol, donc efficacité de la défibrillation incertaine.
- Si la victime touchée est en contact avec un élément métallique (pied de chaise) ou sur un sol métallique (bateau), les DAE sont en général accompagnés d'une couverture isolante à placer sous la victime.
- Si patch médicamenteux sur le thorax, l'enlever et essuyer car absorbe une partie de l'énergie.
- Pour un stimulateur cardiaque ou un défibrillateur ou chambre implantable (CIP), placer les électrodes en antérieur et en postérieur, perpendiculairement à l'axe stimulateur-cœur. Surveillance et maintenance.
- Même s'ils sont programmés pour des autotests quotidiens, vérifier régulièrement l'état extérieur, la date de péremption des électrodes et l'état des batteries.
- Dans le cadre de la matériovigilance, tout dysfonctionnement doit être signalé.

RÉFÉRENCES

[1] Perkins GD, Gräsner JT, Semeraro F, Olasveengen T, Soar J, Lott C, et al. European Resuscitation Council Guidelines 2021: Executive summary Resuscitation. Apr 2021;161:1–60.

[2] https://solidarites-sante.gouv.fr/prevention-en-sante/preserver-sa-sante/dae.

[3] Agostinucci J, Bertrand P. Défibrillations semi-automatique et entièrement automatique externes. Encycl Méd Chir - AKOS (traité de médecine) 2015; 10(4) : 1–11.

[4] Walsh SJ, McClelland AJJ, Owens CG, et al. Efficacy of distinct energy delivery protocols comparing two biphasic defibrillators for cardiac arrest. Am J Cardiol 2004; 94(3) : 378–80.

Intubation

Points importants

- **Le matériel doit être prêt à l'emploi et vérifié après chaque utilisation.**
- **Une phase de préoxygénation est nécessaire.**
- **L'induction-sédation est codifiée.**

Matériel [1, 2]

- Préparé dans un chariot prêt à l'emploi.
- Masque raccordé à un ballon autoremplisseur à valve unidirectionnelle (BAVU) relié à une source pouvant débiter 15 L/min d'oxygène.
- Aspiration branchée et fonctionnelle.
- Laryngoscope avec une lame montée et piles vérifiées.
- Seringue 10 cm^3.
- Canule de Guedel.
- Monitorage cardiovasculaire, oxymétrie (SpO_2).
- Respirateur réglé avec embout et filtre.
- Ruban pour fixer la sonde.
- Matériel d'intubation difficile :
  - lames de taille différente;
  - un mandrin court;
  - un mandrin d'Eschmann;
  - une pince de Magill;
  - un masque laryngé;
  - un kit de cricothyroïdotomie.

Pré-oxygénation

- Ventilation au masque FIO_2 : 100 %.
- Ventilation passive à l'aide d'un ballon autoremplisseur à valve unidirectionnelle branché sur l'O_2 à 15 L/min sans insuffler lorsque persiste une ventilation spontanée ou masque à haute concentration (15 L/min).
- Durée supérieure à 3 min.
- Monitorage par la SpO_2.

Induction et sédation

Médicaments

Hypnotique

Étomidate (Hypnomidate®)

- Ampoule de 20 mg/10 mL.
- Contre-indications : épilepsie, insuffisance surrénalienne.
- Dose : 0,3 à 0,5 $mg.kg^{-1}$ IVD.

Kétamine (Kétalar®)

- Alternative à l'étomidate.
- Ampoule de 50 et 250 mg.
- Contre-indications : HTA, angor instable, insuffisance cardiaque, anévrisme, plaie oculaire, TC, tumeur /hémorragie cérébrale, pathologie psychiatrique, thyréotoxicose, (pré) éclampsie.
- Doses : 2 à 3 $mg.kg^{-1}$ en IVD.

Curare

Succinylcholine (Célocurine®) : associé à l'hypnotique

- Ampoule de 100 mg/2 mL à diluer dans 8 mL de sérum physiologique.
- Contre-indications : myopathie, hyperkaliémie, antécédent d'hyperthermie maligne; rhabdomyolyse.
- Doses : 1 $mg.kg^{-1}$ IVD.

Pression cricoïdienne

Dès la perte de conscience, appliquer une pression cricoïdienne (manœuvre de Sellick). Cette pression doit être maintenue jusqu'à ce que le ballonnet de la sonde endotrachéale soit gonflé. Diminuerait le risque d'inhalation avec un niveau de preuve faible [3].

Intubation

Intubation orotrachéale sous laryngoscopie directe.

Vérification de l'intubation

Auscultation, vérification de la pression du ballonnet (figure 157.1).
Intérêt de l'échographie clinique : coupe transversale sonde vasculaire au niveau du cartilage cricoïde disparition des artéfacts de répétition (« Ligne A ») (1) de la trachée, cône d'ombre par la zone de gonflage hyperéchogène (4) et « queues de comètes » (2).
Plus facile en coupe longitudinale 2 lignes parallèles hyperéchogènes (artéfacts de répétition de la paroi antérieure de la sonde).
Recherche du glissement pleural pour confirmer la symétrie de la ventilation (voir fiche 9).

Débuter la sédation continue si besoin

Midazolam (Hypnovel®, amp. de 5 mg/5 L ou flacon 50 mg/10 mL) : bolus de 5 mg IVD ± IVSE ± fentanyl (amp. 500 µg/10 mL), 50 à 100 µg/h IVSE (voir plus en fonction du niveau de sédation souhaité).

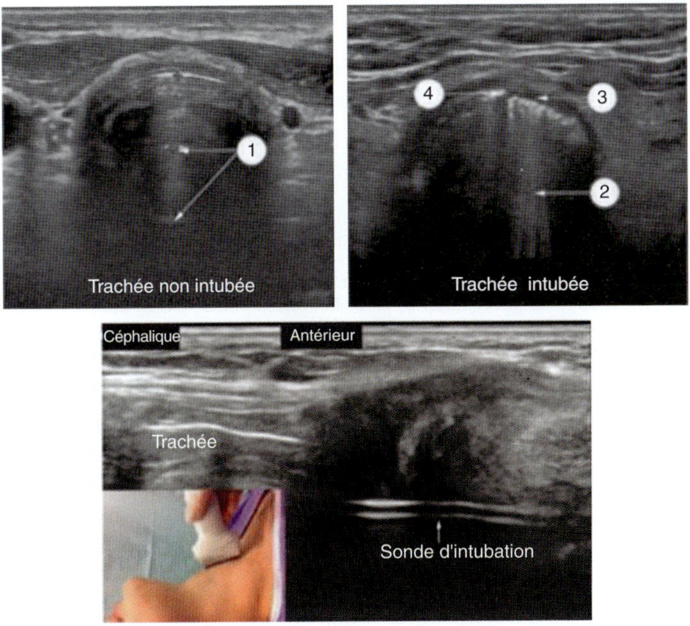

Figure 157.1 **Vérification échographique de l'intubation.**
Source : Zetlaoui PJ. Utilisation de l'échographie autour du contrôle des voies aériennes. Prat En Anesth Réanimation. févr 2021;25(1):26-37.

Cas particulier

État de choc hypovolémique

- Remplissage vasculaire avant induction pour prévenir l'instabilité hémodynamique due à la ventilation.
- S'il existe un état de choc résistant au remplissage : noradrénaline (amp. de 8 mg/4 mL 1 mg/h PSE et augmenter par palier de 0,5 mg/h sur voie de gros calibre).
- Diminuer les posologies des drogues anesthésiques à l'induction : étomidate (Hypnomidate®) 0,1–0,2 $mg.kg^{-1}$ IVD et suxaméthonium chlorure (Célocurine®) 1 $mg.kg^{-1}$ en IVD.

État de mal convulsif

Thiopental (Nesdonal®) : flacon poudre de 1 g (5 $mg.kg^{-1}$ IVD) et suxaméthonium chlorure (Célocurine®) (1 $mg.kg^{-1}$ en IVD).

Asthme

Utiliser la kétamine.

RÉFÉRENCES

[1] Vivien B, Adnet F, Bounes V, et al. Recommandations formalisées d'experts 2010 : sédation et analgésie en structure d'urgence (réactualisation de la conférence d'experts de la SFAR de 1999). Ann Fr Médecine Urgence 2011 ; 1(1) : 57–71.
[2] Adnet F. Contrôle des voies aériennes en urgence. 3e ed. Paris : Arnette ; 2006.
[3] Algie CM, Mahar RK, Tan HB, et al. Effectiveness and risks of cricoid pressure during rapid sequence induction for endotracheal intubation. Cochrane Database Syst Rev 2015 ; 11 : CD011656.

Techniques d'assistance ventilatoire non invasives

Points importants

- L'oxygène est le traitement de l'hypoxémie et non de la dyspnée ; il n'a aucun effet sur un(e) patient(e) non hypoxémique.
- L'oxygène doit être titré pour obtenir la saturation cible avec le débit minimum.
- L'hyperoxémie peut provoquer une vasoconstriction coronaire avec élévation de la troponine.
- En médecine d'urgence, le recours à la ventilation non invasive (VNI) se limite à la décompensation de bronchopneumopathie chronique obstructive (BPCO) et à l'œdème aigu du poumon (OAP).
- En l'absence d'amélioration rapide ou d'aggravation, la VNI doit être arrêtée et l'intubation discutée.

Oxygénothérapie [1]

Définition

- Traitement de l'hypoxémie par augmentation de la FIO_2.
- L'objectif est de normaliser l'oxygénation tissulaire et non de la maximiser, avec pour cible une saturation :
  - entre 94 et 98 % chez les patient(e)s en situation aiguë ;
  - entre 88 et 90 % chez les patient(e)s à risque d'hypercapnie (BPCO).

Mode de délivrance

Lunettes ou sondes

Augmente la FIO_2 de 3 %/L/min avec un plateau autour de 6 à 8 L/min ; FIO_2 maximum : 40 à 45 %. Effet desséchant de la muqueuse nasale au-delà de 4 L/min (préférer les masques).

Masque simple

Sans réservoir pouvant recevoir un dispositif de nébulisation ; la FIO_2 peut atteindre 55 % pour un débit de 10 L/min.

Masque à haute concentration

Muni de valves unidirectionnelles permettant l'évacuation du CO_2. La FIO_2 atteint 90 à 95 % lorsque le réservoir est plein.

Masque Venturi

Des valves de couleur différentes, correspondant chacune à un débit et une FIO_2 fixe, s'adaptent sur le masque ; permet une oxygénation contrôlée.

Effets secondaires

- Risque d'hypercapnie chez les patient(e)s BPCO.
- Prudence en cas de SCA ou d'AVC non hypoxémiques; risque de majoration de l'ischémie par vasoconstriction d'autant plus grand en cas d'hématocrite bas.
- Production de radicaux libres cytotoxiques.

Ventilation non invasive [2]

Définitions

- Technique d'assistance ventilatoire délivrée par l'intermédiaire d'un masque chez un(e) patient(e) en insuffisance respiratoire.
- Tous les modes ventilatoires sont en théorie possibles.
- Ventilation en pression positive.
- Le masque facial est de règle en situations d'urgences car la plupart des patient(e)s dyspnéiques respirent par la bouche.

Spécificités

- Patient(e) conscient(e) mais coopérant(e), capable de déclencher le cycle.
- Interaction patient(e)/ventilateur améliorée.
- Absence de sédation lourde.
- Fuites quasi constantes; inspiratoires ou expiratoires :
  - doivent être traquées et réduites au maximum par les soignants (jusqu'à 20–30 L max.);
  - les ventilateurs ayant des modes VNI intègrent dans leurs algorithmes la compensation des fuites.

Modes ventilatoires en médecine d'urgence

Oxygénothérapie à haut débit (OHD) [3]

- Son fonctionnement consiste, grâce à un mélangeur air-oxygène à délivrer une oxygénothérapie maîtrisée en débit, en fraction inspirée, en humidité et en chaleur. Ce système permet de maîtriser la FiO_2 (jusqu'à 100 %) et de générer des débits élevés (jusqu'à 90 L/min).
- Recommandée plutôt que l'oxygénothérapie conventionnelle chez les patients présentant une insuffisance respiratoire aiguë hypoxémique; utilisée dans l'insuffisance respiratoire secondaire au COVID-19.

VS-AI-PEP ou BiPAP (*bilevel positive airway pressure*)

- Ventilation spontanée (VS).
- Aide inspiratoire (AI) déclenchée par l'inspiration à partir d'un niveau de pression ou de débit prédéfini (*trigger*). Soulage l'épuisement musculaire.
- Combinée avec le maintien d'une pression positive en fin d'expiration (PEP) qui s'oppose à la PEP intrinsèque (pression

positive persistante en fin d'expiration chez le BPCO). Permet de déclencher l'inspiration à un niveau supérieur à la pression atmosphérique.

CPAP (*continuous positive airway pressure*)

- Ventilation spontanée contre une pression positive tout le long du cycle.
- Le niveau de PEP est modifiable.

Non-indications

- Intubation justifiée d'emblée : détresse vitale, troubles de conscience (sauf coma hypercapnique), arythmie cardiaque, instabilité hémodynamique.
- Encombrement bronchique, toux inefficace.
- Pneumothorax non drainé.
- Patient(e) non coopérant(e).
- Fracture du massif facial, dysmorphies faciales.
- Structure inadaptée, personnels non formés.

Indications

- Envisagée en première intention dans l'insuffisance respiratoire aiguë (IRA) hypercapnique.
- En première intention.
- Le choix du mode ventilatoire dépend de la pathologie responsable de l'IRA, du matériel disponible et de la formation des équipes.
- Deux indications majeures en médecine d'urgence :
  - décompensation de BPCO :
    - en mode VS-AI-PEP,
    - diminue le recours à l'intubation, les complications infectieuses, le temps de séjour en réanimation et la mortalité,
    - avec pour objectifs immédiats d'améliorer l'état clinique respiratoire (baisse de la FR), corriger l'hypoventilation alvéolaire (donc l'hypercapnie) et l'acidose respiratoire,
    - profite préférentiellement aux patient(e)s les plus graves : aggravation de la dyspnée, FR >30/min, tirage, asynchronie thoraco-abdominale ; pH $<7{,}30$, $PCO_2 > 50$ mmHg ;
  - OAP cardiogénique :
    - en mode CPAP ou VS-AI-PEP,
    - augmente le recrutement alvéolaire,
    - diminue le travail inspiratoire,
    - diminue la pré-charge et la post-charge ventriculaire gauche.

Paramétrages

VS-AI-PEP

- Pression de pic inspiratoire : IPAP (*inspiratory positive airway pressure*).

- Pression de pic expiratoire : EPAP (*expiratory positive airway pressure*) ou PEP (2 à 5 cm d'eau).
- Sur certains respirateurs, on règle directement l'AI et la PEP.
- AI = IPAP – EPAP.
- AI : 6 cmH_2O ↗ 20 cmH_2O (8 à 10 en moyenne).
- Commencer par la pente la plus raide possible tolérée pour insuffler le maximum de volume sur le temps inspiratoire (Ti); permet d'avoir un temps d'échange alvéolaire plus grand avant l'expiration.
- Volume courant expiré (Vte) : 6 à 8 mL/kg.
- *Trigger* inspiratoire : le plus sensible possible en évitant les autodéclenchements.
- *Trigger* expiratoire : dans certains appareils, il peut être modifié ayant pour intérêt d'allonger le temps expiratoire (important dans la BPCO).
- FIO_2 pour obtenir une saturation : 90 % pour la BPCO et > 94 % pour l'OAP.
- Adaptation :
  - ↗augmentation de l'IPAP (ou l'AI) par paliers de 2 cmH_2O :
    - pour baisser la fréquence respiratoire et/ou le Vte cible entre 6–8 mL/kg,
    - pour obtenir un Vte correct (classiquement : 400 mL; Vte par rapport au poids théorique voir abaques joints à l'appareil),
    - plus l'IPAP (ou AI) augmente, plus il faut augmenter la FiO_2 pour avoir une saturation équivalente;
  - ↗ EPAP par paliers de 2 cmH_2O :
    - s'oppose à la PEP intrinsèque pour l'annuler; le BPCO fera moins d'effort pour rendre négative la pression intrathoracique et faire entrer l'air (diminution de l'activité des muscles accessoires). La PEP doit être montée jusqu'à disparition du tirage,
    - pour augmenter la saturation en O_2.

CPAP

- Débuter à 7,5 cmH_2O de PEP.
- En l'absence de diminution des efforts inspiratoires, augmenter la PEP à 10 cmH_2O.

Surveillance

- Monitorage : FR, saturation, FC, TA, état de conscience, volume courant expiré.
- Synchronisation patient(e)-machine.
- Positionnement du masque et confort, fuites.
- [illegible]
- En l'absence d'amélioration malgré la modification des paramètres ventilatoires (augmentation AI et PEP et nouveaux contrôles gazométriques) ou en cas d'aggravation, le/la patient(e) doit être intubé(e).

RÉFÉRENCES

[1] O'Driscoll BR, Howard LS, Davison AG. BTS guideline for emergency oxygen use in adult patients. Thorax 2008 ; 63 : 1–68.
[2] Ventilation non invasive au cours de l'insuffisance respiratoire aiguë : conférence de consensus de la SFAR, la SPLF et la SRLF, 12 octobre 2006.
[3] Rochwerg B, et al. The role for high flow nasal cannula as a respiratory support strategy in adults: a clinical practice guideline. Intensive Care Med 2020 Dec;46(12):2226–37.

Échographie clinique en médecine d'urgence

Points importants

- L'échographie clinique au lit du malade a une place majeure en médecine d'urgence.
- Outil complémentaire au lit du malade dans le cadre de la démarche diagnostique et thérapeutique clinique : principe de *Point of Care* aux ultrasons (POCUS) [1].
- Recommandations formalisées d'experts en 2016 [2] sous l'égide de la SFMU de premier niveau de compétences (*dont ce chapitre s'est largement inspiré*).
- L'échographie clinique en médecine d'urgence (ECMU) répond à certaines conditions :
  - s'applique dans un contexte où il est admis qu'elle améliore la prise en charge du patient ;
  - est focale et répond à des questions le plus souvent binaires ;
  - nécessite des images cibles ou diagnostiques sans équivoque dans le contexte clinique ;
  - se réalise dans un temps court compatible avec celui de l'urgence vitale ;
  - est un élément décisionnel ;
  - se réalise au lit du patient.
- L'ECMU nécessite une formation initiale et continue. Compétence entretenue par une pratique régulière.
- Doit faire l'objet d'une note clinique dans le dossier du patient : questions posées, images cibles avec identité du patient et réponses à la question. Valeur médico-légale et nécessaire à la cotation.

Indications d'ECMU dans le cadre du premier niveau de compétence à partir de la RFE SFMU

- Échographie abdominale :
  - détecter un épanchement péritonéal de moyenne ou grande abondance : Se entre 64 et 98 % (en fonction du volume et de l'expérience de l'opérateur) et Sp entre 95 et 100 %. FAST (*Focused Assessment with Sonography for Trauma*) dans le cadre du polytraumatisme instable (voir Fiche 101) ;
  - détecter la dilatation pyélocalicielle : diminution de l'irradiation et amélioration de la gestion des flux dans les SU (voir Fiche 55) ;
  - détecter une dilatation vésicale : intérêt lorsque l'examen clinique est délicat (obésité) (voir Fiche 55) ;

- détecter un cathéter de Foley intravésical (voir Fiche 55);
- détecter un anévrysme de l'aorte abdominale : examen de référence pour l'exploration de l'aorte abdominale (voir Fiche 25).

- Pathologies pleuropulmonaires :
  - détecter un épanchement pleural liquidien de moyenne ou grande abondance : plus précis que la RxT et permet d'évaluer l'abondance (voir Fiche 16);
  - détecter un épanchement pleural gazeux : sensibilité supérieure à la RxT, détecte un pneumothorax occulte (voir Fiche 15);
  - capacité à reconnaître les lignes A et B en particulier dans le cadre de l'OAP (lignes B toujours présentes). Ligne A = poumon normal (voir Fiche 9);
  - détecter une condensation pulmonaire : permet de différencier embolie pulmonaire, pneumopathie ou une atélectasie (voir Fiche 14).
- Échographie cardiaque (voir Fiche 8) :
  - détecter un épanchement péricardique de grande abondance : intérêt par sa disponibilité, sa rapidité et capacité évaluation fonction cardiaque;
  - capacité à évaluer la fonction ventriculaire gauche par évaluation empirique de la FEVG : effondrée, intermédiaire, normale;
  - capacité à évaluer la dilatation du ventricule droit : rapport VG/VD obtention facile et reproductible et corrélé à la gravité du patient;
  - détecter et mesurer la veine cave inférieure : permet d'évaluer la volémie ou la surcharge cardiaque droite.
- Échographie veineuse (voir Fiche 23) : détecter par méthode de compression la non-vacuité aux quatre points : fémoral et poplité. Examen de choix lors de suspicion de thromboses veineuses profondes.
- Échographie ostéoarticulaire (voir Fiche 163) : détecter un épanchement intra-articulaire : plus performante notamment surtout si faible abondance. Permet de différencier atteinte des tissus mous et épanchement articulaire.
- Échographie des tissus mous (voir Fiche 104) :
  - détecter un corps étranger dans les tissus mous : notamment si corps étranger non radio-opaque;
  - détecter une collection liquidienne : abcès sous-cutané;
  - détecter une collection aérique ou un emphysème.
- Échographie contextuelle :
  - intégrer dans l'algorithme de prise en charge d'un état de choc : évaluation de la volémie, de la fonction cardiaque et l'identification de certaines étiologies (voir Fiche 4);
  - intégrer dans l'algorithme de la prise en charge d'une dyspnée : par l'analyse des artéfacts (ligne A, ligne B, signe du glissement, pouls pulmonaire, point poumon, condensation, signe de la sinusoïde…). Algorithme diagnostique de la détresse respiratoire : BLUE protocol

(*Bedside Lung Ultrasound in Emergency protocol*) diagnostic pose dans 90 % des cas (voir Fiche 9);
  - intégrer dans l'algorithme de la prise en charge de la douleur thoracique : utilisation échographie cardiaque, pulmonaire, pleurale et VCI (voir Fiche 5);
  - intégrer dans l'algorithme de la prise en charge du traumatisé grave : FAST étendu ou 3P (Plèvre, péricarde, péritoine) (voir Fiche 101).
- Échographie interventionnelle :
  - échoguidage lors de la pose des voies veineuses périphériques : devrait être d'usage systématique lors d'abord *a priori* difficile, ou après échec de la méthode habituelle (voir Fiche 154);
  - échoguidage ou échorepérage lors de la pose de voies artérielles : en particulier pour l'abord radial : gain de temps, prévention d'un hématome et diminution du nombre de tentatives. Pas d'avantage significatif dans l'abord artériel fémoral si le pouls est palpé (voir Fiche 154);
  - échoguidage ou échorepérage lors de la pose de voies veineuses centrales : techniques de première intention pour de nombreuses sociétés savantes (voir Fiche 154);
  - échoguidage pour ponction péricardique : tamponnade chez patient instable, limite les complications liées à la ponction. Permet d'autres voies que la sous-xyphoïdienne (voir Fiche 8);
  - échorepérage pour ponction d'ascite : mise en évidence ascite, identification d'un éventuel cloisonnement, visualisation éventuelle d'une anse digestive interposée au point de ponction anatomique et diminution de complications hémorragiques de la ponction (voir Fiche 163);
  - échorepérage pour la mise en place d'un cathéter sus-pubien : permet d'éviter la principale complication par l'interposition d'une anse digestive notamment si obésité ou antécédents de laparotomie (voir Fiche 101);
  - contrôler l'intubation orotrachéale : nouvel outil complémentaire de la capnographie (outil de référence), vision directe, en temps réel de la sonde d'intubation, ne nécessite pas de ventilation, contrôle de la position (voir Fiche 157);
  - échoguidage pour la réalisation d'une anesthésie locorégionale des nerfs cubital, radial et médian : intérêt pour les blocs distaux, diminue le risque de ponction vasculaire, réduit la durée de la procédure et la dose d'anesthésique local par rapport aux autres techniques. Il augmente le taux de succès (voir Fiche 160);
  - échoguidage pour la réalisation d'une anesthésie locorégionale du nerf fémoral : en dehors des bénéfices suscités pas de différence significative du taux de réussite par rapport à l'utilisation d'un neurostimulateur (voir Fiche 160).

Cette liste est exhaustive pour le premier niveau de compétence et donc ne rentre pas dans ce cadre (liste non exhaustive) même si parfois le niveau de preuves est fort, ces indications sont réservées à ceux qui en ont la maîtrise (niveau 2) : recherche sac gestationnel, mesure FEVG, lithiase vésiculaire ou urinaire, détecter des fractures, ACR…

Aspects pratiques de l'ECMU

- Échographe dédié au SU et doté de :
  - sonde abdominale (convexe et plage de basse fréquence 6 MHz image incurvée);
  - sonde cardiologique (*phased array* 8 MHz plage de basse résolution et haute profondeur, étroite donc permet de passer entre les côtes, usage cœur, poumon, transcrânien), mauvaise résolution de surface;
  - sonde linéaire (haute fréquence 10 à 15 MHz image linéaire faible profondeur), tissus mous, organes superficiels;
  - système de sauvegarde des images;
  - préréglages en fonction du type d'examen.
- Réglages de bases pour la meilleure image possible :
  - profondeur : afin de se centrer sur la zone analysée, tenir compte du choix de la sonde (fréquence haute = zone à explorer superficielle et inversement);
  - focale : classiquement préréglée sur le centre de l'image (précision de l'image);
  - gain : luminosité de l'image (plus blanche si on augmente le gain et inversement).
- Orientation de la sonde : classiquement le repère sur le côté de la sonde doit être orienté vers le côté gauche du patient, repère retrouvé sur l'angle supérieur gauche de l'écran = ce qui est à droite se voit à droite de l'écran.

  Déplacement de la sonde sur les grandes distances : quadrillage de déplacement de la sonde parallèle au plan du lit. Coupes sagittales de postérieur à antérieur.

  Déplacement local (cœur) Roulis = bascule avant/arrière de la sonde.

  Tangage = mouvements latéraux de la sonde.
- Les coupes :
  - coupe sagittale : se dit d'une coupe médiane longitudinale. Elle sépare le corps en un côté droit et un côté gauche;
  - coupes parasagittales : ce sont toutes les coupes parallèles à la coupe sagittale : elles sont donc droites ou gauches;
  - coupes axiales ou transversales : elles coupent transversalement (horizontalement), de façon perpendiculaire au plan sagittal, en une partie supérieure, crâniale, et une inférieure, caudale;
  - coupes frontales ou coronales : elles sont perpendiculaires aux deux précédentes. Elles séparent une partie antérieure d'une partie postérieure.

- Les modes :
  - mode B (Brillance) : échelle de gris en fonction de l'échogénicité ;
  - mode TM (*Time Motion* : temps mouvement) : analyse en fonction du temps sur une ligne.
  - mode Doppler couleur : analyse les mouvements et les sens de flux (couleur généralement bleue ou rouge).
- Vocabulaire :
  - échogénicité : anéchogène (noir : urine puis sang) -> hypoéchogène (gris : tissus mous) -> hyperéchogène (blanc : os) ;
  - gauche – droite par rapport au patient ;
  - antérieur (ventral) – postérieur (dorsal) ;
  - supérieur (crânial) – inférieur (caudal) ;
  - médial – latéral (en rapport avec l'axe ou ligne médiane du corps) ;
  - termes directionnels : plan frontal (vertical latéral), sagittal (vertical longitudinal), transversal (horizontal) et oblique.
- Artéfacts :
  - discordance d'atténuation :
    - cône d'ombre postérieur ou ombre acoustique : os ou lithiase biliaire,
    - renforcement postérieur : vessie pleine ou kyste liquidien ;
  - réflexion parasite : image fausse :
    - écho de répétition : au niveau de la plèvre,
    - image en miroir : de part et d'autre du diaphragme.

RÉFÉRENCES

[1] Díaz-Gómez JL, Mayo PH, Koenig SJ. Point-of-Care Ultrasonography. Ingelfinger JR, rédacteur. N Engl J Med 21 oct 2021 ;385(17):1593-602.

[2] Membres de la commission des référentiels de la SFMU, Duchenne J, Martinez M, Rothmann C, Claret PG, Desclefs JP, et al. Premier niveau de compétence pour l'échographie clinique en médecine d'urgence. Recommandations de la Société française de médecine d'urgence par consensus formalisé. Ann Fr Médecine Urgence. juill 2016 ;6(4):284-95.

Anesthésie locorégionale aux urgences

Points importants

- Les blocs présentés sont d'apprentissage et de réalisation faciles. D'autres sont réalisables par l'urgentiste mais demandent une expertise plus importante, comme l'utilisation d'un neurostimulateur ou de l'échographe.
- Ces techniques permettent une épargne en anesthésiques locaux et de ne pas déformer les berges d'une plaie par l'infiltration.
- L'injection fractionnée et lente est la meilleure prévention des accidents toxiques.
- L'apparente simplicité ne doit pas occulter les risques liés aux produits utilisés.

Précautions générales [1]

- Informer le(la) patient(e) de la technique et du résultat attendu.
- Apprécier le risque hémorragique : traitement en cours, coagulopathie.
- Rechercher un déficit sensitif ou moteur avant toute injection.
- Vérifier l'absence d'infection dans la zone de ponction.
- Respecter une asepsie rigoureuse.
- Un accès à l'oxygène doit être immédiatement disponible, y compris dans la salle des sutures, en cas d'accident aux anesthésiques locaux.
- À chaque fois que cela est possible, utiliser l'échographe pour le repérage (lorsque nécessaire).

Complications des anesthésiques locaux

Manifestations cliniques

Troubles neurologiques

- Convulsions, coma.
- Annoncés par des prodromes : paresthésies, céphalées, goût métallique dans la bouche, vertiges, acouphènes, tachycardie, nausées.

Troubles cardiaques

- Réaction vagale à l'injection.
- Blocs intraventriculaires, TV.
- Arrêt cardiocirculatoire.

Réaction anaphylactique

Exceptionnelle.

Prévention

- Test d'aspiration avant injection (évite le passage systémique).
- Ne pas dépasser les doses maximales préconisées pour le produit utilisé.
- Injecter lentement, fractionner le volume total par bolus de 5 mL toutes les minutes.
- Poursuivre la surveillance 1 h après l'injection.

Conduite à tenir

- Arrêter l'injection.
- Oxygénation.
- Midazolam 0,1 mg/kg pour prévenir la crise convulsive.
- Soja huile purifiée (Intralipide®) 20 % : 1 mL/kg le plus rapidement possible. Solubilité et liaison des anesthésiques locaux avec les solutions lipidiques accélérant leur élimination
- Traitement du choc anaphylactique (voir « Choc, insuffisance circulatoire aiguë »).

Principaux blocs utilisés aux urgences

Bloc médian, cubital et radial (branche sensorielle)[1]

Sonde vasculaire en mode échographie nerveuse. Profondeur de la cible entre 1 et 2 cm. Patient en décubitus, bras tourné vers l'extérieur (face palmaire au zénith) en abduction à 90°. Sonde plan transversal au niveau du pli du poignet. Repère de la sonde du côté médial. Artère cubitale pulsatile hypoéchogène confirmée par l'imagerie Doppler couleur. Le nerf cubital est immédiatement accolé à l'artère cubitale (médial). Suivre le nerf le long de l'avant-bras le long de l'artère. Le nerf commence à se séparer au 2/3 distal de l'avant-bras. Cette séparation permet une injection en toute sécurité autour du nerf. Au même niveau, à l'extérieur visualisation du nerf médian hyperéchogène lumineux. Injection dans le plan, aiguille placée à 1ou 2 cm de la sonde et avancée sous la sonde d'abord à proximité du nerf cubital. Injection de 3 cm^3 autour du nerf. Puis rediriger l'aiguille vers le nerf médian et nouvelle injection de 3 cm^3 de l'anesthésique local. La visualisation de l'anesthésique qui englobe le nerf est un gage de succès (espace sub-paraneural = zone de glissement) donc être le plus à proximité du nerf.
Le nerf radial est situé entre l'artère radiale quasi au contact et la partie antérieure du radius (partie médiale).

[1] Disponible sur www.nysora.com, page Bloc nerveux du poignet guidé par ultrasons (consultée le 21/02/2023).

Attention les nerfs cubital et radial sont au contact de leurs artères respectives.
Si l'aiguille est correctement positionnée (espace sub-paraneural), le produit va se propager de manière circonférencielle sans injections multiples et surtout ne nécessite que des petits volumes (figure 160.1).

Bloc fémoral

Sonde vasculaire en mode échographie nerveuse. Profondeur de la cible entre 1 et 3 cm. Patient en décubitus dorsal. Sonde au niveau du pli inguinal avec le repère de la sonde position médiale. De médial vers sagittal le nerf fémoral, l'artère fémorale puis la veine. *Fascia iliaca* passe au-dessus du nerf puis au-dessous de l'artère. Le *fascia lata* passe au-dessus des 3 structures. Le nerf fémoral est un grand nerf plat hyperéchogène qui repose sur le muscle iliaque. Rester bien avant la division de l'artère fémorale car le nerf se divise également en de multiples branches (trop caudal), mais pas trop crânial car les structures rentrent en profondeur. Piquer dans le plan côté sagittal 1 cm de la sonde avec aiguille de 10 cm. Injection après le passage du *fascia iliaca* autour du nerf, au-dessus du muscle iliaque. L'anesthésique est visible, entourant le nerf (gage d'efficacité) (figure 160.2).

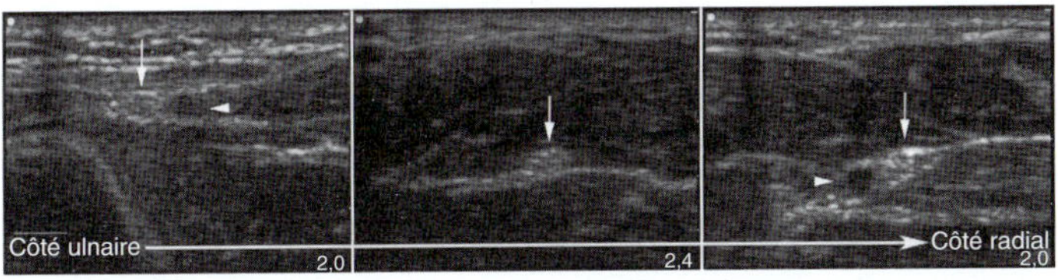

Figure 160.1 Nerfs cubital, median, et radial (flèches) et artères (têtes de flèches).
Source: Liebmann O, Price D, Mills C, et al. Feasibility of forearm ultrasonography-guided nerve blocks of the radial, ulnar, and median nerves for hand procedures in the emergency department. Ann Emerg Med 2006;48(5):558-62.

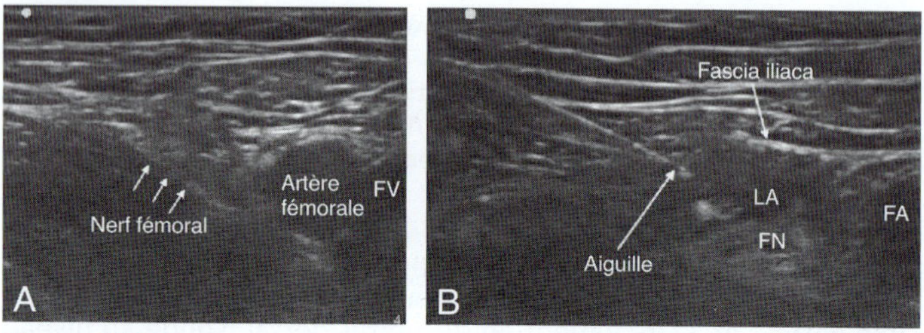

Figure 160.2
Vue anatomique échographique dans le pli fémoral. Le nerf fémoral (NF) se présente sous la forme d'une structure en forme de « larme » latérale à l'artère et à la veine fémorales (VF). Le *fascia lata* et *l'iliaca* sont situés au dessus du nerf. (Image B). Une approche dans le plan du NF permet une visualisation directe de l'aiguille. Sur cette image (B), on peut voir un anesthésique local (AL) autour du NF. L'anesthésique local reste confiné dans une zone située sous le *fascia iliaca* et le *fascia lata*. AF, Artère fémorale.
Source : R. Gannon, et al. Medical Management of the Orthopaedic Trauma Patient ; in: Skeletal Trauma: Basic Science, Management, and Reconstruction, by BD Browner et al, 2 Vol Set , 6th Edition. © 2020 Elsevier. All rights reserved.

Bloc iliofacial

Indication

- Fracture de la diaphyse fémorale.

Réalisation

- Au mieux à l'aide d'un échographe (après apprentissage)
- Point de ponction : 1 à 2 cm sous la jonction des 1/3 moyen et latéral du pli de flexion de la cuisse ;
- L'aiguille à biseau court après avoir traversé la peau, franchit le *fascia lata* puis le *fascia iliaca* perçus comme deux ressauts successifs (20 à 40 mm du plan cutané) ;
- Injection de 0,4 mL/kg de lidocaïne à 1 % : installation en 5 à 20 min ; durée 1 h 30 à 2 h ;
- L'utilisation de ropivacaïne permet de prolonger l'effet analgésique jusqu'à 8 h.

Bloc supra-orbitaire

Indication

Plaies du front homolatérales, de l'arcade sourcilière.

Réalisation

- Point de ponction : au niveau de rebord orbitaire supérieur, à l'aplomb de la pupille centrée, on repère le foramen supra-orbitaire sur lequel on pose un doigt.

- L'aiguille est introduite vers la racine du nez, 0,5 cm sous le rebord orbitaire en direction du foramen d'où émerge le nerf, mais ne le pénètre pas.
- Injection de 2 à 3 mL de lidocaïne à 1 %.

Bloc infra-orbitaire

Indication

Plaie sous-orbitaire et de la lèvre supérieure homolatérale.

Réalisation

- Point de ponction : 2 à 3 cm sous le rebord orbitaire inférieur, à l'aplomb de la pupille centrée.
- L'aiguille est dirigée en haut et en dehors vers l'angle latéral de l'œil, sans pénétrer le foramen infra-orbitaire d'où émerge le nerf.
- Injection de 2 mL de lidocaïne à 1 %.

Bloc mentonnier

Indication

Plaie du menton et de la lèvre inférieure homolatérale. Incisives, canines et prémolaires inférieures (voie endobuccale).

Réalisation

- Point de ponction :
  - voie cutanée : 1 cm au-dessous et en dehors du foramen mentonnier situé à l'aplomb de la première molaire;
  - voie endobuccale : à l'extrémité de la racine de la première molaire inférieure.
- L'aiguille est dirigée en direction du foramen mentonnier.
- Injection de 2 mL de lidocaïne à 1 %.

Bloc de la gaine des fléchisseurs

Indication

Plaies des doigts II à IV.

Réalisation

- Point de ponction : dans la gaine du tendon fléchisseur, face palmaire, au niveau du pli de flexion de la métacarpophalangienne, dans l'axe du doigt.
- L'aiguille pénètre dans le tendon en direction du doigt. Lorsqu'elle est en place, la mobilisation du doigt entraîne celle de l'aiguille.
- Retirer l'aiguille d'un millimètre pour permettre l'injection de 3 à 4 mL de lidocaïne à 1 %.

RÉFÉRENCE

[1] Département d'anesthésie-réanimation de Bicêtre. Protocoles. Paris : MAPAR éditions; 2013.

Fiche 161

Techniques d'immobilisation des membres

Points important

- Outre une option thérapeutique, l'immobilisation d'un membre est un moyen antalgique très efficace.
- Malgré sa fragilité et son poids, le plâtre reste le matériau de référence pour la qualité et la précision du moulage obtenu.
- Les résines, plus légères et plus résistantes, mais moins plastiques que le plâtre, sont choisies pour le confort qu'elles procurent.
- La résine doit être évitée pour l'immobilisation initiale s'il existe un risque d'œdème important.
- Les orthèses et contentions génériques tendent à supplanter les contentions souples réalisées « sur mesure » aux urgences en raison de leur confort d'utilisation.

Immobilisations rigides [1]

Principes de réalisation

Jersey tubulaire

- Assure la protection de la peau pendant la durée de l'immobilisation et au moment du découpage de l'appareil par la scie.
- Utiliser une taille adaptée au diamètre du membre pour éviter les plis; ceux-ci, une fois durcis par le plâtre, deviennent des arêtes pouvant blesser la peau sous-jacente.
- Utilisé comme seule protection, en triple épaisseur, pour une immobilisation stricte.

Rembourrage

- Effectué à l'aide de coton synthétique hydrophobe.
- Protège la peau d'éventuels points de compression.
- Gomme les reliefs osseux mais rend le moulage plus difficile.
- Crée une surépaisseur possédant des propriétés élastiques qui éloignent encore plus le membre du manchon rigide.
- Procure un confort pour le(la) patient(e) mais crée une chambre de mobilité rendant l'immobilisation un peu moins stricte.
- Il existe un rembourrage hydrophobe (Delta-Dry®) s'appliquant directement sur la peau sous une résine et permettant l'immersion sous l'eau de l'appareil d'immobilisation.

Matériaux

Bandes plâtrées

- Les bandes sont trempées dans l'eau, en tenant le chef dans l'autre main, pendant 6 à 8 secondes, le temps que toutes les bulles d'air s'échappent, témoignant d'un bon mouillage.
- L'eau doit être à température ambiante. La cristallisation du plâtre produit un dégagement de chaleur d'environ 15 °C; une eau trop chaude expose le(la) patient(e) à un risque de brûlure.
- La technique générale consiste en la superposition de bandes posées de façon circulaire, éventuellement renforcées par des attelles, pour les zones fragiles, le tout recouvert de nouvelles couches circulaires.
- Les bandes sont posées sans tension, en les roulant littéralement sur le membre de façon continue et en se recouvrant de moitié à chaque tour.
- Le principe est de réaliser un tube, d'épaisseur homogène en effectuant des allers et retours entre les limites distale et proximale.
- Les reliefs et les creux osseux (malléoles, voûte plantaire, rotule, paume de la main, etc.) sont moulés avec soin.
- Le moulage « anatomique » bloque le membre à l'intérieur de l'appareil plâtré et évite les frottements dus à une mobilité excessive.
- L'absence de lissage des bandes à chaque tour réalise un aspect « mille-feuille » avec des bandes ayant séché les unes sur les autres, sans aucune cohésion.

Résines

- Deux à trois fois plus légères et résistantes que le plâtre.
- Moins bonne plasticité des bandes : moulage anatomique du membre moins efficace qu'avec du plâtre.
- Risque accru de compressions au niveau des saillies osseuses. Rembourrage important nécessaire, majorant la chambre de mobilité.
- La dureté du produit final et le temps de prise rapide (3 à 4 min) contre-indiquent son emploi en cas de risque d'œdème secondaire du membre (syndrome de loge) contrairement au plâtre, dont le temps de séchage interne long permet une certaine expansion volumique.
- Ces particularités connues, le confort pour le(la) patient(e) est incomparable.

Contentions souples

Syndactylie

- Immobilisation fonctionnelle.
- Consiste à solidariser deux doigts en laissant les articulations libres. Pour éviter les frottements cutanés, une compresse, au mieux enduite d'un corps gras, est insérée entre les doigts.

Mayo Clinic

- Contention relative de la scapulo-humérale et de la coiffe, en maintenant le coude au corps.
- Sujet assis torse nu, coude au corps fléchi à 90°, épaule en rotation médiale.
- Dans un jersey de 3 m de long environ et 7 cm de large.
- Incision au niveau du premier tiers du jersey pour enfiler le membre supérieur à immobiliser jusqu'à la butée du creux axillaire.
- Le chef proximal du jersey est déroulé à la face postérieure du cou pour revenir à la face antérieure du thorax où il vient crocheter le poignet et se fixer au moyen d'une épingle à nourrice.
- Le chef distal, dans le prolongement de la main, est déroulé dans le dos du(de la) patient(e) pour venir crocheter l'extrémité inférieure de l'humérus. Il est fixé par une épingle.
- Une incision du jersey est pratiquée au niveau du poignet pour libérer la main.
- Pour éviter les risques de frottement et de macération, un pansement américain protège le poignet, le creux axillaire et le cou.

Dujarier

- Immobilisation de la scapulohumérale.
- Patient(e) assis(e), coude au corps fléchi à 90° et l'avant-bras sur l'abdomen.
- Enfiler le jersey de corps en commençant l'habillage par le bras invalide pour éviter sa mobilisation.
- Un pansement américain protège les zones de frottement et d'appui au niveau du poignet, de l'abdomen, du creux axillaire et des plis sous mammaires.
- Immobilisation de la scapulo-humérale assurée par six à huit bandes de crêpe type Velpeau®, de 15 à 20 cm, appliquées selon trois directions complémentaires : verticale, horizontale et oblique (du coude et de l'avant-bras immobilisé à l'épaule controlatérale).
- Chaque tour de bande est fixé au précédent par des bandes extensives collantes ou par des épingles à nourrice.
- Le bandage doit être suffisamment serré pour bien contenir, mais ne doit pas engendrer de douleurs.

En pratique, les dispositifs d'immobilisation du membre supérieur, de type écharpe ou gilet orthopédique, commercialisés par les laboratoires de matériels orthopédiques sont largement prescrits. Même si l'immobilisation est parfois moins stricte, ils ont l'avantage d'être plus simple d'emploi.

RÉFÉRENCE

[1] Raphael M, Adam B. techniques d'immobilisation aux urgences. Encycl Méd Chir (Elsevier, Paris) 2009 ; Médecine d'urgence. [article 25-010-G-50].

Drainages aux urgences

Points importants

- La pose de drains doit faire partie des procédures de service afin d'harmoniser et de sécuriser les pratiques de ces gestes potentiellement à risque.
- Éviter d'utiliser un trocart pour franchir la plèvre pariétale : préférer la dissection au doigt et à la pince.
- Les drains de petit calibre sont à éviter car ils se bouchent très fréquemment.
- Le repérage échographique avant drainage est toujours préférable pour éviter les fausses routes.

Précautions générales

- Informer le(la) patient(e) de la technique et du résultat attendu.
- Apprécier le risque hémorragique : traitement en cours, coagulopathie.
- Vérifier l'absence d'infection dans la zone de ponction.
- Respecter une asepsie rigoureuse.
- Effectuer un repérage précis : intérêt de l'échographe.
- Sédation-analgésie nécessaire pour prévenir la douleur liée au geste.

Drainage thoracique [1]

Voies d'abord

- Cinquième espace intercostal sur la ligne axillaire moyenne.
- Deuxième espace intercostal sur la ligne médioclaviculaire (pneumothorax).

Techniques de drainage

Cathéters

- Drain de petits calibres : 8 à 14 F.
- Pour le drainage des pneumothorax.
- Type de matériels :
  - cathéter de drainage pleural (Pleurocath®) : cathéter de 8 F monté sur une aiguille de ponction amovible ;
  - drains « queue-de-cochon » : insertion selon la méthode de Seldinger avec fil guide et dilatateur.

Drain monté type Joly

- Drain de plus gros calibre 18 F : permet le drainage de liquides.
- Monté sur un trocart long à bout mousse.

- Après une anesthésie locale, faire une incision intercostale.
- Disséquer l'espace intercostal à la pince de Kelly, en rasant le bord supérieur de la cote inférieure, jusqu'à l'ouverture de la plèvre pariétale puis introduire le drain.
- Il est déconseillé de perforer l'espace intercostal avec le trocart de Joly : nécessité de pousser fort pour l'insérer du fait du bout mousse. Risque important de lésion pulmonaire.
- L'orifice créé est à la taille du drain.
- Le drain est fixé par une bourse séreuse.

Trocart de Monod

- Tube métallique court placé après dissection de l'espace intercostal au doigt et à la pince.
- Le drain est inséré à travers le tube : l'orifice est plus large que le drain.
- Permet d'insérer des drains de plus gros calibre.
- Technique plutôt utilisée en chirurgie ou réanimation.

Système de drainage

- Système clos avec la plèvre.
- Antireflux
- Maintien d'une dépression intrapleurale.
- « Valise » à usage unique type Pleur-Evac® avec niveau d'eau dans la chambre de contrôle d'aspiration (20 mL permettent 20 cmH_2O).

Drainage vésical

Voie d'abord

- En pleine matité vésicale : repérage échographique recommandé.
- Deux travers de doigt au-dessus de la symphyse pubienne.

Techniques de drainage

Cathéter (Cystocath®)

- Anesthésie locale au point de ponction.
- Incision d'un centimètre au bistouri.
- Placer la sonde dans le trocart inserteur.
- Insérer le trocart perpendiculairement à la peau.
- Une fois dans la vessie, gonfler le ballonnet.
- Retirer le trocart en repliant les ailettes pour qu'il se sépare en 2 parties.
- Raccorder la poche.

Set de drainage (S-cath®)

- Technique de Seldinger.
- Anesthésie locale et incision au bistouri.
- Piquer avec l'aiguille longue jusqu'à aspirer les urines.

- Insérer le fil guide.
- Retirer l'aiguille.
- Introduire le dilatateur avec sa gaine externe sur le fil guide.
- Le dilatateur et le fil guide sont retirés; la gaine reste en place.
- Le cathéter est introduit dans la gaine et le ballonnet gonflé.
- La gaine est retirée et se sépare en deux.
- Fixer le cathéter.

Contre-indications spécifiques

- Tumeur vésicale.
- Présence d'une cicatrice sus-pubienne.
- Anticoagulants.

RÉFÉRENCE

[1] Guitard PG, Veber B, Joly LM. Drainage thoracique aux urgences. Encycl Méd Chir (Elsevier, Paris) 2009. Médecine d'urgence. [article 25-010-E-30].

Fiche 163

Ponctions aux urgences

Points importants

- L'efficacité et l'innocuité des ponctions passent par le respect des indications et contre-indications.
- La douleur liée à l'acte doit être systématiquement prévenue.
- Des précautions d'asepsie rigoureuse doivent être prises pour toute ponction.
- Seule la rigueur et la maîtrise du geste protègent le praticien d'éventuelles complications.

Ponction lombaire [1]

Contre-indications

- Symptômes évoquant une élévation de la pression intracrânienne :
  - altération rapide du niveau de conscience;
  - signes de localisation neurologique;
  - crises convulsives tonicocloniques ou partielles;
  - nécessité de réaliser une TDM cérébrale dans ces situations;
  - la ponction risque de provoquer un engagement cérébral.
- Risque hémorragique avéré; troubles de la coagulation ou patient(e) recevant un traitement anticoagulant.
- Infection du site de ponction.

Positionnement du(de la) patient(e)

Allongé

- En décubitus latéral gauche pour un médecin droitier.
- Dos arrondi en « position fœtale », assurant une flexion maximale de la colonne lombaire.
- La flexion forcée de la tête accroit la tension du ligament interépineux et rend la palpation de l'espace interépineux plus difficile.
- Épaules, dos et hanches perpendiculaires au plan horizontal.

Assis

- Position facilitant le repérage du point d'insertion de l'aiguille.
- Risque de réactions vagales au moment de la ponction.

Réalisation

Préparation du site

- Nettoyé préalablement à l'eau savonneuse ou à l'aide d'une solution moussante iodée (sauf en présence d'une allergie à l'iode).
- Sur la peau propre et séchée, un antiseptique iodé est appliqué en mouvements circulaires.

Anesthésie locale

- À l'aide d'une aiguille de calibre 25, créer un bouton intradermique au point d'insertion en injectant de la lidocaïne à 1 %.
- L'inhalation de MEOPA peut être un complément utile, notamment pour lever l'anxiété liée au geste que l'on ne voit pas.

Ponction

- Dans l'espace interépineux de L3-L4, L4-L5 ou de L5-S1.
- L'aiguille ne devra pas être insérée au-dessus de l'espace L2-L3 (terminaison de la moelle en L1-L2).
- Utiliser de préférence une aiguille à pointe mousse introduite par un trocart afin de réduire le risque de céphalées secondaires. Permet de mieux sentir la traversée de la dure mère.
- Aiguilles tranchantes à biseau : choisir le calibre le plus fin (50 % de céphalées avec un calibre 20 G contre 20 % avec un calibre 22 G).
- Le biseau doit être tourné vers le haut si le(la) patient(e) est couché(e) ou vers le côté s'il est assis pour ne pas sectionner fibres durales.
- L'aiguille est introduite avec un angle d'environ 10° en direction céphalique.
- Quand la dure-mère est franchie (ressaut), retirer le stylet et attendre l'écoulement du liquide.

Complications

- Syndrome post-ponction lombaire :
  - céphalées fronto-occipitales, soulagées par le décubitus, débutant quelques heures à quelques jours après la ponction ;
  - la prévention repose sur l'emploi d'aiguilles mousses atraumatiques et de plus petit calibre possible ;
  - le repos au lit après ponction ne prévient pas la survenue de céphalées et serait même responsable de lombalgies ;
  - le traitement de la céphalée post-ponction lombaire repose sur la prescription d'antalgiques et d'antinauséeux ; la caféine peut être proposée à des doses de 300 à 500 mg *per os* une ou deux fois par jour (efficacité inconstante) ;
  - le *blood-patch* (15 à 20 mL de sang autologue dans l'espace extradural adjacent au site de ponction) est réservé aux syndromes post-ponction lombaire sévères ou prolongés.
- Hématome sous-dural rachidien : survient en cas de troubles d'hémostase.
- Risque d'engagement cérébral en cas d'hypertension intracrânienne.

Ponction pleurale

Contre-indications

- Troubles de l'hémostase.
- Pneumothorax.
- Infection cutanée au point de ponction.

Positionnement du(de la) patient(e)

- Assis au bord du lit, coudes appuyés sur un oreiller posé sur une table de chevet.
- En décubitus latéral : épanchement localisé vers le bas et le dos au bord du lit.

Réalisation

Préparation du site

- Nettoyé préalablement à l'eau savonneuse ou à l'aide d'une solution moussante iodée (sauf en présence d'une allergie à l'iode).
- Sur la peau propre et séchée, un antiseptique iodé est appliqué en mouvements circulaires.

Anesthésie locale

À l'aide d'une aiguille de calibre 25, créer un bouton intradermique au point d'insertion en injectant de la lidocaïne à 1 % jusqu'à la plèvre pariétale.

Repérage

- L'épanchement est repéré par la matité à la percussion.
- La radiographie pulmonaire n'est pas fiable pour évaluer le niveau – varie avec la respiration et la position du(de) la patient(e).
- L'échographie permet un repérage plus fiable (voir Fiche 16),
- le niveau inférieur à ne pas dépasser est le 8e espace intercostal postérieur.
- Le site de ponction se situe au niveau de la ligne médiane passant par la pointe de l'omoplate ou le long de la ligne axillaire postérieure.

Ponction

- Deux à trois espaces intercostaux sous la pointe de l'omoplate.
- En pratique, entre le 4e et le 6e espace intercostal sur la ligne axillaire moyenne ou postérieure.
- L'aiguille est introduite dans l'espace intercostal en rasant le bord supérieur de la côte inférieure afin d'éviter le paquet vasculonerveux.
- La seringue montée sur l'aiguille permet d'aspirer durant la progression.

Complications

- Pneumothorax.
- Toux.
- Infection.

Ponction d'ascite

Contre-indications

- Coagulation intravasculaire disséminée (CIVD).
- Les troubles de coagulation du cirrhotique ne constituent pas une contre-indication.

Positionnement du(de la) patient(e)

Décubitus dorsal.

Réalisation

Préparation du site

- Nettoyé préalablement à l'eau savonneuse ou à l'aide d'une solution moussante iodée (sauf en présence d'une allergie à l'iode).
- Sur la peau propre et séchée, un antiseptique iodé est appliqué en mouvements circulaires.

Ponction

- Au niveau du tiers externe de la ligne reliant l'ombilic à l'épine iliaque antérosupérieure gauche. Les ponctions sans échographie doivent systématiquement se faire du côté gauche pour ne pas risquer de léser le caecum qui est flottant car non fixé au péritoine.
- Aiguille de 22 G pour une ponction exploratrice et de 15 G pour une ponction évacuatrice.
- Insertion de l'aiguille en faisant un test d'aspiration à la seringue.
- Place de l'échographie clinique (figure 163.1).
- Recherche de liquide intra-péritonéal par les coupes FAST.
- Rechercher en FIG : l'espace le plus important entre la peau et les anses digestives et à distance des vaisseaux et des organes pleins. Mesurer l'épaisseur de la paroi afin d'adapter le matériel de ponction.
- Attention à l'artère épigastrique inférieure. Une marge latérale de 8 cm depuis l'ombilic est suffisante pour pallier aux variations anatomiques.
- L'estimation du volume à retirer en litre est égale à la profondeur maximale en cm multipliée par 0,75[1].

[1] https://echo.interniste.com/echographie-ponction-d'ascite-echoguidee-us-fr-c6-s4

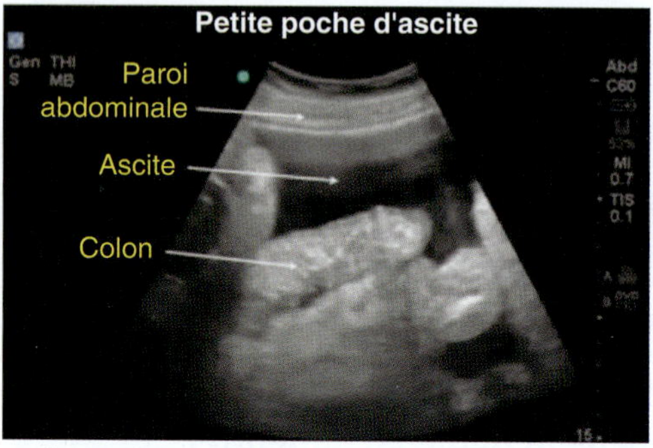

Figure 163.1 **Échographie d'ascite**
Source : Ennis J, Schultz G, Perera P, et al. Ultrasound for detection of ascites and for guidance of the paracentesis procedure: technique and review of the literature. Int J Clin Med 2014;5(20):1277-93.

Complication

- Hématome de la paroi abdominale.
- Fuite de liquide post-ponction.
- Rare perforation intestinale, généralement sans conséquence; exceptionnelle transfixion d'un vaisseau avec hémopéritoine au retrait de l'aiguille.

Ponction articulaire du genou

Contre-indications

- Lésion cutanée.
- Fracture du genou.
- Présence de matériel prothétique (risque d'inoculation septique).

Positionnement du(de la) patient(e)

Décubitus dorsal.

Réalisation

Préparation du site

- Nettoyé préalablement à l'eau savonneuse ou à l'aide d'une solution moussante iodée (sauf en présence d'une allergie à l'iode).
- Sur la peau propre et séchée, un antiseptique iodé est appliqué en mouvements circulaires.

Prévention de la douleur

Par inhalation de MEOPA.

Ponction

- Avec une aiguille longue de 18 à 21 G.
- Voie suprapatellaire : 1 cm au-dessus et en dehors du coin supéro-latéral de la patella. L'aiguille est introduite perpendiculairement à la jambe.
- Voie antérieure : patient(e) est en décubitus dorsal, genou fléchi à 90°. Ponction 1,5 cm sous la patella et 1,5 cm en dehors du tendon rotulien. L'aiguille est dirigée vers l'échancrure intercondylienne.
- Place de l'échographie clinique : permet de confirmer l'épanchement (différencier avec œdème) et guider la ponction. Utilisation d'une sonde vasculaire.

RÉFÉRENCE

[1] Raphael M, Zamparini E, Chinardet B. Ponctions aux urgences. In : Encycl Méd Chir. Paris : Elsevier; 2007. Médecine d'urgence. [article 24-000-R-25].

Fiche 164

Transfusion de globules rouges

Points importants

- **Il s'agit de produits sanguins labiles, rares et chers.**
- **Chaque malade doit recevoir les culots globulaires (CGR) dont il a besoin, ni plus ni moins, en fonction de la cause de l'anémie et de sa profondeur.**
- **Risque immunologique et infectieux.**

Règles de transfusion [1]

- La prescription des examens groupes sanguins ABO-RH1 positif et phénotype RH-KEL1 est faite dès lors que l'indication d'une transfusion est posée ou que le diagnostic est associé à une probabilité élevée de nécessité de transfusion qui dépend de :
  - cinétique du saignement;
  - degré de correction de la volémie;
  - tolérance clinique de l'anémie (signes d'insuffisance coronarienne, d'insuffisance cardiaque, tachycardie, hypotension, dyspnée, confusion mentale, etc.).
- La décision de transfuser un(e) patient(e) en CGR, irradié(e), déplasmatisé(e), cryoconservé(e) ou en réduction de volume est prise par le médecin référent du/de la patient(e) après avis du responsable du conseil transfusionnel (Établissement français du sang [EFS]).
- Il est recommandé de prescrire des culots « phénotypés RH-KEL1 » dans les situations suivantes (prévention de l'immunisation) :
  - femmes, de la naissance jusqu'à la fin de la période procréatrice;
  - patient(e)s atteint(e)s d'hémoglobinopathies;
  - patient(e)s atteint(e)s d'affections chroniques dont la survie prolongée est conditionnée par des transfusions itératives de CGR comme dans les myélodysplasies;
  - patient(e)s présentant un groupe sanguin rare.

Seuils transfusionnels

Ils dépendent des situations cliniques et du terrain (tableau 164.1).

Trois niveaux d'urgence transfusionnelle

Le délai d'obtention des CGR prime sur celui des résultats d'examens immunohématologiques.

- Urgence vitale immédiate (UVI) : obtention des CGR la plus rapide possible, délivrance sans délai.
- Urgence vitale (UV) : obtention des CGR en moins de 30 min.
- Urgence relative (UR) : obtention des CGR dans un délai de 2 à 3 h (éviter de transfuser la nuit : surveillance moins bonne).

Tableau 164.1 Seuils recommandés de transfusion en fonction des situations pathologiques, d'après [1].

Pathologie ou situation clinique	Seuil
Péri-opératoire	– 7 g/dL chez les patient(e)s sans antécédents – 10 g/dL chez les coronariens, insuffisants cardiaques aigus ou bêta-bloqués – 8–9 g/dL chez les patient(e)s cardiovasculaires
Réanimation	7 g/dL, sauf si coronarien (10 g/dL)
Traumatologie	7 g/dL, sauf si TC
Hémorragie digestive	7 g/dL, sauf si mal tolérée
Hémopathies malignes Tumeurs solides Greffes de cellules-souches Myélodysplasie Aplasie	8 g/dL, sauf si terrain cardiovasculaire ou mal toléré (10 g/dL)
Gériatrie	7 g/dL 8 g/dL chez les patients insuffisants cardiaques ou coronariens 10 g/dL en cas de mauvaise tolérance clinique
Micro-angiopathie thrombotiques	8 g/dL
Anémie hémolytique auto-immune	Pas de transfusion en fonction du seuil mais de la tolérance clinique
Drépanocytose	Si anémie mal tolérée, notamment syndrome thoracique aigu avec anémie, érythroblastopénie et aggravation aiguë de l'anémie Ne pas dépasser le taux d'hémoglobine basal du patient à 1 ou 2 g/dL

Nous remercions la Haute Autorité de santé de nous avoir autorisés à reproduire ces recommandations. Le texte intégral est consultable sur le site www.has-sante.fr

Absence de résultats de groupe ABO disponibles

Transfuser des CGR de groupe O.

Absence de toute donnée immunohématologique

- CGR O RH : 1 KEL : –1.
- Sauf femme de la naissance jusqu'à la fin de la période procréatrice : CGR O, RH : –1 KEL : –1 en première intention.

Situations particulières

- Choc hémorragique et situations à risque d'hémorragie massive.
- PFC en association à des concentrés de globules rouges avec un ratio PFC : CGR compris entre 1:2 et 1:1.

Anémies carentielles

- Premières causes des anémies.
- Installation progressive, tolérance clinique habituellement bonne, ne nécessitent que très rarement une transfusion.

Gériatrie

- Ne prescrire qu'un seul CGR à la fois lorsque la tolérance du(de la) patient(e) à la transfusion n'est pas connue.
- Il n'est pas recommandé d'associer préventivement un diurétique de type furosémide à la transfusion.
- Le traitement de l'œdème aigu du poumon post-transfusionnel par surcharge est celui habituellement recommandé.
- Aucune recommandation ne peut être émise sur un seuil transfusionnel (cas par cas).

Drépanocytaire

Informer l'établissement de transfusion sanguine (ETS) du diagnostic et des différentes régions dans lesquelles le(la) patient(e) a été suivi(e) (fichier receveur des ETS).

Anémie hémolytique auto-immune

Attendre la réalisation des examens (4 à 6 h minimum) immunologiques si le degré d'urgence le permet.

Maladie des agglutinines froides

Les CGR transfusés doivent être réchauffés.

Leucémie aiguë ou greffe de cellules-souches hématopoïétiques

CGR phénotypés RH-KEL1.

RÉFÉRENCE

[1] Recommandations de bonnes pratiques. Transfusion de globules rouges homologues : produits, indications alternatives. Saint-Denis : HAS ; 2014, www.has-sante.fr/portail/upload/docs/application/pdf/2015-02/transfusion_de_globules_rouges_homologues_-_produits_indications_alternatives_-_recommandations.pdf

Aspects médicolégaux

Fiche 165
Certificats

Points importants

- **On ne doit rédiger ou délivrer un certificat qu'avec l'accord explicite de la personne concernée ou de son représentant légal.**
- **Il ne convient d'attester que ce que l'on a pu constater par soi-même. Il ne convient pas de rédiger un certificat contraire aux intérêts du patient. Quand celui-ci insiste pour que vous rédigiez un certificat qui vous paraît contraire à ses intérêts, il faut lui expliquer les inconvénients éventuels avant de le délivrer.**
- **La délivrance d'un rapport tendancieux ou d'un certificat de complaisance est interdite.**
- **Si le certificat rapporte des dires d'un patient ou d'un tiers, le médecin doit s'exprimer sur le mode conditionnel avec la plus grande circonspection en les séparant des lésions constatées.**
- **Il faut rester dans le cadre du certificat demandé et si possible inscrire en fin de certificat, la raison pour laquelle il a été demandé.**

Rédaction des certificats [1]

Certificat médical initial (figure 165.1)

- Peut être rédigé par n'importe quel médecin inscrit à l'ordre des médecins à la demande de la victime.
- Date des faits, date de rédaction du certificat.
- Mettre les allégations au conditionnel.
- Décrire les constatations médicales positives ou négatives en rapport avec les faits subis ou supposés.
- Se limiter aux seuls faits objectifs constatés et ne jamais qualifier les faits (ne pas indiquer « viol » mais « pénétration sexuelle » par exemple)
- Une description sémiologique vaut mieux qu'un diagnostic réducteur.
- La fixation de l'incapacité temporaire de travail (ITT) a une valeur pénale. Elle est faite après réquisition judiciaire, sinon sa rédaction s'effectue une fois le malade orienté en centre médicojudiciaire.
- L'ITT doit être définie en nombre de jours pendant lesquels la victime ne pourra accomplir ou subira une gêne importante dans l'accomplissement des actes usuels de la vie (se laver, manger, s'habiller). Elle ne dépend pas de la profession de la victime mais des actes de la vie courante (tableau 165.1). Éviter de mettre précisément 8 jours ou 3 mois d'ITT (toujours mettre soit un jour de plus ou un jour de mois car le juge fixe le niveau de sanction en fonction du dépassement ou non de ces seuils).

MODELE DE CERTIFICAT MEDICAL INITIAL EN CAS DE VIOLENCES SUR PERSONNE MAJEURE

Sur demande de la personne et remis en main propre

Un double doit être conservé par le médecin

Je certifie avoir examiné le (date en toutes lettres) : ______________________ à _____ heure_____, à ______________________(Lieu : cabinet, service hospitalier, domicile, autre)

Une personne qui me dit s'appeler Madame ou Monsieur (nom -- prénom) ______________________

____

- date de naissance (en toutes lettres) : ______________________

FAITS OU COMMEMORATIFS:

La personne déclare « avoir été victime le ____________ (date), à _____(heure)____, à______________(lieu), de______________________

______________________ ».

DOLEANCES EXPRIMEES PAR LA PERSONNE :

Elle dit se plaindre de « »

ETAT ANTERIEUR _(éléments antérieurs susceptibles d'être en relation avec les faits exposés)_

EXAMEN CLINIQUE : (description précise des lésions, siège et caractéristiques sans préjuger de l'origine)

- sur le plan physique :
- sur le plan psychique :
- état gravidique et âge de la grossesse (le cas échéant) :

Joindre photographies éventuelles prises par le médecin, datées, signées et tamponnées au verso.

INCAPACITÉ TOTALE DE TRAVAIL

L'évaluation de l'ITT est facultative. L'ITT pour les lésions physiques et pour le retentissement psychologique est établie sur la base des signes cliniques des lésions physiques et du retentissement psychologique décrits dans les rubriques ci-dessus.

L'incapacité ne concerne pas le travail au sens habituel du mot, mais ***la durée de la gêne notable dans les activités quotidiennes et usuelles de la victime*** *notamment : manger, dormir, se laver, s'habiller, sortir pour faire ses courses, se déplacer, jouer (pour un enfant). A titre d'exemples : la perte des capacités habituelles de déplacement, des capacités habituelles de communication, de manipulation des objets, altération des fonctions supérieures, la dépendance à un appareillage ou à une assistance humaine. La période pendant laquelle une personne est notablement gênée pour se livrer à certaines des activités précitées est une période d'incapacité.*

La durée d'incapacité totale de travail est de … (en toutes lettres) , sous réserve de complications

Cet examen a nécessité la présence d'une personne faisant office d'interprète, Madame, Monsieur (nom, prénom, adresse) :

« Certificat établi à la demande de l'intéressé (ou intéressée) et remis en main propre pour servir et faire valoir ce que de droit »

DATE (du jour de la rédaction, en toutes lettres), SIGNATURE ET TAMPON DU MEDECIN

Figure 165.1 Modèle de certificat médical initial [2].

Tableau 165.1 Niveau de sanction en fonction des circonstances et de l'ITT.

Conséquences cliniques	Qualification et sanction
Atteintes volontaires à l'intégrité de la personne	
Pas d'ITT	Contravention de 4e classe et peine complémentaire
ITT ≤ 8 j	Contravention de 5e classe et peine complémentaire
ITT ≤ 8 j avec circonstances aggravantes	Délit : 3 ans d'emprisonnement
ITT > 8 j	Amende 45 000 €
ITT > 8 j avec circonstances aggravantes	Délit : 5 ans d'emprisonnement Amende : 75 000 €
Mort avec intention de la donner	30 ans de réclusion
Atteintes involontaires à l'intégrité de la personne	
Pas d'ITT	Contravention de 2e classe
ITT ≤ 3 mois	Contravention de 5e classe
Pas d'ITT avec action délibérée	Contravention de 5e classe
ITT ≤ 3 mois avec action délibérée	1 an d'emprisonnement Amende : 150 000 €
ITT > 3 mois sans intention	2 ans d'emprisonnement Amende : 30 000 €
ITT > 3 mois avec action délibérée	3 ans d'emprisonnement Amende : 45 000 €
Décès	15 ans de réclusion
Décès avec circonstances aggravantes	20 ans de réclusion

D'après [1] avec l'autorisation des éditions Arnette.

- En cas de certificat demandé par réquisition, il convient de ne répondre qu'aux questions posées par l'officier de police judiciaire.
- Chez l'enfant, ne remettre le certificat qu'à son représentant légal pour les certificats sans réquisition.

Certificat d'accident de travail

- Décrit les constatations détaillées concernant le siège (en cas de symétrie, indiquer le côté), la nature des lésions, les symptômes constatés et les traitements envisagés.
- Décrire les constatations médicales sans se limiter à un diagnostic.

Certificat d'arrêt de travail

- Permet de justifier une absence auprès de l'employeur (le volet destiné à l'employeur n'indique pas de données médicales).
- Permet le règlement des indemnités journalières par la caisse de sécurité sociale dont dépend l'assuré.
- Les renseignements médicaux peuvent être indiqués, le secret médical étant partagé avec le médecin conseil destinataire.

Certificat de prescription médicale de transport

- Permet le remboursement des frais engagés uniquement en cas d'hospitalisation, de transport en lien avec une affection de longue durée dont souffre le patient ou d'un transport en lien avec un accident de travail. (par conséquent, un retour à domicile après une consultation aux urgences, en dehors de ces 2 dernières situations, ne peut faire l'objet d'une prise en charge par l'assurance maladie)
- Le mode de transport (ambulance, taxi, transport en commun) doit être en rapport avec l'état pathologique du patient.

Certificat de sévices sexuels (voir « Agression sexuelle »)

- Retranscrire les allégations des victimes et rapporter les constatations médicales positives ou négatives en rapport avec les violences subies ou supposées.
- Tenter autant que possible d'orienter le(la) patient(e) vers une unité médicojudiciaire.
- S'il s'agit d'un enfant, ne remettre le certificat qu'au représentant légal de l'enfant ou au procureur de la République.

Certificat d'hospitalisation sans consentement à la demande d'un tiers (soins psychiatriques à la demande d'un tiers [SPDT])

- Rédigé lorsque les troubles mentaux du sujet ne permettent pas d'obtenir son consentement et impose des soins immédiats et une surveillance constante en milieu hospitalier.
- La demande doit être faite par un membre de la famille ou toute personne agissant dans l'intérêt du malade (à l'exclusion du personnel soignant exerçant dans les établissements d'accueil).
- Rédiger un certificat circonstancié détaillant l'état mental et symptomatique du patient sans poser de diagnostic.
- Établir une relation entre les troubles décrits, l'impossibilité de consentement de la part du patient et la nécessité de l'hospitalisation.
- Préciser l'absence de lien de parenté avec le patient, le tiers, le directeur de l'hôpital d'accueil.
- Joindre la demande du tiers et préciser que l'on ne travaille pas dans l'hôpital d'accueil.
- Attester uniquement ce que l'on a constaté et éviter les constatations rapportées par des tiers.

Soins psychiatriques en cas de péril imminent (SPI)

- Hospitalisation sans présence d'un tiers, à travers la notion de « péril imminent » : possible pour les personnes dont aucun tiers n'est joignable (voyage pathologique, personne isolée, etc.).
- Deux conditions :
  - impossibilité d'obtenir la demande d'un tiers;
  - existence d'un péril imminent (risque grave d'atteinte à l'intégrité du malade).
- Le directeur de l'établissement peut prononcer l'admission du patient sans tiers; doit en informer toute personne justifiant de l'existence de relations avec le malade antérieures à la demande et ceci sous 24 h.

Soins psychiatriques sur décision d'un représentant de l'État (SPRE)

- En cas de danger imminent pour la sûreté des personnes, arrêté (préfet, maire, commissaire de police) en s'appuyant sur un avis médical.
- La seule description des troubles ne suffit pas : il faut un descriptif du comportement dangereux. Transport organisé par les forces de police ou de gendarmerie.

Certificat de décès

- Permet l'inhumation ou la crémation d'un décédé en l'absence d'obstacle médicolégal et participe aux statistiques des décès.
- Il convient d'indiquer un obstacle médicolégal s'il s'agit :
  - d'une mort violente, y compris un accident de la voie publique mortel avec un tiers responsable;
  - d'un suicide;
  - d'une mort criminelle évidente;
  - d'une mort suspecte imposant le recours à un médecin légiste.

Certificat d'aptitude médicale au maintien en garde à vue

- Uniquement sur réquisition du procureur de la République ou de l'officier de police judiciaire.
- Certificat à ne pas détailler du point de vue médical; se prononcer uniquement sur l'aptitude médicale à la garde à vue.
- Indiquer si un traitement a été délivré directement à la personne examinée, si un traitement ou une ordonnance a été remis à l'officier de police judiciaire sous enveloppe pour délivrance différée, si une surveillance particulière pendant la garde à vue a été spécifiée.

Certificat de non-admission

- À la demande des forces de police pour toute personne suspectée d'être en état d'ivresse manifeste sur la voie publique ou dans un lieu public.

- Certificat indiquant uniquement le fait que le malade est admis en service hospitalier ou n'a pas été admis et a été remis aux fonctionnaires de police ou a été admis mais a refusé l'hospitalisation.
- Garder le patient hospitalisé en cas de doute diagnostic ou de risque évolutif.
- Engage entièrement la responsabilité du médecin qui doit détailler son observation (non remise aux fonctionnaires de police) pour pouvoir justifier son choix.

Certificat d'éviction scolaire pour maladie contagieuse

Durée dépend de l'infection (tableau 165.2).

Tableau 165.2 Durée d'éviction scolaire en fonction des infections.

Pathologie	Durée d'éviction scolaire
Coqueluche	30 j après les premières quintes
Diphtérie	30 j après guérison clinique
Méningite cérébrospinale	Jusqu'à guérison
Poliomyélite	30 j après le début de la maladie
Streptococcies (groupe A)	15 j après traitement antibiotique
Rougeole	Jusqu'à guérison
Teignes	Dès disparition de l'agent pathogène à l'examen microscopique
Trachome	Après quelques jours de traitement
Typhoïde et paratyphoïdes	20 j après guérison ou si 2 coprocultures négatives à 8 j d'intervalle
Variole	10 j après le début de la maladie et absence de croûtes
Brucelloses	Jusqu'à guérison
Grippe épidémique	Jusqu'à guérison
Leptospiroses	Jusqu'à guérison
Pyodermites, impétigo	Jusqu'à guérison
Rubéole, varicelle, oreillons, hépatite virale	Jusqu'à guérison
Typhus exanthématique, autres rickettsioses	Jusqu'à guérison
Gale	Jusqu'à guérison

D'après [1] avec l'autorisation des éditions Arnette.

Certificat de dispense sportive scolaire

- Décrit des inaptitudes qui permettent d'adapter la pratique sportive à l'enfant sans totalement l'en dispenser.
- Éviter de mentionner la pathologie en dehors de l'accord éclairé du patient ou de son représentant légal.
- Préciser le type de mouvement, le type d'effort ou le type d'activité nécessitant une adaptation.

RÉFÉRENCES

[1] Heye O, Pécontal JM, Perraud V, et al. Urg' certificats. Rueil-Malmaison : Arnette ; 2009.

[2] Secrétariat d'État auprès du Premier ministre chargé de l'égalité entre les femmes et les hommes et de la lutte contre les discriminations. Modèle de certificat médical initial en cas de violences sur personne majeure. www.stop-violences-femmes.gouv.fr/IMG/pdf/certificat_en_cas_de_violences_sur_personne_majeure-3.pdf

Éthique et fin de vie

Points importants

- Médicalisation actuelle des décès (> 75 % des décès à l'hôpital).
- Réflexion éthique adaptée tenant compte des principes universels de l'éthique et des situations particulières du malade dans le contexte de l'urgence.
- L'équipe soignante des urgences est concernée par les choix éthiques pour le patient, par l'annonce de la mauvaise nouvelle, par les relations avec le malade et la prise en charge de la famille.
- Face aux situations où la vie est en jeu, l'action médicale doit trouver du sens pour la mise en œuvre de manœuvres de réanimation ainsi que dans l'abstention et les limitations thérapeutiques qui peuvent être décidées. Cela fait l'objet de recommandations pour la pratique clinique rédigés par la SFMU et SRLF en 2018 [1].
- La loi de 2016 « Clayes-Leonetti » crée de nouveaux droits en faveur des malades et des personnes en fin de vie [2].
- Lorsque le décès survient, la démarche de l'équipe est marquée par le respect du mort, le respect du corps et le respect du chagrin.

Définitions

- Incidence des décès dans les services d'urgences : 0,15 à 0,5 % des passages ; âge moyen : 75 ans.
- Le sentiment d'obstination déraisonnable (*futility* des Américains) est le sentiment de vanité ou d'inanité des mesures thérapeutique entreprises. La décision de ne pas entreprendre une réanimation, de ne pas la prolonger ou de mettre en œuvre une sédation profonde peut avancer le moment de la mort [2]. Il ne s'agit pas d'un arrêt délibéré de la vie mais d'admettre que la mort qui survient est la conséquence de la maladie ou de certaines décisions thérapeutiques qu'elle a pu imposer.

Démarche éthique aux urgences

Les conditions d'exercice médical aux urgences accroissent les doutes et les incertitudes. La démarche éthique s'appuie sur plusieurs principes [3] :

- donner du temps au temps lorsque cela est nécessaire pour permettre de recueillir les informations indispensables pour prendre des décisions et préparer l'entourage à la mauvaise nouvelle ;

- donner du temps à la mort : consiste à réaliser une éventuelle réanimation d'attente soit pour permettre la venue d'un proche soit pour préparer l'entourage à la mauvaise nouvelle. En cas de tableau de mort subite du nourrisson, cela est particulièrement important;
- donner du sens au temps : ceci est particulièrement difficile en cas de mort inattendue, y compris pour l'équipe soignante. Il convient de positionner le médecin en tant que médiateur entre le patient, ses proches et l'événement inéluctable. Il convient d'éviter le sentiment d'échec ou de culpabilité, de faire preuve de compassion en employant une communication sensible. Il est nécessaire de prendre en compte le contexte spirituel, culturel et religieux du patient et d'éviter le vécu fusionnel d'un décès « inacceptable ».

Situations en médecine d'urgence

Décès non prévus (20 %)

- Maximum de soins engagés.
- Patients sans pathologie évoluée ou ayant une qualité de vie incitant à mettre en œuvre les soins permettant un retour à l'état de base.
- Sentiment d'obstination déraisonnable ne survenant qu'au terme d'une certaine durée des soins.
- Le problème majeur est l'annonce du décès.

Décès résultant d'une évolution prévue d'une pathologie déjà diagnostiquée (80 %)

- Pathologie chronique évoluée cardiorespiratoire, cancéreuse ou neurologique (2/3 des patients).
- Pour les patients, leur famille ou les soignants, se développe souvent un sentiment d'obstination déraisonnable :
  - soit précoce lorsque la qualité de vie est extrêmement limitée;
  - soit au fur et à mesure de la prise en charge et du recueil d'informations qui n'étaient pas connues à l'arrivée du malade;
  - lorsque restaurer la santé n'est plus possible, soulager la souffrance demeure une nécessité.

Particularités des malades aux urgences

Patients présentant des troubles de conscience, ne pouvant pas communiquer

- Les proches des patients deviennent les interlocuteurs privilégiés.
- Désignation d'une personne de confiance : intérêt ++ mais rarement désignée.

Mauvaise connaissance par le patient et son entourage d'une situation de fin de vie

- Réaction de défense devant l'annonce d'une maladie incurable; refus de la vérité par l'entourage.
- Insuffisance d'information par les équipes soignantes qui en avaient la charge.

Prise en charge

Décès non prévu

- Le manque d'information, l'ignorance de la position du patient dans sa pathologie amènent à mettre en œuvre le maximum de soins dans un premier temps, tant que les données de la situation du patient ne sont pas connues.
- Pour aboutir à un sentiment d'obstination déraisonnable, il convient parfois de se laisser un peu de temps.
- Pour l'arrêt cardiorespiratoire, la décision d'abstention ou d'arrêt des gestes de réanimation se pose :
  - en cas de signes de mort évidents à l'arrivée et délai d'intervention supérieur à 10 min;
  - en cas de manœuvres s'avérant inefficaces après une demi-heure en dehors de certaines circonstances (toxiques, hypothermie etc.);
  - s'il existe un état préexistant, qui doit être apprécié au cas par cas : cancer métastasé, démence avec dépendance, cirrhose Child C, coma postanoxique, défaillance multiviscérale prolongée.

Décès résultant de l'évolution prévue d'une pathologie

- La démarche aboutissant au sentiment d'obstination déraisonnable nécessite un partage avec les intervenants pour conforter ce sentiment et permettre d'objectiver les critères suivants :
  - évolution attendue normale d'une infection réputée incurable;
  - décès inéluctable dans un bref délai;
  - aucune thérapeutique ne donne d'espoir de modifier le cours de la maladie mais uniquement de prolonger l'agonie;
  - la qualité ultérieure de vie du patient est très compromise et l'entourage a cette perception de dépendance technique de réanimation non souhaitée par le patient.
- La décision prend en effet en compte les souhaits que le patient a pu exprimer dans des directives anticipées, l'avis de la personne de confiance que le patient a pu désigner, l'avis de la famille ou à défaut celui de ses proches Un sentiment de culpabilité risque d'être ressenti à l'issue d'une décision d'arrêt de traitement par la famille, surtout s'il n'y a pas d'unité de vues sur la meilleure décision à prendre pour son proche.

- Nécessité d'une collégialité particulièrement étendue, qu'il n'est pas toujours simple d'obtenir dans le contexte de l'urgence (intérêt en SMUR d'un contact avec la régulation médicale). Dans tous les cas, cette décision doit être consignée dans l'observation.
- À partir de ce jugement, la poursuite de soins dans un but curatif peut apparaître comme une obstination déraisonnable, ce qui fait intervenir la notion de limitation ou de désescalade des soins curatifs.
- Accepter l'évolution inéluctable et prochaine vers la mort n'est en aucun cas l'équivalent de provoquer la mort.
- La qualité d'accompagnement des mourants : condition essentielle (voir encadrés ci-après) [4, 5].
- Changements apportées par la loi de 2016 (tableau 166.1).

Tableau 166.1 Évolutions de la loi traitant de la fin de vie.

	Loi de 2005	Loi de 2016
Titre	Loi relative aux droits des malades et à la fin de vie	Loi créant de nouveaux droits en faveur des malades et des personnes en fin de vie
Nouveau droit « général »		Droit à une fin de vie digne et apaisée
Obstination déraisonnable	Possibilité d'interrompre ou de ne pas introduire des traitements entretenant artificiellement la vie sous couvert de respecter : – l'avis du patient – la procédure collégiale (définie par le Code de déontologie médicale)	
Théorie du double effet	Phase avancée ou terminale : possibilité d'introduire (y compris au domicile du patient si l'état le permet) des traitements analgésiques et sédatifs pour répondre à la souffrance réfractaire du malade même s'ils peuvent avoir pour effet d'abréger la vie Devoir d'information du malade, de la personne de confiance, de la famille ou, à défaut, des proches Traçabilité dans le dossier	
Droit de refuser ou d'interrompre un traitement, y compris si ce refus peut mettre en péril la vie (patient conscient)	Obligation pour le médecin de tout mettre en œuvre pour convaincre le patient, y compris faire appel à un collègue	Obligation pour le médecin de respecter la volonté du patient Le patient peut faire appel à un autre médecin

(Suite)

Tableau 166.1 Suite.

Décision d'interruption d'un traitement jugé déraisonnable (patient inconscient) et demande d'une sédation	Procédure collégiale avec consultation de la personne de confiance, de la famille ou des proches	Prise par le médecin en charge du patient en concertation avec l'équipe de soins et « sur l'avis motivé d'un médecin consultant » sans lien hiérarchique ± autre médecin si besoin : procédure collégiale obligatoire après avoir recherché des directives anticipées, l'avis de la personne de confiance, de la famille ou des proches Instauration obligatoire de traitements notamment analgésiques et sédatifs afin d'accompagner le patient même si la souffrance du patient ne peut être évaluée du fait de son état cérébral Le malade a la possibilité de demander une « sédation profonde et continue provoquant une altération de la conscience maintenue jusqu'au décès associée à une analgésie »
Directives anticipées	Consultatives car ne devant pas obérer le jugement médical Valables 3 ans	« Contraignantes », doivent mentionner ce que le patient refuse Pas de durée de validité et révisables à tout moment, conservées sur un registre national Rédaction selon modèle unique (contenu fixé par décret du Conseil d'État après avis de la HAS) À respecter sauf en cas d'urgence vitale le temps nécessaire pour apprécier la situation. Si inadaptées, procédure collégiale selon décret d'application
Personne de confiance	À consulter ainsi que la famille	Avis prévalent sur tout autre témoignage Peut demander les informations médicales afin de vérifier leur concordance avec les directives anticipées
Surveillance		Agence régionale de santé (ARS) : rapport annuel exhaustif soins palliatifs Établissements de santé : registre anonymisé des cas de sédation profonde et continue ayant provoqué une altération de la conscience maintenue jusqu'au décès

Prise en charge d'une fin de vie aux urgences : exemple de protocole de soins [3]

Principe : le confort du patient dicte les soins et non les considérations « physiopathologiques ».

- Pas de surveillance « pression non invasive » :
  - la prise rapprochée automatique de la pression artérielle est désagréable et potentiellement dangereuse (ischémie).

- Pas de scope :
  - bruyant;
  - familles plus tournées vers l'écran que vers le malade;
  - elles interprètent chaque modification du tracé;
  - les alarmes inquiètent plus qu'elles ne rassurent.
- Les bilans biologiques n'ont pas de sens et contribuent à l'inconfort.
- L'oxygénation :
  - pour diminuer la détresse respiratoire;
  - si le patient l'accepte;
  - pas de sonde nasale qui irrite.
- L'hydratation (considérée comme un traitement) :
  - le maintien d'une voie veineuse n'est pas une obligation en particulier si elle s'accompagne de désagréments (ponctions itératives);
  - la sensation de bouche sèche est fréquente mais la soif est rare;
  - les soins de bouche non agressifs et l'hydratation de la cavité buccale sont fondamentaux;
  - l'utilisation des bombes brumisantes pour rafraîchir la bouche est recommandée;
  - en cas de douleurs oropharyngées : lidocaïne (Xylocaïne®) visqueuse ou en spray.
- L'alimentation (considérée comme un traitement) :
- ne pas s'acharner à alimenter le patient : la plupart sont anorexiques et l'utilisation de sondes et/ou d'une nutrition forcée s'accompagnent dans cette situation de plus d'inconvénients que de bénéfices.

Médicaments utiles ou inutiles dans le cadre du confort du patient

- Morphine :
  - en fonction de la douleur, de la dyspnée et de la sensation d'asphyxie;
  - titration pour déterminer la dose nécessaire donnée *per os* si possible;
  - pas de notion de dose maximale.
- Midazolam :
  - pour calmer et diminuer l'anxiété : perfusion continue entre 0,03 et 0,1 mg/kg/h; chez un sujet en état général altéré, commencer par des doses plus faibles (0,5–1 mg/h).
- Corticoïdes :
  - pour diminuer la dyspnée;
  - en cas de céphalée d'origine tumorale;
  - pour diminuer un œdème laryngé.
- Anti-émétiques.
- Atropiniques :
  - pour diminuer les râles agoniques;
  - scopolamine (amp. 20 mg/1 mL) injection sous-cutanée, 0,2 à 0,6 mg de scopolamine base, soit 1/2 à 2 ampoules toutes les 4 h; ou perfusion sous-cutanée : 0,8 à 2,4 mg de scopolamine base, soit 2 à 7 ampoules par 24 h.

- Médicaments souvent inutiles :
  - catécholamines;
  - remplissage vasculaire;
  - transfusions sanguines : sauf si les signes fonctionnels d'anémie gênent la communication avec le malade ou diminuent nettement son confort.

L'annonce de la mort

- Médecin en situation de messager de la mauvaise nouvelle.
- La façon d'annoncer la nouvelle influence le choc psychologique du décès. Cette annonce ne doit pas être brutale.
- L'appréciation de la nouvelle par l'entourage peut être différente de celle de l'équipe soignante.
- Possibles réactions de déni, de révolte, de refus.
- L'annonce passe par :
  - une information personnalisée, sensible, compassionnelle;
  - les intervenants soignants sont identifiés;
  - dans un lieu si possible approprié où les interlocuteurs pourront se réunir;
  - un langage simple, compréhensible.
- Dans la mort inattendue, les notions de «tout ce qui pouvait être fait l'a été et a été bien fait», du patient qui ne s'est pas vu mourir ou du patient qui n'a pas souffert doivent être affirmé dès que cela est possible. L'annonce d'une fin de vie s'inscrit dans une durée plus longue.

RÉFÉRENCES

[1] Feral-Pierssens AL, Boulain T, Carpentier F, Le Borgne P, Del Nista D, Potel G, et al. Limitations et arrêts des traitements de suppléance vitale chez l'adulte dans le contexte de l'urgence. Ann Fr Médecine d'Urgence 2018; 8(4) : 246–51.

[2] Loi n° 2016-87 du 2 février 2016 créant de nouveaux droits en faveur des malades et des personnes en fin de vie. www.legifrance.gouv.fr/affichTexte.do;jsessionid=4A968F1467C26ABCE0BABAFC4F363010.tpdila10v_2?cidTexte=JORFTEXT000031970253&categorieLien=id

[3] Haegy JM. Éthique et fin de vie aux urgences. Encycl Méd Chir (Elsevier, Paris) 2007. Médecine d'urgence. [article 25-210-A-30].

[4] Haegy JM, Andronikof M, Thiel MJ. et al. Éthique et urgences. Réflexions et recommandations de la Société francophone de médecine d'urgence. JEUR 2003; 16 : g106–20.

[5] Hugenschmitt D, et al. Commission Soins et Urgences. Avis d'experts et bonnes pratiques face à un décès. SFMU/Foucher; 2018.

Agression sexuelle

Points importants

- Mise en place anticipée d'une procédure de traitement et de suivi avec désignation de médecins référents au sein de chaque établissement (pour le risque viral notamment).
- Évaluation du risque de grossesse et d'infections sexuellement transmissibles (virales et bactériennes).
- Si les prélèvements locaux doivent être réalisés dans le cadre d'une réquisition, il faut qu'ils soient juridiquement exploitables et garder les éléments de preuves (vêtements avec présence de liquide biologique).
- Lorsqu'un traitement antirétroviral doit être débuté, il est recommandé de prescrire une trithérapie (deux analogues nucléosidiques et une antiprotéase).
- Si nécessaire, le délai du début du traitement doit être le plus court possible (si possible <4 h et jusqu'à 48 h).
- En cas de doute sur la nécessité du traitement, le mettre en route ; sera réévalué en consultation postexposition.
- Réaliser un certificat médical initial (CMI), le plus circonstancié et factuel possible, en différenciant les propos rapportés par la victime et les éléments cliniques constatés. Celui-ci est toujours pratiqué dans le cadre d'une réquisition, en particulier pour l'examen gynécologique et la réalisation des prélèvements (en théorie, possible invalidation judiciaire par la partie adverse si en dehors d'une réquisition ; organisations locales possibles avec le parquet).
- Assurer l'organisation des visites de suivis.

Définition

- Agression sexuelle : abus sexuels avec contact corporel (attouchements, baisers, caresses, violences).
- Viol :
  - terme juridique que le médecin NE DOIT PAS employer dans ses écrits ;
  - tout acte de pénétration sexuelle quel que soit l'orifice, effectué contre la volonté de la personne par surprise, menace, violence, ou contrainte. Le défaut de consentement peut résulter d'une violence physique ou morale ;
  - le médecin devra utiliser les termes : « agression sexuelle avec pénétration »...

Accueil de la personne

- Si vient avec les forces de l'ordre. Leur demander et consigner dans le dossier :
  - leur provenance;
  - le nom de l'enquêteur en charge du dossier;
  - leur numéro de téléphone;
  - les consignes pour la gestion de la victime après la prise en charge aux urgences.
- Après évaluation par l'IOA, prise en charge priorisée pour des raisons psychosociales.

Prise en charge médicale

Objectifs

Dépistage et traitements de toutes les conséquences possibles de l'agression (traumatismes physiques, IST, grossesse, état de stress post-traumatique); préserver les éléments de preuve (mettre dans un sac en plastique les vêtements intimes).

Anamnèse [1]

- Les faits relatés par la victime : les retranscrire au conditionnel.
- La date, l'heure et la nature de l'agression : attouchements, pénétration, éjaculation, port de préservatif, nombre d'agresseurs, violences physiques associées.
- Les antécédents médicaux, gynéco-obstétricaux, dernières règles, dernier rapport sexuel avant les faits, traitements associés (psychotropes), la prise d'alcool ou de stupéfiants.
- Des douleurs, des saignements, une amnésie (soumission chimique), un état de choc psychologique.

Examen clinique

- Examen somatique : recherche de lésions de violences (face, seins, cou, face interne des cuisses – zones de prise –, coudes, genoux – zones de défense).
- Examens gynécologique et anal (voir encadré ci-dessous) : doivent de préférence être réalisés dans le cadre d'une unité médicojudiciaire (UMJ) ou par un gynécologue; en cas d'impossibilité, l'urgentiste le réalisera avec prudence (en particulier chez la personne annoncée vierge initialement).
- Évaluation du retentissement psychologique par un psychiatre en cas d'état de stress majeur ou de demande spécifique de la police (à différer de 48 h si possible car plus contributif).

Examens gynécologiques (au mieux avec colposcope) et anal détaillés

- L'aspect de l'hymen : recherche de déchirures récentes (sang) ou anciennes, complètes ou incomplètes (à distinguer des incisures physiologiques), détermination du diamètre de l'orifice hyménal (éventuellement, en fonction de l'âge à l'aide d'une sonde urinaire à ballonnet).
- La présence d'ecchymoses ou de plaies au niveau des organes génitaux externes (lèvres, fourchette).
- La présence de plaies ou de corps étrangers intravaginaux (examen au spéculum, humidifié à l'eau, en fonction de l'âge).
- Si colposcope : prendre des photographies.
- Examen anal : si nécessaire, qui recherchera des fissures de la marge anale, une hypotonie du sphincter anal, une disparition des plis radiés (cicatricielle).Utilisation éventuelle d'un anuscope à la recherche de lésions internes ou de corps étrangers. *L'absence de lésions n'élimine pas une pénétration.*

Grossesse

Pour les femmes en âge de procréer et pénétrations vaginales : β-hCG (même en cas d'usage de préservatif car risque de rupture. Dans les 72 h, prescrire lévonorgestrel (NorLevo®) après vérification des contre-indications ou ulipristal acétate (EllaOne®) (voir « Contraception d'urgence et IVG »).

Risques d'IST

Risque viral

- Si possible, connaître le statut sérologique de l'agresseur.
- Notion de vaccination contre l'hépatite B.
- Sérologie virale avec l'accord de la victime :
  - VIH (test de diagnostic rapide);
  - anticorps anti-HBs en cas de vaccination contre l'hépatite B;
  - Ag-HBs, anticorps anti-HBc et anti-HBs;
  - hépatite C;
  - herpès.
- Évaluation du risque et indications du traitement postexposition (TEP) vis-à-vis du VIH après exposition sexuelle (tableau 167.1) [2] :
  - prescription de traitement antirétroviral si <48 h et pour une durée de 1 mois;
  - si possible, réévaluation par le référent AES de l'établissement dans les 72 h;
  - antirétroviral composé de 2 inhibiteurs nucléotidiques de la transcriptase inverse et d'un 3e agent :

Tableau 167.1 Évaluation du risque et indications du traitement postexposition vis-à-vis du VIH après exposition sexuelle.

Exposition sexuelle				
Risque et nature de l'exposition	Statut VIH du sujet source			
	VIH positif		VIH inconnu	
	CV détectable	CV indétectable[1]	Groupe à prévalence élevée[2]	Groupe à prévalence faible
Rapport anal réceptif (passif)	TPE recommandé	TPE non recommandé	TPE recommandé	TPE non recommandé
Rapport anal insertif (actif)	TPE recommandé	TPE non recommandé([3], [4])	TPE recommandé	TPE non recommandé
Rapport vaginal receptif ou insertif	TPE recommandé	TPE non recommandé([3], [4])	TPE recommandé	TPE non recommandé
Fellation réceptive avec éjaculation	TPE recommandé	TPE non recommandé([3], [4])	TPE recommandé	TPE non recommandé
Fellation réceptive sans éjaculation ou insertive	TPE non recommandé	TPE non recommandé	TPE non recommandé	TPE non recommandé
Agression sexuelle	TPE recommandée			

Notion de situation à risque : prise de substances psychoactives (amnésie des circonstances) ; facteurs physiques augmentant le risque de transmission chez la personne exposée (viol, ulcération génitale ou anale, IST associée, saignement).

(1) Charge virale détectable au seuil utilisé par le laboratoire qui traite l'examen (en général < 50 copies/mL).

(2) Groupe à prévalence élevée : personne source ayant des partenaires sexuels multiples, usager de drogue, personne originaire d'une région dans laquelle la prévalence de l'infection à VIH est élevée (> 1 % : Afrique, Caraïbes dont les Antilles françaises, Amérique du sud dont Guyane et Asie).

(3) Dans le cas d'un sujet source connu comme étant infecté par le VIH, suivi et traité, dont la charge virale plasmatique est indétectable depuis plusieurs mois, les experts (rapport Morlat) considèrent qu'il est légitime de ne pas traiter. Si un TPE était instauré, il pourrait être interrompu lors de la réévaluation avec le résultat de la charge virale de contrôle si celle-ci s'avère toujours indétectable au moment de l'AEV.

(4) Un TPE peut néanmoins être envisagé au cas par cas en présence de facteurs physiques augmentant le risque de transmission chez la personne exposée (viol, ulcération génitale ou anale, IST associée, saignement).

- association ténofovir disoproxil fumarate TDF + emtricitabine + rilpivirine compte tenu de sa bonne tolérance et sa simplicite de prise : Eviplera® 1 cp/j au cours du repas ou association (1 cp de TDF/emtricitabine Gé et 1 cp de rilpivirine Edurant®) × 2/j, du fait de son plus faible coût,

- alternative possible ténofovir + emtricitabine + elvitegravir/c Stribild® 1 cp par jour ;
- en cas d'insuffisance rénale, association zidovudine + lamivudine Ge (1 cp × 2/j) peut être utilisée dans le cadre de la trithérapie à la place de l'association TDF + emtricitabine,
- chez la femme enceinte ou susceptible de l'être l'association TDF–emtricitabine avec darunavir/r est recommandée. La posologie de darunavir/r est de 800 mg/100 × 1/j, si le TPE est prescrit au cours du 1er semestre de grossesse et de 600 mg/100 × 2/j au cours du dernier trimestre,
- mis à disposition gratuitement aux urgences, jusqu'à la première visite de suivi (au moins 3 j).

• Si l'agresseur est identifié, pas d'indication de traitement antirétroviral si les tests rapides VIH sont négatifs.
• Risque hépatite B (tableau 167.2) ; le risque de transmission sexuelle du VHB (30 à 50 %) est nettement plus élevé que celui du VIH (< 1 %) :
  – en l'absence de vaccination complète ou certaine contre l'hépatite B, proposer à la patiente une vaccination et une prophylaxie par immunoglobuline anti-HBs : immunoglobulines anti-HBs 1 dose IM 500 UI dans les 72 h qui suivent l'exposition ; vaccin hépatite B (au mieux dans les 72 h qui suivent l'exposition) 1 dose 20 μg IM sur un autre site d'injection (rappels à M1 et M6) ;

Tableau 167.2 Indications de la sérovaccination VHB.

Sujet exposé	Statut VHB (Ag HBs) personne source	
	positif	Inconnu
Vacciné répondeur (Anti-HBs > 10 mUI/mL ou > 100 mUI/mL dans les antécédents)	Rien	Rien
Vacciné non répondeur (Anti HBs < 10 mUI/mL sans anti-HBc ni notion d'anti-HBs > 100 mUI/mL dans le passé)	Immunoglobulines(1)	Rien(2)
Non vacciné	Immunoglobulines(1) + vaccin	Vaccin(2)

(1) L'administration d'immunoglobulines n'est pas nécessaire si absence de virémie VHB (ADN VHB indétectable) chez la personne source et utilisation de ténofovir en traitement postexposition.
(2) L'administration d'immunoglobulines est légitime en l'absence d'utilisation de ténofovir en traitement postexposition et si la personne source est originaire d'un pays de haute (Afrique sub-saharienne, Asie) ou moyenne (France d'outre-mer, Europe de l'Est et du Sud, Afrique du Nord, Moyen-Orient, sous-continent indien et Amérique du Sud) endémicité pour le VHB et/ou usager de drogues par voie intraveineuse et/ou HSH et/ou avec partenaires multiples.

- la vaccination est en particulier recommandée si la personne source est porteuse d'une hépatite B ou appartient à un groupe de prévalence élevée : multipartenaires; originaire d'une région à prévalence élevée du VHB >2 %; partenaire infecté par le VHB; usager de drogues injectables; facteurs physiques augmentant le risque de transmission (viol, saignement, ulcérations génitales, IST associées);
- si la victime est non vaccinée et/ou non immunisée et la personne source appartient à un groupe de prévalence faible : vaccination seule.

Risque bactérien

- Prélèvements sérologiques :
  - VDRL, TPHA (syphilis);
  - *Chlamydiæ*.
- Prélèvements locaux (à faire le plus tôt possible afin de permettre à la victime d'aller se doucher) : recherche d'IST.
  - Vagin : 3 écouvillons sacs endovaginaux, 1 écouvillon sec endocol (*Chlamydiæ*), 1 écouvillon sur milieu de transport spécial (Stuart) (gonocoque).
  - Anus : 1 écouvillon Stuart.
  - Gorge : 2 écouvillons secs pour bactériologie standard, 1 écouvillon Stuart.
  - Urines : ECBU, 2 écouvillons secs au niveau de l'urètre.
- L'efficacité et l'innocuité d'une antibiothérapie prophylactique (par azithromycine notamment) n'ont pas été établies.

Prise en charge des lésions sur le corps

Rédaction d'un CMI [3] avec photographies ou dessins des lésions constatées.

Prise en charge sociale et psychologique

Conseils et surveillance

- Consultation de suivi (médecin référent ou UMJ si elle existe) avec rédaction d'une fiche de liaison rappelant les actions entreprises (bilan et traitements prescrits).
- Informer de la procédure de dépôt de plainte. Le constat médico-judiciaire est pratiqué sur réquisition des autorités judiciaires. Le certificat doit être remis à l'autorité judiciaire requérante.

Signalement à l'autorité judiciaire

L'article 226-13 du Code pénal (relatif au secret médical), n'est pas applicable dans les cas où la loi impose ou autorise la révélation du secret. En outre, il n'est pas applicable :

- à celui qui informe les autorités judiciaires, médicales ou administratives de sévices ou privations dont il a eu connaissance et qui ont été infligés

à un mineur de quinze ans ou à une personne qui n'est pas en mesure de se protéger en raison de son âge ou de son état physique ou psychique;
- au médecin qui, avec l'accord de la victime, porte à la connaissance du procureur de la République les sévices qu'il a constatés dans l'exercice de sa profession et qui lui permettent de présumer que des violences sexuelles ont été commises;
- informer la personne sur les médicaments délivrés (posologie, durée, effets indésirables) et s'assurer de sa bonne compréhension afin d'optimiser l'observance;
- recommander une protection des rapports et exclure les dons du sang durant les 3 mois qui suivent l'exposition ou 4 mois si TPE;
- dès la première consultation, faire le point sur d'éventuelles pratiques à risque;
- informer sur les relais extrahospitaliers associatifs.
- La Haute Autorité de santé a publié en 2020 un outil d'aide au repérage pour les professionnels de santé [4].

RÉFÉRENCES

[1] Questel F. Prise en charge d'une victime d'agression sexuelle, urgences-serveur.fr/Prise-en-charge-d-une-victime-d,721.html; 11 mars 2004.

[2] Morlat P. Prise en charge médicale des personnes vivant avec le VIH. Recommandations du groupe d'experts rapport 2018. Paris : ministère des Affaires sociales et de la Santé; 2018. https://cns.sante.fr/actualites/prise-en-charge-du-vih-recommandations-du-groupe-dexperts/

[3] Ressources et outils du site Internet arretonslesviolences.gouv.fr. Modèles de certificats, d'attestations. https://arretonslesviolences.gouv.fr/je-suis-professionnel/les-ecrits-professionnels

[4] Haute Autorité de santé. Repérage des femmes victimes de violences au sein du couple. Disponible sur www.has-sante.fr/jcms/p_3104867/fr/reperage-des-femmes-victimes-de-violences-au-sein-du-couple (consulté le 21 novembre 2022).

Index

β_2-mimétiques, 97, 120, 905
β-bloquants, 782
β-mimétiques, 782
3,4-méthylènedioxyamphétamine, 548
3,4-méthylènedioxy-méthamphétamine, 548

A

Abcès, 304, 375–376, 634
– cérébral, 380
– ovarien, 320
– pelvien, 318
– péricolique, 318
– prostatique, 416
– sous-phrénique, 380
Accès maniaque, 274
Accès palustre, 372
Accident ABO, 891
Accident d'exposition au sang, **443**
Accident d'exposition aux liquides biologiques, 443–446
Accident de plongée, 888
Accident ischémique constitué, 227
Accident ischémique transitoire, 227
Accident transfusionnel, **891–894**
Accident vasculaire cérébral, 68, 190, 197, **225**, 227, 243, 274, 380, 486, 490, 535
– ischémique, 280
– cérébelleux, 229
Accouchement inopiné, **786–791**
Acétose, 483
Achalasie, 879
Aciclovir, 454, 467, 643, 782
Acide fluorhydrique, 866
Acide folinique, 546
Acide sulfurique, 866
Acide tranexamique, 154, 578
Acide gamma-hydroxybutyrate, 548
Acidocétose, 225, 279–280, 486
– alcoolique, 301, 491
– diabétique, **489–493**
Acidose lactique, 225, 483, 495
Acidoses tubulaires, 512
Acinetobacter, 302
Acouphènes, 231
Acrodermatite entéropathique, 585
Acuité visuelle, 607, 621
Adalate®, 199
Addiction, 547
Adénome de Conn, 513
Adénopathie, 632
Adénovirus, 129
Adénovirus entérique, 362
Adrénaline, 29–30, 39, 543
Adrénaline auto-injectable, 580
Agence régionale de santé, 899
Agents chimiques, 902
Agitation, **272–277**, 282, 532
Agraphie, 228
Agression cérébrale secondaire d'origine systémique, 226
Agression collective par armes de guerre, **906–914**
Agression sexuelle, **986–992**
Agueusie, 466, 473
AINS, 12, 297, 345, 347, 350, 359, 364, 375, 378, 500, 503–504, 509, 521, 637, 782, 837
– indométacine, 421
– IV, 394
Albumine, 818
Alcalins, 875
Alcool, 159, 274, 533–534, 854
Aldactone, 817
Alexie, 228–229
Alfuzosine, 423
Algie vasculaire de la face, 589
Algies de la face, 589
Algies pelviennes, **324–331**
Alginate, 904
Allergie, 575–581, 891
Allo-immunisation
– antigène érythrocytaire, 891
– antileucocytaire, 891
– leucocytaire HLA, 891
– plaquettaire HLA, 891
Allongement du QT, 350
Almotriptan, 256
Alpha-adrénergiques, 431
Alpha-bloquants, 394, 398, 782
Alphaméthyldopa, 364
Altéplase, 95
Alterne, 229
Alvarado, 311, 315
Aménorrhée, 895
Amibiase, 452
Amibiase hépatique, 440

Amikacine, 133, 410, 460, 894
Amiklin®, 460, 894
Aminosides, 305, 407, 500, 504, 782
Amiodarone, 147, 171–172
Amitriptyline, 421
Amnésie, 675
Amoxicilline, 131, 133, 268, 407, 448
Amoxicilline/acide clavulanique, 133, 306, 310, 407, 460, 630, 671
Amphétamines, 196, 521, 532–533, 548, 854
Amphotéricine B, 504
Ampicilline, 330
Amputation, 211
Amylose, 433
Anaérobies, 887
Analogues du GABA, 379
Analyse radiologique
– cheville, **762–766**
– coude, **719–721**
– épaule, **706–711**
– genou, **750–753**
– hanche, **740–742**
– pied, **772–774**
– poignet, **726–730**
– rachis cervical, **691–692**
– rachis dorsolombaire, **696–697**
Anasarque, 519
Andersson, 311, 315
Anémie, 85
Anémie hémolytique auto-immune, 969
Anesthésie locorégionale, **951–955**
Anévrisme
– abdominal, 296
– aortique, 67
– artériel, 258
– de l'aorte abdominale, 213, 397
– de l'aorte thoracique, 380
– mycotique, 233
Angéite cérébrale, 225
Angine, **632–636**
Angiocholite, 215, 307
Angiodysplasie, 348
Angiographie coronaire, 58
Angiomes stellaires, 368
Angio-œdème, 576
– bradykinique, 578
Angio-TDM, 91, 93
[illegible]
Anneau de Harris, 692
Anneau de Schatzki, 879
Anneau gastrique, 383
Anomalies hépatiques aiguës, **367–374**
Anorectite infectieuse, 377
Anorectites radiques, 375
Anorexie, 473
Anosmie, 621
Anosognosie, 229
Anoxie, 888
Anti-acides, 364
Anti-agrégants, 210, 675
Anti-agrégants plaquettaires, 228
Anti-aldostérone, 509
Anti-arythmiques, 228, 364, 539
Anticholinergiques, 287, 533, 854
Anticoagulant, 150, 168, 210, 228, 257, 297, 350–351, 389, 570, 637, 675
Anti-coagulant
– circulant, 843
– oraux, 201
– oraux directs, 87, 91, 172, 204 782, 824
– oraux directs PO, 206
Anticoagulation, 244, 254, 478
Anticonvulsivants, 374
Anticorps anti-FVIII, 837
Anticorps anti-HBc, 988
Antidépresseurs, 221, 364, 534, 573, 854
– tricycliques, 187, 533
Antidiabétiques oraux, 374
Antidote, 902
Antiémétiques, 372
Anti-épileptiques, 190, 364
Anti-facteur IX, 839
Anti-facteur VIII, 839
Antifibrinolytiques, 153
Antigène HBs, 370
Anti-HBs, 988
Antihistaminiques, 533
Antihypertenseur, 228, 637
Antiparkinsonien, 364, 533
Antiphospholipide, 95, 209, 843
Antipsychotiques, 500
Antispasmodiques, 782
Antithrombine III, 820
Antithrombines, 95
Antivitamines K, 91, 206, 495, 782, 824
Anxiolytiques, 221
APFA-100, 841
Apgar, 789
Aphagie, 881
Aphasie, 224
Aphasie motrice de Broca, 229
Aphtes, 582
Apixaban, 95, 206, 829
[illegible]
Apparentés, 533
Appendicite, 309, 324, 338, 397
– aiguë, **311–317**, 320
– mésocœliaque, 313
– pelvienne, 312
– rétrocaecale, 312

Apraxie, 229
Aquastress, 888
ARA II, 500, 509
Arachide, 576
Arachnoïdites, 250
Arboviroses, 439
Arcs de Gilula, 727
Arrêt cardiaque, 873
Arrêt cardiocirculatoire, **21–28**, 951
Arrêt cardiorespiratoire, 889, 934
Arrêt des matières et des gaz, 334
Arténimol-pipéraquine, 441
Artère carotide, 229
Artère cérébrale antérieure, 229
Artère cérébrale moyenne, 229
Artère cérébrale postérieure, 229
Artère ophtalmique, 229
Artère sylvienne, 229
Artériographie, 209
Artésunate, 441
Arthrite, 469
Arthrites infectieuses, 568
Arthrites microcristallines, 567–568
Arthrose fémoropatellaire, 570
Arythmie, 29, 107, 162
Arythmie cardiaque par fibrillation auriculaire, 59
Ascaridiose, 362
Asciculture, 818
Ascite, 420, 519
Asomatognosie, 229
Aspergillose, 153
Aspirine, 60, 76, 240, 495, 534
Assistance ventilatoire non invasive, **941–945**
Astérixis, 368, 816
Asthénie, 465, 473
Astrocytomes, 250
Atarax®, 549
Aténolol, 171
Atosiban (Tractocile®), 808
Atovaquone-chlorhydrate de proguanil, 441
Atropine, 182, 421, 541
Attaque de panique, 274
Attelle de Stack®, 735
Attelle de Zimmer, 747
Audiogramme, 644
AUDIT, 278
Avanafil, 432
AVC, 622
Axillaire, 698
Azithromycine, 445, 452, 455, 470, 635
Aztréonam, 410

B

BABP, 713
Baclofène, 381, 421
Bacteroides fragilis, 311
Bactrim®, 494
Ballon autoremplisseur à valve unidirectionnelle (BAVU), 937
Balthazar, 340
Bankart, 703
Barbituriques, 533–534
Bartonella henselæ, 887
Bedside index of severity in acute pancreatitis score, 342
Behçet, 66
Benzathine pénicilline G, 454
Benzodiazépines, 187, 281, 287, 495, 533–534, 536, 545, 547, 782, 905
Benzylpipérazine, 548
Bérinert®, 578
Bêtabloquant, 69, 216, 350, 536
Bétadine®, 886
Bêta-hCG, 325, 329
Bétaméthasone, 795, 808
Bicipital, 563
Binge drinking, 281
Biologique, exposition, **902–905**
BISAP score, 342
Bisphosphonates, 695
Blamey-Imrie, 342
Blast, 857–858
Bleu de méthylène, 434
Bloc auriculoventriculaire, 469, 541
Bloc de branche droit, 183
Bloc de branche gauche, 57
Bloc tri-fasciculaire, 182
Blocages, 746
Blocs, 951
BLSE, 310
Blumberg, 312
BNP, 73, 106, 108, 151, 197
Body packer, 549
Borrelia, 468
Borrelia vincentii, 633
Borrélioses, 439
Borrella burgdorferi, 887
Botulisme, 362–363, 900
Bouffée délirante aiguë, 274, **286–292**
BPCO, 83, 85, **116–124**, 137, 172, 476, 943
Bradykinique, 576
British anti-lewisite, 905
Bromocriptine, 147, 421
Bronchectasie, 150
Bronchite aiguë, 128

Brucella, 439
Brucelloses, 977
Brugada, 177
Brûlures, 503, 845, 857, 859, **861–867**
Brûlures respiratoires, 866
Budd-Chiari, 371
Bulle, 582
Bumétanide, 111
Buprénorphine, 548
Bupropion, 187, 432
Bursite, 568
By-pass gastrique, 383

C

C3G, 268, 322, 355
Ca corrigé, 514, 516
Caféine, 963
Calcémie, 876
Calcitonine, 695
Calcul, 396
Campylobacter, 360, 362–363
Canadian C-spine rules, 687
Canadian CT head rules, 677
Canal carpien, 564
Canal de Sténon, 667
Cancer, 150–151, 191, 202, 254, 348
– colique, 320
– de la prostate, 420
– de la vessie, 420
– du poumon, 380
– rhinopharynx, 615
– vésical, 414
Candida, 305
Cannabis, 228, 231, 287, 548
Capnocytophaga, 887
Carbamates, 534
Carbamazépine, 257, 421, 539, 782
Carbapénème, 132
Carbimazole, 524
Carcinome hépatocellulaire, 819
Cardiomyopathies, 29
Cardiopathies congénitales, 183
Cardiopathies emboligènes, 241
Cardiopathies valvulaires, 183
Catécholamines, 852, 985
Cathétérisme sus-pubien, 416, 418
Caustiques acides, 875
Caustiques, ingestion, **875–878**
Cavernome, 233
Cécité, 228–229
Cécité corticale, 229
Céfépime, 132–133
Céfotaxime, 133, 268, 322, 407, 818
Ceftazidime, 460
Ceftriaxone, 133, 268, 306, 310, 322, 407, 445, 452
Céfuroxime, 470
Cellulite, 375, 634
Célocurine®, 938
Centre d'enseignement de soins d'urgence, 4
Centre de réception et de régulation médicalisée des appels, 4
Céphalée, 196, 232, 243–244, 252–257, 465, 632, 676
Céphalosporine de 3e génération, 268, 305, 407
Céphalosporines, 504, 782
Cérébrales postérieures, 229
Certificats, 2
– de non-admission, 285
– médical initial, 986
Cervicalgie, 633
Cervicotrochantériennes, 739
Cétonémie, 483, 485, 490
Cétonurie, 483
Chancre mou, 451–452
Charbon, 544, 900
Charbon activé, 543
Chauve-souris, 886
Cheville, **762–766**
Cheyne-Stokes, 80
Chikungunya, 439–440, 892, 899
Child-Pugh, 351
Chimique, exposition, **902–905**
Chirurgie bariatrique, **383–386**
Chlamydia, 633
Chlamydia et gonocoque, 445
Chlamydia pneumoniæ, 129
Chlamydia trachomatis, 328, 330
Chlamydiæ, 414, 429, 439, 991
Chlamydiose, 452
Chlorhydrate de cocaïne, 548
Chloroquine, 782
Chloroquinine, 539
Chlorphéniramine, 421
Chlorpromazine, 381, 421, 432
Chlorpropamide, 521
Choc, **29–40**, 94, 294, 539, 826, 894
Choc anaphylactique, 30, 576–577, 923
Choc cardiogénique, 30
Choc électrique externe, 176, 852
Choc hémorragique, 652, 922
[illegible]
Choc hypovolémique, 30
Choc rotulien, 743
Choc septique, 30, 225
Cholangiographie rétrograde, 373
Cholangite sclérosante, 373
Cholécystite, 307, 338, 373

Choléra, 361
Cholestases, 367
Cholestyramine, 364
Chondrocalcinose, 570
Chondrocalcinose articulaire, 568
Chorioamniotite, 803
Chutes d'escarre, 375
Ciprofloxacine, 407, 452, 671
Circulation veineuse collatérale, 368
Cirrhose, 147, 297, 348, 351, 519
Cisplatine, 504
Citrates, 892
Citrobacter, 402
CIVD, 794
Clamps de Barr, 788
Clamydiae trachomtis, 451
Clarithromycine, 133
Classification
– de Mason, 715
– de Salter et Harris, 776
– de Tokyo, 309
– endoscopique des lésions caustiques, 877
– RIFLE, 500
Claudication intermittente, 246
Clobazam, 192
Clofibrate, 521
Clonazépam, 192, 795
Clopidogrel, 60, 240
Clorazépate, 281
Clostridium, 360, 886
Clostridium difficile, 362–363
Clostridium perfringens, 362–363
Cloxacilline, 586
Clozapine, 432
Coagulation intravasculaire disséminée, 343
Coalgan®, 639
Cocaïne, 196, 228, 287, 365, 432, 532–533, 539, 549
Coccygodynies, 739
Cocktails Molotov, 857
Codéine, 256, 548
Cœlioscopie, 311
Coiffe des rotateurs, 698, 703
Colchicine, 76, 364
Colectomie, 339
Colique néphrétique, 389, **394–399**, 401, 425
Colite
– aiguë grave, 364
– hémorragiques, 363
– inflammatoires, 320
– ischémique, 320, 337, 348, 365
– pseudomembraneuses, 363
Collapsus, 34, 535, 543, 852
Collégialité, 982
Colocutanées, 320
Coloscopie, 357
Coma, 220, 280, 486, 538, 855
Commotion cérébrale, 674
Complications de la cirrhose, **815–822**
Compression médullaire, **246–251**
Conduction, 179
Confusion, 191, 475, 515, 543
Confusion mentale, 854
Conjonctivite, 452, 469, 599
Connectivite, 67
Contamination, 902
Contention physique, 281
Contraceptifs oraux, 374
Contraception d'urgence, **895–897**
Contraception hormonale, 228
Contraception orale, 87, 257
Contracture, 296, 302–303
Contracture utérine, 807
Contre-indications, 423
Contusion myocardique, 662
Convexion, 855
Convulsions, 486, 538, 543, 545
Convulsions, coma, 951
Coqueluche, 977
Coronaropathie, 350–351
Coronavirus, 129, 362
Coronoïde, 713
Corps caverneux, 433
Corps étranger, 83, 338, 375, 614
– dans l'œsophage, 879
– digestifs, **879–884**
Cortancyl®, 844
Corticoïde, 97, 287, 297, 467, 485, 490, 524, 782, 838
Corticothérapie, 528, 630
Corynébactéries, 887
Coude, **719–721**
Coup de chaleur, 29, 503, 853
Courbature, 473
COVID, **472**, 633
Coxarthrose, 425
Coxsackie, 634
CPAP, 113
CPK, 189
CPP, 830
CPRE, 310
Crack, 548
CRB65, 134
Cricothyroïdotomie, 937
Crise aiguë thyrotoxique, 522
Crise comitiale, 243, 281, 518, 794
Crise convulsive, **187–194**, 280, 506, 532, 792
Crise d'asthme, **97–105**

Critères d'Ottawa, 755
Critères de Fried, 409
Critères de Vittel, 651
CRP, 118
Cryoglobulinémie, 585
Cryptosporidies, 362
Cubitopronateur, 563
Curares, 576
Curetage, 800
Curéthyl®, 546
Cushman, 278, 282
Cyanokit®, 554
Cyanose, 43
Cyanure, 859, 905
Cyclines, 782
Cyclophosphamide, 389, 521
Cynomel®, 525
Cystite, 391, 4**00–404**, 420
Cystite récidivante, 400
Cystocèle, 421
Cytolyses, 367
Cytomégalovirus, 362, 365

D

Dabigatran, 206, 826
Daltéparine, 95, 206
Damage control, 657, 907
DDB, 151, 153
D-dimères, 67, 87, 201, 243, 845
Débit cardiaque, 29
Décontamination, 903, 905
Défense, 296, 302–303, 312
Défibrillateur, 9**34–936**
Défibrillateur automatisé externe, 26, 934
Déficit en ADH, 507
Délivrance, 789
Dengue, 439–440, 892, 899
Dents, 682
DEP, 97, 103
Dépakine®, 381
Dermatite herpétiforme, 584
Dermatoses vésiculeuses, 5**82–586**
Dermohypodermite, 568
– aiguë bactérienne, 4**47–449**
– nécrosante, 886
Déshydratation, 295, 360, 365, 380, 500, 503, 5**06–508**, 515
Déshydratation extracellulaire, 507
Déshydratation intracellulaire, 507
Desmopressine, 840
DETA, 278
Dexamethasone, 269, 478
Dextran, 576
Diabète, 225, 287, 297, 400, 433, 477, 500, 585, 786
– décompensé, 301
– insipide néphrogénique, 507
– insipide neurogénique, 507
Dialyse péritonéale, 305
Diarrhée aiguë, 3**59–366**
Diazépam, 192, 281
Diclofénac, 399
Diéthylamide de l'acide lysergique, 548
Dieulafoy, 348
Digitaline, 534
Digitaliques, 364, 536
Digoxine, 171–172, 782
Dihydralazine, 432
Dihydroergotamine, 256
Dihydropyridine, 172
Dilatation, 787
Dilatation des cavités pyélocalicielles, 503
Dilatation des voies urinaires, 422
Diltiazem, 69, 172, 216, 549
Diméthylheptylpyran, 548
Diméthyltryptamine, 548
Dinitrate d'isosorbide, 199
Diphénhydramine, 187, 421
Diphtérie, 977
Diplopie, 228
Disopyramide, 421
Dissection, 231
Dissection aortique, 44, 58, 6**5–71**, 197, 209, 220
Dissection artérielle, 225, 241, 254
Dissociation albuminocytologique, 248
DIU, 324
Diurétique, 485, 503, 507, 519, 816
– de l'anse, 512
– thiazidique, 514, 521
Diverticules, 318
Diverticulite, 318, 397
Diverticulite aiguë, 3**18–323**
Diverticulose colique, 348
Dobutamine, 543
Dopamine, 524
Doppler, 326
Doripénème, 132–133
Douleur, 9–**20**, 274, 558
– abdominales, 2**93–301**
– aiguë, 196
– de la face, 5**87–593**
– radiculaire, 246
– scrotale, **425–430**
– thoracique non traumatique, 4**1–52**
– viscérale, 42

Doxazosine, 432
Doxycycline, 429, 453, 468, 470
Drainage, 147, **959–961**
Drépanocytaire, 435
Drépanocytose, 231, 389, 391, 433, **833–836**, 969
Drop-attack, 228
DSA, 934
Duffy, 891
Duloxétine, 573
Dumping syndrome, 385
Dynamite, 857
Dysarthrie, 228–229, 236
Dyskinésie biliaire, 373
Dyspnée, **79–86**, 106, 473
Dyspnée de Kussmaul, 490
Dysurie-pollakiurie, 389

E

EBLSE, 410
Ebola, 439, 899
ECBU, 405
ECG, 168, 509, 512, 532, 869, **924–933**
Échange transfusionnel, 835
Échelle de Sadoul, 80
Échelle numérique, 10
Échelle NYHA, 80
Échelle visuelle analogique (EVA), 10
Échocardiographie, 65
Écho-Doppler, 201, 209, 234
– transcrânien, 261
– veineux des membres inférieurs, 203
Échographie, **946–950**, 964
– cardiaque, 58, 234
– endovaginale, 807
– fœtale, 807
– oculaire, 608
– transœsophagienne, 65
Échographie clinique, **946**
Éclampsie, **197, 792–797**
Ecstasy, 521
Edoxaban, 829
EEG, 190, 192, 255, 267
Effet Chatterjee, 929
Effet Stener, 733
Effortil®, 435
EFS, 893
Ehlers-Danlos, 66
Ehrlichiose, 887
Eikenella, 887
Éjection, 651
Électrisation, **868–871**
Électrocution, 868
Élétriptan, 256
Eliquis®, 829
EllaOne®, 895
Embolie graisseuse, 225
Embolie pulmonaire, 29, 44, 56, 58, **87–96**, 147, 301
Embolique, 210
Embols, 209
Emphysème sous-cutané, 660
Énanthème, 900
Encéphalite, 254
Encéphalite virale européenne, 887
Encéphalomyélite, 469
Encéphalopathie, 197, 367, 501, 816
– de Gayet-Wernicke, 225
– hépatique, 279
– hypertensive, 225, 254
– septique, 225
Encoche de Malgaigne, 703, 711
Endartériectomie, 241
Endocardite, 209, 452
Endocardite bactérienne, 231
Endométriose, 348, 391
Endométrite, 328
Endophtalmie, 599, 604
Endoscopie, 347, 875
Endoscopie digestive, 379
Engagement temporal, 223
Énoxaparine, 60, 95, 206
Entamoeba histolytica, 362
Entérites inflammatoires, 348
Enterobacter, 402
Enterococcus, 402
Enteromonas hominis, 362
Entérotoxiques, 361
Éosinopénie, 474
Épanchement articulaire, **566–570**
Épanchement pleural, 85, 947
Épaule, **706–711**
Épendymomes, 250
Épicondylalgie, 564
Épicondyles, 713
Épidémie, 461, 898
Epidémie, risque, **898–901**
Épidermolyse, 585
Épidurites, 250
Épiglottite, **626–631**
Épilepsie, 162, 192, 244, 274, 794
Épilepsie partielle, 234
Épiphysiodèse, 777
Épisclérite, 599
Épisiotomie, 789
Épistaxis, **637–640**
Épistaxis postérieure, 638
Épreinte, 328, 376
Épuration extrarénale, 515, 544

Érysipèle, 447
Érythème migrant, 469
Érythème polymorphe, 585
Érythème polymorphe (vésiculobulleux), 584
Érythromycine, 133, 350
Escherichia coli, 311, 402, 406, 414, 458
– *H7*, 362
– *entéroinvasif*, 362
– entéropathogène, 363
Esmolol, 172, 524
Estrogènes, 421
État de choc, 29–30, 274, 305, 340, 503
État de mal, 279
État de mal convulsif, 191
État de mal épileptique, 220
Éthanol, 432, 546–547
Éthique, 9**79–985**
Éthylène-glycol, 225, 534
Étiléfrine, 434
Étiléfrine chlorhydrate, 435
ETO, 68, 212
ETT, 68, 212
Eupressyl®, 199
Euthyral®, 525
Évaluation des 9, 862
Expectoration, 473
Explosion, 8**57–860**, 907
Exposition nucléaire radiologique et chimique, 9**02–905**
Exsudat, 143
Extraction des corps étrangers, 881
Extraction fœtale, 795
Extrasystoles ventriculaires, 175
Extravasation, 920

F

Facteur IX, 837
Facteur V, 820
Facteur V de Leiden, 95
Facteur VIII, 837
Faisceau de His, 168, 928
Famciclovir, 467
Fasciite, 447
FAST (*Focused Assessment with Sonography for Trauma*), 946
Fécalome, 274, 337, 375–376, 420
Feiba®, 840
[illegible]
Femme enceinte, 475
Feux d'artifice, 857
Fibrates, 495
Fibrillation atriale, 209
Fibrillation auriculaire, 231, 241
Fibrillation ventriculaire, 175
Fibrinolyse, 91
Fibromyalgie, 5**71–574**
Fibroscopie, 858
Fièvre, 4**37–442**, 465
– grossesse, 8**10–814**
Fièvre boutonneuse méditerranéenne, 887
Fièvre jaune, 439
Fièvres hémorragiques, 439
Filariose, 440
Filtre cave, 205
Fin de vie, 9**79–985**
Firazyr®, 578
Fissure, 348, 376
Fissure anale, 375
Fistule, 319
– aortodigestives, 348
– artérioveineuse, 250, 918
– colovaginales, 320
– colovésicales, 320
Fitz-Hugh-Curtis, 325
FIV, 807
Flécaïnide, 539
Fluconazole, 374
Fludrocortisone, 528
Flumazénil, 536
Fluoroquinolone, 132, 355, 412, 782
Fluoxetine, 432
Fluphénazine, 421
Flutter ventriculaire, 175–176
Fœtotoxique, 782
Fogarty, 154
Fond d'œil, 197
Fondaparinux SC, 95, 206
Formation aux gestes et soins d'urgence, 935
Forrest, 351
Fortum®, 460
Fosfomycine, 268
Fosfomycine-trométamol, 402
Fracture
– de l'odontoïde, 689
– de la tête radiale, 713
– de Latarjet, 710
– du pendu, 689
– enfant, 7**75–778**
– vertébrales, 694
– vertébrales par compression, 694
– vertébrales par distraction, 694
– vertébrales par rotation, 695
Fragment Fab antidigoxine, 536, 541
FRAMES, 284
Fréquence respiratoire, 98

Friedman, 629
Frottement péricardique, 73
Frottement pleural, 144
Frottis sanguin, 266
Frovatriptan, 256
Furosémide, 111, 199, 782, 817
Fusobacterium, 633

G

Gabapentine, 381, 573
Gale, 584
Gamma-butyrolactone, 548
Garden, 738
Gardénal®, 549
Gastropathie, 348
Gayet-Wernicke, 279
GBL, 548
Genou, 7**50–753**
Gentamicine, 268, 306, 310, 330, 452
Gérard-Marchant, 723
Gériatrie, 969
GEU, 296, 320, 324
GHB, 548
Giardia lamblia, 362
Giardiase, 452
Glanzmann, 844
Glasgow-Blatchford, 352
Glaucome, 234, 254, 604
– aigu, 591
Glaucome aigu à angle fermé, 599
Globe vésical, 274, 505
Glomérulonéphrite, 391
– aiguës, 504
Glosso-pharyngien, 621
Glucagon, 490, 536, 543, 580
Glycopeptides, 782
GnRH, 432
Goitre, 380
Gonarthrose, 570
Gonococcie, 452
Gonocoque, 414, 429, 633, 895
Gosserez, 682
Goutte, 433, 568
Goyrand-Smith, 723
Grand hypoglosse, 621
Griffures, 8**85–887**
Griffures de chat, 885
Grinding test, 746
Grippe, 128, 4**61–464**, 977
Grossesse, 87, 191, 243, 254, 397, 408, 519, 895
Groupes sanguins ABO-RH1, 968

H

Hæmophilus influenzae, 119
Hallpike, 622
Hallucinations, 287
Halopéridol, 281, 421
Hanche, 7**40–742**
Hangman's fracture, 689
HbCO, 553
HBPM, 91, 478, 782
HELLP syndrome, 793
Helminthes, 438
Hémarthrose, 825, 839
Hématémèse, 152, 349, 638, 839
Hématome, 920, 966
intracérébral, 225
– épidural, 250
– extradural, 225
– intracrânien, 839
– rétroplacentaire, 794, 808
– sous-dural, 225, 279
Hématurie, 3**87–393**, 395, 401
Hématurie macroscopique, 388
Hématurie microscopique, 388
Hémianopsie, 229
Hémianopsie latérale homonyme, 228
Hémiparésie, 229
Hémiplégie, 229
Hémobilie, 348, 373
HemoCue®, 650
Hémodialyse, 433, 546
Hémoglobinémie capillaire, 650
Hémoglobinurie nocturne paroxystique, 433
Hémolyse, 504, 845
Hémopathies malignes, 969
Hémopéricarde, 825
Hémopéritoine, 325
Hémophilie, 570, 8**37–840**
– A, 837
– B, 837
Hémopneumothorax, 700
Hémoptysie, 1**50–156**, 349, 638, 839, 900
Hémorragie, 503
– cérébrale, 240
– de la délivrance, 798
– de la grossesse, 7**98–805**
– digestive, 3**47–358**, 501, 816, 825
– intraoculaire, 825
– intraparenchymateuse, 227
– méningée, 254, 2**58–263**, 274
– sous-arachnoïdienne, 225, 258

Hémorragie digestive, 816
Hémorragie intrapéritonéale, 656
Hémorragie sous-conjonctivale, 599
Hémorroïde, 348, 377
Hémostase, troubles, 8**41–846**
Héparine, 60, 432, 782
Héparines de bas poids moléculaire (HBPM), 204
Héparinothérapie, 244
Hépatectomie, 371
Hépatite, 440
– A, 370
– A-G, 362
– alcoolique, 309, 819
– auto-immune, 371
– B, 370, 892, 895
– C, 892, 988
– delta, 370
– E, 370
– médicamenteuses, 370
– phalloïdiennes, 370
– toxiques, 370
– virale, 977
– virales, 439
Hépatite cytolytique, 539
Hernie inguinoscrotale, 425
Hernie inguinoscrotale étranglée, 425
Hernie interne, 338
Héroïne, 533, 547–548
Herpès, 362, 451, 583–584, 642
– anal, 376
– génital, 452
– *simplex virus*, 370
Hill-Sachs, 703
Hippocratisme digital, 151
Histamine, 32, 577
HLA-B27, 570
HNF, 92, 172
HNF IV, 206
Holter, 212, 234
Hoquet, 3**79–382**
Hoquet rebelle, 380
Horton, 254
Hydralazine, 374
Hydramnios, 807
Hydrocéphalie, 235
Hydrocéphalie aiguë, 254, 262
Hydrocortisone, 526, 528
Hydrothorax hépatique, 818
Hydroxocobalamine, 554, 905
Hydroxyde d'aluminium, 904
Hydroxyzine, 421, 549
Hyménoptères, 576
Hyperaldostéronisme, 507
Hyperaldostéronisme primaire, 513
Hyperaldostéronisme secondaire, 513
Hypercalcémie, **225, 504, 507, 514–515, 516–517**
Hypercorticisme, 490, 507
Hyperéosinophilie, 438
Hyperglycémie, 225, 4**81–484**
Hyperglycémie de stress, 486
Hyperkaliémie, 56, 505, 509–511, 938
Hyperminéralocorticisme, 513
Hypernatrémie, 506, 855
Hyperosmolarité, 225, **485–488**
Hyperparathyroïdie, 225, 514, 517
Hyperplasie bilatérale des surrénales, 513
Hypersialorrhée, 875
Hypertension
– artérielle, **195–200**
– artérielle maligne, 513
– intracrânienne, 262, 372
– portale, 347
– porto-pulmonaire, 818
Hypertension artérielle, 45, 66, 196, 786
Hypertension artérielle portale, 183
Hypertension intracrânienne, 873
Hypertension portale, 348
Hyperthermie, 371, 8**53–856**
Hyperthyroïdie, 225, 490
Hypertrophie bénigne de la prostate, 389, 391, 414, 420
Hypnovel®, 938
Hypoacousie, 466, 617
Hypoglycémie, 220, 234, 274, 279–280, 371, 494–497, 534, 620, 816
Hypoglycémies fonctionnelles, 496
Hypokaliémie, 488, 492, 507, 5**12–513**, 539, 851
Hypolipémiant, 374
Hypomagnésémie, 512
Hyponatrémie, 5**18–521**, 526, 816, 855
Hypopharynx, 882
Hypophosphorémie, 225
Hypotension, 43, 94, 543
Hypotension orthostatique, 162, 188, 620
Hypothermie, 56, 280, 845, **847–852**, 889
Hypothyroïdie, 225, 495, 519
Hypovolémie, 295, 503
[illegible]

I

Iatrogénie, 274
Ibuprofène, 255

Ictus amnésique, 234
Idarucizumab, 828
IDM, 29, 55, 57–58, 61, 183, 209, 486, 490
IEC, 500, 503, 509, 578, 782
IgM de l'hépatite A, 370
Iléus fonctionnel, 341
Iléus réflex, 303
Imidazolé, 306, 782
Imipénème, 132, 306, 894
Imipénème/cilastatine, 133
Imipramine, 421
Immobilisation des membres, **956–958**
Immunodépression, 297, 405, 414, 465, 885
Immunoglobulines anti-HBs 1, 990
Immunoglobulines polyvalentes, 844
Immunoglobulines tétaniques, 672
Immunosuppression, 254
Immunothérapie, 541
Imrie, 340
Incapacitants, 902
Incapacité temporaire de travail, 972
Incubation, 898
Index de Cushman, 281
Indinavir, 397
Induction-sédation, 937
Infarctus cérébral, 254
Infarctus du myocarde, 296, 380
Infarctus osseux, 568
Infarctus rénal, 397
Infarctus splénique, 819
Infarctus vertébrobasilaire, 229
Infection des voies biliaires, **307–310**
Infection spontanée du liquide d'ascite, 819
Infections génitales hautes, 324, 328
Infections sexuellement transmissibles, **328, 420, 450–456**
Influenzavirus, 129
Ingestion de caustiques, **875–878**
Inhalation, 280
Inhibiteur du récepteur de la sérotonine, 573
Inhibiteurs calciques, 536, 549, 782
Inhibiteurs de l'HMG-CoA, 257
Inhibiteurs de la pompe à proton, 355
Inhibiteurs de la recapture de la sérotonine, 533
INR, 824
Insuffisance cardiaque, 45, 197, 519
Insuffisance circulatoire aiguë, **29–40**
Insuffisance hépatocellulaire, 843
Insuffisance rénale aiguë, **498–505**
Insuffisance respiratoire chronique, 83
Insuffisance surrénale, 225, 495, 503, 519
Insuffisance surrénale aiguë, 519, **526–530**
Insuffisance hépatocellulaire, 368
Insuffisance hypophysaire, 495
Insuline, 487, 489, 492, 494, 536
Insuline ultra rapide, 487
Insulinome, 495
Interféron, 490
International Headache Society (IHS), 254
Intervalle libre, 675
Intoxication au monoxyde de carbone, 220–221, 234, 254, 866
Intoxication au monoxyde de carbone et aux fumées, **552–556**
Intoxication éthylique aiguë, **278–285**
Intoxications au paracétamol, 370
Intoxications médicamenteuses, **531–537**, 850
Intoxications par produits illicites, **547–551**
Intoxications spécifiques, 1
Intralipide®, 952
Intubation, **937–940**
– endotrachéale, 851
– orotrachéale, 102
Intubation orotrachéale, 652
IPP, 347
Iridocyclite, 466, 469
Irradiation, 902
Ischémie
– aiguë de membre, **208–212**
– coronarienne, 301
– de membre, 68
– mésentérique, 338, 397
– mésentérique aiguë, 296
Isolement, 901
Isoniazide, 374
Isoprénaline, 177, 182, 543
Isosorbide, 111
IVG, **895–897**, 988

J

Jonctionnel, 168
Josamycine, 133

K

Kell, 891
Kératite, 469, 599, 604
Kétamine, 866

Kétoprofène, 255
Khat, 548
Kidd, 891
Klebsiella oxytoca, 363
Klebsiella pneumoniæ, 362, 402
Kussmaul, 80
Kyphoplastie, 695
Kyste
– poplité, 204, 568
– hémorragiques, 325

L

Labétalol, 432
Lactatémie, 32, 483
Lamotrigine, 192, 782
Langue, 682
Largactil®, 381
Larmoiement, 466
Laryngoscope, 937
Lassa, 439, 899
Latex, 576
Latrogénie, 287
L-carnitine, 546
LDH, 144
L-dopa, 364
Léderfoline®, 546
Legionella pneumophila, 127, 129
Leptospirose, 439–440, 977
Lésions scapholunaires, 725
Leucémie, 433, 845
Leucorrhée, 328, 450
Lévétiracétam, 782
Levocarnil®, 546
Lévodopa, 421
Lévofloxacine, 133, 330, 407, 429
Lévonantradol, 548
Lévonorgestrel, 895
Lidocaïne, 376, 539
Ligature élastique, 355
Lignes de Gilula, 725
Liothyronine, 525
Lipasémie, 340, 342
Lipohémarthrose, 752
Lipothymie, 158
Listeria monocytogenes, 362
Lithémie, 545
Lithiase, 396–397, 515
– biliaire, 340
– glande salivaire, 552
Lithiasique, 394
Lithium, 432, 507, 514, 534
Lixiana®, 829
Locked-in syndrome, 224
Lombosciatique, 5**57–562**
Lovset, 789
Low dose, 396
Loxen®, 199, 549
LSD, 196
L-thyroxine, 525
Lumbago, 397
Lunaire du carpe, 724
Lunatum, 722
Luxation des tendons fibulaires, 760
Luxation périlunaire, 724
Lyell, 584
Lyme, 51
Lymphangite, 920
Lymphœdème, 204
Lymphogranulomatose vénérienne, 452
Lymphome, 191, 348

M

Mac Murray, 746
Macrolides, 782
Mal de Pott, 249
Malacef®, 441
Maladie d'Addison, 528
Maladie de Behçet, 570
Maladie de Biermer, 249
Maladie de Crohn, 316, 348, 570
Maladie de Fabry, 433
Maladie de Horton, 231
Maladie de Lyme, 597, 642
Maladie de Ménière, 617–618, 623
Maladie de Nicolas-Favre, 451
Maladie de Paget, 568
Maladie de Willebrand, 570
Maladie de Wilson, 371
Maladie épileptique, 190, 260
Maladie inflammatoire chronique de l'intestin, 297, 338
Maladie périodique, 570
Maladie veino-occlusive, 371
Malaise, 158
Malarone®, 441, 782
Malformation artérioveineuse, 233
Malinas, 786
Mandibule, 682
Mandrin d'Eschmann, 937
Mannitol, 241
Manœuvre de Salem, 270
Manœuvre de Sellick, 938
Manœuvres de Dix, 622
Marbrures, 43
Marburg, 439
Marfan, 66, 137, 260, 843
Marijuana, 432

Masque laryngé, 937
Mauriceau, 789
MCE, 26, 851
M-chlorophénylpipérazine, 548
MDA, 548
MDMA, 548
Médian, 698
Médiastinite, 900
Médicaments d'urgence chez la femme enceinte, **779–785**
Mégacôlon, 364
MELD, 351–352
Méléna, 349
Membres inférieurs, 201
Menace d'accouchement prématuré, **806–809**
Ménière, 622
Méningiomes, 250
Méningite, 220, 225, 244, 254, **264–271**, 274, 380, 452, 469, 816, 977
– bactérienne, 264, 642
– méningo-encéphalite, 234
– virale, 264
Méningocoque A, 271
Méningocoque C, 271
Méningocoque W135, 271
Méningocoque Y, 271
Méningo-encéphalite, 225, 264, 469
Méningoradiculite, 559, 564
Méniscopathie, 570
MEOPA, 770, 782, 966
Méprobamate, 533
Méropénème, 132–133
Métastase, 250, 564
Métastases osseuses, 514, 517
Metformine, 364, 495
Méthadone, 548
Méthamphétamine, 548
Méthanol, 225, 534, 546
Méthode d'Ivy, 841
Méthotrexate, 147, 365
Méthyldopa, 374, 782
Méthylprednisolone, 630
Méthysergide, 147
Métoclopramide, 381, 782
Métronidazole, 310, 330, 442, 453, 630
Métrorragies, 798
Micro-angiopathie, 197
– thrombotique, 225, 969
Midazolam, 192, 281, 938, 952
Mifépristone, 896
Migraine, 234, 260, 617
– avec aura, 234
Milnacipran, 573
Mineure, 895–896
Minirin®, 521, 840
Misoprostol, 800, 896
Monoxyde de carbone, 159, 225, 274, 534, 552, 859
Mopral®, 381
Moraxella catarrhalis, 119
Morphine, 16, 69, 217, 256, 345, 398, 533, 782
Morsures, **885–887**
– de chien, 885
– humaines, 885
Mort, 979
Mort encéphalique, 225
Mort *in utero*, 812
Moxifloxacine, 133
Mucoviscidose, 132, 137, 153
Mutisme akinétique, 224
Mycoplasma genitalium, 328, 330
Mycoplasma pneumoniæ, 129
Mycoplasme, 633
Myélodysplasie, 969
Myélome, 433, 500, 504, 514, 517, 564
Myéloscanner, 249
Myoglobinurie, 869
Myopathie, 938
Myosis, 256
Myxœdème, 522

N

N-acétylcystéine, 370, 536, 540
Naloxone, 536, 547
Napalm, 857
Naproxène, 255
Naratriptan, 256
National Institute of Health Stroke Score (NIHSS), 235
NAV, 174
Nécrose, 341
– papillaire, 389, 834
– tubulaire aiguë, 503
Néfopam, 573
Neisseria gonorrhϾ, 330, 362, 452
Neo-Mercazole®, 524
Néoplasie pelvienne, 500
Néphroangiosclérose, 197
Néphrocalcinose, 515
Néphropathie à IgA, 391
Néphropathie vasculaire, 504
Néphropathies interstitielles aiguës, 504
Nerf facial, 594, 667
Nerf trijumeau, 466
Nesdonal®, 940
Neurinome, 250, 564

Neuroborréliose, 469
Neuroleptiques, 332, 372, 534, 854
Neuronite, 618
Neurontin®, 381
Neuropaludisme, 440
Neurotoxiques organophosphorés, 902
Neutropénie fébrile, **457–460**
Névralgie, 466
– cervicobrachiale, 247, **563–565**
– d'Arnold, 589, 591
– du trijumeau, 590
– du V, 589
– glossopharyngée, 591
– postzostérienne, 591
Névrite, 622–623
New Orleans rules, 677
Nexus, 687
Nicardipine, 113, 199, 240
Nifédipine, 199, 421, 432
NIHSS, 238, 241
Nimodipine, 258
Nirmatrelvir/ritonavir, 478
Nitrofurantoïne, 147, 782
Nitroglycérine, 857
Nitroprussiate, 69
Noonan, 66
Noradrénaline, 30, 37, 460, 922
NorLevo®, 445, 895
Norwalk, 362
NovoRapid®, 487
NovoSeven®, 840
Noyade, 845, **888–890**
Nozinan®, 534
NT-ProBNP, 84, 108
Nucléaire, **902–905**
Nutrition parentérale, 345
NYHA, 79
Nystagmus, 619, 621

O

OAP, 85, 505, 792, 892
Obésité, 45, 477
Obstination déraisonnable, 979
Obstruction, 333
Occlusion, 319, 322
– colique, 335
– fonctionnelle, 332
– intestinale, 420
[illegible]
Octréotide, 356
Odynophagie, 632
Œdème aigu du poumon, 83, **106–115**
Œdème cérébral, 241, 372, 506
Œdème de Quincke, 83
Œdème papillaire, 197
Œil rouge et/ou douloureux, **598–606**
Œsophagite, 348, 379
Ofloxacine, 330, 407, 429, 442
Olanzapine, 432
Oligurie, 294
Oméprazole, 355, 381, 782
Onde J d'Osborn, 851
Onde Q, 57
Open book, 738
Opiacé, 225, 332, 536
Opiacé de synthèse, 533
Opioïde, 11, 256, 421
Opioïdes faibles, 573
Orbite, 682
Orchiépididymite, 425
Oreille, 682
Oreillons, 977
ORSAN, 902
ORSEC, 902
ORSEC NOVI, 906
Orthopantomogramme, 682
Oseltamavir, 463
Ostéite, 568
Ostéochondrite, 570
Ostéomyélite, 834
Ostéonécrose de la tête fémorale, 834
Ostéoporose, 723
Otalgie, **613–616**
Otite externe, 614
Otite moyenne aiguë, 615
Otoscopie, 858
Ototoxicité, 643
Ottawa, 744
Overdoses, 547
Oxacilline, 133, 586
Oxybutynine, 421
Oxygénothérapie, 84, 111, 477, 590
– hyperbare, 643
Oxytocine, 804–805

P

Pacemaker, 56, 928
Paires crâniennes, 621
Paludisme, 225, 309, 361, 438–440
Pancréatite, 215, 338, 373, 819
– aiguë, [illegible]
Pandémie, 472, 898
Panhypopituitarisme, 225
Panoramique dentaire, 682
Papavérine, 432
Papule, 465
Paracétamol, 534, 536, 782

Paracétamolémie, 540
Paralysie faciale, 466, 470, 594
Paralysie faciale périphérique, **594–597**
Paraphimosis, 420
Paraplégie, 248
Parotides, 667
Pasteurella, 887
Pasteurellose, 886
Patella *bipartita*, 746
Patella *tripartita*, 746
Pathétique, 621
Paxlovid, 478
PCT, 118
Pellagre, 225
Pemphigoïde, 584
Pemphigoïde bulleuse, 585
Pemphigus, 584
Pendaison, **872–874**
Pénicillines, 782
Pentade de Reynolds, 308
Pentamidine, 490
PEP, 113
Perforation, 320
– œsophagienne, 882
– tympanique, 614
Péricardite, 56, **72–78**, 147, 380, 501
Périchondrite, 615
Péritonite, 296, 302–306, 318–319, 380, 519
Péritonite fécale, 320
Personne de confiance, 980
Perte de connaissance, 234, 674
Pertrochantériennes, 739
Peste, 900
Pharyngite, **632–636**
Phénergan®, 534
Phénobarbital, 549
Phénothiazines, 374, 432, 532, 534, 539, 782
Phénothiazines antihistaminiques, 534
Phénytoïne, 147
Phimosis, 420
Phlébite, 920
Phlébographie, 204
Phlegmatia cœrulea, 209
Phlegmatia cœrulea dolens, 204
Phonophobie, 255, 259
Photophobie, 255, 259
Photosensibilisation, 583
Picornavirus, 362
Pied, **772–774**
Piles, 879
Pilule contraceptive d'urgence, 895
Pince de Magill, 937
Pinces Kocher, 788
Pipéracilline, 306, 894
Pipéracilline/tazobactam, 132–133, 460
Pironolactones, 817
Pittsburg, 744
Pivmecillinam, 402
Placenta prævia, 798, 807
Plaie cornéenne, 859
Plaies, **667–671**
Plaies du cœur, 662
Plaquettaire, 675
Plâtre brachio-antébrachio-palmaire, 713
Pleurésie, **143–149**, 380
Pleuropneumopathie infectieuse, 301
Plexus brachial, 700
Pneumaturie, fécalurie, 319
Pneumogastrique, 621
Pneumomédiastin, 380
Pneumonie, 380, 397
Pneumopathie, 83, 85
Pneumopathie aiguë communautaire, 125
Pneumopathie infectieuse, 125–136
Pneumopéritoine, 304–305
Pneumothorax, 83, 85, **137–142**, 959
Pneumothorax compressif, 44
Poignet, **726–730**
Polaramine®, 578
Poliomyélite, 977
Polycriblage, 858
Polykystose rénale, 260
Polype, 375
Polypectomie, 348
Polyradiculonévrite, 249
Polytraumatisme, **650–658**, 693, 839, 845
Polyurie-polydipsie, 489
Ponction, 817, **962–967**
Ponction lombaire, 248, 252, 258–259, 264, 839
Porphyrie, 225
– aiguë, 301
– cutanées, 585
Positionnement des électrodes, 924
Poste médical avancé, 907
Post-partum, 243, 254
Potomane, 521
Poudre noire, 857
Pouteau-Colles, 723
Prasugrel, 60
Prazosine, 432
Précarité, 850
Prednisone, 844
Pré-éclampsie, **792–797**
Pré-excitation, 174, 928

Prématurité, 795
Préoxygénation, 937
Priapisme, **431–436**
Primpéran®, 381
Pristinamycine, 133, 671
Procaïnamide, 421, 539
Procalcitonine, 118, 266
Produits de contraste, 504
Profil de Lamy, 706
Progestérone, 421
Projectile, 907
Propranolol, 524, 539
Propylthiouracile, 524
Prosopagnosie, 229
Prostaglandine E1, 432
Prostaglandines, 364
Prostatite, **412–417**, 420
Prostatite aiguë, 400
Protection, 898
Protéine C, 95, 820
Protéine S, 95, 820
Protéine S-100B, 677
Protéinurie, 391, 793
Proteus, 414
Proteus mirabilis, 402
Prothèse valvulaire mécanique, 231
Prothèses valvulaires, 209
Prurigo, 584
Pseudo-asthme, 83
Pseudokyste, 340
Pseudomonas æruginosa, 119, 302, 414, 458
Psilocine, 548
Psoïtis, 297
Psychiatre, 8
Psychotrope, 221
Ptosis, 256
Purpura
– de Henoch-Schonlein, 433
– fébrile, 264
Pyélonéphrite, **405–411**, 420
Pyélonéphrite aiguë, 397, 405
Pyocyanique, 310
Pyodermite, 977
Pyrazinamide, 374

Q

QRS, 924
Quadriplégie, 224, 248
Questionnaire AUDIT, 283
Quinidine, 421, 539
Quinidinique, 844
Quinimax®, 441
Quinine, 441, 494–495
Quinolones, 500

R

Rachis cervical, **691–692**
Rachis dorsolombaire, **696–697**
Radial, 698
Radiculalgie, 425
Radiculonévrite, 469
Rage, 886
Raideur de nuque, 264
Ramsay-Hunt, 615
Ranson, 340, 342
Rayonnements alpha, 902
Rayonnements bêta, 902
Rayonnements gamma, 902
Recombinant tissue-plasminogen activator, 238
Rectite, 450
Rectite radique, 348, 377
Rectocèle, 421
Rectocolite hémorragique, 348, 570
Rectorragie, 349, 357, 375, 839
Rectosigmoïdoscopie, 357
Réflexe crémastérien, 248
Reflux gastro-œsophagien, 51, 633
Refroidissement intravasculaire, 855
Régulation médicale (ARM), 4
Rein unique, 500
Remdesivir, 478
Répaglinide, 494
Repolarisation précoce, 56
Résultats de l'embolectomie, 210
Rétention aiguë d'urine, 196, 199, **418–424**, 694
Rétrécissement mitral, 153, 209
Rétropéritonéale, 656
Rhabdomyolyse, 48, 58, 280, 504, 519, 938
Rhésus, 891
Rhinovirus, 129
Riamet®, 441
Rickettsia conorii, 887
Rickettsiose, 439, 977
Rigidité cadavérique, 872
Risordan®, 199
Rispéridone, 432, 500
Risque biologique, [illegible]
Risque chimique, 902
Risque épidémique et biologique, **898–901**
Rivaroxaban, 95, 206, 826, 829
Rizatriptan, 256

Rockall, 352
Roséole, 453
Rotavirus, 362
Rougeole, 977
Rovsing, 312
Roxithromycine, 133
Rt-PA, 238
Rubéole, 977
Rupture, 328
– de l'isthme aortique, 662
– de la poche des eaux, 788
– diaphragmatique, 657
– du tendon rotulien, 746
– musculaire quadricipitale, 746
– œsophagienne, 44
– scapholunaire, 725
– tympanique, 858

S

Salbutamol, 39, 101, 120
Salem, 381
Salicylémie, 544
Salicylés, 782
Salle d'accueil des urgences vitales, 43
Salmonelle, 360, 362–363
SAMU, 24, 238, 650, 808, 899
Sandostatine®, 356
Santé publique France, 898
Sarcoïdose, 147, 514
SARS-CoV, 472
Sartans, 782
SAUV, 296
Savarine, 782
Scaphoïde, 722
Scapula, 698
Schistosomiases, 362, 390
Schizocyte, 197
Schizocytose, 844
Schizophrénie, 274
Schwannome, 250
Schwannome vestibulaire, 643
Sciatique hyperalgique, 559
Sciatique paralysante, 559
Sclérite, 599
Sclérose combinée de la moelle, 249
Sclérose en plaques, 234, 249
Sclérose latérale amyotrophique, 249
Sclérothérapie, 355
Scombridés, 577
Scopolamine, 421
Score
– ASIA, 693
– CHA_2DS_2-VASc, 171
– CRUSADE, 43
– CURB65, 129
– de Balthazar, 342
– de Fine, 129
– de Glasgow, 220, 261, 281, 650, 676, 872
– de gravité de Blamey-Imrie, 343
– de gravité de Ranson, 343
– de Wells, 201
– GRACE, 43
– HAS-BLED, 171
– prédictif de l'imminence d'un accouchement (SPIA), 786
Score de Fine, 134
Score de Glasgow, 221
SDRA, 473
Sédatif, 221
Sédation, 2**72–277**
Sels d'or, 365, 844
Sepsis, 220, 322, 365, 371
Sepsis sévère, 490
Septicémie, 920
Sérodiagnostic de Wright, 439
Sérotoninergique, 533
Sertraline, 432
Sevrage alcoolique, 191
Sgarbossa, 926
Shigella, 360
Shigella sp, 362
Shigelle, 362–363
Sibilants, 98
Siège, 789
Sigmoïdite, 337–338
Signe
– de Charles Bell, 595
– de Claude-Bernard-Horner, 248
– de Kernig, 264
– de la voile, 720
– de Seidel, 608
– des cils de Souques, 595
– Doppler, 210
Sildénafil, 432
Sinus pilonidal infecté, 377
Sinusales, 168
Sinusite, 589
Sleeve gastrectomie, 383
Sludge, 373
Smith, 926
SMUR, 802
Soins psychiatriques à la demande d'un tiers, 277
Soins psychiatriques en cas de péril imminent, 277
Soins psychiatriques sur décision du représentant de l'État, 277

Sokolow-Lyon, 930
Solution hydro-alcoolique, 919
Somatostatine, 356
Sondage urinaire, 505
Sondage vésical, 418
Sonde nasogastrique, 338, 652
Sous-décalage du ST, 56
Spasme œsophagien, 879
Sphincter d'Oddi, 345
Sphinctérotomie, 373
Sphinctérotomie endoscopique, 346
Spinal, 621
Spiramycine, 133
Splénomégalie, 368
Spondylarthrite ankylosante, 570
Spondylodiscite, 250, 559, 564
Stanford, 65
Staphylococcus aureus, 458
Staphylococcus epidermidis, 402
Staphylocoque à coagulase
  négative, 458
Staphylocoque doré, 362–363
Staphylocoques, 887
Stéatose aiguë gravidique, 371
Sténose aortique, 29
Sténose de l'artère rénale, 513
Stent endovasculaire, 69
Strangulation, 333
Streptococcies, 977
Streptococcus pneumoniæ, 119, 127,
  129, 131
Streptococcus viridans, 458
Streptocoque, 633, 887
Streptocoque béta-hémolytique, 585
Streptocoque β-hémolytique, 447
Streptotest, 635
Structures d'urgence, 1–8
Styloradial, 563
Subutex®, 547
Succinylcholine, 938
Suffocants, 902
Sulfadiazine argentique
  (Flammazine®), 864
Sulfaméthoxazole-triméthoprime,
  782
Sulfamides, 495
Sulfamides hypoglycémiants, 494
Sulfate de protamine, 827
Sulprostone, 804
Sumatriptan, 256, 599
Supracondyliennes, 713
Surcharge, 891
Surdité, 617, **641–644**
Surgicel®, 639
Sus-décalage du ST, 56
Sympathomimétiques, 533
Symphyse pleurale, 143
Synacthène®, 527
Syncope, **157–167**
Syndrome
– anticholinergique, 900
– confusionnel, 274
– coronaire aigu, 43, **53–64**
– coronarien aigu, 172, 177
– coronarien aigu non ST+, 53
– coronarien aigu ST+, 53
– d'Ehlers-Danlos, 843
– de Boerhaave, 44
– de Brown-Séquard, 247
– de Brugada, 56
– de Budd-Chiari, 371
– de Claude-Bernard-Horner, 231
– de Claude-Bernard-Horner
  homolatéral, 229
– de Cushing, 513
– de Cyriax, 51
– de détresse respiratoire aiguë, 83, 889
– de différenciation, 224
– de Fiessinger-Leroy-Reiter, 570
– de Kaposi-Juliusberg, 583
– de Korsakoff, 229
– de la queue de cheval, 559
– de Lyell, 585
– de Mallory-Weiss, 348
– de myorelaxation, 534
– de Reye, 371
– de sécrétion inappropriée d'ADH,
  261, 519
– de Wallenberg, 229
– des antiphospholipides, 45
– des buveurs de bière, 521
– du compartiment abdominal, 657
– extrapyramidal, 534
– frontal, 229
– hépatorénal, 816
– inflammatoire de réponse
  systémique, 125
– lésionnel, 246
– méningé, 220, 259
– myéloprolifératif, 209, 231
– néphrotique, 433, 519
– occlusif, **332–339**, 519
– opioïde, 533
– post-commotionnel, 678
– post-ponction lombaire, 983
– pyramidal, 247, 534
– radiculaire, 247
– sous-lésionnel, 246–247
Syndrome confusionnel, 259
Syndrome coronarien aigu, 45, 107

Syndrome de Kaposi-Juliusberg, 584
Syndrome de myorelaxation, 533
Syndrome de Ramsay-Hunt, 466
Syndrome de Stevens-Johnson, 584
Syndrome hépatopulmonaire, 818
Syndrome néphrotique, 147
Syntocinon®, 805
Syphilis, 451–452, 633, 991
Syphilis secondaire, 453
Syringomyélie, 250, 564
Système ABO, 891
Szpilman, 889

T

Tachycardie ventriculaire, 175
TACO, 892
Tadalafil, 432
Tænia, 362
Takayasu, 66
Tamiflu®, 463
Tamponnade, 29, 72, 83, 109
Tamponnade cardiaque, 44
Tamsulosine, 432
Tartrate d'ergotamine, 256
Tazobactam, 306, 894
Tazocilline®, 460, 894
Tear-drop, 689
Technique de Milch, 703
Tégéline®, 844
Teignes, 977
Télithromycine, 133
Tendinite des fibulaires, 761
Tendinite du tibial antérieur, 761
Tendinite du tibial postérieur, 761
Ténectéplase, 61
Ténesme, 328, 376
Tenseur du *fascia lata*, 749
Tératogène, 782
Térazosine, 432
Terbutaline, 421, 490
Tercian®, 534
Terlipressine, 152, 347, 356, 817
Test
– au latex, 845
– de Lachman, 744
– de Renne, 749
– de Rinne, 642
– de Weber, 642
Testostérone, 421, 432
Tétanos, **672–673**, 886
Thalassémie, 433
Théophylline, 364, 534
Théralène®, 534
Thermomètre hypotherme, 850
Thiamine, 281
Thiazidiques, 512
Thiopental, 940
Thrombocytémie, 433
Thromboembolique, 473
Thrombopathies congénitales, 844
Thrombopénie, 340
Thrombopénie induite par l'héparine, 844
Thrombopénie induite par l'héparine, 209
Thrombophilie, 234
Thrombophilie lupus, 231
Thrombophlébite cérébrale, 227, 233, **243–245**
Thrombophlébite superficielle, 204
Thrombose
– hémorroïdaire, 375
– portale, 819
– veineuse cérébrale, 225, 254
– veineuse profonde, 87, 201–207
Thrombose veineuse profonde, 201
Thrombose hémorroïdaire, 376
Thrombotique, 210
Thrombus intracavitaire (IDM), 231
Ticagrelor, 60
Ticarcilline/acide clavulanique, 306
Tienam®, 894
Tietze, 51
Tildiem®, 549
TIMI score, 49
Tinzaparine, 95, 206
TIPS, 355
Tique, **468**
Torsion d'annexe, 324–325
Torsion du cordon spermatique, 425
Toucher pelvien, 418
Toucher rectal, 298, 389
Toucher vaginal, 787
Toux, 473
Toxémie gravidique, 371
Toxidermie, 533, 578
Toxi-infections alimentaires collectives (TIAC), 361
Toxiques, 902
Trachome, 977
Traitement antirétroviral, 986
TRALI, 891
Tramadol, 187, 256, 573
Transfert *in utero*, 806
Transfusion
– accident, **891–894**
– globules rouges, **968–970**
Transfusion-associated circulatory overload, 892

Transfusion-related acute lung injury, 891
Transpiration, 854
Transplantation hépatique, 372, 817
Transsudat, 143
Traumatisme, 12
– arrière-pied, **754–761**
– avant-pied, **767–771**
– bassin, **736–739**
– cheville, **754–761**
– coude, 712–718
– crânien, 220, 272, 380, 839
– crânien léger, **674–680**
– crâniocérébral, 279
– de l'œil, **607–612**
– des organes génitaux externes, **664**
– du pancréas, 657
– épaule, **698–705**
– genou, **743–749**
– hanche, **736–739**
– hépatique, 657
– main, **731–735**
– maxillofacial, **681–685**
– poignet, 722–725
– rachis cervical, **686–690**
– rachis dorsolombaire, **693–695**
– rénal, 657
– splénique, 657
– testiculaire, 427
– thoraciques, **659–663**
Traumatologie, **645–649**
Treitz, 347
Treponema pallidum hæmagglutination test, 454, 991
Treponema pallidum particle agglutination, 454
Tréponématose, 439
Triade de Charcot, 308
Triage, 908
Trichinellose, 362
Trichomonas vaginalis, 451, 453
Tricipital, 563
Tricycliques, 532, 573
Trifluorométhylphénylpipérazine, 548
Trijumeau, 621, 667
Triméthoprime/sulfaméthoxazole, 407
Trinitrotoluène, 857
Triphosadénine, 174
Triptans, 256
Triquétrum, 724
Trochantérodiaphysaires, 739
Tronc cérébral, 229
Troponine, 32, 73, 197
Troponines ultrasensibles, 47
Troubles de conduction, 59
Troubles de la conduction, **179–186**
Troubles de la conscience, 854
Troubles du rythme, 83, **168–178**
Troubles du rythme cardiaque, 501
Tryptase, 32
Tryptase sérique, 577
Tuberculose, 150, 153, 514
Tularémie, 887
Tumeur
– à rénine, 513
– cérébrale, 380
– des voies urinaires, 397
– intracrânienne, 234
– mésenchymateuses, 496
– osseuse, 568
– pelvienne, 337
– vésicale, 961
– vertébrales, 250
Tumeurs bronchiques, 153
Turner, 66
Typhoïde, 439–440
Typhoïde et paratyphoïdes, 977

U

Ulcération
– génitales, 450
– œsophagiennes, 882
– rectales, 375
– traumatique, 377
Ulcère gastro-duodénal, 397
Ulcère gastroduodénal, perforé ou non, 215
Ulcères gastroduodénaux, 347–348
Ulipristal, 895
Ulnaire, 698
Ultrafiltration, 113
Unité d'hospitalisation de courte durée, 6
Unité de soins continus neurovasculaire, 238
Unité médicojudiciaire, 987
Unité mobile hospitalière, 4–5
Urapidil, 199
Uréthrite, 451
Urétrite, 414, 420, 450
Urétrite aiguë, 401
Urgences proctologiques, **375–378**
Urgences thyroïdiennes, **522–525**
Urolithiase, 414, 500
Uvéite, 469, 604

Uvéite antérieure, 599
Uvulite, 632

V

Vaccination, 461
– antirabique, 885
– antitétanique, 885
Valaciclovir, 454, 467, 615
Valproate de sodium, 192, 381
Valvulopathie, 209
Valvulopathie aortique, 67
Vancomycine, 305
Vaporisation, 855
Vardénafil, 432
Varicelle, 584, 634, 977
Varices œsophagiennes, 348
Varices sous-cardiales, 348
Variole, 900, 977
Vascularite, 500
Vascularite cutanéosystémique, 585
Véhicule de secours et d'assistance aux victimes, 5
Veklury, 478
Venereal disease research laboratory, 454, 991
Venlafaxine, 573
Ventilation non invasive, 84, 106–107, 889
Verre dépoli, 474
Vertige, 228, 466, 6**17–625**, 676
– d'origine périphérique, 234
– paroxystique bénin, 643
Vésicants, 902
Vésicule, 465, 582
Vessie neurologique, 420
VHB, 443
VHC, 443
Vibrio choleræ, 362
Vicryl Rapide™, 670
VIH, 191, 439, 443, 465, 633, 892, 895, 988
Vincristine, 521
Viol, 986
Virchow, 201
Virus Epstein-Barr, 633
Virus ourlien, 642
Virus respiratoire syncytial, 129
Vitamine A, 514
Vitamine D, 514
Vitamine K, 824
Vitamines B1, 576
VNI, 941–945
Voies d'abord, 9**15–923**
Volume expiratoire maximum seconde, 117
VPPB, 617–618, 622
Vulvite, 454
Vulvovaginite, 401, 421

W

Warfarine, 95, 206, 432
Wash-out, 357
Westmead post-traumatic amnesia scale, 676
Widal et Felix, 439
Wolff-Parkinson-White, 172
World Federation of Neurological Surgeons, 261

X

Xanthines, 533
Xarelto®, 829
Xylocaïne naphazolinée®, 639

Y

Yersinia, 363
Yersinia enterocolitica, 360
Yersiniose, 362

Z

Zika, 440, 899
Zona, 301, **465**, 583–584, 615
Zona ophtalmique, **466**
Zophren®, 782
Zygomatiques, 682

Elsevier Masson SAS
65, rue Camille-Desmoulins
92442 Issy-les-Moulineaux Cedex
Dépôt Légal : Juin 2023

Composition : Straive

Imprimé en Espagne par Egedsa